U0336229

儿科临床思维

易著文　吴小川／主编

第3版

科学出版社

北京

内 容 简 介

本书旨在引导儿科医师在面对患儿错综复杂的症状、体征时,合理选择检查方法,然后根据儿童疾病的演变规律,建立起多元思维分析体系,以及实际工作中程序化的操作系统,以便应对日常大量的接诊,及时做出正确、合理的诊断。第3版对上一版的内容进行了调整和全面修订,分为上、中、下三篇,分别为儿科临床思维程序、常见儿科疾病的临床思维和临床病例讨论。针对各类症状、体征、实验室检查和疾病的临床思维,书中归纳了大量的临床思维程序图,并总结了作者临床工作的经验体会,供读者参考。

本书内容系统、语言简练,可供儿科临床医师、住院规培医生、研究生等阅读使用。

图书在版编目 (CIP) 数据

儿科临床思维 / 易著文,吴小川主编 . —3 版 . —北京:科学出版社,2019.10

ISBN 978-7-03-062453-6

Ⅰ.①儿…　Ⅱ.①易…②吴…　Ⅲ.①儿科学　Ⅳ.① R72

中国版本图书馆 CIP 数据核字(2019)第 208360 号

责任编辑:沈红芬　殷梦雯 / 责任校对:张小霞
责任印制:李　彤 / 封面设计:黄华斌

科 学 出 版 社 出版
北京东黄城根北街 16 号
邮政编码:100717
http://www.sciencep.com

北京建宏印刷有限公司 印刷
科学出版社发行　各地新华书店经销

*

2003 年 1 月第 一 版　开本:787×1092　1/16
2019 年 10 月第 三 版　印张:38 3/4
2021 年 11 月第六次印刷　字数:910 000

定价:188.00 元
(如有印装质量问题,我社负责调换)

《儿科临床思维》
第3版
编写人员

主　　编　易著文　吴小川

编写人员　（按姓氏汉语拼音排序）

薄　涛	曹　健	曹　艳	曹丹鸣	陈　曦
陈淳媛	陈平洋	党西强	董青艺	龚潇湘
郭　青	何庆南	贺晓日	胡劲涛	黄　惠
旷寿金	李　芸	李杏芳	刘　辉	刘　伟
刘　瑛	刘东海	刘洁明	刘利群	刘晓艳
罗雪梅	毛定安	任基浩	施小六	帅兰军
谭新睿	汤建光	田　朗	万伍卿	王　成
王秀英	文　川	吴博达	吴小川	伍　艳
熊　洁	许　毅	易著文	张星星	邹润梅

主编助理　何　平

第3版前言

《儿科临床思维》第2版自2008年7月出版以来，深受广大儿科临床医师的喜爱，许多儿科医师，尤其是儿科住院医师和主治医师在临床诊疗工作过程中将其作为案头工具书使用。本书旨在引导儿科医师在面对患儿错综复杂的症状、体征时，合理选择检查方法，然后根据儿童疾病的演变规律，建立起多元思维分析体系，以及实际工作中程序化的操作系统，以便应对日常大量的接诊，及时做出正确、合理的诊断。但第2版面世至今已有11年之久。随着儿科临床疾病谱的变化，儿科诊疗新技术的不断引入，加之儿科临床罕见病、少见病的诊疗越来越受到重视，儿科临床诊断思维知识需要不断扩充。尤其是临床影像学技术的发展和应用，分子诊断技术对罕见病、少见病诊断的贡献，是儿科临床思维不可缺少的内容。因此，本书的修订再版势在必行，本书的出版必将为儿科临床工作人员思维能力的提高带来裨益。

《儿科临床思维》第3版仍然由中南大学湘雅医学院三所附属医院的儿科医师编著，本书体现了我国西医发源地之一——湘雅医学院百年临床医学儿科学诊断思维的特点与特色，求真求确，必遂必专。本版对第2版的内容进行了调整和修订，仍然分为上、中、下三篇，分别叙述儿科临床思维程序、常见儿科疾病的临床思维和临床病例讨论。上篇第一章症状增加了听力下降和视功能障碍两节；第二章体征增加了阴茎短小和肾积水两节；第三章实验室检查增加了代谢病筛查、染色体检查和基因诊断共三节。另外在上篇中增加了影像学检查在儿科临床的应用一章。中篇新生儿疾病增加了支气管肺发育不良一节；呼吸系统疾病增加了肺水肿一节；消化系统疾病增加了炎症性肠病一节；泌尿系统疾病增加了非典型溶血尿毒综合征一节；血液系统疾病删除了恶性组织细胞病一节，增加了噬血细胞淋巴组织细胞增生症一节；风湿性疾病一章改为风湿免疫性疾病，增加了原发性免疫缺陷病一节；感染性疾病增加了手足口病、流行性感冒和脓毒症共三节。下篇临床病例讨论删除了四例诊断手段过于陈旧的病例，以基因筛查分子诊断确诊的四例罕见病取而代之，丰富了病例讨论内容。并在每篇中加入有关罕见病及分子诊断的临床思维程序。以供广大儿科临床医师、住院规培医生、研究生及相关专业医护人员阅读使用。

在本版编写过程中，虽然力求知识与时俱进，但由于编者的努力程度总是跟不上临床知识更新的速度，再版中的不足和疏漏之处，仍需请全国儿科同仁不吝斧正。在此感谢之至！

易著文

2019年6月

第1版前言

　　诊病和治病是临床医师的两项主要工作。正确的诊断是正确治疗病人的前提。要想对一个病人的疾病做出正确的诊断，作为一名临床医师必须做到：①具有扎实宽厚的基础理论，包括基础医学知识和临床医学知识，并不断更新知识，掌握本专业领域的最新进展；②认真、仔细地询问收集病人的病史资料，进行正确详尽的体格检查；③选择针对性强、特异性强的实验室检查和特殊检查；④注意临床经验的积累，注重循证医学的应用，查阅收集最科学最可靠的临床证据用于指导临床实践；⑤临床中善于运用辩证法和逻辑性强的临床分析方法；⑥善于观察病人疾病的演变过程及追踪治疗效果分析，能及时修正诊断意见。综上所述，说明临床医师建立起一种科学、辩证而又富于逻辑推理的临床思维至关重要。笔者多年想将自己在儿科临床中诊断的思维方法、技巧与经验系统地进行总结，以便与儿科学界的同道们交流探讨，但又感觉举步艰难，在科学出版社的支持下方下决心。经过努力，我和本院儿科的同仁将几十年来临床解疑与教学查房的思路和体会总结汇编于《儿科临床思维》。

　　本书分为三篇。上篇包括对儿科临床常见症状、体征和实验室检查的临床思维程序。中篇为各系统疾病的临床思维。下篇为临床思维病例讨论。本书力图以一名儿科临床医师的身份，在每日接诊病人时的工作程序和方法，面对病人错综复杂的症状、体征及各种检查结果，如何根据儿童疾病发生变化规律建立起正确的临床思维分析方法和快速思维程序，及时对病人做出恰当的临床诊断，以利治疗方案的制定，有效地实施于病人。因此，本书力图体现以下特色：①体现临床"诊病"的实际工作程序，即采集病史—体格检查—辅助检查—思维分析—产生诊断的程序化操作系统；②力图建立从症状、体征、实验室检查等不同角度的多元思维分析体系，防止单一思维的局限性和盲目性；③将建立起的临床思维方法置入各系统疾病的临床诊断分析中去检验，举一反三，以求真谛。

参加编著本书的作者大多是我院儿科专业学术骨干，也有近年来成长起来的具有硕士、博士学位而又工作在临床一线的骨干医师，他们都具有一定的临床经验。各章节内容虽由个人执笔，但都是经过全科医师反复讨论，书稿写成之后又经约一年的临床工作再次验证和修改。全书还经我科资深儿科专家周汉昭教授和余孝良教授审核，使本书质量得以保证。此外何平老师为本书的整理和书稿软盘录制，黄丹琳、张建江硕士为本书索引编制付出了辛勤的劳动，在此一并致以诚挚的谢意！

由于编著者人员较多，加之平时临床工作繁忙，书中的疏误之处诚请同道们不吝斧正。

易著文

2002年夏于中南大学湘雅二医院

目　录

上篇　儿科临床思维程序

中篇　常见儿科疾病的临床思维

下篇　临床病例讨论

上篇
儿科临床思维程序

第一章 症 状

第一节 发 热

发热（fever）指病理性的体温升高，是人体对于致病因子的一种全身性反应。一般来说，口腔温度在37.3℃以上，直肠内温度在37.6℃以上，腋窝温度在37℃以上，且除外生理因素，可认为发热。一般认为37.5 ～ 38℃为低热，38.1 ～ 39℃为中热，39.1 ～ 40.4℃为高热，40.5℃以上为超高热。

发热是儿科最常见的症状，而不是独立的疾病。小儿发热的病因复杂，一般短期发热多为常见的感染性疾病，如发热超过2周称为长期发热，病因更复杂，有时又缺乏特异性症状，给诊断造成一定的困难。小儿发热的诊断需要收集详尽的病史、体征、实验室检查及特殊检查资料，并密切观察症状和体征的变化，根据不同的年龄、季节、居住地域、流行病史情况、既往史、发热特征、伴随症状和体征，甚至需要观察对特殊治疗的反应，才能最后做出诊断。

一、诊断步骤

（一）采集病史

1.年龄、季节、居住地域、流行病史及既往史 特别注意收集早期、不典型的或隐匿发展的可能感染史，感染接触史，预防接种史，既往感染史等，注意询问抗生素使用情况。

2.发热时间及热型 特别应注意发热的时间，有的病例在典型症状出现之前数周或数月已开始发热；应了解体温的高低，发热的缓急、规律及热程等，初步判断热型。小儿时期的体温改变不如成人典型，特别是近年来患儿发病早期常使用抗生素和解热镇痛药甚至糖皮质激素治疗，致使较多发热患儿的热型不典型。尽管如此，掌握有关疾病的典型热型对诊断仍是有帮助的。

（1）稽留热：体温持续于39 ～ 40℃，达数天或数周，24h体温波动＜1℃，主要见于大叶性肺炎、伤寒、副伤寒、白血病、腺病毒感染、流行性脑脊髓膜炎等。

（2）弛张热：体温在39℃以上，但体温波动幅度大，24h内体温差≥2℃，体温最低时一般仍高于正常范围，此热型多见于粟粒型结核、败血症、感染性心内膜炎、风湿病及类风湿病、渗出性胸膜炎、骨髓炎、肝脓肿、结缔组织病、朗格汉斯细胞组织细胞增生症等。

（3）间歇热：高热期与无热期（间歇期）交替出现，体温波动幅度较大，高热期体温突然上升至39℃以上，无热期持续1天至数天，反复发作，多见于间日疟、三日疟、恶性淋巴瘤等疾病。

（4）双峰热：高热曲线在24h之内有两次波动，形成双峰，可见于大肠杆菌败血症、铜绿假单胞菌败血症、黑热病、恶性疟疾等。

（5）双相热：第一次发热持续数天后，经一至数天解热期，然后又发热数天再次退热，多见于脊髓灰质炎、麻疹、病毒性肝炎、淋巴细胞性脉络丛脑膜炎等。

（6）波浪热：体温在数天内逐渐上升，达到高峰后又逐渐下降至正常或低热阶段，间隔一段时间后体温又上升，如此反复多次呈波浪式，多见于布鲁菌病、恶性淋巴瘤、周期热、脂膜炎等。

（7）不规则热：发热无一定规律、热型多变、持续时间不定，体温波动较大，多见于流行性感冒、支气管肺炎、结核病、类风湿病、感染性心内膜炎、渗出性胸膜炎、脓毒败血症、恶性疟疾等。

3.发热伴随体征

（1）发热伴皮疹：根据是否为出血性将皮疹分两大类，即出血性皮疹和非出血性皮疹。出血性皮疹为不高出皮肤、压之不退色的瘀点、瘀斑；非出血性皮疹包括丘疹、斑疹、斑丘疹、荨麻疹、水疱疹、脓疱疹、小结节、结节、环形红斑、多形性红斑。

（2）发热伴急性关节红、肿、热、痛：常提示急性关节炎，可同时伴有关节腔积液。根据积液的性状，如为化脓性改变，则可诊断为急性化脓性关节炎；如为浆液性改变，仅有发热伴关节症状，涂片及培养未获得病原菌，则可诊断为急性非化脓性关节炎。

1）急性化脓性关节炎若伴有全身急性感染征象，血和（或）骨髓细菌培养阳性，且与关节液中细菌一致，则应考虑发热为败血症、脓毒血症或菌血症所致，化脓性关节炎为上述全身性疾病的一种表现。若不伴有全身急性感染征象，血和（或）骨髓细菌培养阴性，发热为急性化脓性关节炎的一个症状。

2）急性非化脓性关节炎根据有无全身感染征象分为感染性变态反应性关节炎、非感染性变态反应性关节炎。前者多为化脓性细菌、结核性变态反应所致，后者常见于幼年特发性关节炎、风湿热、药物热、血清病等。

4.发热伴随系统症状　尤其应注意有无伴随系统症状，这些症状常提示病变部位和病变性质。

（1）呼吸道症状：发热伴有咳嗽、咳痰、流涕、咽痛等症状应考虑上呼吸道感染，但应警惕呼吸道传染病及某些早期表现为上呼吸道感染的系统疾病；发热伴有咳嗽、咳痰、咯血、胸痛、呼吸困难甚至鼻翼扇动时要考虑下呼吸道感染，包括各种气管炎、支气管炎，各种肺炎及胸膜炎、胸腔积液、肺脓肿等。活动性肺结核常以咳嗽、潮热、盗汗、消瘦为主要症状。

（2）消化道症状

1）发热伴明显腹痛者要根据腹痛的部位、性质、程度等考虑急性腹膜炎、胆囊炎、胰腺炎、阑尾炎、坏死性结肠炎等。

2）发热伴腹泻者，如有感染中毒症状，多系感染性腹泻，要根据腹泻的次数、大便的性状、大便病原学检测做出相应肠内感染的诊断，如大肠杆菌肠炎、沙门菌肠炎、轮状病毒肠炎、柯萨奇病毒肠炎、细菌性痢疾、阿米巴痢疾、霍乱等；亦应警惕肠外感染引起的发热和腹泻。非感染性发热伴腹泻者多见于局限性肠炎、坏死性肠炎、溃疡性结肠炎等。

3）发热伴有不同程度的其他消化道症状，如恶心、呕吐、纳差、便秘或腹泻，但这些症状无特异性，当伴有消化道功能障碍时，除要考虑局部病变外，特别要警惕全身性疾病在消化系统的反应，如急慢性传染病、免疫缺陷和恶性肿瘤等。

（3）循环系统症状：常有呼吸困难、喂养困难、呼吸急促、发绀与水肿，伴有发热的心血管疾病多见于心内膜炎、心包炎、心肌炎等。

1）发热期间出现器质性心瓣膜杂音，或基础心脏病原有的心瓣膜杂音响度明显增强或音质改变，强烈提示心内膜炎的可能。

2）发热伴有呼吸困难，如体征出现心包摩擦音与心包积液征，提示心包炎。心包炎包括化脓性、风湿性、结核性及非特异性。化脓性心包炎往往表现为高热而体温波动大，多伴有畏寒或寒战。而结核性、风湿性和非特异性者其发热体温往往不是很高。

3）中等程度发热或微热时，当体温与心率的比例不相称（体温上升不高而心率明显增快或显著减慢），或出现各种类型的心律失常、第一心音减弱、心脏普遍增大、奔马律时，多提示心肌炎的诊断。

4）发热期间出现周围循环衰竭或休克时，要警惕感染性休克。

（4）血液系统症状：小儿血液系统疾病常见的症状为贫血、出血、溶血，以及肝、脾、淋巴结大。

1）发热伴有贫血、出血，以及肝、脾、淋巴结大者，常提示有白血病、恶性组织细胞病的可能。

2）发热伴有贫血、出血，而肝、脾、淋巴结不大，同时有白细胞和血小板减少者，常提示再生障碍性贫血。

3）发热伴有贫血、一组或多组淋巴结大者，提示恶性淋巴瘤的可能。

4）发热伴有溶血症状，同时有急性肾衰竭和血小板减少者常提示急性溶血尿毒综合征。

（5）泌尿系统症状：泌尿系统感染常是小儿发热的原因之一。

1）发热伴脓尿多为尿道感染，可通过清洁尿细菌培养确诊。

2）发热伴尿频、尿急、尿痛多为下尿路感染。

3）发热伴血尿、腰腹痛者要考虑尿路结石并发感染的可能。

4）发热伴剧烈腰痛、大量脓尿、排尿困难、少尿，又有不同程度蛋白尿、管型尿、血尿、氮质血症等肾衰竭表现时，要考虑肾乳头坏死。发热伴剧烈腰痛，无脓尿及尿路刺激征，伴有明显菌血症，应考虑肾皮质多发性脓肿可能。如出现脓尿及尿路刺激征，要考虑脓肿向肾盂破溃的可能。

（6）神经系统症状

1）发热伴头痛、频繁呕吐甚至惊厥、昏迷者，常提示中枢神经系统感染，如各种脑膜炎、脑炎、感染中毒性脑病、脑脓肿等，也见于颅内出血及脑瘤。

2）发热伴舞蹈症：结合其他表现要考虑风湿性舞蹈病、狼疮性脑病，以及某些急性传染病如麻疹、伤寒、疟疾等的中枢神经系统损害。

3）发热伴共济失调：急性全身性病毒感染，如传染性单核细胞增多症、流行性腮腺炎、水痘、流感、风疹，柯萨奇病毒或埃可病毒感染均可影响小脑，发生急性病毒性小脑炎，出现发热伴共济失调。少数急性感染性多发性神经根炎可以急性共济失调为首发症状。

4）发热伴瘫痪：瘫痪是指随意运动功能的减弱（轻瘫）或丧失（全瘫）。随意运动需要通过上下两级神经元来实现。上运动神经元瘫痪为中枢性瘫痪，是皮质运动区或锥体束受损，为痉挛性瘫痪。下运动神经元瘫痪为周围性瘫痪，是神经纤维或脊髓前角或前根受损，为弛缓性瘫痪。

发热伴上运动神经元瘫痪常见于中枢神经系统感染性疾病，如化脓性脑膜炎、结核性脑膜炎、病毒性脑膜炎、急性中毒性脑病、脑脓肿等，以及非感染性疾病如颅内出血、蛛网膜下腔出血等；其他见于急性播散性脑膜脑炎（病毒感染后或预防接种后中枢神经系统脱髓鞘病变）、急性横贯性脊髓炎（急性病毒感染后脊髓功能障碍）、脊髓蛛网膜炎等。

发热伴下运动神经元瘫痪常见于急性脊髓灰质炎、急性感染性多发性神经根炎。

（二）体格检查

发热原因不明时应全面仔细查体，注意搜寻感染灶及其他与发热有关疾病的体征。

1. 皮疹　注意是否为出血性。

（1）发热伴出血性皮疹：儿科常见于感染性心内膜炎、流行性脑脊髓膜炎、流行性出血热等。

（2）发热伴非出血性皮疹：根据有无急性感染征象可将其分为感染性疾病和非感染性疾病。

1）感染性疾病：常有急性感染征象，如常突然起病，伴有或不伴有寒战，全身不适感伴肌痛、关节痛、头痛、眼痛、怕光等其他表现。儿科常见于急性传染病及部分肠道病毒感染。麻疹主要表现为斑疹、斑丘疹；风疹为小斑丘疹，同时有耳后及枕后淋巴结肿大；幼儿急疹表现为玫瑰色斑疹或斑丘疹，特点为热退疹出；水痘常见斑疹、丘疹、水疱疹，干痂同时存在；猩红热为粟粒状充血红疹，多同时有杨梅舌、急性咽峡炎；伤寒为蔷薇疹，其他表现有相对缓脉、肥达反应阳性等；传染性单核细胞增多症和肠道病毒感染为多形性皮疹，同时有其他相应表现。

2）非感染性疾病：多为免疫性疾病，包括系统性红斑狼疮、风湿热、幼年特发性关节炎、川崎病、皮肌炎、结节性多动脉炎等，还可见于变态反应性疾病如药物热、血清病等。

2. 黄疸　发热伴黄疸见黄疸节。

3. 浅表淋巴结大　应注意淋巴结分布部位、大小、硬度、活动度、与周围组织有无粘连、有无压痛等。

（1）发热伴有浅表淋巴结疼痛、局部红热或可发现邻近组织局部感染灶者提示急性单纯性淋巴结炎。

（2）发热伴有淋巴结疼痛，有用药史或血清病征象者提示药物热或血清病性反应性淋巴结炎。

（3）发热伴有淋巴结疼痛，有全身感染征象者提示感染性疾病所致的反应性淋巴结炎（细菌、病毒、螺旋体等感染）。

（4）发热伴有局限性淋巴结大，往往提示淋巴瘤、白血病或恶性组织细胞病。

（5）发热伴有局限性淋巴结大，如伴以皮疹及关节症状为主者，则提示幼年特发性关节炎；如伴有系统性红斑狼疮征象则提示系统性红斑狼疮。

（6）发热伴有局限性无痛性淋巴结大、坚硬、粘连致移动度差者，多提示其他部位恶性肿瘤向淋巴结转移，要注意寻找相应部位的肿瘤。

4.伴有结膜充血　多见于麻疹、咽结膜热、流行性出血热、斑疹伤寒、钩端螺旋体病等。

5.伴有胸骨痛　注意骨髓炎和白血病。

6.伴有肺部体征的急性发热

（1）感染性疾病

1）病毒性感染：如流感病毒性肺炎。

2）衣原体感染：如肺炎衣原体感染。

3）支原体感染：如肺炎支原体肺炎。

4）立克次体感染、Q热、恙虫病。

5）细菌感染：如肺炎双球菌性大叶性肺炎、金黄色葡萄球菌肺炎、军团病。

6）钩端螺旋体感染：如肺出血型钩端螺旋体病。

7）真菌感染：如肺白色念珠菌病、肺曲菌病。

8）寄生虫感染：如阿米巴肺脓肿、卡氏肺囊虫肺炎、急性血吸虫病的肺部改变、比翼线虫病。

（2）变态反应：如过敏性肺炎、风湿性肺炎。

（3）结缔组织病：如急性系统性红斑狼疮、结节性多动脉炎。

（4）化学性与药理性损伤：如化学性肺炎、急性放射性肺炎、药物变态反应性肺损伤。

（5）原因未明的急性肺炎：如急性间质性肺炎。

7.伴有腹部异常体征　需注意结核性腹膜炎、亚急性化脓性腹膜炎、胆道感染等。

8.伴有肝脾大　见肝脾大一节。

9.伴有病理反射或脑膜刺激征　应高度怀疑中枢神经系统疾病，如各种脑炎或脑膜炎。

10.各系统的重点检查　根据病史对具有上述症状患儿的呼吸、消化、心血管、泌尿、神经等各系统进行仔细检查。

（三）辅助检查

1.一般检查　应进行血常规、大小便常规检查，对于长期发热者还应做胸部X线、红细胞沉降率（血沉）检查，以及结核菌素试验。

2.特殊检查　对病史、体征和常规化验资料进行分析，提出可能的诊断，根据可能的诊断和具体条件选择有关的特殊化验或器械检查，如各种标本（大小便、分泌物、体腔液等）的细菌培养或其他病原学检查，脑脊液、胸腔积液、心包穿刺液、腹水和关节腔穿刺液的检查，骨髓检查，血清免疫反应（抗链球菌溶血素"O"测定、类风湿因子、抗核抗体、肥达反应、冷凝集试验、嗜异性凝集试验、甲胎蛋白测定、补体结合试验等），肝、肾功能检查，酶学测定（谷丙转氨酶、谷草转氨酶、乳酸脱氢酶、碱性磷酸酶等），心电图检查，超声检查，放射性核素扫描，CT，磁共振检查，各种皮肤试验、活体组织检查。

二、思维程序（图1-1-1）

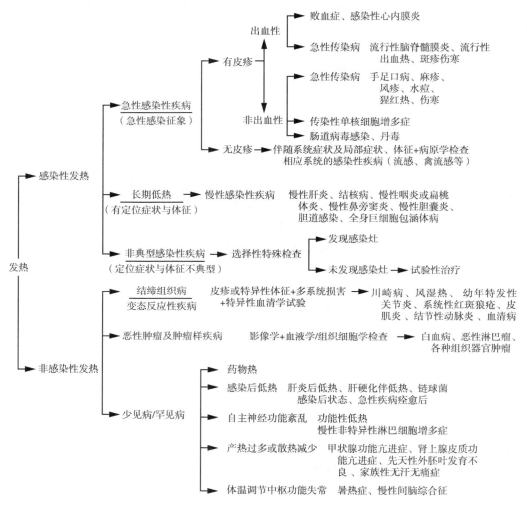

图1-1-1　发热临床诊断思维程序

（一）感染性发热

首先应根据患儿年龄、流行季节、传染病接触史、预防接种史、感染史、感染中毒症状及伴随的系统症状与体征等考虑是感染性还是非感染性发热。感染性疾病又分为急性和慢性感染性疾病，要根据有无急性感染征象区分；对于表现为长期发热者，往往病因复杂、难明，应极力寻找感染性疾病的证据，从常规化验结果中分析可能的线索，找出疾病发展的蛛丝马迹，选择性采用特殊检查手段，顺藤摸瓜找到局部病灶引起长期发热的证据。

1.急性感染性疾病 ①多突然起病；②为伴有或不伴有寒战的高热；③常有全身不适感，伴肌痛、关节痛、头痛、眼痛、怕光等表现；④有呼吸道症状如咽痛、咳嗽、流涕；⑤有消化道症状如恶心、呕吐、腹泻等；⑥有淋巴结和（或）肝脾大；⑦白细胞计数增高或降低。

确定为急性感染性疾病后，再根据有无皮疹考虑是否为败血症、急性传染病及传染性单核细胞增多症、肠道病毒感染、丹毒等；根据有无伴随系统症状及局部症状、体征考虑相应系统的感染性疾病。如果有皮疹还应注意是否为出血性，出血性皮疹可见于败血症、流行性脑脊髓膜炎、流行性出血热、斑疹伤寒等传染病，应结合其他征象及实验室检查明确诊断；非出血性皮疹常见于急性传染病如麻疹、风疹、水痘、猩红热、伤寒及传染性单核细胞增多症、肠道病毒感染、丹毒等。

2.慢性感染性疾病及非典型感染性疾病 主要表现为长期低热，具有定位症状和体征者，应考虑有慢性感染性疾病存在，如慢性肝炎、结核病、慢性胆道感染、咽炎或扁桃体炎等；经一般检查未发现感染灶，可能为非典型感染性疾病，应考虑选择特殊检查，如特殊检查仍未发现病灶可予试验性（经验性）治疗，如首先试用足量的两联抗生素治疗，观察疗效后，持续使用或更换抗生素，以最终疗效排除或确定诊断。

（二）非感染性发热

在排除感染性疾病的基础上，要努力寻找结缔组织病，警惕并寻找肿瘤存在的证据，认识并寻找某些少见、罕见的发热性疾病。

（1）结缔组织病：要注意发热时间，有些病例在典型症状出现之前数周或数月就可开始发热；体检时应特别注意有无皮疹或特异性体征，如环形红斑、蝶形红斑、皮下结节、硬结、关节变化等及多系统损害的体征；从常规化验结果分析选择特异性的检查方法寻找支持诊断的证据，如特异性血清学试验（免疫球蛋白、血清补体、特异性抗体等）、影像学检查及组织活检、病理检查等以确定最可能的诊断；根据最可能的诊断倾向选择治疗方案，追踪治疗效果，以排除或确定诊断。

（2）长期发热原因不明的患儿应提高对肿瘤的警惕性。恶性肿瘤及肿瘤样疾病发展迅速，当肿瘤组织崩溃或继发感染时均可引起发热，热型多为弛张热或不规则热等，并在疾病过程中较长时间以发热为主要表现，极易与结核病、败血症或其他传染病相混淆。当拟诊肿瘤时应及时选择相应的特殊检查如X线检查、胃肠造影、CT检查、磁共振成像、放射性核素扫描、B超、内镜、血液学及组织细胞学检查、甲胎蛋白测定等，以明确诊断。

（3）在排除感染性疾病、结缔组织病、肿瘤样疾病的基础上，应认识并警惕一些少见病、罕见病，如药物热、暑热症、先天性外胚叶发育不良、家族性无汗无痛症、慢性间脑综合征，还应注意是否存在自主神经功能紊乱如功能性低热、感染后低热、慢性非特异性淋巴细胞增多症。此外，对于慢性低热者还应注意是否有甲状腺功能亢进症和肾上腺皮质功能亢进症等。

三、经验体会

小儿的新陈代谢较旺盛，这一时期正常体温较成人稍高，而且体温调节中枢发育不完善，如饮食、剧烈运动、哭闹、穿衣过厚、室温过高、情绪激动等因素均可使小儿体温暂时性升高达37.5℃左右，这种暂时性体温变化应注意与病理性体温变化区别。长期发热为儿科常见症状，多种病因均可导致发热，大多数病例根据病史、体征及实验室检查可做出诊断，但也有部分病例表现不典型，需经过一段时间临床观察，在观察过程中，除高热有可能导致危险（如抽搐）时，一般不用退热剂，尤其反对将肾上腺糖皮质激素作为常规退热剂使用，以免掩盖症状，给诊断造成困难。

详尽而确切地采集病史，细致而全面地进行体检，合理而条理清晰地分析病情是明确诊断的前提。长期发热的原因总体分为感染性和非感染性两大类，多先考虑常见病、多发病即感染性疾病，所以探寻感染灶是诊断的关键。详尽的病史和全面的体检往往为感染部位提供线索。

（易著文）

第二节　水　　肿

水肿（edema）是细胞间液容量增加的结果。细胞间液中，钠离子是浓度最高的阳离子，起着维持渗透压和维持细胞间液量的作用。故细胞间液容量增加，即意味着钠潴留。水肿可分为全身性和局限性两种，局限性水肿是由于局部的细胞间液增加；全身性水肿则是由于全身性细胞间液增加。毛细血管滤出的综合力＝（毛细血管动脉端血压＋组织液胶体渗透压）－（血浆胶体渗透压＋组织压力）；细胞间液回收的综合力＝（血浆胶体渗透压＋组织压力）－（毛细血管动脉端血压＋组织间液胶体渗透压）。正常情况下，毛细血管滤出的综合力与细胞间液回收的综合力平衡，一旦毛细血管滤出的综合力高于细胞间液回收的综合力，就会出现水肿。

一、诊断步骤

（一）采集病史

（1）有无少尿、血尿、夜尿等泌尿系统症状。
（2）有无头晕、头痛、眼花等高血压症状。
（3）有无心脏病史，有无心功能不全的症状，如喂养困难、气促、多汗、易疲劳、水肿、生长发育迟缓等。
（4）有无肌无力、周期性瘫痪、烦渴、多尿等低血钾表现。
（5）既往诊治的经过。
（6）家族中有无类似患儿。

（二）体格检查

（1）体重变化。

（2）有无高血压。

（3）充血性心力衰竭的体征，如颈静脉怒张、肝大、静脉压增加；肝颈静脉回流征阳性等。

（4）门静脉高压征象，如腹水、腹壁静脉怒张、脾大和痔疮等。

（三）辅助检查

（1）血常规：有无贫血。

（2）尿常规，尿pH。

（3）肝功能检查：有无低蛋白血症。

（4）电解质检查：有无低血钾。

（5）心脏X线透视。

（6）必要时可查尿醛固酮定量、血浆肾素活性、甲状腺功能亢进全套。

二、思维程序（图1-2-1）

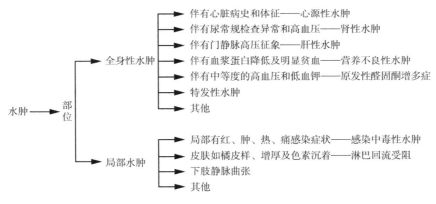

图1-2-1　水肿临床诊断思维程序

（一）全身性水肿

全身性水肿是指全身性细胞间液增加。水肿一般最先出现在疏松组织或身体低垂部位，全身至少有两个不同的部位发生水肿。

1.心源性水肿　是右心功能不全的重要体征，但出现较迟。患儿常有心脏病史和体征，除水肿外还有其他充血性心力衰竭的体征，如颈静脉怒张、肝大、静脉压增加、肝颈静脉回流征阳性等。

2.肾性水肿　肾病患儿若出现可见性水肿，肾性水肿的诊断即可成立。但若为隐性或轻微水肿，则水肿可通过测量体重来确定。若体重短时间内增加3kg以上，可以肯定有水潴留。肾性水肿的特点：①早期仅于晨起时眼睑水肿或颜面水肿，继而遍及全身，即水肿呈下行性；②多伴有肾病的临床表现，如高血压、尿异常及肾功能减退；③可追溯到原发或继发性肾病史。

3.肝性水肿　肝硬化的水肿主要表现为腹水，临床上还可见其他门静脉高压征象，如腹壁静脉怒张、脾大和痔疮等。常伴肝功能检查明显异常。腹水引起腹压升高，妨碍下肢静脉回流，可加重下肢水肿。

4.营养不良性水肿　常由于慢性消耗性疾病或营养障碍性疾病引起，其主要原因为血浆蛋白降低、贫血、维生素 B_1 缺乏。做血浆蛋白及血色素测定即可诊断。有慢性疾病者，如无血浆蛋白降低及明显贫血时，应考虑维生素 B_1 缺乏的可能。可注射维生素 B_1，每日 100mg 做试验性治疗。

5.原发性醛固酮增多症　水肿不是主要症状，仅少数患儿出现下肢及颜面部轻度水肿。临床上的特征是中等程度的高血压和低血钾，表现为肌无力、周期性瘫痪、烦渴、多尿等，本病血钾常降低，血钠常轻度增高，二氧化碳结合力及血 pH 常偏高呈碱血症表现。尿 pH 呈中性或碱性，尿比重偏低、较固定，必要时可检测尿醛固酮定量和血浆肾素活性，若尿醛固酮每日排出量高于正常，血浆肾素活性降低，则具有诊断价值。在普食条件下，血钾低于正常，但每日尿钾仍在 25mmol/L 以上，提示尿路失钾，为本病特征之一。B超对诊断直径超过 1.3cm 的腺瘤正确率为 70%～80%。CT 对腺瘤定位的准确率达 85%～93%。

6.特发性水肿　水肿可间歇发生，多为轻度，持续多年。多见于原有自主神经功能失调患儿，常在精神创伤、环境改变后起病。面部和下肢均可出现，但以下肢较常见，尤其是长时间保持直立体位时，下肢水肿明显加重。患儿可有口渴、少尿，常伴有腹胀，血压多较低。体型肥胖者较多见。本病除有不适感外，对身体无特殊影响。化验检查：尿钠排泄减少，醛固酮增加，血浆肾素活性增高。立卧位水试验有助于诊断，即清晨空腹排尿后，于 20min 内饮水 1L，然后卧床，每小时排尿 1 次，连续 4 次，测总尿量；第二天用同样方法重复 1 次，但取直立位。特发性水肿者，直立位时，总尿量低于卧位尿量50%以上。

7.其他　①使用潴留钠和水的药物，如肾上腺皮质激素、甘珀酸、保泰松等。②甲状腺功能亢进合并水肿：其特征有甲状腺肿大、高代谢综合征、眼病和自主神经系统功能的失常。少部分患儿有典型对称性黏液性水肿，多见于小腿胫前下段，有时也可见于足背和膝部、面部、上肢，甚至头部。血三碘甲腺原氨酸（T_3）、甲状腺素（T_4）增高。③甲状腺功能减退除可发生黏液性水肿外，还可因肾血流量减少，肾排水功能受损，导致组织水潴留而发生水肿。④间脑综合征引起水肿：间脑是多个中枢所在部位，损伤某个中枢可表现出其特有的临床特点。一般来说，可有头昏、头痛、抽搐、脑电图异常等。

（二）局部水肿

局部水肿是指局部细胞间液增加，由于静脉或淋巴回流受阻或毛细血管渗透性增加所致。

1.感染中毒性水肿　大多属炎症性，如血栓性静脉炎、丹毒、疖、痈、蜂窝织炎，以及蛇或虫咬伤、蜂蜇伤、中毒等。诊断主要依据感染症状，局部检查有红、肿、热、痛。

2.淋巴回流受阻 可引起淋巴管引流区域局限性水肿。常见于慢性淋巴管和淋巴结炎症、淋巴管周围受压及丝虫病等。局部检查除水肿外，可见皮肤如橘皮样，毛孔显著。慢性或反复发作可使局部皮肤增厚（象皮肿）及色素沉着。疑为丝虫病者，可做周围血液微丝蚴检查。

3.下肢静脉曲张 正常人在直立时，下肢静脉压可达35～40mmHg。如果下肢中等大静脉的静脉瓣有缺陷，则小静脉的血压会升高，减少下肢细胞间液的回收，引起下肢水肿。

4.其他 ①物理性：如灼伤、冻伤等。大面积灼伤的水肿，可为全身性。②变态反应性：如血管神经性水肿、过敏性或接触性皮炎等。③神经营养障碍：如肢体瘫痪时。④肢体静脉血栓形成和血栓性静脉炎。⑤上腔静脉阻塞综合征：由于纵隔肿瘤、胸腔内动脉瘤或淋巴结肿大等引起上腔静脉回流障碍，表现为头、面、颈部及双上肢水肿。

三、经验体会

（1）水肿发生原因和症状轻重各异，应结合病史、起病年龄、伴随症状及体征，水肿出现的部位、先后次序、分布和轻重，并参考必要的实验室检查结果做出鉴别诊断。

（2）在水肿的早期，即使水肿液已在体内各组织间呈弥漫分布，患儿也只有体重增加，而无水肿表现，因此如果患儿有体重的迅速增加，而无任何原因解释时，可认为有水肿存在。除一般体检外，最好定时测量体重的增减，以了解水肿轻重程度并进行治疗前后的对比。对于有心、肺、肾衰竭时的水肿患儿尤应连续观察体重的变化。

（3）全身性水肿往往先由某一局部（眼睑或下肢）开始，逐渐向全身发展，严重时除皮肤、皮下水肿外，极易合并胸腔积液、腹水及包皮、阴囊或阴唇水肿。在下肢可较早地出现可凹性水肿，而在组织松弛的部位，如眼睑、颌下则更易出现明显水肿。全身性水肿明显时，水肿的分布可随体位变换而改变，如坐位时间较久则下肢水肿加重，平卧较久则颜面水肿加重，一侧卧位较久则向下的部位水肿明显。

（4）心源性水肿患儿在凹陷性水肿出现之前，体重因水钠潴留已增加10%，水肿最先出现于身体低垂部位。直立位见于足、内踝和胫骨前部，仰卧位以骶骨部位最显著，但易被医务人员忽视。严重者可出现胸腔积液、腹水。易漏诊者为无明显杂音的心肌炎及心包炎，应注意检查心脏扩大的体征或做心脏X线透视。

（易著文）

第三节 消 瘦

人体因营养性疾病或其他因素导致体内脂肪储量减少，肌肉消耗增加而体重下降并达到一定程度时称为消瘦（marasmus）。消瘦是以能量缺乏为主，伴有蛋白质缺乏，特点为体重低下，表现为皮下脂肪减少、肌肉松弛；皮肤干枯、多皱，失去弹性和光泽，呈老人脸、骨瘦如柴貌；头发纤细而无光泽，干、脆，易脱落；体弱、乏力、精神委靡或烦躁不安；低血压、低体温、身体矮小等，无水肿，血浆总蛋白和白蛋白正常。对消瘦患儿应及时寻找原因，争取早日治疗。

一、诊断步骤

（一）采集病史

1. 出生史　双胎、多胎、早产、小于胎龄儿易发生营养不良性消瘦。

2. 起病情况　新生儿消瘦应注意有无宫内感染，婴幼儿时期消瘦多为喂养不当所致，年长儿消瘦应特别注意各种慢性疾病。缓慢发生的消瘦可能与慢性器质性疾病及营养不良有关；近期迅速发生的消瘦，可能为严重感染性疾病或恶性肿瘤。

3. 饮食行为习惯　注意有无挑食、偏食；食物供应量、摄入量、食物供应的种类、母乳量；有无添加辅食，有无仓促断乳史；有无父母强迫进食、过分限制儿童活动、功课繁重、睡眠不足等造成厌食的原因。

4. 膳食调查　可用询问法，调查24h内的饮食摄入情况，分析一天内热能及蛋白质、脂肪、碳水化合物的摄入量及后三者之比。

5. 服药史　甲状腺制剂、苯丙胺等药物均可促进分解代谢引起消瘦。

6. 有无手术、烧伤、创伤、瘘管引流史

7. 家族史　有的小儿似其父母，体格瘦小，食量少。

8. 伴随症状

（1）伴食欲亢进：常见于甲状腺功能亢进症、糖尿病。

（2）伴食欲减退：见于感染、恶性肿瘤、肾上腺皮质功能减退症、神经性厌食症。

（3）伴发热：见于感染性疾病及某些肿瘤。

（4）伴精神、神经症状：如长期失眠、焦虑、精神紧张、抑郁等，常为抑郁症和神经性厌食。

（5）伴腹泻：多为肠道感染性疾病、吸收不良性疾病（如吸收不良综合征）及消化系统肿瘤等。

（6）伴咳嗽、胸痛、咯血等症状，常提示肺结核等呼吸系统疾病。

（7）伴有厌食、黄疸、腹水等肝胆病症状，常提示慢性肝炎、肝硬化。

（8）伴性早熟：常提示松果体瘤。

（9）伴多饮、多尿：常见于糖尿病、Bartter综合征、范科尼综合征等。

（10）伴高血压、头痛、心悸、多汗：常提示嗜铬细胞瘤。

（二）体格检查

（1）测量体重、身高、皮下脂肪的厚度、体围度（如胸围、上臂围、腹围）。

（2）测量体温、脉搏、血压及基础代谢率。

（3）有无皮肤黏膜色素沉着：原发性肾上腺皮质功能不全者常有此征，以皮肤皱褶处、口腔及齿龈黏膜及关节伸面明显。

（4）有无甲状腺肿大、突眼、震颤等甲状腺功能亢进体征。

（5）有无浅表淋巴结肿大：左锁骨上淋巴结肿大常提示胃、胰腺等部位的恶性肿瘤；右锁骨上淋巴结肿大常与肝胆肿瘤有关；全身浅表淋巴结肿大，应除外恶性淋巴瘤。

（6）伴蜘蛛痣、黄疸、腹水：见于慢性肝病、肝硬化。

（7）伴面容虚肿、精神委靡、毛发稀疏、少动懒言及心动过缓、血压偏低者应考虑腺垂体功能减退症。

（8）伴发绀、心脏杂音：应考虑先天性心脏病、风湿性心脏病、感染性心内膜炎。

（9）有无唇裂、腭裂等畸形，有无胃肠型及蠕动波，腹部有无包块，有无肝脾大。

（三）辅助检查

1.一般检查

（1）血常规：若白细胞及中性粒细胞增多常提示细菌感染，白细胞减少应考虑病毒感染、伤寒、粒细胞缺乏症、系统性红斑狼疮、肝硬化等，若外周血出现幼稚白细胞应考虑白血病、类白血病反应。

（2）尿常规：尿中白细胞增多，出现脓球提示泌尿系统感染；尿中出现大量蛋白应考虑肾病综合征；尿糖阳性应考虑糖尿病，范科尼综合征等肾小球、肾小管功能障碍。

（3）便常规：便中有大量脂肪球提示消化不良，便中有黏液、白细胞增多提示肠道感染，见寄生虫卵或真菌菌丝提示肠道寄生虫感染或真菌感染。

（4）血沉、C反应蛋白（CRP）：了解有无结核、肿瘤、结缔组织病等活动性疾病。

（5）血红蛋白、血浆前白蛋白、血浆蛋白等测定：血清白蛋白、前白蛋白降低是消瘦最具特征性的改变。

（6）血微量元素测定：如消瘦儿童血清中硒、铜、锌等水平显著低于正常儿童。

2.选择性检查

（1）怀疑有感染性疾病者，应做相应病原体的分离、培养或做其血清抗体测定。

（2）怀疑有内分泌、代谢性疾病者，应做糖耐量试验、甲状腺功能检查、促肾上腺皮质激素（ACTH）刺激试验等检查。

（3）疑诊肿瘤者，应做血甲胎蛋白（AFP）、癌胚抗原（CEA）、尿香草基扁桃酸（VMA）等肿瘤标志物检查，做CT、X线、B超及内镜检查以明确肿瘤部位，并做病理组织学检查以明确肿瘤性质。

（4）疑诊肝、胆、胰、脾、肾等系统的疾病时应做肝功能、淀粉酶、尿素氮、肌酐检测，以及相应部位的影像学检查。

二、思维程序

（一）确定是否为消瘦

根据2006年世界卫生组织（WHO）的推荐标准，消瘦的定义为小儿身高别体重低于同年龄、同性别参照人群值的中位数减2个标准差。

以体重为指标来判定消瘦时需与脱水相鉴别。急性胃肠炎，过多使用利尿剂等引起剧烈吐泻、大量利尿，导致机体在短时间内丢失大量水和电解质引起的脱水，临床表现为体重减轻，貌似消瘦，但脱水时皮肤干燥，弹性较差，眼窝及前囟凹陷，尿量减少甚至无尿，血压下降，脉搏细速甚至休克，但及时补充水和电解质后病情可迅速缓解。

（二）确定消瘦的程度

1.WHO推荐标准　身高别体重低于同年龄、同性别参照人群值的中位数减2个标准差，称为消瘦。高于或等于中位数减3个标准差为中度消瘦；低于中位数减3个标准差为重度消瘦。

2.根据体重判定　0～3岁小儿体重低于正常平均值15%～25%为轻度，低于25%～40%为中度，低于40%为重度；3～7岁小儿体重低于正常平均值15%～30%为轻度，低于30%为重度；7～14岁儿童体重低于正常平均值20%～30%为轻度，低于30%为重度。

3.根据体重指数（BMI）判断　BMI为其正常值的80%～89%为轻度，70%～79%为中度，60%～69%为重度，低于60%为极重度。

（三）确定是体质性消瘦还是病理性消瘦

1.体质性消瘦　部分小儿由于家族因素及饮食习惯的影响，其身高、体重与同年龄同性别的正常儿相比较低，随访其生长曲线亦低，但体重无进行性下降。

2.病理性消瘦的常见疾病及诊断程序（图1-3-1）

（1）药物性消瘦：因长期服用影响合成、分解代谢或食欲的药物，如苯丙醛、氟拉明、二甲双胍等，而使机体摄入营养物质减少，消耗增加，体重下降，出现消瘦。

（2）甲状腺功能亢进症：由甲状腺激素分泌过多引起，临床上以情感异常、易激动、食欲亢进、多饮、易饥饿而体重不增、消瘦、怕热多汗、大便次数增多、心悸、收缩压增高、脉压增大、窦性心动过速、甲状腺肿大为主要表现。血清T_3、T_4增高，TSH水平降低可以明确诊断。

（3）嗜铬细胞瘤：因分泌过多的肾上腺素和去甲肾上腺素引起心肌收缩力增加、心率加快、心排血量增加、周围小动脉痉挛而使血压升高。其临床表现为发作性血压升高或持续性血压升高发作性加剧，伴头痛、心悸、多汗、苍白、消瘦、恶心、呕吐，测定血儿茶酚胺浓度升高，尿儿茶酚胺及其代谢产物香草扁桃酸（VMA）升高，腹部CT发现肾上腺或腹主动脉旁神经节肿瘤可以明确诊断。

（4）范科尼综合征：是一种由各种原因引起的多发性近端肾小管重吸收功能紊乱，氨基酸、葡萄糖、碳酸氢盐、磷酸盐及其他由近端肾小管重吸收的物质自尿中大量丢失导致的一种临床综合征。临床主要表现为烦渴、多饮多尿、脱水、高氯性代谢性酸中毒、低钾血症、低磷血症、佝偻病、糖尿、蛋白尿、氨基酸尿、生长发育迟缓、消瘦等。

（5）腺垂体功能减退症（hypopituitarism）：指结核、肿瘤等多种原因引起垂体的全部或绝大部分破坏，促性腺激素、促甲状腺素、促肾上腺皮质激素等缺乏而引起的一组临床综合征。主要表现为进行性消瘦、食欲减退、虚弱无力、低体温、低血压、畏寒、反应迟钝、毛发脱落、生长障碍、青春期与性发育延迟、性功能低下、严重

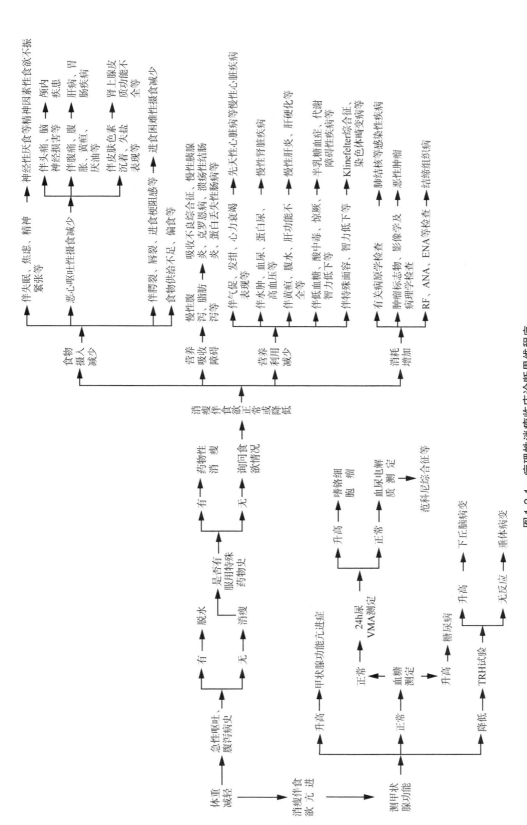

图1-3-1 病理性消瘦临床诊断思维程序

TRH, 促甲状腺激素释放激素；RF, 类风湿因子；ANA, 抗核抗体；ENA, 抗可溶性抗原；VMA, 香草扁桃酸

低血糖甚至低血糖昏迷。诊断主要依据：多种内分泌腺功能低下的症状和相关激素的测定。

（6）神经性厌食：诊断标准包括5个方面。①体重减轻，至少比原体重或标准体重减轻25%；②担心自己身体发胖，甚至明显消瘦时还认为自己太胖；③有意控制进食量，或采取过度运动、引吐、导泻等方式以减轻体重；④女性有闭经，男性表现为性欲低下或性功能减退，青春期前儿童则呈现性器官或性征发育延迟或停止；⑤除外其他疾病。

（7）肾上腺皮质功能不全：由许多先天或后天因素引起的肾上腺皮质分泌皮质醇和醛固酮不足，临床表现为恶心、呕吐、腹泻、消瘦、肌无力、低血压、低血糖、喜食盐及饮水，皮肤色素沉着，血生化示低钠、低氯、高钾。诊断主要根据血和尿中的皮质类固醇降低而确定。在创伤、感染、疲劳时易诱发肾上腺危象，表现为原有症状加重，并出现发热、惊厥、昏迷甚至休克。

（8）吸收不良综合征（malabsorption syndrome）：指各种原因引起的小肠的消化及吸收功能分别或同时受损，以致肠道对糖、脂肪、蛋白质、维生素、矿物质等营养物质的吸收不足或障碍而造成的临床综合征。临床上其共同表现为慢性腹泻，严重者可有脱水、酸中毒、电解质紊乱，生长发育迟缓，体重减轻、消瘦。

（9）蛋白丢失性肠病（protein losing enteropathy）：是由于感染、过敏、淋巴管堵塞等多种原因引起大量血浆蛋白经胃肠道丢失引起低蛋白血症的异常状态，临床上主要表现为腹痛、腹泻、水肿等，血浆蛋白及胃肠道蛋白丢失的测定有助于诊断。

（10）慢性心血管系统疾病：因组织低氧、心脏搏出功能不全、血液分流使组织营养供应不足，易并发感染等而致机体消瘦。

（11）慢性肾脏疾病：水电解质紊乱、酸中毒，异常代谢产物的蓄积，对生长素的抵抗，因恶心、呕吐、纳差而使营养物质摄入减少，引起生长不良、消瘦。

（12）慢性肝病：胆酸产生减少，影响营养物质的吸收；各种蛋白质和类固醇的合成障碍；肝脏减毒作用减弱；生长素介质、胰岛素样生长因子的合成减少等影响生长发育，出现消瘦。

（13）半乳糖血症（galactosemia）：是由于半乳糖转变为葡萄糖代谢过程中各种酶的缺乏，致半乳糖或缺陷酶前体物质在体内堆积，造成肝、肾、脑等实质细胞损害。临床以呕吐、腹泻、黄疸、肝大、低血糖、惊厥、发育迟缓、氨基酸尿、蛋白尿、白内障、贫血、皮肤紫癜、肝硬化、腹水、智力障碍为主要表现。测定红细胞1-磷酸-半乳糖及半乳糖代谢相关酶为确定本病的重要依据。

（14）原发性氨基酸代谢障碍：是由遗传性酶缺陷或转运失常引起的一组代谢紊乱病，包括苯丙酮尿症、胱氨酸血症等100余种，其共同的临床表现为喂养困难、反复呕吐、酸中毒、昏睡、易激惹、惊厥、脱水、消瘦、体重不增等不同的氨基酸代谢缺陷，还有各自特殊的症状和体征，诊断需各自特殊的生化检查。

（15）染色体畸变：是由于染色体数目或结构异常破坏了基因的平衡，而出现不同程度的先天异常表现，其共同特征为先天性非进行性智力障碍、生长发育迟缓、消瘦及多器官畸形或发育不良。

三、经验体会

（1）注意区别消瘦和营养不良：营养不良按性质又可分为能量营养不良和蛋白质营养不良，前者以能量缺乏为主，主要表现为消瘦，而后者以蛋白质缺乏为主，主要表现为水肿。早期和轻症的营养不良症状、体征不典型，易漏诊，必须通过详细询问病史、细致的体格检查并结合实验室检查进行诊断。

（2）慢性消耗性疾病可引起营养不良性消瘦，如果不能及时纠正，尤其是婴儿，可严重影响生长、智力发育及免疫功能，又可继发感染等慢性疾病，故应引起足够的重视，区别其原发病因，以便对因治疗。

（3）部分患儿体重在正常范围内，但与其既往恒定时比较明显下降者（即体重减轻）虽不能诊断为"消瘦"也应积极寻找原因。

（易著文）

第四节　生长障碍

生长障碍（growth retardation）的最佳定义是生理上的生长不充分，并通过对生长曲线的观察比较而做出诊断。可包括以下四项内容：①身高低于同龄同性别儿童第3百分位或2个标准差。②生长速度比同龄同性别儿童平均生长速度低2个标准差。③青春期突增年龄比同龄同性别儿童平均突增年龄落后2个标准差。④身高在同龄同性别儿童第97百分位数左右。生长障碍的原因复杂，与遗传、内分泌、营养代谢、生活条件、长期慢性疾病及社会环境等因素有关。

一、诊断步骤

（一）采集病史

一旦高度怀疑婴儿有生长障碍，应仔细询问病史，包括患儿的食物、喂养或饮食的习惯，以及过去和现在的医疗、社会和家庭的背景。

1.个人出生史　分娩方式、出生时状态及出生后状态，出生体重及身长。

2.母亲妊娠史及生产史　妊娠期患病、感染、用药、吸烟及饮酒，生产时胎盘及脐带情况。

3.患儿生长发育史　饮食史、喂养史及营养情况，身高、体重记录。确定什么时候开始出现生长速度减慢。

4.既往及现在的患病情况　①近期是否患急性疾病，如中耳炎、胃肠炎、再发的病毒感染等。②是否患有慢性病，如贫血、哮喘及先天性心脏病、慢性肾脏疾病等。这些均为生长障碍的器质性病因。③了解大便次数、质地、血样便、黏液便情况，排除吸收不良的因素（囊性纤维变性、腹腔疾病）、感染及过敏。④呕吐、反流及其他胃肠道症状，排除乳蛋白过敏、胃食管反流及感染等。⑤用药史，如皮质类固醇是影响生长的主要药物。

5. 家族史 父母身高及父母与儿童的关系。

6. 社会背景及家庭背景 家庭环境对患儿精神情绪的影响。

（二）体格检查

完整的体格检查是很重要的，有4项主要目的：①确认由于基因异常导致的生长阻滞；②寻找潜在的导致生长发育迟缓的疾病；③评估可能存在的虐待儿童的迹象；④评估营养不良的严重性和可能带来的影响。全面的体格检查包括准确记录身高、体重、指距、上下部量、头围，注意与躯干、四肢的比例是否匀称，肌张力及关节活动度，有无畸形。头面部检查要注意耳位、眼距、腭弓高低，是否有幼稚面容。

（三）辅助检查

1. 三大常规检查 包括常规血、尿、粪检查。

2. 肝肾功能及生化、血气检查 如血钙、血磷、血钾、碱性磷酸酶等，适用于有全身症状及尿常规异常者。

3. 微量元素检测 如锌、铅等。

4. 甲状腺功能检查 T_4和T_3低下可致生长障碍。

5. 生长激素（GH）测定 可查运动或睡眠时GH水平，若低于正常，可做药物兴奋试验。

6. 对GH有反馈调节作用的激素的测定 胰岛素样生长因子-1（IGF-1）、胰岛素样生长因子结合蛋白-3（IGFBP-3）及生长激素结合蛋白（GHBP）等对GH的分泌和代谢有反馈性调节作用，它们的异常可引起GH的异常。

7. 下丘脑释放激素兴奋试验 生长激素释放激素刺激试验、促甲状腺激素释放激素兴奋试验、促性腺激素释放激素刺激试验等可检测下丘脑的功能。

8. 染色体检查 生长障碍的女孩，疑为先天性卵巢发育不全症可做此项检查。

9. 基因诊断 可明确因基因缺陷导致患儿矮小的病因。已知21-羟化酶基因位于第6号染色体短臂（6p21.3），由A和B两个基因构成，人类GH基因簇位于第17号染色体长臂（17q22—q24），共由5个基因组成。以上基因缺陷分别导致先天性肾上腺皮质增生症、21-羟化酶缺乏、垂体性侏儒1A型及1B型。

10. X线检查 骨龄检查反映骨成熟度，是生长障碍患儿必不可少的检查。蝶鞍像可显示与垂体功能有关的鞍区及邻近组织的病变，怀疑骨骼发育异常者可拍摄头颅、脊椎、骨盆、四肢骨的X线片，以确定骨发育异常的程度和性质。

11. 甲状腺和甲状旁腺扫描 ^{99m}Tc MIBI颈部和上胸部甲状腺、甲状旁腺核素扫描。

12. 头颅CT和磁共振检查 对垂体发育不良和空蝶鞍有较高的发现率。

二、思维程序

生长障碍的原因极为复杂，根据异常生长曲线的类型可分为五种（表1-4-1）。

表1-4-1　异常生长曲线的类型

类型	生长速度	疾病
A	正常—幼年时增快—减慢或停止	性早熟
		先天性肾上腺皮质增生
B	正常—减慢或停止	获得性甲状腺功能减退
		库欣综合征
		中枢神经系统肿瘤＋GH缺乏
C	出生时生长速度在正常低值范围内—逐渐减慢	体质性生长及青春发育延缓
		部分GH缺乏
		性腺发育不良
D	生长速度正常，但生长曲线低于第1百分位数	宫内生长障碍
		家族性身材矮小
E	生长速度明显落后于正常	特发性GH缺乏

根据不同的临床特点，生长障碍分类如下（图1-4-1）。

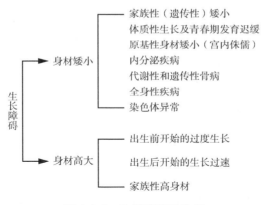

图1-4-1　生长障碍的分类

（一）家族性（遗传性）矮小

遗传性矮小与父母身高较矮有密切关系。其个体的生长是沿着低于第3百分位线发展的。按其本人的生长速度来说，其生长是正常的，但比一般人慢，骨龄与实际年龄相符。遗传因素是导致身材矮小的主要原因，有家族性，甚至有种族性，青春期发育的年龄正常。最终是身材矮小，在第3百分位以下，属于正常的矮人。

（二）体质性生长及青春期发育迟缓

本组患儿占身材矮小者的30%以上。患儿中90% ～ 95%是男孩，常有家族史。出生体重正常，青春期的发育较迟，可延迟至16岁以后。在青春期前发育缓慢，身材矮小，可低于正常的2 ～ 4个标准差。骨龄亦落后于年龄1 ～ 3岁，少数患儿可落后较多，但经过青春发育期后（23 ～ 24 岁）其骨骼和性发育均达到正常水平，在青春期之前和垂体性侏儒不易鉴别，至青春期开始时（12 岁左右）可做绒毛膜促性腺素刺激试验，此类患儿的睾酮可出现增高反应。本病无内分泌功能障碍，亦无全身慢性疾病的证据。

（三）原基性身材矮小（宫内侏儒）

本病可伴或不伴先天性畸形、宫内感染。单纯的低出生体重不伴有畸形者，其中70% ～ 90% 的儿童在生后 1 年内，特别是 6 个月内有生长追赶现象，达到正常，小部分儿童身高始终保持在第 3 百分位以下。骨龄稍落后，智力一般正常，青春期猛长的速度有时低于一般儿童，最终成为正常的矮人，又称为特发性宫内发育落后。

（四）甲状腺功能减退

1. 先天性甲状腺功能减退（简称甲减） 是由甲状腺发育异常或代谢障碍所引起的儿科最常见的内分泌疾病之一，主要临床表现是生长障碍和智力低下。另外，骨化中心不发育，骨龄明显落后，身材矮小，四肢粗短，上部量大于下部量；表情呆滞，反应迟钝；有特殊面容，头大、鼻梁下陷、两眼距宽，以及怕冷，便秘，皮肤粗糙，嗜睡，不爱活动等表现；血中甲状腺素含量低等。新生儿期缺乏特异性。

2. 继发性甲状腺功能减退 诊断依据：①发病后生长速度减慢，原身高的增长 > 4cm/年，发病后降至 0 ～ 2cm/年。身体比例不对称，上部量大于下部量。身高低于本地区同性别同年龄组均值 2 个标准差以上。②血清 T_3、T_4、rT_3、FT_3、FT_4 降低，TSH 升高，大部分患儿 TGAb 和 TmAb 升高。③皮肤粗糙、声音沙哑、基础代谢率低等。④骨龄较实际年龄落后 2 岁以上。⑤无明显宫内发育障碍或慢性肝、肾疾病者。

（五）代谢性和遗传性骨病

儿童期发生的多种代谢性和遗传性骨病都会引起生长障碍，致使身材矮小。

1. 佝偻病

（1）维生素 D 缺乏：临床表现有多汗、睡眠不宁、易激动、肌张力减低、腹胀、便秘、头发稀少、枕秃、串珠肋、漏斗胸或鸡胸、O 形腿或 X 形腿等典型的佝偻病体征及身材矮小。后者因长骨增长受限，双膝关节内翻或外翻，下肢弯曲畸形，椎体萎陷和骨盆受压变形等诸多因素造成。实验室检查早期有血 25-（OH）-D_3 浓度降低，随后出现低钙血症、低磷血症、高碱性磷酸酶血症和高甲状旁腺素血症。骨 X 线的特异征象为长骨干骺端增宽，似杯口状，边缘模糊不齐呈毛刷样，骨皮质变薄，骨密度减低，骨小梁影像模糊如磨玻璃样，并有假骨折（多见于肋骨、长骨和骨盆），椎体双凹变形和骨盆变形等。

（2）X 伴性抗维生素 D 佝偻病：为 X 伴性显性遗传性疾病，儿童期发病，身材矮小、膝内翻或膝外翻及下肢弯曲畸形常十分明显，肌无力症状显著。本病实验室检查特点是血磷恒定、明显降低，有尿磷排出。骨 X 线摄片所见与维生素 D 缺乏所致佝偻病的特征基本相似。

2. 甲状旁腺功能亢进症 系甲状旁腺腺瘤、增生或腺癌自主性分泌甲状旁腺素过多，主要表现为骨痛、骨畸形、骨折和骨吸收溶解增加，可有泌尿系结石或肾钙盐沉着。其身材矮小的原因与椎体萎陷、骨盆压缩变形和下肢严重弯曲畸形等有关。生化检查有高钙、低磷，血碱性磷酸酶和甲状旁腺素水平均升高，尿钙和磷排泄增多。80%～95%的甲状旁腺病变位于颈部，尤以单个腺瘤常见，因此应仔细检查颈部有无结节。颈部B超的阳性率达80%以上；⁹⁹ᵐTc MIBI颈部和上胸部甲状旁腺核素扫描的阳性率达96%；选择性颈内静脉插管分段取血测甲状腺上、中和下静脉开口处的有免疫活性的甲状旁腺素水平，阳性符合率85%。

3.糖原贮积病　为常染色体隐性遗传性疾病，较少见，表现为低血糖、酮症、酸中毒和肝大，易感染，有出血倾向，身材矮小。Ⅰ、Ⅲ和Ⅳ型较易出现症状，Ⅴ、Ⅶ和Ⅷ型累及横纹肌，运动剧烈时可伴虚弱和肌痉挛。Ⅱa型出生2个月后有肌肉松弛、反射消失和心脏明显扩大，常1岁之内夭折；Ⅱb型酶缺陷虽相同，但不累及心脏，表现为进行性肌营养不良。

4.软骨发育不全　为常染色体显性遗传性疾病，由生长板发育不良、生长板内软骨增生减少、软骨细胞区变薄、软骨细胞的柱状排列及临时钙化带消失或缩短引起，表现为躯干高度正常而四肢短，头颅大，前额突出，鼻梁下陷，明显腰椎前凸，长骨的近端段短小较远端段更为明显，身材矮小，身高<140cm。纯合子均在婴儿期死亡，杂合子可活至成年，智力正常。由于枕骨大孔过小，可产生脑积水。由于椎管过小，有轻度创伤，椎间盘突出，故出血或水肿都可产生脊髓压迫症状，甚至截瘫。

5.成骨不全症　亦称脆骨病，为一种先天性结缔组织病，累及骨、巩膜、内耳、皮肤、韧带、肌腱和筋膜。临床特点为多发性骨折和畸形、生长障碍、牙生成不全、蓝巩膜和耳聋等。长骨常发生多处骨折，骨折可使四肢弯曲并出现成角畸形或形成假关节，身材矮小。迄今无特殊治疗方法。

6.Leri-Weill软骨骨生成障碍（Leri-Weill dyschondrosteosis，LWD）　是一种性染色体显性遗传病，其典型的骨骼特征为矮小（主要由肢前部的缩短引起）、屈腕畸形及四肢短小。LWD患儿女性与男性的比例为4∶1，终身高约为先天性卵巢发育不全综合征（Turner综合征）的2/3，该畸形在青春期发育前无影像学改变。

7.多发性骨骺发育不良　表现为多数骨骺钙化异常和生长障碍，是一种罕见的遗传性发育缺陷。主要表现：家族遗传性；膝、腕关节僵硬，行走不便，易疲劳，肩关节活动受限；智力正常，身材矮小，主要影响肢体长度，无其他明显畸形；X线显示多数骨骺骨化中心出现较晚，骨化延迟，并分裂为多个，呈桑葚状。成年后关节间隙变窄，呈增生性关节炎改变。

（六）全身性疾病

全身性疾病可影响生长发育，神经系统疾病如颅底外伤、颅内肿瘤和感染可损伤丘脑下部、垂体的功能；肠道炎症长期不愈，蓝氏贾第鞭毛虫等，谷胶敏感症等均有肠吸收不良；先天性心脏病、肾衰竭、慢性肝病、各种贫血和因哮喘、肾病等长期应用糖皮质激素治疗皆可引起生长落后或青春期发育延迟，一般是由于疾病抑制下丘脑和垂体功能，GH分泌减少，或者蛋白质营养不良，使生长介素（SM）的生成减少，血中SM含量下降，导致生长落后，患儿的最后身高与疾病的严重性及持续时间有关。

1.急性淋巴细胞白血病　影响生长的主要因素：放疗、糖皮质激素、疾病本身、大剂量甲氨蝶呤及鞘注化疗、白血病化疗期间合并重症感染及高代谢状态。鞘注和大剂量甲氨蝶呤化疗也可致生长激素缺乏，同时头颅放疗和强化疗也能导致青春期早熟，都可引起生长发育障碍。

2.儿童慢性缺锌　锌缺乏症的诊断标准：①每日锌摄入量少于推荐供给量的60%；②有纳呆、生长发育迟缓、皮炎、反复感染、免疫功能低下、异食癖等典型症状中2个或2个以上；③空腹血清锌＜11.47μmo1/L（原子吸收法）；④餐后血清锌浓度反应试验（PZCR）＞15%；⑤单独用锌剂治疗1个月后有显效。具备上述5项中3项可确诊为锌缺乏症。

3.精神因素引起矮小　又称精神剥夺性侏儒，患儿生长缓慢，身材矮小，骨龄落后，无家族性身材矮小史。可有家庭中精神受压抑的情况，但在病程中确定精神因素引起生长障碍常有困难，只有在改变环境，离开家庭去住院或住校以后，小儿的生长速度很快发展达正常水平，则可反映生长障碍是由于环境心理因素造成，发病的机制可能是中枢神经系统特别是下丘脑受刺激后，导致生长激素的分泌缺陷。

（七）其他染色体疾病

染色体疾病中，18-三体综合征、21-三体综合征均有严重的畸形。

Turner综合征是引起女性儿童生长障碍的常见病之一，以身材娇小、颈蹼、肘外翻及幼稚生殖器等为主要临床特征，有的病例伴有智力低下和内脏畸形，在女婴中发生率为1/3000。其核型在活产病例中55%以下是45X，其他核型占45%。

（八）其他内分泌疾病

1.生长激素缺乏或不敏感

（1）生长激素缺乏症：垂体GH分泌不足所引起。特发性生长激素缺乏症的儿童，出生时身长和体重正常。第1年的生长发育亦多正常，约有半数病例是自第1年后开始生长落后，一些病例是生长逐渐缓慢，比同龄儿的身高矮，逐年明显，平均每年增长＜3cm。手足较小，四肢和上下肢比例均匀。身长＞指距，上部量＞下部量，体型比例同幼儿。头颅圆形，面部呈"娃娃脸"，下颌和颊部发育不良。牙齿萌出迟，并且挤在一起。颈短，胸腹部皮下脂肪较多。10%～15%的患儿可有空腹性低血糖发作。骨骼发育落后，长骨均短小，骨化中心生长发育迟缓，骨龄比实际年龄落后4年以上，骨骺不融合。智力正常。由于矮小而产生心理影响，性格上可表现为孤僻和胆怯。

（2）Laron综合征：即GH不敏感综合征（GHIS），是由于靶细胞对GH不敏感而引起的一种侏儒症。其生化特征是血GH水平正常或升高，而IGF-1和IGFBP-3水平显著降低。其临床表现为：①生长与发育，出生体重接近正常，出生身长略小，出生后生长严重落后，骨龄延迟，但其身高与骨龄接近，儿童期生殖器呈小阴茎，成年期可正常，青春期延迟3～7年，性功能和生育能力正常。②颅面部，7岁前头发稀疏，前额突出隆起，头围正常，颅面不对称，面部小，鼻梁发育不良，眼眶浅，萌牙延迟，巩膜蓝色，声音高尖。

2.多发性垂体功能减低　除GH不足外，还有促甲状腺素（TSH）、促性腺激素（LH）或ACTH分泌不足，从而引起甲状腺、性腺和肾上腺皮质功能障碍，除有垂体侏儒的表现外，低血糖症状也较严重，还可有怕冷，智力迟钝，至青春期缺乏第二性征或性成熟的表现。

3.皮质激素过多　皮质醇过多症未能及早诊断和治疗，虽然有矮小表现，但有其他特殊的临床异常表现，诊断多不困难。

糖皮质激素影响儿童骨骼生长，使骨的吸收增加，形成减少，抑制IGF-1的作用，降低血清骨钙素水平。需要长期接受激素治疗的患儿，如先天性肾上腺皮质增生症、哮喘及炎症性肠病患儿等血清生长蛋白（BGP）值明显低于正常，提示糖皮质激素治疗儿童最终身高降低可能是由于激素加速骨成熟，骨骺软骨早闭所致。代表成骨细胞活性的骨钙素水平与每天激素服用量呈负相关。

4.特发性真性性早熟　患儿下丘脑－垂体－性腺轴提前发动，性激素水平明显升高，性激素通过与生长轴相互影响，刺激性征发育的同时也加速了骨成熟，骨骺软骨早闭，使青春期骨生长的持续时间缩短，患儿最终身高偏矮。

5.1型糖尿病　患儿生长障碍除与IGF降低、继发性垂体功能低下及长时间血糖控制不好有关外，还与共存的桥本甲状腺炎及皮质醇升高有关。

（九）身材高大

身材高大较少因病引起，主要应与体格健壮及营养良好引起的高身材鉴别，引起高身材的疾病如下所述。

1.出生前开始的过度生长

（1）母亲为糖尿病患者的患儿：出生时身长及体重均超常，可有新生儿低血糖和（或）低血钙，有轻度类库欣病表现，有的患儿有呼吸窘迫及黄疸。

（2）大脑巨人症（Soto综合征）：出生时身长与体重均在正常儿第90百分位数以上，出生后几年生长迅速，此后生长速度减慢，但身高仍在第97百分位数左右。很早出现青春期发育，骨骼成熟提前，患儿头大而长，前额突出，耳及下颌大，睑裂及先天愚型样倾斜，面容粗糙，智力低下，共济失调，内分泌功能均正常。此病病因不清。

（3）Beckwith-Wiedemann综合征：新生儿有巨体、巨舌、脐突出、高胰岛素血症及低血糖，骨成熟提前，患儿以后有患肿瘤的趋势。有观点认为生长过度与高胰岛素血症有关，有血生长激素水平升高的报道。

2.出生后开始的生长过速

（1）营养性肥胖：除生长过速外伴体重迅速增加。

（2）巨人症：垂体GH分泌瘤。

（3）马方综合征：为结缔组织缺陷病。身高在正常高限值，四肢长，手指及脚趾细长呈蜘蛛样，双臂平伸指距大于身高，下身比上身长，关节过度伸展，驼背，胸廓畸形，晶状体脱位，成年早期可死于夹层动脉瘤。

（4）性早熟及男性化。

（5）高胱氨酸尿症：体征似马方综合征，智力减退，尿中高胱氨酸过多，有栓塞性疾病。

（6）脂肪营养不良：无脂肪组织，肌肉肥大，生殖器大，有糖尿病，可伴有黑棘皮病及GH分泌增加。

（7）先天性睾丸发育不全（Klinefelter综合征）：染色体为47，XXY或其镶嵌型，睾丸小，乳房增生，青春期前后体格呈类无睾者比例。

（8）XXY染色体型：成年后血睾酮水平增加，有的智力低，行为不正常，耳上毛多。

（9）甲状腺功能亢进：轻度生长加速。

3.家族性高身材 是体质性生长过度，父母身材高大，无其他异常表现，男孩一般不需治疗，女孩可考虑用雌激素以限制继续生长。

三、经验体会

对于生长障碍的儿童应通过详细的病史、体格检查确定生长障碍的程度及发生时间，再分析矮小的情况属于哪一类，结合病史进行初步分析，然后根据具体情况有针对性地选择某些特殊检查，以明确导致患儿矮小的病因。

对于身高增长迟缓而又伴有智力发育障碍的儿童，要注意甲状腺功能低下或其他遗传性疾病，应大力倡导新生儿筛查，做到及早诊断、及早治疗。要加强婚期指导、遗传咨询、产前检查，减少遗传病发生，对可疑遗传病患儿，应及时进行基因、染色体等相关检查，以明确诊断，对症治疗。对其他原因造成的矮小，如营养不良、反复呼吸道感染、腹泻等，通过指导喂养、消除病因，生长速度可明显增加。

（易著文）

第五节　肥　　胖

肥胖（obesity）是指长期机体能量摄入超过消耗量，从而导致体内过多能量以脂肪形式贮存，并达到损害人体健康的程度。超重则是指体重相对于身高的增加，超过某一标准或参考值。肥胖是一种慢性疾病，不仅在儿童期对健康造成严重威胁，它还是成年期肥胖、糖尿病、动脉粥样硬化等成年期疾病发生的重要危险因素。近年来，随着人们生活水平的提高及生活方式的改变，小儿超重和肥胖的发病率呈逐年上升趋势。儿童肥胖多属于单纯性肥胖，而以内分泌、代谢、遗传、中枢神经系统疾病等引起的继发性肥胖或因使用药物诱发的肥胖仅小于5%。

一、诊断步骤

（一）采集病史

1.起病情况 单纯性肥胖者自童年起即较肥胖，间脑损害所致的肥胖大多发生较晚，肥胖生殖无能综合征性肥胖多发生于少年阶段。

2.饮食与活动 多数肥胖者食欲旺盛，喜食油腻、甜食，或有其他不健康的饮食行为，活动减少，久坐少动；食欲减退者应疑为甲状腺功能减退。

3.服药史 长期使用氯丙嗪、胰岛素、促蛋白合成制剂及肾上腺皮质激素等药物可使患儿食欲亢进而导致肥胖。

4. **过去史** 有无颅脑外伤及脑炎、脑脓肿、脑血管意外等病史所致间脑性肥胖。

5. **家族史** 单纯性肥胖患儿常有父母肥胖、兄弟姐妹肥胖的家族史。

（二）症状

（1）肥胖儿童常有疲劳感，用力时气短或腿痛，甚至出现气促、呼吸困难。

（2）伴随症状

1）伴低血糖发作：见于胰岛 B 细胞瘤、糖尿病、糖原贮积症、自发性功能性低血糖症。

2）伴智力低下，性器官发育不全、畸形：见于性幼稚 - 多指（趾）畸形综合征（Laurence-Moon-Biedl综合征）等遗传性肥胖。

3）伴头痛、尿崩症和脑神经症状：见于下丘脑性肥胖。

4）伴畏寒、懒言、嗜睡史：见于甲状腺功能减退症。

5）伴有性功能障碍、性腺发育不全：见于肥胖生殖无能综合征（Frohlich综合征）、颅骨内板增生症（Morgagni-Stewart-Morel综合征）、Laurence-Moon-Biedl综合征、双侧多囊卵巢综合征（Stein-Leventhal综合征）等。

6）伴抽搐：考虑假性甲状腺功能减退。

7）伴精神症状：见于胰岛素瘤、库欣综合征、莫尔加尼（Morgagni）综合征等。

（三）体格检查

1. **单纯性肥胖** 体重明显超过同龄儿，皮下脂肪丰厚并且分布均匀，男孩因大腿内侧和会阴部脂肪堆积，阴茎被掩盖，常被误认为外生殖器发育不良；女孩胸部脂肪堆积，易被误认为乳房发育。可出现膝关节外翻和扁平足。

2. **库欣综合征（Cushing综合征）** 又称皮质醇增多症（hypercortisolism），短期内脂肪迅速堆积，出现满月脸、水牛背，肥胖呈向心性，四肢不肥胖，尚有多毛、高血压等表现。

3. **肥胖生殖无能综合征** 系全身肥胖，四肢近端及躯干（特别是骨盆及乳房部位）更明显，性器官则为婴儿型。

4. **Laurence-Moon-Biedl综合征** 肥胖伴智力落后、视网膜色素沉着变性、多指（趾）畸形、生殖系统发育不良等。

5. **性幼稚 - 肌张力低下 - 肥胖综合征（Prader-Willi综合征）** 肥胖伴肌张力低下、智力障碍及性功能发育不全，常于 2 ～ 3 岁开始肥胖，有特殊外表，如前额窄、内眦赘皮、鲤鱼嘴、下颌小、手足小、纤细指、并指等。

6. **体格检查注意事项**

（1）常规检测身高、体重、腹围、腰围、皮下脂肪厚度。

（2）注意脂肪分布情况：正常女性脂肪以腹部、胸部乳房、臀部和下肢分布较多，男性则以颈项、头部、躯干和腹部较多。凡女性呈男性化或男性呈女性化分布者均可能有性腺功能减低；单纯性肥胖、间脑性肥胖及胰岛 B 细胞瘤所致肥胖呈均匀性；肥胖生殖无能综合征、皮质醇性肥胖为向心性；四肢末端肥大，面容丑陋为肢端肥大症特征。

（3）注意有无脂肪结节：痛性肥胖综合征（Dercum syndrome）常在肥胖基础上形

成痛性多发性皮下脂肪瘤，伴局部疼痛。

（4）注意有无高血压：肥胖伴高血压提示库欣综合征、单纯性肥胖可能；甲状腺功能减退者血压偏低。

（5）注意有无满月脸、水牛背及腹部紫纹：此为皮质醇性肥胖的特征性表现。

（6）注意第二性征及性器官发育情况：肥胖生殖无能综合征、Laurence-Moon-Biedl综合征、Prader-Willi综合征、Turner综合征常有第二性征发育不良、生殖器官发育障碍。多囊卵巢综合征可有双侧卵巢对称性肿大。单纯性肥胖、库欣综合征、甲状腺功能减退症及下丘脑性肥胖均可伴有月经紊乱。

（7）注意有无先天畸形：遗传因素引起的肥胖可伴有其他先天畸形。

（8）注意有无皮肤粗厚、黏液性水肿：多为甲状腺功能减退所致。

（9）注意有无智力低下：伴智力低下者见于假性甲状旁腺功能减退症、Laurence-Moon-Biedl综合征、Prader-Willi综合征、Turner综合征、Klinefelter综合征等。

（10）注意有无体温调节异常：下丘脑性肥胖可伴有体温调节异常。

（11）视力及视野检查：下丘脑及垂体性肥胖尤其是该部位的肿瘤可致视野障碍、偏盲等。

（四）辅助检查

（1）血常规及嗜酸粒细胞计数：嗜酸粒细胞计数 $< 0.5 \times 10^9/L$，提示库欣综合征；单纯性肥胖白细胞及嗜酸粒细胞正常或稍高。

（2）葡萄糖耐量试验提示糖尿病曲线，空腹血糖增高，提示肾上腺皮质功能亢进、库欣综合征或糖尿病可能性大。

（3）基础代谢率：明显降低者为甲状腺功能减退症或垂体肿瘤。

（4）血清胆固醇增高，血清蛋白结合碘 $< 236.4nmol/L$（3μg/dl）为甲状腺功能减退症或后天性甲状腺功能减退症。

（5）24h尿17-羟皮质类固醇排泄量增高，17-酮类固醇增高，为库欣综合征、肾上腺肿瘤或增生。

（6）激素水平检测：如血浆皮质醇水平、血胰岛素及C肽水平、性激素、甲状腺功能等检查可分别排除库欣综合征、糖尿病、遗传性肥胖和甲状腺功能减退症。

（7）眼底检查：视盘水肿及萎缩提示颅内肿瘤。

（8）X线检查：颅底照片排除垂体肿瘤；脊柱照片如有骨质明显疏松脱钙提示肾上腺皮质增生或肿瘤；腹膜后充气造影及肾盂造影可协助诊断肾上腺肿瘤；选择性胰腺动脉造影可协助诊断胰腺性肥胖。

（9）B超检查：可选择性做胰腺、卵巢等超声检查排除胰腺性或遗传性肥胖。

（10）CT、MRI检查：可选择性行头颅、肾上腺、胰腺等CT扫描或MRI扫描协助诊断某些继发性肥胖。

（11）向心性肥胖者应做尿皮质醇及皮质醇代谢产物测定、地塞米松抑制试验（包括小剂量、大剂量地塞米松抑制试验）、头颅及肾上腺CT扫描等检查。

（12）其他检查：如染色体核型分析、脑电图检查及相关疾病基因检查分析等排除某些遗传性肥胖或颅内疾病所致的继发性肥胖。

二、思维程序

（一）儿童肥胖的常用评价方法

1.体重/身高（身长）　是评价10岁以下儿童肥胖的最好指标，是国内常用的肥胖筛查方法。可采用标准差法、百分位法、Z评分及中位数百分比法。认为小儿体重超过同性别、同身高参照人群均值的10%～20%为超重，超过20%为轻度肥胖，超过30%为中度肥胖，超过40%为重度肥胖，超过60%为极重度肥胖。

2.体重指数（BMI）法　即体重（kg）除以身高的平方（m²），与儿科常用的kaup指数 g/cm² 为同一含义。BMI是筛查10岁以上儿童肥胖的较好指标，WHO推荐以BMI＞25kg/m²作为评价儿童肥胖的标准。国内学者对儿童青少年的BMI标准进行了许多探讨性研究，2010年李辉等在中国0～18岁儿童青少年BMI生长参照值基础上采用与中国成年人界限值接轨法获得中国2～18岁儿童青少年超重、肥胖筛查BMI界限值（表1-5-1）。

表1-5-1　国际（WHO/IOTF）及中国筛查儿童超重和肥胖的标准（BMI界值点）（kg/m²）

| 年龄（岁） | WHO标准 | | | | IOTF标准 | | | | 中国标准 | | | |
| | 超重 | | 肥胖 | | 超重 | | 肥胖 | | 超重 | | 肥胖 | |
	男	女	男	女	男	女	男	女	男	女	男	女
2	17.40	17.20	18.30	18.10	18.41	18.02	20.09	19.81	17.50	17.50	18.90	18.90
3	17.00	16.90	17.80	17.80	17.89	17.56	19.57	19.36	16.80	16.90	18.10	18.30
4	16.70	16.80	17.60	17.90	17.55	17.28	19.29	19.15	16.50	16.70	17.80	18.10
5	16.70	17.00	17.70	18.10	17.42	17.15	19.30	19.17	16.50	16.60	17.90	18.20
6	16.80	17.10	17.90	18.40	17.55	17.34	20.78	19.65	16.80	16.70	18.40	18.40
7	17.10	17.40	18.30	18.80	17.92	17.75	21.63	20.51	17.20	16.90	19.20	18.80
8	17.50	17.80	18.80	19.40	18.44	18.35	21.06	21.57	17.80	17.30	20.10	19.50
9	18.00	18.40	19.50	20.20	19.10	19.07	22.77	22.81	18.50	17.90	21.10	20.40
10	18.60	19.10	20.20	21.10	19.84	19.86	24.00	24.11	19.30	18.70	22.20	21.50
11	19.30	20.00	21.10	22.20	20.55	20.74	25.10	25.42	20.10	19.60	23.20	22.70
12	20.10	20.90	22.10	23.30	21.22	21.68	26.02	26.67	20.80	20.50	24.20	23.90
13	20.90	21.90	23.10	24.40	21.91	22.58	26.84	27.76	21.50	21.40	25.10	25.00
14	21.90	22.90	24.20	25.50	22.62	23.34	27.63	28.57	22.10	22.20	25.80	25.90
15	22.80	23.70	25.20	26.30	23.29	23.94	28.30	29.11	22.70	22.80	26.50	26.70
16	23.70	24.20	26.10	27.00	23.90	24.37	28.88	29.43	23.20	23.30	27.00	27.20
17	24.40	24.70	26.90	27.40	24.46	24.70	29.41	29.69	23.60	23.70	27.50	27.60
18	25.00	24.90	27.50	27.70	25.00	25.00	30.00	30.00	24.00	24.00	28.00	28.00

3. 以体重为指标判断是否肥胖需鉴别的疾病

（1）与"肌肉型"相鉴别：可通过测量肱三头肌皮褶厚度与肩胛下皮褶厚度来鉴别。肱三头肌处的皮褶厚度超过或等于同年龄、同性别的85%则为肥胖，超过95%为过度肥胖，但目前尚无各年龄组的正常值。B超、CT、MRI也可测定皮下脂肪的厚度，但目前多用于科研，尚未广泛用于临床。多数学者认为目前最适用的指标是BMI，因为它与皮下脂肪及身体大部分体脂及总体脂相关性最好。

（2）肢端肥大症：为GH分泌过多，引起全身软组织、骨骼及内脏的增生肥大伴内分泌-代谢紊乱。其体重增加并非脂肪增多引起，临床以面貌丑陋、手足肥大、皮肤粗厚、头痛、眩晕为表现，GH增高，头颅CT或MRI可发现蝶鞍扩大。

（3）与水肿鉴别：水肿常有心、肝、肾等原发疾病的表现，水肿局部常呈苍白色，触冷，压之凹陷，皮褶变浅；而肥胖则为触温，压之无凹陷，皮褶变深。

（4）女性肥胖儿胸部脂肪增多需与乳房发育鉴别，后者可触及乳腺组织的硬结。

（二）确定是单纯性肥胖还是继发性肥胖

1. 单纯性肥胖　常有肥胖家族史，因多食、休息过多、缺乏运动引起。其脂肪分布均匀，以胸、腹、髋部为显著，腹部往往出现粉红色皮肤浅纹，四肢肥大。男孩外生殖器被耻骨部皮肤掩盖，看起来很小，实际属正常范围。骨龄正常或超过同龄儿，智力良好，性发育正常或较早，24h尿17-羟类固醇偏高，但可被地塞米松抑制。目前认为儿童期单纯性肥胖是一个与生活方式密切相关，以过度营养、运动不足和行为异常为特征的全身脂肪组织的过度增生性慢性疾病，而不是由某些先天遗传性疾病或代谢性疾病及神经和内分泌疾病所引起的继发性病理性肥胖。

2. 引起继发性肥胖的常见疾病及诊断程序（图1-5-1）

（1）药物性肥胖：长期服用避孕药、吩噻嗪类、赛庚啶、氯丙嗪、胰岛素、氯雷他定、促进蛋白合成制剂、糖皮质激素等药物，可使患儿食欲亢进，多食而肥胖。

（2）下丘脑综合征：由炎症、肿瘤等多种原因引起下丘脑受损而发生的自主神经和内分泌紊乱综合征。临床表现为睡眠、体温、排汗、性功能障碍；多饮、多食、肥胖或厌食、尿崩症、精神异常等。诊断主要依据脑脊液，脑电图，头颅CT、MRI，以及脑血管造影等检查。

（3）库欣综合征：为各种原因引起肾上腺皮质激素分泌过多的综合征，由于下丘脑-垂体促肾上腺皮质激素（ACTH）分泌瘤或增生（称为库欣病），引起双侧肾上腺皮质增生致皮质醇增多者占多数；少数由于肾上腺皮质腺瘤致皮质醇分泌增加；肾上腺皮质癌或其他恶性肿瘤引起皮质醇增多者极少。临床主要表现为多血质、向心性肥胖、满月脸、水牛背、低发际、多毛、皮肤紫纹、痤疮、高血压、糖尿病、骨质疏松、性功能异常等。诊断依据血浆皮质醇浓度增高且失去昼夜节律，地塞米松抑制试验不能抑制，尿游离皮质醇及尿17-羟皮质类固醇排出量均增加。肾上腺B超或CT检查可检出肾上腺皮质腺瘤或肾上腺癌；头颅CT或MRI检查可检出垂体肿瘤。

（4）代谢综合征（metabolic syndrome，MS）或称胰岛素抵抗综合征（insulin resistance syndrome，IRS）：指一组同时存在的现象，如肥胖、高血糖、高血压、血脂异常症、高血液黏稠度、高尿酸和高胰岛素血症等。Cruz等参考成人标准，建议儿童

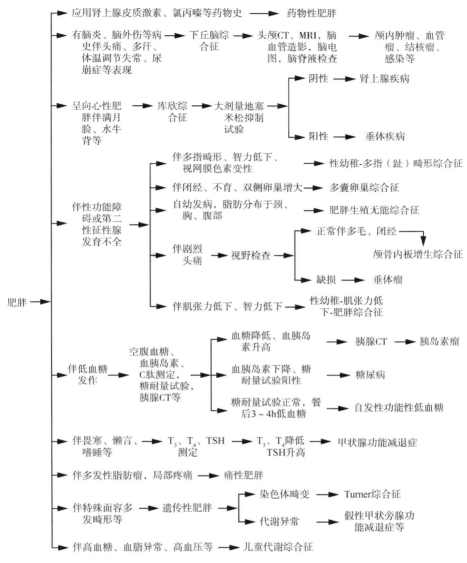

图1-5-1　继发性肥胖临床诊断思维程序

MS诊断标准为：①肥胖（腰围≥同年龄、同性别第90百分位）；②三酰甘油（TG）≥同年龄、同性别第90百分位；③高密度脂蛋白（HDL）≤同年龄、同性别第10百分位；④血压≥同年龄、同性别第90百分位；⑤餐前血糖升高。满足以上5项指标中的3项及以上即可诊断为儿童MS。

（5）自发性功能性低血糖：为不明原因的自主神经功能紊乱，迷走神经兴奋性增高，胰岛B细胞反应性过高，引起低血糖、易饥、多食而致肥胖。临床主要表现为餐后3h左右出现饥饿、心悸、多汗、震颤，可自行缓解或进食后缓解，无意识障碍，伴神经质体质、多虑、失眠、无力、头晕、头痛。该病空腹血糖正常，发作时血糖很少低于2.24mmol/L，糖耐量试验正常或在2～4h呈反应性低血糖，低血糖发作时胰岛素分泌停止，胰岛素释放指数＜0.3，修正指数＜50U/mg。

（6）胰岛素瘤：又称胰岛 B 细胞瘤，是由于肿瘤分泌大量胰岛素致反复低血糖发作，因多食而肥胖。

（7）Laurence-Moon-Biedl 综合征：为一种常染色体隐性遗传病，临床上主要表现为视网膜色素变性，出现视力减退、夜盲，甚至完全失明；性功能不全，外阴呈幼稚型；多指（趾）或并指（趾）畸形；肥胖，生长发育迟缓及程度不等的智力低下等。

（8）多囊卵巢综合征：为一种常染色体隐性遗传病，临床主要表现为肥胖、轻度多毛、月经不规则、继发性闭经、不育、长期不排卵、基础体温呈单相等。体检或 B 超检查可发现卵巢肿大。

（9）肥胖生殖无能综合征：是一组由下丘脑、垂体或其邻近部位的肿瘤、炎症、外伤等多种因素引起的下丘脑－垂体功能紊乱综合征。临床上主要表现为中等程度肥胖，脂肪分布不均匀，以乳房、下腹部、腰部及外生殖器附近最为显著，面部及四肢相对较少；性器官发育障碍或性功能减退；以及尿崩症、嗜睡、多食、骨龄延迟等，但智力大多正常。

（10）颅骨内板增生症：儿童罕见，几乎全部发生于女性，临床上主要表现为肥胖，以躯干及四肢近端为主，伴剧烈头痛、精神失常、多毛、月经过少或闭经、基础代谢率降低及糖代谢障碍。颅骨 X 线摄片可见额骨及其他颅骨内板增生。

（11）Prader-Willi 综合征：又称三低综合征或 H3O 综合征（hypogonadism，hypotonia，hypomentia and obesity），其病因不明，可能与丘脑功能减退有关。临床主要表现为多食性肥胖、肌张力低下、智力低下、外生殖器发育不全、性腺功能减退及多种畸形：身材矮、肢端小、面容奇特、小额畸形、眼裂小、斜视等。

（12）痛性肥胖综合征：病因不明，可能与下丘脑病变及内分泌障碍有关。临床主要表现为对称性多发性皮下脂肪块，以近关节部为著，伴自发性针刺样疼痛，发作性加重。此外，还可出现乏力、皮肤知觉减退、运动能力减退、末梢神经病变、情感淡漠、抑郁、智力低下等。

（13）Turner 综合征：系性染色体畸变所致，其主要表现为女性表型、性功能减退、原发性闭经、生殖器官幼稚、身材矮小、肥胖、颈蹼、肘外翻、盾形胸、第 4 和 5 掌骨短小等，但智力大多正常。血雌激素水平低，LH 及 FSH 增高，常见异常染色体核型为：45，XO；45，XO/46，XX 嵌合型；46，Xdel（Xp）或 46，Xdel（Xq）；46，Xi（Xq）。

（14）假性甲状旁腺功能减退症（Martin-Albright 综合征）：病因不明，有人认为是一种 X 染色体显性遗传病。多见于幼年女性，临床有低钙性抽搐、低钙、高磷血症、异位钙化，以及圆脸、矮胖体型、短指（趾）畸形、智力减退、精神发育迟滞等表现。但甲状旁腺激素浓度正常或增高。

三、经验体会

（1）在进行流行病调查的初筛时可用目测法（eyeball test），不需太多技术，且一般人们的认识比较一致，这往往比单纯应用体重/身高法更"客观"。但在确定一个个体的诊断时仍需要从病史、症状、体征、实验室检查等各方面进行综合诊断。

（2）美国根据 Must 等建立的年龄－性别－BMI 百分位曲线和年龄－皮褶厚度百分位曲线，将 BMI ≥第 85 百分位定义为具有超重的危险，如果 BMI ≥第 85 百分位同时肱三头肌皮褶厚度和肩胛下皮褶厚度≥第90百分位则定义为肥胖。可见使用BMI判断儿童青少年肥胖时最好同时与其他指标结合评价。

（3）国际肥胖问题工作组（IOTF）推荐的标准是国际标准，而中国儿童的肥胖研究可采用其进行国际间比较；中国肥胖问题工作组（WGOC）于2003年11月正式确定的"中国学龄儿童超重、肥胖BMI筛查分类"参考标准能够客观评价我国儿童青少年超重和肥胖现况及长期变化趋势，进而采取合理有效的干预措施，可在全国推广使用。

（易著文）

第六节　婴儿啼哭

啼哭（cry）是婴儿表达要求或痛苦的一种方式，常是家长求医的唯一主诉。在婴儿出生后的前4个月，过度啼哭是家长关注最多的问题之一，曾有研究报道其发生率为1.5%～40%。引起啼哭的原因很多，饥饿、不适、疼痛或者需要获得关注，可能是生理方面的原因，也可能与疾病有关。一旦啼哭持续时间过长或者没有可解释的原因，就会引起父母及医师的担忧。婴儿的啼哭会直接导致母亲的焦虑和压力，甚至引起母亲抑郁，还会影响母乳喂养率，影响父母关系及家庭稳定。儿科医师在处理婴儿啼哭或激惹时，应鉴别良性啼哭与器质性疾病导致的啼哭，有必要了解婴儿正常的啼哭行为。

相关研究显示，婴儿啼哭的高峰时间点是婴儿2月龄时，之后逐渐下降，到4月龄后趋于稳定。从每天啼哭规律来看，大部分婴儿的啼哭集中于下午晚些时候及傍晚时。但这种类型的啼哭一般在婴儿6月龄以后越来越少，而9月龄以后啼哭基本以夜间睡眠中为主了。尽管婴儿啼哭有规律可循，但不同婴儿间，以及同一个婴儿不同日期或不同时段都有可能发生啼哭规律的变化，这种变异性也是认识婴儿啼哭必须考虑的因素。

一、诊断步骤

（一）采集病史

1.一般资料　患儿精神状况、食欲、大小便等有无异常；护理是否恰当，如温度、湿度、包扎松紧度；用药史，如维生素A、维生素D剂量等。

2.啼哭性质

（1）哭声微弱、嘶哑、粗糙可见于甲状腺功能减退症；哭声嘶哑，伴有喉喘鸣，吸气性三凹征，可能是先天性喉软骨发育不良。

（2）音调高，哭声尖直，称脑性尖叫，提示中枢神经系统疾病。

（3）弱的高调啼哭，似猫叫样，可能是猫叫综合征。

（4）哭声洪亮有力，一般情况好，多为生理性啼哭。

3.伴随症状　啼哭伴发热或体温不升，提示感染；伴呕吐、腹胀和（或）腹泻、大便颜色异常，可能为腹痛；伴呕吐、抽搐，提示颅内压增高；伴小便呈鼠尿味，可能为苯丙酮尿症；夜啼、易激惹、多汗，多为维生素D缺乏性佝偻病。

（二）体格检查

1. 一般情况 体温、呼吸、精神反应、体位等有无异常，是否有哭声嘶哑或高声尖叫等。

2. 皮肤 颜色、湿度，有无皮疹、黄疸、勒痕、硬肿。

3. 头面部 头围、颅缝宽度、前囟大小、张力，有无枕秃、鼻塞、唇发绀，口腔黏膜有无充血，有无异常分泌物、出牙、外耳道流脓。

4. 腹部 有无肠型，腹部及腹股沟处有无包块及活动度，有无肠鸣音。

5. 肛门外生殖器 有无充血、异常分泌物，阴囊有无包块及活动度。

6. 四肢 肌张力、活动度，有无踝阵挛。

7. 神经反射 原始反射存在或消退是否与月龄相对应。

（三）辅助检查

1. 一般检查

（1）血常规：白细胞、中性粒细胞增高，提示有细菌感染。

（2）尿常规：有脓球、白细胞增多，提示泌尿系统感染；血尿提示泌尿系统外伤、炎症等。

（3）便常规：大量红细胞，可能有肠套叠；白细胞增多、脓球，提示肠道感染；发现寄生虫卵，支持肠道寄生虫感染所致腹痛或肛门不适。

2. 特殊检查

（1）影像学检查：腹部X线摄片、气钡造影，了解有无肠梗阻、肠套叠；长骨X线片，骨骺端钙化带消失，呈杯口状、毛刷样改变，骨质稀疏等，提示佝偻病；头颅CT、MRI、B超，排除中枢神经系统疾病。

（2）血生化：T_3、T_4、TSH，血清25-（OH）-D_3，血钙、镁、维生素A、苯丙氨酸、酪氨酸等。

（3）脑脊液：常规、生化、培养等。

（4）脑电图、脑电地形图。

（5）染色体。

二、思维程序（图1-6-1）

（一）生理性啼哭

1. 肠绞痛 2006年罗马诊断标准第三版（罗马Ⅲ）诊断肠绞痛的标准是小于4月龄婴儿出现原因不明的激惹、烦躁或啼哭，每天至少3h，每周至少发生3天，至少持续1周，且起止突然。婴儿生长正常，3～4月龄后婴儿啼哭自行消退。目前主要干预方法有行为治疗、药物治疗和饮食治疗。目前有更多观点认为应给予父母心理支持，帮助其正确认识这一情况更为重要。在婴儿6周龄时开始对家长进行基于行为原则的育儿指导有助于预防12周龄以上婴儿发生啼哭、夜惊。建议家长通过改变照看养护方式来解

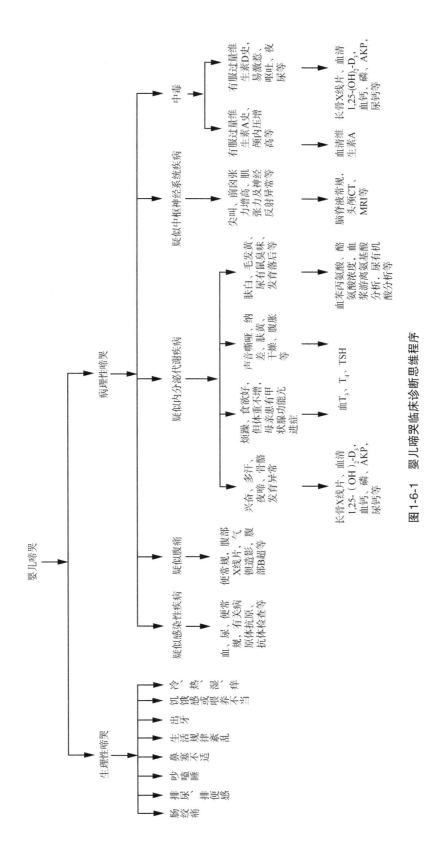

图1-6-1 婴儿啼哭临床诊断思维程序

决小于3月龄婴儿非器质性功能障碍引起的啼哭。药物治疗婴儿过度啼哭的结果并不肯定。在国外，临床常用西甲硅油乳剂，认为可以治疗胃肠道大量积气引起的肠胀气。但目前的研究没有证实该药在治疗婴儿肠痉挛方面的效果，也没有发现明显的不良反应，该药使用更多还是基于临床医师的经验共识。

2.饥渴性啼哭　是新生儿期啼哭的主要原因，喂奶、喂水即可停止。

3.吵瞌睡　小儿进入睡眠前往往烦躁不安、啼哭，可经安抚入睡。

4.排便性啼哭　每次出现排便感时小儿可出现啼哭，呈规律性，易于判断。

5.鼻塞不适啼哭　小儿鼻道狭小，鼻痂易致鼻道不畅，通气困难，患儿张口呼吸，吃奶时停顿张口喘气，烦躁啼哭。

6.生活规律紊乱　出生2～3个月内的婴儿日夜生活规律尚未建立，如日夜规律颠倒，则常出现夜间啼哭的现象。

7.出牙　牙齿萌出通过骨膜时可引起疼痛，导致小儿啼哭，傍晚时为甚。

8.喂养不当　喂奶过多或添加淀粉类食物过早引起胃部不适而啼哭；小儿无饥饿感时，若强迫进食也会引起啼哭。

9.冷热湿痒　尿湿尿布，皮肤湿疹、痱子、糜烂、蛲虫感染引起肛门痒、蚊虫叮咬、过热或过冷等刺激可致小儿哭闹不安。

（二）病理性啼哭

1.感染　如头痛（化脓性脑膜炎、病毒性脑炎等），可伴有尖叫、前囟张力增高、颅缝增宽、肌张力及神经反射异常；如口腔痛（疱疹性口腔炎、鹅口疮等），婴儿常拒食、流涎多；如中耳炎致耳痛啼哭，多伴有上呼吸道感染史等。

2.腹痛　是婴儿病理性啼哭的常见病因，尖声嚎叫常提示剧痛，腹痛的诊断应注意下列几点。

（1）腹部器官或非腹部器官引起的腹痛。如腹部检查无肠型、腹胀、压痛、肌紧张、包块等异常，亦无明显消化道症状时，应考虑是否为腹外器官疾病，如肺炎、心肌炎等亦可致急性腹痛。

（2）器质性病变腹痛还是功能性腹痛。功能性腹痛多由胃肠痉挛引起；器质性病变因某些器官存在病理、解剖上的变化，腹痛较持续、体征较固定，如经数小时观察腹部无肌紧张、压痛、包块等病理征，可考虑功能性疼痛，如消化不良、肠蠕动紊乱、乳糖不耐受等。

（3）内科性腹痛还是外科性腹痛。当出现下列情况时可能为急腹症，需外科处理：①起病急，剧痛，持续时间较长，如超过3h；②先腹痛后发热，提示有炎症，如阑尾炎、出血性小肠炎等；③先腹痛后频繁呕吐，不排便，有腹胀、蠕动波等提示肠梗阻；④腹部有压痛、腹肌紧张、包块、大便呈果酱样，疑肠套叠等。

3.佝偻病　多为维生素D缺乏导致钙、磷代谢失常的一种慢性营养性疾病，3岁以下婴幼儿好发，尤以12月龄以内婴儿多见。病因有日照不足；含维生素D食物摄入不足，生长过速及一些疾病因素，如胃肠道、肝胆疾病影响维生素D的吸收，严重肝、肾疾病致维生素D羟化障碍等。临床特点：初期为多汗、兴奋、易惊、枕秃；激期出现乒乓颅、方颅、前囟闭合延迟、出牙延迟、鸡胸或漏斗胸、手镯或脚镯样、"X"形或"O"形腿等骨骼系统体征，摄腕骨X线片有尺、桡骨远端"杯口样"改变，临时钙化带模糊或消失，呈"毛刷样"改变，骨皮质疏松等。钙、磷降低或正常，碱性磷酸酶升高或正常，甲状旁腺素升高或正常。血清生化检查25-（OH）-D≤50nmol/L，有诊断价值。

4.维生素D中毒 多为家长使用不当致婴儿摄入大量维生素D引起，若摄入量为2万～5万U/d或2000U/（kg·d），连续数周或数月可发生中毒，敏感小儿4000U/d连服1～3个月亦可发生。

临床特点：有服过量维生素D史，早期出现烦躁不安、多汗等与佝偻病早期症状相似的症状，重症可出现惊厥、血压升高、心律不齐、烦渴、尿频、脱水、酸中毒、蛋白尿、血尿、管型尿，发生慢性肾衰竭，血钙>3mmol/L，氮质血症、电解质紊乱，X线检查示骨骼异常钙化，重者大脑、血管、心、肾、皮肤等有钙化灶。

5.维生素A中毒 由于维生素A摄入过量所致，一次摄入30万U可致急性中毒，在12～24h内出现中毒症状；2.5万U/d持续1个月可致慢性中毒。临床特点：有摄入过量维生素A史，急性表现为颅高压症状，烦躁哭闹、嗜睡、呕吐、前囟隆起、眼球震颤等；慢性中毒，中毒症状出现缓慢，烦躁哭闹渐重，消化功能紊乱，慢性颅高压表现，皮肤粗糙、脱屑，毛发稀疏，口角皲裂，测血清维生素A>500μg/L。

6.新生儿甲状腺功能亢进 先天性甲状腺功能亢进以烦躁、哭闹为主要表现，病因为母亲患有甲状腺功能亢进症，其血中长效甲状腺素影响胎儿。该病较少见。患儿兴奋、多动、易惊、纳多而体重不增，常有心功能不全、肝大、黄疸等，有突眼可助诊断，实验室检查T_3、T_4增高，TSH降低。

7.猫叫综合征 因患儿哭声微弱似猫叫，故称猫叫综合征，为常染色体畸变疾病，由第5号染色体短臂缺失引起。临床表现：多为低体重儿，平均体重<2500g，头围小，平均31cm，眼距宽，眼裂斜向外下，鼻梁宽平，小下颌，高腭弓，常伴腹股沟斜疝及心、肾、骨骼等畸形，智力低下，确诊依赖于染色体检查。

三、经验体会

啼哭作为不会说话的婴儿表达感觉的一种特殊语言，需要儿科医生努力倾听。通过观察哭声、伴随症状、一般情况及小儿对安抚等措施的反应，有助于判断啼哭的原因。生理性啼哭，小儿哭声洪亮，一般情况好，一旦某种要求得到满足，或不适刺激解除，啼哭终止。例如，饥饿感，喂奶则停哭；异物刺激皮肤不适，去除异物则安静。病理性啼哭常哭声异常，啼哭时间较长，安抚无效，且有伴随症状，一般情况欠佳，根据伴随症状的特点进一步查找疾病原因，如患儿双手捧腹或双腿蜷曲，提示腹痛，可能为腹部疾患，注意腹部体征并做有关辅助检查。当啼哭原因不明，患儿哭吵不安，查体困难时，可暂留观，予镇静，待安静入睡后再做仔细检查。

（罗雪梅）

第七节 慢性咳嗽

呼吸道疾病是儿童时期最常见的疾病，而咳嗽是呼吸道疾病的常见症状之一。咳嗽是机体的一种保护性反射，其作用是清除呼吸道的分泌物、渗出物及侵入呼吸道的异物，消除呼吸道刺激因子，它是机体防止感染的防御反射。根据病程，咳嗽分为急性咳嗽（2周以内）、迁移性咳嗽（2～4周）及慢性咳嗽（4周以上）。慢性咳嗽又分为特异性咳嗽和非特异性咳嗽，特异性咳嗽是诊断明确的疾病的症状之一；而非特异性咳嗽指咳嗽为主要或唯一表现，胸部X线检查未见明显异常的慢性咳嗽。咳嗽不止见于呼吸道疾病，也可见于非呼吸道或全身性疾病。有时持续性咳嗽常和复发性咳嗽混杂，尤其在体征和X线检查阴性的病例，常给诊断带来一定的困难，作为一名儿科医师，对于小儿慢性咳嗽，应根据咳嗽的特点和生理解剖特点，进行全面检查和追踪观察，力争得到确切的诊断。

一、诊断步骤

（一）采集病史

采集病史应全面、细致，特别注意有无基础病史，有无传染病如百日咳和结核病的接触史，同时注意询问异物吸入史。

1.起病的方式 婴幼儿进食后突起呛咳，之后经久不愈，应考虑异物吸入。若初期有明确的呼吸道感染史，治疗后好转而咳嗽持续存在要考虑感染后咳嗽；起病缓慢、病程迁延者，可能为慢性呼吸道感染，如支气管扩张、间质性肺炎等。反复慢性咳嗽伴营养不良者要考虑免疫缺陷病及维生素A缺乏症。

2.咳嗽的性质 干咳或刺激性咳嗽，多见于咳嗽变异性哮喘、呼吸道异物吸入，也可见于肿大的淋巴结压迫气管或支气管，还可见于支原体肺炎、支气管内膜结核、胸膜及心包疾病等。若为湿性咳嗽，常见于上气道咳嗽综合征、支气管炎、支气管扩张、肺脓肿、肺寄生虫病或空洞性肺结核。

3.痰的性质 如小儿持续咳嗽，有脓性痰则为化脓性肺部感染可能性大。脓胸、肺脓肿及纵隔脓肿溃破进入肺部造成支气管瘘时都可咳出大量脓性痰。一般痰无臭味，厌氧菌感染时所咳痰可有恶臭。

痰的颜色系由痰内所含物质的色泽而定。轻微支气管黏膜炎时痰无色透明或为黄白色黏液痰。肺癌、肺结核的痰有时可呈红色或棕红色。肺阿米巴病的痰呈红褐色或巧克力色。肺吸虫病的痰因肺组织分解呈烂桃样或果酱样。肺含铁血黄素沉着症的痰为棕褐色。

4.其他 注意有无多汗、声音嘶哑、活动后气促、发绀等其他症状，警惕先天性心脏病的存在。

（二）体格检查

（1）注意上呼吸道感染的并存症：耳鼻咽喉的检查，咽部有无鼻后分泌物，过敏性鼻炎、结膜炎或其他特应性表现，慢性鼻窦炎及中耳感染常合并慢性化脓性肺疾病。

（2）胸部检查：有无实变体征或叩诊为鼓音或过清音，胸部听诊呼吸音是否增强或减弱，呼吸音是否粗糙，有无干湿啰音，有无胸膜摩擦音，以了解肺及胸膜是否有病变存在。

（3）注意气管是否移位，颈部及腋窝、腹股沟淋巴结有无肿大，有无杵状指（趾）。

（4）其他系统的检查：了解有无心脏疾病、纵隔肿瘤、消化道重复畸形、膈疝等。

（三）辅助检查

1.血常规 中性粒细胞、CRP、降钙素原增高提示有细菌感染的存在；淋巴细胞数升高提示病毒感染、结核、百日咳；嗜酸粒细胞计数增高提示过敏性疾病、寄生虫感染。

2.X线 胸片或胸透检查以了解肺部情况，CT、MRI检查适用于纵隔肿瘤、支气管扩张等病变。

3.痰液检查 如痰液革兰氏染色、抗酸染色，咽拭子病毒及细菌培养等，常可明确病原菌。

4.病原学检查 细菌学检查如咽拭子培养、血培养、胃液培养、纤维支气管镜检吸取分泌物涂片镜检及细菌培养、结核菌素试验、结核抗体测定；支原体或衣原体抗体测定；病毒学检查如病毒分离、免疫荧光检查、病毒抗体测定等。

5.肺功能检查 了解肺部属于阻塞性还是限制性病变。

6.纤维支气管镜检查 可直接观察呼吸道黏膜的病变，并可吸取支气管分泌物做进一步检查。

7.肺穿刺活检 可协助诊断少数疑难疾病，如弥漫性肺间质纤维化、肺泡蛋白沉积症等。

二、思维程序（图1-7-1）

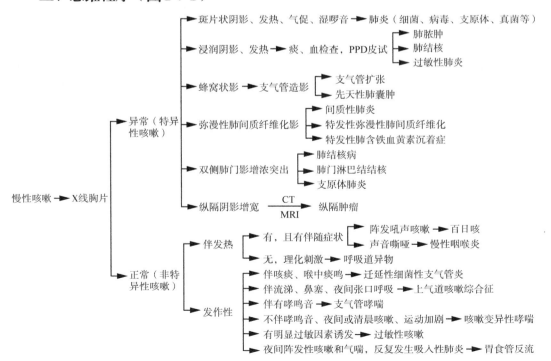

图1-7-1 慢性咳嗽临床诊断思维程序

（一）根据X线胸片判断肺部是否存在病变

根据X线胸片是否正常，判定肺部是否存在病变，小儿慢性咳嗽常以肺部疾患为主，而不同的肺部疾患在X线胸片上的改变又有所不同（见图1-7-1），且常伴有其他特征性的临床表现。因此，详细地询问病史，全面地进行体格检查，恰当选择其他辅助检查手段有助于鉴别慢性咳嗽的各种病因。

（二）慢性咳嗽的常见病因及特点

1.咳嗽变异性哮喘 咳嗽持续或反复发作大于1个月，常在夜间和（或）清晨发作，痰少，运动后加重，临床上常无感染征象或经长期抗生素治疗无效，而支气管扩张剂可使咳嗽发作缓解，追问病史，有个人过敏史或家族过敏史，气道呈高反应性，变应原试验阳性等。此类患儿经几个月至1年后，约有1/3发展为典型的支气管哮喘，故有人认为它是支气管哮喘的亚临床型，我国儿科哮喘协作组已将其正式列入儿童哮喘范畴。在临床诊断中，需排除其他引起慢性咳嗽的疾病。

2.上气道咳嗽综合征 为小儿慢性咳嗽的常见原因之一，见于各种鼻炎、鼻窦炎、慢性咽扁桃体炎、腺样体肥大等上气道疾病引起的分泌物倒流至鼻后和咽喉部，甚至反流入声门或气管，导致反复咳嗽。肺部体征及X线片阴性，临床特点为慢性咳嗽，伴或不伴咳痰，以夜间咳嗽为重，常流鼻涕，有时为黄鼻涕，鼻塞、夜间张口呼吸、头痛、头晕、上颌窦压痛。

3.支气管炎、肺炎 复发性病毒性支气管炎、肺炎是慢性咳嗽的主要原因，多发生于冬春季，以学龄期前、后的儿童为主，常继发细菌感染或某些潜在性疾病如异物滞留，必要时进行纤维支气管镜检查。

4.化脓性肺部疾患 如长期持续性咳嗽、咳脓性痰，应考虑慢性肺不张（特别是左中叶综合征）、支气管扩张等，常伴有化脓性鼻窦炎，有时有杵状指。如患儿合作可采取头低位咳痰，用咽拭子做培养，X线检查肺实质常有改变，可进一步做CT、MRI检查。

5.小儿结核病 长期低热，午后明显，慢性持续性咳嗽、纳差、盗汗，X线检查可见浸润阴影或肺门影增浓突出，PPD皮试阳性，血PPD-IgM、IgG阳性，痰找抗酸杆菌或培养阳性可确诊。

6.先天畸形 气管、支气管软化症常与支气管炎或哮喘合并存在，可伴气管外部受压软化。

7.胃食管反流综合征 常见于小婴儿，临床上有四大特征：呕吐，体重不增，出血及肺部并发症。常因胃内容物吸入肺部而致晚间呛咳或体位性痉咳，可有反复发作的哮喘、气管炎、肺炎、肺不张、窒息，甚至引起患婴猝死。

8.特发性肺含铁血黄素沉着症 病因不明，多见于7岁以下小儿，常有咳嗽、咯血、气促、呼吸困难、贫血等症状。

三、经验体会

（1）在临床上，慢性咳嗽几乎均由呼吸道疾病所致，来自呼吸道以外的疾病并不多见。但是引起慢性咳嗽的呼吸道疾病相当广泛，而且病情轻重不一，因此必须分别查明其原因。

（2）临床上通常将咳嗽时间≥4周，以咳嗽为主要表现，胸部X线检查无明显病变者称为非特异性慢性咳嗽。这些慢性咳嗽患儿由于伴随症状少，X线检查无明显异常，误诊误治率相当高，大多数患儿被误诊为"慢性支气管炎"或"支气管炎"，实为其他疾病所致，必须引起高度重视。

（3）慢性咳嗽的病因较多且复杂，通常可分为两类：①初查X线胸片有明确病变，如肺炎、肺结核、肺癌等；②X线胸片无异常，以咳嗽为主或咳嗽是唯一症状，如咳嗽变异性哮喘、上气道咳嗽综合征、嗜酸粒细胞性支气管炎和胃食管反流性咳嗽等。在临床工作中，应注意避免临床思维的局限性，提高诊断效率和治疗水平。

（刘洁明 刘东海）

第八节 呼 吸 困 难

呼吸困难（breathe with difficulty）是指主观上感到空气不足或客观上呼吸费力，患儿用力呼吸，辅助呼吸肌参与呼吸运动，并可出现呼吸频率、深度和节律的改变。在儿童，特别是婴幼儿，呼吸系统特殊的解剖结构特点，以及生理功能发育不完善，呼吸困难很常见，其病因多样，病理生理过程复杂，轻者表现为呼吸加快，重者可危及生命。

一、诊断步骤

（一）采集病史

1.年龄 新生儿、婴儿应注意各种先天性畸形，宫内和产时缺氧，宫内、产时和产后感染，各种可引起呼吸困难的疾病，如ARDS、新生儿吸入性肺炎、湿肺等。幼儿、年长儿重点了解呼吸困难的发生时间和起病方式（如突然呛咳后发生呼吸困难首先考虑异物吸入），呼吸困难的伴随表现，如伴发热应注意各种急性呼吸道感染等。

2.起病情况 重点了解呼吸困难的发生时间和起病方式，呼吸困难的伴随表现，原有的基础疾病。急性起病在儿科常见，如各种呼吸道和肺部感染、急性肺水肿等。缓慢起病常见于肺结核、肺纤维化、间质性肺炎等。

3.其他伴随症状 有无声音嘶哑、喘鸣、发绀、水肿、咯血、胸痛、呼出气味异常等。

（二）体格检查

1.呼吸频率 应注意观察呼吸频率，儿童呼吸困难以呼吸增快多见，新生儿＞40次/分，婴幼儿＞30次/分，年长儿＞24次/分，称为呼吸增快。

2.呼吸幅度 深大呼吸见于代谢性酸中毒，呼吸浅快见于呼吸肌麻痹等。

3.呼吸节律 注意呼吸节律是否规则，有无潮式呼吸、周期性呼吸、呼吸暂停、吸气时胸廓下陷、呼气呻吟等。

4.心肺体格检查 气管是否居中，胸部压痛，语颤增强或减弱，心脏搏动情况，有无震颤，有无心脏扩大，肺部有无实变征，注意呼吸音，如呼气延长是气道阻塞的早期体征。注意啰音粗细和分布情况，心脏听诊注意节律、心音的变化，有无杂音及 P_2 分裂。

（三）辅助检查

1.血气分析　适用于所有年龄，是呼吸困难时最重要的检测项目，对呼吸困难的正确诊断和治疗均有重要意义。

通常直接检测的项目有 pH、$PaCO_2$、PaO_2，其他参数可由计算得出，如 HCO_3^- 浓度。剩余碱、血氧饱和度等，用以评估血液运输气体与肺部气体交换的能力。

2.胸部X线检查　包括传统的X线胸片和胸部CT或MRI检查。大部分呼吸困难是由呼吸系统疾病引起的。胸部X线检查对其诊断有很大价值，如肺炎、肺结核、肺水肿、气胸、胸腔积液、肺发育不良等均有特征性的表现，对心脏病的诊断亦有帮助。而胸部CT扫描对慢性肺弥漫性病变的诊断有特殊意义，可较清晰地判断病变的部位和程度。

3.纤维支气管镜检查　直接观察气管内黏膜病变或取出气管异物，常用于原因不明的气道阻塞、探明肺不张的原因、明确感染病原等。

4.肺功能检测　除血气分析外，主要有肺容量如肺活量、深吸气量、残气量，肺通气和肺换气功能的检查。肺功能检测用于慢性肺部疾患且年龄较大并能合作的患儿。

5.心电图及B超检查　有助于诊断心源性呼吸困难，超声检查还有助于判断病变的部位、大小、性质（囊性或实质性）。

二、思维程序（图1-8-1）

（一）判断呼吸困难的程度

当发现有呼吸困难后，应判断呼吸困难的程度，明确呼吸困难的严重程度对指导治疗有积极的意义。

1.轻度　仅为呼吸频率加快，活动、哭闹或吃奶后有较轻发绀。

2.中度　呼吸明显加快，有辅助呼吸肌参与呼吸运动，青紫、烦躁，吸氧后症状可改善。

3.重度　呼吸不规则及呼吸暂停，可出现昏迷。

（二）找寻呼吸困难的常见病因

1.肺源性呼吸困难

（1）气道阻塞：包括各种炎症、肿瘤、异物、痉挛等因素，上呼吸道梗阻多表现为吸气性呼吸困难，下呼吸道阻塞常表现为呼气性呼吸困难，根据喉镜、纤维支气管镜、X线胸片、胸部CT或MRI可明确阻塞的部位、性质、病变范围。

（2）肺组织容量减少：如气胸、胸腔积液、肺大疱等，临床表现依病变程度和范围而异，全面而详细的体格检查，尤其是胸部的望诊、触诊、叩诊、听诊，对协助诊断有重要意义，胸部的X线检查，胸腔积液的常规、生化、病原学检查等。病理学检查是诊断的重要方法，胸膜组织活检有助于确诊。

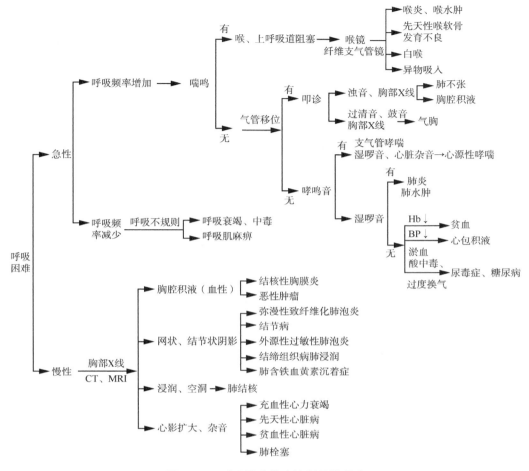

图 1-8-1 呼吸困难临床诊断思维程序

（3）换气功能障碍：如肺纤维化、肺水肿等，临床常表现为进行性呼吸困难、青紫、心动过速、持续性严重低氧血症，一般吸氧不能改善，病史、体征、胸部X线片、血气分析、肺功能检测、肺活检均有助于诊断。

2.心源性呼吸困难 常有以下临床特点：①原有心脏疾病；②呼吸困难在卧位时加重；③两肺听诊可闻及中、细湿啰音；④心影异常，肺野充血或有肺水肿；⑤静脉压可升高。

以充血性心力衰竭最常见，常有原发病和诱因，如先天性心脏病、风湿热和风湿性心瓣膜病、心肌病、各种心律失常、肺炎、哮喘、肾炎、贫血、输液过快等，临床表现为烦躁、精神差、心悸、气促、尿少、水肿、发绀、心动过速、心脏扩大、血性泡沫痰、双肺底湿啰音，X线、心电图、超声心动图、动脉血气、血流动力学监测等均有助于诊断。

此外，心脏及大血管分流、心包积液等均可出现心源性呼吸困难。

3.中毒性呼吸困难

（1）酸中毒：各种原因所致的代谢性酸中毒，可致动脉血中H^+浓度升高，刺激颈动脉窦和主动脉弓化学感受器，或导致脑脊液的H^+浓度升高直接刺激呼吸中枢，增加通气量，表现为深而大的呼吸困难。儿科常见的引起代谢性酸中毒的原因：重症感染、休克、心肺复苏后、慢性肾炎、尿毒症、糖尿病酮症酸中毒。

（2）化学毒物中毒：某些毒物可作用于血红蛋白，使之失去携氧能力，从而造成组织缺氧，出现呼吸困难。常见的有一氧化碳中毒、氰化物中毒、亚硝酸盐和苯胺中毒、有机磷农药中毒等。

（3）药物中毒：某些中枢抑制剂如吗啡类、巴比妥类等中毒时可抑制呼吸，呈现浅而慢的呼吸困难。

4.血源性呼吸困难

（1）重度贫血：因血红蛋白明显下降，血携氧不足，不能满足组织对氧的需求，代偿性出现呼吸急促，尤其在活动时明显。

（2）大量失血或休克：可因缺血、血压下降，刺激呼吸中枢而引起呼吸困难。

5.神经与肌肉性呼吸困难　是直接累及各级呼吸中枢或呼吸肌而导致的呼吸困难，常见的疾病有脑肿瘤、外伤，急性感染性多发性神经根炎、脊髓灰质炎、急性脊髓炎、脑炎及其他中枢神经系统感染，新生儿缺血缺氧性脑病及其他缺血缺氧性脑损伤，重症肌无力危象等。

（三）肺源性和心源性呼吸困难的鉴别（表1-8-1）

表1-8-1　肺源性与心源性呼吸困难的鉴别

	肺源性呼吸困难	心源性呼吸困难
病史	可有家族史、过敏史，既往哮喘病史，无心脏病史	既往有心脏病史，一般无过敏史
发作时间	任何时候均可发作，冬、春、秋季多发	常在夜间出现阵发性呼吸困难
肺部体征	双肺明显哮鸣音，呼气相延长，可有其他干湿啰音	双肺底可闻及较多湿啰音
心脏体征	正常	心脏扩大，心动过速，奔马律，可闻及器质性杂音
胸部X线	肺野透光度增加，肺气肿	肺淤血表现，心脏增大

三、经验体会

（1）在诊察有呼吸困难的初诊患儿时，首先应了解以下几个问题：①呼吸困难的程度如何；②呼吸困难是持续性还是阵发性；③是否伴有哮鸣音，有无其他症状和体征；④如果是病理性的，应判断是肺源性、心源性、中毒性或血源性；⑤有无发热、咳嗽、咳痰，有无发绀及杵状指，有无气胸可能，有无药物的影响。

（2）判断呼吸困难的程度：诊断的目的是治疗，明确呼吸困难的严重程度对指导治疗有意义。

（3）注意呼吸困难的特点：在望、触、叩、听的体检过程中，注意区分吸气性、呼气性或混合性呼吸困难；注意某些疾病特有的呼吸困难模式，如端坐呼吸、阵发性夜间呼吸困难、Kussmaul呼吸、中枢性呼吸困难等，注意某些疾病特有的呼吸困难体位，有助于进一步明确病因。

（刘洁明　刘东海）

第九节　咯　　血

咯血（hemoptysis）是指喉及喉以下呼吸道任何部位的出血，经口腔咯出者。少量咯血有时仅表现为痰中带血，大咯血时血液从口鼻涌出。引起咯血的原因很多，以呼吸系统和心血管疾病为常见，有时与口腔、鼻腔及消化道出血很难鉴别，特别容易与呕血混淆。鉴别时需根据详细的病史，体格检查时注意口腔与鼻咽部是否有出血灶或出血痕迹，鼻出血常可在鼻中隔前下方发现出血灶；患儿咽部有异物感，提示后鼻孔出血，可用鼻内镜检查以确诊。

一、诊断步骤

（一）采集病史

1.**年龄**　小婴儿咯血应详细询问异物吸入史，即使无明显呛咳病史，也要排除支气管异物。儿童慢性咳嗽伴少量咯血与低色素性贫血，需排除肺含铁血黄素沉着症可能。

2.**详细询问咯血情况**　血是一口接一口咯出还是连续咯出；咯血前有无恶心；血中是否混有痰或食物；是血丝或血块；是鲜血或暗红色，有无血凝块。

3.**咯血量**　慢性大量咯血见于空洞性肺结核、支气管扩张症、慢性肺脓肿。急性大量咯血多见于急性肺水肿、肺出血或肺血管畸形。痰中带血主要见于肺结核、慢性支气管炎和支原体肺炎咳嗽剧烈时。慢性反复咯血多见于风湿性心脏病二尖瓣狭窄。

4.**颜色和性状**　鲜血见于肺结核、支气管扩张症、肺脓肿、出血性疾病。铁锈色血痰主要见于肺炎球菌大叶性肺炎、肺吸虫病和肺泡出血。砖红色胶冻样血痰见于克雷伯杆菌肺炎。暗红色血痰见于二尖瓣狭窄肺淤血，粉红色泡沫样痰见于左心衰肺水肿，并发肺梗死时常咳黏稠暗红色血痰。

5.**伴随症状**　发热、咳嗽见于支气管炎、肺结核、肺炎、肺脓肿等；盗汗见于肺结核。反复咳嗽、贫血、肺部弥漫性病变见于肺含铁血黄素沉着症；胸痛见于大叶性肺炎、肺结核、肺梗死等；刺激性干咳见于支原体肺炎、支气管内膜结核；反复呼吸道感染、脓痰见于支气管扩张症、肺脓肿、肺结核空洞及肺囊肿并感染、化脓性肺炎；劳力性呼吸困难、乏力、夜间呼吸困难、咳粉红色泡沫痰见于充血性心力衰竭、左室功能不全、二尖瓣狭窄；伴有其他部位出血应考虑血液病、DIC、维生素K缺乏或中毒；与月经关系密切考虑子宫内膜异位症。

（二）体格检查

1.**口腔与鼻咽部检查**　观察局部有无出血灶，若有活动性出血则不属于咯血。

2.**颈部及其他部位淋巴结肿大**　多见于结核。

3.**肺部检查**　通过望、触、叩、听可初步确定是否为呼吸系统疾病。固定的细湿啰音见于肺部感染、支气管扩张症，粉红色泡沫痰并肺部大量水泡音见于急性肺水肿、肺出血。

4.心脏检查 是否有心脏杂音、心律不齐的体征。

5.其他 注意其他部位是否有出血，排除血液系统疾病、维生素K缺乏或中毒。发绀及杵状指（趾）多见于支气管扩张症、慢性肺脓肿、先天性心脏病、特发性肺含铁血黄素沉着症。

（三）辅助检查

1.血常规、血小板计数及出、凝血时间的测定 特发性肺含铁血黄素沉着症常伴有贫血。出、凝血时间异常见于出血性疾病，如血液病、维生素K缺乏、鼠药中毒、DIC。血小板计数减少见于原发性血小板减少性紫癜。

2.病原学检查 怀疑感染性疾病引起咯血应行病原学检查，包括细菌、真菌培养，病毒核酸和抗原检测，寄生虫抗原检测，1,3-β-D 葡聚糖检测（G试验）、半乳糖甘露醇聚糖抗原检测（GM试验）、乳胶凝集试验等。

3.细胞学检查 胃液、痰液、支气管肺泡灌洗液找肺含铁血黄素细胞。

4.结缔组织病学检查 怀疑结缔组织病应查尿常规、血肌酐和尿素氮、抗核抗体、抗中性粒细胞胞浆抗体（ANCA）、抗肾小球基底膜抗体、抗磷脂抗体、补体、血沉、CRP等。

5.胸片及心脏照片 不同疾病X线改变有其特征性。肺结核、肺炎、肺脓肿、肺淤血、肺梗死、肺吸虫病、肺含铁血黄素沉着症和肺出血肾炎综合征可见X线阳性表现。二尖瓣狭窄时可有心脏扩大及肺淤血或肺水肿。

6.胸部CT 对于肺部血管瘤、肺脓肿、支气管扩张症等有诊断价值。DSA是诊断血管病变的金标准。

7.超声心动图及心电图 有助于心脏疾病的诊断。

8.纤维支气管镜 对于不明原因的咯血可做纤维支气管镜检查。

二、思维程序

（一）首先明确是咯血或呕血（表1-9-1）

表1-9-1　咯血与呕血的鉴别

	咯血	呕血
病因	肺结核、支气管扩张症、肺炎、肺脓肿、心脏病等	消化性溃疡、急性糜烂性出血性胃炎、坏死性小肠结肠炎
出血前症状	咽部痒感，胸闷、咳嗽等	上腹部不适、恶心、呕吐等
出血方式	咯出	呕出，可为喷射状
咯出血的颜色	鲜红	暗红色，棕色，有时为鲜红色
血中混合物	痰、泡沫	食物残渣、胃液
酸碱反应	碱性	酸性
黑便	无，咽下血量多时可有黑便	有，可为柏油样便，可持续数日

（二）初步确定咯血的部位或器官

X线胸片有助于鉴别支气管或肺部病变，结合超声心动图协助心血管疾病的诊断。

1.呼吸系统疾病

（1）气管支气管疾病

1）支气管炎是小儿咯血最常见的原因，多为少量咯血，痰中带血。

2）气管、支气管内膜结核表现为咳嗽、咯血、喘息，支气管镜下可见黏膜充血、水肿，干酪样物质附着及肉芽增生，取组织活检、涂片及培养可确诊。

3）支气管扩张症表现为反复咳嗽、咳痰、反复肺炎、咯血，常见原因有肺炎、百日咳、麻疹、结核、原发性纤毛不动症、免疫缺陷病等。

4）支气管异物易误诊、漏诊，胸部影像可见异物的直接或间接征象，纤维支气管镜检查可明确诊断。

（2）肺部疾病

1）肺炎是咯血常见原因，常有发热、咳嗽表现，其病原体包括细菌、病毒、真菌及支原体等，胸部X线检查可明确诊断。

2）肺结核起病缓慢，可有结核中毒症状，肺部体征不明显，常与肺内病变程度不成比例，根据结核中毒症状、结核接触史，结合胸片、PPD皮试、TB-spot及痰、胃液的抗酸染色和培养有助于诊断。

3）肺脓肿病前常有脓毒症、化脓性肺炎、污物吸入史等，起病急，有发热、咳嗽、咳痰、咯血表现，白细胞和中性粒细胞增高，早期胸部X线片可见大片模糊影，痰液排出后呈带液平面的圆形空洞。

4）特发性肺含铁血黄素沉着症表现为间断发作的肺出血、呼吸困难，常伴缺铁性贫血，大便隐血试验阳性，急性发作时痰中可找到大量含铁血黄素细胞，胸片为双肺中内带边缘不清、密度不一的云絮状阴影或双肺散在分布的粟粒状、结节状阴影或双肺不同程度的纤维化等多种X线表现。

5）变应性支气管肺曲霉菌病好发于哮喘、囊性纤维化和支气管扩张患儿，临床以咳嗽、咳痰、喘息、咯血为主要表现，咯血量多不大。实验室检查可见血清IgE和嗜酸粒细胞明显增高。

6）少见的肺部疾病如肺淤血、肺栓塞、肺真菌病、肺吸虫病、肺阿米巴病、肺泡炎、先天性肺囊肿、肺隔离症、肺泡蛋白沉积症、肺部肿瘤、肺出血肾炎综合征等；急性传染病如流行性出血热、肺出血型钩端螺旋体病等。肺子宫内膜异位症的咯血与月经有关。

2.循环系统疾病　二尖瓣狭窄是常见的病因。血管畸形是引起大咯血的常见病因。左心衰竭、动静脉瘘、先天性心脏病法洛四联症及室间隔缺损合并肺动脉高压时也可见咯血。可根据有无心力衰竭、心脏扩大、心脏杂音等，结合X线及超声心动图检查明确诊断。

3.全身性疾病　血液病如血小板减少性紫癜、白血病、血友病、再生障碍性贫血等；风湿性疾病如Wegener肉芽肿、白塞病、系统性红斑狼疮等，根据相应的临床表现和相关检查可确诊。遗传性毛细血管扩张症为常染色体显性遗传病，临床表现为反复鼻出血、毛细血管扩张、脏器血管畸形，约40%合并肺血管畸形造成大咯血，DSA和基因检测可协助诊断。

4.药物或毒物相关性咯血　甲巯咪唑、丙硫氧嘧啶可引起咯血症状。

（三）目前有无活动性出血

咯血的量及血的颜色有助于诊断。量多、颜色鲜红，则提示有活动性出血。

三、经验体会

对于咯血的病因诊断首先要考虑为肺或心脏疾患。但不能忽视少见原因，如呼吸道异物、胸腔异位消化道重复畸形等。纤维支气管镜的检查对咯血的病因诊断及治疗具有重要意义。儿童经常将痰液或出血咽下，因此婴幼儿咯血少见，多以贫血首发。

（陈淳媛　田　朗）

第十节　胸　痛

胸痛（chest pain）是儿科临床常见症状之一，病因多种多样，主要由胸部疾病引起，少数由其他疾病引起，可发生于单侧或双侧。与成人不同，儿童胸痛的个体差异大，疼痛的程度与原发病的病情轻重并不完全一致。

一、诊断步骤

（一）采集病史

1.起病年龄　疼痛是一种复杂的感觉，有时难以形容，特别是婴幼儿，胸痛难以被发现，易误诊。

2.胸痛的诱因、加重与缓解因素　胸膜炎及心包炎所致的胸痛可因咳嗽或用力呼吸而加剧，屏气后缓解。胸壁疾病所致胸痛在胸廓活动时加重。食管疾病多在进食时发作或加剧，服用抗酸剂和促动力药物可减轻或消失，反流性食管炎的烧灼痛于饱餐后出现，仰卧或俯卧位加重。

3.胸痛的部位及其放射痛　胸壁疾病的胸痛表现为疼痛部位固定且局部有压痛。胸膜炎的疼痛常在胸廓的下部或前部，可牵涉腹部、肩部和背部。自发性气胸和肺梗死的胸痛多位于患侧腋前线与腋中线附近，可向同侧肩部放射。食管、胃及纵隔病变，胸痛多位于胸骨后，进食或吞咽时症状可加重。肋间神经痛常沿着一根或数根肋间神经支配区分布。心脏疾患引起的胸痛常在心前区、胸骨后或剑突下，可放射至左肩、左臂内侧或左颈与面颊部。主动脉夹层的疼痛位于胸背部，可向下放射至下腹、腰部，疼痛范围扩大大多与夹层扩张有关。腹部疾患如肝炎、肝脓肿、胆囊炎等引起的胸痛多位于右胸或下胸部，可向右肩部放射。

4.疼痛的性质　胸壁压痛可见于胸壁炎症性病变或无菌性肋软骨炎。胸骨压痛见于白血病。带状疱疹疼痛呈刀割样，剧烈难忍。肋间神经痛呈刺痛或灼痛，转动身体、深呼吸、咳嗽可使胸痛加重。食管炎为烧灼痛。干性胸膜炎为尖锐刺痛或撕裂痛。夹层动脉瘤为突发胸背部剧痛。

5.疼痛持续时间　平滑肌痉挛或血管狭窄缺血的疼痛为阵发性；炎症、肿瘤、栓塞或梗死及血管撕裂所致的胸痛为持续性。

6.伴随症状

（1）胸痛伴咳嗽、咳痰和（或）发热：常见于支气管炎、肺炎等。

（2）胸痛伴呼吸困难：常提示病变累及范围大，如大叶性肺炎、自发性气胸、渗出性胸膜炎和肺栓塞等。

（3）胸痛伴咯血：常见于肺栓塞、大叶性肺炎、肺结核、支气管扩张症等。

（4）胸痛伴苍白、大汗、血压下降或休克：多见于夹层动脉瘤、主动脉窦瘤破裂、大面积肺栓塞、心肌梗死等。

（5）胸痛伴吞咽困难：多提示食管疾病，如反流性食管炎、急性食管炎。

（6）胸痛伴呕吐：见于吞咽异物或误食腐蚀剂所致的急性食管炎，也可见于食管贲门失弛缓症。

（二）体格检查

1.生命体征监测　体温升高可能为感染性疾病。脉搏及呼吸增快见于呼吸系统疾病，如肺炎、胸膜炎，也可见于心包炎。血压下降可见于夹层动脉瘤、主动脉瘤破裂等。

2.一般状态　包括有无皮肤苍白、出汗，有无发绀、气促、颈静脉怒张、气管移位对胸痛诊断均有意义。

3.胸部检查　局部皮肤有无红、肿、热、压痛。肺部听诊与触诊。心音低钝见于心肌炎、心肌病、心包炎、心力衰竭。心音遥远见于心包积液。心脏扩大及杂音多见于心肌炎、心肌病、风湿性心脏病、先天性心脏病。

（三）辅助检查

1.X线检查　对于呼吸系统及心脏疾患有诊断价值。

2.超声检查　有助于胸腔积液及心包积液、肝脓肿、胆囊炎等的诊断。

3.心电图　判断有无心肌缺血、心脏扩大。

4.血生化检查　心肌酶学、血沉、ASO、CRP等，对心脏疾病的鉴别有参考意义。

5.胸部CT及MRI　对于胸部肿瘤、食管裂孔疝和不易发现的病变有诊断价值。

二、思维程序

询问病史时应详细询问发病年龄、起病急缓、胸痛的影响因素、部位及有无放射痛、疼痛的性质及持续时间、伴随症状、外伤史、既往有无疼痛等，初步确定胸痛的原发疾病，并根据可能的病因选择相应的辅助检查。

1.胸壁病变所致疼痛　胸痛部位固定，局部压痛明显，胸廓活动加强时可加重疼痛，如急性皮炎、皮下蜂窝织炎、肋软骨炎、流行性肌炎、带状疱疹、肋骨骨折、多发性骨髓瘤、急性白血病、强直性脊柱炎等。

（1）感染：胸壁局部有红、肿、热、痛，有触痛，应考虑急性皮炎或皮下蜂窝织炎。

（2）肋软骨炎：发生在肋骨和肋软骨交界处，局部有隆起、肿胀、疼痛和压痛，皮肤无发红。上肢活动或咳嗽均可加重疼痛。X线检查无异常。

（3）流行性肌炎：由柯萨奇B组病毒感染所致，多发生于夏、秋季，突然发热伴阵发性肌痛，以胸部、腹壁及膈肌附着点最明显，呈烧灼样、尖锐刺痛，呼吸可加重疼痛。X线检查正常，咽拭子或大便病毒分离和病毒特异抗体测定可确诊。

（4）带状疱疹：多见于年长儿，可见粟粒大小水疱样皮疹，发生于身体一侧，沿肋间神经分布，不超过中线。

（5）其他：如胸腹壁浅静脉炎（Mondor病）、肋骨骨折、多发性骨髓瘤、急性白血病、强直性脊柱炎等少见病也可引起胸痛。

2.胸腔脏器病变所致胸痛

（1）心血管系统疾病

1）急性心包炎：胸痛为锐痛、闷痛或压迫感，呈持久性或间歇性，多位于心前区、背部或剑突下，可放射到左肩、颈、前臂，干性心包炎可有心包摩擦音，有积液时胸痛消失、心音遥远、心界扩大和心脏压塞的体征，心脏X线及超声心动图有诊断价值。

2）风湿性心脏病：当有二尖瓣狭窄、主动脉狭窄及关闭不全时可发生胸痛，体格检查可见心前区隆起、心脏杂音，患儿多有急性风湿热的病史，血沉、ASO、CRP、白细胞数增高，心电图示PR间期延长，超声心动图可明确诊断。

3）心律失常：可出现胸痛，原因不明。以室性心律失常最多见，可为器质性心脏病所致，也可不伴有器质性心脏病，心脏听诊可有心律不齐。

4）川崎病：当患儿出现冠脉扩张或冠脉瘤时，可有胸痛，以心前区明显，小儿多有川崎病的其他临床表现和体征，超声心动图有助于诊断。

（2）呼吸系统疾病

1）呼吸道炎症：如肺炎、支气管炎、肺脓肿、肺结核等累及胸膜时可有胸痛，并有原发病的症状。支气管炎、肺炎时有咳嗽、气促、发热，查体可有肺部啰音。肺脓肿可有咳嗽、咳脓痰。肺结核时可有咳嗽、盗汗、纳差、乏力及结核接触史。X线检查及病原学检查可明确诊断。

2）胸膜炎：以干性胸膜炎最常见，呈刺痛，可牵涉腹部、肩部和背部，呼吸和咳嗽可加重胸痛，可有胸膜摩擦音，X线检查有助于诊断。

（3）消化系统疾病

1）急性食管炎：胸骨后疼痛，伴咽下疼痛，可向肩部放射，多见于学龄前儿童，应注意询问误服史。

2）食管贲门失弛缓症：由于贲门迷走神经发育不完善，使贲门痉挛性收缩。多有胸骨后疼痛，并伴有严重呕吐，间歇性吞咽困难及进食后呕吐为其特点，钡餐检查可见食管扩张，贲门呈鸟嘴状狭窄。

（4）其他：各种化学、物理因素及刺激因子均可刺激胸部感觉神经纤维产生痛觉冲动，并传至大脑皮质的痛觉中枢引起胸痛。

1）肋间神经痛：邻近器官的感染、毒素或压迫可引起肋间神经炎致胸痛，疼痛沿肋间神经分布，为刺痛，转动体位、呼吸或咳嗽可加重疼痛。

2）肝炎、肝脓肿、胆囊炎、膈下脓肿等也可引起胸痛。

三、经验体会

小儿胸痛与成人不同，他们难以说出胸痛的准确部位和性质，而且胸痛往往与疾病的轻重不平行，故易误诊和漏诊。遇有胸痛的患儿，应重视他们的主诉，根据胸痛的部位、性质、放射痛及持续的时间和伴随症状进行全面的病史询问与体格检查，逐一排除可能的病因。

（田　朗　陈淳媛）

第十一节　厌　食

厌食是指较长时间的食欲减退或消失，使患儿的体重减少或影响正常生长发育，是儿童常见的症状。在各种急性感染时常伴有短期厌食；长期厌食者多伴有面色萎黄，体重不增或下降，肢体瘦削，常有器质或精神方面的障碍。厌食症目前尚无统一的诊断标准，有资料建议为食量减至正常时食量的 1/3 ～ 1/2，持续 2 周以上。

神经性厌食是不明原因的长期厌食，并因此而致体重极度减轻，多见于 10 ～ 17 岁的女性，病程 12 个月至数年不等。国内的诊断依据：①10 岁以上；②多因精神刺激或学习、工作压力过大而发病；③体重减轻 20% 或同龄身高标准体重减轻 15% 以上；④伴有严重的营养不良及低代谢表现；⑤排除器质性疾病引起的厌食和体重减轻；⑥少数患儿以身材苗条为美，唯恐长胖而过分控制饮食。

一、诊断步骤

（一）采集病史

采集病史时应注意家长是否过分要求小儿进食，而小儿实际摄入的食物量已满足甚至超过正常营养需要，被家长误认为厌食，如有此情况，不宜视为厌食。

（1）饮食习惯：有无不良的饮食习惯，如生活不规律，吃饭不定时等；蛋白质、脂肪、碳水化合物饮食比例是否过高，长期吃零食等。

（2）感染：近期有无病毒、细菌或其他类型的急性感染；或结核、各种长期的不明原因发热、慢性肺部感染、隐藏的脓肿、阿米巴或其他亚急性或隐匿性感染等。

（3）营养性疾病：热量或蛋白质摄入是否充足或过多，维生素 B 是否缺乏，是否有微量元素（如锌、铁）缺乏等。

（4）消化系统：有无胃肠炎、肝炎、急腹症、克罗恩病、吸收不良综合征等。

（5）药物与毒物：是否服用了磺胺类、呋喃类及大环内酯类抗菌药物、硫酸亚铁、抗癌药等；是否有毒物中毒，如洋地黄、铅中毒等。

此外，还应注意家长在小儿进食时是否有关心过度、强迫等行为，从而对小儿进食心理产生了不利的影响。对于心理发育较为成熟且年龄较大的儿童，有神经性厌食发生的可能，女性比例相对较高。

（二）体格检查

一般检查：性别、年龄、身高、体重、发育情况、营养状态，鼻咽部有无慢性感染病灶，肝脾大小。

年幼儿厌食以男性多见，年长儿厌食以女性多见；厌食好发的年龄为 2～6 岁。厌食患儿身高增长缓慢，且体重低于正常同龄儿童，发育情况及营养状态均较同龄儿童稍差。鼻咽部慢性感染病灶及肝脏慢性疾病常伴有厌食症状。

（三）辅助检查

辅助检查：肝功能、乙肝全套、结核菌素试验、胸片、血电解质检查、血液微量元素检查、血铅检查。

二、思维程序（图1-11-1）

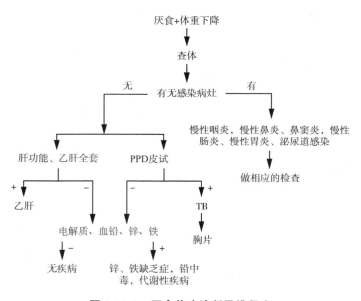

图 1-11-1　厌食临床诊断思维程序

三、经验体会

由器质性病变导致的厌食，慢性感染性疾病占绝大部分，其中以结核感染所占比例最高；同时鼻咽喉的慢性炎症也占很大比例。结核的长期慢性感染为消耗性疾病，常导致负氮平衡，由此影响机体蛋白质合成，势必引起消化酶分泌减少，最终导致厌食。而鼻咽部炎症可产生炎性分泌物，儿童利用咳嗽等方式将其排出体外的能力差，吞咽入胃后，可能引起胃黏膜的慢性炎症，由此产生厌食。上述由感染引起厌食的病因分析仍有待探索。对于因厌食而就诊的儿童，应注意筛查慢性感染性疾病（如结核、肝炎、慢性鼻咽部炎症等）。

应充分注意心理因素对儿童厌食的影响，尤其是家长非正常的喂养心理和异常喂养行为最易导致儿童不合理的食物结构、进食时间。通常表现为高蛋白、高脂肪，各种零食过多，蔬菜、谷类和粗纤维食物少且进食时间不规律，不能按时按量合理进食，家长担心子女食量不足而采用引诱或强制进食等手段干预其进食过程，造成儿童出现进食恐惧、焦虑、忧伤、紧张，从而导致厌食症的出现。

按儿童生长发育水平和心理发育层次，小于2岁儿童自主意识和行为能力较弱，对家长的依赖性强，不易从心理上产生厌食、拒食行为；又因其处于快速的生长发育阶段，食物需求量相对较大，因此发病率相对较低。2～6岁的儿童自主意识、独立意识和行为能力增强，行为的情绪化成分较多而理性成分少，加之生长发育过程相对减缓，食物需求量相对减少，最易产生厌食、拒食行为；又因其处于通常认为的逐渐"懂事"的阶段，家长认为的"非正常"的厌食现象最易加剧家长强迫进食行为，因而此年龄段的发病率最高。大于6岁的儿童活动量增加，食量增大，行为的情绪化成分减少而理性化程度增加，能逐渐与家长在理性的层次上相互沟通，较易克服非正常的饮食行为，因此该年龄段的发病率相对降低。

（郭　青）

第十二节　呕　　吐

呕吐（vomiting）是儿童常见的临床症状，见于多种疾病。而由情绪变化、心理因素、生理状况而引起的呕吐在婴幼儿中也不少见。反复呕吐常导致水电解质及酸碱平衡紊乱。长期呕吐可导致营养不良，生长发育障碍，维生素缺乏，幼小婴儿反复呕吐易并发吸入性肺炎。

呕吐病因主要有以下几种：

1.感染　消化系统感染（急性胃肠炎、消化性溃疡、病毒性肝炎、胰腺炎、胆囊炎、阑尾炎、肠寄生虫病）；呼吸道感染（急、慢性咽喉炎，急性肺炎）；中枢神经系统感染；泌尿道感染；败血症；中耳炎。

2.消化道梗阻　先天性消化道畸形，各种原因所致的器质性或功能性肠梗阻，肠套叠，中毒性肠麻痹。

3.中枢神经系统病变　颅内占位性病变、脑外伤、颅内出血、癫痫。

4.代谢性病变　内分泌疾病，糖尿病、酮症酸中毒、肾小管性酸中毒、低钠血症等。

5.各种中毒

6.其他因素　生理性呕吐，羊水吞入，喂养不当，幽门痉挛，药物因素，再发呕吐，自主神经功能紊乱，晕车（船）等。

一、诊断步骤

（一）采集病史

呕吐可发生在任何年龄的小儿，呕吐原因很多，通常可根据患儿的年龄、病史特点、临床表现及辅助检查以明确诊断。采集病史时应考虑以下因素。

1.发病年龄

（1）新生儿期：颅脑损伤，消化道畸形，羊水吞入多见。

（2）婴幼儿期：生理性呕吐，喂养不当，消化道畸形，肠梗阻，感染（颅内感染及其他感染）多见。

（3）儿童期：消化系统感染，消化性溃疡，习惯性呕吐，再发性呕吐，颅内病变（感染、肿瘤、颅内出血）。

2.呕吐物

（1）呕吐物不含胆汁，提示十二指肠壶腹部以上梗阻或病变，如贲门失弛缓、幽门痉挛或梗阻、先天性食管狭窄。

（2）呕吐物含胆汁，提示呕吐往往较剧烈，多见于高位小肠梗阻及肝胆疾病；呕吐物含粪渣，见于低位肠梗阻；呕吐物带血性提示上消化道疾病、溃疡、食管胃底静脉曲张破裂及出血性疾病。喷射性呕吐多见于颅内压增高及先天性肥厚性幽门狭窄。

3.呕吐伴随症状　呕吐伴有腹泻，多提示为急性胃肠炎，伴有腹胀，便血或无大便，多为消化道梗阻，小婴儿伴阵发性哭闹，同时伴有果冻样大便应考虑肠套叠；伴有发热时要考虑感染性疾病；若伴有头痛、嗜睡、惊厥、复视多为颅内疾病。

（二）体格检查

注意发育和营养情况，有无脱水、发热；注意腹部体征，有无腹胀、压痛，有无包块，是否有肠型、震水音，肠鸣音是否正常（高调音，肠鸣音消失），疑有颅内病变者，应仔细进行脑膜刺激征、病理反射及眼底检查，判断视盘是否有水肿，眼底是否出血。

（三）辅助检查

血、尿、大便常规检查往往可初步明确呕吐原因。

腹部X线检查有助于诊断消化系统疾病，消化道畸形和梗阻。纤维胃镜可确诊食管及胃部病变。

腹部B超可了解腹部脏器及包块情况。对疑有颅内感染的患儿进行脑脊液检查有助于诊断。

肝功能、电解质检查可帮助了解有无肝炎及代谢性疾病。

头颅CT和磁共振成像可确诊有无颅内出血、占位性病变。

二、思维程序（图1-12-1）

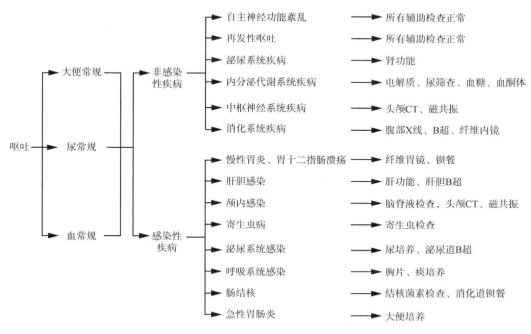

图1-12-1　呕吐临床诊断思维程序

三、经验体会

儿童急性呕吐最常见的病因为急性感染，而其中又以急性胃肠炎占绝大部分。农村儿童由肠寄生虫病引起的呕吐较为常见，而城市儿童，近年来由慢性胃炎和消化性溃疡引起的呕吐有逐年增加的趋势。由药物引起的急性呕吐，临床上应该引起重视，停药后呕吐即可好转。

呕吐常见于消化系统疾病（内、外科疾病）、腹腔疾病、神经系统疾病、内分泌代谢紊乱及心功能不全。笔者所在医院收治的顽固性呕吐病例，新生儿、婴儿以先天性消化道畸形多见，其次为颅内疾病；年长儿以消化道梗阻（肠内、肠外压迫）、慢性胃炎、消化性溃疡、颅内疾病多见。

儿童（尤其是婴幼儿）由精神紧张、情绪激动或剧烈哭闹而诱发的呕吐在门诊就诊的患儿中也占有一定的比例。此类患儿经过精神安抚，呕吐症状往往可迅速缓解或消除。

（郭　青）

第十三节　腹　　痛

腹痛是儿童的常见症状，病因复杂，病情轻重不一。按儿科特点，根据病程可分为急性腹痛和慢性腹痛；根据病因可分为功能性腹痛与器质性疾病引起的腹痛。儿童急性腹痛应首先警惕外科急腹症的可能，而急性胃炎、急性胃肠炎引起的急性腹痛在儿科最为常见。急性功能性腹痛也是儿童常见的情况。儿童慢性腹痛多为内科疾病，病因包括腹内、腹外疾病。患儿常因年龄小，不能正确表达腹痛部位、性质和程度，给儿科医生的诊断带来一定的困难，因此儿科医生在诊断时须仔细询问病史，认真进行体格检查，密切观察病情的发展，配合必要的辅助检查，才能做出正确的判断。

腹痛常见的病因叙述如下：

1.腹内疾病

（1）急性腹痛：如急性胃肠炎、伤寒、痢疾、肝炎、肝脓肿、肠系膜淋巴结炎、急性阑尾炎、肠套叠、嵌顿疝、胆道蛔虫、肠梗阻、胃穿孔、肠穿孔、梅克尔憩室穿孔、肠痉挛、尿路结石、卵巢囊肿蒂扭转等。

（2）慢性腹痛：如不完全性肠旋转不良、不完全性肠梗阻、肠粘连、食管裂孔疝、蛔虫病、胆总管囊肿、肝肿瘤、腹膜后肿瘤、便秘、腹腔结核等。

2.腹外疾病

（1）急性腹痛：如急性心包炎、心肌炎、大叶性肺炎、胸膜炎、肺动脉栓塞、支气管哮喘、溶血危象、卟啉病、荨麻疹、过敏性紫癜、腹型癫痫、尿毒症、脊柱结核、脊柱肿瘤、铅中毒、缺铁性贫血、白血病、淋巴瘤、带状疱疹。

（2）慢性腹痛：如功能性腹痛、风湿热。

一、诊断步骤

（一）采集病史

腹痛可发生在任何年龄儿童，但年龄不同，病因也会有很大差异。采集病史时应考虑以下因素。

1.首先判断有无腹痛　婴儿烦躁不安伴有哭叫，同时面色苍白，可能是腹痛。如改变环境，排除冷、热、饥饿，或抱起即停止哭闹，可排除腹痛。较大儿童口述腹痛时，仍继续玩耍，无面色改变时，表示腹痛不严重；若腹痛时双手捧腹、两腿蜷曲、坐卧不安或在地上翻滚，则表示腹痛严重。

2.各年龄组腹痛的特点　新生儿期腹痛时常表现为顽固性腹胀、频繁呕吐，要注意询问喂哺的详细情况、排便的习惯及大便性状。幼儿期不会诉腹痛，但表现为突发性、阵发性啼哭，精神的改变，拒食，双下肢蜷曲不能伸展，抱出去玩耍仍啼哭不止。年长儿可诉腹痛，但表达不完全，定位能力差，应根据面部表情、面色、精神及活动情况的改变进行判断。

3.发作时间及发展情况　起病急骤，腹痛剧烈，或阵发性加剧者常为外科疾病。起病缓慢的腹痛多为内科疾病。

4.询问病史要点

（1）年龄：新生儿腹痛常见的相关疾病有消化道畸形、胎粪性腹膜炎、膈疝。小于3个月的婴儿常因喂养不当或吞咽空气过多引起肠痉挛；小于2岁的患儿腹痛以腹泻、肠套叠、嵌顿疝多见。年长儿腹痛多由胃肠道炎症、溃疡病、肠寄生虫病、腹型癫痫、过敏性紫癜等引起。青春期腹痛则以消化性溃疡、肠炎、妇科疾病多见。

（2）部位：中上腹疼痛多见于胃炎、胃十二指肠溃疡、膈疝、心包炎、右心衰竭、胆道蛔虫病等；右上腹痛多见于胃炎、肝脓肿、胆囊炎、右下肺炎；左上腹痛多见于胰腺炎、左下肺炎、胸膜炎等；脐周腹痛多为急性肠炎、肠痉挛、肠套叠、出血性小肠炎、过敏性紫癜等；右下腹痛以急性阑尾炎和肠系膜淋巴结炎可能性最大，而结肠炎、右侧输尿管结石、阿米巴痢疾也可引起；左下腹痛多见于细菌性痢疾、便秘、乙状结肠扭转等；全腹痛常为阑尾穿孔、腹膜炎、大网膜病变，以及中毒性、代谢性或过敏性疾病。有时腹痛部位可随病情发展而改变（如阑尾炎）。

（3）性质：轻度隐痛常见于胃十二指肠炎和胃炎等。上腹阵发剧痛以胆道蛔虫症及出血性小肠炎多见。若经按摩和热敷腹痛缓解则常为空腔脏器痉挛。持续性疼痛伴压痛多为腹腔脏器炎症。突然发生并伴有排便困难则可能是粪便嵌塞。疼痛向右肩放射多系肝胆疾病，疼痛向会阴部放射则往往有泌尿系统疾病。

（4）其他：肠系膜淋巴结炎常有上呼吸道感染史、急性胃炎常伴呕吐，呕吐频繁时应注意肠梗阻，伴腹泻多提示肠道和盆腔炎症；伴黑便应警惕上消化道出血；伴果酱样黏稠血便示肠套叠；赤豆汤样血便是出血性小肠炎的特征。

（5）过去史：剖腹手术后腹痛多为肠粘连引起，有腹部外伤史者应考虑脏器破裂。

（二）体格检查

1.**年龄**　不同年龄组腹痛原因有其特点（参见采集病史内容）。

2.**望诊**　一般情况，伴发热以感染的可能性为大，有腹部呼吸运动受限制，常提示腹内炎症。有明显肠型或逆蠕动波则为肠梗阻的表现。

3.**触诊**　注意压痛、肌紧张及异常包块的部位、大小、形状、质地和活动度，急性阑尾炎可有右下腹固定压痛、肌紧张和反跳痛；右上腹触及腊肠样肿块示肠套叠。腹部触诊时手要温暖、动作要轻柔，在对话并呼气时进行。

4.**叩诊**　鼓音示肠充气，有梗阻可能。肝浊音界消失常提示腹腔脏器穿孔。

5.**听诊**　肠鸣音亢进且不规则提示肠炎，伴气过水声提示机械性肠梗阻，肠鸣音消失可能为肠麻痹所致。

6.**腹股沟检查及肛门指检**　注意腹股沟处有无疝块（包括嵌顿疝），怀疑肠套叠、卵巢囊肿蒂扭转时必须做肛门指检。

7.**其他**　卟啉病可有肌无力；有内出血、中毒、空腔脏器穿孔或囊肿扭转时有休克表现；皮肤紫癜，又以四肢多见，腹痛可能由过敏性紫癜引起。

（三）辅助检查

1.**实验室检查**　血、尿、大便常规检查可为临床诊断提供资料。白细胞计数和中性粒细胞比例增高对炎症、感染性腹痛诊断有帮助；大便常规检查有助于肠内感染的诊断，大便寄生虫检查可确定肠道寄生虫病；尿常规检查可确定泌尿系统疾病。

2.**X线检查**　腹部正、侧位及卧位、立位X线检查常能明确肠穿孔、肠梗阻；胃肠钡剂造影可证实溃疡、憩室、息肉；空气灌肠可证实肠套叠。

　　3.B超检查　腹部B超可发现肝脓肿、肝肿瘤、腹腔肿块、腹腔淋巴结肿大、泌尿系统结石。

　　4.纤维内镜（胃镜、肠镜）检查　可诊断十二指肠溃疡、大肠息肉、克罗恩病。

　　5.静脉或逆行肾盂造影　泌尿系统畸形、泌尿系统结石。

　　6.CT和MRI检查　腹腔肿块、腹膜后肿块、脊柱脊髓肿块、克罗恩病。

二、思维程序（图1-13-1）

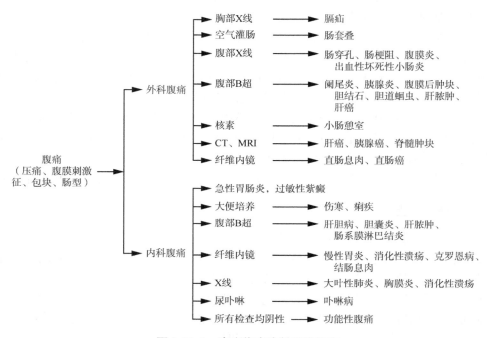

图1-13-1　腹痛临床诊断思维程序

三、经验体会

　　儿童腹痛是一种常见症状，病因复杂。患儿因年龄小，常不能正确表达腹痛的部位和程度，故而要求医生仔细询问病史，多方面检查，追踪观察病情变化，才能及时明确诊断。遇到急性腹痛的患儿，儿科医师首先应警惕外科急腹症。在排除外科急腹症后，才考虑内科腹痛；而内科腹痛最常见的是急性、慢性胃炎，急慢性胃肠炎、消化性溃疡所引起的腹痛有随年龄逐年增加的趋势，尤其是在中学生当中。肠蛔虫病仍是农村儿童腹痛的主要原因；而城市儿童随着社会生活模式的改变，肠蛔虫引起的腹痛有逐年下降的趋势。值得注意的是，肠蛲虫在城市儿童中非常常见，可能与幼儿园群居、交叉感染有关。另外，值得儿科医师重视的是，功能性腹痛在儿科门诊患儿中占有较大的比例。患儿往往突发腹痛，又可突然自行缓解，常常在就诊的路上即自行缓解。遇到此类患儿，一定要排除器质性疾病引起的腹痛，才可诊断此病。儿科过敏性紫癜患者，可先有腹痛，后出现四肢紫癜。遇到此类患儿应随时观察病情变化，以防误诊。腹型癫痫在儿科患者中也较为常见，往往做脑电图后结合临床可帮助诊断。

（郭　青）

第十四节　腹　　泻

腹泻（diarrhea）是由多种病原、多种因素引起的以大便次数增多和大便性状改变为特点的一组疾病。6个月至2岁婴幼儿发病率高，是造成小儿营养不良、生长发育障碍和死亡的主要原因之一。WHO于1978年提出了全球性腹泻控制规划，已在第三世界取得了显著成效，每年可减少100万儿童死亡。1992年全国腹泻病诊治会议上规定，凡可以引起腹泻的一切疾病，在未明确病因之前，统称为腹泻病（diarrhea disease）。分为两大类：一类为感染性腹泻病，包括霍乱、痢疾和其他感染性腹泻病；另一类为非感染性腹泻病，包括饮食性腹泻、症状性腹泻、过敏性腹泻和其他腹泻病。腹泻的诊断依据：①大便的性状有改变，呈稀便、水样便、黏液便、脓血便；②大便次数比平时增多。

一、诊断步骤

（一）采集病史

1.流行病学史　夏秋季霍乱、痢疾、伤寒、沙门菌食物中毒多见；秋、冬季轮状病毒肠炎多见；群体发病、进食相同食物者多为食物中毒；霍乱与寄生虫腹泻有流行区。

2.年龄　新生儿腹泻应考虑喂养不当或乳糖不耐受、葡萄糖－半乳糖吸收不良、坏死性小肠炎；新生儿室暴发流行应考虑肠道病毒感染、沙门菌肠炎或铜绿假单胞菌感染。婴儿应考虑饮食性腹泻、生理性腹泻、代谢病引起的腹泻。幼儿多为感染性腹泻、某些肿瘤、先天性蔗糖酶－异麦芽糖酶缺乏症等。

3.病程长短　2周内为急性腹泻，2周至2个月为迁延性腹泻，2个月以上为慢性腹泻。

4.饮食情况　母乳喂养还是人工喂养，是否进食过多，是否有不洁饮食史，腹泻是否与某些特定食物（如牛奶、鱼类、花生、豆类等）有关，有无进食有毒食物（如毒蕈、发芽马铃薯）。

5.大便性质　水样便或蛋花汤样便应考虑病毒性肠炎，非侵袭性细菌性肠炎；脓血便见于细菌性痢疾、空肠弯曲菌肠炎、鼠伤寒沙门菌肠炎等；黏液便见于细菌性肠炎；豆腐渣样便见于肠结核、真菌性肠炎；脂肪消化不良的大便为淡黄色、油性、腐臭味，附在尿片上不易洗掉。

6.用药史　有无服用泻药（中西药）史；长期应用广谱抗生素致菌群失调，可引起假膜性肠炎、金黄色葡萄球菌肠炎、铜绿假单胞菌肠炎；长期应用免疫抑制剂者考虑真菌性肠炎。

7.伴随症状　伴有发热考虑感染性腹泻；侵袭性腹泻常伴腹痛；伴有呕吐说明胃及小肠被累及；有里急后重感说明炎症累及直肠，多为细菌性痢疾或侵袭性细菌感染；患中耳炎、上呼吸道感染、肺炎等疾病时并发腹泻应考虑症状性腹泻。

（二）体格检查

1. 一般情况　营养状况差、发育落后伴慢性腹泻应考虑消化吸收不良或非特异性肠炎；体弱、免疫功能低下患儿合并腹泻应考虑铜绿假单胞菌肠炎、白色念珠菌肠炎或隐孢子虫肠炎；有休克表现应考虑合并有重度脱水或是中毒性细菌性痢疾。

2. 脱水表现　根据精神状态、前囟和眼眶是否凹陷、口腔黏膜是否干燥、皮肤弹性、尿量及周围循环判断是否有脱水及脱水程度。

3. 腹部　腹部压痛多为侵袭性细菌感染；病毒性肠炎腹部检查仅有肠鸣音增多；腹部有揉面感或结节感应考虑腹腔结核、肠结核；肝大有压痛应怀疑阿米巴痢疾。

4. 其他部位　合并鹅口疮者应考虑真菌性肠炎，合并肺结核者应考虑肠结核，合并口腔炎、口角炎应考虑乳糜泻。

（三）辅助检查

（1）血常规：血象增高提示侵袭性细菌感染，或腹泻是全身性疾病的一个表现，病毒性肠炎或非侵袭性细菌感染血象常正常。

（2）大便常规检查：消化不良仅见脂肪球；细菌性痢疾等侵袭性细菌感染常见较多白细胞、脓细胞；病毒性肠炎或非侵袭性细菌性肠炎偶见白细胞；真菌性肠炎可见真菌孢子和菌丝；霍乱可查见霍乱弧菌；寄生虫感染可见虫卵，查到阿米巴滋养体可确定为阿米巴痢疾；OB强阳性应考虑出血性坏死性小肠炎、癌症早期等。

（3）大便细菌培养：怀疑各种细菌感染可进行细菌培养，以获得相应的病原体。

（4）病毒性肠炎：可对大便进行电镜检查或病毒分离，以明确诊断。

（5）大便 pH < 5.5，考虑碳水化合物消化不良；大便中还原物质检查阳性提示双糖酶缺乏，糖吸收不良。

（6）血清电解质测定，可帮助判断脱水性质。

（7）疑为伤寒、副伤寒可查血清肥达反应。

（8）X线检查：对疑为肠套叠、坏死性小肠炎、肠穿孔、肠梗阻等可行腹部 X 线检查，疑为局限性结肠炎、溃疡性结肠炎、肠吸收不良综合征可行钡灌肠检查。

（9）肠镜检查：慢性腹泻、炎症性肠病、肠结核、肠肿瘤、非热带性脂肪泻、牛奶及大豆蛋白不耐受、嗜酸粒细胞性肠炎、克罗恩病等可进行纤维肠镜检查，取肠黏膜活检确诊。

（10）诊断乳糖不耐受可测定尿半乳糖。确诊原发性蔗糖-异麦芽糖酶缺乏可做蔗糖氢呼气试验；诊断小肠细菌过度生长可做 ^{14}C-甘氨胆酸试验。

二、思维程序

首先应明确是生理性腹泻还是病理性腹泻，生理性腹泻只需添加辅食即可，病理性腹泻则需治疗。明确是病理性腹泻后，要区分是感染性腹泻还是非感染性腹泻，根据是否发热、大便检查等进行初步筛选。若是感染性腹泻，则进一步进行病原学检查明确诊断，对非感染性腹泻进行相关检查，如肠镜、呼气试验等确诊。

（一）感染性腹泻

1.病毒性

（1）轮状病毒肠炎：又称秋季腹泻，好发于6个月至2岁婴幼儿，是婴幼儿秋冬季节常见的腹泻病。流行季节为10月到次年1月，40%～50%的病例先有发热、咳嗽等呼吸道症状，继之出现呕吐、腹泻，每日腹泻10～20次不等，为水样便或蛋花汤样便；查体可有肠鸣音亢进及脱水表现，大便常规正常或偶见白细胞，病程7～10天。

（2）腺病毒肠炎：好发于2岁以下婴幼儿，流行无季节性，20%患儿有呼吸道症状，80%患儿有呕吐，腹泻较轮状病毒肠炎轻，大便为水样，半数可有脱水和酸中毒表现，电镜可直接从大便中观察到病毒。

（3）诺沃克病毒腹泻：秋冬季较多，可有发热、呼吸道症状、腹痛、头痛、肌痛等，大便每日4～8次，为水样便、稀便，为自限性疾病。

（4）肠道病毒腹泻：包括柯萨奇病毒、埃可病毒、脊髓灰质炎病毒三组。肠道病毒可引起新生儿严重医院感染。柯萨奇病毒和埃可病毒可引起全身各系统症状，如中枢神经系统症状、心肌炎等，也可引起急性胃肠炎，表现为发热、腹痛、呕吐、腹泻，黄色或黄绿色水样便混有少量黏液，一般不出现脱水症状，48h病情自然恢复，确诊需行病毒分离。

2.细菌性

（1）霍乱：常发生于夏季，有流行地区，起病急，传播快，临床表现为不同程度的腹泻、呕吐、脱水、酸中毒，甚至循环衰竭。大便为水样，大便悬滴及制动试验阳性可作为初步诊断，大便培养实验阳性可确诊。

（2）细菌性痢疾：夏秋季节发病，常有不洁饮食史，起病急，临床表现为发热、腹痛、腹泻，先为水样稀便，继之为脓血黏液便，每次量不多，伴里急后重，严重者伴有脱水酸中毒。治疗不彻底时可迁延成慢性，婴幼儿症状较轻，较大儿童体质强壮者可出现中毒型细菌性痢疾，突然高热，反复惊厥，迅速出现昏迷和休克，初期肠道症状可不明显。大便常规可见红细胞、成堆的白细胞或脓细胞。大便培养实验阳性为确诊依据。

（3）空肠弯曲菌肠炎：3岁以下婴幼儿多见，夏季多见，起病急，畏寒、发热、呕吐、腹痛、腹泻，开始大便为水样，继之为黏液脓血便，易误诊为肠套叠。大便镜检与细菌性痢疾相似，确诊需行大便细菌培养。

（4）大肠杆菌肠炎：为小儿细菌性腹泻的常见病因，儿童发病率较高，多在夏秋季节发病。分为五型：致病性大肠杆菌肠炎、产毒性大肠杆菌肠炎、侵袭性大肠杆菌肠炎、出血性大肠杆菌肠炎和吸附性大肠杆菌肠炎。其中，致病性大肠杆菌肠炎、产毒性大肠杆菌肠炎的大便与病毒性肠炎类似；侵袭性大肠杆菌肠炎与细菌性痢疾难于鉴别；出血性大肠杆菌肠炎以血便多见，可伴发热、腹痛、肝大、肝功能损害，少数发生溶血尿毒综合征（表现为急性肾衰竭、血小板减少、溶血性贫血）、血栓性血小板减少性紫癜（表现为发热、血小板减少、溶血性贫血、肾功能异常和神经系统症状）；吸附性大肠杆菌肠炎常引起小儿迁延性腹泻。此五型确诊需大便培养及血清学分型。

（5）沙门菌肠炎：是集体细菌性食物中毒的主要病原，常在医院内发生严重交叉感染，多侵犯2岁以内的多病体弱儿，尤其是新生儿。该病特点为病情重、合并症多、病死率高，大便为黏液脓血便，有腥臭味，与细菌性痢疾类似，可表现为败血症，确诊需血或大便培养证实。

（6）耶尔森菌小肠结肠炎：常发生在冬春季，婴幼儿多急性起病，发热，右下腹痛，大便为水样便或黏液便、血便或胆汁样，可引起肠系膜淋巴结炎，常伴有严重腹痛，有时误诊为阑尾炎，大便培养阳性或抗体效价前后增高4倍以上可确诊。

（7）产气荚膜梭状芽孢杆菌肠炎：产气荚膜梭状芽孢杆菌为厌氧菌，是食物中毒感染的常见病原菌，也引起散发性腹泻，临床表现为发热、严重腹痛、呕吐、水样腹泻，严重者可出现肠管坏死，出现血便、毒血症、休克等症状，称出血性坏死性肠炎，确诊需行食物及大便厌氧菌培养。

（8）抗生素相关肠炎

1）铜绿假单胞菌肠炎：该病原菌肠道寄生，一般不致病，抗生素滥用致微生态失衡则可诱发。多发生在病情危重及抵抗力低下时，可以是医院内感染，偶尔引起婴儿室或新生儿室暴发流行，中毒症状重，多伴有脱水和酸中毒，严重者可致休克，初为水样便，后转为黏液便或血便，大便培养可确诊。

2）难辨梭状芽孢杆菌肠炎：又称假膜性肠炎、抗生素相关腹泻，常发生在抗生素应用过程中或停用抗生素3周内；临床特点为高热、中毒症状重（嗜睡、委靡、谵妄）、腹部绞痛、水样腹泻和血白细胞增高，大便涂片革兰氏阴性杆菌与革兰氏阳性球菌比例倒置［正常为（3.5～5）：1］。大便厌氧菌培养可获阳性，钡灌肠可见结肠黏膜有斑块状阴影。

3）金黄色葡萄球菌肠炎：发生于长期应用广谱抗生素患儿，临床表现为高热、海蓝色稀水便，血及大便培养可确诊。

4）真菌性肠炎：有长期应用抗生素病史，稀便带泡沫，病程迁延，常合并鹅口疮，肛周黄白色假膜，大便及假膜涂片见真菌及菌丝可确诊。

（9）肠结核：常继发于肺结核或是全身结核的一部分，轻者症状不明显，重者可有发热、纳差、腹胀、腹泻，或腹泻与便秘交替出现，大便为豆腐渣样，有时为脓血便。确诊需根据结核接触史、结核菌素试验、大便培养、钡灌肠、肠镜及其他部位的结核病变综合分析。

3. 原虫

（1）阿米巴痢疾：临床特点为起病缓慢，中毒症状轻，腹痛、腹泻、大便呈果酱样，可同时合并阿米巴肝脓肿，新鲜大便镜检见阿米巴滋养体可确诊。

（2）蓝氏贾第鞭毛虫病：多见于集体居住的小儿，大部分带虫者无症状，临床表现为食欲减退、腹痛、慢性腹泻，大便为稀臭便、水样便、泡沫样便或黏液便，大便原虫检出率为50%，虫体抗原检测、十二指肠液或空肠液找原虫可提高确诊率。

4. 寄生虫　如血吸虫、华支睾吸虫、鞭毛虫、旋毛虫、姜片虫等均可引起慢性肠炎，除腹泻外，部分有肝脾大，血嗜酸粒细胞增高，应结合流行区考虑，确诊需大便发现相应虫卵，或从血清中查到相应抗体。

（二）非感染性腹泻

1. 食物过敏（food allergy）　又称过敏性胃肠病，患儿进食某种食物（如母乳、牛奶、豆类、鱼类等）后数小时至24h发生恶心、呕吐、腹痛、腹泻，大便含有黏液或带血丝，可同时伴有过敏性皮炎或湿疹。大便检查可见黏液内嗜酸粒细胞增多，血液中可查到特异性IgE，小肠黏膜活检可见绒毛萎缩。

2. 药物性腹泻　指服用某些药物引起的腹泻，造成吸收不良，如大黄苏打、果导、硫酸镁、抗肿瘤药、抗代谢药、麻仁、蓖麻油、番泻叶、大黄、芦荟、巴豆等。

3. 消化不良和吸收不良

（1）乳糜泻（celiac disease）：或称麦胶性肠病、非热带口炎性腹泻，与进食含有麦胶（大麦、小麦、黑麦、燕麦）的食物有关，病变主要在小肠，临床表现为腹痛、腹泻，典型大便为脂肪泻，也可为水样便，常伴有舌炎、口炎及营养不良，生长发育障碍。诊断依据为临床有吸收不良症状，口服麦胶类食物可诱发或加重脂肪泻，血清乳糜泻特异性抗体检测（其中抗组织转谷胺酰胺酶2自身抗体超过正常10倍是诊断乳糜泻的首选方法）或小肠黏膜活检见小肠绒毛不同程度的萎缩。

（2）乳糖不耐受症（lactase intolerance）：双糖酶缺乏症之一，分先天性和后天性两种，后天性乳糖不耐受较先天性多见。感染性腹泻、重度营养不良、免疫缺陷病、乳糜泻、小肠手术损伤等可损害肠黏膜而继发乳糖不耐受。先天性者可自开始哺乳即发病，也可以几年后才出现症状，后天性者发生于上述疾病之后，临床表现为水样、泡沫样大便，次数频繁，缺少粪渣，可伴呕吐、腹胀、脱水、酸中毒，继之出现营养不良及发育落后。大便呈酸性，尿半乳糖测定阴性或添加乳糖酶腹泻好转。

（3）葡萄糖-半乳糖吸收不良：为常染色体隐性遗传病，系肠道黏膜细胞中葡萄糖-半乳糖转运障碍，葡萄糖和半乳糖积聚肠内引起渗透性腹泻。患儿生后进食葡萄糖或母乳、牛奶后即出现水泻，大便色黄、恶臭，停服乳汁、糖水后24h内腹泻停止。大便pH低，喂乳汁后大便中缺乏乳糖，而有葡萄糖和半乳糖可确诊。

（4）短肠综合征（short bowel syndrome）：指先天或后天原因引起小肠广泛坏死切除后（空回肠切除70%以上）引起的肠消化吸收障碍综合征。表现为严重的腹泻和营养不良。

（5）肠易激综合征（irritable bowel syndrome）：由多种因素引起的功能性疾病，由于结肠运动过度或蠕动波异常，造成吸收不良，临床表现为腹痛、腹胀、腹泻或便秘，或腹泻与便秘交替出现。细菌培养阴性，肠黏膜活检正常，需排除器质性疾病后才能诊断本病。

4. 非特异性肠炎

（1）新生儿坏死性小肠结肠炎（neonatal necrotizing enterocolitis）：多见于早产儿及足月小样儿，病因未明，可能与缺氧、感染有关，常发生在生后3～10天，临床表现为全身中毒症状、反应差、进行性腹胀、呕吐、腹泻，大便为水样血便、果酱样便，肠鸣音消失。X线检查表现为麻痹性肠梗阻、肠壁间隔增宽、肠壁积气、门静脉积气征、部分肠袢固定征象、腹水和气腹。肠壁积气和门静脉积气征是本病的特征性表现。

（2）克罗恩病（Crohn's disease）：多见于10岁以上儿童，以亚急性或慢性炎症坏死和纤维化为特征，可累及整个消化道，呈节段性和多灶性分布。临床特点为起病缓慢，纳差、腹痛、腹泻，可为水样便、稀便或软便，病变累及结肠、直肠时可有脓血便、黏液血便，或腹泻与便秘交替。诊断需结合临床、钡餐或钡灌肠、肠镜及活检等综合分析。

（3）溃疡性结肠炎：是一种原发性局限于结肠黏膜的慢性炎症，临床表现为慢性腹泻，伴腹痛，有时为黏液血便或脓血便，腹痛常在便后缓解，纤维结肠镜检查可见肠黏膜弥漫性充血、水肿、质脆、易出血，并有大小不等的浅溃疡。

（三）婴儿难治性或迁延性腹泻的少见病因

少见病因主要有先天性失氯性腹泻、微绒毛包涵体病、上皮异常增生或簇性肠病、自身免疫性肠病、慢性假性肠梗阻、先天性巨结肠、肠淋巴管扩张、无β脂蛋白血症、嗜酸细胞肠病、肠神经发育不良、免疫缺陷、肝硬化和遗传代谢病。

三、经验体会

（1）腹泻的诊断必须首先从病史着手，应详细询问家庭史，饮食史，包括食物的种类与腹泻的关系；当地的流行病史及用药史。

（2）体格检查应注意患儿的营养状况和有无脱水及感染征象。

（3）由于腹泻初期的大便与后期的大便常不一样，因此不能单凭一次大便检查即下结论。

（4）非特异性肠炎和功能性腹泻应在排除其他疾病后才能做出诊断。

（5）常规治疗无效时需考虑是否为乳糖酶缺乏。

（6）新生儿及婴儿喂养困难、反复呕吐、腹泻应考虑是否为遗传代谢病，应做血和尿遗传代谢病筛查。

（旷寿金 田 朗）

第十五节 呕 血

呕血（hematemesis）主要是由上消化道（指屈氏韧带以上的消化器官）疾病或全身性疾病所致的急性上消化道出血，血液经胃从口腔呕出。下消化道出血一般以便血为主，但出血量多或肠内压高于胃内压时，血液可反流入胃及食管引起呕血。根据血液在胃内停留时间的长短，呕出的性状可不同，如血液在胃内停留时间短或出血量大，呕出的血性液呈鲜红色或暗红色；如出血量较少或在胃内停滞时间较长，则呕吐物为咖啡渣样黑色。鼻腔、口腔、咽喉等部位的出血吞咽后再呕吐，或呼吸道疾病引起的咯血，不属于呕血；新生儿在分娩过程中吸入母亲产道中的污血或婴儿吸入乳母乳头皲裂、糜烂处的母血，也可引起假性呕血。

一、诊断步骤

（一）采集病史

（1）年龄：不同年龄的患儿出血原因不同，新生儿期不同日龄的呕血原因也不相同。学龄前或大龄儿童呕血最常见的原因为消化性溃疡出血。大龄儿童呕血需警惕门静脉高压伴食管静脉曲张破裂出血可能。

（2）呕血的量和速度：可根据呕吐的性状及呕吐物的量判断；还可根据是否有面色苍白、头昏、乏力、四肢厥冷、血压下降等休克表现判断是否为大量出血。

（3）是否为由于服用铁剂、铋剂、酚酞或中草药引起的假性呕血，进食某些食物如紫米粥、甜菜、水果汁等会出现呕吐物貌似血液，是否为服用阿司匹林、吲哚美辛、激素等引起的食管和胃黏膜损害出血；是否为使用抗凝药物导致的凝血功能障碍致出血。

（4）喂养史：早产儿过早喂奶可引起胃出血，单纯母乳喂养的初生儿可发生新生儿出血症。

（5）有无基础病，如肝硬化、先天性胆道闭锁、血友病、特发性血小板减少性紫癜（ITP）等。有无消化道出血的家族史。

（6）是否有异物吸入史，如鱼刺、笔头等可刺破食管或胃黏膜引起呕血。

（7）是否因严重感染、大手术、颅脑外伤、大面积烧伤、窒息等所致应激性溃疡出血。

（8）是否有新近拔牙、口腔颌面损伤、鼻出血或咽喉炎，需要排除口腔、鼻咽部和肺部咯血等致呕吐物有血性物质。

（9）是否伴腹痛、腹泻、便血等，新生儿坏死性小肠结肠炎、过敏性紫癜、肠炎、应激性溃疡、消化性溃疡，可伴有腹痛、腹泻或便血，但小儿消化性溃疡出血可突然发生，病前常无腹痛病史。

（二）体格检查

1.**全身情况** 急性大量失血常有面色苍白、精神委靡、脉搏加快、血压下降，甚至发生休克。急性大量失血可出现发热，但失血性休克时患儿体温可降低。

2.**是否有其他部位出血** 颅内出血或穿刺部位出血不止可能是维生素K缺乏、血友病、白血病伴有凝血功能障碍或DIC等。

3.**皮肤检查** 蜘蛛痣见于肝硬化、食管及胃底静脉曲张破裂出血；皮肤紫癜见于特发性血小板减少性紫癜或过敏性紫癜；黄疸见于胆道闭锁或肝硬化；皮肤血管瘤患儿应考虑是否有胃肠道血管瘤存在，皮下血肿常见于血友病。

4.**腹部检查** 新生儿坏死性小肠结肠炎、肠梗阻常有明显腹胀。腹壁静脉曲张见于肝硬化、布 - 加综合征、门静脉海绵样变性。上腹部压痛见于消化性溃疡、应激性溃疡；肝大见于肝硬化、胆道闭锁、血吸虫病、布 - 加综合征。

（三）辅助检查

（1）血常规：失血量多时血红蛋白下降；小细胞低色素性贫血提示慢性失血；血小板低于50×10^9/L应考虑ITP。白细胞和血小板同时降低出血原因可能为门静脉高压（存在脾功能亢进）或败血症。

（2）疑为血液病（血友病）、DIC、维生素K缺乏者应做凝血功能检查。

（3）要区别新生儿是咽下综合征还是胃出血，可做抗碱试验（APT试验）。

（4）怀疑肝硬化、食管或胃底静脉曲张破裂出血，可查肝功能、B超、胃镜。

（5）怀疑先天性肥厚性幽门狭窄、胃食管反流等可行上消化道钡餐检查。疑膈疝、坏死性小肠结肠炎、肠旋转不良等可行立位腹部平片检查。

（6）怀疑胃炎、食管炎、消化性溃疡、应激性溃疡、胃异物、胃黏膜脱垂、食管贲门撕裂伤、血管瘤等可做胃镜检查。

（7）怀疑血管瘤、门静脉高压、布-加综合征、门静脉海绵样变性等可进行选择性血管造影。

（8）放射性核素扫描，上述检查不能查出出血部位时可行^{99m}Tc扫描，尤其是小肠出血。

二、思维程序（图1-15-1）

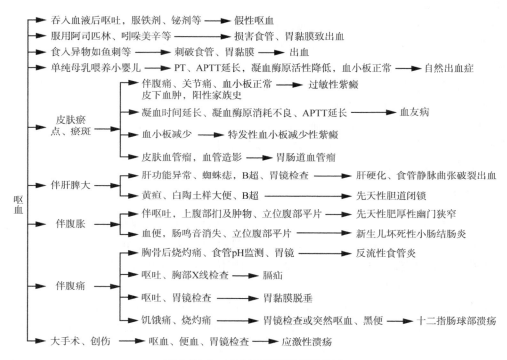

图1-15-1　呕血临床诊断思维程序

1.确定是咽血还是呕血　新生儿血液具有抗碱血红蛋白，APT试验阴性，如为阳性则考虑是吞咽母血所致。咯血或鼻咽部、口腔出血咽下后所致的假性呕血应仔细检查口腔、鼻咽部。

2.判断是消化道疾病所致的呕血还是全身性疾病的局部表现　新生儿自然出血症、过敏性紫癜、血液病、肝性脑病、严重代谢障碍、中毒性疾病（如鼠药中毒）、尿毒症等均可引起呕血，根据其相应的临床特点不难鉴别。

3.确定消化道疾病所致的呕血的原因　新生儿常见呕血原因是新生儿出血症、坏死性小肠结肠炎、膈疝、胃食管反流、先天性幽门肥厚狭窄等。婴幼儿常见原因为食管炎、胃食管反流、膈疝、门静脉高压胃底食管静脉曲张。儿童则以消化性溃疡、胃食管反流、门静脉高压等多见，应激性溃疡、血管瘤、血管畸形等在各年龄组均可见到。

（1）早产儿过早喂奶所致胃出血、服用损害胃黏膜药物或食入异物引起的呕血，仔细询问病史即可确诊。

（2）新生儿坏死性小肠结肠炎：见于早产儿与足月小样儿，表现为腹胀、呕吐、呕血、腹泻、血便，腹部X线平片有特征性改变。

（3）反流性食管炎：见于新生儿和小婴儿，病因不清，可能与贲门松弛、肠腔内压力升高使胃液反流入食管有关，胃酸及胃中消化酶可腐蚀食管引起呕吐、呕血，体重增长缓慢，胃镜检查可确诊，食管pH监测如pH持续低于5.0有诊断意义。

（4）膈疝：为先天性膈肌发育缺陷，使部分胃通过膈裂孔进入胸腔。主要症状为呕吐和体重不增，呕吐严重时可伴棕色或咖啡样血液，一般立位时不吐、平卧位吐。X线检查可见胸腔内有胃泡影。

（5）肝硬化、食管静脉曲张症：主要症状是呕血、柏油样大便、出血量大。既往有肝炎病史，平日有纳差、消瘦、贫血、白细胞减少、血小板降低；肝功能异常，B超可见肝硬化、脾大、门静脉压力增高、食管胃底侧支循环丰富，胃镜可确诊并可在胃镜下结扎止血。

（6）先天性肥大性幽门狭窄：系幽门环形肌肥厚，致幽门管腔狭窄而发生上消化道不全梗阻。多见于新生儿及小婴儿，呕吐为主要症状，呕吐严重时可引起黏膜出血，吐出物可呈棕色，查体可见胃蠕动波并在右上腹部摸到肿物。腹部平片可见胃扩张，钡餐可确诊。

（7）消化性溃疡：临床表现不典型，少数有类似成人的临床表现，大部分平时无症状或仅有无规律上腹痛、纳差、消瘦等表现。可突然出现呕血、黑便，确诊需胃镜检查。

（8）应激性溃疡：可见于小儿各年龄期，一般在较大创伤、烧伤或手术后发生，颅内压增高也可引起新生儿应激性溃疡，表现为呕血与便血，胃镜检查可确诊。

（9）胃黏膜脱垂：由于慢性胃炎等原因使胃窦部黏膜增生、变粗、松弛、过度滑动，向幽门管脱出，脱入十二指肠引起腹痛、出血、梗阻。呕血可为本病主要症状，查体一般无明显阳性体征，确诊需钡餐检查。

（10）消化道血管瘤、血管畸形所致呕血：有时体表可见血管瘤，确诊需血管造影。

三、经验体会

（1）首先应判断是咽血还是呕血。

（2）判断是全身性疾病的局部表现还是消化道本身的疾病。

（3）不一定要等出血停止后才查找病因，如胃镜检查不仅可以查病因，同时可进行治疗。

（4）找不到出血位置时，可考虑血管造影、放射性核素扫描。

（旷寿金 田 朗）

第十六节 便 血

便血（melena）是指大便中含有血液的症状，是消化道出血的重要表现。可发生在各种年龄和多种疾病中。便血主要是指屈氏韧带以下消化道的各种疾病引起的出血。但上消化道出血也可以便血，上消化道出血已在上一节讨论，本节不再重复。

一、诊断步骤

（一）采集病史

（1）年龄：不同年龄的常见下消化道出血的原因不同，新生儿期最常见的原因是吞入母亲血液、感染性肠炎、牛奶蛋白过敏，婴儿期常见于肛裂、感染性肠炎、非特异性肠炎、牛奶过敏，儿童期常见于感染性肠炎、幼年性肠息肉、肛裂，学龄期常见于感染性肠炎及炎性肠病。

（2）注意询问是否服用含铁的食物与药物；便血是否与某些食物（如牛奶过敏）等有关。

（3）注意询问有无发热、腹痛、腹泻等感染症状，消化道炎症是常见的便血原因。

（4）注意大便的颜色和量，初步判断出血部位。柏油样便可能为上消化道出血或是小肠来源出血在肠内停留较久，大量暗红色血便说明出血量大；鲜血便或大便表面带血可能是直肠病变（结肠息肉、肛裂、脱肛或痔疮出血）；黏液脓血便、腹泻提示结肠炎症（胃肠炎、牛奶蛋白不耐受、炎症性肠病）。

（5）注意便血是否为全身性疾病的局部表现，ITP、过敏性紫癜、维生素K缺乏、DIC、再生障碍性贫血、血友病、肝性脑病、尿毒症等除有便血外，还有相应的全身症状。

（6）阵发性剧烈哭吵的婴儿应警惕是否为肠套叠。

（二）体格检查

（1）一般情况：长期小量便血可有贫血、营养不良表现，急性大量失血可表现为贫血、精神委靡、心率加快、血压下降甚至休克。

（2）腹胀、腹部压痛，说明肠腔内有炎症或溃疡。腹部可扪及腊肠形肿块应考虑是否为肠套叠。

（3）头面部、黏膜有毛细血管扩张，见于家族性毛细血管扩张症。皮肤黏膜出血者应考虑全身性血液病、过敏性紫癜。口唇及口腔黏膜有色素沉着者应考虑口腔黏膜色素沉着伴胃肠多发性息肉综合征（Peute-Jegher综合征）。伴表皮囊肿者警惕家族性多发息肉-骨瘤-软组织瘤综合征（Gardner综合征），伴脱发、指甲萎缩者需考虑息肉-色素沉着-脱发-爪甲营养不良综合征（Cronkhite-Ganada综合征）。

（4）直肠指检，可除外直肠及其周围器质性病变。

（三）辅助检查

1.血常规 急性大量失血可出现贫血、白细胞增高；长期少量失血，血红蛋白可降低。血小板明显降低应考虑ITP或DIC。

2.大便常规及隐血 包括外观检查和显微镜检；常规检查阴性仍疑有消化道出血时可做隐血试验。疑为肠道炎症时应做大便培养或病毒分离。

3.凝血功能检查 疑为血液病、DIC、维生素K缺乏症应检查凝血功能。

4.B超检查 可发现肝、胆、胰病变，彩超可诊断新生儿肠旋转不良合并中肠扭转、肠系膜上动脉栓塞。

5.腹部X线平片 可诊断肠穿孔、肠梗阻。

6.钡餐、钡灌肠 可诊断旋转不良、肠套叠、肠重复畸形、梅克尔憩室。

7.纤维结肠镜 可协助诊断息肉、结肠炎、克罗恩病、溃疡性结肠炎等。

8.选择性血管造影 有助于血管瘤、血管畸形的诊断。

二、思维程序（图1-16-1）

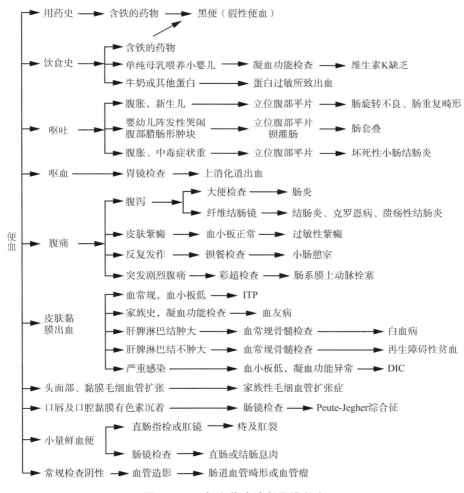

图1-16-1 便血临床诊断思维程序

1.确定是否为消化道出血 咽下血液或进食含铁的食物或药物可引起黑便，详细询问病史及检查鼻、口、咽部可明确。

2.是全身性疾病的局部表现还是消化道本身的疾病 新生儿自然出血症、过敏性紫癜、流行性出血热、ITP、血友病、再生障碍性贫血、白血病、肝性脑病、DIC等均可引起消化道出血，但除便血外还有相应的临床特点，不难鉴别。

3.是上消化道出血还是下消化道出血 上消化道出血以呕血为主，大便为柏油样，但上消化道大量出血时，肠蠕动快，大便可呈暗红色或咖啡色。下消化道出血常以血便为主，可为咖啡色或棕黑色，直肠、肛门出血为鲜红色，但下消化道出血如血液在肠内停留时间长，也可为黑便。

4.确定下消化道出血的原因

（1）肠梗阻是新生儿下消化道出血的主要原因，肠旋转不良和小肠重复畸形也可见到，表现为腹胀、呕吐、便血，腹部X线平片及钡餐可协助诊断。肠套叠常见于婴儿，以阵发性哭吵、呕吐、果酱样便为特征，查体可触及右上腹腊肠形包块，而右下腹空虚，钡灌肠可确诊。

（2）急性胃肠炎：许多细菌或病毒感染引起的肠炎，可出现便血，常伴较严重的腹泻、发热、腹痛、呕吐等症状，大便培养或病毒分离可确诊。

（3）新生儿坏死性小肠结肠炎，常出现便血，腹部X线平片可协助诊断。

（4）血管畸形或血管瘤引起出血，如位于小肠，常规检查很难发现，需胶囊肠镜、血管造影才能确诊。

（5）梅克尔憩室：多见于2岁以内儿童，常反复发作，可表现为突然大量便血，开始为黑便，随后出现鲜血便，可合并肠梗阻、肠套叠等，钡餐检查可协助诊断。

（6）肠系膜血管栓塞：表现为突然剧烈腹痛和便血，彩超检查可确诊。

（7）肠寄生虫病：钩虫等寄生虫感染可引起消化道小量慢性失血，临床除有贫血外可无其他症状，嗜酸粒细胞计数可增高，大便查出虫卵可确诊。

（8）肠结核、溃疡性结肠炎、克罗恩病等可出现血便，伴慢性腹泻，纤维肠镜检查、钡灌肠检查可协助诊断。

（9）直肠或结肠息肉：常表现为发作性、无痛性少量流血，多为成形便，外沾有鲜血或便后滴血，结肠镜检可确诊。

（10）痔及肛裂：痔为便后滴血，肛裂伴有排便时疼痛，直肠指检或肛镜检查可帮助诊断。

三、经验体会

（1）患儿年龄不同，便血的原因不同，首先应考虑常见病。

（2）应详细询问病史并仔细检查，区别便血是全身性疾病还是消化道本身的疾病所引起。

（3）上消化道出血和下消化道出血有时很难鉴别，便血除应考虑下消化道疾病外，还应想到可能是上消化道出血。

（4）较大儿童怀疑小肠出血者，可选择胶囊肠镜检查。

（旷寿金 田 朗）

第十七节 心 悸

心悸（palpitation）指安静时自觉心脏跳动的不适感觉或心慌感，见于年长儿童。心悸时心率可快可慢，可合并心律失常。心率增快时感到心脏跳动不适，心率减慢时则觉得心脏搏动有力。

一、诊断步骤

（一）采集病史

1.心悸的起病方式 心悸症状突发突止，间歇期正常，常见于阵发性室上性心动过速；心悸缓慢起病可见于慢性心力衰竭、甲状腺功能亢进、β受体亢进综合征等；心悸以心动过缓为特征可能是房室传导阻滞或病态窦房结综合征；心率正常且节律规整，多见于焦虑状态；体位变化引起的心悸提示体位性心动过速综合征。

2.起病的伴随症状 心悸伴心前区疼痛见于心肌炎、心包炎、心肌缺血；伴发热见于全身感染性疾病、风湿热、心肌炎、心肌病、心包炎、感染性心内膜炎；伴晕厥或抽搐见于病态窦房结综合征、高度房室传导阻滞、室性心动过速、心室颤动等；伴贫血常见于急性失血、休克等；伴消瘦、多汗见于甲状腺功能亢进；伴心跳不规则多见于室性期前收缩等。

3.有关病史 仔细询问有无进食苏打水、咖啡、茶、巧克力、能量饮料；有无晕厥、猝死和心律失常家族史；有无服用引起心悸的药物；有无引起心悸的精神心理因素等。

（二）体格检查

合理地进行心血管系统及相关系统的体格检查，如甲状腺、体温、血压检查等。心脏检查可提示二尖瓣脱垂、梗阻性疾病和心肌病。

（三）辅助检查

（1）心电图：明确心律失常及其类型、心肌缺血、房室肥大、传导阻滞等。24h心电图（Holter）、心电图运动负荷试验、立位和卧位心电图变化有助于诊断。

（2）心脏X线：了解肺血状况及心影形态、肺纹理。

（3）超声心动图：显示心内结构及心脏功能。

（4）心脏电生理检查：可诱发或终止阵发性室上性心动过速，明确心动过速的电生理类型。

（5）倾斜试验及普萘洛尔、异丙肾上腺素试验等有助于诊断β受体亢进综合征。

（6）实验室检查：如三大常规、血培养、心肌酶学、心肌肌钙蛋白、T_3、T_4、TSH、支原体抗体、柯萨奇病毒抗体等。

（7）运动负荷试验：有助于诊断运动中出现的症状。

二、思维程序（图1-17-1）

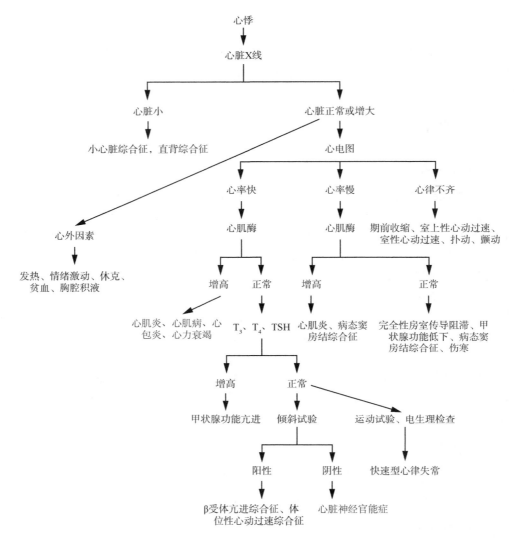

图1-17-1　心悸临床诊断思维程序

三、经验体会

心悸应在安静时排除哭闹、活动、情绪影响及发热等因素后根据不同病因进行分析。

小心脏综合征指胸部X线检查显示心脏阴影缩小，心胸比值<0.42，心脏横径<9～12mm。轻微活动后心排血量相对不足，出现眩晕、心悸、胸骨后疼痛、呼吸急促和疲乏等，多为先天性心脏大小方面的异常，并无器质性改变，心脏大小和心脏功能相一致，可有心排血量下降，出现相应症状。部分患儿心脏小但并无症状。心电图正常，运动负荷试验因心肌缺氧可出现ST-T压低和T波倒置。超声心动图显示心脏小，

并无结构异常。

直背综合征因先天或后天因素使胸椎生长发生缺陷，常在第2胸椎以下变直，缩小了胸廓前后径，心脏被推向左侧，使肺动脉干更加靠近胸前壁，产生类似先天性心脏病的杂音。心血管造影见右心室、肺动脉靠近胸骨右缘。胸部X线检查可见胸廓前后径变窄，胸椎椎体平直，缺乏生理弧度，胸廓前后径/横径值＜0.47。心电图可轻度异常。超声心动图心内结构正常。

β受体亢进综合征或体位性心动过速综合征（postural orthostatic tachycardia syndrome，POTS）是由于自主神经功能紊乱，β受体对刺激的反应性增强，表现为交感神经功能亢进的症状，并非体内儿茶酚胺分泌过多。本症分原发性和继发性，前者病因不明，后者与身体内在环境改变或精神心理创伤有关。其诊断要点：①发病年龄。好发于女性年长儿，多见于6～14岁的学龄期儿童及青春期少年。②交感神经活动增强的症状。患儿均有心悸、胸闷、气短、乏力、头晕等表现，部分患儿易出现烦躁、多汗、掌心发热等，少数患儿可伴低热、手足发麻感。查体时安静状态下心率增快，第一心音亢进，心尖部可有轻微收缩期杂音，部分患儿收缩压增高。卧位时心率正常，站立位时心率明显增快，平均增快20～40次/分。③心电图非特异性改变。心电图除存在窦性心动过速外，常有不同程度的ST-T改变，多数出现T波倒置或低平，ST段降低主要出现在Ⅱ、Ⅲ、aVF、V_5导联，立位或活动后上述改变更为明显。④实验室检查。普萘洛尔试验，使用β受体阻滞剂普萘洛尔后1h，快速心率明显减慢，心肌缺氧获得改善，心电图缺血型ST-T改变恢复正常。运动试验结合普萘洛尔试验，采用二级梯或踏车运动试验阳性，用普萘洛尔后转为阴性，有助于本症诊断。异丙肾上腺素试验，静脉滴注异丙肾上腺素1μg/min，心率增快20～30次/分，然后滴注普萘洛尔，心率恢复至静脉滴注异丙肾上腺素前水平为阳性。倾斜试验，平卧位心率正常，直立倾斜试验10min内心率较平卧位增加≥40次/分和（或）心率最大值6～12岁≥130次/分，13～18岁≥125次/分，同时收缩压下降＜20mmHg，舒张压下降＜10mmHg。

（王 成 邹润梅）

第十八节 晕 厥

晕厥（syncope）是短暂的全脑低灌注导致的一过性意识丧失及体位不能正常维持的症状，起病迅速、持续时间短、可自行恢复。晕厥由脑部突然代谢受损引起，常因低血压使脑供血量减少造成。自主神经介导性晕厥和心源性晕厥是儿童晕厥的主要原因。自主神经介导性晕厥占70%～80%，包括血管迷走性晕厥（vasovagal syncope，VVS）、体位性心动过速综合征、直立性低血压、直立性高血压、境遇性晕厥等。其中，血管迷走性晕厥是由多种因素引起周围血管扩张、低血压与心动过缓所致的自限性晕厥发作。15%的18岁前青少年至少有过一次晕厥经历，20岁学生中20%的男性和50%的女性至少有过一次晕厥发作。血管迷走性晕厥虽预后较好，但反复发作影响儿童生活、学习，甚至可造成躯体意外伤害。直立倾斜试验（head-up tilt test，HUTT）能有效诱发易感儿童血管迷走性晕厥发作，已成为诊断血管迷走性晕厥的金标准。

心源性晕厥是指心脏结构或节律异常，心脏有效射血减少或停止，导致心排血量不足，引起脑缺血所致的晕厥。其病因包括心律失常，如快速性心律失常（室性心动过速、室上性心动过速合并心房颤动）、缓慢性心律失常、离子通道病；心脏结构异常主要是引起流出道梗阻的心脏病，如肺动脉高压、梗阻性肥厚型心肌病、法洛四联症。心源性晕厥占 2% ～ 3%，是儿童晕厥的少见原因，但猝死风险高。

一、诊断步骤

（一）采集病史

晕厥临床表现多种多样，从良性发作到突然猝死均有可能。

1.发作前情况　包括体位、有无诱因、有无发作先兆。自主神经介导性晕厥多因体位改变、持久站立、排尿、排便、精神紧张诱发，多见于直立位，有头晕、视物模糊、大汗等发作先兆。心源性晕厥与体位无关，剧烈运动、情绪激动时诱发，也可发生于安静状态下。

2.发作时情况　发作时有无倒地，缓慢跌倒还是突然跌倒，意识丧失时间，有无抽搐。

3.发作后情况　晕厥后有无定向力障碍、大小便失禁。

4.既往史　详细询问有无器质性心脏病史、神经系统病史。

5.家族史　有无猝死、神经系统疾病家族史。

（二）体格检查

对心血管系统和神经系统进行详细体格检查，测量卧位及直立位心率、血压。发作时面色苍白，意识丧失，脉搏细弱或摸不到，血压可测量不出，呼吸微弱。平卧后脑血流恢复正常灌注，脉搏可触及，面色开始恢复，呼吸深促，意识迅速恢复。

（三）辅助检查

1.心电图　了解是否存在心律失常、心肌缺血、预激综合征等。

2.动态心电图　对于怀疑心律失常导致晕厥的患儿动态心电图可捕捉到心律失常的证据。

3.心电图运动负荷试验　运动后发作心律失常，1/3 患儿可确诊为心律失常性晕厥，若怀疑为急性室性心律失常者则禁行此项检查。

4.倾斜试验　对鉴别血管迷走性晕厥与其他疾病所致的血管抑制表现有意义。

5.心脏电生理检查　无创性检查尚不能明确心律失常导致的晕厥时，对高危患儿检查心电生理可诱发快速性心律失常，或明确房室传导阻滞。

二、思维程序（图1-18-1）

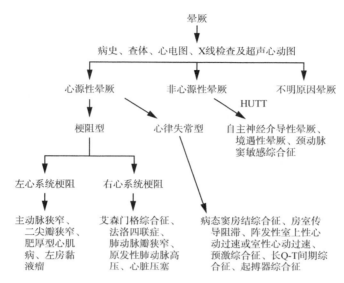

图1-18-1　晕厥临床诊断思维程序
HUTT，直立倾斜试验

三、经验体会

晕厥的诊断思路应明确晕厥与心脏的关系，确定是哪一种类型，再进一步深入检查。直立性低血压部分患儿不是在直立时即刻发生，往往需直立1～3min才出现症状，怀疑本病者应直立5min，部分正常人直立时发生短暂血压波动，但波动幅度不大，一般1～2min缓解。反射性晕厥是由支气管内膜、咽喉部、食管黏膜疼痛刺激引起。低血压晕厥在严重低血糖时可发生乏力、多汗、意识模糊，症状与体位无关，静脉注射葡萄糖后缓解。

血管迷走性晕厥发病机制与Bezold-Jarisch反射密切相关，同时自主神经调节失衡、神经体液因素及遗传等诸多因素也参与血管迷走性晕厥发生。其诊断主要依靠诱因、临床表现及直立倾斜试验。治疗目标是预防晕厥发作和晕厥导致的损伤，改善生活质量，降低死亡危险。采取非药物（健康教育）和药物相结合的治疗措施。

（王　成　邹润梅）

第十九节　少　　尿

正常小儿的尿量个体差异较大，一般认为每日尿量少于250ml/m²为少尿（oliguria），或每日排尿量学龄儿童少于400ml，学龄前儿童少于300ml，婴幼儿少于200ml均为少尿；每日尿量少于50ml为无尿。少尿按其病因可分为肾前性、肾性和肾后性，应注意询问病史，结合症状和体征及有关辅助检查结果及时做出病因诊断。

一、诊断步骤

（一）采集病史

（1）注意询问有无饮水少、出汗多、腹泻、大出血、严重失水、烧伤、心力衰竭、重度低蛋白血症、重症肝病等引起血容量或有效血容量不足的病史或病变存在。

（2）询问有无皮疹及瘀点、瘀斑、黄疸等皮肤异常改变，有助于诊断引起少尿的原发病，如狼疮性肾炎、紫癜性肾炎及溶血尿毒综合征等。

（3）是否有关节肿痛、腰腹痛。继发于结缔组织疾病的肾脏损害所致少尿可出现关节肿痛。引起梗阻性少尿的肾结石常出现腰背部绞痛并向下腹部、腹股沟区放射；肾盂肾炎、输尿管炎也常有腰腹疼痛不适，应注意询问。

（4）询问是否有血尿及排尿困难，有助于肾结石引起的少尿的诊断。

（5）询问既往有无链球菌等感染史、毒物接触史、药物中毒史，是否使用对肾脏有损害的药物，对诊断急性肾炎、间质性肾炎等肾损害的诊断有帮助。

（6）有无其他可引起少尿的原发性急、慢性肾脏疾病及其他泌尿系统病史。

（二）体格检查

1.生命体征　注意有无皮肤湿冷、血压下降、脉搏细速等休克表现，警惕肾前性少尿。如血压增高应注意是否存在肾小球病变。

2.皮肤　注意有无苍白、花纹，是否干燥，弹性是否下降，这些提示贫血或失血失液或循环血量不足。有无皮肤破损、黄疸。还要检查有无水肿及其部位、性质、程度。另外还应注意是否有皮疹，皮疹性质如何。

3.头颅　小婴儿前囟是否凹陷，有无眼窝凹陷、口唇干燥，以明确有无脱水，便于肾前性少尿的诊断。还应注意结膜、口唇是否苍白，辅助诊断有无失血。

4.心脏听诊　有无心率加快、奔马律、心律不齐、心音低钝、收缩期杂音等。严重循环血量不足或休克时可出现上述表现。

5.腹部检查　是否肝脾大、肾下垂，有无输尿管点、脊肋点压痛及肾区叩痛。

6.四肢关节　继发于结缔组织疾病的肾脏损害可有关节肿痛。

7.多系统受损　继发于全身性疾病的肾小球病变如系统性红斑狼疮、过敏性紫癜、结节性动脉炎等可存在多脏器、多系统受损表现，应仔细检查皮肤、肺部、心血管、四肢关节及神经系统等有无异常表现。

（三）辅助检查

1.常规检查　应常规做外周血细胞计数（包括网织红细胞计数）、尿常规、尿沉渣、尿比重、尿钠、尿渗透压、肾功能及大便检查。

2.特殊检查　通过病史、体征和常规化验资料分析，提出可能的诊断，根据具体条件选择有关特殊化验或器械检查，如血清免疫反应（抗链球菌溶血素"O"测定及其他病原学检查、类风湿因子、抗核抗体、冷凝集试验、甲胎蛋白测定、补体结合试验等）、肝功能检查、心电图检查。对诊断有困难的病例，还可做泌尿系X线检查、静脉肾盂造影、逆行肾盂造影、放射性肾图及超声和CT检查以帮助诊断。

二、思维程序（表1-19-1，图1-19-1）

表1-19-1 少尿的分类及常见原因

肾前性

　血容量减少

　　失水：饮水少、出汗多、高热、呕吐、腹泻、胃肠减压、糖尿病酸中毒、慢性肾上腺功能不全、过度利尿、高渗血症

　　出血：创伤、手术、烧伤

　　低蛋白血症：营养不良、肝病

　低血压

　　循环障碍：各种原因引起的休克、心功能不全、过敏反应、输血反应、应激

　　感染：败血症、DIC

　血氧量降低：肺炎、呼吸窘迫综合征

　内分泌功能紊乱：继发性抗利尿激素及醛固酮分泌亢进、甲状腺功能低下

肾性

　各种原发或继发的肾小球肾炎、肾病，肾间质病变

　肾小管坏死

　　中毒性：药物、生物毒素（蛇毒、毒蕈）、化学品（金属、有机毒品）

　　缺血性、溶血尿毒综合征、肝肾综合征、流行性出血热等

　　双侧肾皮质坏死

　　肾盂肾炎

　遗传性或畸形：双侧肾发育不全、多囊肾

肾后性

　输尿管病变：畸形、结石、炎症、肿瘤或血块、尿结晶堵塞

　腹壁后肿瘤或纤维增生性病变，肾静脉血栓形成，膀胱输尿管反流，手术粘连

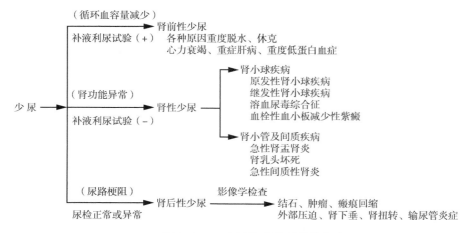

图1-19-1 少尿临床诊断思维程序

（一）肾前性少尿

对于少尿患儿首先要询问有无引起循环血容量减少的疾病，如心力衰竭、休克、重症肝病、各种原因所致的重度脱水、重度低蛋白血症等，注意其症状体征，尿检查一般少见异常，而且肾功能除BUN升高外多在正常范围则诊断不难。诊断有困难时可做补液利尿试验，若出现利尿亦可确定为肾前性少尿。具体方法：用生理盐水1份加入5%～10%葡萄糖液2份，按20ml/kg体重静脉滴注。如少尿系肾前性，静脉滴注后1～2h即有尿排出。如尿量仍不增多，再静脉注射20%甘露醇5～10ml/kg，呋塞米1～2mg/kg，若出现利尿亦可确定为肾前性少尿，而肾性少尿时，尿量无明显增加或不增加。

（二）肾性少尿

如患儿不符合肾前性少尿的特征，应考虑是否有肾实质病变存在，即肾性少尿的可能。根据详细的病史、临床症状和体征、尿常规化验与一般的肾功能试验可做出临床诊断。做补液利尿试验尿量无明显增加或不增加亦说明为肾性少尿。少数患儿尚须进一步检查，包括影像学检查、肾活体组织检查等，方可确定原发性肾脏病的性质。

（三）肾后性少尿

患儿无循环血容量减少的情况，临床特征又不符合肾性少尿，应注意有无尿路梗阻病史及临床表现，如排尿异常及肾绞痛等，询问是否有尿闭或少尿与多尿交替出现。如果有以上表现，检查尿比重、尿钠、尿渗透压多在正常范围，应考虑为肾后性少尿，根据情况再结合泌尿系X线片、静脉肾盂造影、逆行肾盂造影、放射性肾图及超声检查明确诊断。

三、经验体会

肾前性少尿实际上是人体竭力为调节水、钠平衡以恢复血容量或使渗透压恢复至正常的一种生理性调节机制，当这种调节失衡或未能及时补液或应用血管活性药物来增加血容量或渗透压时，才会在有限的时间内发生急性肾衰竭。

引起小儿少尿的原因有多种，各种原因造成的血容量不足或循环功能不全、各种肾实质病变或尿路梗阻都可出现少尿症状。其中肾前性少尿如及时补充血容量即可快速逆转病情进展，避免肾衰竭的发生，因此应注意询问有关病史，及时对肾前性少尿做出诊断，如果难以与肾性少尿鉴别，应早做补液利尿试验。对于可疑肾后性少尿应及时结合有关影像学检查做出诊断。

（易著文）

第二十节　多　　尿

正常新生儿尿量约400ml/d，婴幼儿为400～600ml/d，学龄前儿童为600～800ml/d，学龄期儿童为800～1400ml/d。凡尿量明显增多者即为多尿（polyuria），其判断标准尚不统一，成人24h尿量经常超过2500ml者即为多尿，小儿尿量经常超过2500～3000ml/（m² · d）或尿量超过预期平均尿量的2.5～3倍时即为多尿。健康人饮水过多或食用含水分较多的食物时，可出现暂时性生理性多尿。持续性多尿属于病理性。多尿可分为水利尿和溶质性利尿两类。水利尿是由于过多饮水的原发性多饮和抗利尿激素（ADH）合成分泌障碍所致的中枢性利尿及肾脏ADH反应低下而引起的肾性尿崩症。溶质性利尿即渗透性利尿，主要以葡萄糖、尿素、电解质等为溶质产生的利尿。多尿的原因主要为肾脏疾病、内分泌及代谢疾病、精神性多饮多尿三方面。

一、诊断步骤

（一）采集病史

（1）阳性家族史。

（2）颅内炎症、外伤、肿瘤或颅脑手术史。

（3）慢性肾脏病病史。

（4）药物或重金属接触史。

（5）有无多饮、乏力、惊厥、周期性瘫痪、恶心、厌食、消瘦、贫血等症状。

（6）既往诊治的经过。

（二）体格检查

（1）有无高血压、水肿等肾脏病的表现。

（2）有无生长、体格发育障碍，有无佝偻病的表现。

（3）有无脑膜刺激征、颅内高压、局灶定位征等颅内病变的体征。

（4）有无突眼或颅骨缺损。

（三）辅助检查

1.尿液检查 如尿常规、尿细菌学检查、尿液电解质和氨基酸分析、尿17-羟和17-酮类固醇测定。

2.周围血象 如血常规、血沉。

3.血生化 如血清电解质、尿素氮、肌酐、碱性磷酸酶、血糖、血气分析等。

4.内分泌检查 如醛固酮、肾素、皮质醇、促肾上腺皮质激素、甲状旁腺素检测，葡萄糖耐量试验。

5.特殊检查

（1）禁水试验：是一种较为实用而又简单易行的诊断尿崩症的方法。用于鉴别尿崩症和精神性多饮者。禁水8～10h后尿量不减少，尿比重不能增加到1.010，尿渗透压不超过280mOsm/kg，体重下降超过3%～5%，血清钠升高，提示为真性（中枢性或肾性）尿崩症；反之，可能为精神性多饮。

（2）加压素试验：用于垂体性尿崩症与肾性尿崩症的鉴别诊断。经过8h禁水试验尿液不能充分浓缩，在禁水试验过程中，如尿量不减少，尿比重和渗透压不增加，可静脉注射垂体加压素0.1～0.25 U。如果注射后30～60min尿量显著减少，尿比重增高，尿渗透压升高≥50%，说明ADH缺乏，提示垂体性尿崩症。精神性多饮者注射后尿量进一步减少，尿比重和渗透压进一步增加；肾性尿崩症患儿对ADH无反应。注射ADH后尿渗透压升高≤9%。

（3）氯化铵负荷试验。

（4）骨、颅脑和腹部X线平片，静脉和逆行肾盂造影。

（5）腹部B超，腹部、颅脑CT或磁共振检查。

（6）肾图和肾扫描。

（7）肾组织活检病理检查。

二、思维程序（图1-20-1，图1-20-2）

1.精神因素　某些精神性多饮或精神分裂症患儿，由于摄水增加，造成水利尿性多尿，此类患儿尿渗透压可低于正常。由于长期多饮导致轻度血容量增加而稍抑制ADH释放，肾髓质的高渗状态破坏，肾小管对ADH敏感性降低，使尿浓缩能力减退。行禁水－加压试验可鉴别（见图1-20-2）。

2.排尿性多尿　体内过剩水分需排出时会产生多尿。例如，心力衰竭的恢复期，水肿吸收、消退期，注射甘露醇或高渗葡萄糖溶液时等。这种多尿均为暂时性，一旦体内过多的水分排出，尿量即恢复正常。

3.尿崩症（中枢性尿崩症）　是由于下丘脑－神经垂体病变，致使ADH分泌和释放减少，影响远端肾小管及集合管对水分的重吸收而致多尿。可分为原发性和继发性。①原发性：原因未明，仅占少数，可有遗传性；②继发性：其中半数为蝶鞍内或附近肿

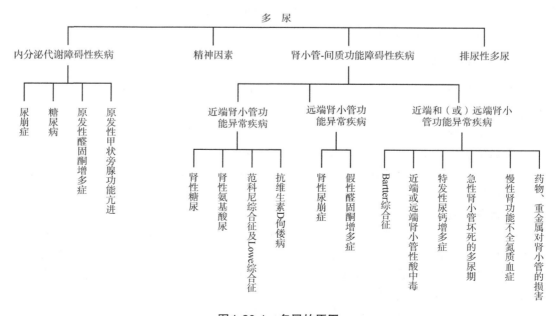

图1-20-1　多尿的原因

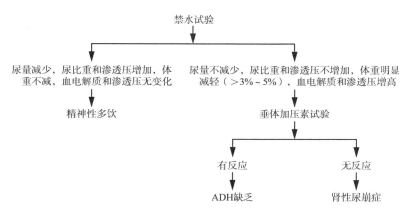

图 1-20-2　尿崩症临床诊断思维程序

瘤（如颅咽管病、嫌色细胞病、神经胶质瘤、松果体瘤等）、血管病变、颅脑外伤等。临床表现主要为多尿、烦渴、低比重尿和低渗尿（常低于200mOsm/kg）。继发性者可有原发病的临床表现，如颅咽管病可有头痛、视力减退、视野缺损等表现。行禁水－加压试验可与肾性尿崩症相鉴别（见图1-20-2）。

4. 糖尿病　临床表现有多饮、多食、多尿、消瘦等。有症状者，随机血糖≥11.1mmol/L，或多次空腹血糖≥7.0mmol/L者，可确诊为糖尿病。

5. 原发性醛固酮增多症　是由于肾上腺皮质分泌醛固酮增多，作用于远曲小管，而起潴钠排钾作用，血钠增高刺激下丘脑口渴中枢致烦渴、多饮引起多尿；另一方面也可因从尿中大量失钾，引起严重低钾血症，导致失钾性肾炎，影响肾小管－间质浓缩尿液的功能，以致多尿。临床表现：多饮、多尿及夜尿，高血压常见，缺钾时，引起肌肉疲乏无力，重症者可致弛缓性瘫痪，心电图出现低钾表现。血及尿24h醛固酮排出量增加，肾素活性下降。B超诊断直径＞1.3cm的腺瘤正确率为70%～80%，CT对腺瘤定位的准确率为85%～93%。

6. 原发性甲状旁腺功能亢进　是由于甲状旁腺激素分泌增多，引起持续性高钙血症，引起烦渴、多饮。同时可损害肾小管的浓缩功能，加之近端肾小管重吸收磷酸根也受抑制，大量磷酸根从尿中排出而引起多尿。临床上有高钙血症（＞2.75mmol/L），如合并有低磷酸盐血症（＜1.3mmol/L）、高尿钙症和血清碱性磷酸酶水平增高，应高度怀疑原发性甲状旁腺功能亢进。

7. 肾性糖尿　由于近端肾小管重吸收葡萄糖功能减低致尿糖增多，造成溶质性多尿。本病一般无临床表现，检查尿液，常有尿糖，而血糖正常或偏低，每日尿糖量一般＜20～30g，尿中的糖为葡萄糖，口服糖耐量曲线正常，糖储存利用正常，肾小球功能正常。原发性者可有阳性家族史，继发性肾性糖尿除上述特征外，还有原发肾脏病的特征。

8. 肾性氨基酸尿　由于大量氨基酸从尿中丢失而致多尿。如典型胱氨酸尿，临床特征为尿路胱氨酸结石，体型矮小，实验室检查尿中有大量胱氨酸（常＞400mg/d）、赖氨酸、精氨酸、鸟氨酸；二碱基氨基酸尿，表现为生长、智力发育障碍，高氨血症，蛋白质不耐受，尿中排出大量二碱基氨基酸；二羧基氨基酸尿，表现为生长发育障碍，发作性低血糖等。

9. 范科尼综合征及Lowe综合征 两者均是由于大量氨基酸、葡萄糖、磷酸盐等重吸收障碍所致多尿。范科尼综合征临床表现有肾性糖尿、肾小管性蛋白尿、多组氨基酸尿、高钙尿症、近端肾小管性酸中毒、低尿酸血症，尿丢失钾可发生低钾血症等，同时伴有烦渴、多饮、多尿。严重者可发生继发性甲状旁腺功能亢进和肾性骨病。晚期可发生肾衰竭。Lowe综合征是一种伴性隐性遗传病，主要表现：①脑症状，智力低下，发育迟缓，肌张力低，腱反射弱，患儿会痛苦叫喊。②眼症状，先天性白内障，先天性青光眼，视力障碍，眼球震颤及怕光。③肾小管有多种功能障碍。此外还有头颅畸形、马鞍鼻、隐睾等。

10. 原发性低磷性佝偻病或骨软化症 又称为抗维生素D佝偻病或骨软化症，由于对磷酸盐重吸收障碍而致多尿，本病是伴性显性遗传病，多数患儿无症状，典型者可有骨软化症或佝偻病症状，并有低血磷、高尿磷。血钙、尿钙均正常。活动期血碱性磷酸酶升高，血甲状旁腺激素水平正常。

11. 肾性尿崩症 由于远端肾小管的先天缺陷或因各种慢性肾病造成肾小管上皮细胞对ADH的反应降低，甚至无反应，不能按机体对水分需要而重吸收，以致水从尿中大量排出，造成多尿。肾性尿崩症分为遗传性和继发性。继发性见于梗阻性肾病、间质性肾炎、慢性肾盂肾炎、高钙血症、失钾性肾病、肾结核、肾髓质囊性病、海绵肾、多发性骨髓瘤、肾淀粉样变及药物损害（锂、去甲金霉素、甲氧氟烷、长春新碱等）。肾性尿崩症临床表现与中枢性尿崩症相同。症状较轻，可有智力及生长发育障碍，有原发病的临床特征。

12. Liddle综合征（假性醛固酮增多症） 由于远端肾小管先天缺陷对醛固酮的反应性降低，甚至无反应，产生类似于原发性醛固酮增多症的多尿。本病可能是一种常染色体显性遗传病。临床特征是高血压、低血钾和代谢性碱中毒。血和尿中醛固酮含量不高。

13. Bartter综合征 可能是髓袢升支厚壁段重吸收氯离子和钠离子功能缺陷，致钠、钾、氯大量从尿中丢失，影响尿液浓缩功能而致多尿。本病是一种常染色体隐性遗传病。临床特征：80%患儿有多尿、烦渴、夜尿，儿童患者有特殊面容，如大头、突眼、下翻嘴等，有低血钾性代谢性碱中毒、低血氯，30%患儿蛋白尿阳性，肾浓缩功能降低，偶有高钙血症，伴有高肾素、高醛固酮血症，但无高血压及水肿。肾活检存在肾小球旁器肥大或增生。

14. 近端或远端肾小管性酸中毒 由于遗传缺陷或继发性疾病对近端和（或）远端肾小管功能造成损害。前者是由于重吸收HCO_3^-障碍；后者是由于泌氢、产氨、排氨功能障碍以致尿不能酸化，导致大量钠、钾、钙、磷等离子丢失，影响尿浓缩功能而导致多尿。肾小管性酸中毒的主要临床特征：慢性高氯性酸中毒；水、电解质平衡失调；多尿、烦渴、多饮等；肾性佝偻病或骨软化症；肾钙化和（或）肾结石等。

15. 特发性高钙尿症 由于肾小管重吸收钙功能障碍和（或）肠道吸收钙亢进以致尿钙增多，导致患儿烦渴、多饮、多尿。临床表现：半数患儿有尿路结石、肾绞痛、血尿、并发尿路梗阻或感染。有多饮、烦渴、多尿，少数患儿有继发甲状旁腺功能亢进，以致产生轻度骨质疏松，尿钙增多而血钙排出量正常。钙耐量试验阳性。

16.急性肾小管坏死的多尿期及慢性肾功能不全氮质血症,肾梗阻后利尿 除了体内氮质过多造成溶质性利尿外,也存在肾小管功能不全的因素。

17.药物(如抗生素、青霉胺)、重金属(如金、汞、铋)对肾小管的损害 由于肾小管对水重吸收功能降低而导致多尿。

三、经验体会

(1)发现多尿应与尿频相鉴别:多尿是肾脏病的一种常见征象,与尿频极为相关,要注意真性多尿常与烦渴同时存在,尿频不一定有烦渴。尿频是指尿次数增多而尿总量并不增多。根据各年龄每日正常排尿次数、尿量进行比较可以鉴别。

(2)禁水试验的目的是观察患儿细胞外液渗透压增高时的浓缩尿液能力,本试验过程中必须严加观察,防止高钠血症,当体重下降达5%时试验必须终止。通常在第二次采血后即可进行加压素试验。

(3)患颅内肿瘤者常以尿崩症形式发病,而到数年后始出现其他症状,故必须对尿崩症患儿进行长期随访观察,必要时行头颅影像学检查,注意寻找可能存在的原发病灶。

(易著文)

第二十一节 血 尿

血尿(hematuria)是指尿液中红细胞排泄超过正常,仅在显微镜下发现红细胞增多者称为镜下血尿;肉眼即能见尿呈"洗肉水"色或血样甚至有凝块者称为"肉眼血尿"。肉眼血尿的颜色与尿液的酸碱度有关,中性或弱碱性尿颜色鲜红或呈"洗肉水"样,酸性尿呈浓茶样或烟灰水样。镜下血尿的检查方法和诊断标准目前尚未统一,常用标准有:①离心尿(10ml中段新鲜尿,1500转/分离心沉淀5min,取其沉渣一滴置载玻片上于高倍镜下观察)RBC>3个/HP;②尿沉渣红细胞计数>8×10^6/L。

一、诊断步骤

(一)采集病史

注意新近有无皮肤感染或咽喉炎,是否伴水肿、少尿及高血压,是否伴有夜尿增多及贫血,是否伴有听力异常,有无血尿家族史,有无肝炎病史,是否伴感觉异常,是否伴肺出血及紫癜,是否伴有尿频、尿急、尿痛,是否伴有低热、盗汗、消瘦,是否伴有皮肤、黏膜出血或黄疸,是否伴有肾绞痛或活动后腰痛,是否伴有外伤史,是否伴有肾区肿块,近期是否使用肾毒性药物及中草药。

(二)体格检查

全身各系统疾病均有可能致血尿,故应进行全面体格检查。

（三）辅助检查

尿常规及镜检，尿沉渣红细胞形态学检查，尿中红细胞平均体积测定，血ASO、C3、血沉、HBsAg检查。

二、思维程序

（一）真性血尿与假性血尿

血尿的诊断首先要排除以下能产生假性血尿的情况：①摄入含大量人造色素（如苯胺）的食品，食物（如蜂蜜）或药物如大黄、利福平、苯妥英钠等，这些因素也可引起红色尿；②血红蛋白尿或肌红蛋白尿；③卟啉尿；④初生新生儿尿内的尿酸盐可使尿布呈红色。但以上尿检查均无红细胞可资鉴别。

（二）肾小球性与非肾小球性血尿

血尿确定后，首先判断血尿的来源，然后确定原发病因。目前常用方法：①尿沉渣红细胞形态学检查，若以异形红细胞为主（＞60%）则提示为肾小球性血尿，血尿来源于肾小球，病变部位在肾小球，常见于各种肾小球肾炎。有作者强调，尿中红细胞大小不一、形态不一（特别是有穿孔、芽孢等）、血红蛋白含量不一则提示肾小球性血尿，有人认为尿中红细胞呈面包圈样时，＞5%即有诊断意义。以均一形为主者则提示非肾小球性血尿，血尿来源于肾盂、肾盏、输尿管、膀胱或尿道，多见于泌尿道感染、结石、结核、肿瘤、创伤等。②尿中红细胞平均体积测定，采用自动血细胞分析仪测定尿中平均红细胞体积（MCV）和分布曲线，若MCV＜72fl且呈小细胞分布，则说明血尿来源于肾小球。此法敏感性为95%，特异性为96%，且可克服检测者主观的误差。③尿沉渣检查见到红细胞管型和肾小管上皮细胞，表明血尿为肾实质性，镜下血尿时，尿蛋白定量＞500mg/24h；肉眼血尿时，尿蛋白＞990mg/24h，或＞660mg/L，则多提示肾小球疾病。④尿红细胞电泳，观察尿中红细胞一定距离内移动的速率，肾小球性者为（20.64±1.72）s，非肾小球性者为（27.27±1.66）s。⑤尿中免疫球蛋白的颗粒管型，如尿中能发现含IgG、T-H蛋白的管型则多为肾实质出血，主要为肾小球肾炎，部分为间质性肾炎。

（三）肾小球性血尿诊断步骤

1.结合临床资料分析 肾小球性血尿的鉴别诊断应注意详细地询问血尿的伴随症状及体征。①伴水肿、高血压，尿液中发现管型和蛋白尿，应考虑原发性或继发性肾小球疾病；②新近有皮肤感染、咽喉炎后出现血尿，首先要考虑急性链球菌感染后肾小球肾炎，其次为IgA肾病；③伴有夜尿增多、贫血应考虑慢性肾小球肾炎；④伴有听力异常，应考虑Alport综合征；⑤有血尿家族史者除考虑家族性良性血尿除薄基膜肾病外，还应考虑MYH9相关肾病、巨大纤连蛋白肾小球病、C3/CFHR5肾小球肾炎、Immunotactoid肾小球肾炎、纤维性肾小球肾炎等；⑥伴感觉异常，应考虑Febry病；⑦伴肺出血应考虑肺出血肾炎综合征；⑧伴有紫癜，应考虑紫癜性肾炎；⑨伴有高度水肿，应考虑肾病综合征。

2.结合血、尿生化分析　①血ASO升高伴有C3下降考虑急性链球菌感染后肾炎。②伴血HBsAg（＋），肾组织中有乙肝病毒抗原沉积，可诊断为乙肝病毒相关性肾炎。③血清补体持续性下降，考虑原发性膜增生性肾炎、狼疮性肾炎、乙肝病毒相关性肾炎、慢性肾小球肾炎。④ANA、Anti-dsDNA、ANCA（＋）考虑狼疮性肾炎。⑤血清免疫球蛋白：IgA增高，提示IgA肾病可能；IgG、IgM、IgA均增高，可考虑狼疮性肾炎、慢性肾炎。⑥尿蛋白成分分析中高分子蛋白尿为主，多见于急、慢性肾小球肾炎及肾病综合征；小分子蛋白尿为主，提示小管间质性肾炎。⑦尿纤维蛋白降解产物（FDP）：FDP正常，提示微小病变肾病可能性大；FDP增高，则多为增生性肾炎或新月体肾炎。

3.结合肾活检分析　肾活检病理检查对血尿的病因诊断具有极为重要的价值，儿童最常见的是IgA肾病、薄基膜肾病、轻微病变型肾病及局灶节段性肾小球硬化，部分不常见的肾小球疾病如Alport综合征、脂蛋白肾小球病、纤维连接蛋白性肾小球病、胶原Ⅲ肾小球病也能得到诊断。免疫病理对诊断抗肾小球基膜肾小球肾炎、IgA肾病、IgM肾病、狼疮性肾炎、肝炎相关性肾小球肾炎、Alport综合征、轻链沉积病价值极大。

（四）非肾小球性血尿诊断步骤

1.尿三杯试验　第一杯红细胞增多则为前尿道出血；第三杯红细胞增多则为膀胱基底部、前列腺、后尿道或精囊出血；三杯均有出血，则为膀胱颈以上部位出血。上尿路出血多呈暗棕色尿，无膀胱刺激征，有时可见血块。尿中出现血块通常说明为非肾小球性疾病。

2.结合临床资料分析　①伴有尿频、尿急、尿痛，首先应考虑泌尿道感染，其次为肾结核；②伴有低热、盗汗、消瘦应考虑肾结核；③伴有皮肤黏膜出血应考虑出血性疾病；④伴有出血、溶血、循环障碍及血栓症状，应考虑DIC或溶血尿毒综合征；⑤伴有肾绞痛或活动后腰痛应考虑肾结石；⑥伴有外伤史应考虑泌尿系统外伤；⑦伴有肾区肿块应考虑肾肿瘤或肾静脉栓塞；⑧近期使用肾毒性药物，应考虑急性间质性肾炎；⑨无明显伴随症状时，应考虑左肾静脉受压综合征、特发性高钙尿症、肾微结石、肾盏乳头炎、肾小血管病及肾盂、尿路息肉、憩室。

3.结合辅助检查分析　①两次尿培养阳性，尿菌落计数＞10^5，可诊断泌尿道感染；一次尿菌落计数＞10^5，诊断可信性为80%，两次尿菌落计数＞10^5，诊断可信性为91%，三次尿菌落计数＞10^5，诊断可信性为95%。②尿培养检出结核杆菌，对诊断肾结核有重要价值，并可通过三次以上晨尿沉渣找抗酸杆菌，其阳性率为80%～90%，24h尿沉渣找抗酸杆菌，阳性率为70%。③非肾小球性血尿中26%是由于肾结石引起，故全尿路X线平片检查在非肾小球性血尿病因诊断中非常重要，对于尿酸结石，X线检查阴性者可采用B超检查。④对于怀疑上尿路病变者，可行肾盂静脉造影（IVP），IVP阴性而持续血尿者，应行B超或CT检查，以排除小的肾肿瘤、小结石、肾囊肿及肾静脉血栓，若仍阴性，可行肾活检。⑤左肾静脉受压综合征是非肾小球性血尿的常见原因，彩色多普勒检查可以确诊。⑥儿童特发性高尿钙症也是非肾小球性血尿的常见原因，24h尿钙测定如＞4mg/kg或尿钙/尿肌酐＞0.18，即可诊断。

三、经验体会

（1）尿分析仪与镜检法检测比较：健康人1.8%～5.8%尿隐血检查阳性，尿隐血检查与镜检往往不平行，应注意分析。

（2）影响尿红细胞形态的因素：年龄小、尿比重、尿pH、利尿剂的应用、泌尿系感染和肉眼血尿发作等。

（3）临床上部分健康或肾小球疾病患儿也可存在胡桃夹现象，故对于血尿伴蛋白尿者，不宜诊断为胡桃夹现象。

（吴小川）

第二十二节　白　色　尿

正常尿中含有尿色素、尿胆素、尿红素等物质，故常呈浅黄色。在生理状态下，尿色与尿量、尿pH、内源性或外源性色素（包括食物和药物等）有关。尿色异常既能反映泌尿系统疾病的变化，也能反映其他器官的一些病变。注意观察尿液颜色，可以了解机体的某些生理或病理变化，有助于及早发现一些疾病。白色尿顾名思义即尿液呈现白色或乳白色，包括乳糜尿、脓尿、脂肪尿及盐类结晶尿。

乳糜尿（chyluria）是由于寄生虫（班氏丝虫）或非寄生虫（结核、肿瘤、创伤、手术）原因引起淋巴循环受阻，脆弱的肾脏淋巴管破裂后所致。乳糜尿于离心沉淀后外观无变化，沉渣镜检可见少量红细胞及淋巴细胞，丝虫病者偶可于尿中查见微丝蚴，为确诊乳糜尿可行乙醚提取，苏丹Ⅲ染色。

脓尿（pyuria）为尿中含有大量中性粒细胞，以及脱落的膀胱黏膜、坏死组织等，使尿液呈现云雾状的白色或出现白色絮状物，严重时尿液可呈米汤样。当新鲜清洁中段离心尿镜检白细胞＞5个/HP或显微镜下发现白细胞成堆时，称为镜下脓尿；尿中有凝块，含有大量白细胞称为肉眼脓尿。脓尿常见于泌尿系统或其邻近器官感染，如肾盂肾炎、膀胱炎、尿道炎、肾脓肿、肾积脓（并发于结石或积水）或严重的肾结核；亦见于肾小球肾炎、狼疮肾炎、过敏性间质性肾炎、移植肾排斥反应等免疫性疾病。

脂肪尿（faturia）指尿中混有脂肪小滴，镜检可见多量含有双折光的脂肪细胞或脂肪管型；若细胞破裂，则脂滴亦可游离存在于尿中，呈双折光的细微小体，苏丹Ⅲ染色阳性。临床多见于骨折、糖尿病、磷或砷中毒、CO中毒、肾病综合征、肾小管变性等疾病。

盐类结晶尿（crystaluria）由于尿酸盐、磷酸盐或其他盐类在排出体外后随着温度下降，析出形成沉淀，震荡后形成白色浑浊尿液。盐类鉴别方法：尿酸盐常因可吸附尿中色素呈粉红色或砖红色浑浊，加热或加氢氧化钠后变清；磷酸盐或碳酸盐呈灰白色浑浊，加乙酸后变清，但前者无气泡，后者有气泡产生。结晶尿离心沉淀后上清透明，沉淀物镜检有大量盐类结晶。

一、诊断步骤

（一）采集病史

（1）询问尿色异常情况、发生过程，异常的持续时间和变化情况及伴随症状。

（2）疑为脓尿时应询问有无尿频、尿急、尿痛。小婴儿为排尿时啼哭，尿路刺激症状不明显，而以发热、腹泻、呕吐、纳差等全身症状为主。小女婴应询问尿布使用情况，是否穿开裆裤及单独使用浴盆等。是否有腰痛、肾绞痛、下腹痛等病史。对病程长者还需询问有无水肿、尿少、头痛、头昏等高血压、肾功能不全的表现。此外还应询问有无排尿困难、排尿功能障碍等中枢神经系统病变或脊椎病史。幼儿注意蛲虫感染。

（3）疑为乳糜尿时要注意询问是持续性或发作性，如为后者要注意发作期长短。询问是否来自于丝虫病流行区，有无丝虫病感染史，以及有无水肿、淋巴结肿大。无丝虫感染者要注意有无腹腔结核，腹腔、腹膜后和纵隔肿瘤或创伤引起淋巴管或胸导管受压的相关病史。

（4）疑为脂肪尿时，应询问有无水肿、蛋白尿病史，有无脂肪组织创伤及骨折病史。

（5）疑为盐类结晶尿时应注意季节及尿pH，冬季及碱性尿时出现结晶尿可正常，还应询问有无腰痛、肉眼血尿或镜下血尿史，询问有无肾结石家族史及饮用水质情况。

（二）体格检查

除生命体征外，白色尿还需针对其可能的病因进行全身体格检查。

1.水肿　凹陷性水肿常提示肾病综合征；非凹陷性水肿伴高血压提示急慢性肾小球肾炎；离心性水肿（象皮肿）提示丝虫病。

2.肝、脾、淋巴结肿大　见于腹腔、腹膜后和纵隔肿瘤。

3.双肾区叩击痛　见于肾盂肾炎、急慢性肾小球肾炎；肾区肿块见于肾周脓肿、肾肿瘤；右下腹肿块见于阑尾周围炎。

4.躯体或肢体活动障碍　见于骨折，多发性神经根炎及脊髓、脊柱病变。

（三）辅助检查

1.尿液检查　尿常规须做离心沉渣检查，可除外脓尿。

2.选择性检查

（1）疑为脓尿时，须先排除假性脓尿。小儿"假性脓尿"为女孩阴道分泌物混入尿中所致。可做12h尿Addis计数，白细胞超过100万和1h尿白细胞排出量计数＞40万个即为脓尿。确认为脓尿后，须进一步做尿病原学检查，尿沉渣涂片直接找细菌、寄生虫或虫卵。尿细菌培养及菌落计数对确定病变性质有决定性意义。针对病因还可做肾功能、腹部平片、泌尿系影像学检查及同位素肾图等辅助诊断。

（2）疑为乳糜尿时，应做尿乳糜定性实验。确认为乳糜尿后，部分患儿可在血和（或）尿中找到微丝蚴，通过膀胱镜可区分来自哪一侧肾脏，通过淋巴管造影寻找阻塞部位。对非寄生虫感染所致者，可选择性做胸、腹部CT或MRI，PPD皮试，结核抗体检查等。

（3）疑为脂肪尿时，尿常规镜检、苏丹Ⅲ染色阳性即可确认。确认后可做肝、肾功能，24h尿蛋白定量，血脂、血糖等检查。

（4）疑为盐类结晶尿时，尿酸盐加热或加氢氧化钠后变清；磷酸盐或碳酸盐加乙酸后变清，但前者无气泡，后者有气泡产生。确认后可进一步做24h尿钙、尿肌酐测定、腹部平片、肾B超、静脉肾盂造影等检查。

二、思维程序

（一）脓尿

1.结合临床资料分析 ①伴尿频、尿急、尿痛者首先考虑泌尿系感染。②伴腰痛、寒战、发热、双肾区有压痛和叩击痛者考虑急性肾盂肾炎。病程超过6个月，常反复发作，或病程不确切、伴有不同程度肾功能减退者，考虑慢性肾盂肾炎。③伴水肿、高血压者考虑急慢性肾小球肾炎。④伴肾绞痛或肉眼白色尿者考虑肾结石并感染。⑤伴或不伴全身感染中毒症状，肾区扪及包块，考虑肾及肾周脓肿、肾积脓或肾肿瘤。⑥伴低热、盗汗、纳差、尿路刺激症状、肾区叩击痛者考虑肾结核。

2.结合辅助检查分析 ①尿细菌培养阳性，菌落计数≥10^5/ml，考虑泌尿系感染。②小便检查有蛋白尿和（或）血尿，考虑急慢性肾炎或肾结石。③外周血白细胞计数增高，腹部平片、B超显示肾脏或肾周有阴影，静脉肾盂造影可见肾盂肾盏变形或充盈缺损，考虑肾及肾周脓肿、肾积脓。④B超、CT发现肾脏有肿块者考虑肾肿瘤。⑤PPD皮试阳性，血PPD-IgG、IgM阳性，尿沉渣涂片抗酸染色阳性者考虑肾结核。

（二）乳糜尿

1.结合临床资料分析 ①来自于丝虫病流行地区患淋巴结炎、淋巴管炎、睾丸炎、象皮肿者考虑丝虫病；②伴结核中毒症状、腹痛、腹水征阳性，考虑腹腔结核。③伴腹腔肿块者考虑腹腔肿瘤。④胸腹部创伤或手术、先天性淋巴管畸形均可引起淋巴系或胸导管受压致乳糜尿。

2.结合辅助检查分析 ①血或尿中找到微丝蚴者考虑丝虫病。②PPD皮试阳性，PPD-IgG、IgM阳性，腹水抗酸染色结核菌阳性，要考虑腹腔结核。③胸腹部X线片、CT或MRI可区分腹腔、腹膜后肿瘤，胸腹部创伤。④淋巴管造影可确认淋巴管阻塞部位。

（三）脂肪尿

1.结合临床资料分析 ①伴有下行性水肿、尿少，考虑肾病综合征。②伴多饮、多尿、多食应考虑糖尿病。③伴有外伤、创伤时考虑脂肪组织创伤或骨折后骨髓脂肪栓塞。

2.结合辅助检查分析 ①伴大量蛋白尿、高脂血症、高胆固醇血症、低蛋白血症时考虑肾病综合征。②伴血糖增高、尿糖阳性及高脂血症时考虑糖尿病。

（四）盐类结晶尿

1.结合临床资料分析 ①伴或不伴肾绞痛，同时有血尿者考虑泌尿系结石。②有磺胺药服用史者考虑磺胺结晶尿。③代谢紊乱、尿酸代谢障碍时亦可见尿结晶存在。

2.结合辅助检查分析 ①有镜下血尿，腹部X线片或肾脏B超发现结石者考虑泌尿系结石。②肝功能异常、肝脏B超异常等提示可能有肝坏死、肝硬化、肝癌或阻塞性黄痘等。③生化检查示氨基酸异常提示可能有先天性氨基酸代谢障碍、痛风等。

三、经验体会

冬季小儿常见白色尿，但加热后变清，是一种生理现象。发现这种情况后无须特殊治疗，只需多饮水增加尿量，就会有所减轻。较多的氨基酸、尿酸、碳酸盐或草酸盐结晶，可能与结石形成有关。

（易著文）

第二十三节　尿　　频

正常小儿生后前几天每日排尿4～5次，1周后排尿可增至20～25次，1岁时每日排尿15～16次，学龄期每日6～7次，单位时间内排尿次数明显超过上述正常范围称为尿频（urinary frequency）。尿频常伴有尿急、尿痛，三者是膀胱、尿道受刺激的症状，称为膀胱刺激征，也称为尿路刺激征。通过对病史、查体、实验室检查结果的综合分析，可查出引起尿频的具体原因，从而进行治疗。

一、诊断步骤

（一）采集病史

1.与感染因素相关的病史　膀胱炎是临床最常见的引起膀胱刺激症状的疾病，其感染中毒征象较轻，但尿路刺激征显著；急性肾盂肾炎的尿频、尿急、尿痛较轻，但高热、呕吐、食欲差等全身感染中毒症状较重；如果患儿有结核接触史，结核感染中毒症状，结核菌素试验阳性，出现血尿、脓尿和其他部位结核的病史，则要考虑泌尿系统结核；女孩需询问有无蛲虫感染史。

2.与非感染因素相关的病史　如间质性膀胱炎，化学性膀胱炎（如环磷酰胺引起的炎症），放射性膀胱炎，结石、肿瘤和异物的刺激及妊娠压迫膀胱引起的尿频。

3.引起膀胱容量减少的病史　常见于下尿路梗阻，如尿道狭窄、尿道肉阜或结核侵及膀胱引起膀胱挛缩。

4.精神、神经性疾病史　如癔症、精神紧张、脑和脊髓损伤或病变所致的神经性膀胱功能障碍。上述疾病可有尿频，也可伴有尿急，合并感染时也可出现尿痛。

（二）体格检查

当有尿频的症状时，查体过程中注意有无肾脏压痛、叩击痛，上输尿管、腰肋点压痛及耻骨上区压痛、叩痛，以及有无发热、高血压、贫血、水肿等其他相关疾病的体征。

（三）辅助检查

1.必检项目

（1）血常规：当有泌尿系统感染时，白细胞总数和中性粒细胞增高、核左移。重症感染病例可以伴有不同程度的贫血。

（2）尿常规：当有泌尿系统感染时，尿中白细胞增多，沉渣尿白细胞＞10个/HP，非沉渣尿＞5个/HP，若出现脓尿，诊断价值更大。但值得注意的是，有脓尿不一定有泌尿系统感染，有泌尿系统感染也并非均出现脓尿。如果尿中出现白细胞及颗粒管型，说明肾实质受累。

（3）尿涂片检查：留清洁中段尿进行镜检，如果是未离心尿直接涂片，高倍镜下每个视野找到≥1个细菌，提示尿内细菌菌落计数为$10^5 \sim 10^6$/ml以上，如果离心尿沉渣涂片细菌数≥10个/HP即有意义。

（4）尿培养：清洁中段尿培养并做菌落计数，如果菌落计数＞10^5/ml即为真性菌尿，可确诊为泌尿系统感染；如果菌落计数为$10^4 \sim 10^5$/ml则为可疑。如果导尿取尿培养，菌落计数也必须＞10^5/ml，而经耻骨联合上穿刺取尿培养时，只要有细菌生长即有诊断价值，不管菌落计数的多少，如果临床怀疑泌尿系统感染，而尿普通细菌培养阴性时，则应该进行"L"型细菌和厌氧菌培养。

2. 可选择项目

（1）膀胱镜检查：不但对诊断间质性膀胱炎、膀胱结石、肾盂积水有很大帮助，还可对肿瘤进行活检以明确其性质。

（2）腹部平片、静脉肾盂造影、CT、MRI检查：对泌尿系统肿瘤、结石、异物及尿路畸形的诊断有重要价值。

（3）B超：对肾积水、测量肾脏大小有帮助。

（4）直肠指检：可以了解直肠有关病变。

二、思维程序（图1-23-1）

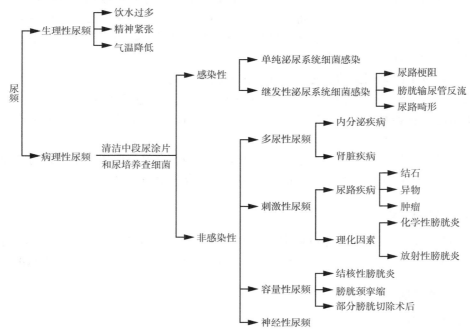

图1-23-1　尿频临床诊断思维程序

（一）鉴别生理性尿频与病理性尿频

当患儿有尿频的症状时，首先要鉴别是因为饮水过多、精神紧张或气温降低所致的生理性尿频，还是泌尿生殖系统病变或其他病因所致的病理性尿频。

（二）病理性尿频的常见病因及特点

1.泌尿系统感染　年长儿膀胱刺激征明显，除尿频外均同时伴有尿急、尿痛，外周血中白细胞和中性粒细胞增高，尿检查可发现脓尿、菌尿，因此较易诊断。但婴幼儿尿频、尿急、尿痛多不明显，且不能自诉，所以需多次行尿常规、尿涂片、尿培养明确诊断。

2.泌尿系统结石　除有尿频外，还可有腰痛、腹股沟痛、血尿或反复尿路感染。泌尿系统平片、B超、膀胱镜均可协助诊断。婴幼儿原发性膀胱结石进行直肠指检，如能触及结石即可确诊。对有泌尿系统结石的患儿，应详细询问有无结石家族史或代谢性疾病。

3.肾结核　多见于年长儿，结核累及膀胱时有膀胱刺激征，也可有脓尿、血尿，可通过有结核接触史、结核感染中毒症状、结核菌素试验、尿液中找结核菌、IVP等检查诊断。

4.膀胱肿瘤　病程一般较长，可有尿频，其特点是无痛性肉眼或镜下血尿，膀胱镜下取组织活检可明确诊断。

5.尿道综合征　感染性尿道综合征是由于女性生理解剖异常引起的反复下尿路感染，而儿童以非感染性尿道综合征常见，有明显的尿频、尿急、尿痛，但尿常规、尿培养、膀胱镜检查均无异常，此病可能与长期穿紧身裤的刺激有关。

6.神经性膀胱功能障碍　有尿频、尿急，但无尿痛，尿常规、尿培养正常，有中枢神经系统或盆腔神经受损。

三、经验体会

尿频是泌尿生殖系统疾病常见的症状之一，可由多种因素引起，首先应该明确引起尿频的原因是生理性还是病理性；其次，如果是病理性尿频，应该考虑是感染性还是非感染性，如为感染性，要行尿培养明确病原体，还要做药敏试验，供治疗选药，还要行输尿管导尿法（Stamey试验）、膀胱冲洗后尿培养（Fairley试验）、尿三杯试验等检查，诊断是上尿路还是下尿路感染，如为非感染性，也要明确原因，去除病因并对疾病予以相应治疗。

（曹　艳）

第二十四节　遗　　尿

遗尿（enuresis）俗称尿床，是一种不随意的排尿，临床上指睡眠时不自觉地排尿于床上。儿童到了能够控制膀胱排尿的年龄而仍不能从夜间睡眠中醒来而发生的无意识排尿行为为遗尿症。患儿多无任何泌尿系统或神经系统症状，绝大多数原发性遗尿症的患儿到青春期前可自行停止。婴幼儿时期由于高级中枢发育尚未完全，膀胱排尿功能只由简单的脊髓反射弧控制，高级中枢神经不能抑制脊髓排尿中枢，故可发生遗尿，不属病态。但3岁儿童高级中枢发育渐趋完善，已可随时控制尿道括约肌，故不应当遗尿。目前，中国儿童遗尿疾病管理协作组制定的《中国儿童单症状性夜遗尿疾病管理专家共识》中认为：儿童夜遗尿是指年龄≥5岁儿童平均每周至少2次夜间不自主排尿，并持续3个月以上。诊断要点：①患儿年龄≥5岁（5岁作为判断儿童夜遗尿的年龄标准虽带有一定主观性，但其却反映了儿童排尿控制能力的发育程度）；②患儿睡眠中不自主排尿，每周≥2次，并持续3个月以上（疲劳或临睡前饮水过多而偶发遗尿的儿童不能作为病态）；③对于大年龄儿童诊断标准可适当放宽夜遗尿的次数。其中90%以上属于原发性遗尿症（primary enuresis），仅不到10%的患儿为继发性遗尿症（secondary enuresis）。原发性夜间遗尿症（primary nocturnal enuresis，PNE）在小学儿童中的患病率为4%～6%。2017年中国儿童遗尿疾病管理协作组调查全国5～18岁人群遗尿状况，范围覆盖24个省、自治区、直辖市，筛选合格样本超过10万人，结果发现总遗尿发病率4.8%。据统计大约有16%的5岁儿童、10%的7岁儿童和5%的11～12岁儿童患有夜遗尿，儿童夜遗尿虽然每年有15%可以自然痊愈，但0.5%～2%的患儿遗尿症状可持续至成年期。

遗尿症如果得不到及时治疗，会使孩子产生心理障碍，自卑、焦虑而胆小。久而久之，则会表现为性格内向、孤僻、易怒等。睡眠昏沉、难以觉醒为遗尿症的突出表现。也会造成孩子学习困难、注意力不集中、好动或不能久坐、上课走神等，直接影响大脑神经系统功能及其发育，影响孩子的学习能力和身体发育。

原发性遗尿症的病因：①遗传因素，大量流行病学资料表明，夜间遗尿具有明显的家族倾向性，提示其为一遗传相关性疾病。最近对家系连锁基因分析发现，该类患儿可能涉及至少两条染色体基因位点异常，即13q（ENUR1）和12q（ENUR2）。其他染色体的3个候选区也可能与该病有关。②ADH分泌节律失调，正常儿童ADH的分泌存在日少夜多的周期性节律，在遗尿儿童中，这种节律存在紊乱甚至颠倒。由于Norgaard的这个发现，人们开始尝试将ADH应用于治疗儿童遗尿症，取得了较好的疗效。Aokawa等还对遗尿症儿童和正常儿童进行了24h血浆ADH浓度的动态变化观察，结果显示遗尿症儿童血浆ADH水平明显低，由于夜间ADH分泌较低，患儿产生大量夜间低渗尿液，成为原发性遗尿症的重要病因之一。③睡眠过深，原发性遗尿症患儿在睡眠中难以因感受膀胱膨胀等外界刺激而觉醒，这作为遗尿症的一种重要发病机制而得到广泛的公认。遗尿症儿童比同龄儿童唤醒更为困难。有学者认为，这种睡眠过深的机制是由于脑干蓝斑（locus coeruleus，LC）区的功能障碍，该区对许多外界刺激引起大脑皮质觉醒中枢兴奋起关键作用，同时对ADH的释放也起重要作用。④膀胱功能不良，有学者认为原发性遗尿症的膀胱功能异常主要包括逼尿肌不稳定、功能性膀胱容量减小、不同形式的逼尿肌括约肌不协调及梗阻型排尿类型。在遗尿症患儿中，部分患儿仅出现夜间膀胱功能不良，而另一部分患儿亦伴有白天膀胱功能不良症状，如尿频、尿急、尿失禁等。在膀胱功能不良的各种类型中，夜间功能性膀胱容量减小与原发性遗尿症关系更为密切。多数遗尿症患儿功能性膀胱容量较正常同龄儿童小，Kawauehi等还发现遗尿症患儿夜间功能性膀胱容量远远小于白天的功能性膀胱容量，而正常儿童夜间和白天的功能性膀胱容量大致相等。⑤心理学因素及发育延迟，尽管某些精神疾病如精神发育迟滞、焦虑症导致的是继发性遗尿，但在原发性遗尿症的发生发展过程中，心理学因素起着重要的推进作用，如临床上常见遗尿症的患儿因家长责骂而表现为遗尿症状加重；在治疗中，情绪好、自信心强的患儿遗尿往往易于得到控制。另外，中枢神经系统的发育延迟亦被不少学者认为是原发性遗尿症的病因之一。由于发育延迟，患儿未能习得夜间控制排尿的能力故而产生遗尿。这种延迟也是与遗传有关的一种外在表现。不少遗尿症儿童常伴有生长迟滞、认知障碍、大动作和精细动作协调性差等。

一、诊断步骤

（一）采集病史（表1-24-1）

表1-24-1 病史采集

病史	结果
夜间遗尿症	是否
该儿童是否尿床（提示严重度、治疗方法及预后）	是否
1.每周尿床的夜晚数 _____	
2.每晚尿床的次数 _____	
3.每晚尿床时间 _____	
4.每晚遗尿量 _____（可通过测量尿布增重值进行计量）	
以下症状提示膀胱功能障碍	
1.日间发生的漏尿（提示膀胱活动过度/非单症状性夜遗尿）	是否
内裤上的尿液滴沥（排尿前/排尿后）	
严重尿湿内裤	
漏尿频度（每日发生次数）	
每日间断或持续漏尿	
3岁半以后的日间漏尿病史	
2.尿频（排尿次数每日≥8次）	是否
3.突然和急迫地想要排尿（提示膀胱活动过度）	是否
4.排尿延迟（排尿次数＜3次/日）（提示排尿功能障碍）	是否
5.特殊憋尿姿势（如文森特屈膝礼——儿童突然停止活动，脚尖站立，双腿用力交叉或采取蹲位，脚后跟顶着会阴部）（提示排尿功能障碍）	是否
6.需按压以促进排尿，即需要压迫腹肌以促进排尿（提示排尿功能障碍）	是否
7.排尿间断，或一次接一次地数次排尿（提示排尿功能障碍）	是否
8.泌尿道感染（常与潜在的膀胱功能障碍相关）	是否
9.疾病和（或）畸形	
肾和（或）泌尿道	是否
脊髓	是否
合并症——可预测治疗抵抗的因素	
1.存在以下排便症状或病史（可预测治疗抵抗；便秘治愈可能引起遗尿症的治愈）	
便秘（每周排便≤3次）	是否
内裤上的大便痕迹（大便失禁），并非内裤清洗不干净造成	是否
2.存在心理、行为或精神问题，如注意缺陷多动障碍（ADHD）、孤独症谱系障碍（ASD）的证据（可预测治疗抵抗）	是否
注意力不易集中、注意短暂	是否

病史	结果
活动过多	是否
情绪易冲动	是否
社会交往、交流障碍	是否
兴趣狭窄	是否
刻板重复的行为方式	是否
3.运动障碍和（或）学习障碍和（或）精神运动发育障碍的病史（可能提示中枢神经系统病变）	是否
饮水习惯	
1.饮料摄入量和类型 ＿＿＿＿＿＿＿＿＿＿	
2.晚间是否饮水	是否
3.晚间饮水超过一杯	是否
4.晚间是否饮用牛奶或晚餐进食粥、汤类食物	是否
5.晚间是否食用有利尿作用的水果（如西瓜等）	是否
家族史和既往史	
1.夜遗尿家族史（包括父母、同胞及其他亲属）	是否
2.既往泌尿道感染病史	是否
3.脊髓及泌尿系统手术史	是否
4.服用影响排尿的药物（如螺内酯、呋塞米等）	是否
5.既往夜遗尿的治疗方法 ＿＿＿＿＿＿＿＿＿＿	

（1）发病年龄：从起病的年龄可了解是原发性还是继发性。原发性遗尿一般从婴儿期即起病，未曾有持续6个月以上的不尿床期，约占80%。继发性遗尿是指有6个月以上的不尿床期后再次出现尿床的情况。

（2）发生遗尿的时间：夜间、日间或昼夜均发生，以及发生的频率。原发性遗尿一般出现在夜间者多见，而继发性遗尿昼夜均可出现。

（3）坐便习惯：排尿与排便频率。有些患儿由于行为习惯和精神因素，可导致排尿的次数增多，甚至遗尿，多有诱因。便秘也是遗尿常见原因之一。

（4）相关症状及体征：大便失禁、多饮、尿频大多为继发原因。

（5）其他病史包括尿路感染，也是引起遗尿的原因之一。

（6）行为/发育史、年龄发育水平、坐便习惯、行为问题对了解是否有肾脏疾患和行为心理问题有帮助。有必要了解排尿训练，因它对小儿的排尿控制很有帮助。

（7）药物治疗特别是有利尿效果的药物可引起遗尿。

（8）典型的液体摄入，了解有无夜间过量饮水，夜间过量饮水可致遗尿。

（9）遗尿对患儿的影响，以及父母对遗尿的态度：患儿是否与朋友同眠或宿营，是否被嘲笑，父母是否责罚等是影响小儿病情和心理的重要内容。

（10）遗尿的家庭史：原发性遗尿有较明显的家族倾向，约3/4的遗尿男孩及1/2的遗尿女孩的双亲之一有遗尿史。

（11）鉴别诊断中有其他家族史的疾病：如膀胱输尿管反流或反流性肾病、糖尿病、尿崩症等。

（二）体格检查（表1-24-2）

（1）生长参数：若为继发性遗尿可影响患儿的生长发育，如慢性肾功能不全。原发性遗尿无此影响。

（2）腹部检查：腹部肿块、肾脏肿大，可触及的膀胱、便秘的粪块提示遗尿的原因。

（3）生殖器：激惹、黏着、皮疹或其他持续性潮湿引起的体征、龟头炎、狭窄、异物、外伤等提示遗尿的原因。

（4）观察排尿的尿流特征：尿淋漓、排尿困难、尿踌躇、尿急，表明有结构缺陷、排空障碍、尿路感染，是继发性遗尿。

（5）触诊脊柱：检查骨质缺损及潜在脊髓缺陷的皮肤体征，如朗格汉斯细胞组织细胞增生症遗尿伴随颅骨缺损，脊髓膨出可能伴随着神经性膀胱的遗尿。

（6）神经系统：双膝腱反射、步态、肌张力及紧张性以了解神经系统情况。如大脑发育不全，也可伴随遗尿。

表1-24-2 体格检查

项目	检查	结果
血压	有无血压过高或过低	
体重和身高	有无生长发育迟缓	
外生殖器检查（包括内裤的检查）	有无尿道下裂、包茎、小阴唇粘连、大便失禁迹象	
腰骶椎检查	有无皮肤凹陷、脂肪瘤、多毛症或骶骨发育不全	
简单神经系统检查	嘱患儿脱鞋，观察双足外形有无异常并观察步态，了解双下肢肌力和肌张力	

（三）辅助检查（表1-24-3）

表1-24-3 辅助检查

项目	结果
尿液检查（尿糖、白细胞尿、血尿和蛋白尿、尿比重）	
泌尿系统超声（必要时，项目包括双肾、输尿管、膀胱、最大储尿量及残余尿量）	
尿流率（必要时）	
尿流动力学全套（必要时）	
腰骶部磁共振成像（必要时）	

（1）尿比重、尿分析（特别是尿糖）、显微镜检查及尿培养，以排除尿路感染、糖尿病及尿崩症。大多数病例，只需检查以上项目。

（2）若有尿路感染史，排空障碍或排空症状，应行膀胱输尿管造影术，肾、膀胱B超，排除解剖学异常。X线检查腹平片也可发现便秘及椎骨缺陷。部分患儿有隐性脊柱裂。

（3）若检查结果表明有神经功能障碍，应行尿动力学检查。

（4）脑电图：如果是癫痫患儿，夜间癫痫发作可出现尿失禁，而不是遗尿，故脑电图具有鉴别意义。

（5）大便找虫卵：有些患儿也可因为肠道寄生虫出现遗尿现象。

（6）对伴有明显日间排尿症状者及排便异常者，可考虑进行尿流动力学检查及腰骶部磁共振成像等检查。

（四）排尿日记

排尿日记是评估儿童膀胱容量和是否存在夜间多尿的主要依据，同时也是单症状性夜遗尿具体治疗策略选择的基础，有条件的家庭均应积极记录。排尿日记中涉及的日间最大排尿量（maximum voided volume，MVV）指除清晨第1次排尿以外的日间最大单次排尿量，而夜间总尿量（total voided volume，TVV）应包括夜间尿布增重或夜间排尿量与清晨第1次尿量之和。不同年龄预计膀胱容量、最大排尿量及夜间总尿量正常参考值见表1-24-4。临床医师可根据患儿排尿日记的数据信息评估患儿膀胱容量和夜间总尿量，从而判断患儿夜遗尿类型，指导治疗。排尿日记应在做到睡前2h限水、睡前排空膀胱之后进行评价，需详细记录至少3～4个白天（儿童上学期间可于周末记录）和连续7个夜晚儿童饮水、遗尿、尿量等情况（表1-24-5和表1-24-6）。排尿日记在实际使用中存在一定困难，填写前临床医师应与家长和患儿充分沟通，详细讲解排尿日记的具体记录方法，以确保数据记录的准确性和真实性。预期膀胱容量（expected bladder capacity，EBC）是指白天膀胱充盈至最大耐受程度时的膀胱充盈量，EBC计算公式为30＋（年龄×30），单位ml。

表1-24-4　不同年龄预计膀胱容量、最大排尿量及夜间总尿量正常参考值

年龄（岁）	预计膀胱容量（EBC，ml）	日间最大排尿量（MVV，ml）[*] 低于所示数值 （即EBC的65%）提示膀胱容量偏小	夜间总尿量（TVV，ml）[**] 高于所示数值 （即EBC的130%）提示夜间多尿
5	180	117	234
6	210	137	273
7	240	156	312
8	270	176	351
9	300	195	390
10	330	215	429
11	360	234	468
12～18	390	254	507

[*]MVV的测量（早晨第1次排尿除外）至少需进行3～4天；周末或假日是理想的时间。日间发生的任何漏尿和液体摄入量均应被记录。液体摄入量与治疗/建议的相关性尚未得到证实，但应记录以确保日记的最大可用性。

[**]TVV的测量须将早晨第1次排尿量与夜间排尿量（包括尿布增重）相加以计算夜间产生的尿量。

表1-24-5　排尿日记

第1部分　3 ~ 4天的日间日记（儿童上学期间可于周末记录）

第1天				第2天				第3天				第4天			
时间	饮水（ml）	尿量（ml）	漏尿有无	时间	饮水（ml）	尿量（ml）	漏尿有无	时间	饮水（ml）	尿量（ml）	漏尿有无	时间	饮水（ml）	尿量（ml）	漏尿有无

第2部分　连续7个夜晚的夜间日记

项目	第1天	第2天	第3天	第4天	第5天	第6天	第7天
昨晚入睡时间							
入睡前2h内饮水情况							
起床时间							
夜间未尿床[a]							
夜间尿床[b]							
夜间起床排尿［如果有，记录尿量（ml）］							
晨起尿布增重（g）							
早晨第1次排尿量（ml）							
今天是否排大便							
药物治疗（记录药物名称、剂量及服药时间）							
夜间尿量＝排尿量+尿布重量变化值（医生填写）							

注：日间日记可评估患儿膀胱容量和日间最大排尿量。

a.未发生尿床的夜晚是指没有尿湿床单或尿布的夜晚。

b.发生尿床的夜晚是指尿湿床单或尿布的夜晚。

表1-24-6　患儿遗尿当天情况评估

项目	日期	备注
治疗具体实施情况/药物用量		
遗尿次数		
遗尿发生时间		
晚餐时及睡前饮水、进食情况		
是否有日间排尿症状		
不良反应		
必要时肝肾功能、电解质检测		

二、思维程序

遗尿可以是许多疾病的一种临床症状，包括肾脏病、神经系统疾病和某些其他器质性疾病。原发性遗尿症主要应与继发性遗尿症及有夜间尿床症状的尿失禁（如癫痫）相鉴别。如果是继发性遗尿症，应当查出原发病，必要的辅助检查对明确病因十分重要。

（一）首先区分是尿失禁还是遗尿

尿失禁是指尿液不自主地从尿道流出，其发病的原因如下所述。

（1）下尿路梗阻或神经源性膀胱尿潴留导致膀胱过度膨胀，尿液溢出。

（2）膀胱逼尿肌张力持续增加和（或）尿道括约肌过度松弛，以致尿液不能控制，如夜间癫痫发作时。

（3）尿道括约肌松弛。

根据年龄及排尿时间两者鉴别不难，遗尿症多见于儿童期，夜间熟睡后不自觉地排尿于床上，以原发性多见；尿失禁多见于年龄相对大的儿童，日间也可发生，多继发于泌尿系统感染、结石或癫痫等。

（二）其次区分遗尿是继发性还是原发性

无任何泌尿系统、神经系统、行为心理障碍及内分泌系统症状疾病，且从婴儿期起病的遗尿为原发性遗尿；否则为继发性遗尿。

（三）若为继发性遗尿，寻求其病因

1.精神创伤和行为问题　如与家庭分开，父亲或母亲死亡或离异等，此类常为间歇性或一过性。

2.泌尿系统疾病　下尿路畸形或梗阻合并泌尿系统感染、肾功能不全及肾小管疾病等。

3.全身性疾病　糖尿病、尿崩症、镰状细胞贫血、便秘、某些食物过敏等。

4.神经系统疾病　如大脑发育不全。

三、经验体会

大多数小儿的遗尿是功能性的。诊断原发性遗尿症时，应仔细了解儿童性格、精神发育状况、生活环境（家庭和学校）和家庭教养习惯等，才能明确原因。并应详细做体格检查和神经系统检查。如果是由于躯体缺陷或其他器质性疾患引起，应当查出原发病。还要检查中段尿以排除尿路感染。夜间癫痫发作，可有小便失禁，应加以鉴别。

小儿夜间遗尿原因有多种，据认为有30%的患儿白天可有不稳定膀胱表现，示部分病例由本症所致。不稳定膀胱症又称持续性婴儿膀胱，是一种功能性排尿障碍，由于膀胱充盈期逼尿肌不自主收缩所致，临床表现为尿频、尿急、尿失禁和夜间遗尿。目前不稳定膀胱症与遗尿症的关系研究越来越受到人们的重视，在诊断遗尿症

时，要注意与此症鉴别。

（党西强）

第二十五节　贫　　血

当末梢血单位容积中的血红蛋白（Hb）量或红细胞（RBC）数低于正常时称为贫血。贫血是儿科的常见疾患之一，它是一个由多种因素引起的综合征。因此，应根据病史、查体、实验室检查结果综合分析，查明引起贫血的原因，进行相应的治疗。

一、诊断步骤

（一）采集病史

贫血可有易疲乏、精神委靡、注意力不集中、纳差、活动后心悸气促等表现，症状的轻重不仅与贫血的严重程度有关，而且与患儿的年龄和贫血发生的速度密切相关。年龄越小，症状越不明显；贫血发展越快，症状越重。病史采集对贫血病因的判断非常重要。

1. 家族史　有贫血家族史常提示与遗传因素有关，小儿的贫血与遗传有关的较多，常见的有血红蛋白异常如珠蛋白生成障碍性贫血和血红蛋白病，红细胞膜缺陷如葡萄糖-6-磷酸脱氢酶（G-6-PD）缺陷症，红细胞膜缺陷如遗传性球形红细胞增多症等。

2. 发病急缓　贫血发展迅速者多为大失血和溶血，急性白血病和某些再生障碍性贫血有时贫血进展也较快。营养性贫血发展较慢。

3. 发病年龄　生后 24 ~ 48h 出现贫血伴黄疸者多为新生儿溶血症。婴幼儿贫血者如有喂养不当等营养因素者多为营养性贫血，但珠蛋白生成障碍性贫血亦常在此期发病。

4. 食蚕豆史和用药史　食蚕豆或蚕豆食品后发生溶血者，多为 G-6-PD 缺陷症；有明显的药物应用后发生溶血者可能是药物所致免疫性溶血性贫血，某些药物如氯霉素可导致再生障碍性贫血。

5. 伴随症状　伴黄疸者和（或）浓茶色尿者常为溶血性贫血；伴有发热、出血倾向、肝脾大者常为白血病、恶性组织细胞病、恶性肿瘤等；血中三系降低而不伴肝脾大者常为再生障碍性贫血；伴有精神、神经症状的患儿应考虑维生素 B_{12} 缺乏所致营养性巨幼细胞贫血。

（二）体格检查

贫血最常见的体征是皮肤、黏膜苍白和脉搏增快。贫血的体格检查过程中，更重要的是检查贫血体征以外的伴随表现，如有无黄疸、出血、肝脾淋巴结肿大、腹部包块等。

（三）辅助检查

1. 一般检查

（1）血常规：血红蛋白和红细胞计数是确定贫血的最可靠依据。不同年龄组的正常小儿末梢血中红细胞数及血红蛋白量差别较大，故贫血的诊断标准不同。国内小儿贫血诊断标准及分度标准见表1-25-1和表1-25-2。

<table>
<tr><td colspan="2">表1-25-1　小儿贫血诊断标准</td></tr>
<tr><td>年龄</td><td>血红蛋白（g/L）</td></tr>
<tr><td>新生儿</td><td></td></tr>
<tr><td>　0～48h</td><td>＜160</td></tr>
<tr><td>　49h至7天</td><td>＜145</td></tr>
<tr><td>　＞7天</td><td>＜100</td></tr>
<tr><td>1～4个月</td><td>＜90</td></tr>
<tr><td>4～6个月</td><td>＜100</td></tr>
<tr><td>6个月至1岁</td><td>＜110</td></tr>
<tr><td>6～14岁</td><td>＜120</td></tr>
</table>

<table>
<tr><td colspan="3">表1-25-2　小儿贫血分度标准</td></tr>
<tr><td rowspan="2">分度</td><td>非新生儿期
血红蛋白（g/L）</td><td>新生儿期
血红蛋白（g/L）</td></tr>
<tr><td></td><td></td></tr>
<tr><td>轻度</td><td>90～</td><td>120～</td></tr>
<tr><td>中度</td><td>60～</td><td>90～</td></tr>
<tr><td>重度</td><td>30～</td><td>60～</td></tr>
<tr><td>极重度</td><td>＜30</td><td>＜60</td></tr>
</table>

网织红细胞计数对判断贫血的原因非常重要，溶血性贫血、失血性贫血时网织红细胞增多，再生障碍性贫血时网织红细胞明显降低。

（2）尿常规：尿蛋白和隐血试验阳性常提示溶血或泌尿系统出血。

（3）便常规：大便黑、隐血试验阳性常提示消化道出血。

（4）胸部X线平片：纵隔增宽者应考虑肿瘤和白血病，特发性肺含铁血黄素沉着症急性期肺野中有边缘不清、密度不一的云絮状阴影，慢性反复发作者呈现两侧肺纹理增粗，纹理间有境界不清的细网状或粟粒状阴影。

2. 特殊检查

（1）血细胞形态学：外周血涂片观察红细胞的细胞形态，对贫血病因的判定有重要意义。红细胞膜缺陷性溶血性贫血，如球形红细胞增多症、椭圆形红细胞增多症、口形红细胞增多症、棘形红细胞增多症等有相应的红细胞形态异常。微血管病性溶血性贫血则多有破碎红细胞、盔形红细胞等。珠蛋白生成障碍性贫血多有靶形红细胞增多。所有血红蛋白生成障碍性贫血者均有红细胞中央淡染区增大。

白细胞分类计数对贫血的原因判断也有指导意义，如外周血见原始的白细胞常提示贫血为白血病或肿瘤所致，白细胞、血小板与红细胞同时减少常为再生障碍性贫血、白血病、恶性肿瘤、骨髓增生异常综合征、恶性组织细胞增多症、脾功能亢进等。

（2）红细胞酶的活性检测：糖的无氧酵解通路或磷酸戊糖旁路有关酶缺陷和谷胱甘肽代谢缺陷均可能导致还原型谷胱甘肽产生减少，红细胞血红蛋白、含巯基酶和膜蛋白被氧化而致溶血。因相关酶众多，一般实验室条件有限，有些酶无法检测。一般单位仅能检测最常见的缺陷酶如G-6-PD和丙酮酸激酶。

（3）血红蛋白电泳：血红蛋白F（HbF）和血红蛋白A$_2$（HbA$_2$）定量检查有助于判断是否为血红蛋白异常性溶血。珠蛋白肽链合成异常者称为珠蛋白生成障碍性贫血，又称海洋性贫血、地中海贫血；珠蛋白肽链结构异常者为异常血红蛋白病。HbF、HbA$_2$明显升高提示β珠蛋白生成障碍性贫血；HbBart和血红蛋白H（HbH）增高提示α珠蛋白生成障碍性贫血；异常的血红蛋白区带见于异常血红蛋白病，如血红蛋白S（HbS）、血红蛋白C（HbC）、血红蛋白E（HbE）、血红蛋白D（HbD）病。但要综合各项检查全面分析，如婴儿期HbF含量变化大，要根据不同月龄的正常值判断有无HbF增高；HbF明显增高还见于幼年型慢性粒细胞性白血病、骨髓增生异常综合征、红白血病；HbF轻微增高可见于急性白血病、淋巴瘤、多发性骨髓瘤、再生障碍性贫血、恶性贫血、自身免疫性溶血性贫血和遗传性球形红细胞增多症的部分病例。

（4）酸化血清试验（Ham试验）：检测红细胞对补体的敏感性是否增高，阳性是阵发性睡眠性血红蛋白尿的主要确诊依据，阳性率80%左右。同类试验有糖水溶血试验、蛇毒因子溶血试验、补体溶血敏感试验。Ham试验阳性还见于先天性红细胞生成障碍性贫血（CDA）Ⅱ型、遗传性球形红细胞增多症（灭活补体后仍阳性）和极少数自身免疫性溶血性贫血。目前多数单位已不做此试验，改做CD55和CD59，异常降低对阵发性睡眠性血红蛋白尿有诊断意义。

（5）抗人球蛋白试验（AGT，即Coombs试验）：分为直接反应（DAGT）和间接反应（IAGT），前者检查患儿红细胞膜上是否吸附着不完全抗体，后者检查患儿血清中是否存在游离的不完全抗体。抗人球蛋白试验阳性提示免疫性溶血。

（6）红细胞渗透脆性试验：检测红细胞对低渗盐水的抵抗，球形红细胞增多症红细胞渗透脆性增加，而珠蛋白生成障碍性贫血的渗透脆性降低。

（7）骨髓细胞学检查：判断骨髓造血细胞增生程度和有无异常细胞。如溶血性贫血和失血性贫血骨髓红细胞系统增生较正常活跃。再生障碍性贫血时，红细胞系、粒细胞系和巨核系三系增生低下。缺铁性贫血时，红系细胞胞质发育落后于胞核，体积偏小的中晚幼红细胞增多为主，而巨幼细胞贫血则红系细胞胞核发育落后于胞质，有巨幼红细胞，同时粒细胞系和巨核细胞系亦有巨幼变表现。骨髓增生异常综合征有两系以上病态造血。白血病患儿的原始细胞和幼稚细胞之和达30%以上。恶性肿瘤和恶性组织细胞病侵犯骨髓者可在骨髓中发现相应的异常细胞。

（8）基因检查：对与基因异常有关的贫血有诊断意义，如珠蛋白生成障碍性贫血、遗传性球形红细胞增多症、先天性骨髓衰竭性疾病等。

二、思维程序（图1-25-1）

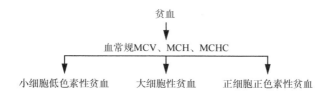

图1-25-1　贫血分类

MCV，平均红细胞体积；MCH，红细胞平均血红蛋白量；MCHC，红细胞平均血红蛋白浓度

（一）小细胞低色素性贫血（图1-25-2）

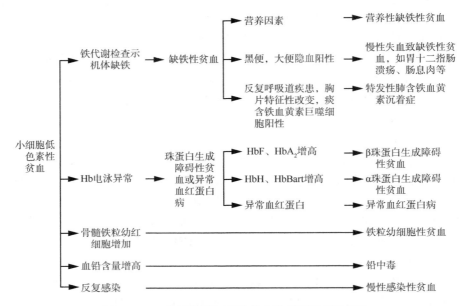

图1-25-2　小细胞低色素性贫血临床诊断思维程序

（二）大细胞性贫血（图1-25-3）

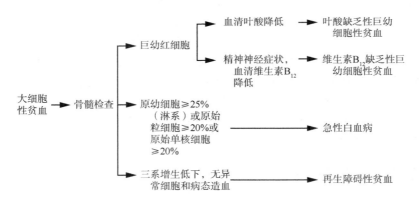

图1-25-3　大细胞性贫血临床诊断思维程序

（三）正细胞正色素性贫血（图1-25-4和图1-25-5）

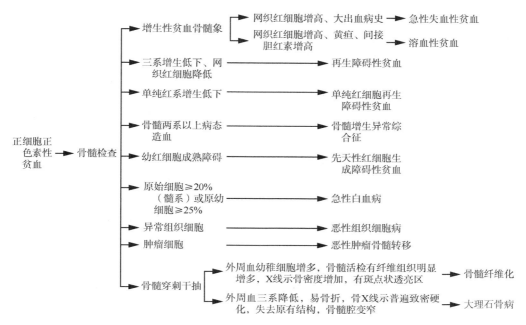

图1-25-4 正细胞正色素性贫血临床诊断思维程序

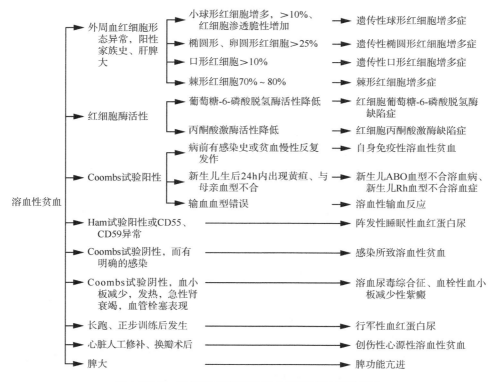

图1-25-5 正细胞正色素性贫血临床诊断思维程序

注：此处溶血性贫血未包括血红蛋白异常所致贫血，后者归纳在小细胞低色素性贫血中

三、经验体会

小儿贫血是一个综合征，是由多种因素引起的，可能引起贫血的原发病比单纯贫血更为严重，因此应明确贫血的病因诊断并及时进行对因治疗。

输血和某些其他治疗对贫血的病因诊断有干扰，一般应在明确引起贫血的病因后再进行。如因贫血特别严重，而在病因诊断明确之前必须输血，在以后的病因诊断时应考虑输血及输血前后用药对诊断的影响。如营养性巨幼细胞贫血患儿，在输血或使用叶酸和维生素B$_{12}$后几小时骨髓中巨幼红细胞即消失；红细胞酶缺陷如G-6-PD缺陷症患儿在溶血后输入正常的红细胞，酶活性的测定可能较实际值高；免疫性溶血性贫血患儿在使用肾上腺皮质激素后，抗人球蛋白试验可为阴性。急性淋巴细胞性白血病对肾上腺皮质激素高度敏感，有时用一次激素可导致完全或部分缓解数日至数月。

小儿贫血原因众多，必须按诊断程序进行系统检查和分析，尽快明确其病因诊断。

（万伍卿）

第二十六节　出血倾向

出血倾向是指自发的或者在受损伤后，皮肤、黏膜或内脏有出血表现，它是儿科常见的血液系统症状，可以是首发表现甚至唯一表现，常因血小板质和量的异常或凝血因子缺陷所致。因出血可能在短期内危及生命，故应及时做出诊断。

一、诊断步骤

（一）采集病史

病史对出血原因的判断非常重要，要仔细询问。

1.**出血的表现形式**　询问出血的表现，是出血点、紫癜还是血肿，是某个局部出血或是全身出血倾向。皮肤、黏膜出现小出血点、瘀点、瘀斑常见于毛细胞血管异常、血小板减少或血小板功能障碍；皮下血肿、关节出血或外伤后出血不止则常见于凝血因子缺陷，如血友病。全身性的出血倾向多为血液系统疾病，而单纯局部的出血表现则应考虑局部的组织器官病变或受损。

2.**既往出血史和其他病史**　询问过去有无出血倾向，以前发生出血的时间和表现。血友病常在婴儿能站立或行走时，出现碰撞后或自发性的皮下血肿，或有肌内注射部位发生血肿的病史。既往无出血病史，特别是有外伤或手术史而无出血表现者，基本上可排除遗传性凝血因子缺乏。应询问既往有无肝脏病史，肝功能严重受损者可有多种凝血因子的缺乏；应询问有无自身免疫性溶血性贫血病史，Evans综合征可先表现为溶血性贫血，以后再表现出血小板减少而致出血；有无血吸虫病或其他多种原因所致的脾大，脾大均可以出现脾功能亢进而破坏血小板。

3.**用药史**　多种药物对机体凝血或抗凝机制有影响，如阿司匹林、双嘧达莫等能够抑制血小板功能；肝素是临床常用的抗凝剂，肝素类药物过量则可导致与凝血因子缺乏相似的出血表现；某些药物可通过损害肝功能而导致凝血因子合成障碍；一些抗肿瘤药和免疫抑制剂可抑制骨髓中血细胞的增殖，使血小板减少而致出血。

4.出血的伴随症状 出血患儿有无伴随的其他表现对出血原因的判断非常重要，应询问有无急性感染史、发热、贫血、黄疸、肝脾淋巴结肿大、肝功能异常、肾功能异常等。遗传性出血性疾病及原发性血小板减少性紫癜，一般除出血外无其他异常表现，如出血伴有贫血而肝脾不大，常为再生障碍性贫血；出血伴贫血、黄疸者可能为Evans综合征；如伴贫血、黄疸、发热和尿少等肾损害表现者可能是溶血尿毒综合征或血栓性血小板减少性紫癜；出血伴发热、贫血、肝脾大要警惕白血病、恶性肿瘤、恶性组织细胞病等。有脾大伴有出血的患儿均应考虑脾功能亢进的可能。

5.家族史 对于遗传性出血性疾病，家族中常有与患儿表现类似的出血性疾病患儿。但也有许多遗传性出血性疾病患儿并无明显的家族史。

（二）体格检查

主要应明确：①出血的性质，如小出血点、瘀斑、血肿、关节血肿等。②出血的部位，如皮肤、黏膜出血或内脏出血。③是局部出血或是全身出血。④出血伴随的体征，如黄疸、贫血、肝脾淋巴结肿大、腹部包块等。

（三）辅助检查

1.一般检查

（1）血常规：血小板减少常提示出血由血小板减少所致，如果同时伴有红细胞和粒细胞减少、网织红细胞降低，可能是再生障碍性贫血；血片中可见原幼细胞增多，可能是白血病。

（2）尿常规：当有泌尿系统出血时，可在尿中出现红细胞，尿沉渣检查显示为均一型红细胞，在溶血尿毒综合征时，可出现蛋白尿和管型。

（3）便常规：消化道出血时，大便中可见红细胞，隐血试验强阳性。

2.特殊检查

（1）毛细血管抵抗力试验：又称毛细血管脆性试验，毛细血管抵抗力降低（脆性增高）见于血小板数量减少、血小板功能障碍、血管病变（如血管性紫癜、维生素C缺乏症、败血症等）及其他疾病，如血管性假血友病。

（2）出血时间（bleeding time，BT）测定：测定刺破皮肤毛细血管后，血液自然流出到自然停止的时间。最大的影响因素为血小板的数量或质量及血管壁的通透性和脆性。

BT延长见于：血小板数明显减少如原发性或继发性血小板减少性紫癜；血小板功能障碍如血小板无力症和巨血小板综合征；血管异常如遗传性出血性毛细血管扩张症；某些血浆凝血因子的严重缺乏；药物影响如阿司匹林、双嘧达莫等。

（3）血小板功能测定：一般检测血小板的黏附和聚集功能，血小板黏附功能降低见于血管性假血友病、巨血小板综合征、血小板无力症、尿毒症、肝硬化、异常蛋白血症、骨髓增生异常综合征、急性白血病、低纤维蛋白原血症和应用抗血小板聚集药物后。血小板聚集功能减低见于血小板无力症、贮存池病、尿毒症、肝硬化、骨髓增生性疾病、原发性血小板减少性紫癜、急性白血病、低纤维蛋白原血症和服用抗血小板药物。亦可进一步检测血小板Ⅲ因子有效性、血块回缩试验等。

（4）血小板抗体测定：常检测血小板膜结合IgG（PA IgG）。PA IgG增高最常见于ITP，其他可出现PA IgG增高的疾病有系统性红斑狼疮、儿童类风湿关节炎、输血性紫癜、新生儿同种免疫性血小板减少性紫癜、药物性血小板减少和败血症等。

（5）凝血时间（CT）测定：一般采用试管法，内源性凝血系统各个阶段的凝血因子缺陷均可导致凝血时间延长，除先天性的凝血因子缺陷症以外，后天性疾病常有严重的肝损害、阻塞性黄疸、新生儿出血症、纤溶亢进及系统性红斑狼疮等。

（6）活化部分凝血活酶时间（APTT）测定：临床意义基本同凝血时间，APTT延长见于各种内源性凝血因子缺乏或抗凝血素增加，APTT缩短则见于DIC早期的高凝状态。

（7）简易凝血活酶生成试验（STGT）及纠正试验：简易凝血活酶生成试验系利用受检全血溶液作为凝血活酶生成试验中所需全部凝血因子的来源，用全血中的红细胞溶解物代替PF3，按一定时间加入提供凝血酶原和纤维蛋白原的正常基质血浆，测定凝血活酶生成所需的时间，从而判断内源性凝血系统凝血活酶的生成有无缺陷。正常值为10～14s，大于15s为异常。异常见于：①因子Ⅷ、Ⅸ、Ⅺ和Ⅻ缺乏，如血友病甲、乙、丙，以及DIC、肝脏疾病、维生素K缺乏症、血管性假血友病、口服抗凝剂等。②血液中有抗凝物质存在，如因子Ⅷ抑制物、因子Ⅸ抗体等。

通过纠正试验将检查出的凝血因子缺陷范围缩小，明确是何种凝血因子异常。用于纠正的试剂：①新鲜血浆，内含除凝血因子Ⅲ、Ⅳ以外的所有凝血因子。②吸附血浆，内含Ⅰ、Ⅴ、Ⅷ、Ⅺ、Ⅻ，而维生素K依赖因子Ⅱ、Ⅶ、Ⅸ、Ⅹ被吸附去掉。③贮存血清，内含因子Ⅶ、Ⅹ及少量的Ⅱ，不含因子Ⅰ、Ⅴ、Ⅷ。纠正结果及意义判断见表1-26-1。

表1-26-1　凝血活酶时间延长的纠正试验结果判断

纠正试剂	凝血因子Ⅷ缺乏	凝血因子Ⅸ缺乏	凝血因子Ⅺ/Ⅻ缺乏	血液中有抗凝物质
新鲜血浆	能纠正	能纠正	能纠正	不能纠正
贮存血浆	不能纠正	能纠正	能纠正	不能纠正
吸附血浆	能纠正	不能纠正	能纠正	不能纠正

（8）血浆凝血酶原时间（PTT）测定：在受检血浆中加入Ca^{2+}和组织凝血活酶，观察血浆的凝固时间。它反映外源性凝血系统的凝血活性，即因子Ⅰ、Ⅱ、Ⅶ、Ⅴ、Ⅹ质或量的异常，是外源性凝血系统各凝血因子检查的筛选试验。凝血酶原时间比值（PTR）反映被检血浆的凝血酶原时间与正常血浆凝血酶原时间的比值。凝血酶原时间纠正试验则可判断缺乏的凝血因子（表1-26-2）。

表 1-26-2　　血浆凝血酶原时间延长的纠正试验结果判断

纠正试剂	凝血因子 Ⅱ 缺乏	凝血因子 Ⅶ、Ⅹ 缺乏	凝血因子 Ⅴ 缺乏	凝血因子 Ⅰ 缺乏
新鲜血浆	能纠正	能纠正	能纠正	能纠正
贮存血浆	不能纠正	能纠正	不能纠正	不能纠正
吸附血浆	不能纠正	不能纠正	能纠正	能纠正

（9）血浆凝血因子促凝活性测定：直接检测血浆中的凝血因子的促凝活性，测定血浆因子 Ⅷ、Ⅸ、Ⅺ 和 Ⅻ 时，在受检者血浆中分别加入缺乏 F Ⅷ、F Ⅸ、F Ⅺ 和 F Ⅻ 的基质血浆，白陶土磷脂悬液和 Ca^{2+} 溶液；测定血浆因子 Ⅱ、Ⅴ、Ⅶ 和 Ⅹ 时，在受检血浆中分别加入缺乏 F Ⅱ、F Ⅴ、F Ⅶ 和 F Ⅹ 的血浆，兔脑粉浸出液和 Ca^{2+} 溶液。记录开始出现纤维蛋白丝所需的时间，然后从各自的标准曲线中计算出受检血浆中上述凝血因子的促凝活性。上述血浆因子促凝活性增高见于血栓前状态和血栓性疾病。F Ⅷ:C 减低见于血友病 A、血管性假血友病、存在 F Ⅷ 抗体、DIC。F Ⅸ:C 减低见于血友病 B、肝脏病、维生素 K 缺乏症、DIC 和口服抗凝药物。F Ⅺ:C 减低见于因子 Ⅺ 缺乏、维生素 K 缺乏 DIC 等。F Ⅻ:C 减低见于 F Ⅻ 缺乏症、肝脏疾病、DIC 和某些血栓性疾病。F Ⅱ、F Ⅴ、F Ⅶ 和 F Ⅹ 促凝活性减低见于相应的凝血因子先天性缺陷症或继发于肝病、DIC、口服抗凝剂和维生素 K 缺乏症。

（10）血浆凝血酶时间（thrombin time，TT）：延长见于低（无）纤维蛋白原血症、异常纤维蛋白原血症、DIC 等致血中 FDP 增多、血中有肝素或类肝素物质存在的疾病。

（11）复钙交叉试验（cross recalcification test，CRT）：血浆复钙时间延长可由凝血因子缺乏或血中抗凝物质存在所致，如果在患儿的血浆中加入少量的正常血浆后，延长的复钙时间缩短，则表示患儿血浆中缺乏凝血因子；如果不能缩短，则表示血中抗凝物质过多。见于反复输血后的血友病患儿、肝脏疾病、胰腺疾病、系统性红斑狼疮、类风湿病等。

（12）血浆纤维蛋白（原）降解产物测定：目前常用胶乳凝集法检测纤维蛋白（原）降解产物〔fibrin（ogen）degradation products，FDP〕。增高见于原发性纤溶、DIC、恶性肿瘤、急性髓系白血病 M3 型、肝肾疾病、器官移植排斥反应及溶栓治疗等。

（13）血浆 D-二聚体（D-dimer，DD）测定：用胶乳凝集法或 ELISA 法检测血浆中的 D-二聚体。原发性纤溶 D-二聚体不升高。继发性纤溶者 D-二聚体升高。

二、思维程序

出血倾向有三个方面的原因，即毛细血管异常、血小板质和（或）量的异常、凝血机制异常。首先根据初筛试验来确定属于哪一类原因所致出血，然后再行进一步的检查。

利用血小板计数和出血时间作为筛查试验判断一期止血缺陷部位（即血管和血小板因素）；利用 APTT 和 PT 判断二期止血缺陷部位（即血浆凝血因子）；用 TT 和 CRT 筛查血液中有无抗凝物质增多；用 FDP 和 D-二聚体判断有无纤溶活性增强。

（一）首先明确是否为血管性紫癜

血管性紫癜常有束臂试验阳性，而BT和血小板计数正常，包括遗传性毛细血管扩张症、过敏性紫癜、感染性紫癜和单纯性紫癜。

遗传性毛细血管扩张症多有遗传家族史，表现为同一家系中患儿发生出血的年龄、部位、出血严重程度、扩张的毛细血管类型、分布和特征等基本相同。身体任何部位包括内脏的血管均可受累。发生出血的最小年龄为2～3个月，表现为同一家系中患儿的同一部位反复出血，常为鼻出血、牙龈出血，可发展为内脏出血。而皮肤出血点、紫癜和瘀斑少见。仔细检查常可在口腔、鼻黏膜、手掌及甲床等部位发现扩张的毛细血管和小血管。甲床毛细血管检查可见血管袢异常扩张。

过敏性紫癜者常伴有关节痛、神经血管性水肿、腹痛、消化道出血、肾脏损害等表现，一般血小板正常。紫癜表现为出血性皮疹，常突出皮面，此与一般意义上的紫癜不同。

感染性紫癜常见于流行性脑脊髓膜炎、败血症、流行性出血热和感染性心内膜炎等，一般据原发病的临床表现可以明确诊断。

单纯性紫癜可见于年长女孩，发作周期常与月经周期有关，可见不明原因的皮肤瘀斑，多见于下肢。不会出现严重的出血。

（二）是否为血小板的质或量的异常所致出血

血小板质或量的异常多表现为皮肤和黏膜的瘀点、瘀斑，严重者可有消化道、泌尿系统或颅内出血。一般皮下血肿和关节腔出血少见。

BT延长，而血小板计数减少表示血小板减少性紫癜；BT延长而血小板增多表示为血小板增多症；BT延长而血小板计数正常可能是血小板功能障碍、低（无）丙种球蛋白血症或血管性假血友病。

1.血小板减少 外周血血小板数降低，一般血小板低于$50×10^9$/L时即可能发生出血。

继发性血小板减少性紫癜可见于多种疾病，常见的导致血小板产生减少的疾病有白血病、再生障碍性贫血、肿瘤骨髓转移、恶性组织细胞病、朗格汉斯细胞组织细胞增生症、骨髓增生异常综合征、骨髓纤维化、石骨症、某些遗传性血小板减少症、先天性巨核细胞生成障碍等，导致血小板消耗或破坏增加的疾病有病毒或细菌感染、溶血尿毒综合征、血栓性血小板减少性紫癜、DIC、巨大血管瘤、发绀型心脏病、输血后紫癜、新生儿免疫性血小板减少症、系统性红斑狼疮及脾功能亢进等。而低温如未成熟儿或低温麻醉者、各种原因的脾大、脾功能亢进均可导致血小板分布异常而致外周血小板减少。上述疾病结合各自的临床表现和病史及骨髓检查容易鉴别。

免疫性血小板减少症则除病前常有病毒感染史外，无明确的其他病因。除出血症状外，不伴有其他临床表现。外周血中血小板明显减少，骨髓检查显示巨核细胞明显增生或正常，有巨核细胞成熟障碍。

2.血小板增多症 出血倾向伴有血小板增多。一般临床上外周血血小板＞$400×10^9$/L时，即可确诊为血小板增多症，原发性血小板增多症可有出血倾向，亦可导致出血倾向或伴有血栓病史，血小板计数＞1000×10⁹/L，血片中可见血小板成堆，且有巨大血小板，常伴有白细胞增多和脾大。骨髓增生活跃，巨核细胞增多，多为成熟型，胞体大，胞质丰富。血小板对肾上腺素和胶原的聚集反应可减低。继发性血小板增多症如感染、铁缺乏、恶性肿瘤、脾切除术后，某些药物如肾上腺皮质激素、长春新碱、长春碱等均可导致继发性血小板增多症，但有相关病史和临床表现。骨髓增生性疾病如真性红细胞增多症、慢性粒细胞白血病等亦可表现为血小板增多，应予鉴别。

3.血小板功能异常 血小板功能检查有异常者应考虑血小板功能缺陷病。表现为血小板黏附、凝聚、释放、促凝功能等异常，血小板数无明显减少。先天性血小板功能缺陷症包括血小板膜异常的巨大血小板综合征、血小板型血管性假血友病、血小板无力症等，以及贮存池病和花生四烯酸代谢异常。继发性血小板功能异常多继发于其他疾病或使用某些药物所致，常见的有先天性心脏病尤其是发绀型先天性心脏病术后，尿毒症，骨髓增殖性疾病，药物如阿司匹林、保泰松、吲哚美辛等作用于血小板环化酶，右旋糖酐、肝素等作用于血小板膜等。

（三）凝血功能异常

1.凝血因子功能异常 凝血功能检查有异常，根据凝血功能检查可判断缺乏的凝血因子。检测试验分为筛选试验和诊断试验。一般先用筛选试验确定缺乏的凝血因子所在凝血阶段的大致部位，然后用诊断试验进行最终确诊。

筛选试验常联合应用APTT和PT，可有下列可能性。

（1）APTT和PT正常：见于遗传性或获得性因子XIII缺乏，后天获得性者常由恶性淋巴瘤、白血病、严重肝脏疾病、抗因子XIII抗体、自身免疫性溶血性贫血和恶性贫血等导致。当然这种情况可见于正常人和非凝血因子缺乏所致的出血患儿。

（2）APTT延长和PT正常：表示内源性凝血途径中凝血因子的缺陷，如血友病甲、乙、丙，血循环中有抗凝物质，肝脏疾病和口服抗凝剂。肝脏疾病和口服抗凝剂者结合原发病史或用药史容易诊断，血友病甲、乙、丙，血循环中有抗凝物质几种情况可通过STGT纠正试验进行鉴别。如果需要深入了解有关凝血因子活性缺乏的具体程度，可进行血浆凝血因子VIII、IX、XI和XII的促凝活性测定。

血管性假血友病是遗传性出血性疾病，I、II型为常染色体显性遗传，而III型为常染色体隐性遗传。患儿血浆中的vW因子缺乏或分子结构异常，vW因子的主要功能：①作为血浆因子VIII的载体，稳定因子VIII活性的作用。②调节血小板的功能。表现为自幼皮肤、黏膜出血或外伤部位出血不止。但一般无关节及肌肉出血，不出现关节畸形。血管性假血友病与血友病甲的鉴别要点：两者均有APTT延长及FVIII：C降低，但血管性假血友病有血小板功能异常和vWF：Ag降低。

（3）APTT正常而PT异常：为外源性凝血系统第一步凝血功能缺陷，常见于遗传性VII因子缺乏症。缺乏程度由血浆因子VII促凝活性测定试验检测。

（4）APTT和PT均延长：常表示内源性凝血系统和外源性凝血系统的共同途径即凝血系统的第二步和第三步的凝血因子功能有缺陷，包括遗传性或获得性的血浆因子V、X，凝血酶原和纤维蛋白原缺乏症，获得性者常见于严重肝病、维生素K缺乏、DIC、纤溶亢进、口服抗凝剂、异常凝血酶原增加等。进一步诊断试验可用血浆凝血酶原时间延长的纠正试验来区分Ⅰ、Ⅱ、Ⅶ、Ⅴ和Ⅹ中何种凝血因子的异常，其中用PT延长的纠正试验不能鉴别Ⅶ、Ⅴ的缺乏，但Ⅶ因子缺乏只有PT延长，而APTT正常。还可检测上述血浆因子Ⅱ、Ⅶ、Ⅴ和Ⅹ的促凝活性，或做TT和血浆纤维蛋白原的定量测定检测纤维蛋白原的活性。严重肝病和维生素K缺乏症均可致APTT和PT延长，两者的鉴别除原发病的表现不同外，严重肝病者常伴有纤维蛋白原的减少，故TT延长，而维生素K缺乏者TT正常。

2.纤维蛋白溶解（纤溶）综合征　即原发性纤溶和继发性纤溶。原发性纤溶指纤溶酶原激活物（t-PA和u-PA）增加，导致纤溶酶活性增强，降解血浆纤维蛋白原和多种凝血因子，常见于胰腺、前列腺、甲状腺等在手术或过度挤压时引起纤溶酶原激活物增多或活性增强，或见于严重肝病、恶性肿瘤、某些感染等导致的纤溶抑制物的减少或活性降低。继发性纤溶主要继发于DIC，由于因子Ⅻa、激肽释放酶、凝血酶等增多导致纤溶酶增多或活性增强。一般用FDP和D-二聚体做筛选试验来判断有无纤溶和属于何种纤溶。

（1）FDP和D-二聚体均正常：表示纤溶活性正常，出血倾向与纤溶无关。

（2）FDP阳性和D-二聚体正常：见于原发性纤溶或FDP的假阳性。

（3）FDP阴性和D-二聚体阳性：见于继发性纤溶和FDP的假阴性。

（4）FDP阳性和D-二聚体阳性：见于继发性纤溶，如DIC、动静脉血栓和溶栓治疗。

3.血中抗凝物质增多　所有凝血试验检查均异常，如APTT、PT，且不能被正常新鲜血浆纠正，纤维蛋白原定量正常。而复钙交叉试验示延长的复钙时间被少量的正常血浆纠正和（或）凝血酶时间延长提示血中抗凝物质增多。甲苯胺蓝可中和肝素，如TT延长者加入甲苯胺蓝后，TT恢复正常或缩短，表示受检血浆中肝素或类肝素物质或FDP增加，肝素或类肝素物质增加见于先天性高肝素血症、急性白血病、系统性红斑狼疮、胆道感染、流行性出血热、过敏性紫癜、过敏性休克、严重的肝病、尿毒症、DIC、肿瘤用氮芥化疗或放疗后、肝脏手术等。巨球蛋白血症、冷球蛋白血症、高丙种球蛋白血症及DIC致FDP增多。加入甲苯胺蓝不能纠正者表示为非肝素类抗凝血酶物质的存在，如血友病、白血病、再生障碍性贫血等急性出血期、阻塞性黄疸、胰腺炎及口服抗凝药物等致抗凝血酶Ⅲ增加；系统性红斑狼疮产生的狼疮性抗凝物质增多；血友病甲、系统性红斑狼疮、类风湿病、药物反应等致Ⅷ因子抑制物为主的抗凝血活酶形成的抗凝物质增加；再生障碍性贫血、系统性红斑狼疮等致抗凝血酶活性的抗凝物质增多。

三、经验体会

对有出血倾向的患儿，应注意仔细询问病史，自幼出血者常为遗传性或先天性的出凝血功能障碍，皮下血肿、肌肉关节出血者常为凝血因子缺陷。而表现为皮肤瘀点、瘀斑者常为血小板因素或血管因素所致出血。对后天所致的伴有除出血外的其他临床表现者多为继发于某些疾病，此时，除做出血、凝血功能检查外，还需针对原发病做相关检查。出血倾向患儿就诊时，应先做几个筛选性的检查。明确大致受累的环节后再做进一步检查确诊。

（万伍卿）

第二十七节 头 痛

头痛（headache）是指颅外或颅内疾病刺激对疼痛敏感的结构造成头颅上半部（眉毛、耳轮上部、枕骨隆突连线以上）疼痛，是小儿神经系统最常见的症状之一，在许多疾病中均可出现头痛。头痛的敏感部位包括颅外各种组织、颅内动脉、脑膜，以及第 Ⅴ、Ⅸ、Ⅹ 对脑神经和颈 1～3 神经，这些结构的刺激、牵拉、移位或压迫，或血管的痉挛、扩张均可造成疼痛。虽然绝大部分头痛属于偏头痛类型的血管性头痛或紧张性头痛，但也可能是颅内严重疾病的信号。作为儿科医师，对头痛的小儿应注意全面检查和追踪观察，结合起病情况、病史、体征及必要的实验室检查，争取查明病因。

一、诊断步骤

（一）采集病史

1.起病情况 头痛起病急，伴有发热或呕吐，多为急性颅内感染；突发头痛且剧烈、强迫头位者，应考虑蛛网膜下腔出血；起病缓慢伴呕吐可见于颅内占位性病变或颅内高压症；反复发作的急性头痛，发作间歇完全正常，需考虑偏头痛或紧张性头痛等。

2.疼痛部位 急性颅内感染所致的头痛多为弥漫性头痛，发热性疾病、额部病变、幕上占位病变多见于前额痛；幕下病变多见于枕部痛；大脑半球病变导致的头痛可位于同侧或额部。

3.头痛性质 由于婴幼儿对头痛的性质难以明确表达，故对其头痛性质不能做出准确判断；年长儿则能说明头痛的性质。发热性疾病的头痛多为钝痛或搏动性疼痛；血管性疼痛常为搏动性跳痛并有怕光；耳源性、齿源性头痛常为钝痛。

4.有无头颅外伤史

（二）体格检查

1.头颅检查 包括颅骨及头皮的检查。注意有无头颅肿物、颅骨缺损，头颅有无异常血管性杂音，头皮有无破损等。

2.头面部检查 应常规检查外耳道有无流脓，鼻窦有无压痛；检查双眼视力及视野，眼压是否正常，有无眼底水肿、出血等。

3.神经系统检查 观察头围及前囟的大小，有无脑神经的损伤及肢体的瘫痪，有无脑膜刺激征及病理反射征。

4.血压检查 注意血压是否正常。

5.体位的影响 颅内肿瘤的患儿在用力、运动、咳嗽及头部转动时头痛可加重，有的患儿可通过采取特殊的头位缓解头痛。

（三）辅助检查

1.一般检查

（1）血常规：白细胞及中性粒细胞增高多提示细菌感染。蛛网膜下腔出血亦可致头痛，血常规可有贫血等相应改变。

（2）尿常规：尿糖提示有糖尿病的可能，蛋白尿、血尿伴高血压提示有肾性高血压存在。

（3）脑脊液检查：可鉴别是否为颅内压增高、颅内感染、颅内出血或恶性肿瘤脑膜转移等情况所致的头痛。

（4）脑电图检查：对小儿偏头痛、癫痫的诊断及鉴别诊断有非常重要的价值，偏头痛在脑电图上可出现颞叶慢波灶、中央棘波灶等。

（5）头颅X线平片：了解有无明显的颅内高压、颅内钙化斑、头颅骨质病变等情况。

2.确诊检查

（1）CT检查：可对颅内病变的性质、部位提供较为直观的影像学依据。

（2）MRI检查：比CT检查更精确，能发现比CT更小的病变，尤其是脱髓鞘病变、脑干病变。

二、思维程序（图1-27-1）

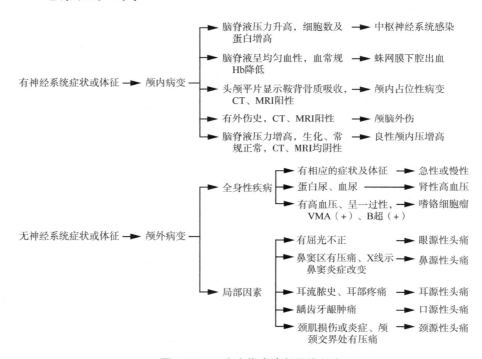

图1-27-1　头痛临床诊断思维程序

（一）根据是否伴有其他神经系统症状，将头痛分为颅内病变与颅外病变

在小儿时期颅内疾病多有头痛，且常伴有其他神经系统症状，如意识障碍、脑膜刺激征、定位和运动障碍、共济失调、感觉异常等。由于婴幼儿表达自身体验的能力较差，为头痛症状的早期发现带来困难，其他一些较严重的神经系统症状如惊厥、昏迷、瘫痪、呕吐、大小便失禁等往往比头痛更突出。详细地询问病史、全面神经系统检查和恰当地选择脑脊液检查、头颅CT或MRI检查，有助于鉴别是颅内疾病还是颅外疾病所致的头痛。

1.中枢神经系统感染性疾病所致的头痛　包括化脓性脑膜炎、结核性脑膜炎、病毒性脑炎及脑膜脑炎、真菌性脑膜炎及中毒性脑病（脑水肿）。这类疾病一般有发热等全身中毒症状。脑膜炎所致头痛往往较严重并呈持续性，有脑膜刺激征，脑脊液检查常有压力升高、细胞数及蛋白增多。根据脑脊液压力增高程度及细胞学、生化检查可明确脑膜炎的性质。

2.脑血管病所致的头痛　此类疾病有蛛网膜下腔出血、脑动脉瘤、脑动脉炎、颅内静脉窦血栓形成、脑栓塞、高血压脑病或偏头痛。这类疾病一般无发热，头痛发生的急缓、轻重与原发病有关。例如，蛛网膜下腔出血为突然发病，头痛剧烈，脑膜刺激征阳性，脑脊液检查为均匀性血性脑脊液，CT扫描早期即可明确出血的部位。偏头痛常有家族史，多见于女孩，发作前有视力障碍、恶心、呕吐等症状，突然发作一侧或双侧额颞部搏动性剧痛，常伴有明显的恶心、呕吐、腹痛，有时有阵发性面色苍白和发红，怕光或视物模糊，每次发作持续数小时至1～2天不等，有周期性倾向。两次发作之间患儿表现如常人。有的患儿可伴有一过性偏瘫，发作时脑电图可有异常，应注意与癫痫鉴别。

3.颅内占位性病变所致的头痛　颅内占位性病变通常见于颅内肿瘤、脑脓肿、脑寄生虫、血肿、肉芽肿等疾病。在这类疾病中，一般起病较缓慢，头痛为发作性，迁延反复且逐渐加重，可为局限性或全头胀痛，易伴呕吐、惊厥，晚期出现意识障碍，体检除视盘水肿之外，还可有神经系统定位体征，头颅平片显示鞍背骨质吸收，颅脑超声显示中线移位，脑电图呈高幅慢波活动对本病的早期诊断有一定的价值，CT、MRI可显示占位性病变的部位及范围，对于病变性质确定也有一定的帮助。婴幼儿由于前囟及颅骨缝尚未完全闭合，对颅高压有一定的代偿作用，故视盘水肿出现较晚。

4.脑外伤后的头痛　常见的器质性原因为慢性硬膜下血肿、脑挫伤、新生儿产伤性颅内出血等，CT和（或）MRI扫描可以确诊。颅脑外伤后非器质性头痛，如脑震荡有时头痛持续数月或数年，往往同时伴有其他脑功能失调症状，如眩晕、耳鸣、失眠、注意力减退等。

5.良性颅内压增高或颅内压降低所致的头痛　良性颅内压增高常因脑脊液吸收障碍引起，具有剧烈头痛、呕吐、视盘水肿和（或）视力障碍等颅内压增高的症状，但无抽搐、局灶性神经征，无占位性病变的证据。脑脊液检查除压力增高外，其他化验检查均正常，CT和MRI检查基本正常。而颅内压降低的头痛多为腰椎穿刺后或自发性脑脊液低压性头痛。后者可能是暂时性脉络丛功能障碍，如在病毒感染后或外伤后，脑脊液分泌减少而压力下降导致头痛。两者均在平卧后头痛改善，亦可快速补液后缓解。

（二）排除颅内病变所致头痛，即为颅外病变所致头痛

头痛病因除颅内病变外，还有颅外病变，颅外病变又分为全身性疾病与颅脑外局部因素。

1.全身性疾病

（1）急性感染性疾病：几乎所有伴有发热的全身感染性疾病均可引起小儿头痛。发热使脑部血流及代谢增速，颅内压增高，导致物理性刺激而致头痛。病毒、细菌等病原体的毒素也是促进头部血管扩张导致头痛的原因之一。随着体温的降低，头痛可自行消退。感染性疾病中常见的有急性上呼吸道感染、支气管肺炎、败血症、伤寒等。

（2）慢性全身性疾病：慢性消耗性疾病如结核病、结缔组织病，以及内分泌疾病如甲状腺功能亢进、糖尿病昏迷早期、代谢性疾病如尿毒症，以及功能性疾病如神经官能症、癔症均可导致头痛。头痛的原因与精神紧张及过度疲劳有关，在体力衰弱、睡眠不足、饥饿或贫血时更多见。头痛常于午饭前、晚饭前加重，并自觉疲乏无力，或伴有头晕，年长儿头痛时不能集中精力学习，不愿参加集体活动，经过适当的休息及补充营养或控制原发病，可使头痛逐渐缓解。

（3）高血压性头痛：小儿时期的高血压多由肾脏疾病引起，包括急、慢性肾炎及肾发育不良。嗜铬细胞瘤、主动脉缩窄亦可引起血压升高而致头痛。头痛多位于额颞部，呈胀痛，低头或屏气用力时可使头痛加剧。高血压脑病时，头痛可呈持续性，为全头痛，且很剧烈，并伴有惊厥甚至昏迷。在本症中，头痛与血压之间有直接关系，控制高血压后可使头痛缓解。嗜铬细胞瘤的头痛是强烈的发作性搏动性头痛，持续时间较短，常伴有焦虑、出汗、面色苍白、心动过速、恶心或呕吐，发作时血压明显增高。尿中儿茶酚胺可增加，肾上腺 CT 检查有助于本病的诊断。

（4）中毒引起的头痛：常见的有一氧化碳中毒，由于动脉血氧分压降低可引起脑血流量的增加而产生显著的头痛。应用或暴露于某些物质如有机磷农药、硝酸盐、亚硝酸、农药、汽油、乙醇、金属铅等均可引起头痛，这类头痛多伴有其他中毒症状，结合病史及体征可做出诊断。维生素 A 过量、骤停糖皮质激素亦可出现头痛。

（5）缺氧引起的头痛：某些发绀型先天性心脏病如法洛四联症、肺性脑病、高山缺氧等情况常合并酸中毒，两者均可导致继发性脑水肿从而引起头痛。

2.颅脑外局部因素 小儿时期因眼、鼻、耳及颈部疾病引起的头痛很常见，症状各异。

（1）眼源性头痛：小儿眼部疾病所致的头痛以屈光不正最常见。眶内肿物（肿瘤、脓肿、肉芽肿等）及先天性青光眼（眼内压增高）较成人少见。屈光不正所致的头痛通常在小儿上学以后发现，散光、近视或远视均可见到。清晨时很少诉头痛，仅在用眼后，如阅读、写字或看电视等活动后出现额部疼痛，呈持续性胀痛，有时较剧烈，可有眼球压痛或眼球活动疼痛，休息后可减轻。

（2）鼻源性头痛：鼻和鼻窦的疾病也是头痛的常见原因。其中小儿以急性、慢性鼻窦炎多见。一般均有流涕，鼻窦处有压痛，头痛的部位与同侧鼻窦炎一致，额窦、上颌窦或前筛窦炎以前额痛为主，蝶窦及后筛窦炎以枕部痛多见。急性上颌窦炎患儿在早晨可无头痛，午后头痛逐渐加重。急性额窦炎的头痛，晨间醒来时即已存在，整日持续，至晚间改善。上述头痛的特点与体位及鼻分泌物排空的条件有关。

（3）耳源性头痛：急、慢性中耳炎均可引起头痛。头痛为反射性，与患耳同侧。结合耳流脓史、耳部疼痛，有助于诊断。

（4）口源性头痛：口腔内及口周关节病变可引起头痛，牙齿咬合不正、龋齿、牙周炎、齿槽脓肿、颞下颌关节炎等疾病，细菌或其他炎性物质刺激局部神经（三叉神经）也可引发头痛。

（5）颈源性头痛：颈部疾病所致的头痛在小儿少见。可见于颈肌损伤或炎症，颈椎病变，颈部皮肤或皮下组织炎症。头痛多见于后枕部，与颈项疼痛同时发生，且在颅颈交界部位有压痛；可持续数月不止，时轻时重。

三、经验体会

小儿头痛随年龄不同表现不一，在婴儿期，小儿头痛常不能自诉，故常表现为烦躁不安或突然哭闹，或以手打头。稍大一点的幼儿虽然已开始说话，对头痛还是牙痛或耳痛常难以表述清楚。年长儿则能说明头痛的部位及性质。小儿头痛的病因虽然与成人基本相同，但很少有三叉神经痛、耳颞神经痛等神经痛，较多见的病因是颅内炎症、偏头痛、脑病及眼、耳、鼻科的疾病。由于头痛可以是很多疾病的伴随症状或某种疾病以其为主要表现的一种综合征，加之小儿头痛缺乏明确的定位及定性，故给儿科医师的诊断及处理带来困难。所以儿科医师要仔细观察婴幼儿头痛时的表现，并及时进行有关辅助检查。

（毛定安　李杏芳）

第二十八节　惊　厥

惊厥（convulsion）是小儿常见急症，多见于3岁以下婴幼儿。它是由多种原因致脑神经元功能紊乱而引起的全身或局部肌肉不随意收缩或阵挛，并伴有不同程度的意识障碍。5%～6%的小儿曾有过一次或多次惊厥，其中以热性惊厥和癫痫最常见。因反复发生惊厥可导致脑组织损害，遗留癫痫及智力低下等后遗症。因此，临床上对于惊厥患儿需及时正确处理。尽快止惊的同时，要全面分析，综合考虑，尽早查出病因。

一、诊断步骤

（一）采集病史

1.病史

（1）既往病史：发作前有无先兆，发作时有无意识障碍，大、小便失禁，发作时姿态、面色、声音，肢体抽动顺序，发作时刻，持续时间，对环境的反应，发作后的表现及伴随症状。发作的诱因（发热、腹泻、饮食过度、过劳、外界刺激、哭闹等），发作频率，病程长短，治疗经过，有关既往史（热性惊厥史、头部外伤史、服药史、犬咬史等），惊厥的首发年龄，复发次数和对智力行为发育有无影响。

（2）个人史：对新生儿惊厥应详细询问有无宫内感染、产伤窒息、胎膜早破、产程延长史；婴儿应注意喂养史，出生时有无窒息史；有发热时还应询问有无传染病接触史，如流行性乙型脑炎、流行性脑脊髓膜炎等。

（3）家族史：为某些遗传代谢性疾病如肝豆状核变性、肝糖原贮积症、半乳糖血症等提供诊断依据。

2.年龄　不同年龄组惊厥的病因不尽相同。

（1）新生儿期：生后1～3天常见于低血糖、产伤窒息、颅内出血等。4～10天常见于低血钙、低血钠、低血镁、败血症、脑膜炎、胆红素脑病和破伤风、颅脑畸形等。其中以缺氧缺血性脑损伤最为常见，急性代谢紊乱、脑血管疾病（动脉和静脉脑梗死、静脉窦血栓形成、颅内出血等）、中枢神经系统感染也是常见病因，此外还包括遗传性代谢性疾病、成瘾药物的撤药反应、脑结构异常等。

（2）婴幼儿期：常见的有上呼吸道感染、腹泻等引起的高热惊厥、轻度胃肠炎并婴幼儿良性惊厥、中枢神经系统感染、细菌性痢疾、中毒性脑病、维生素 D 缺乏性手足搐搦症、癫痫、婴儿痉挛症、颅脑畸形、脑损伤后遗症和某些遗传代谢性疾病等。

（3）学龄前期、学龄期：常见于颅脑外伤、感染、中毒、癫痫、颅内占位性病变、肾炎引发的高血压脑病及脑寄生虫病等。

3.季节　春季常见的惊厥：流行性脑脊髓膜炎；夏季常见的惊厥：流行性乙型脑炎、中毒性细菌性痢疾和肠道病毒感染；冬春季常见的惊厥：维生素 D 缺乏引起的低钙惊厥多见；上呼吸道感染、感染性腹泻等引起的热性惊厥，中毒及癫痫引起的惊厥终年可见。

（二）体格检查

1.头面部检查　注意有无头颅血肿、头皮破损，有无特殊面容，观察头围的大小、前囟的大小、张力，骨缝有无增宽；外耳道有无流脓，双瞳孔的大小、光反射，双眼视力及视野检查，有无视盘水肿、眼底出血等。

2.神经系统检查　神志变化，有无脑神经的损伤及肢体的瘫痪，有无脑膜刺激征及病理反射征。

3.皮肤　注意皮肤有无瘀点、瘀斑，有无皮疹、皮肤异常色素斑、皮下结节及局部感染灶。

4.其他　注意体温、血压是否正常，心率的快慢，肝、脾的大小等。

（三）辅助检查

1.实验室检查

（1）三大常规：血常规中白细胞及中性粒细胞增高提示有细菌感染存在，嗜酸粒细胞增高提示脑寄生虫病。尿常规发现血尿、蛋白尿伴血压增高提示有肾性高血压存在，有脓尿提示存在泌尿系统感染。大便常规中有白细胞、脓球提示有中毒性细菌性痢疾存在。

（2）血生化检查：电解质检查可了解有无低血钙、低血镁、低血钠存在，查血糖了解有无低血糖存在，肾功能检查了解有无肾脏损害。查血氨、乳酸协助了解有无遗传代谢性疾病。

（3）脑脊液检查：可作为颅内细菌、病毒、结核、真菌感染的鉴别，了解有无颅内压增高、颅内出血等。

2.特殊检查

（1）眼底检查：新生儿视网膜脉络膜炎可能存在先天性感染，广泛的视网膜下出血提示颅内出血，视盘水肿提示颅内压增高，颅内占位性病变的可能性大。

（2）脑电图检查：对小儿癫痫的诊断及鉴别诊断有重要的价值，婴儿痉挛症脑电图表现有特征性的高峰失律。

（3）头颅 X 线片：了解有无颅内钙化灶、颅骨病变等。

（4）头颅 CT 及 MRI 检查：对颅内出血、各种占位性病变和颅脑畸形、脑膜炎的诊断均很有价值。且 MRI 比 CT 更精确，尤其对脑内细小病变，如脱髓鞘病变、脑干病变。

（5）单光子发射计算机体层成像（SPECT）：为癫痫病灶、肿瘤定位、脑血管病的诊断提供依据。

（6）血尿代谢筛查：对于惊厥伴有反复呕吐、腹泻、酸中毒的患儿可行此检查，明确是否有有机酸、氨基酸代谢性疾病。

（7）基因检测：对于不明原因的惊厥，尤其是伴有智力低下患儿，可行相关基因检测进一步明确是否有遗传性疾病。

二、思维程序

根据是否伴有发热，将惊厥的病因分为感染性和非感染性两大类。然后再根据有无神经系统体征划分为颅内疾病或颅外疾病。惊厥是儿科常见急症之一，起病急、变化快，若不及时处理，可导致脑缺氧性损害，智力障碍等后遗症，严重时甚至危及患儿生命。因此，临床上除尽快止惊、控制抽搐外，要积极寻找病因，防止复发。详细询问病史，进行仔细全面的体格检查，尤其要注意评估气道是否通畅，心功能情况，测量体温、血压、血糖，要注意识别一些可能危及生命的病因，如颅内感染、脓毒症、脑外伤、毒物及药物的摄入等，进行必要的辅助检查，如血生化、脑脊液检查，脑电图，头颅CT或MRI检查，血尿代谢筛查及基因检测等，有助于惊厥的病因诊断。

惊厥诊断思维程序见图1-28-1。

（一）感染性疾病

1.颅内感染性疾病

（1）中枢神经系统感染：包括化脓性脑膜炎、病毒性脑膜炎、结核性脑膜炎、真菌性脑膜炎及脑脓肿等。这些疾病除发热等全身中毒症状外，常伴有头痛，可有意识障碍，脑膜刺激征阳性，脑脊液检查常规、生化、压力等常有不同程度的改变，头颅CT及MRI检查有各自不同的特点，并依此鉴别诊断。

（2）脑寄生虫病：包括脑囊尾蚴病、脑肺吸虫病、脑棘球蚴病等。这类疾病主要表现可有颅高压的症状，如头痛、呕吐、视盘水肿，有感觉异常、脑神经损害、癫痫发作等。临床上，往往可问出猪肉绦虫感染，生食螃蟹、生饮井水，有密切接触羊、犬等病史。周围血中嗜酸粒细胞增多，脑脊液检查一般正常，亦可表现为细胞数及蛋白质轻度增高，大便中找到猪绦虫虫卵或虫节，肺吸虫皮试及抗体阳性，头颅CT、MRI改变可资鉴别诊断。

2.颅外感染性疾病

（1）热性惊厥：任何突发高热的颅外感染均可能引起惊厥，是小儿惊厥常见的病因。具有以下特点：多见于6个月至3岁小儿；惊厥多发生在体温骤升时，呈全身性，常见于上呼吸道感染、腹泻、肺炎、中耳炎、幼儿急疹等；惊厥停止后，患儿一般情况良好，无异常神经症，一般预后好；惊厥发作2周后，脑电图检查正常；脑脊液检查正常；体检及智力发育正常。

（2）中毒性脑病：急性感染性疾病的过程中可出现类似脑炎的表现。原因可能有：人体对毒素的过敏反应，脑水肿，缺氧，脑局部缺血坏死，水电解质紊乱，感染中毒等。临床特点：任何年龄、不同体质的小儿皆可发生，以1～3岁的小儿多见；多发生

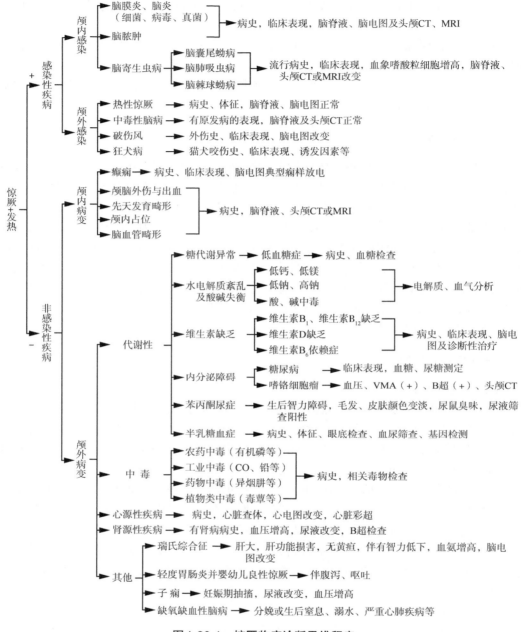

图1-28-1 惊厥临床诊断思维程序

在感染性疾病的极期，如中毒性细菌性痢疾、伤寒、重症肺炎等；惊厥局限性、时间长、次数多，常伴意识障碍和神经系统阳性体征；预后与昏迷时间的长短有关，昏迷越久，产生后遗症的概率越高。

（3）破伤风：新生儿出生时断脐消毒不严格，或有外伤史，表现为牙关紧闭，肌肉强直性痉挛，呼吸困难，甚至角弓反张。但神志始终清楚。半数患儿脑电图异常，脑脊液检查一般正常。

（二）非感染性疾病

1.颅内病变　包括癫痫、颅内占位性病变、颅脑损伤及畸形、颅内出血等。

（1）癫痫：往往表现为无热惊厥，脑脊液检查正常，脑电图典型的痫样放电，如尖波、慢波、棘慢波等。婴儿痉挛症为癫痫中一种严重的类型，多发生在1岁以内，发作时有点头、上肢向前环抱等特殊姿态，90%的患儿智力发育落后，脑电图表现为高峰失律。

（2）颅内占位性病变：一般颅高压症状明显，表现为头痛、呕吐（清晨或早饭后多见）、视盘水肿，且头痛进行性加重。头颅CT或MRI能明确肿瘤的部位及性质。

（3）颅内出血：可有抽搐、颅高压症状、意识障碍及脑膜刺激征，脑脊液表现为均匀血性，压力增高，外周血中血红蛋白降低，头颅CT或MRI可明确诊断，亦可鉴别脑血管畸形或颅内出血。

2.颅外病变

（1）代谢性：包括水、电解质、酸碱失衡，低血糖，遗传代谢性疾病如苯丙酮尿症、半乳糖血症等，还有维生素（B_1、B_{12}、D、K）缺乏，维生素B_6依赖症等。低血钙、低血镁、低血钠、高血钠、酸中毒、碱中毒等，查电解质可以区别，查血糖可以了解有无低血糖存在；苯丙酮尿症患儿一般出生后3～6个月始出现症状，1岁时症状明显，表现为以智力发育落后为主，可有行为异常，伴有皮肤、毛发、虹膜色泽变浅，皮肤湿疹，尿和汗液有鼠臭味。尿中苯丙氨酸增多及尿三氯化铁阳性，血浆苯丙氨酸浓度增高可以协助诊断；维生素B_6缺乏症和依赖症：多见于1～6个月的婴儿，患儿体重不增，哭闹不安，烦躁，肠痉挛且反复惊厥，维生素B_6治疗有效。

（2）中毒性：毒物直接作用于中枢神经系统或由于中毒所致代谢紊乱、缺氧等间接影响神经系统而发生的惊厥，常见异烟肼、阿托品、CO、有机磷及毒蕈中毒等。多见于婴幼儿和学龄前儿童，有药物及毒物接触史，除惊厥外不同的原因还有不同的症状。呕吐物、胃液、大便中有毒物残渣，呕吐物、胃液、血液中毒物浓度增高，可协助诊断。

（3）心源性：阿-斯综合征，此类疾病是由于心搏量突然下降，致脑供血不足和脑缺氧，从而出现惊厥或晕厥。发作时一般先有面色突然转灰，血循环重建后又突然转红。心脏听诊可帮助诊断，心电图检查示严重的心律失常，如完全性房室传导阻滞、病态窦房结综合征、室性心动过速、QT间期延长综合征等。

（4）肾源性：有少尿、血尿、蛋白尿、水肿等肾脏病病史，查体发现血压增高，B超提示肾脏改变或泌尿系统畸形。

（5）其他疾病：如瑞氏综合征，本病为急性进行性脑病，是因线粒体异常导致体内氨基酸代谢、脂肪代谢、有机酸代谢及糖代谢均有异常，血氨增高，短链脂肪酸积聚，二羧酸增多等。临床表现为发热、呕吐、反复惊厥，肝大，肝功能损害而无黄疸，可有颅高压症状，以及脑干功能受损的表现，查脑脊液有压力增高，细胞和蛋白质均正常，血氨增高，脑电图呈弥漫性脑病改变，可有痫样放电。

三、经验体会

惊厥是多种病因引起的一组临床综合征，小儿惊厥是儿科常见急症，各年龄阶段的患儿，惊厥的表现形式可不尽相同。其发作次数及持续时间不同，预后也不尽相同。早期有效地控制惊厥，可以不留后遗症或减轻后遗症状。因此，临床上任何原因引起的惊厥均应按急诊处理，其原则为：①迅速止惊；②维持生命功能正常；③边抢救边寻找病因；④预防惊厥复发；⑤防止和减少脑损伤。但临床上引起惊厥的病因很多，而且各年龄阶段的患儿病因不尽相同。故积极抗惊厥的同时，医师要全面分析病因，综合考虑。根据发病年龄、季节、病史进行全面的体格检查和必要的辅助检查，只有找到病因，积极针对病因治疗，才能从根本上防止惊厥再次发作。

（刘利群　熊　洁）

第二十九节　昏　迷

　　昏迷（coma）是指维持正常意识状态的脑干网状结构和大脑皮质的代谢活动因疾病发展到危重阶段而被高度抑制引起意识丧失，随意运动消失，并对各种刺激反应降低乃至消失或出现异常反射活动的一种病理状态。昏迷是最严重的意识障碍，是一种脑功能衰竭的状态。昏迷病因多种多样，其常为许多全身性疾病和颅内疾病的严重后果，如不能正确诊断，及时抢救，往往导致死亡或产生严重后遗症。昏迷按程度分浅昏迷和深昏迷，前者对强刺激有肢体防御反应，后者对任何刺激均缺乏反应。

一、诊断步骤

（一）采集病史

　　1. 了解昏迷发生的全过程　包括昏迷发生的缓急、历时长短及演变过程。昏迷发生急骤并为首发症状者，常见于外源性中毒、脑血管意外、颅脑外伤及某些中枢神经系统急性感染。昏迷发病较缓者常见于内分泌及代谢障碍性疾病、颅内占位性病变。

　　2. 伴发症状　昏迷前伴发热者，首先考虑颅内感染；昏迷后出现发热，可能是继发性感染或中枢性发热。昏迷前经常头痛并伴呕吐者，常见于颅内占位性病变。昏迷伴惊厥者，常见于颅内感染或中毒性脑病。

　　3. 昏迷前脑外伤史　脑外伤患儿受伤后立即出现昏迷者，考虑重型脑挫裂伤；短暂昏迷后清醒，再逐渐出现昏迷者考虑继发性颅内出血及血肿形成。

　　4. 昏迷前用药史、毒物及化学物质误服或接触史　了解这些病史对明确诊断和针对性治疗有决定性意义。

　　5. 发病季节　某些传染病、感染性疾病有较明显的季节性。发病于冬春季者多见于流行性脑脊髓炎、斑疹伤寒、大叶性肺炎等；发病于夏秋季者多见于流行性乙型脑炎、中毒性细菌性痢疾、伤寒、脑型疟疾等。夏季烈日下较长时间运动后突然昏迷者应考虑日射病。

　　6. 既往病史　昏迷患儿应详细询问既往有无癫痫、心脏病、高血压、肾脏病、糖尿病、肝病及化脓性中耳炎等疾病史，有助于较快判断昏迷的病因。

（二）体格检查

　　昏迷患儿的体格检查应分两步进行，首先应检查生命体征以急诊评估神经系统损伤的严重性；其次进行全面系统的体格检查，以协助定位诊断和鉴别诊断。

1.生命体征与昏迷诊断

（1）体温：体温升高常见于各种颅内外感染、颅内出血；低体温常见于低血糖、甲状腺功能减退、休克等。

（2）呼吸：了解呼吸的频率、节律、深浅以推测脑损害的不同部位和程度。留心呼出气体的气味，有些特殊气味可快速明确病因。

（3）心率、脉搏及心律：了解心率的快慢，有无心律失常，有无脉搏细速或洪大。

（4）血压：血压高低对休克、高血压脑病有协助诊断价值。

2.系统体格检查

（1）皮肤、黏膜：了解有无黏膜、皮肤黄染、出血点，有无皮疹、发绀及色素沉着。

（2）头颈部：了解头颅有无伤痕、血肿或脑脊液漏；有无外耳道流脓；有无球结膜水肿及球结膜下出血；有无头围过大或过小；囟门大小及紧张度；了解甲状腺大小。

（3）胸部：了解心界大小、肺有无啰音、心脏有无杂音。

（4）腹部：了解肝脾大小及肠鸣音情况。

（5）肢体：了解有无骨折，注意脂肪栓塞情况。

3.神经系统检查

（1）瞳孔：昏迷患儿瞳孔检查极其重要，特别要注意瞳孔大小及对光反射。例如，瞳孔明显缩小常提示巴比妥类药物中毒；瞳孔散大提示阿托品、酒精中毒；双侧瞳孔大小不等、忽大忽小常提示脑疝。

（2）角膜反射和眼球运动：角膜反射是衡量意识障碍的重要标志，长时间的角膜反射消失提示预后不良。了解眼球有无水平或垂直的自发性游动。

（3）眼底检查：了解有无视盘水肿、视网膜出血及动脉改变。

（4）脑膜刺激征、病理征及各种浅深反射：有助于判断疾病原因。

（5）神经系统局灶体征：注意体位、肢体姿势、肌力、肌张力，有助于鉴别全身性疾病或颅内病变所致的昏迷。

（6）不随意运动：了解有无癫痫发作、肌阵挛、肌肉震颤、抽搐及舞蹈样动作。

（三）辅助检查

1.必须做的检查 血常规、尿常规、便常规；血电解质、血糖、肝肾功能、血气分析；心电图。

2.选择做的检查

（1）腰穿脑脊液检查：无颅高压征象者，应行腰穿查脑脊液常规、生化、涂片、培养及快速病原学检测。有颅高压者先用脱水剂再行腰穿检查，以防脑疝发生。

（2）特殊生化检查：毒物浓度监测、甲状腺功能检查。

（3）影像学检查：头颅CT及MRI可清晰显示大多数颅内病变；头颅X线片对诊断颅骨损伤及颅内钙化较有意义；头颅超声对新生儿、婴儿颅内出血、脑室扩大、脑室发育畸形及缺氧缺血性脑病有较大诊断价值。

（4）脑电图：动态监测脑电图对判断脑功能状态、病变部位及确定诊断、评估预后都有一定的价值。

（5）脑干诱发电位：常采用脑干听觉诱发电位，可测定脑干功能状态。

（6）颅内压监测：分有创和无创监测，连续监测能较好地反映脑水肿情况和颅内压力的变化及其对治疗的反应。

二、思维程序（图1-29-1）

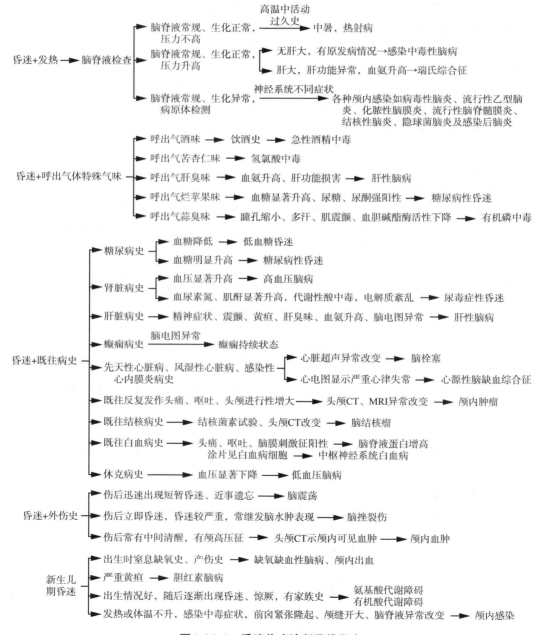

图1-29-1　昏迷临床诊断思维程序

三、经验体会

（1）对昏迷患儿应迅速判定昏迷程度，及时采取有效抢救措施，并采取措施保护脑功能，避免神经系统后遗症。应边抢救、边查明昏迷原因，诊治兼顾。

（2）在临床诊断中，首先应明确患儿是否为昏迷，应与某些对刺激无反应、类似昏迷的疾病相鉴别：①癔症，常于强烈精神刺激后发病，患儿对外界刺激无反应，但无神经系统阳性体征，瞳孔对光反射灵敏。②晕厥，由于大脑一过性供血不足引起的短暂意识障碍，往往数秒或数分钟恢复。③闭锁综合征，患儿四肢瘫痪，不能说话和吞咽，但对示意性动作仍能领会，说明意识清楚，是由于脑桥腹侧局限性病变所致，CT有助于诊断。

（3）根据详细询问病史、进行系统体格检查来推测昏迷的病因及判断引起昏迷的原发病是在颅内还是颅外，再据此选择相应的检查以协助诊断。

（4）新生儿昏迷的判定应以被动运动后能否使其觉醒作为指标，疼痛刺激不能唤醒时，多为深昏迷；弹足底10次不哭，只有疼痛刺激才能唤醒，为浅昏迷（昏睡）。

（胡劲涛）

第三十节 瘫 痪

瘫痪（paralysis）是指人体随意运动的功能减弱或丧失，前者称为轻瘫或不完全麻痹，后者称为全瘫或麻痹。各种不同病因（如炎症、变性、肿瘤出血、创伤等）引起锥体束、脊髓前角运动细胞、周围运动神经、神经肌肉接头及肌肉等各部位损害者均可导致不同程度的瘫痪。瘫痪按发生部位可分为单瘫、偏瘫、截瘫和四肢瘫；按发病原因分为神经元性瘫痪、肌源性瘫痪和神经肌肉传导障碍性瘫痪；按发病时的肌张力状态分为弛缓性瘫痪和痉挛性瘫痪，前者肌张力低下，后者肌张力显著增加。

一、诊断步骤

（一）采集病史

1.起病前有无外伤史 首先需排除外伤造成的偏瘫，有利于进一步分析病因。

2.有无急慢性关节炎病史 患关节炎时因肢体疼痛、活动障碍易误诊为瘫痪，应加以鉴别。

3.起病情况 了解瘫痪是突然出现还是逐渐发生，症状有无波动，缓解复发情况。一般颅内占位性病变呈慢性或渐进性发病；急性脑血管病变（出血性疾病）、脑外伤或急性颅内感染多突然起病；脱髓鞘疾病所致瘫痪在病程间歇期可有部分恢复或完全恢复，呈缓解-复发性。了解起病情况有助于判断病因。

4.瘫痪范围及持续时间 询问病史应注意瘫痪的范围，是单个肢体瘫痪、一侧肢体瘫痪、双下肢瘫痪，还是四肢瘫痪。多数瘫痪患儿持续时间长或不能完全恢复，但癔症、局限性癫痫所致瘫痪患儿往往恢复快，不留后遗症。

5. 有无伴随症状及疾病 有助于定位诊断。

（1）急性或亚急性起病伴发热、头痛，首先考虑颅内感染性疾病。

（2）伴精神症状、言语障碍、惊厥及不同程度的意识障碍，常提示大脑皮质受损，且病变程度较重。

（3）伴感觉减退或丧失，提示神经系统疾病而不是肌肉疾病或神经肌肉接头疾病。

（4）伴排尿、排便障碍，提示病变多在脊髓，而不是周围神经。

（5）伴有中耳炎者，应警惕颅内感染。

（6）伴有风湿性心脏病、感染性心内膜炎者，应警惕脑栓塞。

6. 既往史 了解出生史、新生儿期疾病史以判断有无神经系统后遗症。了解既往瘫痪发作史，有利于判断病因。

7. 家族史 询问家族发病倾向，如遗传性共济失调有家族史。

（二）体格检查

1. 一般检查 了解有无头颈部外伤痕迹；有无外耳道流脓及乳突压痛；有无高血压、心脏杂音；有无关节红、肿、畸形；有无肌萎缩及肌震颤。

2. 神经系统检查

（1）有无意识障碍、智力发育迟缓及步态异常。

（2）脑神经检查：了解有无面瘫、舌肌瘫痪及视野缺损，若出现脑神经受损体征，则提示为脑部病变。

（3）肌力、肌张力、腱反射及病理反射检查：可区分上、下运动神经元性瘫痪。

（4）有无感觉障碍：可协助病变的定位。

3. 瘫痪的范围和程度 根据患儿的自发运动来判断发生瘫痪的部位；根据肢体肌力的大小来判断瘫痪的程度。

（三）辅助检查

1. 一般检查 如血、尿、便常规；肝、肾功能；血糖、血脂；心电图；X线胸片。

2. 特殊检查

（1）肌电图：对鉴别上、下运动神经元性瘫痪及肌肉疾病的诊断价值较大。

（2）脑电图：中枢性瘫痪的患儿，脑电图可有各种异常，有助于诊断。

（3）腰穿脑脊液检查：有助于诊断颅内感染性疾病。

（4）血清酶学检查：有助于诊断肌肉疾病。

（5）影像学检查：头颅、脊髓的CT及MRI检查可直接显示颅脑、脊髓病变，并能准确定位、定性诊断。

（6）脑血管造影：瘫痪患儿疑有脑血管疾病时可选用。

二、思维程序（图1-30-1）

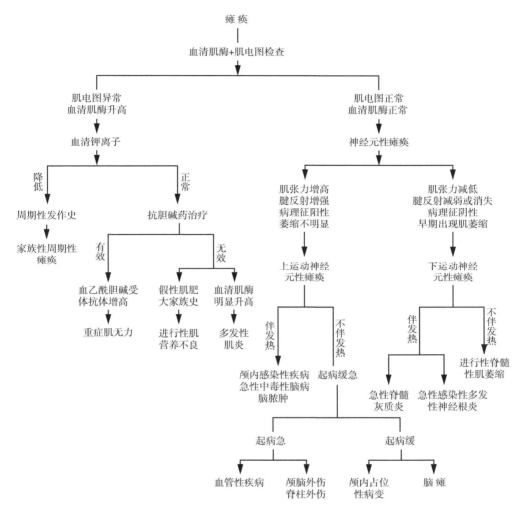

图1-30-1 瘫痪临床诊断思维程序

三、经验体会

（1）主诉是肢体软弱无力、活动不便或受限的患儿首先应确诊是否为瘫痪，应与其他原因所致的肢体活动障碍相鉴别。

1）癔症性瘫痪：患儿常有精神因素，检查时无肌张力改变，无病理征及肌萎缩，腱反射正常或亢进，经暗示治疗后，瘫痪可明显好转。没有详细询问病史、体格检查及严密动态观察的患儿，不能轻易做出癔症性瘫痪的诊断。

2）失用：某些脑部病变可不伴瘫痪及感觉障碍，但不能完成有目的的动作，称为失用，与瘫痪的区别是肌张力正常，但不能正确地完成一定目的的动作。

3）骨关节病：骨折、关节脱位、关节炎等由于局部疼痛、肿胀及肌肉痉挛，使随意运动减少或丧失而易被误认为瘫痪（假性瘫痪），但常有局部症状和体征，如红肿、压痛、骨擦音、发热等。真性瘫痪多无疼痛。

（2）对明确为瘫痪的患儿，可根据瘫痪的部位、范围、起病方式、伴随症状及神经系统检查来明确瘫痪的性质和病因。

（3）对诊断不明确，病情仍在发展的患儿，可动态监测一般检查及特殊检查结果，对比前后结果以协助诊断。

（胡劲涛）

第三十一节 异食行为

异食行为（pica）是一种以喜欢吞食非食物类物质，如泥土、野草、石头、书本、纸屑和毛发等物品为特征的儿科病症，虽经阻止，仍喜欢偷偷食用。经常异食可引起食物中毒，铅、汞中毒，肠道寄生虫病、营养不良等并发症。

异食行为多发生于2～6岁的儿童，其中男孩较女孩多见。引起异食行为的病因和发病机制尚不清楚，可能因素包括：①心理因素，目前认为异食行为主要由心理因素引起，是一种心理失常的强迫行为；②躯体疾病，多见于肠道寄生虫病、营养不良（铁、锌缺乏）、贫血等患儿；③其他，异食行为还见于精神发育不全、智力缺陷、精神分裂症、婴儿孤独症患儿。部分病例有家族史。

一、诊断步骤

（一）采集病史

独自或与小朋友玩耍时，出现异食行为，吞食泥土时，嘴边常有泥土痕迹。采集病史时，应注意观察和询问患儿是否存在思维、感知、情感障碍，以及意识、智力、人格障碍，应了解患儿的家庭情况，有无贫血、腹痛等钩虫病征象及家庭情况等。

（二）体格检查

异食行为儿童体格检查多正常，但经常异食，可出现营养不良和食物中毒的表现，表现为面色苍黄、消瘦、神情烦躁等，如经常吞食灰泥可致铅中毒，经常吞食黏土可造成贫血、缺锌和高钾血症等。青春期精神分裂症患儿可出现异食行为，但同时伴有其他行为障碍和感知思维障碍，如幻觉、思维破裂等。

（三）辅助检查

主要检查异食行为患儿是否继发于或由此并发躯体疾病。血常规检查鉴定有无贫血，大便检查有无寄生虫感染，血生化检查有无血电解质紊乱、肝肾功能受损，智力测定有助于诊断严重精神发育迟缓者出现的异食行为。

二、思维程序（图1-31-1）

心源性异食癖ICD-10标准诊断要点：①吞食不可作为食物的物品，如泥土、肥皂等；②每周至少2次，至少持续1个月；③实际年龄与智力年龄在2岁以上；④排除其他精神或行为障碍所致。

三、经验体会

（1）虽然部分缺铁性贫血和锌缺乏儿童可出现异食行为，且贫血和锌缺乏纠正后，异食行为亦随之消失，但异食行为主要被认为是一种心源性疾病，因此异食行为应以教育、心理和行为治疗为主。

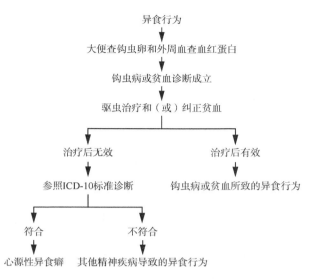

图1-31-1　异食行为临床诊断思维程序

（2）部分儿童的异食行为是一种心理强迫行为，年幼擅自拿异物吃，家人又疏于照顾，没有给予正确的引导，慢慢形成习惯，使这种不良行为巩固下来，变成不易解除的条件反射。此异食行为随年龄的增加可逐渐消失。

（何庆南）

第三十二节　注意缺陷障碍伴多动

注意缺陷障碍伴多动（attention deficit hyperactivity disorder，ADHD）又称为多动性障碍，是一类儿童时期常见的心理行为问题，主要表现为与年龄不相称的注意力易分散，注意广度缩小，不分场合的过度活动和情绪冲动，并伴有认知障碍和学习困难，智力正常或接近正常。ADHD的患病率一般报道为3%～5%，男女之比为（4～9）:1。国外报道学龄期儿童的患病率为4%～20%，而国内也高达1.3%～13.4%。我国儿童ADHD发病率呈上升趋势，严重影响患儿的学习和社会功能，对家庭也有很大的影响。部分患儿的症状可从童年持续到成年期，如果不及时采取干预措施，对患儿本人及社会都可造成较大危害。ADHD病因复杂，表现多样，诊断主要根据老师及家长提供的病史，并同时具有活动过度、易冲动表现，结合临床评定，以及对患儿的神经系统及精神方面检查的结果，做出正确的判断。ADHD可依据症状维度分为注意缺陷型（predominantly inattentive type，PI）、多动/冲动型（predominantly hyperactive/impulsive type，HI）和混合型（combined type，CT）三个亚型。

一、诊断步骤

（一）病史采集

1.起病情况　起病的年龄、病程、有无诱因，如学龄儿学习负担过重。

2.出生史　了解有无产前、产时异常，如早产或过期产儿，有无产程过长、产伤、窒息、感染史，分娩方式如何，出生时营养发育及健康情况。母亲是否为高龄产妇，妊娠期患过何种疾病，有无病毒感染、流产、出血、外伤，妊娠期营养状况，胎动情况。有无长期毒物、放射线接触史，是否服用化学药物，有无吸烟、酗酒等习惯。

3.生长发育史　了解有无活动过度、易冲动、注意力不集中的表现；动作笨拙，精细动作和手眼是否协调困难，平衡能力、肌力方面有无明显不足；有无学习困难、适应困难、行为问题及情绪障碍；智力发育情况。

4.既往史　除询问运动、言语及智力情况外，还要询问既往疾病，如中枢神经系统感染、颅脑损伤、癫痫等。有无长期服药及药物、食物中毒史，有无遗传代谢性疾病史等。

5.家族史　家族中有无多动、注意力不集中和品行障碍等病史，有无精神病及癫痫等神经系统疾病，有无先天性代谢障碍及其他遗传病。

6.环境因素　家居环境，特别是是否在铅污染环境中成长。父母的职业，父母有无离异，是否从小缺乏母爱、父爱或受人虐待等。

7.其他　尽量采集全面、客观、详尽的病史，因此病史资料需来自患儿父母或监护人、学校老师、亲戚、邻居、同伴，甚至作业、评语等书面资料。

（二）体格检查

1.一般体格检查　注意生长发育，营养状况，听力、视力情况，有无畸形。皮肤有无皮疹，心、肝、肾等重要脏器有无异常。

2.神经系统检查　有无神经系统定位征；有无精细动作不协调、快速轮替动作笨拙、临摹图形困难、两侧反射不对称及其他"软体征"，如连带运动、舞蹈样运动、共济失调等。有无肌张力改变及记忆障碍。

（三）辅助检查

1.心理测试　最常用的有韦氏智力量表（WISC）、行为评定量表、注意集中测试、记忆测验、成就测验等。部分持续性多动患儿可有智力偏低；多动障碍、行为障碍、智力低下和情绪障碍儿童均可出现注意测试分数低，但无特殊性。

2.脑电图　多动障碍儿有脑电图异常者，占45%～90%。大多仅为轻至中度异常。表现为慢波增多、调幅不佳、基线不稳，具有阵发性或弥散性 θ 波增加，但无特殊性。

3.脑诱发电位　反应减少，反应的潜伏期长而波幅低，为诊断脑发育延迟提供进一步的支持。

4.MRI 与正常对照组相比，ADHD患儿双侧额中回、中央前回、前扣带皮质、壳核，左侧眶额皮质、尾状核及右侧小脑的灰质体积缩小；双侧前额叶白质、胼胝体前部和后部及左侧眶额白质体积缩小。丘脑本身作用及其对皮质-纹状体和皮质-皮质通路的调节作用过去一直被忽略。但最近越来越多的sMRI和fMRI研究发现ADHD患儿丘脑体积和功能连接存在异常，并且这些异常和注意缺陷指数显著相关。

二、诊断程序

（一）诊断标准

美国（2013）出版的《精神障碍诊断和统计手册》第五版（DSM-5）的标准：

DSM-5 ADHD诊断标准A 一种持续的注意缺陷和（或）多动-冲动的模式，干扰了功能或发育，以下列（1）和（或）（2）为特征。

（1）注意障碍：下列症状有6项（或更多）持续至少6个月，且达到与发育水平不相符的程度，并直接负性地影响社会和学业/职业活动。需要说明的是，这些症状不仅是对立行为、违拗、敌意的表现，或不能理解任务或指令；年龄较大（17岁及以上）的青少年和成人，至少需要符合下列症状中的5项。①经常不能密切关注细节，或者在作业、工作或其他活动中犯粗心大意的错误（例如，忽视或遗漏细节，工作不精确）。②在任务或游戏活动中经常难以维持注意力（例如，在听课、对话，或长时间的阅读中难以维持注意力）。③当别人对其直接讲话时，经常看起来没有在听（例如，即使在没有任何明显干扰的情况下，也会显得心不在焉）。④经常不遵循指示以至于无法完成作业、家务或履行工作中的职责（例如，可以开始执行任务但很快就失去注意力，容易分神）。⑤经常难以组织任务和活动（例如，难以管理有条理的任务；难以把材料和物品放得整整齐齐；凌乱，工作没有头绪；不良的时间管理；不能遵守截止日期）。⑥经常回避、厌恶或不情愿从事那些需要精神上持续努力的任务（例如，学校作业或家庭作业；对于年龄较大的青少年和成人，则为准备报告、完成表格或阅读冗长的文章）。⑦经常忘记任务或丢失活动所需的物品。⑧经常容易被外界的刺激分神。⑨经常在日常活动中忘记事情（例如，做家务、外出办事、回电话、付账单等）。

（2）多动和冲动：下列症状有6项（或更多）持续至少6个月，且达到与发育水平不相符的程度，并直接负性地影响社会和学业/职业活动。需要说明的是，这些症状不仅是对立行为、违拗、敌意的表现，或不能理解任务或指令；年龄较大（17岁及以上）的青少年和成人，至少需要符合下列症状中的5项。①经常手脚不停地动，或在座位上扭动。②当被期待坐在座位上时却经常离座。③经常在不适当的场合跑来跑去或爬上爬下（青少年或成年人，可能只是坐立不安的主观感受）。④经常无法安静地玩耍或从事休闲活动。⑤经常"忙个不停"，好像"被发动机驱动着"（例如，在餐厅、会议中无法长时间保持不动或觉得不舒服；给他人的感受为坐立不安或难以跟上）。⑥经常讲话过多。⑦经常在提问还没有讲完之前答案就脱口而出（例如，接别人的话；不能等待交谈的顺序）。⑧经常难以等待轮到自己（例如，排队等待时）。⑨经常打断或侵扰他人（例如，插入别人的对话、游戏或活动；没有询问或未经允许就开始使用他人的东西）。

DSM-5 ADHD诊断标准B　若干注意障碍或多动–冲动的症状在12岁之前就已经存在。

DSM-5 ADHD诊断标准C　若干注意障碍或多动–冲动的症状存在于两个或更多的场合（例如，在家里、学校或工作中；与朋友或亲属互动中；在其他活动中）。

DSM-5 ADHD诊断标准D　有明确的证据显示这些症状干扰或降低了社交、学业或职业功能的质量。

DSM-5 ADHD诊断标准E　这些症状不能出现在精神分裂症或其他精神病性障碍的病程中，也不能用其他精神障碍来更好地解释（例如，心境障碍、焦虑障碍、分离障碍、人格障碍、物质中毒或戒断）。

标注是否是：

组合表现：如果在过去的6个月内，同时符合诊断标准A1（注意缺陷）和诊断标准A2（多动–冲动）。

主要表现为注意缺陷：如果在过去的6个月内，符合诊断标准A1（注意缺陷）但不符合诊断标准A2（多动–冲动）。

主要表现为多动–冲动：如果在过去的6个月内，符合诊断标准A2（多动–冲动）但不符合诊断标准A1（注意缺陷）。

标注如果是：

部分缓解：先前符合全部诊断标准，但是在过去的6个月内不符合全部诊断标准，且症状仍然导致社交、学业或职业功能方面的损害。

标注目前严重程度：

轻度：存在非常少的超出诊断所需的症状，且症状导致社交或职业功能方面的轻微损害。

中度：症状或功能损害介于轻度和重度之间。

重度：存在非常多的超出诊断所需的症状，或存在若干特别严重的症状，或症状导致明显的社交或职业功能方面的损害。

（二）鉴别诊断

临床上，伴有多动症状的疾病多种多样，除了注意缺陷多动障碍外，其他儿童精神障碍（如心境障碍、焦虑障碍、品行障碍或人格障碍等），神经系统疾病，遗传代谢性疾病，以及某些躯体疾病、药物不良反应等亦可伴有多动的表现，要予以鉴别。

1.顽皮的正常儿童　一般发生在3～6岁，以男孩多见，这种儿童很活泼，动作也可以很多，注意集中时间短暂。但这些小儿的多动常出于无关刺激过多、疲劳、学习目的不明确，注意缺乏训练，不善于正当转移，平时未养成有规律的生活。对哌甲酯（利他林）出现兴奋失眠的反应。

2.精神发育迟滞　可出现坐立不安、多动和注意力涣散、易冲动等。但询问病史时，这类儿童往往有生长发育障碍，如开始走路、说话均比正常儿童晚，常伴有特殊面容及神经系统体征。智力测验IQ在70以下，且社会适应能力普遍低下。

3.抽动－秽语综合征　常伴有注意缺陷多动障碍的表现,但主要表现为不自主、间歇性、多次重复的抽动,包括发音器官的抽动,同时伴有阵发性污秽词语、吼叫,模仿言语及模仿动作。服氟哌啶醇有效,而哌甲酯无效。

4.不伴ADHD的特定学习困难　这类儿童由于某种原因对学习感到厌烦,且学习上屡屡受挫,而显得坐立不安,注意力涣散。这是不适应学校处境的反应。

5.品行障碍　某些品行障碍的儿童也常表现为不安心学习、多动,但突出表现是反复的、持续的违反社会道德准则,侵犯别人和公共利益的反社会行为。

6.儿童焦虑症　常由各种精神紧张引起。小儿表现为坐立不安,注意力集中困难,脾气暴躁及易于冲动。但突出症状是焦虑。如仔细了解,可见这些情绪反应有明显的心理社会因素,并与外界环境有密切联系。

7.儿童躁狂症　患儿除了兴奋好动外,尚有情绪过度愉快,言语显著增多,但无中心思想,随境转移。常有夸大色彩,爱开玩笑,终日忙忙碌碌,但事事有头无尾。注意力涣散,理解力肤浅。患儿睡眠常明显减少。病前性格外向,往往有家族史。

8.儿童精神分裂症　起病早期可有活动过多和行为冲动,但一般起病较晚(6岁以后),且伴有精神分裂症特征,如个性改变、情感淡漠、行为怪异、思维障碍、妄想和幻觉等,可资鉴别。

9.癫痫　常有活动过多。但有阵发性发作表现,脑电图有棘波、尖波、棘－慢波等癫痫特有的改变。发作控制后活动过多和冲动性等症状可获改善。

10.中枢神经系统感染　如脑炎后遗症期,可表现为多动、注意力不集中等,但病初有全身中毒症状及抽搐、昏迷等神经系统症状,往往有神经系统定位征,脑脊液检查示炎症性改变,头颅MRI可辅助诊断。

11.中毒　某些药物或食物中毒,可引起继发性脑部损害而出现多动表现,但仔细询问病史可问出误服药物、食用有毒或变质食品等病史,往往伴有呕吐、腹泻及其他症状,血药浓度监测有利于诊断。

12.肝豆状核变性(Wilson病)　是铜代谢障碍所引起,有肝损害,锥体外系体征及精神障碍。但角膜可见Kayser-Fleischer环(K-F环),血清铜蓝蛋白降低等特征可资鉴别。

13.风湿热舞蹈病　可有肢体不自主的舞蹈样动作及情绪改变。但常伴有心脏炎症、关节疼痛,实验室检查ASO、血沉、CRP增高等提示风湿热的诊断。

(三)共患病

虽然ADHD需与其他发育障碍或精神障碍相鉴别,但是ADHD儿童伴随其他发育障碍或心理障碍很常见,至少1/3的ADHD儿童合并有其他障碍。ADHD常见共患病:对立违抗性障碍、品行障碍、焦虑障碍、心境障碍、学习障碍、抽动障碍、物质滥用等。

三、经验体会

多动是由于多种生物化学因素、神经心理因素、环境因素及遗传因素等病因,单独或协同造成的一种综合性障碍。由于病因不同,患儿可能有不同的伴随障碍(如情绪障碍、学习障碍、品行障碍），症状学特征（如活动过度、易冲动、注意力不集中等），以及症状持续时间的不同、性别差异等。对于中重度多动患儿，根据DSM-5的诊断标准，较易得出诊断。但对于轻度多动的患儿，特别是婴幼儿时期，正常的多动与多动障碍的界限不清，年龄越小越易混淆，常引起误诊。而且临床上有许多疾病（包括神经精神疾病、遗传代谢性疾病等）可以伴有多动的表现，要注意鉴别。因此，作为医师，必须详细而耐心地询问病史，根据父母、老师的观察，结合患儿年龄、性别、智商及活动的性质、环境、既往病史、家族史等，判断是否有活动过多和冲动性、注意力不集中、其他系统及精神障碍的表现。并予以临床评定，辅以心理测试、脑脊液、脑电图检查等，做出正确的诊断。应重视ADHD的诊断线索，如儿童前期的过分喧闹和捣乱，不好管理，惹人厌烦；学龄期的不安静/好动和注意力不集中；青少年期的做事不考虑后果，经常跟父母顶嘴、与老师争执等。当个体出现上述问题时应及时就诊并进行诊断评估。另外，近年来报道，微量元素血铅增高与儿童多动密切相关，所以临床上微量元素血铅水平检测不容忽视。

（刘利群　熊　洁）

第三十三节　抽动障碍

抽动障碍（tic disorder，TD）是起病于儿童和青少年时期，以抽动为主要表现的神经精神疾病。其临床表现多样，主要表现为不自主的、反复的、快速的一个部位或多个部位肌肉运动性抽动和发声性抽动，并可伴有注意缺陷障碍伴多动、强迫障碍、睡眠障碍、学习困难和情绪障碍等多种共患病。运动抽动根据涉及肌群范围、特征性及严重性可分为简单性运动抽动和复杂性运动抽动，前者表现为眨眼、挤眉、皱额、吸鼻、张口、伸脖、摇头、耸肩等运动抽动；后者表现为缓慢的、似有目的的行为动作，如模仿行为、猥亵行为等。发声抽动可分为简单发声抽动和复杂发声抽动。前者常表现为反复发出似动物的叫声、哼声、清嗓声等；后者反复发出似有意义的语词声（包括模仿言语、重复言语）。40%～55%的患儿于运动性抽动或发声性抽动之前有身体局部不适感，称为感觉性抽动，被认为是先兆症状（前驱症状），年长儿尤为多见，包括压迫感、痒感、痛感、热感、冷感或其他异样感觉。抽动障碍病程不一，可为短暂性，也可为长期性。可成为慢性神经精神障碍，导致不同程度的损害。

一、诊断步骤

（一）采集病史

（1）起病年龄，病程长短，有无前驱感染征象。

（2）抽动的频率，运动抽动涉及的肌群范围、特征性及严重性，是否伴有发声抽动。小舞蹈症无发声抽动，抽动秽语综合征常伴有喉鸣或秽语。

（3）抽动是否受意识控制，是否伴有意识丧失，癫痫发作一般不受意志控制，而抽动症可用意志控制很短暂的时间。癫痫常伴有意识障碍。

（4）是否伴有进行性智力减退及各种精神症状：肝豆状核变性、儿童亨廷顿舞蹈病常伴有智力减退；抽动秽语综合征、肝豆状核变性、儿童精神分裂症可伴有各种精神障碍。

（5）小舞蹈病常伴有发热、心悸、关节痛、皮疹等风湿热的症状。

（6）颅内感染常伴有头痛、呕吐等颅内压增高的表现。

（7）药源性抽动障碍应注意询问有无服用抗精神病药物、抗抑郁药物、中枢神经兴奋剂等药物史。

（8）有无精神病史，有无特殊家族史。

（9）既往诊治的经过。

（二）体格检查

（1）一般检查，有无智力减低、注意力不集中或多动的表现。

（2）有无视盘水肿。

（3）肝豆状核变性患儿可发现角膜K-F环。

（4）小舞蹈病可伴有皮疹或关节炎的体征，心脏查体发现异常。

（5）肌张力、肌力有无改变，畸形性肌张力障碍常伴有肌张力改变。

（6）有无局部感觉异常。

（三）辅助检查

（1）脑电图：可发现少数抽动障碍患儿背景慢化或不对称等，有助于与癫痫发作鉴别。

（2）小舞蹈病可发现血沉、抗"O"的异常。

（3）肝豆状核变性可发现肝功能受损，血清铜蓝蛋白降低。

（4）头颅CT或MRI等神经影像学检查主要用于排除基底核等部位有无器质性病变。

（5）必要时行腰椎穿刺脑脊液检查以排除中枢神经系统所致继发性抽动障碍，如自身免疫性脑炎。

（6）心理测验有助于判别共患病。

二、思维程序

（一）分类

分类标准依据《国际疾病分类》第10版（ICD-10）、《美国精神疾病诊断与统计手册》第五版（DSM-5）和《中国精神障碍与诊断标准》第3版（CCMD-3）。

1.按临床特征和病程长短分类

（1）短暂性抽动障碍（transient disorder）。

（2）慢性抽动障碍（chronic disorder）。

（3）Tourette综合征（Tourette syndrome，TS）。

（4）未定型（non-specific type）。

2.按生理性、病理性分类

（1）生理性抽动症：如矫揉造作。

（2）病理性抽动症

1）原发性：①散发性，短暂性运动抽动或发声抽动（病程少于1年）；慢性运动抽动或发声抽动（病程超过1年）；成年期起病（再发的）抽动；Tourette综合征。②遗传性，Tourette综合征；享廷顿综合征；原发性肌紧张不全；神经棘红细胞增多症。

2）继发性：抽动障碍可继发于以下各种原因。①感染性：如脑炎、Sydenham舞蹈症、神经梅毒、Creutzfeld-Jakob病。②药源性：如由于中枢神经兴奋剂、左旋多巴、卡马西平、抗精神病药物、抗抑郁药物、抗组织胺药物、抗胆碱能药物、可卡因、阿片制剂、苯妥英钠等所引起。③中毒性：如一氧化碳中毒。④发育性：如见于染色体异常、先天性代谢缺陷、精神发育迟滞、Asperser综合征（属于全面发育障碍亚型）。⑤其他：见于脑卒中、精神分裂症、神经皮肤综合征等。

（二）鉴别诊断

1.短暂性抽动障碍　通常又称为抽动症或习惯性痉挛，是抽动障碍中最多见的一种类型，本症首发症状大多数为简单性运动抽动，较为局限。一般以眼、面肌抽动多见，在数周或数月内症状波动或部位转移，可向颈部或上下肢发展。常见表现为眨眼、挤眉、翻眼、皱额、咬唇、露齿、张口、点头、摇头、伸脖、耸肩等动作。少数可出现简单发声抽动，如单纯反复咳嗽、哼气或清嗓等。抽动症状频率和症状严重程度不一，通常对患儿日常学习和适应环境无明显影响。躯体检查包括神经系统检查，通常无异常发现。病程持续时间一般不超过1年；18岁以前起病；排除某些药物或内科疾病所致；不符合慢性抽动障碍或Tourette综合征的诊断标准。

2.慢性抽动障碍　一种或多种运动性抽动或发声性抽动，病程中只有1种抽动形式出现；首发抽动以来，抽动的频率可以增多或减少，病程在1年以上；18岁以前起病；排除某些药物或内科疾病所致；且不符合Tourette综合征的诊断标准。

3.Tourette综合征　由于除抽动障碍之外，还伴发多种多样的行为症状或精神障碍，容易被误诊。Tourette综合征可不同程度地干扰损害儿童的认知功能和发育，影响其适应社会能力。其特点是具有多种运动性抽动及1种或多种发声性抽动，但两者不一定同时出现；首发抽动后，抽动的频率可以增加或减少，病程在1年以上；18岁以前起病；排除某些药物或内科疾病所致。

4.小舞蹈症　风湿性感染所致的Sydenham小舞蹈症，通常也多发生于5～15岁的儿童少年，以舞蹈样异常运动为特征，并有肌张力减低等体征，实验室检查有血沉增快、ASO及黏蛋白测定结果增高。风湿性感染所致的小舞蹈症病程呈自限性，无发声抽动，抗风湿治疗有效。

5.迟发性运动障碍　主要见于应用抗精神病药期间或突然停药后发生的不自主运动障碍。

6.急性运动性障碍　表现为突然不自主运动、震颤、肌张力障碍、扭转痉挛或舞蹈样动作。常为某些药物所引起，如左旋多巴、甲氧氯普胺（胃复安）、中枢兴奋剂及抗精神病药物等。一般停药后症状可消失，鉴别不难。

7. 肝豆状核变性 由于锥体外系症状的出现（各种不自主运动，如震颤、手足徐动及舞蹈样动作），需与抽动症鉴别。该症除不自主运动外，患儿同时可能有进行性智力减退及各种精神症状，如学习退步，无故哭笑，多猜疑或其他行为异常。肝脏损害是本症的最早表现，轻者类似一般肝炎，重者逐渐演变为肝硬化。检查可见肝功能改变，肾脏损害可见血尿和蛋白尿。血清铜氧化酶活力低于0.1～0.2光密度，大多低于0.1光密度，血清铜蓝蛋白低于20mg/dl，尿铜排泄量增加。由于铜盐在角膜后弹性层周边沉着而形成棕绿色色素环，即K-F环。如果临床上考虑到本症并给予相应的检查，鉴别诊断不难。

8. 某些类型的癫痫 如颞叶癫痫可出现咂嘴等症状；肌阵挛性癫痫可有局部肌肉抽搐发作的表现。不同点在于，癫痫往往呈发作性，隔一定时间才发作一次，而抽动症则为整日连续不停地抽动。癫痫发作一般不受意志控制，而抽动症可用意志控制很短暂的时间。癫痫多有意识障碍，脑电图有特殊改变，而抽动症无这种改变。

9. 儿童精神分裂症 由于本症也可出现一些奇特动作，如装相、扮鬼脸、口鼻歪动等，故需与之鉴别。鉴别要点在于该症具有思维、情感障碍，其与行为之间不协调，精神活动与现实环境相脱离。情感渐趋贫乏，有联想散漫、异常感知、幻觉妄想和怪异行为等。

10. 儿童亨廷顿舞蹈病（childhood Huntington chorea） 又称慢性进行性舞蹈病，属锥体外系疾病，主要为基底核及大脑皮质进行性变性所致。临床上以渐进性舞蹈样运动和智力减退为特征。常伴全身抽搐发作。其所具有的不自主运动比较缓慢而非突然、快速，表现为伴有肌强直的舞蹈－手足徐动样运动；部分患儿无舞蹈样运动，而表现为小脑共济失调。如果有进行性痴呆、舞蹈样运动和家族史三项主征诊断不难。

11. 畸形性肌张力障碍 又称特发性扭转痉挛，亦为锥体外系疾病。本症的不自主运动大多由下肢或足开始，表现为足的肌肉异常收缩而引起跖屈和内翻。不自主运动逐渐扩展到一侧上、下肢和对侧上、下肢，最后可累及颈部或躯干肌肉。肌张力障碍运动的频率可快可慢，快的颇似舞蹈样运动，慢的则像手足徐动症（athetosis）。但本病的不自主运动的特征是以脊柱为轴心，向一侧扭转发作或呈扭转状态。肌张力障碍在自主运动或精神紧张时加重，睡眠时减轻。面肌和咽喉肌受累时可引起面肌痉挛和构音障碍。

12. 手足徐动症 是多种神经系统疾病的一个症状，常见于围生期脑损伤（产伤、颅内出血、胆红素脑病等造成的脑性瘫痪）及大脑发育不全的患儿。手足徐动的表现为缓慢蠕动样、联合性的不自主运动。当头部受侵时，可出现扭颈转头、挤眉弄眼等。根据病史、肌张力和腱反射的改变，以及伴随的偏瘫等不难鉴别。

13. 儿童注意缺陷多动障碍 本症的多动与抽动症的肌肉抽动完全不同，是多动并非抽动。另外，本症尚有注意缺陷和冲动性。

三、经验体会

（1）抽动症症状较为局限，程度较轻，对日常活动影响较小，常易被忽视。本症病因尚未明确，致病因素较多，社会心理因素在此病的发生发展中起着一定的作用。儿童由于家庭生活事件如家庭不和、父母离婚、亲人死亡、学习负担过重等影响，抽动成为心理应激的一种表现，故询问病史和治疗时要注意社会心理因素的影响，应给予正确的教育引导，培养和维护患儿的身心健康，避免过度紧张疲劳和其他过重的精神负担，以利于病情恢复。

（2）小舞蹈症是风湿病的一个表现，其发病前数月常有链球菌感染。舞蹈病可单独存在或与其他风湿热症状并存。其单独存在时，患儿的体温、血沉、CRP及ASO可不增高。病程为1～3个月，有时反复发作几年，此时与儿童抽动症鉴别困难。因此，详细的病史，抽动的性质及其演变情况有助于鉴别。

（3）Tourette综合征病程呈缓慢进展，症状起伏波动，新的症状可代替旧的症状。疾病初期有少数患儿可短暂自行缓解。症状严重程度不一：轻者不被人们注意，可照常上学；严重者则干扰日常生活和学习，或因发声抽动影响课堂秩序。Tourette综合征的诊断需要详细询问病史，认真做好体格检查（包括神经系统检查）和精神检查，直接会谈，观察抽动和一般行为表现，弄清症状的主次、范围、规律及发生的先后过程。要注意抽动障碍患儿在医师面前可以短暂控制症状，易被忽视而漏诊。Tourette综合征患儿常合并注意缺陷障碍伴多动、强迫障碍、自伤行为等，临床诊治过程中要注意这些共患病的存在，并积极予以行为矫正和治疗。

（4）抽动障碍的诊断缺乏特异性指标，临床主要采取描述性诊断方法，根据患儿抽动症状及相关共患精神行为表现进行诊断。因此，详细的病史询问及体格检查（包括神经、精神检查）是诊断该病的关键，选择性的辅助检查包括脑电图、CT或MRI等神经影像、心理测验及实验室检查，可帮助评估共患病并与其他疾病鉴别。

（刘利群）

第三十四节　学 习 困 难

　　学习困难是一个多因素的综合征。从广义上看，学习困难是由智力迟缓、感知缺陷、神经功能损害及各种功能的成熟迟缓、情绪问题、行为问题、文化教育不利因素等造成的学习不良；它是指在学校教育中表现出的一类特殊群体，由于多种原因导致的教育失败，临床上作为主诉描述用语，是各种原因导致的心理功能受损的一类共同表现。这类儿童表现为经常性学业成绩明显落后一年以上。国外统计发生率为20%～25%，国内调查小学生中的发生率为13%～17%。而学习障碍属医学范畴，主要采取排除定义的形式，即需进一步排除语言功能发育异常，获得性脑损害、缺乏学习机会，以及环境、智力、残疾、情绪和动机等原因导致的学习困难后，才能假定是以大脑生物功能发育异常为基础的某种认知能力缺陷所导致的特定学习技能发育障碍。学习障碍是最常见的童年期的功能障碍，易对儿童健康和职业成就造成长期影响。

一、诊断步骤

（一）采集病史

1. 出生史　了解有无产前、产时异常，如早产、低出生体重儿、宫内窘迫、生后窒息、产伤、剖宫产史；是否有宫内发育迟缓；孕母患妊娠高血压综合征及妊娠时感染、抽烟、酗酒。

2.生长发育史 了解有无说话、走路偏迟，多动或注意力集中困难，动作笨拙，左利、视像颠倒；精细动作和手眼是否协调困难；平衡能力、节奏和韵律、肌力和方向感方面有无明显不足；有无情绪障碍及社会适应不良。

3.学习情况 了解入学年龄、教学与学习的条件和方法，患儿的性格、行为、兴趣及学习成绩；了解有无阅读困难、听理解困难、书写绘画困难、数学计算能力障碍及推理困难。一般在7岁（二年级）起病，严重病例6岁（一年级）即明显，有时阅读困难在低年级可被代偿，9岁（四年级）或以后才明显。

4.既往史 了解有无营养不良、贫血病史，有无脑外伤、中枢神经系统感染及畸形史，有无心、肝、肾慢性疾病史，有无视觉及听觉严重障碍。

5.环境与社会因素 是否存在影响学习的不利环境与社会因素。

6.家族史 可能存在家庭遗传倾向，并了解父母文化背景及学习情况、家庭成员阅读习惯及工作性质，父母对患儿的态度。

（二）体格检查

1.一般检查 了解患儿营养、发育状况，有无贫血及心、肝、肾、肺等重要脏器疾病体征。

2.神经系统检查 了解有无神经系统体征，协助判断是否继发于神经系统疾病。

3.视力、听力检查 了解是否存在视力及听力障碍。

4.神经系统软体征 作为神经系统轻微损害的一种体征或指标，可用于学习障碍的诊断，包括三方面：①协调运动能力判断，如用快速轮替动作或屈指实验来进行；②用负荷试验来检测有无额外动作或连带动作出现，如闭眼抬举手臂检测时有无舞蹈样动作；③用触觉辨别实验来检测认知辨别能力。学习障碍患儿多呈阳性反应。

（三）辅助检查

1.标准化的智力测验 应用最广泛的工具是韦氏儿童智力量表，所得结果为智商（IQ），学习障碍患儿IQ一般在70以上；智力迟缓者IQ在70以下。

2.学习成就测验 采用广泛成就测验和Peabody个人成就测验，主要用来评定相同年龄与学龄儿童学业和学习技能所达到水平，所得结果为学习商。将学习商与IQ综合分析，若两者同时低下，提示智力迟缓；若IQ在正常范围，而学习商处于第20百分位数以下或低于平均水平2年以上，则提示学习障碍。

3.脑电生理-脑功能显像 部分患儿有阳性表现。

4.语言能力检查 了解有无失语及构音困难。

5.神经病理学改变 患儿可有微小脑回、皮质异位、神经元移行和结构异常等胚胎期脑发育异常的改变。

二、思维程序（图1-34-1）

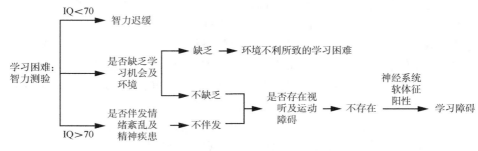

图1-34-1 学习困难临床诊断思维程序

三、经验体会

学习障碍的自然病程大多持续终身，患儿常伴发各种情绪和行为问题，导致成年后较易出现精神障碍、抑郁和反社会行为。故强调早期诊断，采取个体化干预治疗。详细询问病史，有助于诊断各种外界因素所致的学习困难，并针对其病因进行相应治疗。

诊断时首先要向家长了解儿童的出生情况、发育过程、发病过程及其表现特征；并现场对儿童行为进行观察记录；必要时向教师了解患儿在校的表现。

一般可根据临床表现特征和心理测评结果大致做出诊断。心理测评包括以下几个方面：学业成就测验，智力测验，神经心理测验，学习障碍筛查量表（PRS）。

（胡劲涛）

第三十五节　智 力 低 下

智力低下（mental retardation，MR）是发生在发育时期，一般智力功能明显低于同龄水平，并伴有适应性行为缺陷的一组疾病，亦称为精神发育迟缓、智力落后等。其涵义有三个方面：①发育时期一般指18岁以下；②智商（IQ）低于人均值2.0个标准差，一般智商在70（或75）以下即为智力明显低于平均水平；③适应性行为缺陷包括个人生活能力和履行社会职责两方面。为避免歧视，美国精神病协会在最新版精神病诊断与统计手册（the Diagnostic and Statistical Manual for Mental Disorders，DSM- V）第五版中，将智力低下更名为智力障碍（intellectual disability，ID/DD）；最新版国际疾病分类ICD-11中，将智力低下更名为智力发育障碍（intellectual developmental disorder，IDD）。智力低下是小儿神经系统疾病常见症状之一，患病率为1%～2%。造成智力低下的病因有多种，需诊断和治疗，首先应判断有无智力低下，再进一步确定病因，包括详细询问病史、全面体格检查及神经系统检查、实验室检查等。

一、诊断步骤

（一）采集病史

1.起病情况　了解发现或怀疑智力低下的时间（具体月龄），智力低下随年龄增长逐渐好转或是生后1～2岁以内智力发育正常，以后逐渐倒退为落后。

2.个人史　分娩时是否为早产或过期产，何种分娩方式，有无产伤、窒息、颅内出血，出生前后有无感染，出生时营养发育情况，幼年哺乳及健康情况等。

3.既往史　除了询问智力及运动、言语外，还要询问既往患过何种疾病，如颅内感染、头颅损伤、颅内出血、惊厥反复发作等。

4.母亲妊娠史　母亲是否为高龄产妇，母亲妊娠期患过何种疾病，有无病毒感染、流产、出血、损伤，妊娠期营养状况，是否为多胎。有无长期毒物、放射线接触史，是否服用化学药物，有无吸烟、酗酒等习惯。

5.家族史　父母是否近亲婚配，近亲中有无精神病及神经系统疾病，如先天性代谢障碍及其他遗传病。

6.环境因素　家居环境，父母的职业，是否缺乏母爱、父爱或受人虐待。

（二）体格检查

1.特殊气味　主要见于先天性代谢性疾病，如苯丙酮尿症可闻及霉味、鼠臭味；枫糖尿症可闻及枫糖味；异戊酸血症可闻及干酪味或汗气味。

2.特殊面容　多见于唐氏综合征、黏多糖病、先天性甲状腺功能减退等疾病。

3.皮肤、毛发　皮肤、毛发色淡和湿疹多见于苯丙酮尿症，棕色皮肤见于Farber病，皮肤色素脱失见于结节性硬化，皮肤粗而干燥、手部皮纹异常、通贯掌纹、毛发稀少见于唐氏综合征。

4.头颅畸形　小头畸形可见于唐氏综合征、苯丙酮尿症、母亲妊娠期接受放射线、风疹或其他病毒感染，或遗传性小头畸形。

5.其他　有无中枢神经系统或其他系统畸形或异常，如四肢畸形常见于唐氏综合征、18-三体综合征、呆小病；肝脾大多见于脂和糖代谢障碍；眼底检查白内障见于先天性风疹综合征、半乳糖血症。

（三）实验室检查

1.血生化检查　Guthrie细菌抑制试验检测可见血中苯丙氨酸浓度增高，可协助苯丙酮尿症的诊断；血清、血细胞酶活性测定有助于先天代谢异常所致疾病的鉴别。

2.尿液筛查

（1）三氯化铁试验：①绿色常见于苯丙酮尿症；②淡绿色常见于酪氨酸血症；③海蓝或灰绿色常见于枫糖尿病。

（2）二硝基苯肼试验：阳性可见于苯丙酮尿症、枫糖尿症、甲基丙二酸血症、丙酸血症等。

（3）班氏试验：阳性见于半乳糖血症、糖尿病。

3.**血、尿代谢筛查** 帮助诊断有机酸、氨基酸代谢性疾病。

4.**染色体分析** 根据染色体数目、结构及畸变鉴别诊断多种染色体综合征。例如，唐氏综合征为染色体数目的异常；猫叫综合征为染色体结构的异常；三X综合征为染色体畸变。

5.**基因检测** 可帮助诊断某些遗传性疾病。

6.**X线检查** 颅骨平片发现颅骨畸形或先天性缺损、脑积水及异常钙化。脑室造影可发现脑室扩大、脑皮质萎缩等。

7.**脑电图** 部分显示非特异性异常波形，合并癫痫者有痫样放电。

8.**头颅CT** 可发现脑部畸形、皮质萎缩及异常钙化等。

二、思维程序（图1-35-1）

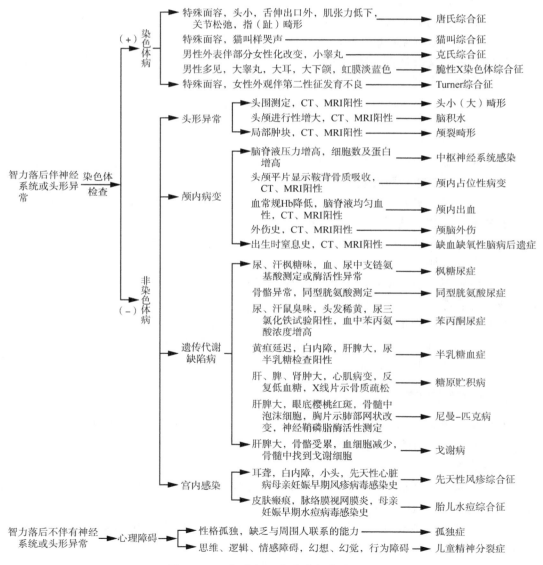

图1-35-1　智力低下临床诊断思维程序

（一）确定是否有智力低下

诊断标准：有三个条件，缺一不可。

（1）智商低于人群平均值2个标准差，一般智商在70以下。

（2）适应能力不足，即个人生活能力及履行社会职责能力有明显缺陷。

（3）在发育时期已有临床表现，一般指18岁以内。

（二）判断其严重程度

参照世界卫生组织和美国智力低下协会有关标准，按智商及适应性行为（adaptive behavior，AB），将智力低下分为四个等级，即轻度、中度、重度和极重度。

轻度：智商为50～70，适应性行为轻度缺陷。

中度：智商为35～49，适应性行为中度缺陷。

重度：智商为20～34，适应性行为重度缺陷。

极重度：智商在20以下，适应性行为极度缺陷。

（三）确定病因

诊断程序图见图1-35-1。

影响智力的因素很多，其中最重要的是先天脑发育情况和后天环境的影响。临床上常根据是否伴有神经系统或头形异常分为染色体疾病、遗传代谢缺陷病、颅内病变（包括中枢神经系统感染、颅内占位性病变、颅内出血、缺氧缺血性脑病后遗症等）、宫内感染等。这类疾病多数表现为重度智力低下。

1.染色体疾病　包括常染色体疾病和性染色体疾病。

（1）常染色体疾病：常见的有唐氏综合征和猫叫综合征。唐氏综合征由于21号染色体呈三体，又称21-三体综合征。临床表现为眼距宽，眼裂外上斜，舌肥大，常伸出口外，四肢短小，手指短而粗秃，多数小指有内弯畸形，通贯掌，肌张力低下，常伴有先天性心脏病。染色体核型分析可确诊。猫叫综合征，又称5P综合征，为染色体畸变引起的先天性疾病，表现为智力障碍，生长发育迟缓，小头、满月脸、眼距宽、眼裂下斜等特殊面容，哭声似猫叫，出生时即有表现，往往在儿童时期夭折。染色体分析可帮助诊断。

（2）性染色体疾病：常见的有脆性X染色体综合征、Turner综合征。脆性X染色体综合征为X染色体连锁的遗传性疾病，多见于男性，睾丸巨大，颜面细长，大耳，大下颌，染色体核型分析可明确诊断。Turner综合征又称先天性卵巢发育不全综合征，患儿外表为女性，但第二性征发育不良，染色体检查X染色质及Y染色质均为阴性，染色体核型分析可进一步明确类型。

2.遗传代谢缺陷病

（1）枫糖尿症：是一种遗传性支链氨基酸代谢缺陷病。临床表现为生后逐渐出现呼吸不规则、抽搐、肌张力增高、昏迷等脑损伤表现，尿、汗液有特殊的枫糖味，血、尿中支链氨基酸测定、酶活性测定可明确诊断。

（2）苯丙酮尿症：因为苯丙氨酸先天代谢障碍、苯丙氨酸羟化酶缺陷，使食物中苯丙氨酸不能转化为酪氨酸所致。临床上患儿常于3~6个月时出现症状，表现为智力发育落后，常在重度以下，皮肤细腻白皙，反复湿疹，尿和汗液有鼠臭味，尿三氯化铁试验阳性，血、尿中苯丙氨酸浓度增高可以确诊。

（3）半乳糖血症：系因半乳糖-1-磷酸尿苷酰转移酶缺陷，半乳糖不能转化为葡萄糖而在血液及组织内蓄积致病。患儿出生后出现恶心、呕吐，黄疸消退延迟，营养不良，白内障，肝脾大，智力发育明显落后，常早夭折，尿班氏试验阳性可协助诊断。

（4）糖原贮积症：是一类由于先天性酶缺陷造成的糖原代谢障碍疾病。根据临床表现和生化特征，糖原贮积病可以分为12种类型。其中以Ⅰ型糖原贮积病最多见。不同类型可有不同的临床表现，主要有生长迟缓、肝大、心肌病变、肾脏损害、惊厥、反复低血糖等。肝、肾、心肌、骨骼肌等活组织检查糖原定量和酶活性测定可明确诊断。

（5）戈谢病：由于β-葡萄糖苷酶缺乏，致使葡糖脑苷脂蓄积在肝、脾、骨骼和中枢神经系统的单核－吞噬细胞系统内，造成肝脾大，骨骼受累和出现神经系统症状。临床表现：贫血、肝脾大、意识障碍、四肢强直、四肢痛等，实验室检查示血细胞减少，血清酸性磷酸酶增高，X线片可见骨质疏松，骨髓中找到戈谢细胞可确诊。

3.颅内病变

（1）中枢神经系统感染：包括化脓性脑膜炎、结核性脑膜炎、病毒性脑膜炎及脑炎、真菌性脑膜炎，这些炎症的后遗症期。这类疾病发病初期一般有发热等全身感染中毒症状，常伴有头痛、呕吐、惊厥等表现，有脑膜刺激征，脑脊液检查常有压力增高，细胞数及蛋白有不同程度的增多，生化检查有各自不同的改变。头颅CT及MRI可协助诊断。

（2）颅内占位性病变：多见于颅内肿瘤，一般起病缓慢，常伴有头痛、呕吐等颅高压症状，易惊厥，晚期可出现意识障碍。查眼底可发现视盘水肿，常伴有神经系统定位体征。颅脑B超、CT及MRI可明确占位性病变的部位及范围，对明确病变的性质亦有一定的帮助。婴幼儿因表述症状能力差，前囟及颅缝未完全闭合，又缓冲了颅内压力的增高，使得症状不典型。当小儿有反复发作性头痛和不明原因的呕吐时，应考虑颅内肿瘤的可能，不可因症状暂时缓解而放松警惕。

（3）颅内出血：有难产、产伤及头颅外伤等病史，常有哭闹、尖叫、频繁呕吐及惊厥等症状，重者可出现意识障碍，头颅CT及MRI可明确诊断。

（4）缺氧缺血性脑病后遗症：生前有胎儿宫内窘迫，出生时有产伤、窒息等病史，生后可有嗜睡、烦躁甚至惊厥等表现，可出现呼吸改变，肌张力低下或增高，颅脑超声及CT显示脑实质密度改变或软化。

4.宫内感染

（1）先天性风疹综合征：母亲妊娠前3个月患风疹，患儿表现为智力低下、小头畸形、脑积水、耳聋、先天性白内障、先天性心脏病等，血清抗体检测可帮助诊断。

（2）巨细胞病毒感染：临床表现多种多样，有黄疸、肝脾大、生长迟缓、小头畸形、癫痫发作等，母亲妊娠期有巨细胞病毒感染史，头颅平片及CT显示脑室周围钙化。血清巨细胞病毒抗体检查阳性。

5.其他
母亲妊娠早期接触放射线，服用苯妥英钠、丙硫氧嘧啶等药物，大量吸烟、喝酒，重金属中毒，分娩时产程过长，分娩方式异常，早产、多胎，婴儿期营养不良等皆可导致智力低下。

除了以上描述的各种引起智力低下的疾病，临床上还有一类不伴有神经系统或头形异常的疾病，这类患儿多数为轻度智力低下。常常是遗传性智力缺陷和社会文化贫乏共同影响的结果。流行病学特点：①经济、文化教育比较落后的家庭多见；②学龄期儿童患病率高；③家族聚集倾向，母系有智力低下患儿的家庭多见。

三、经验体会

智力低下虽然是先天性的或者幼年期发病，但除非有明显的神经系统体征，如肢体瘫痪或者生后无吸吮反射、拥抱反射，或年龄渐长而不会抬头、坐、爬、站等，或入学后学习成绩落后引起注意外，可能发现较晚。因此，详细询问病史、系统体格检查、神经系统及精神状态的检查十分必要。引起智力低下的病因多种多样，发病机制很多不明确。目前研究表明，遗传因素导致的智力低下占的比例大，故广泛开展遗传咨询对有发病风险的家族、高风险的孕妇、曾有遗传病先天畸形智力低下患儿的父母提供必要忠告和制定可行的措施是十分必要的。另外，做好婚前检查、孕产期保健工作及产前诊断、新生儿疾病筛查及围生期保健工作，做到早期诊断、及时治疗，尽可能预防智力落后的发生，减少残障儿的发生，提高出生人口素质，是每一个临床医师义不容辞的责任。对于生活在贫困地区的儿童，除防病治病外，做好宣传教育、丰富环境生活、诱导开发智力也是极为重要的。

（刘利群）

第三十六节 性 早 熟

性早熟（precocious puberty）是指在青春期前，即与年龄不相应地过早出现第二性征，我国目前规定，女孩8岁前、男孩9岁前出现第二性征为性早熟。

性早熟临床上按发病机制可分为：①真性性早熟，即促性腺激素释放激素（GnRH）依赖性（GnRH dependent）性早熟，又称为中枢性性早熟（central precocious puberty，CPP）或完全性性早熟；②假性性早熟，即非GnRH依赖性（GnRH independent）性早熟，又称为外周性性早熟；③部分性性早熟，又称为不完全性中枢性性早熟，它属CPP的变异，是提早的和部分性的中枢性青春发动，包括旧称的单纯乳房早发育、单纯阴毛早发育和单纯性月经早现。假性性早熟分为同性性早熟（副性征与患儿原性别一致）和异性性早熟（副性征与患儿原性别相反，又称为矛盾性性早熟）。

正常情况下，儿童时期下丘脑分泌的GnRH、垂体分泌的黄体生成素（LH）和卵泡刺激素（FSH）的释放已初步呈现脉冲节律，但由于此时下丘脑-垂体-性腺轴（HPG）对性激素有较高的敏感性，对性腺分泌的少量性激素就足以通过负反馈使它们的释放处于较低水平。随着青春期的剧变，这种敏感性降低，导致性激素水平相应增高，性器官发育和第二性征的出现。

真性性早熟是由于下丘脑-垂体-性腺轴功能提前发动造成性发育提前，不但第二性征提早发育，且性腺亦提早发育成熟，能排卵或生成精子，具有生殖能力。生长激素（GH）亦大量分泌，身高增长明显加速。真性性早熟的性发育过程基本遵循正常性发育规律。一般女孩先有乳房发育，继之阴毛和生殖器发育，最后月经来潮和腋毛出现。男孩先有睾丸增大，阴茎增长、增粗，以后可有阴茎勃起、泄精、出现阴毛、痤疮和声音低沉。在性发育过程中，男孩女孩皆有身高和体重过快增长和骨骼成熟加速。患儿骨骺闭合过早，造成最终矮身材，其智力发育与其实际年龄相符，但精神发育与体格发育之间有明显的不均衡性。真性性早熟病因分类：①中枢神经系统器质性病变如中枢神经系统感染、外伤、手术、化疗等所致的损伤；星形细胞瘤、胶质瘤等肿瘤；脑积水、视隔发育不良、鞍上囊肿、下丘脑错构瘤等中枢神经系统先天畸形。②假性性早熟转化而来，如先天性肾上腺皮质增生症、McCune-Albright综合征、卵巢囊肿等开始表现为假性性早熟，以后转变为真性性早熟。③特殊疾病导致，如甲状腺功能减退症长期未诊断及治疗者。④未能发现器质性病变的特发性性早熟（ICPP）。

外周性性早熟是指副性征提前出现，但并不是受控于下丘脑－垂体－性腺轴的真正青春期发动，而是与下丘脑GnRH无关的内、外源性甾体激素水平升高有关，主要由性腺、肾上腺和外源性药物等导致体内性激素水平增高及相应性征的出现。其病因有肾上腺疾病，如先天性肾上腺皮质增生症，肾上腺瘤或癌；性腺肿瘤或卵巢囊肿；分泌绒毛膜促性腺激素的肿瘤；误服雌激素；遗传性疾病如McCune-Albright综合征、家族性高睾酮血症等。其性发育过程不按正常发育规律，可出现部分第二性征，但性腺不发育，不伴有性发育和成熟，如男童睾丸不增大，无排精；女童无排卵。

部分性性早熟是由于下丘脑－垂体－性腺轴的部分激活所致的一类特殊类型真性性早熟。多表现为个别的性征发育，而缺乏其他第二性征，无骨成熟。①单纯性乳房发育：指女孩8岁前出现乳房发育而无其他第二性征发育的一种不完全性性早熟。目前认为单纯乳房早发育的发生可能与人体"小青春期"的生理特征延续有关。小青春期是指男孩从出生2周至6月龄、女孩从生后2周至2岁期间体内下丘脑－垂体－性腺轴相关激素（LH、FSH、E_2或T等）水平出现短暂性升高，并能达到青春期水平，之后即回落到发育期前的低值水平。由于女孩"小青春期"持续时间相对较长，部分激活的GnRH可刺激垂体促性腺激素持续分泌增加，导致乳房发育。根据发病高峰年龄分以下两种：一是经典型单纯乳房早发育，多发生在2岁以下女孩，发病高峰为12～18月龄，以双侧乳房增大多见，亦有单侧增大者，具有持续性、间歇性发作和自行消退的临床特点，一般2年完全消退，预后良好，极少数乳房不缩小进入青春期；二是非经典型单纯乳房早发育，起病年龄相对偏迟，高峰年龄为5～6岁，是处于经典型与真性性早熟之间的特殊状态，大多预后良好，少数患儿可发展为真性性早熟，故应定期随访。②单纯性阴毛早现：亦称肾上腺早发育，除阴毛早现外，无其他第二性征发育，与下丘脑－垂体－性腺轴无关，而是由于肾上腺皮质网状带的过早发育，造成肾上腺来源的雄激素（脱氢表雄酮、硫酸脱氢表雄酮和雄烯二酮）合成分泌增加所致，临床少见，高峰发病年龄为4～6岁，女孩发病率明显高于男孩，女孩男孩之比约为10∶1。③单纯性月经早现：除月经之外无其他第二性征，不经治疗可自然消失，临床非常罕见，多见于4～8岁女孩。

性早熟可发生于任何年龄，症状发展快慢不同，病程长短亦不尽相同。一般女孩多于男孩。女孩性早熟发病最早者为生后1个月，男孩为生后1岁半。真性性早熟以特发者为多，女孩较男孩多5倍。特发性性早熟又占女孩性早熟的80%～90%，男孩性早熟的40%。其中女孩10%、男孩50%以上为颅内占位性病变所致。预后随原发病不同而异。一般而言，特发性和部分性性早熟预后好。

一、诊断步骤

（一）采集病史

询问患儿第二性征出现时间、是否呈进行性，以及各副性征出现的先后顺序是否符合正常青春期发育一般规律。以往生长状况和副性征呈现后有无生长加速。哺乳母亲有无服用性激素及患儿有无以下情况：①类固醇药物或避孕药误服；②服用含雌激素的保健品和外用化妆品的应用情况；③有无家族性性早熟病史；④有无颅脑外伤、脑炎、脑缺氧中毒史；⑤有无头痛、呕吐、惊厥、智力低下（原发性甲状腺功能减退可发生性早熟）、尿崩症、高血压、肥胖病史。

（二）体格检查

仔细测量身高，体重，头、胸、腹围，腰臀围，血压；皮肤有无咖啡-牛奶斑，腋下雀斑样色素点；有无视盘水肿、视野改变；腹部检查有无包块及肝脾大；有无病理性骨折。尤应注意第二性征、外生殖器和性腺的检查。乳房发育情况，乳房两侧是否对称，乳晕、乳头有无增大及有无色素沉着。外阴发育状况。注意阴茎、睾丸有无增大。睾丸大小、质地及双侧的对称性，仅一侧增大应注意睾丸肿瘤。有无阴毛、腋毛。

（三）辅助检查

1. **骨龄测量**　真、假性性早熟均可骨龄超前，部分性性早熟骨龄正常。

2. **血 T_3、T_4、TSH 测定**　若血 T_3、T_4 降低，TSH 升高提示原发性甲状腺功能减退所致性早熟。

3. **血清 FSH 及 LH 基础值测定**　若高于正常，尤其是 LH 基础值如 > 5.0U/L，即可确定其性腺轴已发动，不必再进行 GnRH 刺激试验。但是，青春期早期的 FSH 及 LH 基础值均可在青春前期的测值范围内，需进一步做 GnRH 刺激试验。

4. **GnRH 刺激试验**　常规用 GnRH（戈那瑞林）100μg/（m^2·次），或 2.5μg/（kg·次），最大量 100μg/次，用生理盐水 2ml 溶解后静脉注射，于 0min、30min、60min、90min 取血同时测定 LH、FSH。诊断 CPP 的 LH 激发峰值的切割值取决于所用的促性腺激素检测方法，用放射免疫法测定时，LH 峰值在女童应 > 12.0U/L，男童应 > 25.0U/L、LH 峰/FSH 峰 > 0.6 ～ 1.0 时可诊断真性性早熟。用免疫化学发光法（ICMA）测定时，两性 LH 峰值 > 5.0U/L、LH 峰/FSH 峰 > 0.6 可诊断真性性早熟；如 LH 峰/FSH 峰 > 0.3，但 < 0.6 时，应结合临床密切随访，必要时重复试验，以免漏诊。

5. **睾酮（T）及雌二醇（E_2）测定**　真、假性性早熟时两者均可升高。

6. **血 17α-羟孕酮测定**　升高提示先天性肾上腺皮质增生。

7. **血 HCG 测定**　升高提示分泌 HCG 的肿瘤。

8. **卵巢、子宫、睾丸 B 超**　若女童卵巢容积 ≥ 1ml（卵巢容积＝长×宽×厚×0.5233），并可见任意一侧卵巢有 4 个以上直径 ≥ 4mm 的卵泡，提示真性性早熟。睾丸长径 > 2.5cm，容积 > 4ml（睾丸容积＝长×宽×厚×0.71），提示真性性早熟。

9. **CT 或 MRI 检查**　对疑有肿瘤、肾上腺皮质病变患儿应选择脑部或腹部 CT 或 MRI

检查。

10.阴道涂片观察脱落阴道上皮细胞 青春期发动时阴道中层细胞比例首先增多，继之可见表层细胞，其比例随血E_2水平升高而增高。表层细胞＞10%时提示血E_2水平已超出青春前期。

11.男孩晨尿精子检查 尿中见精子提示睾丸已有生精、排精功能，是真性性早熟的重要依据。

二、思维程序

1.是否为性早熟 首先确定第二性征出现时间。是否为与年龄不相应的、过早出现的第二性征，即女孩8岁前、男孩9岁前出现第二性征为性早熟。第二性征发育程度。初次阴道出血患儿应确定血性分泌物是否来自阴道，并询问月经周期、持续时间。

2.是真性性早熟、假性性早熟还是部分性性早熟 真性性早熟的诊断依据如下。

（1）第二性征提前出现：女孩不足8岁、男孩不足9岁出现。

（2）血清促性腺激素水平升高达青春期水平：①第二性征已达青春中期程度时，LH基础值可作为初筛，如＞5.0U/L，即可确定其性腺轴已发动，不必再进行GnRH兴奋试验。②GnRH兴奋试验支持真性性早熟诊断。

（3）性腺增大：女孩在B超下见卵巢容积≥1ml，并可见多个直径＞4mm的卵泡；男孩睾丸容积＞4ml，并随病程延长进行性增大。

（4）线性生长加速。

（5）骨龄超过实际年龄1岁或1岁以上（非特异性，病程短者可无提前）。

（6）血清性激素（E_2或T）水平升高至青春期水平（非特异性，不能鉴别外周性）。以上诊断依据中（1）、（2）、（3）条是最重要的而且是必备的。

3.确定为真性性早熟后，应进一步鉴别是特发性还是器质性 对所有确诊为真性性早熟的患儿应排除肿瘤，需做头颅鞍区的MRI或CT检查。MRI对下丘脑和垂体器质性病变的分辨率优于CT。

4.假性性早熟的鉴别 主要是区别性腺肿瘤和肾上腺疾病所引起的假性性早熟，同时注意误服性激素引起的假性性早熟。

5.结合临床资料分析 第二性征及性腺提早发育，伴骨骼发育增速，骨龄加快。①智力正常，无其他体征者，考虑特发性性早熟。②伴有颅高压症状或神经系统体征者，如头痛、呕吐、反复惊厥、视力障碍、视野缺损、视盘水肿、无下丘脑疾病症状，如高血钠、尿崩症、高热、肥胖，考虑下丘脑－垂体病变所致真性性早熟。③伴有骨质软化、畸形、病理性骨折，躯干及腋下皮肤有大而不规则色素区，考虑多骨性纤维结构发育不良及色素不正常（McCune-Albright综合征）。④伴皮肤咖啡－牛奶斑、腋下雀斑样色素点、癫痫、轻至中度智力低下考虑结节性硬化。⑤伴原发性甲状腺功能减退，考虑性早熟伴甲状腺功能减低。第二性征提前出现，但无性腺提早成熟，如女孩下腹部扪及肿块，考虑卵巢肿瘤；男孩一侧睾丸无痛性肿大，另一侧正常，少数乳房肿大，血压正常，考虑睾丸肿瘤；女孩出生时出现假两性畸形，男孩出现性早熟，生后不久出现呕吐、厌食、体重不增、严重失水、高血钾、低血钠者考虑先天性肾上腺增生症；若上述症状出现较晚，考虑肾上腺皮质肿瘤。

三、经验体会

女孩如病程短且乳晕着色过深提示短期内有高浓度性甾体激素接触，包括外源性及卵巢肿瘤分泌所致。如果处女膜和小阴唇黏膜增厚和阴唇色素增深与乳房发育（在发育早期状态）不相称，甚至有透明分泌物或阴道出血时应怀疑假性性早熟。与女孩一样，男孩应注意性征出现的顺序和进展速度，如阴茎明显增大且阴毛出现，但睾丸不增大则是假性性早熟的特征。虽然GnRH兴奋试验能大体上鉴别真性性早熟和假性性早熟，但真性性早熟患儿如就诊时病程很短，则GnRH激发值可能与青春前期值相重叠，卵巢大小亦然。对此类患儿应随访其副性征进展和线性生长加速情况，必要时复查以上检测。真性性早熟应与部分性真性性早熟（PICPP，即单纯乳房早发育）鉴别，后者GnRH激发后FSH明显升高，但LH升高不明显（多数<5.0U/L），且FSH/LH>1。但PICPP会转化为真性性早熟，因此诊断PICPP后需定期随访。性早熟是多病因所致的性发育异常，病因的鉴别至关重要。性早熟往往是肿瘤的第一个信号，尤其是对男孩真性性早熟和6岁以下发病的真性性早熟患儿，应排除中枢神经系统器质性病变。

（张星星）

第三十七节 两 性 畸 形

人类性别由染色体遗传性别、性腺性别、表型性别（具男性或女性结构的内外生殖器性别）、社会抚养性别等组成。由于各种性染色体异常，性腺分化异常及相关内分泌紊乱等因素所致的内、外生殖器和第二性征的先天异常，称为两性畸形（intersex，hermaphrodit）。

两性畸形分为真两性畸形（卵睾性分化障碍）和假两性畸形。假两性畸形又分为女性假两性畸形和男性假两性畸形。

真两性畸形是指同一个体中同时具有含生精小管的睾丸组织和含卵泡的卵巢组织，其外生殖器可以呈间性，也可以是结构完全正常的男性或女性。极少见的间性畸形，由性腺的分化障碍所致，可因染色体发生畸变（如Y染色体短臂上含有SRY基因的片段缺失、X染色体中插入了Y染色体的含有SRY基因的片段）或存在46，XX/46，XY；46，XX/47，XXY；45，X/46，XY嵌合体等性别遗传学的异常所致，但更重要的发病机制是因调控性腺分化的主要基因发生突变。现已明确，SRY基因、SOX-9基因突变，双重DAX-1基因、双重WNT-4基因均可引起46，XY性腺发育不良及性逆转；DAX-1基因突变、双重SOX-9基因突变均可引46，XX性逆转。由遗传性别的缺陷导致性腺分化异常而兼备双重性腺性别。患儿在出生时外阴不能辨明性别，可倾向于男性、女性或中性。主要表现为尿道下裂、一侧或两侧有隐睾、阴囊分开或阴唇融合，也可有腹股沟疝，内有睾丸或卵巢。青春期的性发育同样可以是多样的，大部分患儿有乳腺发育和月经，青春期进行性男性化，常伴有女性发育的体征。

女性假两性畸形是指46，XX核型的个体，有分化完好的卵巢及内生殖器官，但外生殖器具有不同程度的男性化，可以从仅有阴蒂肥大到严重至完全似"隐睾"伴完全性尿道下裂的男性外生殖器。其发生多为在宫内时期外生殖器分化发育的关键"窗"时段内接触了过多的雄激素，其病因多为先天性肾上腺皮质增生症，其中常见21-羟化酶缺陷，少见11β-羟化酶缺陷和3β-羟化脱氢酶缺陷，罕见病因为胎盘－胎儿芳香化酶缺陷，也可为孕母接触雄激素如孕母患有分泌雄激素的肿瘤或摄入外源性的孕激素。

男性假两性畸形是指46，XY核型的个体，其性腺为睾丸，但生殖管道及外生殖器呈不同程度的男性化不全或女性化。严重者可完全呈女性外阴，也可呈间性；轻者则呈男性外阴，但男性化不良，如小阴茎、尿道下裂或隐睾等。其发生是由于在宫内外生殖器的发育时段内雄激素的不足，包括雄激素合成、代谢及作用的异常所致，病因主要有：①LH受体缺陷，至胚胎10～20周外生殖器分化的关键时期，睾丸间质细胞（Leydig细胞）发育不良和睾酮分泌缺陷致胎儿男性化不全。②睾丸Ⅲ型17β-羟基脱氢酶缺陷，该酶主要在睾丸组织中表达，该酶缺乏时使△⁴-雄烯二酮不能转化为睾酮，出生时外生殖器男性化不全，少数完全女性化，患儿雄烯二酮/睾酮值和雌酮/雌二醇值升高。③甾体快速调节蛋白（steriod acute regulatory protein，StAR蛋白）缺陷：StAR蛋白在性腺和肾上腺内表达，其功能与胆固醇转运有关，使胆固醇转运至线粒体的外膜，进一步代谢为孕烯雄酮，是性腺和肾上腺合成甾体的第一步，缺乏时引起类脂性先天性肾上腺皮质增生症，表现与胆固醇侧链清除酶缺乏相同，临床表现为46，XY男性，女性外阴，盲端阴道，无苗氏管，严重的肾上腺皮质功能低下表现，ACTH和HCG兴奋后分别无皮质醇和睾酮产生。④17α-羟化酶/17，20碳链裂解酶缺陷：17α-羟化酶/17，20碳链裂解酶为同一CYP17基因编码，但两种酶在不同的组织和不同年龄阶段的表达不一致，两个酶是雄激素合成第一步所需，分别先催化孕烯雄酮和孕酮17-羟化，继之分别在C17位上脱去2碳侧链而转变为脱氢表雄酮和雄烯二酮，该酶缺陷使雄激素合成不足，46，XY男性表现为外生殖器男性化不全，可表现为完全女性外阴至男性化不全的男性外阴，同样有先天性肾上腺皮质增生症共同表现，如皮质醇低下和ACTH升高，但由于去氧皮质醇堆积，不会发生失盐危象，反而有高血压伴低钾血症和肾素活性降低，ACTH和HCG刺激后，血17-OH孕酮、雄烯二酮和脱氢表雄酮不能升高。⑤Ⅱ型5α-还原酶缺陷，临床少见，本酶催化睾酮转化为双氢睾酮，双氢睾酮对男性外生殖器的发育起关键作用，因外阴的受体结构与双氢睾酮可进行最有效的结合而产生雄激素效应，本酶缺陷时，46，XY男性患儿，虽有发育好的能正常分泌睾酮的睾丸，但外生殖器不能男性化。⑥雄激素受体不敏感综合征，是因雄激素受体缺陷致雄激素与雄激素受体之间不能产生正常的配体－受体结合，雄激素不能发挥生物活性。

两性畸形总的预后还是比较好的。真两性畸形如不能做到社会性别与生殖器性别一致时，患儿的心理创伤重大，如保留的性腺与生殖器官发育异常，则影响生育。发育不良的性腺发生恶性肿瘤的比例较高，真两性畸形性腺肿瘤的发生率大约占20%，一旦发生，预后不良。

一、诊断步骤

（一）采集病史

（1）母亲妊娠史：尤其是妊娠12周前所患疾病和药物应用史，如是否患过卵巢囊肿、黄体瘤、卵巢男性细胞瘤或肾上腺良性肿瘤等，有无服用特殊药物特别是性激素史；因分泌雄激素的肿瘤或摄入雄激素或孕激素制剂可使女婴发生女性假两性畸形。母亲服用苯妥英钠类药物会抑制5α-还原酶和抑制孕酮合成而诱致男胎发生尿道下裂。孕母摄入酒精可使女婴阴蒂肥大和男婴小阴茎。

（2）家族史：包括近亲结婚，家族中有无高身材、矮身材、骨质疏松、青春期延迟、不育、早绝经、腹股沟疝及有无类似患儿，有无不明原因的围生期和新生儿死亡史。

（3）出生时外生殖器能否分辨。

（4）出生时正常，于青春期是否呈矛盾性性发育或青春期发育延迟甚至不发育，性腺功能过早衰退。

（5）女性有腹股沟斜疝或该处有不明性质肿块，男性有周期性血尿者。

（二）体格检查

着重检查生殖器。对间性外阴，首先应触诊性腺，详细检查从阴囊至腹股沟整个睾丸下移路径处是否有睾丸。第二步观察阴囊或阴唇是否对称，如阴囊不对称，应考虑混合性性腺发育不良。第三步观察阴茎或阴蒂大小，小阴茎除测量大小外，还需注意龟头发育情况，尿道开口部位，尿道下裂的形式，对阴蒂肥大者注意尿道与阴道是否为同一开口或分开开口。检查为女性外阴者，要注意有无腹股沟疝及疝内有无肿块。女性外阴或偏向女性外阴者应注意检查有无阴道，以及经直肠指检了解有无宫颈、子宫或前列腺。检查有无尿道下裂、阴蒂肥大、大阴唇融合、大阴唇内有无肿物。阴囊色素也是重要诊断线索，先天性肾上腺皮质增生症患儿色素显著加深，伴乳晕色素加深。

（三）辅助检查

1.遗传性别鉴定　包括染色体核型分析和Y染色体上的性别决定因子（*SYR*）基因。染色体核型分析是确定遗传性别的基本手段，是两性畸形诊断的重要步骤之一。核型分析除注意染色体的总数和常染色体的变异外，需着重注意有无Y染色体，有无Y短臂的缺失，是否为嵌合体等。此外，核型并不完全反映遗传性别，有时SYR更为重要。如46，XX男性，其在Y染色体上的*SYR*基因段有可能易位至X染色体或常染色体上；相反，46，XY染色体核型的男性却可因*SYR*基因发生点突变而呈现两性畸形，此时对*SYR*基因进行检测即可鉴别。因此，分子遗传学检测手段也是性别诊断的重要步骤。核型46，XX，男女中间型外生殖器内可触及性腺肿块时，常提示真两性畸形；核型46，XX，伴有含糊的男女中间型外生殖器表现，而性腺触诊阴性时应考虑女性假两性畸形；核型46，XY，伴含糊的男女中间型外生殖器表现，常为男性假两性畸形、混合性性腺发育不全或睾丸发育不全，后两者常有子宫；核型45，X/46，XY嵌合体，常提示性腺发育不全。

2.内分泌检查　①肾上腺皮质激素测定：皮质醇（F）、17-羟孕酮（17-OHP）、17-酮类固醇（17KS）、醛固酮（Aldo）、脱氧皮质酮（DOC）、脱氧表雄甾酮（DHEA）、促肾上腺皮质激素、尿17-羟类固醇和17-酮类固醇等；②垂体促性腺激素及性激素水平的测定：黄体生成素（LH）、卵泡刺激素（FSH）、睾酮（T）、双氢睾酮（DHT）、雌二醇（E_2）及T/E_2、T/DHT值；③人绒毛膜促性腺激素（HCG）试验；④其他内分泌检查：甲状腺功能测定，葡萄糖耐量试验等。

3.酶学、受体和相应基因检测 如 *SOX-9*、*DAX-1*、*SF-1*、*WT-1*、*WNT-4* 等相关基因检测，对雄激素受体不敏感综合征可取阴囊周围皮肤的成纤维细胞做雄激素受体检测，该细胞也可用于 5α-还原酶的检测。

4.影像学检查 盆腔 B 超、CT 及 MRI 能探查盆腔内有无子宫及性腺和尿道等情况，盆腔 MRI 对卵巢、子宫和输卵管分辨正确性大于 B 超，但同样不能区分卵巢组织和睾丸组织。可经阴道或尿生殖窦注入碘油造影，确定有无阴道、子宫或输卵管；排泄性膀胱尿道造影可显示尿生殖窦和阴道盲袋；骨龄测定以了解骨龄。

5.其他 腹腔内镜检查或剖腹探查内生殖器、性腺活组织等检查。

二、思维程序

（一）是否为两性畸形

对于出生后的新生儿，若外生殖器性别难辨，可考虑为两性畸形。但应排除早产儿由于阴唇发育不良，使阴蒂稍有突出而误诊为两性畸形及阴蒂由于局部神经纤维瘤、脂肪瘤及血管瘤等而长大，误认为两性畸形。

（二）是真两性畸形还是假两性畸形

（1）对出生时生殖器性别难辨患儿，应首先测定染色体。若核型为 46，XX；46，XY 或嵌合体，在阴唇、阴囊褶或腹股沟触及肿块可考虑为真两性畸形，经阴道或尿生殖窦注入碘油造影，可确定有无阴道、子宫和输卵管，确诊需行剖腹探查和性腺活检。

（2）出生后的新生儿外生殖器不同程度男性化，如阴蒂肥大或阴唇融合，患儿有正常的卵巢、子宫、输卵管，染色体核型为 46，XX，考虑为女性假两性畸形。当阴蒂长大，大阴唇阴囊化，尿道开口在肥大阴蒂的根部时，应注意与尿道下裂相鉴别。本症绝大多数由先天性肾上腺增生（CAH）所致，极少数由母亲妊娠期使用性激素或患有分泌雄激素的卵巢肿瘤所致。若外生殖器男性化，出生后 1～2 周出现厌食、呕吐、严重脱水和循环衰竭，且皮质醇、醛固酮严重减少，17-羟孕酮升高考虑为 21-羟化酶缺乏；外生殖器男性化同时有血容量增加及高血压，脱氧皮质酮分泌增多，考虑为 11β-羟化酶缺乏；外生殖器男性化程度较轻，阴蒂肥大，而阴唇不发生融合，醛固酮不足，生后几日可出现失盐危象甚至死亡，考虑 3β-类固醇脱氢酶缺乏。

（3）出生后的新生儿外生殖器为不完全男性至完全女性等各种两性畸形，染色体核型测定为 46，XY，性腺活检有或无睾丸组织，但绝对无卵巢组织，考虑为男性假两性畸形。女性表型患儿，在腹股沟区可触及性腺肿块时，有时须注意与女孩腹股沟疝疝囊内卵巢相区别，染色体检查和性腺活检有助于鉴别。出生时外生殖器为女性表型，有盲端阴道，无女性内生殖器，性腺为睾丸，常在腹部、腹股沟或大阴唇内，青春期有正常乳房发育，但无月经来潮及阴毛出现，睾酮及二氢睾酮分泌正常，雌二醇增多，LH 分泌增加，考虑为睾丸女性化症；外生殖器表现为小阴茎、阴囊裂开、会阴尿道下裂的泌尿生殖窦及阴道盲袋，进入青春发育期后除外生殖器外，其他男性化变化正常出现，但很少有胡须，血中睾酮正常，而二氢睾酮显著降低，考虑为 5α-还原酶缺乏；睾丸合成酶如3β-羟脱氢酶、17-羟化酶等完全或不完全缺乏时，可表现为女性外阴或小阴茎、阴囊裂开及尿道下裂等；外生殖器为男性表型，具有正常的睾丸、附睾、输精管，同时又存在子宫、输卵管等女性生殖器附件，考虑为副中肾管永存综合征。

三、经验体会

出生时外生殖器性别难辨时，应仔细检查，及时做染色体测定。同时做影像学检查确定有无卵巢、子宫等。确诊需性腺活检。尽量做到社会抚养性别与性腺性别一致。

（张星星）

第三十八节　听 力 下 降

听力下降是听觉传导通路器质性或功能性病变导致不同程度听力损害的总称，习惯称为耳聋，可严重影响人类的生活质量。标准的正常人耳能听到的声音频率范围为20 ～ 20kHz，人类言语频率范围通常为500 ～ 3000Hz。由于生存环境的影响和机体内在的原因，人的听觉功能容易受到损害。

由于儿童的生理特点，听觉对于他们的言语和智力发育尤为重要。儿童不能正确表述其耳聋症状，往往造成儿童耳聋很难被及时发现，这就需要平时注意观察，早期发现儿童听觉障碍。儿童听力下降的有关表现如下。

（1）看电视或听音响时，喜欢把声音开大。

（2）与孩子讲话时，孩子表现出没有听清或不明白的表情，或者经常要求家长重复一遍。

（3）上课注意力不集中，常常答非所问，学习成绩变差。

（4）呼叫孩子时，孩子反应迟钝或不理睬家长。

（5）发音不准确，吐字不清楚、言语含糊。

（6）对声源的位置判别能力差及转头听家长讲话。

（7）与同龄儿童相比，语言发育迟缓。

一、诊断步骤

（一）采集病史

（1）起病情况：出生时即存在听力障碍者多为先天性聋；短时间内听力急剧下降的患儿，多为外伤性鼓膜穿孔或突发性聋；渐进性或波动性听力下降可见于中耳炎或大前庭水管综合征。

（2）听力下降性质和程度：按照耳聋发生部位可分为传导性聋、感音神经性聋及混合性聋。中耳炎患儿一般为轻至中度传导性聋，先天性聋患儿大多数为重度或极重度感音神经性聋。

（3）有无感染及外伤史，有无耳流脓、耳痛、耳鸣等伴随症状。

（4）家族史：家族中耳聋病史的询问。

（二）耳部检查

耳部检查多用徒手检查法，首先观察有无先天性耳郭异常及外耳道闭锁。如不能观察到细微的病变，可用电耳镜或耳内镜检查。注意外耳道是否通畅，有无耵聍、异物、脓液，鼓膜是否完整，鼓室内有无积液、肉芽或胆脂瘤等。

（三）听功能检查

听功能检查分为主观测听法和客观测听法两类。主观测听法包括语言检查法、表试验、音叉试验、纯音测听及言语测听等。主观测听法受主观意识及行为配合的影响，婴幼儿难以配合故其结果不能完全反映实际听功能水平，6岁以下儿童多不采用此类方法。客观测听法有声导抗测试、听觉诱发电位及耳声发射测试等。客观测听法不受主观意识的影响，故其结果客观、可靠，但与主观测听相比，客观测听的频率特性较差，对每一个频率的听阈难以做出精确的评价。

（四）影像学检查

颞骨CT对耳部先天性畸形、外伤、各种中耳炎等具有较高的诊断价值。磁共振成像具有很高的软组织分辨率，可为明确耳部病变组织的性质提供参考。

二、思维程序

（一）外耳道异物

有些儿童在玩耍时误将珠子、橡皮头等塞入外耳道，在夏秋季可由于蚊、蝇等飞入耳内。遇水不改变形状的异物停留在儿童外耳道内可无症状，或其刺激外耳道会有不适，儿童不会诉说，常以手抓挠患耳。若因感染引起外耳道炎，儿童会因剧痛而哭闹不止。外耳道异物可导致传导性聋，及时就医后，大部分情况下可用钩针或镊子取出，或通过外耳道冲洗取出；如小儿不配合，或异物位置较深且有嵌顿时需全麻下手术取出。

（二）外耳道耵聍栓塞

耵聍即俗称耳屎。一般为儿童游泳或洗澡时，耳内进水后发生耳闷塞感，听不清楚，或体检时发现。少数孩子耵聍油性黏稠，不易排出，存积在外耳道。外耳道未完全阻塞时多无明显症状，若耵聍完全堵塞外耳道，患侧耳闷胀不适，听力下降，遇水膨胀后有胀痛，伴有感染则疼痛剧烈，患儿哭闹而被发现。家长切勿自行取出孩子耳内的耵聍，以免造成伤害，应到医院就诊取出。耵聍小或较软的，可用镊子取出，或通过外耳道冲洗取出；大而坚硬者，先用3%碳酸氢钠溶液滴耳，待耵聍软化后再行外耳道冲洗取出。

（三）外伤性鼓膜穿孔

耳部外伤如掌击伤或爆炸损伤可能导致鼓膜外伤性穿孔引起听力下降，此时多为传导性聋。鼓膜穿孔后耳内要避免进水，可预防性使用抗生素。如无感染，多数鼓膜外伤性穿孔可自行愈合，若难以自愈可在全麻下行鼓膜成形术。

（四）分泌性中耳炎

分泌性中耳炎是以鼓室积液和听力下降为主要特征的中耳非化脓性炎症，是导致儿童听力下降最常见的原因之一。耳部周围邻近器官的病变，会影响咽鼓管功能，导致中耳积液，引起听力减退。大多发生于感冒后，或有鼻窦炎、扁桃体和腺样体肥大的小儿。大部分患儿没有明显症状，容易被家长忽视。有些因对声音反应迟钝，注意力不集中，学习成绩下降而由家长带来就医。如一耳患病，另一耳听力正常，可长期不被察觉，而于体检时才被发现，或因耳痛或耳闷而被发现。多数患儿经过药物保守治疗可以恢复正常，药物保守治疗3个月无效者可行鼓膜切开置管术。同时要积极治疗鼻炎、鼻窦炎，合并腺样体肥大者需行腺样体切除术。

（五）化脓性中耳炎

化脓性中耳炎为中耳黏膜的化脓性炎症，常伴有耳流脓及传导性聋，是引起小儿听力下降的常见原因之一。该病常继发于上呼吸道感染，往往因小儿耳痛哭闹而被发现，常伴发热、呕吐、腹泻等，其症状在耳部流脓后好转。用抗生素局部滴耳及全身使用抗生素进行治疗，多可自愈。部分慢性化脓性中耳炎合并中耳胆脂瘤的儿童需手术治疗。

（六）突发性聋

突发性聋是指72h内突然发生、原因不明的感音神经性听力损失，至少在相邻的两个频率听力下降≥20dBHL。目前突发性聋的确切病因及病理机制尚未完全清楚，多与病毒感染、微循环障碍、血液流变学改变、血管痉挛、膜迷路破裂及自身免疫等因素有关。许多病毒包括流行性腮腺炎病毒、巨细胞病毒、疱疹病毒、水痘带状疱疹病毒、流感病毒等与突发性聋的发生有直接或间接关系。大多数为单耳发病，可伴有耳鸣、眩晕等症状。治疗主要采用糖皮质激素，其他药物包括血管扩张剂、神经营养药物和能量合剂等。

（七）大前庭水管综合征

大前庭水管综合征是一种比较常见的先天性内耳畸形疾病，临床表现为波动性和渐进性感音神经性听力损失，发病前可有感冒、轻微颅脑外伤、气压性创伤或其他使颅内压增高的病史。经颞骨CT扫描，可见双侧前庭水管明显扩张，其内口与前庭相通，即可诊断为大前庭水管综合征。对于有听力障碍的儿童，早期进行影像学检查寻找听力损失的原因进行病因学诊断，有助于大前庭水管综合征的早期发现。在对大前庭水管综合征患儿早期诊断的基础上加大患儿的听力保护力度，尽量避免诱发因素的出现，如避免头部外伤及感冒等。一旦出现听力波动，需要立即就医。

（八）先天性聋

先天性聋是因遗传性因素或母体妊娠过程及分娩过程中的异常导致的耳聋，其发病原因包括遗传性因素和非遗传性因素。遗传性因素：各种外耳、中耳和内耳畸形等。非遗传性因素：妊娠早期母亲患风疹、腮腺炎、流感、梅毒等疾病或应用耳毒性药物等均可使胎儿发生耳聋；分娩时产程过长、难产、产伤致胎儿缺氧窒息也可致聋。先天性聋治疗效果欠佳，重在防治致聋因素，从而减少耳聋发生率。早期发现婴幼儿耳聋，及早利用残余听力进行言语训练，使患儿获得言语功能。重度或极重度耳聋者可佩带听觉辅助装置或安装人工耳蜗。

三、经验体会

听觉系统是人类接收外界信息的重要途径。由于儿童年龄小，对于其听力障碍的早期症状多没有认识或不会表述，家长也不容易早期发现，重者可能影响其语言、智力甚至心理等方面的发育。故宜尽早发现孩子的听力问题，并及时采取相应的干预措施，即早发现、早干预和早治疗。

新生儿听力筛查是一项系统化和社会化的优生工程。筛查对象包括所有正常新生儿和出生具有听力障碍高危因素的新生儿，其主要目的是及早发现听力障碍，早期诊断和早期干预。

（任基浩　刘　伟）

第三十九节　视功能障碍

视功能障碍是临床常见的症状之一，包括视力、视野、色觉、立体觉对比敏感度等异常。眼部多个组织结构功能的异常均可引起视功能障碍，反之，视功能障碍的病灶定位却并不仅限于眼，视路（从视网膜、视神经，经视交叉、视束、外侧膝状体、视放射至皮质视中枢）各个部分的异常均可导致视功能障碍。

儿童的视功能障碍有其特殊性。首先，大部分患儿，尤其是年龄较小者，很少能清晰准确地描述视功能障碍的发生时间和具体情况，常常是在家长无意间察觉外观异常或在学校体检时发现；在询问相关情况时由于患儿语言发育受限或害怕家长责备，往往难以得到准确的病史；其次，患儿的视功能检查及体格检查的配合都比成人差，所能获得的体征信息受限，许多新型眼科影像检查设备甚至缺乏儿童的正常数据库；再次，患儿的疾病谱、病理生理、治疗反应均与成人有所不同，治疗的不确定性较大；即使成功的治疗方案，也可能由于后续并发症或弱视治疗的配合程度和反应而影响最终预后。最后，值得所有眼科和儿科医师注意的是，眼部是人体唯一可以直视下检查中枢神经系统（视神经与视网膜）、微循环系统的器官，对于儿童的一些全身性疾病，眼部的症状和体征提供了非常有用的线索和无创观测的窗口。

一、诊断步骤

（一）采集病史

详细询问患儿或家属视力障碍的过程。视力障碍是单眼还是双眼；是同时还是先后发生；是迅速发生还是逐渐发生；是远视力差还是近视力差，抑或远近视力都差。有无其他症状，如眼充血、怕光、流泪、疼痛，手抓头部、揉眼、歪头等，或者大的儿童有无诉头痛、眼胀、雾视、虹视、视物重影，暗点、色视、小视、夜盲、视物变形、视野缺损、眼前黑影飘动、闪光感等症状，并注意有无外伤史、全身疾病史或用药史。

小儿视力障碍也可由全身性疾病引起，故全面体检非常重要。尤其应注意神经、免疫系统及内分泌系统等的检查。眼部检查在理想条件下应系统、全面地从眼外到眼内进行，先右后左，以防遗漏重要体征。但对于不合作的患儿，必须根据病史及初步考虑的鉴别诊断，有重点地进行检测，以免失去检查机会，必要情况下应镇静或全身麻醉下进行详细检查。

（二）眼部功能检查

1.视力 准确判断单眼（矫正）视力是最重要的检查项目，也是最难完成的。必要时父亲或母亲可以站在房间的一头指着视力表上的图像，有助于保持患儿的注意力。识字的患儿可使用Snellen视力系统（我国常用小数视力表或国际标准视力表），显示视标可采用远距电视监控器、投影屏，或张贴在墙上与房间大小相匹配的视力表。不识字但会说话的儿童使用HOTV系统（在患儿膝上放一张画有4个视标的匹配卡，便于指认）或某种图像视力表，如Lea符号或Allen图像（图1-39-1）。对于儿童，图像比字母容易识别。弱视的典型症状之一是"拥挤现象"，即识别单个视标时视力较好，而识别排列成行或成片的视标，或被"拥挤的条纹"包围的视标时视力较差。为方便比较，使用与上次就诊时相同的视力检查系统是可取的做法。

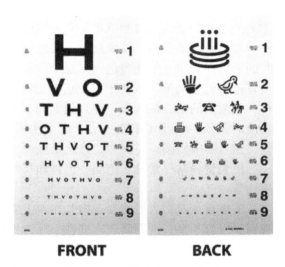

图1-39-1 儿童Allen视力表

视力检查时取得儿童的合作是一种艺术。可以首先查一下双眼的远视力，这尤其适用于那些害怕遮盖单眼的幼儿。一个看似不合作的孩子可能是因为不懂表述，给他/她一张匹配卡，也许便能指认出远处的视标。有时候故意问孩子一个他们懂的问题能促使孩子参与到检查中来，如"在电视屏幕上是鱼还是鸟啊"。一些幼儿喜欢按按钮控制监视屏，以此作为奖励，他们会很卖力地说出视标。在给近视力差或阅读距离视力不好的患儿做双眼的近视力表检查时，检查完双眼视力后，用手、遮盖板或粘贴性遮盖片盖住患儿一眼，测单眼视力。注意如果患儿受检眼看不见时，另一只眼非常善于"偷看"。若观察到患儿受检眼向外注视，提示其已经在试图透过鼻侧偷看了。

评价儿童的视力也是一种艺术。对于婴儿，视力的评测最初是观察患儿，以判断其对周围视觉环境的兴趣。患儿是否能识别周围感兴趣的物体（如妈妈的脸）和直射的强光?室内突然变暗时患儿的眼睛是否会睁得大大的? 直接和间接光照后瞳孔反应是否迅速，是否对称?是否存在眼球震颤或眼球旋转运动?患儿是否会靠触摸认识物体?

不会说话的患儿可让其摸近前的小东西，如硬币（或者是检查者手指间硬币的边缘）或小糖果。合作的小孩可让他取回掷在房间里的硬币或小玩具。假如这个实验是能在单眼下完成的，那么强烈提示另一只眼视力很差。

更经典的判断婴儿单眼失明的方法是，当患儿注视其喜欢看的东西，如房间末端的玩具或电影时，用一只手或拇指轮流遮住患儿一只眼。如果某个方向存在斜视，无论是间歇性还是持续性，哪只眼是主视眼很容易判断，因为只有对侧眼偏斜。如果没有明显可辨的斜视，当健侧眼被手或遮盖板挡住时，患儿会移动身体避免遮盖，那另一眼显然就是患眼。如果其不反对蒙住右眼，但蒙住左眼时会移动身体，观看遮盖物或者右眼表现为不稳定的或非中心固视，都提示右眼视力差。

给不会说话的小孩测定视力较为困难，有两种方法。优先注视（preferential looking）的原理是孩子天性喜欢看花纹，而不是空白的背景。一张长条形卡片的一端有条纹，另一端为均一灰色背景，可引发孩子的头或眼睛向条纹方向移动。医师可在卡片中央的小孔后面窥视被测试患儿是否发生选择性观看。在测试过程中，这些条纹可以在任一端出现，如果孩子发生反应，条纹可以越来越窄，直到孩子看不见头和眼不再运动时的数值即为患儿的视力记录。视觉诱发电位是重复视觉刺激下自发的枕部脑电图，是重复记录的平均值，以便于只识别视觉反应，大约在刺激后100ms出现。和优先注视一样，刺激用的条纹依次变小，直到它们不能被看见，皮质反应消失。同样，可以通过零反应时条纹的大小来推断视力。优先注视实验和视觉诱发电位都需要经验丰富的检查者，而且要求周围环境安静，排除干扰。

2.色觉异常 常见于色弱、色盲和某些后天性眼病，如烟酒中毒、视神经病、颅脑损伤等。

3.夜盲 照护人可能发现患儿在晚上或暗环境中行动缓慢或容易碰撞跌倒。常见于视网膜发育不良、视网膜色素变性、周边视网膜病变、白点状视网膜变性青光眼、瞳孔膜闭、屈光间质周边部浑浊、瞳孔缩小、维生素A缺乏、肝病等。

4.昼盲 照护人可能发现患儿在白天或明亮环境中有怕光、频繁眨眼或遮蔽光线的动作。常见于黄斑变性、全色盲、角膜病变、晶状体中心区浑浊、瞳孔散大、视锥细胞营养不良、轴性视神经炎等。

5.视野缺损 小的视野缺损很少作为儿童的主诉出现。大的暗区（偏盲等）可被大儿童描述，或在视野缺损相关的眼外伤后检查中发现。不同暗点提示对应的病变。中心暗点常见于中心性视网膜脉络膜病变、黄斑变性或黄斑裂孔等黄斑部病变、视神经炎及球后视神经炎；旁中心暗点常见于青光眼的早期损害；弓形暗点常见于青光眼、前部缺血性视神经病变；环形暗点常见于青光眼、视网膜色素变性等；象限性缺损常见于视交叉以上损害、前部视神经缺血性病变等；偏盲性视野缺损常见于视束及视皮质病变；生理盲点扩大常见于视盘水肿、青光眼、高度近视、视盘旁的大近视弧，视盘缺损，视盘有髓神经纤维、视盘黑色素瘤、视盘视网膜炎、视盘血管炎；向心性视野缩小常见于视网膜色素变性、球后视神经炎、视神经萎缩、中毒性视网膜病变、晚期青光眼、癔症等。

6.闪光感 常见于玻璃体后脱离、异常视网膜玻璃体粘连或牵引、视网膜脱离、视网膜脉络膜炎、眼球外伤、玻璃体浑浊、颅脑外伤及偏头痛等。

7.立体视觉异常 常见于斜视、弱视、单眼抑制、异常视网膜对应等。

8.对比敏感度异常 常见于屈光介质异常、视网膜及视神经系统病变。

（三）眼部检查

眼球的解剖构造和工作原理类似一架照相机。眼睑等附属器相当于相机保护套，角膜和晶状体相当于相机镜头，视网膜相当于相机底片，视神经则相当于数据线，把产生的视觉信息传输到中央处理器（大脑）。这个系统中的任何组件发生病变，都有可能导致视功能障碍。

1. 眼睑 病变一般很少引起视力障碍，只有当眼睑病变引起眼睑内、外翻，倒睫，结膜结石，睑缘炎，角膜瘢痕形成等时，才会出现视力障碍。

2. 眼眶与眼球 眼球是否突出或凹陷，眼球位置有无异常，眶周能否触及肿物，眼球转动是否受限，如斜视、先天性小眼球、隐眼畸形等。

3. 结膜 将眼睑向上、下翻转，检查睑结膜、穹隆结膜，注意其颜色，以及是否光滑，有无充血、水肿、乳头肥大、滤泡增生、瘢痕、溃疡、睑球粘连，有无异物或分泌物聚集。

4. 巩膜 注意巩膜有无黄染、充血、结节。

5. 角膜 需观察角膜直径大小，表面有无血管翳、浸润、溃疡、瘢痕、变性、异物、畸形等。

6. 前房 观察前房深浅、房水浑浊程度，有无积脓（图1-39-2）、积血（图1-39-3）、渗出物。

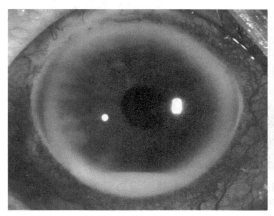 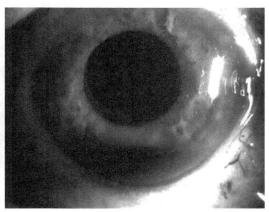

图1-39-2 前房积脓及显著的睫状充血　　　　图1-39-3 外伤后前房积血

7. 虹膜 观察虹膜颜色、纹理、有无虹膜缺损（图1-39-4），有无结节、萎缩、前后粘连、新生血管、震颤（注意双眼对比）。

8. 瞳孔 观察瞳孔形状、大小、边缘、光反应（直接、间接、辐辏）。瞳孔区有无渗出物、色素等。白瞳征（leukocoria）是瞳孔区失去了正常的黑色而呈现白色的一种异常外观（图1-39-5），来源于晶状体、中轴部玻璃体及后极部眼底组织的多种白色或灰白色病灶反射光线皆可使瞳孔区呈白色，常见的病因如白内障、视网膜母细胞瘤、Coats病、永存原始玻璃体增生症、早产儿视网膜病变、眼内炎、视网膜脱离等，几乎都有不良的自然预后，甚至可危及生命（视网膜母细胞瘤），一旦发现应该尽快进行眼科检查。

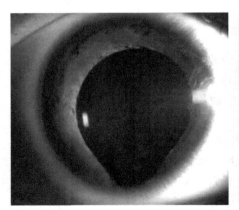

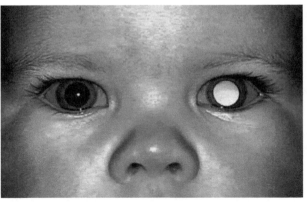

图1-39-4 下方虹膜缺损所致的倒   图1-39-5 左眼白瞳征
水滴形瞳孔

9.晶状体 观察晶状体是否存在，位置及透明度是否正常。

10.玻璃体及眼底检查 通常扩瞳后在暗室内用直接或间接检眼镜进行检查。观察玻璃体有无浑浊、出血、液化、变性、异物、寄生虫等。检查眼底应注意视盘、视网膜血管、黄斑及眼底全貌，有无炎症、出血、渗出、变性、畸形等（图1-39-6和图1-39-7）。

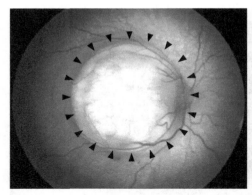

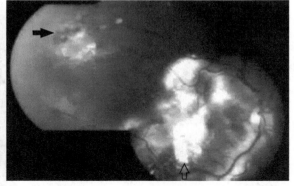

图1-39-6 右眼后极部白色视网膜母细胞瘤   图1-39-7 Coats病中视网膜血管的异常扩张（左
占位病灶（箭头所指范围）   上角箭头）及后极部大片视网膜黄白色渗出（空心
箭头）

（四）辅助检查

1.眼底荧光血管造影 向静脉内注入荧光素钠，再通过激发光观察眼底血管内外荧光变化的情况，能进一步了解眼底血液循环（可达毛细血管水平）的细微结构、动态变化及功能的改变，为眼底病提供更详尽的诊断依据。对于无法配合的儿童，如有需要，可以在全麻下进行。

2.视觉电生理检查 包括视网膜电图（ERG）、眼电图（EOG）、视觉诱发电位（VEP）等，为无法合作的视功能检查的儿童视网膜及视路功能的评估提供了客观依据，在特定疾病（如Best病）甚至有诊断性意义。

3. **影像检查**　包括胸部、眼眶X线检查，超声探查（A型超声、B型超声、超声多普勒），CT扫描，MRI等。可以多角度显示眼部结构和病理变化，对眼部不透明组织可达到协助鉴别诊断目的。

4. **光学相干断层成像（OCT）**　利用相干涉光对眼内不同组织的反射性质不同，无创、高度可重复地形成类似"光学病理切片"精度的眼科影像资料。OCT血管成像则可利用不同原理的算法来检测眼底血流形态变化，对于部分可配合检查的大儿童可无创地检测眼底微循环变化。

5. **实验室检查**　为了明确诊断或追究病因，血压、血常规、尿常规、血沉、血糖、结核菌素试验、免疫学检查、甲状腺功能、病理检查等均有重要参考价值。

二、思维程序

（一）小儿眼病诊断思维程序（图1-39-8 ～图1-39-10）

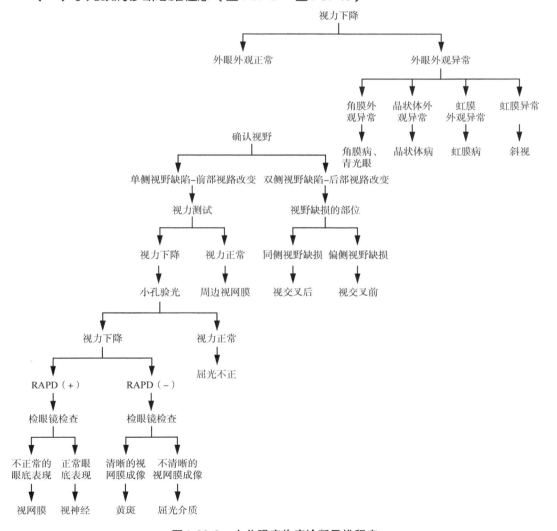

图1-39-8　小儿眼病临床诊断思维程序

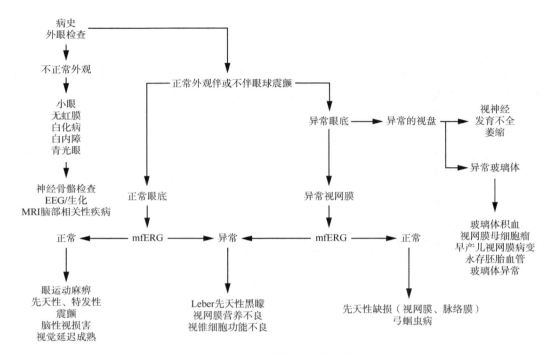

图1-39-9 新生儿视力障碍基本检查流程

EEG：脑电图；mfERG：多焦视网膜电图（改编自 *Pediatric Ophthalmology and Strabismus*）

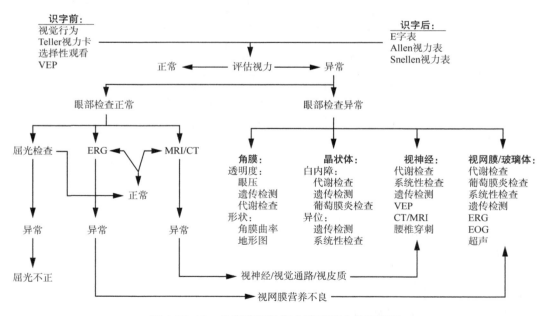

图1-39-10 儿童获得性视力障碍基本检查流程

VEP：视觉诱发电位；ERG：视网膜电图；EOG：眼电图；MRI：磁共振；CT：电子计算机断层扫描（改编自 *Pediatric Ophthalmology and Strabismus*）

（二）鉴别诊断

视功能障碍需与下列类似情况相鉴别：伪盲、皮质盲，心因性疾病如幻视，中枢神经系统疾病如偏头痛、中枢肿瘤、血管性疾病等（图1-39-11）。

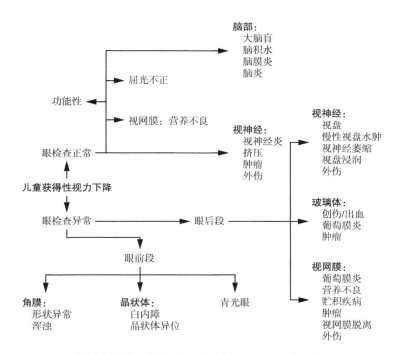

图1-39-11 儿童获得性视力障碍鉴别诊断流程
（改编自 *Pediatric Ophthalmology and Strabismus*）

（三）小儿视功能异常的常见疾病

1.新生儿眼炎 由化学性、感染性因素导致新生儿单眼或双眼脓性、黏液脓性或黏液样分泌物，伴弥漫性结膜充血，眼睑、球结膜水肿。

2.可能导致视功能异常的常见儿童角膜异常

（1）角结膜皮样瘤：在组织学上并非真正的肿瘤，而属典型的迷芽瘤，常见部位为颞下方的角巩膜缘。来源于胚胎性皮肤，肿物表面覆盖上皮，肿物内由纤维组织和脂肪组织组成，也可含有毛囊、毛发及皮脂腺、汗腺。病变一般侵及角膜实质浅层，偶尔可达角膜全层甚至前房内（图1-39-12）。

（2）先天性青光眼：系胎儿发育过程中，前房角发育异常，小梁网-Schlemm管系统不能发挥有效的房水引流功能而使眼压升高的一类青光眼（图1-39-13）。患儿可出现怕光、流泪、眼睑痉挛等表现，查体可见角膜增大、水肿、浑浊，以及后弹力层破裂形成的Habb纹等。

（3）圆锥角膜：是一种表现为局限性角膜圆锥样突起，伴突起区角膜基质变薄的先天性发育异常，呈常染色体显性或隐性遗传，可伴有其他先天性疾患如先天性白内障、

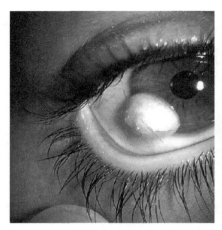

图1-39-12　角结膜皮样瘤
外表似皮肤，边界清晰，表面可有纤细毛发

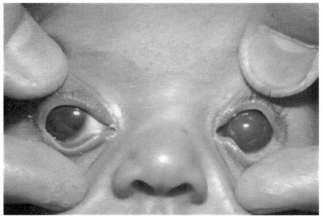

图1-39-13　先天性青光眼引起的角膜直径增大、水肿浑浊及睫状充血

马方综合征、无虹膜、视网膜色素变性等。

（4）Peters异常：眼部发育异常的罕见病，为先天性中央角膜浑浊，以及对应区域的后基质层、后弹力层缺损，角膜内皮与虹膜和晶状体前囊粘连等，患儿往往因为继发青光眼及剥夺性弱视造成长期或终身视力损害。

3.先天性白内障　指出生前后即存在或出生后才逐渐形成的先天遗传或发育障碍的白内障。先天性白内障是一种较常见的儿童眼病，是造成儿童失明和弱视的重要原因。新生儿中先天性白内障的患病率为0.5%左右。先天性白内障可为家族性，也可散发，可单眼或双眼发病；可以伴发眼部或全身其他先天性异常，也可只表现为晶状体浑浊（图1-39-14）。

4.早产儿视网膜病变（retinopathy of prematurely，ROP）　患儿多为胎龄34周以下，出生体重不足2000g，有吸氧史的早产儿或发育迟缓的低体重儿。随着我国低体重新生儿的成活率提高，ROP的患儿亦日益增多。ROP是婴儿致盲的重要原因，早产、出生低体重和吸高浓度氧为已知的发病因素。其周边视网膜出现无血管区，有血管区和无

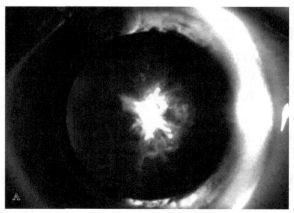
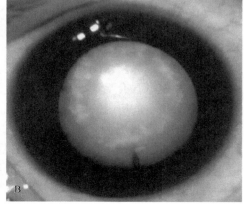

图1-39-14　不同形态的先天性白内障
A.珊瑚状浑浊；B.全混型

血管区之间出现分界线（图1-39-15），晚期牵拉性视网膜全脱离，表现为晶状体后灰白色纤维增生膜，也是导致白瞳征的重要眼病之一。

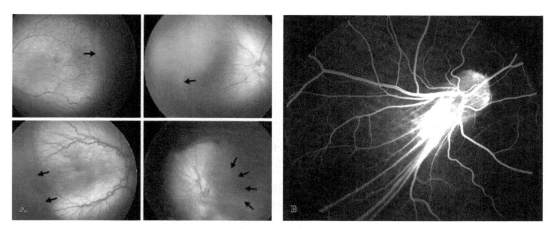

图1-39-15 ROP眼底表现

眼底无和有血管区分界线，嵴样隆起（A中黑箭头所示为病灶）；颞侧周边视网膜的增殖性病变，牵拉视网膜使视网膜血管夹角变小（B）

5.家族渗出性玻璃体视网膜病变（familial exudative vitreoretinopathy，FEVR） 是常染色体显性遗传病。表现为颞侧周边部视网膜存在无血管区和增殖病变，新生儿期可看到牵拉性渗出性视网膜脱离。以后可发生晶状体后纤维增殖，视网膜毛细血管扩张，该病变双眼改变对称，患儿常无症状。FEVR的眼底改变与早产儿视网膜病变的改变相似，但发生在足月儿，可发现家族史，或在家族成员中发现眼底颞侧周边有血管牵引或无灌注区。

6.视网膜母细胞瘤（retinoblastoma，RB） 是婴幼儿最常见的眼内恶性肿瘤，占小儿恶性肿瘤的第一位。2/3的患儿在3岁前发病，约30%的患儿为双眼受累。发病率为1:（15 000～28 000），据近年调查发现，发生率有上升趋势，与治疗方法的进步、RB幸存者后代的增加，以及环境污染造成基因突变等因素有关。无种族、地域或性别的差异。内生型突破内界膜进入玻璃体后呈白色结节状肿物，外生型为浅黄色视网膜下肿物，常导致浆液性视网膜脱离，弥漫浸润型表现似葡萄膜炎，均可表现为白瞳征。查体可见虹膜新生血管、假性前房积脓和瘤细胞的玻璃体内种植，RB经治疗后可以发生其他部位的原发第二恶性肿瘤。

7.Coats病 又称为外层渗出性视网膜病变，或视网膜毛细血管扩张症，以视网膜血管异常扩张和视网膜内层及外层渗出为特征，多在视网膜血管第二分支后，视网膜毛细血管呈现扭曲、囊样或串珠样扩张。视网膜血管下可见深层黄白色渗出，间有发亮的胆固醇结晶、点状/片状出血，黄斑可见星状或环形硬性渗出，血浆渗出量多时则可致视网膜隆起，大量渗出造成广泛渗出性视网膜脱离，严重者可呈球形隆起贴近晶状体，并可继发虹膜睫状体炎、虹膜红变、新生血管性青光眼，并发性白内障，最终导致眼球萎缩。患儿男多于女，2/3的患儿于10岁前发病，但其他年龄段的患儿亦可发生（成年型Coats病），多单眼受累，病因不明。常在家长发现患儿患眼白瞳或斜视时就诊，因此眼底改变常为晚期。

8.弓蛔虫病 弓蛔虫感染,可表现为视网膜上固定的白色隆起或弥漫性眼内炎,可以导致牵拉性视网膜脱离和继发性白内障。多为单眼发病,多见于6个月到10岁儿童。眼内液（房水、玻璃体）弓蛔虫抗体检测阳性。患儿多有宠物接触或不洁摄食史。

三、经验体会

儿童视力障碍的发现、评估及相关检查都具有挑战性,需要细致观察以发现蛛丝马迹。在年幼还不能用语言有效表达的孩子中,当双眼都发生视力障碍时,往往表现为目光游离,不能很好地注视或追随外界物体,对视觉刺激缺乏正常应答;单眼发生的孩子,会表现为遮盖患眼时无动于衷,而遮盖健眼时表现出强烈的抗拒。稍大一点的孩子可能会表达他们看东西不像对侧眼或以前那么清晰。

视力障碍的孩子在清醒状态进行系统的眼部检查常常是很困难的。需要有经验的小儿眼科专科医师根据问诊、经验和初步观察预判最有可能的鉴别诊断,再有针对性地优先检查最重要的体征。若有怀疑,全麻下检查是安全而必要的方法。

视力障碍是眼科最常见的主诉之一,小儿视力障碍的病因与成人有很大的差异,婴幼儿起病的视力障碍较多见的病因是遗传、代谢性疾病、宫内感染或炎症、中枢神经系统异常等;而儿童期出现的视力障碍除上述病因外,后天感染性、免疫性、外伤性、血管性、肿瘤性疾病的因素均需考虑。由于视力障碍可以是儿童眼部或全身很多疾病的伴随症状,加之小儿病史及检查所能获得的信息有限,故诊断及处理均困难。需由儿童眼科医师仔细观察、谨慎鉴别、妥善处理。

（李　芸　曹　健）

第二章　体　征

第一节　皮　疹

皮疹（rash）多为全身性疾病的体征之一，是临床诊断某些疾病的重要依据，儿童时期皮疹尤为多见。皮疹的种类很多，根据形态可分为斑疹、斑丘疹、丘疹、水疱、脓疱、风团或结节、出血性皮疹等多种皮疹类型。

引起皮疹的原因非常复杂，一般分为感染性和非感染性两大类因素；前者包括细菌、病毒、真菌、立克次体和螺旋体等感染，后者以过敏性疾病、出血性疾病和结缔组织疾病等常见。

一、诊断步骤

同种类型皮疹可见于不同疾病，同一疾病又可出现不同类型的皮疹；但不同疾病的皮疹类型、形态、大小、色泽、数目、边界、分布、出疹顺序，以及皮疹演变和发展、皮疹消退后是否伴有色素沉着和有无脱屑等，各有差别。皮疹作为临床诊断的重要线索之一，应同时结合病史、临床表现、体征，以及必要的辅助检查结果来综合分析，有助于出疹性疾病的诊断和鉴别诊断。

（一）采集病史

对于出疹性疾病，应询问以下几种情况：①重点询问既往皮肤过敏史和药物过敏史，传染病史和预防接种史。②传染性疾病的流行病学史和传染性疾病接触史，以及周围人群是否存在类似病例。③注意发病季节和发病年龄与皮疹的关系。一般肠道病毒感染好发于秋冬季，呼吸道病毒感染好发于冬春季；风疹和猩红热冬春季多发；幼儿急疹春秋雨季发病较多；水痘则好发于冬末初春季节。由于来自于母亲抗体的保护，6个月内的婴儿较少罹患风疹、麻疹、水痘和猩红热等出疹性疾病。④仔细观察出疹顺序、皮疹与发热的关系、皮疹消退的时间，以及退疹后是否有色素沉着和脱皮现象，对于某些出疹性疾病的鉴别十分重要。⑤除了皮疹外，还应该注意其他重要的伴随症状。

（二）体格检查

皮疹的特点对于鉴别出疹性疾病十分重要。丘疹为高出皮面的局限性突起，小如针尖，大如黄豆；直径超出1cm者，称为斑块；斑疹只有局部皮肤发红，不隆出皮面；若丘疹周围有皮肤发红的底盘则为斑丘疹；玫瑰疹是一种鲜红色的圆形斑疹，直径2～3mm；荨麻疹为稍隆起皮面呈苍白色或红色的局限性水肿；疱疹为表皮内或表皮下形成的腔隙，内含浆液，大小犹如针头、米粒或黄豆；若直径大于1cm，称为大疱；内容物为脓液的疱疹，称为脓疱；结节可小如米粒，或大如胡桃，其颜色、硬度及形态不一，但多呈圆形、椭圆形或条索状，可完全吸收不留痕迹，亦可破溃形成溃疡，愈后留有瘢痕。临床根据有无出血疹可将皮疹分为出血性皮疹与非出血性皮疹两大类，出血性皮疹为不高出皮肤、压之不退色的瘀点、瘀斑；非出血性皮疹则包括丘疹、斑疹、斑丘疹、荨麻疹、水疱、脓疱、结节、多形性皮疹等。

（三）辅助检查

1. 外周血和骨髓检查（酌情） 可根据血常规中白细胞数目和细胞分类初步区分细菌和病毒感染；若白细胞总数无明显增高，异常淋巴细胞数目增多，提示病毒感染；外周血出现幼稚细胞为白血病的表现；单独血小板减少可提示免疫性血小板减少症；嗜酸粒细胞明显增加提示过敏或寄生虫感染；骨髓细胞学检查有助于判断血液系统疾病；而血和骨髓病原菌培养可确诊败血症。

2. 病原学检查 儿童时期与感染有关的出疹性疾病可通过病原学检查明确疾病的病因，包括血清学抗体的检测，咽分泌物、尿液、大便、瘀斑、瘀点、疱液等的涂片、皮疹印片和培养。

3. 其他检查 如心脏B超、脑脊液检查、结缔组织病血清学检查，以及皮肤或肌肉活检等。

二、思维程序

出疹性疾病的诊断程序主要分为以下三个步骤：①区分是感染性皮疹或非感染性皮疹。感染性皮疹即为细菌、病毒、真菌、立克次体和螺旋体等全身感染性疾病所导致的皮疹，出疹性传染性疾病如麻疹、风疹、幼儿急疹、猩红热、肠道病毒感染、传染性单核细胞增多症，以及流行性脑脊髓膜炎和败血症等，常伴有感染性疾病的全身症状和临床表现；引起儿童非感染性皮疹的疾病主要包括药疹、湿疹、尿布疹、过敏性紫癜、结缔组织病和免疫性血小板减少症。②根据皮疹是否高于皮面和压之是否退色区分出血性皮疹和非出血性皮疹。③明确皮疹的具体病因：根据皮疹的特征、伴随症状和体征，并借助于必要的辅助检查，逐步判断引起皮疹的病因（图2-1-1）。

三、经验体会

（1）皮疹的特征对于出疹性疾病的诊断和鉴别诊断十分重要，应注意皮疹的类型、形态、大小、色泽、数目、边界、分布和出疹顺序，以及皮疹的演变和发展、皮疹消退后是否伴有色素沉着和有无脱屑。例如，流行性脑脊髓膜炎的皮疹为出血性皮疹伴有瘀点、瘀斑或出血点；麻疹皮疹消退后伴有明显的色素沉着和细小脱屑，猩红热皮疹消退后则伴有大片状的脱皮，而风疹退疹后无色素沉着及脱屑。

（2）发病的年龄对出疹性疾病的诊断与鉴别诊断亦有一定的帮助，如由于来自母亲体内抗体被动免疫的结果，出生后6个月内的婴儿一般不会出现风疹、麻疹、水痘和猩红热等出疹性疾病；6个月至2岁应注意幼儿急疹；而婴幼儿和新生儿常见湿疹、尿布性皮炎、新生儿红斑或先天性梅毒等出疹性疾病。

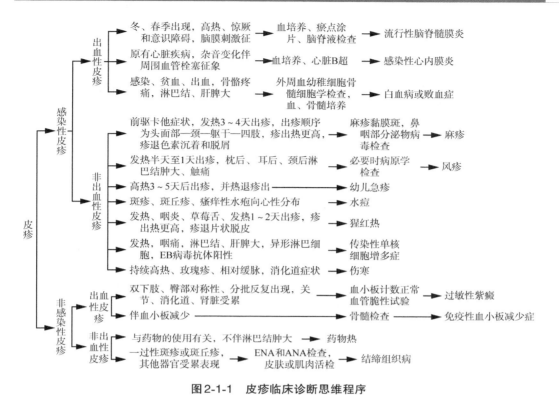

图2-1-1 皮疹临床诊断思维程序

（3）重视发热与皮疹的关系有助于区分不同的出疹性疾病，如麻疹的皮疹在发热的3～4天开始出现，出疹期热更高；风疹则在发热半天至1天出疹；幼儿急疹多为高热3～5天后出疹，并热退疹出；猩红热则为发热1～2天出疹，出疹时热更高。

（何庆南）

第二节 发 绀

发绀（cyanosis）是由于浅表毛细血管内还原血红蛋白增高（＞50g/L）时所致皮肤及黏膜出现青紫。

一、诊断步骤

（一）采集病史

患儿静息或活动时是否出现发绀，是否伴有心悸、气促、蹲踞、抽搐等。发绀开始时间与疾病存在一定关系。早发绀（出生至1周）见于完全性大动脉错位、右室发育不良、肺动脉瓣闭锁或严重狭窄、三尖瓣下移畸形或闭锁、单心室、完全性肺静脉异位引流等；晚发绀（出生后1周）常见于肺动脉瓣闭锁伴室间隔缺损、严重肺动脉瓣狭窄、左室发育不良综合征、主动脉缩窄伴室间隔缺损、主动脉瓣狭窄、法洛四联症或其他复杂畸形等。

（二）体格检查

皮肤、黏膜可见发绀。发绀的分布有助于判断畸形部位：下肢发绀而上肢不发绀见于导管前型主动脉缩窄，上肢发绀重而下肢发绀轻见于大动脉错位合并动脉导管未闭，左上肢及双下肢发绀见于动脉导管未闭合并严重肺动脉高压（艾森门格综合征）。

（三）辅助检查

1.心电图 了解是否有心肌缺血、心脏扩大、传导阻滞、心律失常等。

2.心脏X线 判断肺血、肺纹理及心脏形态。

3.超声心动图 明确心内结构是否正常，了解心脏功能。

4.心导管检查及心血管造影 进一步了解心脏各腔血氧、压力资料及导管是否经过异常通道。

5.动脉血气分析 了解动脉血氧及二氧化碳含量、动脉血氧饱和度。

6.血红蛋白电泳 明确血液中是否存在异常血红蛋白。

二、思维程序（图2-2-1）

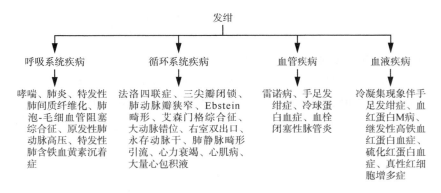

图2-2-1 发绀临床诊断思维程序

三、经验体会

明确发绀开始时间、程度、部位，是否伴有咳嗽、气促、蹲踞、抽搐等能提供疾病诊断线索，辅助检查从简到繁，从无创到有创。

发绀可分为中央性发绀、周围性发绀及混合性发绀三类。中央性发绀指血流未经肺或在肺内未能得到充分的氧交换引起，测定动脉血氧饱和度常＜85%，见于右向左分流型先天性心脏病、重症肺炎、肺气肿、肺水肿等。周围性发绀是由于血流经过组织时流速缓慢，以致组织从毛细血管血流吸取的氧量过多，还原血红蛋白增多导致发绀，常见于充血性心力衰竭、休克、慢性缩窄性心包炎等。混合性发绀可见于充血性心力衰竭患儿。中央性发绀和周围性发绀的鉴别见表2-2-1。

根据发绀出现时间的早晚及上、下肢存在的差异可推断可能的心脏病变。生后即有严重发绀多见于三尖瓣及肺动脉瓣闭锁等；生后或1周内出现发绀多见于大动脉错位、肺动脉闭锁伴室间隔缺损；发绀呈渐进性且3个月后严重者，法洛四联症可能性大。上、下肢发绀程度不同，提示肺动脉与降主动脉之间有异常交通，下肢有发绀而上肢无发绀见于动脉导管未闭伴肺动脉高压、导管前型主动脉缩窄；上肢发绀而下肢不发绀可见于完全型大动脉错位合并动脉导管未闭。

表2-2-1　中央性发绀与周围性发绀的鉴别

鉴别要点	中央性发绀	周围性发绀
发绀分布	全身性，包括口腔黏膜	局限于四肢末端、鼻尖、口唇外侧、耳郭
活动时反应	发绀加重	发绀减轻
吸入纯氧的反应	发绀减轻	发绀无明显改变
动脉血氧饱和度	$<75\% \sim 85\%$	$>75\% \sim 85\%$
常见疾病	右向左分流型先天性心脏病、肺部疾病	休克、充血性心力衰竭

（邹润梅　王　成）

第三节　休　克

休克（shock）是微循环功能急性紊乱的一组临床综合征。各种原因导致有效血容量锐减，机体的重要脏器和组织供血不足，最终发生血流动力学改变、脏器功能障碍、不可逆的细胞损害。休克可见于儿童的各个年龄阶段。休克不是低血压的代名词，休克早期患儿可以血压正常或稍增高，而低血压往往不发生在休克时。

一、诊断步骤

（一）采集病史

年龄不同休克的病因和类型也不相同。新生儿坏死性小肠结肠炎易发生感染中毒性休克，婴幼儿腹泻易发生低血容量性休克，流行季节学龄儿易患中毒性痢疾、流行性脑脊髓膜炎、脓毒败血症而发生感染性休克，也常见创伤性休克。

休克患儿如伴有呕血或便血（或黑便），应考虑消化系统疾病如消化性溃疡、食管静脉曲张、胃炎、胆道出血、坏死性小肠炎、肠套叠、肠扭转、肠息肉或肠静脉血栓形成等。伴呕吐、腹痛起病，应考虑肠梗阻或幽门梗阻，伴腹泻者应考虑是否有细菌性痢疾、食物中毒等。伴畏寒、发热起病，主要考虑为感染性休克。夏秋季儿童发病，伴有昏迷、抽搐、呼吸衰竭等考虑有中毒性痢疾的可能。冬春季发病儿童，伴有瘀点、瘀斑，则考虑暴发型流行性脑脊髓膜炎可能。休克发生前为过敏体质且有用药史（如青霉素、头孢菌素等），昆虫叮咬史等，注射或叮咬后迅速发生休克，伴有皮肤发红、手足发痒、神经血管性水肿等表现者考虑为过敏性休克。有发热伴胸痛、心肌酶升高、心律失常、心脏扩大者需考虑心源性休克。

（二）体格检查

应从以下几方面检查：①神志，精神委靡或烦躁不安、昏睡，甚至意识模糊或昏迷。②皮肤与体温，四肢厥冷，严重时皮肤呈大理石样斑纹，肢端及唇舌发绀。休克早期肛−指温差＞6℃，因系高排低阻性休克，皮肤和四肢温暖，干燥而呈红色。组织低灌注时表现为微循环充盈时间延长。③呼吸，血压下降前因患儿过度呼气表现为呼吸性碱中毒，随着休克的进展可逐渐出现代谢性酸中毒。④脉搏与心脏，脉搏细弱可由血压下降或周围血管阻力增高所致。心率增快是休克最早期的表现之一，如心率过慢或过快应考虑高度房室传导阻滞、病态窦房结综合征或异位心动过速。如心脏扩大，则提示休克发生于原有心脏病基础上，如脉压缩小、颈静脉充盈或肝大应考虑急性心脏压塞。奔马律为心脏"呼救"信号，常表示有严重心肌劳损。⑤血压，当脉压＜20mmHg或收缩压＜年龄×2＋60mmHg时为循环功能不全表现。脉压是估计心脏一次搏出量的有力指标，脉压减小提示心排血量减小。⑥肺部检查，心源性休克常伴有充血性心力衰竭和肺水肿，在临床补液时应注意输液速度和液体量，防止加重肺水肿。⑦腹部检查，检查有无因腹部疾病如腹膜炎、胰腺炎、肠坏死等引起的腹水、腹膜刺激征等。⑧眼底和甲皱循环，休克时眼底小动脉痉挛，甲皱循环管袢动脉端变细，管袢数目减少。⑨尿量，每小时尿量是监测肾脏和其他内脏血液灌注量的指标。如出现少尿则提示血容量不足需紧急补液，如补液后仍然无尿则提示肾实质已出现损害。

（三）辅助检查

1.**血常规** 红细胞、血红蛋白、红细胞比容在出血、创伤等导致的休克时下降，在失水、烧伤、过敏性休克时则上升，白细胞在各种感染时常常增多。

2.**尿常规** 休克时尿量减少，尿比重增加，尿渗透压＞500mmol/L，尿肌酐/血肌酐＞40。若已经发生肾衰竭，尿比重固定在1.010，尿渗透压＜350mmol/L，尿肌酐/血肌酐＜20。

3.**血液生化检查** 根据情况检查血电解质、血糖、血浆蛋白、肝功能、肾功能、CRP、凝血酶原、纤维蛋白原、血小板计数等。

4.**微生物学检查** 通过血液或脑脊液、胸腔积液、腹水、尿液、痰液等标本进行细菌培养明确病原菌种类。

5.**动脉血气分析** 动脉血气对于判断休克患儿缺氧程度及其酸碱平衡紊乱等有非常重要的价值。pH和碱剩余降低是组织缺氧、血流低灌注的指征。

6.**特殊检查** 心电图检查对各种心律不齐、急性心包炎、电解质平衡紊乱及心肌缺血等有诊断或提示作用。超声心动图可对心包积液、瓣膜病等进行明确诊断。X线检查可为骨折、气胸、胸腔积液、胸腔内游离气体、肺炎、迁徙性脓肿、心脏大血管的搏动异常等提供诊断依据。中心静脉压能反映右心房充盈压，有助于鉴别心功能不全或血容量不足所致的休克，为决定输液量、输液速度或是否使用强心剂等提供可靠依据。肺动脉楔压能确切反映左房的压力，从而反映左室充盈压（即左室舒张末压），估测心功能。

二、思维程序（图2-3-1）

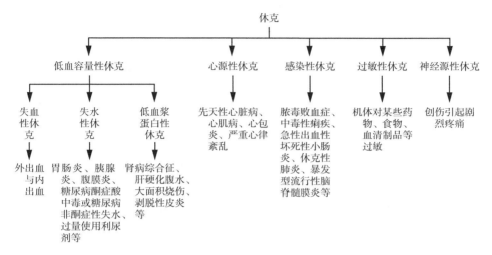

图2-3-1 休克临床诊断思维程序

三、经验体会

休克是一个综合征，应仔细询问病史，进行体格检查，选择必要的器械检查。各种休克的临床特点如下。

1.低血容量性休克

（1）临床分度：分为轻度、中度和重度休克。①轻度休克时失液量占10%～25%，脉搏、血压略增加，四肢稍冷、苍白、烦躁。②中度休克时失液量占25%～35%，脉搏、呼吸增快，血压下降，脉压缩小，出汗多，苍白、四肢冷、少尿，毛细血管充盈时间延长。③重度休克时失液量占35%以上，除上述症状外，四肢厥冷、肢端发绀、皮肤有花纹，尿量小于1ml/（kg·h）。

（2）等渗性脱水分为轻度、中度和重度。①轻度脱水时失液量占体重的5%（50ml/kg），精神稍差，皮肤稍干燥、弹性可，眼窝和前囟略凹陷，哭时有泪，尿量稍少[2～3ml/（kg·h）]。②中度脱水时失液量占体重的5%～10%（50～100ml/kg），精神委靡，皮肤干燥、弹性较差，眼窝或前囟凹陷，哭时泪少，四肢稍凉，尿量明显减少[＜1ml/（kg·h）]。③重度脱水时失液量占体重的10%以上（100～120ml/kg），精神极度委靡，皮肤发灰或有花纹、弹性极差，眼窝和前囟深陷，哭时无泪，心音低钝、脉搏细数、血压下降、四肢厥冷、尿量极少或无尿。

2.心源性休克

（1）病因：①心肌收缩功能明显减退，因心肌炎、心肌病等导致心肌纤维损伤，收缩成分受损，心肌收缩力减弱，心脏泵血功能减低。②严重心律失常，严重心动过速或严重心动过缓引起血流动力学紊乱，心排血量骤然减少。③心脏血液回流障碍，急性心脏压塞、缩窄性心包炎时静脉回流受阻，心脏因充盈不足而致心排血量降低。④心脏机械功能障碍，心脏瓣膜穿孔、腱索断裂、血栓或黏液瘤堵塞瓣口、流出道肌肉肥厚致严重流出道狭窄，引起心脏舒缩功能失调，心脏有效泵血功能下降。

（2）诊断标准：①有急性发作或急性加重的心脏疾患；②收缩压降至同年龄正常血压低限以下；③有周围循环不足的表现，苍白、发绀、心率快、少尿或无尿、毛细血管再充盈时间延长；④有心功能不全的体征，心音低钝、奔马律、肝大、双肺湿啰音或血性分泌物、中心静脉压＞6cmH$_2$O；⑤心脏超声，射血分数＜55%，短轴缩短率＜30%；⑥排除其他类型休克。①、②、⑤、⑥为必备条件，加上③、④任意两个标准可诊断。

3.脓毒性（感染性）休克

（1）临床分度：分为轻度和重度。①轻度的诊断标准：面色苍白或唇、指、趾轻度发绀，皮肤轻度发花；手足发凉、毛细血管再充盈时间为1～3s；脉搏增快；血压略低或正常；尿量略减少。②重度的诊断标准：面色苍灰或唇、指、趾明显发绀，皮肤明显发花；四肢湿冷、毛细血管再充盈时间大于3s；脉搏细数或摸不到；血压明显下降或测不出；尿量明显减少。

（2）根据休克时血流动力学改变分为高排低阻型（暖休克）及低排高阻型（冷休克）。①高排低阻型休克多属于轻度休克，心排血量正常或增多，外周血管阻力下降，中心静脉压升高，动脉血压降低。临床表现为皮肤潮红、干燥，肢温、意识清楚，血压低。②低排高阻型休克多属于重度休克，心排血量下降，外周血管阻力升高，中心静脉压降低。临床表现为面色苍白或发绀、嗜睡、四肢湿冷、尿少、血压低等。

（3）诊断标准：①低血压，血压＜同年龄组第5百分位或收缩压低于同年龄组正常值2个标准差以下；②需用血管活性药物才能维持血压在正常范围（多巴胺＞5μg/（kg·min）或任何剂量的多巴酚丁胺、去甲肾上腺素、肾上腺素；③具有组织低灌注的表现。

4.过敏性休克　①早期微循环呈淤血缺氧期，血管床容量增大，回心血量减少，血压明显下降；②主要表现为喉和支气管水肿，可引起呼吸困难、气促、胸闷、发绀、窒息；③循环衰竭者表现为面色苍白、四肢厥冷、脉搏细弱、血压下降等，甚至脑水肿、意识丧失、昏迷抽搐。

5.神经源性休克　因突然的强烈刺激引起的一过性血管运动张力丧失，血管扩张，回心血量减少，血压下降。可找到明确的病因，如麻醉、损伤和强烈的疼痛等。

（邹润梅　王　成）

第四节　高　血　压

正常儿童血压随年龄、性别、身高、体重变化而变化，血压高于同一年龄、性别儿童第95百分位为儿童高血压（hypertension）。

一、诊断步骤

（一）采集病史

儿童高血压常在其他疾病诊治中监测血压时发现，慢性轻到中度高血压常无症状，仅半数严重高血压患儿有头痛，婴儿表现为烦躁不安，腹痛、生长迟缓、行为改变可能也是儿童高血压的表现，充血性心力衰竭可能为新生儿、婴儿高血压的唯一表现，皮质盲、面瘫、鼻出血少见，少数儿童以高血压危象、抽搐及其他神经系统症状为起初表现。注意是否使用致高血压的药物，包括减轻鼻充血的喷剂及药物、茶碱类制剂、口服避孕药、糖皮质激素及毒品。尚须注意肾脏内分泌及心血管系统疾患的特殊症状，如头痛、心悸、出汗三联症可能提示嗜铬细胞瘤，低血钾、肌无力、感觉异常见于少见的内分泌疾病如醛固酮增多症，低血钾、肌无力、外生殖器及第二性征发育异常见于11-羟化酶或17-羟化酶缺乏患儿，高血压、心血管疾病及脑卒中家族史可能对原发性高血压的诊断有帮助，生长发育落后、下肢冰凉、胸痛可能提示主动脉缩窄，新生儿期使用脐动脉导管应注意检查肾血管及肾发育情况，腹痛、排尿困难、尿频、夜尿增多、遗尿提示肾脏疾病，关节肿痛提示结缔组织病，肥胖、多毛可能提示库欣综合征。

（二）体格检查

儿童高血压的确诊需反复多次测量，并应测量上下肢血压，注意儿童生长发育、生殖器及第二性征的发育情况，皮肤、黏膜颜色，有无多汗及短暂面部潮红，颜面、下肢有无水肿，有无满月脸及向心性肥胖，注意甲状腺是否肿大，心脏是否扩大，心率是否增快，心前区有无杂音，腹部有无肿块及杂音。

（三）辅助检查

第一阶段

（1）血常规、尿常规、血清电解质、尿素氮、肌酐、血糖、血脂检查有助于肾脏疾病、嗜铬细胞瘤（高血糖）、高醛固酮症（低血钾）的初步诊断。

（2）超声心动图检查有助于主动脉缩窄的诊断。

（3）静脉肾盂造影有助于确定肾动脉是否狭窄。

（4）肾脏放射性核素检查可了解肾脏血流及各段肾脏功能，对于不能很好浓缩造影剂的新生儿尤为有利。由于血管紧张素转换酶抑制剂能减少肾动脉狭窄侧肾的血流，故卡托普利试验后肾脏放射性核素检查有助于肾动脉狭窄的诊断。两侧肾动脉狭窄患儿禁用。

（5）肾脏B超检查，有利于肾发育不良、多囊肾、尿路梗阻的诊断。

（6）血清血管紧张素肽原酶（PRA）增高有助于肾血管性高血压的诊断，减低可见于原发性醛固酮增多症。

第二阶段

（1）选择性肾造影进一步确定疾病部位。

（2）数字减影血管造影。

（3）尿VMA有助于嗜铬细胞瘤、神经细胞瘤的诊断。

（4）CT、MRI检查有助于嗜铬细胞瘤、肾外肿瘤的诊断。

（5）卡托普利激发试验：可使肾血管性高血压患儿血压下降，PRA显著增高。

二、思维程序

原发性高血压：有报道占儿童高血压的12%～18%，更多见于较大儿童及青少年，时有家族史，50%的病例有肥胖，左心室肥大发生率较高。

继发性高血压：较原发性高血压常见，肾实质、肾血管疾病是儿童继发性高血压的最常见原因，如慢性肾小球肾炎、慢性肾盂肾炎、反流性肾病、梗阻性肾病、多囊肾、肾发育不良、间质性肾炎、溶血尿毒综合征、纤维肌发育不良、先天性肾动脉狭窄、肾动脉血栓、神经纤维瘤、肾外压迫等，其次为内分泌疾病如嗜铬细胞瘤、11-羟化酶缺乏、17-羟化酶缺乏、库欣综合征、原发性醛固酮增多症，心血管疾病如主动脉缩窄、结节性多动脉炎、系统性血管炎等。

儿童高血压以继发性高血压常见，原发性高血压诊断须排除继发性高血压才能成立，检查可按上述两阶段进行，而下列物理检查及血液和尿液检查为非常重要的初步筛选。

物理检查：上肢收缩压高于下肢收缩压20mmHg，下肢脉搏微弱或新生儿期发生充血性心力衰竭，应考虑主动脉缩窄，颈蹼、低发际及宽指甲提示Turner综合征，腹部听诊有杂音提示肾动脉狭窄，腹部肿块提示尿路梗阻（肾积水）、肿瘤或多囊肾，大血管杂音提示动脉炎或动脉瘤，女性男性化和生长增快提示11-羟化酶缺乏，第二性征发育迟缓提示17-羟化酶缺乏。

尿液分析：蛋白尿和血尿可能提示肾小球肾炎，低比重或低渗压尿提示肾发育不良、肾囊性病变、慢性肾衰竭、肾间质病变。尿VMA增高有助于嗜铬细胞瘤、神经细胞瘤及神经节瘤诊断。

低血钾性碱中毒有助于高醛固酮血症的诊断，微血管溶血提示溶血尿毒综合征。血清脱氧皮质醇、雄激素增加见于11-羟化酶缺乏，血清雄激素、雌激素降低见于17-羟化酶缺乏。

高血压诊断程序见图2-4-1和图2-4-2。

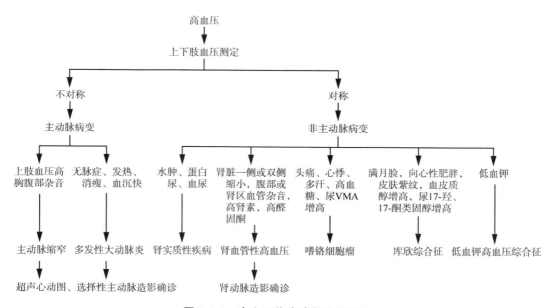

图2-4-1　高血压临床诊断思维程序

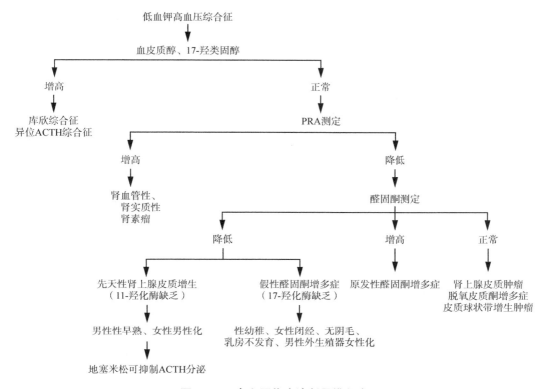

图2-4-2 高血压临床诊断思维程序

三、经验体会

需注意与药物导致的一过性高血压（如肾上腺皮质激素、拟交感神经药物、鼻腔血管收缩剂、避孕药、毒品等）鉴别。

（吴小川）

第五节 淋巴结大

淋巴结大（lymph node enlargement）是指淋巴结大小超出正常，即直径大于0.5cm。淋巴结分布于全身，由淋巴细胞、组织细胞和网状基质组成，正常情况下，直径为0.2～0.5cm，质地柔软，无压痛，与周围组织无粘连。分为浅表淋巴结和深部淋巴结，浅表淋巴结分布表浅，容易触及。作为症状与体征来就诊的常是浅表淋巴结大，深部淋巴结体外不能触及，常在胸部X线和腹部B超检查或在手术过程中发现异常。

浅表淋巴结呈组、呈群分布，一个组群收集一定区域的淋巴液，淋巴结是重要的外周免疫器官，T淋巴细胞和B淋巴细胞分别由胸腺和骨髓释放，进入淋巴结而存留于各自的区域。淋巴结内的淋巴细胞，主要是长寿的T淋巴细胞和B淋巴细胞，不断地经输出淋巴管进入胸导管，然后进入血循环，再经毛细胞血管进入淋巴管，回流入淋巴结，免疫活性细胞通过这一淋巴细胞循环起到监视外来抗原和突变细胞的作用；淋巴结内的组织细胞呈树突状，对流经淋巴结的淋巴液起过滤和吞噬的作用，将淋巴管中的异物如细菌、病毒、毒素等清除；淋巴结有一定的造血能力，尤其是在婴儿期，当婴幼儿出现各种原因导致的造血需要增加时，常伴有淋巴结大。

淋巴结大是小儿时期的常见临床表现之一，常有下述三个方面的机制，首先是淋巴结内正常的淋巴细胞及组织细胞过度增生，见于各种原因导致的异体抗原增多或自身抗原的产生，被抗原致敏的淋巴细胞在淋巴结内增殖，或起过滤和吞噬作用的组织细胞增殖，常见于：①病原感染，如病毒、细菌、真菌、寄生虫感染等；②免疫性疾病，如风湿热、类风湿病、川崎病、自身免疫性溶血性贫血、药物过敏反应等；③反应性组织细胞增生症等导致的组织细胞过度增生。其次是淋巴结内细胞的恶变或异常增生，如霍奇金病、非霍奇金淋巴瘤、恶性组织细胞增生症、朗格汉斯细胞组织细胞增生症等。最后是外来病原菌或异常细胞的浸润和异常增生，如外来微生物在淋巴结内增殖产生的急慢性淋巴结炎，转移性肿瘤和白血病等异常细胞的浸润增生等。

一、诊断步骤

（一）采集病史

淋巴结大本身不是一个独立的疾病，常是某一疾病的一个临床表现，因此明确病因诊断是极为重要的，病史采集对病因的判定有重要的意义。

1.发病年龄 对病因判断有一定的意义，婴儿和新生儿全身淋巴结大常表示全身性感染，年长儿的全身淋巴结大则除感染外，还应考虑有无免疫性疾病、恶性疾病等可能性。局部淋巴结大，在婴幼儿常为急性淋巴结炎，在年长儿除考虑急慢性淋巴结炎外，应排除肿瘤。

2.流行病学史 小儿淋巴结大常由急慢性传染病所致，如麻疹可引起全身淋巴结大，风疹和幼儿急疹常有枕后和耳后淋巴结大，传染性单核细胞增多症除全身浅表淋巴结大外，深部淋巴结也可增大，这些病毒感染常有一定的流行病学史。而疫苗反应、药物反应性淋巴结炎等有相应的病史。

3.病情进展程度 起病急，进展较快者常为化脓性细菌或病毒感染，有些免疫性疾病导致的淋巴结大也发展快，如川崎病等。慢性进展的淋巴结大常见于结核感染、白血病或肿瘤细胞浸润等，或见于一些慢性发作的免疫性疾病，如类风湿病等。

4.淋巴结大的表现 急性感染性淋巴结炎常有明显压痛或自发性疼痛，局部皮肤发红，慢性淋巴结炎或有轻微压痛或无压痛，白血病、淋巴瘤等肿瘤导致的淋巴结大为无痛性，除非淋巴结内部有坏死和出血。

5.伴随表现 急性感染性淋巴结炎常伴有发热，而结核性淋巴结炎常有结核中毒症状，营养性贫血常有贫血和造血营养物质缺乏的病史，溶血性贫血者常伴有贫血和黄疸，白血病者常有贫血、出血的表现或伴有发热，其他部位的恶性肿瘤淋巴结浸润可有原发肿瘤局部器官功能改变或有周围器官受压迫或浸润的表现。

（二）体征

1.淋巴结 仔细地按顺序检查各组浅表淋巴结，包括淋巴结的部位、大小、数量、硬度、活动度，有无粘连，局部皮肤有无发红、肿胀、瘘管及瘢痕等。深部淋巴结必要时可通过B超、X线或CT等检查判断其大小。

2.相关体征 淋巴结大者应仔细检查有无伴发肝脾大，许多全身性疾病常同时有肝、脾、淋巴结大。全身的体格检查对淋巴结大的原因判断是很有意义的，如颌下淋巴结大常是口腔或咽喉的炎症所致，应检查有无急性扁桃体炎、急性咽喉炎等，腹股沟淋巴结大常因下肢感染所致，应检查下肢皮肤有无破溃感染等。全身淋巴结大伴面色苍白、皮肤黏膜出血点者常为白血病或恶性组织细胞病，伴有黄疸者应考虑溶血性贫血、恶性组织细胞病、肝脏肿瘤等。

（三）辅助检查

1.血常规检查 外周血白细胞总数增多，以中性粒细胞增多为主者，常为细菌性感染；淋巴细胞增多为主者，并有外周血异型淋巴细胞增多应考虑传染性单核细胞增多症；白细胞数量下降，中性粒细胞为主者可能是严重的细菌感染，淋巴细胞为主者常提示病毒感染。嗜酸粒细胞比例增高应考虑有无寄生虫感染或过敏反应的存在，或见于朗格汉斯细胞组织细胞增生症的嗜酸性细胞肉芽肿；贫血、出血，伴有异常的原始和幼稚细胞增高应考虑有无白血病、肿瘤。外周血中三系降低而淋巴结大考虑恶性组织细胞病或某些白细胞不增多的急性白血病。

2.淋巴结穿刺 淋巴结大，考虑有下述疾病可能者应做淋巴结穿刺，进行淋巴结细胞形态学检查：①恶性淋巴瘤；②白血病；③各种转移性肿瘤；④不明原因的淋巴结大；⑤淋巴结结核。淋巴结穿刺简便、快速、安全、不促进肿瘤扩散，确诊率较高，但淋巴结穿刺细胞学检查正常不能排除淋巴结肿瘤或肿瘤细胞浸润。正常淋巴结细胞学检查示，淋巴细胞占细胞的95%，主要是小淋巴细胞，可见少量的单核细胞、浆细胞、网状细胞等。如果在涂片中找到恶性肿瘤细胞、白血病细胞等异常细胞，或找到抗酸杆菌、寄生虫等则可明确诊断。

3.淋巴结活检 淋巴结大由其他方法不能明确病因时，可做淋巴结活检，如果为全身性淋巴结大，活检时诊断价值最小的是腹股沟淋巴结。如果考虑为恶性疾病，活检时应选取原发部位引流方向的淋巴结，如胸腔肿瘤者选右锁骨上淋巴结，腹腔肿瘤者选左锁骨上淋巴结，盆腔肿块者选腹股沟淋巴结。

4.骨髓检查 对于某些全身性疾病引起周身淋巴结大者常先做骨髓穿刺，骨髓细胞学检查对急慢性白血病、恶性组织细胞病、淋巴瘤性白血病和淋巴瘤骨髓转移，以及其他恶性肿瘤骨髓转移有确诊意义。

5.其他检查 根据临床表现的不同，淋巴结大者可选用相应的检查方式，如传染性单核细胞增多症常做EB病毒抗体检查，结核性淋巴结炎做胸片、PPD皮试、血结核抗体等检查，川崎病做心脏冠脉彩超检查，神经母细胞瘤者做尿VMA检查等。胸部X线检查和腹部B超检查也是常用的检查，前者常用于明确肺部有无炎症，肺门有无扩大，纵隔有无增宽等，后者用于判断腹部有无包块，肝脾淋巴结大小，以及腹腔淋巴结大的程度。必要时可做CT检查。

二、思维程序

（一）先判断是否为局部淋巴结大

局部淋巴结大常代表增大淋巴结所引流区域的疾患，按淋巴结增大的急缓可分为急性局部淋巴结大和慢性局部淋巴结大。

1.急性局部淋巴结大 应根据伴随的症状和体征进行病因分析。

（1）淋巴结引流区有无感染，如急性扁桃体炎可致下颌淋巴结大，下肢蜂窝织炎可见腹股沟淋巴结大等。急性感染时有原发感染部位的临床表现，增大的淋巴结常有压痛。

（2）淋巴结本身的炎症：有些细菌或病毒等病原可直接引起局部淋巴结炎，此时，淋巴结有自发疼痛和压痛，常有局部皮肤红肿、发热。

（3）是否为川崎病：川崎病常有单侧或双侧颈部淋巴结大，常有发热、口咽部黏膜充血，易与咽炎或扁桃体炎相混淆，但增大的淋巴结局部不发热、不化脓，伴有其他特征性的临床表现，如发热5天以上用抗生素治疗无效，双眼球结膜充血，口唇发红、干裂，杨梅舌，肢端硬性水肿及冠状动脉改变等。

2.慢性局部淋巴结大

（1）淋巴结结核：淋巴结增大进展缓慢，最常发生于颈部淋巴结，早期增大淋巴结无粘连、可活动、质地较硬、无自发性疼痛和压痛，以后可有淋巴结周围炎，淋巴结可粘连成块、不活动，周围组织有红肿、压痛，有坏死时可有冷脓肿，或形成经久不愈的窦道。淋巴结结核常伴有结核中毒症状，可有结核接触史，PPD皮试阳性，血沉增高，胸片常见肺部有结核病灶，在淋巴结穿刺液中找到抗酸杆菌，或淋巴结活检见结核结节及抗酸杆菌。

（2）慢性非特异性淋巴结炎：常见于淋巴结引流区内有感染持续存在或反复发作，如慢性扁桃体炎、龋齿等可致颌下淋巴结感染等。慢性非特异性淋巴结炎常发生在颈部，可为单个淋巴结或多个淋巴结大，常为轻度增大，可活动，无压痛，淋巴结大的程度常与感染的发作或好转相关，此类淋巴结大一般不伴有全身症状，增大的淋巴结不发生粘连。

（3）恶性肿瘤：以恶性淋巴瘤较常见，包括霍奇金病和非霍奇金淋巴瘤，增大的浅表淋巴结可以是肿瘤的原发表现，为进行性的、无痛性和非炎性的淋巴结大，同样好发于颈部，晚期可有巨大的淋巴结包块，有粘连。增大的淋巴结也可能是全身多处淋巴结大的一部分，其他部位的淋巴组织受累时视受累的部位不同有不同的临床表现，如胸膜受累可有胸痛或胸腔积液，腹腔淋巴结大有腹胀、腹痛、腹泻等，部分患儿有全身症状，如发热、盗汗、体重减轻等。恶性淋巴瘤的确诊主要靠淋巴结活检。其他恶性肿瘤如胸腺瘤、神经母细胞瘤、肾母细胞瘤等，可发生局部淋巴结转移而致淋巴结大，但常有原发肿瘤的表现，除B超、CT等辅助检查能帮助判断肿瘤的来源以外，有时需靠活检来明确肿瘤的来源。

（4）卡介苗接种后：可在接种疫苗同侧的腋窝或锁骨上出现淋巴结大，接种局部常有小脓疱或已破溃成小溃疡。

（5）良性窦性组织细胞增生症：表现为局部淋巴结形成了巨大肿块，无自发性疼痛和压痛，常见于颈部，可有血沉增快、发热、贫血、白细胞增高等。淋巴结活检可以确诊。

（6）其他：局部巨大淋巴结还见于巨大淋巴结增生症（即Castleman病），某些亚急性坏死性淋巴结炎等。

（二）全身性淋巴结大

根据淋巴结增大的急缓分为急性全身性淋巴结大和慢性全身性淋巴结大，两者的病因常有不同。

1.急性全身性淋巴结大　常见于急性全身性感染，或局部感染产生的毒素多，毒力强。

（1）急性病毒性传染病：儿童常见者为麻疹和风疹，麻疹常有发热、上呼吸道感染、眼结膜炎，典型皮疹出现前易误诊为上呼吸道感染，但麻疹在前驱期常有口腔麻疹黏膜斑，发热3～4天后出疹，有典型出疹顺序和消退顺序，退疹后有色素沉着和脱屑，常有麻疹接触史，血清中有麻疹病毒抗体等可以明确诊断。风疹与麻疹比较，全身症状轻微，合并症少见，发热半天至1天后出疹，退疹后无色素沉着。幼儿急疹可有高热，常有耳后、枕后淋巴结大，有时也可有全身淋巴结大，但其高热3～5天后出疹，皮疹1天出齐，热退疹出的特点容易鉴别。

（2）传染性单核细胞增多症：常有全身淋巴结大，可伴有发热、咽扁桃体炎，甚至化脓性扁桃体炎，可有皮疹、肝脾大、外周血白细胞数增加、淋巴细胞比例增加，可见异型淋巴细胞在10%以上，嗜异性凝集试验和EB病毒抗体阳性。有时传染性单核细胞增多症只有淋巴结大和肝脾大，无发热，应予注意。

（3）败血症：败血症、脓毒败血症等均可引起全身淋巴结大，常有发热等全身中毒症状，或伴有局部器官感染的表现，血液细菌培养可以培养出致病菌。

（4）其他病原感染：如引起伤寒、寄生虫病、念珠菌病等的感染，也可致全身淋巴结急性增大，或根据各自的特点和实验室检查加以鉴别。

（5）亚急性坏死性淋巴结炎：常见于年长儿，浅表淋巴结大，以颈淋巴结大为主，增大的淋巴结有自发性疼痛和压痛，局部皮肤可有发红，或持续肿大数月，常伴有发热，而抗生素无明显疗效。激素治疗效果明显，淋巴结活检可确诊。

2.慢性全身性淋巴结大　原因众多，应仔细鉴别。

（1）结核病：全身淋巴结大常见于血行播散型肺结核，或全身多部位的结核感染，常有结核中毒症状，有局部结核如肺结核的表现，PPD皮试、结核抗体检查和痰中或分泌/引流物中结核杆菌阳性可以诊断，淋巴结穿刺和淋巴结活检常有确诊意义。

（2）过敏性疾病：如药物过敏、血清病等，可有皮疹，有可疑药物使用和异种血清使用的病史，血清中嗜酸粒细胞常增高，血清中IgE可增高。

（3）结缔组织病，如儿童类风湿病、系统性红斑狼疮等，肿大淋巴结多为轻度，可活动，无压痛。儿童类风湿病淋巴结大者常见于全身型，常有发热、皮疹、关节痛、肝脾大，外周血象白细胞总数和粒细胞比例增高，血沉明显增高，诊断此病常需排除风湿热、败血症等。系统性红斑狼疮多见于年长女孩，除发热外，可有皮疹、关节痛、面部蝶形斑，以及全身多个系统受累的表现。实验室检查有补体C3的下降，抗核抗体阳性，抗dsDNA阳性和抗Sm抗体阳性等。

（4）组织细胞增生性疾病：常见于朗格汉斯细胞组织细胞增生症、恶性组织细胞病。朗格汉斯细胞组织细胞增生症中的莱特勒-西韦病常有全身淋巴结大，部分汉-许-克病有淋巴结大。但两者均有骨骼的溶骨性损害，莱特勒-西韦病多见于婴儿，常有发热、典型的胸背部或头部湿疹样出血性皮疹和肝脾大。汉-许-克病有突眼、尿崩等症状。皮疹印片、骨质缺损部位刮除物活检或淋巴结活检可见分化较好的朗格汉斯组织细胞，据此可以确诊。恶性组织细胞病常有发热，进行性的多器官功能损害，贫血，外周血三系减低，有淋巴结明显增大，肿大淋巴结活检、骨髓穿刺细胞学检查见到恶性程度高的异常网状细胞可以确诊。

（5）肿瘤：儿童期肿瘤性疾病导致淋巴结大者最常见于白血病、儿童急性白血病，大部分有全身淋巴结大，常质地较硬，无压痛，可见多个淋巴结粘连，常伴有贫血、出血及感染表现，骨髓检查见原始细胞明显增多。霍奇金病、非霍奇金淋巴瘤起初表现为局部淋巴结大，病情进展时可有全身性淋巴结大，常为无痛性淋巴结增大，质中或硬，或粘连融合，可伴有发热及受累组织器官功能异常的表现，淋巴结活检可以确诊。其他肿瘤如神经母细胞瘤、肾母细胞瘤等全身淋巴结转移时也可有全身淋巴结大。

（6）骨髓外造血：淋巴结有一定的造血功能，当婴幼儿造血需要增加时，常有淋巴结大，同时有肝脾大，常见于慢性溶血性贫血、营养性贫血等，慢性溶血性贫血有贫血、黄疸，血清胆红素增高以非结合胆红素增高为主，血中网织红细胞可增高，根据有关溶血的系列检查可以明确溶血的原因；营养性贫血多见于小儿，尤其是婴幼儿，常有贫血、肝脾淋巴结大，无论是营养性缺铁性贫血或是营养性巨幼细胞性贫血，均有引起相应的造血营养素缺乏的病因，缺铁性贫血为小细胞低色素性贫血，铁代谢检查示机体铁缺乏。巨幼细胞贫血示大细胞性贫血，骨髓中有巨幼红细胞，血清叶酸或维生素B_{12}缺乏，由维生素B_{12}缺乏所致者，患儿还有严重的精神神经症状，可资鉴别。

三、经验体会

淋巴结大见于多种疾病，而原发病的表现和预后可相差极大，故应根据诊断程序仔细鉴别，根据伴随的临床表现选择合适的检查手段加以确诊。对不明原因的淋巴结持续增大或反复增大，应做淋巴结活检。有时单次淋巴结活检也可能有漏诊，笔者所在医院曾有一患儿，颌下淋巴结大伴有发热、咽扁桃体炎，甚至化脓性扁桃体炎，用抗生素后淋巴结明显缩小，但反复发作，曾做一次淋巴结活检未见明显异常，而2个月后复查淋巴结活检示非霍奇金淋巴瘤。淋巴结穿刺可作为重要的诊断手段，但因受所取标本量的限制，检查阴性不能排除恶性疾病。确诊最好做淋巴结活检，活检时应取体积较大的受累淋巴结送检，病理检查时除观察有无异常细胞外，常可根据有无淋巴结包膜受损等综合分析。

（万伍卿）

第六节　胸腔积液

正常人胸腔内有15～30ml的少量液体，由壁层胸膜生成，被脏层胸膜回吸收，维持一种动态平衡状态，少量浆液对胸膜腔起着润滑作用，使呼吸时减缓脏层胸膜和壁层胸膜之间的摩擦。而当胸膜受到病毒、细菌、寄生虫感染，肿瘤或全身性疾病累及时，导致胸膜毛细血管内静水压、胶体渗透压降低或胸膜毛细血管壁通透性增加，使胸膜液体产生增多或吸收减少，产生了胸膜腔内液体的积聚，便称为胸腔积液（pleural effusion）。

一、诊断步骤

胸腔积液不是一种单独的疾病，许多疾病均可导致胸腔积液。根据病因不同，胸腔积液可分为感染性和非感染性两大类，感染性胸腔积液常见于细菌、寄生虫、支原体、真菌和病毒等感染，其中，细菌性胸腔积液，尤其是结核性胸腔积液常见；非感染性原因在儿童时期以结缔组织疾病常见。

（一）采集病史

胸腔积液量少时，自主症状不明显，但少量胸腔积液的纤维素性胸膜炎患儿常有患侧随吸气而加重的胸痛；胸痛可随积液量的增加逐渐减轻和消失。当胸腔积液进一步增加时，患儿常感到胸闷、气短、心悸和呼吸困难，甚至端坐呼吸和发绀。除胸腔积液本身的症状外，应注意发现基础疾病的临床表现，如结核性胸膜炎的结核中毒症状、结核过敏症状等。

（二）体格检查

少量胸腔积液体征常不明显，或仅有患侧胸廓呼吸运动减弱；胸腔积液量多时，可见呼吸增快而浅，患侧呼吸运动受限，肋间隙饱满，语音震颤和语音共振减弱或消失，气管和心尖搏动被推移向健侧，积液区叩诊为浊音；大量胸腔积液、脓胸或伴有胸膜增厚时，叩诊为实音；积液区的呼吸音减弱或消失，积液区上方有时可闻及支气管呼吸音，纤维素性胸膜炎患儿则可闻及胸膜摩擦音。

除胸腔积液的体征之外，应注意发现原发病所伴随的体征。下文介绍几种常见的疾病。

1.导致胸腔漏出液的常见疾病　①心源性疾病：如充血性心力衰竭、缩窄性心包炎等可引起胸膜毛细血管内压增高，导致胸腔漏出液。体格检查时，除胸腔积液外，可发现发绀、下肢水肿、颈静脉怒张、心脏扩大、心前区震颤、心脏杂音、心律失常和肝大等体征。②肝源性疾病：各种失代偿期肝硬化均可引起胸膜毛细血管内胶体渗透压降低，导致胸腔内漏出液。常伴有肝病面容、皮肤巩膜黄染、肝掌和蜘蛛痣、胸壁静脉曲张、肝脾大等体征。③肾源性疾病：包括肾病综合征、急性和慢性肾小球肾炎，可引起漏出液在胸腔积聚，常伴有不同程度的全身性水肿，多为下行性水肿，可有面色苍白和高血压，肾区有叩击痛。④静脉阻塞性疾病：如上腔静脉、奇静脉阻塞，下腔静脉阻塞综合征，肝静脉阻塞综合征（Budd-Chiari综合征）等，可伴有明显的肝脾大、门静脉高压食管静脉曲张等表现。

2.导致胸腔渗出液的常见疾病 ①胸膜炎症：如结核性胸膜炎、胸膜腔细菌或寄生虫感染，可导致胸膜腔毛细血管通透性增加，血浆蛋白进入胸膜腔，使胸腔液胶体渗透压升高，形成渗出液。除了胸腔积液的表现外，结核性胸膜炎还伴有结核中毒症状、面色潮红、低热、胸部压痛、胸部肿块和胸壁柔韧感等表现。②肿瘤：如原发性胸膜间皮瘤、转移性胸膜肿瘤和淋巴瘤等可引起癌性淋巴管受阻，胸膜淋巴管蛋白质的引流障碍，使胸腔蛋白质水平增高，胸液胶体渗透压增高，形成癌性渗出液；同时还伴有恶病质、贫血、外周淋巴结肿大或胸部肿块。③各种创伤可引起血胸或血气胸。

（三）辅助检查

1.胸部X线检查 积液量少时，胸部X线检查可见肋膈角变钝或消失；积液量大时，可见患侧大片状密度均匀一致的致密阴影，上界呈外高内低弧形，纵隔被推向健侧。

2.胸腔积液检查 主要包括胸腔积液的外观、颜色、透明度、比重、蛋白质定量和定性、细胞学检查等，可区分胸腔积液是漏出液还是渗出液。漏出液为非炎性积液，而渗出液多为炎症、肿瘤、创伤等所致，其主要鉴别点参见第十节腹水中表2-10-1。均匀的血性胸腔积液主要见于恶性肿瘤和结核病；胆固醇性胸腔积液呈淡黄色或金黄色，并含有折光性强的胆固醇结晶；乳糜性胸腔积液则为白色乳状液体，与化脓性胸腔积液的区别在于前者离心沉淀后不出现上清液。胸腔积液中嗜酸粒细胞增多常见于肺吸虫病、结缔组织病。胸腔积液中溶菌酶、腺苷脱氨酶、血管紧张素、淀粉酶、癌胚抗原等检查均有助于胸腔积液的鉴别诊断。

3.其他检查 如胸膜活检、胸腔镜检查、超声检查，以及肝脏、肾脏、心脏功能和病原学等检查。

二、思维程序

总体上，胸腔积液的病因学诊断程序分为三个步骤（图2-6-1）。

第一步：确定有无胸腔积液，胸腔积液通过胸部体征、胸部X线和B超检查来判断。

第二步：判断胸腔积液是漏出液还是渗出液，通过胸腔穿刺获取胸腔积液，观察胸腔积液的外观及生化检查，可区分胸腔积液的性质，详见本章第十节腹水中表2-10-1。

第三步：确定引起胸腔积液的病因。①胸腔积液为漏出液者主要由心源性、肝源性、肾源性疾病，以及静脉阻塞性疾病所导致，可通过合适的辅助检查以甄别病因。除此之外，上腔静脉、奇静脉阻塞等静脉阻塞性疾病也是临床上并不少见的病因，可通过血管造影予以确诊。②胸腔积液为渗出液的常见原因为炎症、肿瘤和胸部创伤。可通过PPD皮试、结核抗体检查、胸腔积液培养、胸腔镜检查、胸膜活检、病原学和病理学检查予以诊断。

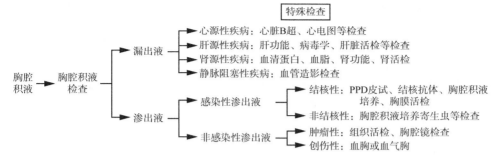

图 2-6-1　胸腔积液临床诊断思维程序

三、经验体会

（1）引起胸腔积液的病因复杂。任何妨碍胸腔内液体和蛋白质回吸收的疾病均可导致胸腔积液，首先依据本章第十节腹水中表 2-10-1 初步判断胸腔积液是漏出液还是渗出液，进而甄别引起胸腔积液的病因。

（2）注意区别出血性渗出液和外伤导致的血性胸腔积液。出血性渗出液常见于结核病和肿瘤，血性胸腔积液抽出后不凝固，而外伤（包括穿刺损伤）所导致的血性胸腔积液抽出静置后迅速凝固；另外，出血性渗出液血红蛋白多大于10g/L，血细胞比容大于10%，胸腔积液沉渣染色可发现吞噬细胞内含有染成粉红色血红蛋白的包涵体。

（3）对于难于判断病因的胸腔积液，胸腔镜检和胸膜活检有助于明确诊断。

（何庆南）

第七节　心包积液

正常心包是由心包脏层和心包壁层构成的封闭囊袋，内含的少量液体（10 ～ 15ml）起润滑作用。多数心包疾病初期是急性心包炎症。当心包内液体增多时称为心包积液（pericardial effusion），根据病情不同可发展为心脏压塞和心包缩窄。

一、诊断步骤

（一）采集病史

心包积液时临床表现为心前区疼痛及心脏邻近脏器受心脏挤压的症状。疼痛可局限于心前区、剑突下，并可向左肩、背部或上腹部放射，深呼吸、咳嗽及左侧卧位时加剧，前俯坐位时疼痛有所减轻，也可有上腹胀、恶心、咳嗽、呼吸困难等。

（二）体格检查

1.心包摩擦音　在心前区特别是胸骨左缘下部、剑突附近可闻及心包摩擦音，持续数小时至数天，心包积液量太多或太少均不易听到。

2.Dressler征　为胸骨下部出现的实音，听诊心音遥远且减弱，表示心包积液量较多。

3.Ewart征　肺基底部受压时表现为左肩胛骨下部叩诊浊音，语颤加强，并可听到支气管呼吸音，也是积液较多的征象。

4.心脏压塞征　当积液量＞200～300ml或增长迅速时可表现为血压突然下降或出现休克、颈静脉显著怒张、心音低钝或遥远、Beck三联症。心排血量急剧下降，体循环淤血导致脉压减小、奇脉（或吸停脉）。

（三）辅助检查

1.心电图　ST段弓背向下型抬高，T波低平倒置，QRS低电压，QT间期正常或缩短。凡ST段呈弓背向下型抬高同时伴有低电压改变均为大量心包积液表现。

2.X线检查　儿童心包积液＞150ml时心影增大，积液量较大时左右心缘各弓消失，呈烧瓶状，心膈角变锐，腔静脉阴影增宽，心形随体位而变。透视下心影搏动减弱或消失。短期内连续多次观察，发现心影迅速增大而肺野无充血现象或心影增大而无某一心腔扩大的特殊表现，有助于心包积液的诊断。

3.超声心动图　少量心包积液时仅见左室后壁后下方有液性暗区，宽度较小，而心外侧及心前区仅有极少或无液性暗区，如暗区增宽表示渗液增多；中量积液时于左室后方、心尖、心脏外侧及右室前壁出现液性暗区；大量积液时液性暗区较宽，遍布心脏周围，心后最多，左房后壁也可见。心包积液时胸壁与右室前壁之间的液性平段之宽度可反映积液量的多少，用心包前后壁间距离的立方与心室前后壁间距离的立方之差值［即（心包前后壁间距离）^{3}－（心室前后壁间距离）^{3}］估计和追踪心包积液的容积，准确性较好。

4.CT与MRI　CT能对有无心包积液，以及积液量的多少、心包膜增厚的程度及有无钙化等做出正确诊断。MRI对少量心包积液诊断敏感，对明确心包积液的部位及半定量诊断心包积液较超声心动图更准确和敏感。

5.心包穿刺　经上述检查提示心包积液时通过心包穿刺可证实积液，鉴别积液性质及可能的病因，同时可解除心脏压塞症状。

二、思维程序与经验体会

1.明确是否存在心包积液　临床上常根据临床表现、体格检查、心电图、心脏X线检查及超声心动图或CT、MRI、心包穿刺等检查来确定。

2.心包积液的程度　正常心包脏层和壁层间含少量液体，液体起润滑作用。心包积液量太多或太少均不易听到心包摩擦音。根据器械检查可明确不同程度积液征象。

3.心包积液的性质　根据心包穿刺液进行病原学检查，结合病史进行心包积液的定性诊断，有助于早期正确治疗。心包积液应区分是感染性还是非感染性。感染性者病原菌常有细菌（葡萄球菌、肺炎球菌、链球菌、大肠杆菌等）、病毒（柯萨奇B组病毒、流感病毒、埃可病毒、腺病毒、乙型肝炎病毒、传染性单核细胞增多症病毒、水痘病毒、巨细胞包涵体病毒，也可见于麻疹病毒、腮腺炎病毒、脊髓灰质炎病毒等）、寄生虫（肺吸虫蠕虫、阿米巴原虫、丝虫、龙线虫感染等）、真菌（组织胞浆菌、放线菌等）

感染。非感染性见于自身免疫性疾病（如风湿热、川崎病、幼年性类风湿关节炎、系统性红斑狼疮、皮肌炎、心包切开术后综合征等）、过敏性疾病（如血清病等）、代谢内分泌疾病（如尿毒症、黏液性水肿、胆固醇性心包炎等）、药物性心包炎（如普鲁卡因胺、利血平、甲基多巴、异烟肼、苯妥英钠、二甲麦角新碱、柔红霉素、新霉素等）、物理因素（如穿刺伤、异物、心导管、起搏插管等创伤及放射线照射等）及肿瘤（白血病、恶性淋巴瘤、淋巴管瘤、心包间皮瘤或肿瘤转移等）。

4.是急性还是慢性 两者的区别缺乏明显的时间概念。急性可由多种致病因子引起，常是全身性疾病的一部分或由邻近组织蔓延而来，轻者可无任何症状，重者可出现急性心脏压塞。慢性者一般发生在急性心包炎之后，常出现局部心包粘连、心包增厚影响心脏的舒缩功能。

（邹润梅 王 成）

第八节 黄 疸

黄疸（jaundice）是指血清胆红素浓度增高，导致皮肤、巩膜、黏膜及体液发生黄染的现象。正常血清总胆红素浓度为3.4～17μmol/L，其中80%为间接胆红素，即非结合胆红素（unconjugated bilirubin），20%为直接胆红素，即结合胆红素（conjugated bilirubin）。血清总胆红素浓度＞17μmol/L，即为高胆红素血症；当血清总胆红素浓度为17～34μmol/L时，临床尚未出现肉眼可见的黄疸者，称为隐性黄疸（latent jaundice）。

一、诊断步骤

（一）采集病史

1.排除假性黄疸 因皮肤或巩膜黄染而就诊的初诊患儿，首先必须排除假性黄疸，才能确定黄疸的诊断。

（1）服大量阿的平后导致的皮肤黄染：多累及身体暴露部位的皮肤。

（2）部分食物所致的皮肤黄染：如南瓜、柑橘、胡萝卜、木瓜等富含胡萝卜素的食物进食过多亦可引起皮肤黄染，累及部位多为手掌、足底和皮脂腺丰富的前额、鼻等。

（3）球结膜下脂肪积聚：黄染部位以内眦明显，其余部位皮肤无黄染，多见于老年人。

2.溶血性高非结合胆红素血症 其临床特点如下。

（1）急性溶血时可有发热、寒战、头痛、面色苍白等表现，尿呈酱油色或浓茶色，严重者可有急性肾衰竭的临床表现。

（2）慢性溶血多为先天性，除贫血外尚有脾大。

3.非溶血性高非结合胆红素血症

（1）先天性非溶血性高非结合胆红素血症：多有阳性家族史。

1）Gibert综合征：①黄疸出现时间多为青年期，亦可为出生时或成年期；②黄疸呈慢性、间歇性，全身情况良好；③除黄疸外，多无其他异常体征。

2）Crigler-Najjar综合征Ⅰ型：①黄疸出现于新生儿生后1～2天，短期内黄疸呈进行性、持续增高；②常伴核黄疸；③死亡率高；④还可有肌肉痉挛、角弓反张、肌强直等神经症状；⑤苯巴比妥治疗无效。

3）Crigler-Najjar综合征Ⅱ型：黄疸程度较Crigler-Najjar综合征Ⅰ型轻，苯巴比妥有效，预后较好。

（2）获得性非溶血性高非结合胆红素血症：多为肝炎后高非结合胆红素血症。病史特点：①肝炎已临床治愈；②黄疸较轻；③黄疸常有小幅度波动，即劳累或感冒后常有轻度增高。

4. 先天性高结合胆红素血症

（1）Dubin-Johnson综合征（直接Ⅰ型）：①常为家族性起病，多为青少年期；②黄疸呈慢性间歇性；③黄疸明显时可伴右上腹疼痛；④约30%的患儿可有轻至中度肝大，但脾不大；⑤无皮肤瘙痒。

（2）Roter综合征（直接Ⅱ型）：临床表现同Dubin-Johson综合征。

5. 肝细胞性高结合胆红素血症　临床特点：①很少有皮肤瘙痒，无心动过缓等胆盐血症表现；②可有肝掌、血管痣、腹水、脾大等门静脉高压表现。

6. 胆汁淤积性高结合胆红素血症　临床特点：①黄疸较深，大便色浅，皮肤瘙痒，心动过缓；②肝脾大，出血倾向，脂肪痢。

（二）体格检查

体格检查见上述临床特点。

（三）辅助检查

1. 高非结合胆红素血症　血清非结合胆红素增高，直接胆红素/总胆红素＜20%，尿胆红素（－）。

2. 溶血性高非结合胆红素血症　尿胆原明显增高，网织红细胞升高，血红蛋白下降，Coombs试验阳性。

3. 非溶血性高非结合胆红素血症　尿胆原正常，网织红细胞不升高，无贫血，Coombs试验阴性。

4. 高结合胆红素血症　血清胆红素增高＞34.2μmol/L，直接胆红素/总胆红素＞35%，尿胆红素（＋＋）。

5. 肝细胞性高结合胆红素血症　血清总胆红素增高，直接胆红素/总胆红素＞35%，尿胆原（＋＋），尿胆红素（＋＋）。

6. 胆汁淤积性高结合胆红素血症　血清总胆红素增高，直接胆红素/总胆红素＞60%，尿胆原（－），尿胆素（＋＋＋＋）。

7. 其他　可根据病情做肝功能、血清胆固醇、碱性磷酸酶、GGT、5-NT等检查，胆囊造影、肝活检、腹部X线平片、十二指肠低张造影、十二指肠引流、肝胆B超、CT等进一步鉴别诊断。

二、思维程序（图2-8-1）

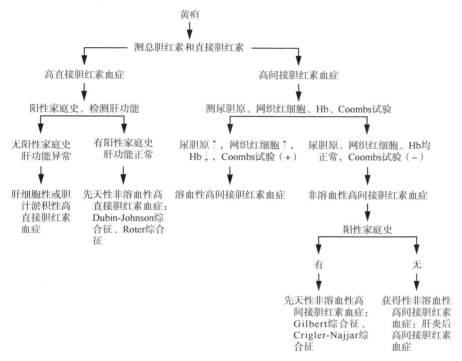

图2-8-1 黄疸临床诊断思维程序

三、经验体会

（1）详细询问病史：新生儿黄疸须询问母亲妊娠史，如胎次、产次，有无流产、死胎和输血史等；考虑先天性高胆红素血症者应询问家族史。

（2）应追问清楚黄疸出现的时间：生后24h内出现黄疸者，多为新生儿溶血病或宫内感染；黄疸于生后2～3天出现，且一般情况良好，多为生理性黄疸；如黄疸程度重，持续时间长，则考虑病理性黄疸。

（3）对婴儿需注意其食欲，有无呕吐，尿及大便的颜色改变等消化道症状，如尿黄、大便发白要考虑胆道狭窄或闭锁、新生儿肝炎、遗传代谢性肝病及胆汁黏稠综合征等。

（4）体格检查时根据黄疸的部位可粗略估计黄疸的程度：如新生儿仅面部及躯干部出现黄疸，多为生理性；若四肢及手、足心均出现黄疸，常表示其血清总胆红素已＞255μmol/L，为病理性；如黄疸的颜色夹有暗绿色，多以结合胆红素增高为主；如黄疸的颜色较鲜明且有光泽，呈金黄或橘黄色，应考虑以非结合胆红素增高为主的黄疸。

（5）认识伴随症状对诊断的重要意义

1）伴发热多见于急性胆管炎、病毒性肝炎、肝脓肿、败血症等。

2）伴上腹剧痛见于胆道结石、胆道蛔虫病。持续性右上腹胀痛或钝痛可见于肝脓肿、病毒性肝炎。

3）伴胆囊肿大者，提示胆总管有梗阻。

4）伴肝脏轻至中度肿大，质软、表面光滑多见于病毒性肝炎、急性胆道感染、胆道阻塞；肝轻度肿大，质硬、边缘不整、表面有小结节者见于肝硬化。

5）伴脾大者，可见于各种感染及各种原因引起的溶血性贫血及淋巴瘤。

6）伴消化道出血可见于肝硬化、重症肝炎等。

7）伴腹水者见于重症肝炎、肝癌、肝硬化失代偿期。

（陈平洋）

第九节　肝　脾　大

肝脾大是儿科疾病常见的腹部异常体征，病因很多。在很多疾病中两者可先后或同时增大，或以肝大或脾大为主。

（一）肝、脾的正常大小

1.肝　小儿肝的上、下界随年龄而异，正常婴儿肝上界在右侧锁骨中线第4肋间，其下缘在右侧锁骨中线肋缘下2～3cm处，一般7岁以后逐渐接近成人水平，即肝上界下移至第5肋间，其下缘在深吸气时可触及或不能触及。

2.脾　多数早产儿和约1/3的正常新生儿于左肋下1～2cm处可触及脾，5～6月龄正常婴儿仅少数可触及，1岁以后一般不能触及。

（二）肝、脾大程度及硬度

1.肝大程度
轻度：肝下缘在锁骨中线肋缘与脐水平连线的中点以上，即在3cm以内。

中度：下缘在该连线中点以下到脐水平之间，即大于3cm。

重度：肝下缘在脐水平以下，进入盆腔。

2.脾大程度
轻度：深吸气时脾下缘刚可触及或在肋缘下2cm以内。

中度：脾下缘在肋缘下2～4cm。

重度：脾下缘超过肋缘下4cm。

3.肝、脾的硬度　Ⅰ度：质软如唇；Ⅱ度：质如鼻尖；Ⅲ度：质硬如按额部。

一、诊断步骤

在很多小儿疾病中肝脾均同时增大，但有些是以肝大为主，有些则以脾大为主，有的则肝脾大均同样显著。

（一）采集病史

1.起病年龄　不同年龄组，其肝脾大常见病因不同，新生儿期常见于新生儿肝炎、先天性胆道畸形、新生儿溶血症、新生儿败血症。婴幼儿有肝脾大且脾大为主伴贫血者应考虑先天性溶血性贫血、戈谢病、神经磷脂病、糖原贮积病、朗格汉斯细胞组织细胞增生症、瑞氏综合征及营养性贫血、肝脏恶性肿瘤等。因小儿期肝细胞再生能力旺盛，故门静脉肝硬化很少见，而血吸虫病肝硬化发病年龄可早。年长儿可见于病毒性肝炎、结缔组织病、血吸虫病、华支睾吸虫病、缩窄性心包炎、肝豆状核变性、恶性组织细胞病及肝癌等。急性淋巴细胞白血病大多在儿童期发病。至于一般感染所致肝脾大则在任何年龄都可发生。

2.起病缓急、病程长短及肝脾大程度　起病急、病程短者多为急性感染，如伤寒、败血症，所致的肝脾增大程度相对较轻；慢性感染、遗传代谢性疾病起病缓慢且病程迁延。肝脾增大程度较重；恶性肿瘤则肝脾增大呈迅速发展倾向，如恶性组织细胞病等。

3.当地疾病流行情况　发病季节有无旅居疫区史、有无传染病接触史，可为地方病、传染病及寄生虫病提供重要线索。伤寒、副伤寒多见于夏季，疟疾大多在夏秋季发病，钩端螺旋体病大多在夏季流行。长江沿岸和江南地区如果所见肝脾大且以脾大为主，应考虑血吸虫病；在北方和西北地区遇到脾大者，应考虑布鲁菌病、棘球蚴病及黑热病。甲型肝炎可有集体暴发史，乙型肝炎一般为散发，无明显季节高峰，有时在病前有输血、注射史，或与HBsAg阳性血有接触史。患儿是否来自血吸虫病、棘球蚴病、疟疾、黑热病流行区，有无食生鱼/生蟹史等有助于寄生虫病肝大的诊断。

4.家族史　有无肝炎、结核、珠蛋白生成障碍性贫血及遗传代谢性疾病家族史。珠蛋白生成障碍性贫血、遗传性球形细胞增多症常有家族史。

5.各种伴随症状　有无发热、热型，发热前有无寒战；有无皮肤、黏膜出血、皮疹、黄疸；有无贫血、呕血、便血；有无关节痛、咳嗽、气喘、咯血及神经精神症状等，伴有发热常提示感染性疾病，且某些感染引起的肝脾大可有特殊热型。伤寒呈稽留热；疟疾、回归热呈间歇热；布鲁菌病为波浪热；急性血吸虫病有间歇热或弛张热；感染性心内膜炎、结核病可呈不规则热或持续低热；肿瘤大多呈不规则热，而恶性淋巴瘤可有周期性发热。伴有黄疸提示肝炎、胆道梗阻、溶血病等；伴有急性贫血应注意各种溶血病；有慢性进行性贫血应注意珠蛋白生成障碍性贫血。若肝增大、肝功能损害后，逐渐出现神经、精神症状如构语困难、动作笨拙、震颤等应考虑肝豆状核变性；若肝脏持续增大，新生儿期即出现低血糖表现，且多次发作，应考虑糖原贮积病。肝内炎症、急性肝淤血、肝内占位病变均可引起肝区疼痛，多为钝痛，但肝癌的疼痛可相当剧烈。肝脾大伴有出血倾向常见于白血病、恶性组织细胞病；有大量呕血和黑便应考虑肝硬化。瓣膜有明显杂音的发热者应考虑感染性心内膜炎。

（二）体格体查

（1）一般情况：有无发育落后、营养不良、精神状态异常及特殊面容，脂肪肝多见于严重营养不良，恶病质常见于肝癌晚期，精神状态异常要注意排除肝豆状核变性。特殊面容伴肝脾大者要排除珠蛋白生成障碍性贫血、Ⅰ型黏多糖病。

（2）皮肤有无黄疸、贫血、出血点、瘀斑、蜘蛛痣、肝掌等。有黄疸出现应多考虑肝脏疾病和溶血性贫血，前者黄疸一般较深，后者则较轻，且伴有贫血。贫血大多见于溶血性贫血、急性白血病、慢性白血病和淋巴瘤晚期、恶性组织细胞病。皮肤蜘蛛痣对门静脉肝硬化的诊断有参考价值。

（3）淋巴结大的程度、部位、性质和压痛。脾大伴有淋巴结大者可见于急性和慢性淋巴细胞白血病、淋巴瘤、传染性单核细胞增多症等。淋巴瘤和白血病的淋巴结大多为全身性，且呈进行性增大。

（4）有无眼球突出、结膜楔状黄斑及颅骨缺损。有眼球突出同时伴颅骨缺损考虑汉-许-克病，眼球突出伴贫血、出血考虑急性非淋巴细胞白血病的眼眶骨浸润（绿色瘤）。

（5）心肺物理检查改变：患儿有呼吸困难、颈静脉怒张、下肢水肿、心动过速、心脏病理性杂音或心音遥远等，提示肝大由充血性心力衰竭、心脏压塞或心包缩窄引起，应进一步做心电图、超声心动图和胸部X线检查。心包钙化为慢性缩窄性心包炎的特征性改变。

（6）腹部有无腹胀、腹壁静脉曲张、腹水等。肝脾大程度、质地、表面、边缘、压痛等。腹壁静脉曲张、腹水及脾大常表示有门静脉高压存在。判断肝大除须结合年龄外，还须排除能使肝移位的各种因素，如肺气肿、右侧胸腔积液或气胸、膈下脓肿或积气等易误认为肝大。左下腹有下列情况时容易与脾大相混淆：结核性腹膜炎所致的大网膜包块；肝左叶增大；肾胚胎瘤、肾周脓肿；肾上腺肿瘤；结肠内粪块等。另外，①要明确是肝大、脾大还是肝脾均大；②要注意肝脏质地；③急性感染时，增大的肝脾质地软，常伴有压痛；慢性感染、充血、肿瘤和肝硬化时，质地中硬；肿瘤或多发性脓肿时表面不光滑。

（7）神经系统检查：急性病毒性肝炎出现嗜睡、昏迷，则提示肝衰竭，慢性肝大伴有脑病者见于糖原贮积症、半乳糖血症和肝豆状核变性。

（三）辅助体查

结合病史、体检所得资料，全面分析，可缩小诊断和鉴别诊断范围，有选择地进行必要的实验室检查，如血液检查，包括血象、疟原虫、细菌培养、生化血清学检查、肝功能试验、尿/粪镜检和培养（包括寄生虫卵孵化）等。个别病例须经X线检查、超声检查、肝脏扫描、骨髓象或淋巴结、肝脏活组织检查鉴别。怀疑结核病者，须做结核菌素试验。必要时做腹腔镜、CT或MRI等检查以辅助诊断。

二、肝大诊断思维程序

第一步，根据B超及CT检查，可将肝大分为两大类：占位性病变性肝大与非占位性病变肝大。

第二步，根据临床症状的特点将非占位性病变肝大分为两类：如果临床症状以肝胆病症状为主，其他系统症状不明显，考虑肝胆系统病变所致的肝大；若临床症状以肝外系统症状为主，则肝大是全身性病症的一个体征。

第三步，根据有无感染征象，将肝胆系统疾病所致的肝大进一步分为感染性与非感染性两类。

（1）感染性肝胆系统疾病见于病毒性肝炎、化脓性胆管炎、胆道感染、胆囊炎、血吸虫病等。

（2）非感染性肝胆系统疾病见于脂肪肝、门静脉海绵样变性、药物性中毒性肝炎、Caroli病（先天性肝胆管扩张症）、胆汁淤滞性肝大。

第四步，根据有无感染征象，将全身性疾病所致的肝大分为两类：感染性与非感染性。

（1）全身感染性疾病肝大见于肝结核、巨细胞病毒感染、布鲁菌性肝病、伤寒、传染性单核细胞增多症、疟疾、钩端螺旋体病等。上述疾病均有发热等全身感染征象，伴有轻度或中度肝大。

（2）非感染性全身疾病性肝大见于淤血性肝大、充血性心力衰竭、缩窄性心包炎、肝豆状核变性、糖原贮积病及结缔组织病，如Still病、结节性多动脉炎等。

第五步，根据B超或CT所示占位性病变的性质可将占位性病变性肝大区分为以下两类。

（1）肝实质性占位：原发性肝癌、继发性肝癌、肝脓肿（细菌性、阿米巴性肝脓肿）、肝血管瘤。

（2）囊性占位：先天性多囊肝、孤立性肝囊肿。

三、脾大诊断思维程序

（1）根据病因首先应判断系感染性脾大还是非感染性脾大。若为前者还应根据病史判断系急性感染性脾大还是慢性感染性脾大。

1）急性感染性脾大可见于病毒感染（传染性单核细胞增多症、巨细胞病毒感染、急性病毒性肝炎等）、细菌感染（败血症、伤寒、感染性心内膜炎、脾脓肿等）、钩端螺旋体病、斑疹伤寒、寄生虫感染（急性疟疾、血吸虫病等）。

2）慢性感染性脾大：见于慢性病毒性肝炎、结核、组织胞浆菌病、慢性血吸虫病、慢性疟疾等。

（2）若为非感染性脾大，应考虑以下几种可能。

1）淤血性脾大：肝大不明显又无循环淤血的脾大患儿，首先考虑肝硬化，尤其是门静脉海绵样变性，其次考虑血吸虫病引起的门脉性肝硬化所致的脾大。根据患儿有蜘蛛痣、肝掌、肝功能损害、单胺氧化酶增高、门静脉高压症表现，配合B超检查发现门静脉腔增宽和肝活检病理发现肝细胞变性、坏死和再生，肝小叶破坏，假小叶形成和中央静脉移位便可确诊。无以上表现时，首先应想到门静脉血栓形成的可能性，此症较罕见，大多数继发于肝硬化。其次，由于肝癌或腹腔内其他脏器肿瘤的压迫或侵袭门静脉所致，临床表现以门静脉高压症状为主，腹水、静脉侧支循环形成、脾大与脾功能亢进，而且脾显著增大。脾静脉造影是诊断此病的主要方法。根据脾大伴有显著的肝大和伴循环淤血易考虑慢性充血性心力衰竭和缩窄性心包炎。根据心脏杂音的性质、心脏扩大、心音强弱和奇脉的有无，结合心脏摄片、心超声或彩色多普勒检查两者不难区分。慢性充血性心力衰竭的病因也不难确定。在以上疾病中脾的大小和质地虽无确诊价值，但有反映病程长短或病情严重程度的价值。

2）血液病所致脾大：根据脾大伴有发热和（或）贫血、出血、浅表淋巴结肿大等，结合血细胞数异常和（或）出现幼稚细胞等，考虑血液病所致的脾大。包括：①骨髓增生异常综合征；②淋巴瘤；③恶性组织细胞病，朗格汉斯细胞组织细胞增生症；④脂质沉积症、戈谢病、神经磷脂病；⑤慢性溶血性贫血、Evans综合征。骨髓检查或淋巴结或骨组织活检或溶血检查便可确诊。

3）结缔组织疾病所致脾大：如系统性红斑狼疮、类风湿关节炎、变应性亚败血症和肺含铁血黄素沉着症等。

4）肿瘤和囊肿：如脾恶性肿瘤及转移至脾的转移肿瘤、脾样囊肿、多囊性疾病。

四、经验体会

肝脾大是儿科常见而重要的体征，肝大为主时要注意遗传代谢性疾病；脾大为主时要警惕血液学疾病，除检查肝功能、B超、CT等，还要注意血象，必要时行骨髓检查。对各种疑难肝病争取肝脏穿刺活检。

（刘晓艳）

第十节 腹　水

正常情况下，腹腔内约有50ml液体，对内脏起润滑作用，可减少内脏之间的摩擦。在炎症、肿瘤、低蛋白血症、门静脉高压、心脏疾患等病理情况下，腹膜的分泌和吸收的动态平衡被破坏，腹腔内液体的积聚超出了腹膜的吸收能力，腹腔内液体量超过200ml，即称为腹水（ascites）。腹水多为全身性水肿的一部分，也可以单独存在。产生腹水的原因很多，包括腹膜疾病（如结核性腹膜炎、原发性腹膜间皮瘤、胃/肝/胰等转移性腹膜肿瘤和淋巴瘤等）、肝脏疾病、心脏疾病、肾脏疾病、寄生虫疾病、营养不良、腹腔肿瘤和结缔组织病等。

一、诊断步骤

腹水不是一种单独的疾病，许多疾病均可导致腹水。在临床诊断时，应该综合全身表现，进行系统分析，以帮助正确诊断。

（一）采集病史

既往病史询问非常重要，患有病毒性肝炎者，可出现坏死后性肝硬化；有血吸虫及流行区疫水接触史者，应排除血吸虫病；既往有心脏疾病患儿引起的腹水，往往有劳力后心悸、气促、下肢水肿、夜间不能平卧、端坐呼吸等病史；有腹部外伤史，应注意鉴别肝、脾、膀胱和腹腔内血管破裂，以及空腔脏器穿孔。

（二）体格检查

腹水可通过腹部叩诊确定。少量腹水时采用肘膝体位叩诊脐部可出现浊音，中量腹水出现典型的移动性浊音，大量腹水则表现为"蛙腹"。除腹水的体征外，应注意发现原发病伴随的体征。下文介绍几种常见的疾病。

1.心脏疾病 主要为充血性心力衰竭、心肌病、缩窄性心包炎。体格检查时，除腹水外，可出现发绀、下肢水肿、颈静脉怒张、心脏扩大、心前区震颤、心脏杂音、心律失常和肝脾大等体征。

2. 肝脏疾病 主要为失代偿期肝硬化，如门静脉性肝硬化、坏死后性肝硬化、亚急性重型肝炎、急性重症肝炎、肝癌和胆汁性肝硬化等。常伴有肝病面容、皮肤巩膜黄染、肝掌和蜘蛛痣、腹壁静脉曲张、肝脾大等体征。其中，门静脉阻塞时，曲张的腹壁静脉脐以上血流方向向上，脐以下血流方向向下；而下腔静脉阻塞时血流方向均向上。

3. 肾脏疾病 包括肾病综合征、急性和慢性肾炎。除腹水外，常伴有不同程度的全身性水肿，多为下行性水肿，可有面色苍白和高血压，肾区有叩击痛。

4. 腹膜疾病 包括结核性渗出性腹膜炎，急性细菌性腹膜炎，多发性浆膜腔炎，原发性腹膜间皮瘤，胃、肝、胰等转移性腹膜肿瘤和淋巴瘤等。结核性腹膜炎时，可伴有结核中毒症状，面色潮红、低热、腹部压痛、腹部肿块和腹壁柔韧感。恶病质、贫血、外周淋巴结肿大、腹部肿块者多为恶性肿瘤。

5. 静脉阻塞性疾病 如下腔静脉阻塞综合征、肝静脉阻塞综合征（布-加综合征）等。可伴有明显的肝脾大、门静脉高压症食管静脉曲张的表现。

（三）辅助检查

1. 腹水检查 主要包括腹水的外观、颜色、透明度、腹水比重、蛋白质定量和定性、细胞学检查等，可区分腹水是漏出液还是渗出液。漏出液为非炎性积液，而渗出液多为炎症、肿瘤、创伤等所致，其主要鉴别点见表2-10-1。

表2-10-1 漏出液和渗出液的鉴别要点

项目	漏出液	渗出液
外观	无色或淡黄色	黄色、脓性或血性
透明度	透明或微浑浊	多浑浊
比重	<1.018	>1.018
凝固	不自凝	能自凝
利凡他试验	阴性	阳性
蛋白质定量	<25g/L	>30g/L
葡萄糖定量	与血糖浓度接近	常低于血糖浓度
细胞计数	$<0.1\times10^9/L$	$>0.5\times10^9/L$
细胞分类	淋巴细胞、间皮细胞为主	中性粒细胞、淋巴细胞为主
细菌学检查	阴性	阳性
腹水LDL（U）	<200	≥200
腹水LDL/血清LDL	<0.6	≥0.6
腹水蛋白质/血清蛋白质	<0.5	≥0.5
1/2×（腹水IgA/血IgA＋腹水IgG/血IgG）	<0.5	≥0.5

2.其他检查　包括肝、肾、心脏功能，腹腔影像学，细胞学和病原学等检查。

二、思维程序（图2-10-1）

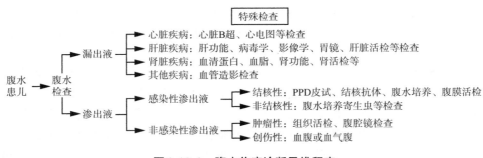

图2-10-1　腹水临床诊断思维程序

腹水的病因学诊断程序主要分为三个步骤。

第一步：确定有无腹水。腹水的有无可通过腹部叩诊和借助B超检查来确诊。腹水量较多时，腹部叩诊可出现明显的移动性浊音；少量腹水时，采取肘膝体位有利于发现移动性浊音。

第二步：判断腹水是漏出液还是渗出液。通过腹腔穿刺获取腹水，观察腹水的外观及生化检查，可区分腹水的性质，详见表2-10-1。

第三步：确定引起腹水的病因。

（1）如果腹水是漏出液，应进一步确定是心源性、肝源性、肾源性，还是静脉阻塞性疾病等原因所致。漏出液为非炎症性积液，可通过合适的辅助检查甄别病因。心脏B超、心电图和X线胸片等检查有助于诊断充血性心力衰竭、心肌病、缩窄性心包炎等心脏疾病；肝脏功能、病毒学、X线钡餐、胃镜、肝脏B超、CT、肝脏活检等检查有助于诊断肝脏疾病所导致的腹水；通过检查血清白蛋白、血脂水平、肾功能及肾活检等可鉴别肾脏疾病导致的腹水；除了上述三大系统疾病导致的腹水为漏出液外，下腔静脉阻塞综合征和布－加综合征也是临床上并不少见的病因，可通过血管造影予以确诊。

（2）如果腹水为渗出液，炎症和肿瘤是最常见的原因。可通过PPD皮试、结核抗体检查、腹水培养、腹腔镜检查、腹膜活检诊断，而CT、MRI等影像学检查、腹腔镜检查和组织活检有助于肿瘤的确诊。

三、经验体会

（1）腹水的病因非常复杂。单纯依靠几种辅助检查往往难于做出明确诊断，不同原因引起的腹水各具特点，详细的病史采集和伴随体征的发现有助于鉴别腹水的病因。

（2）表2-10-1漏出液和渗出液鉴别项目中的前10项是临床最常用的项目，但诊断的准确性仅为56%～78%，如同时加上后4个项目，诊断准确率可上升为98.7%。

（3）结核性腹膜炎和肿瘤所导致的腹水是临床上较为常见又难于鉴别的两种情况，

在寻找特异性确诊指标的同时，下列检查指标有助于两者的鉴别：①溶菌酶的测定，90%以上的结核性腹水溶菌酶水平＞30mg/L，腹水/血清溶菌酶水平＞1；而80%癌性腹水＜30mg/L，腹水/血清溶菌酶水平一般＜1。②腺苷脱氨酶（ADA）的测定，结核性腹水ADA水平高于癌性腹水，结核性腹水/血清ADA水平≥1；癌性腹水则＜1。③血管紧张素转换酶（ACE）测定，结核性腹水ACE水平＞25U，腹水/血清ACE水平＞1；而癌性ACE水平多正常（＜25U），腹水/血清ACE水平＜1。

（4）肝硬化腹水合并自发性细菌性腹膜炎（SBP）的诊断可参考1988年（福州）全国腹水学术讨论会议制定的标准。凡具有如下表现而又能排除结核性腹膜炎和继发性腹膜炎、肿瘤等情况，可诊断为SBP。

1）出现发热、腹痛及腹部压痛、反跳痛等腹膜刺激征。

2）凡腹水白细胞＞0.5×10^9/L，多形核白细胞（PMN）＞50%，腹水培养有致病菌生长或涂片阳性者，可确诊为SBP。

3）凡腹水白细胞＞0.3×10^9/L，PMN＞25%，即使无临床表现，也应视作细菌性腹水（bacteriascites），应疑诊为SBP，并按SBP治疗。

4）如腹水检查未达到上述标准，下列试验阳性者，也可诊断为SBP：①腹水pH＜7.3，或血清腹水pH梯度＞0.1（腹水pH必须在抽出后迅速测定，超过30min则腹水CO_2增多，pH降低）；②腹水乳酸盐＞0.63mmol/L，但恶性腹水中乳酸盐也可呈高水平，酸中毒时乳酸盐水平也增高，应注意鉴别；③腹水鲎试验（内毒素测定）阳性；④腹水ADA＞6kU/L，但恶性腹水中ADA也可增高，结核性腹膜炎时ADA可达到更高的水平。

（何庆南）

第十一节 小儿腹部肿块

腹腔内脏或组织由于病变而发生肿大、膨胀、增生、粘连与移位，致形成腹腔内块状物而被触及或经特殊器械检查而被发现者，称为腹部肿块。肿瘤、炎性肿块、血肿、囊肿和积液都表现为腹部肿块，肿块起源的解剖部位有重叠而且不固定，它们的诊断和鉴别诊断有一定困难。故需结合病史、体格检查、X线检查和实验室资料做出诊断，如果诊断仍不明确，又疑为肿瘤，需行剖腹探查。一般来说，腹部肿块的诊断可以从两方面进行分析。

一、诊断步骤

肿瘤、炎性肿块、血肿、囊肿和积液都表现为肿块，它们的诊断有一定困难，故应综合全身的情况，进行系统分析，以帮助正确诊断。

（一）采集病史

婴儿多考虑先天性疾病，如肾胚胎瘤，还可有肠套叠，青少年多为蛔虫性肠梗阻或肠结核；女性还要警惕卵巢肿瘤。腹块伴发热、寒战、疼痛，多为炎性包块，伴呕吐、便秘、腹痛，可能为肠梗阻，伴消瘦、发热、纳差，可能为恶性肿瘤，伴黄疸时可能系肝胆或胰腺疾病，如伴尿路刺激征，提示泌尿系肿瘤、肾盂积水；如伴消化道出血，可能有消化道肿瘤；有黏液血便，应警惕肠套叠或结肠肿瘤；伴腹水，多见于结核性腹膜炎，腹腔脏器肿瘤，腹膜转移癌等。

（二）体格检查

1.全身检查 注意肺和骨骼等处有无转移灶，锁骨上淋巴结肿大多为胃肠道肿瘤的转移，全身淋巴结肿大可能系淋巴肉瘤或霍奇金病。

2.局部检查

（1）腹部肿块的部位：常与病变脏器部位一致，腹部肿块位置表浅，容易触及。腹腔内肿块常隐藏在紧张的腹壁后，不易扪及，腹膜后的肿块常位于一侧腰部，肿块过小时不宜触及，过大时难以确定其起源部位。

（2）腹部肿块的特性：如包块大小、形态、质地、活动度、压痛、数目等。

腹部肿块的表面光滑，外形钝圆，边界清楚，一般情况良好，多为良性肿块。恶性肿瘤表面多呈结节状高低不平，生长迅速，多有远处转移，而且患儿有消瘦、贫血、恶病质。肿块呈肠型，多见于肠套叠、蛔虫性肠梗阻，肿块表面光滑，有弹性或有波动感，可能系胆囊、胰腺、肠系膜、卵巢、胆囊积水、肾盂积水或腹部棘球蚴病等；起源于肝、脾、肾、横结肠等器官的肿块，多能随呼吸上下移动；起源于胰、腹膜后淋巴结及下腹部脏器的肿块及腹主动脉瘤等不随呼吸移动；肺主动脉瘤可闻及血管杂音；肿块有明显压痛者，提示炎性肿块；当肿块受压时出现头痛、大汗、心悸，同时伴血压增高时，提示可能系嗜铬细胞瘤。

（3）直肠指检：对诊断腹部肿块的性质和位置有一定帮助，可为直肠癌、盆腔肿瘤、盆腔肿块和阑尾脓肿等诊断提供线索。

（三）实验室及辅助检查

1.实验室检查 常规检查血、尿、便。如有炎症，常有白细胞及中性粒细胞的增高，恶性肿瘤患儿常有严重的贫血。尿内有红细胞等异常改变，有助于泌尿道肿瘤的诊断。大便隐血试验反复阳性，肿块可能来源于胃肠道。检查寄生虫卵有助于寄生虫病的诊断。

2.X线检查 腹部平片、钡餐、钡灌肠和腹膜后充气造影，对腹部肿块的诊断有帮助。排泄性尿路造影可显示肾脏破坏的程度，动脉造影可了解肿块的部位、范围和性质。

3.腹部B超、CT或MRI 可了解腹部肿块的部位、大小、性质来源及其与周围脏器的关系，做出及时有效的判断。

4.核素扫描 如肝、肾的核素扫描可诊断占位性病变，且可描述其位置、大小、形态。

5.内镜 纤维胃镜、纤维结肠镜、膀胱镜等可了解胃、肠、膀胱有无病变，并可取活组织检查。

二、思维程序（图2-11-1）

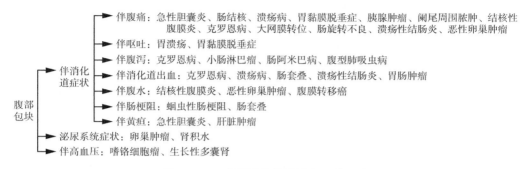

 该图为腹部肿块相关诊断思维程序。

腹部包块

伴消化道症状
- 伴腹痛：急性胆囊炎、肠结核、溃疡病、胃黏膜脱垂症、胰腺肿瘤、阑尾周围脓肿、结核性腹膜炎、克罗恩病、大网膜转位、肠旋转不良、溃疡性结肠炎、恶性卵巢肿瘤
- 伴呕吐：胃溃疡、胃黏膜脱垂症
- 伴腹泻：克罗恩病、小肠淋巴瘤、肠阿米巴病、腹型肺吸虫病
- 伴消化道出血：克罗恩病、溃疡病、肠套叠、溃疡性结肠炎、胃肠肿瘤
- 伴腹水：结核性腹膜炎、恶性卵巢肿瘤、腹膜转移癌
- 伴肠梗阻：蛔虫性肠梗阻、肠套叠
- 伴黄疸：急性胆囊炎、肝脏肿瘤

泌尿系统症状：卵巢肿瘤、肾积水

伴高血压：嗜铬细胞瘤、生长性多囊肾

图2-11-1　腹部肿块临床诊断思维程序

（一）排除易与腹内肿块相混淆的情况

1.腹壁肿块 如腹壁炎症，腹壁脓肿、血肿及肿瘤等在腹壁可形成肿块。一般腹壁肿块的位置表浅，易触及，腹内肿块常隐蔽在紧张的腹壁后，不易扪及；腹肌紧张时，腹壁肿块更为明确，而腹内肿块更不易扪及；腹壁肿块在腹壁表面可见边缘较清楚的局限性隆起，可随腹壁推动；腹腔充气造影可显示肿块位于腹壁。

2.粪块 干结在结肠内的粪块，可呈圆形或腊肠形，质地较硬，可多个排列，可推动、通便后可消失。

3.胀气肠袢 呈腊肠形，质地柔软，叩诊呈鼓音，经按摩或肛管排气后消失。多见于便秘或消化不良患儿等。

4.充盈膀胱 见于麻醉、昏迷、脊髓损伤及使用某些药物等，被尿液充盈的膀胱可高达腹部，呈圆形，轮廓清楚，有弹性，经导尿处理后可消失。

5.腹水 巨大肠系膜囊肿、卵巢囊肿、肾盂积水及巨大脂肪瘤等应与腹水鉴别。这些疾病起病缓慢，病史长，无明显全身症状，两侧一般不对称，超声、X线钡餐、静脉肾盂造影可帮助鉴别。

（二）判断腹内肿块起源于何种器官和组织，属何种病理性质

1.与年龄的关系 各年龄期引起腹内肿块的好发疾病不相同。

（1）新生儿期：先天性发育异常疾病，如消化道先天畸形、多囊肾、先天性肾积水等。

（2）婴幼儿期：肠套叠、神经母细胞瘤、肠系膜囊肿、畸胎瘤、肾胚胎瘤、先天性多囊肾及肾积水等。

（3）儿童期：腹部炎性疾病、恶性淋巴瘤、肠梗阻（蛔虫性）等。

2.发病经过 肿块呈急性起病，病情进展迅速，伴有发热、腹痛、局部有压痛者，多为急性炎性疾病、脏器梗阻或绞窄；而慢性炎性疾病则病程迁延；肿块增长，无其他症状者，可能为良性肿瘤；肿块呈进行性肿大，伴有消瘦、贫血等，提示恶性肿瘤；有腹部外伤史，且在伤后2～3天出现腹部肿块者，多为腹腔内出血所致。

3.肿块特征

（1）部位：根据腹部肿块所在部位，可大致判断其所属器官，推测肿块的来源。但有时肿块的部位有所变化，如游走脾可至其他部位；肾下垂可移至下腹部，小肠肿瘤可为不定部位，可推动此肿块等。另外，巨大囊肿的起源往往难以判断。

（2）大小、形状与数目：腹部肿块较大，外形钝圆、边界清楚、表面光滑者，多为良性肿瘤，肿大的器官、囊肿等；肿块大而表面不规则呈结节状，多见于恶性肿瘤；炎性肿块边缘多不清楚，如腹腔内呈多个肿块，形状、大小不一者，多为腹腔淋巴结核或恶性淋巴肉瘤。

（3）质地：质硬者可能是恶性肿瘤，质软而有弹性者提示囊肿或积液；质中而柔韧者多为良性肿瘤。

（4）压痛：急性炎性肿块、脓肿或外伤性血肿均有明显压痛；慢性炎症或恶性肿瘤仅有轻压痛或压痛不明显；无压痛者多提示良性肿瘤或囊肿。

（5）活动度：肝脾大时随呼吸上下移动；肠系膜肿块可向左右移动，但上下移动受限；小肠肿瘤可随体位移动；炎性肿块、恶性肿瘤浸润周围组织或腹膜后肿瘤，多不能移动或略能移动；内脏下垂时，肿块可随体位上下移动；良性肿瘤或囊肿多能被推动。

（6）增长速度：良性肿瘤增长缓慢；移位内脏不增长；恶性肿瘤增长迅速。

4.伴随症状

（1）发热：急性炎性疾病多伴有高热，慢性炎性疾病多伴有低热；恶性肿瘤可有不规则发热。

（2）胃肠道症状：上消化道肿块所致梗阻时，可出现呕吐。下消化道发生肿块时可伴有腹泻、便秘、腹胀等。肿块伴有呕血、黑便时，提示病变部位较高，如胃、十二指肠或上段空肠。有鲜血便时，则说明肿块可能来自结肠、直肠、肛管或较高部位病变的大出血。急性出血坏死性肠炎，大便呈特殊恶臭的赤豆汤样；肠套叠时先有阵发性腹痛，而后排果酱样血便。

（3）腹痛：引起腹部肿块的疾病多伴有腹痛。急性腹痛多见于急性炎性疾病、肠梗阻或绞窄，慢性炎性疾病多呈慢性间歇性腹痛；持续性腹痛向背部放射者，可能系肿块压迫、浸润腹膜后组织，如恶性肿瘤；疼痛向右肩放射，提示肿块多与肝胆病变有关。

（4）黄疸：胆道系统疾病或胆道受周围肿块压迫，发生阻塞性黄疸。

（5）泌尿系统症状：腹部肿块伴有尿路症状或血尿者，提示泌尿系统疾病。

（6）其他：恶性肿瘤患儿常伴有消瘦、乏力、贫血等；肿块伴内分泌紊乱的症状，提示肾上腺、卵巢肿瘤。

三、经验体会

如腹部肿块出现生长快，伴贫血、恶病质，常提示恶性肿瘤，而患儿一般情况好，腹部肿块边界清，生长缓慢，多为良性肿块，如腹部肿块，伴高热、寒战、白细胞增高，提示脓肿形成。腹部肿块常与该病变部位邻近脏器有关，下腹部肿块一定要与尿潴留相鉴别。如腹部肿块诊断不明，必要时可行剖腹探查。

（刘晓艳）

第十二节　特殊面容

特殊面容常见于遗传代谢性疾病和内分泌疾病，包括：①染色体畸变及先天性疾病，常染色体畸变病，如唐氏综合征、18-三体综合征、13-三体综合征、猫叫综合征、Seckel综合征、Larsen综合征、Ellis-Van-Creveld综合征、France Schetti-Klein氏综合征、4q31—qter单体综合征及其他常染色体畸变综合征等；性染色体畸变病，如脆性X染色体综合征、4X和5X综合征、软腭－心－面综合征等；其他，如脑肝肾综合征（Zellweger综合征）、Noonan综合征、Taybi综合征、胫骨发育不良－特殊面容综合征等。②内分泌疾病，如甲状腺功能减退、甲状腺功能亢进、肢端肥大症等。③代谢性疾病，如黏多糖病等。④血液系统疾病，如珠蛋白生成障碍性贫血。⑤心血管疾病，如主动脉瓣上狭窄综合征等。

一、诊断步骤

（一）采集病史

病史询问：如考虑染色体畸变，病史询问应注意有无母亲生育年龄偏大，35岁以上生育的母亲其孩子染色体畸变发生概率增高，母亲是否患染色体畸变疾病，如唐氏综合征母亲的后代可半数发病。母亲妊娠时是否感到胎动微弱，是否有羊水多、胎盘小，有无过期产，有无生长发育迟缓，有无智力障碍。患儿有无喂养障碍、少活动、哭声低、面无表情、对周围环境无兴趣、流涎多、傻笑、牙齿萌出延迟现象，少数染色体畸变如$2p^+$综合征有听力异常，猫叫综合征哭声微弱似猫叫，13-三体综合征常有运动性惊厥发作，脆性X染色体综合征有语言障碍、多动癫痫发作。如考虑内分泌疾病，病史询问应注意：患儿有无家族或遗传病史，是否患有全身性慢性疾病，如心、肾、传染性疾病，疑有甲状腺功能减退症者，注意母亲是否妊娠期缺碘或母亲是否曾服抗甲状腺药物或使用放射性核素碘进行治疗或检查。母亲妊娠期有无异常（如胎动少），患儿是否出生时有窒息、低体重，有无低体温、嗜睡、便秘、生理性黄疸消退延迟、吸吮差、哭声低，有无智力障碍，出生及第一年生长发育是否正常。疑有甲状腺功能亢进症者，注意患儿有无消瘦、多汗、怕热、食欲增加、大便次数增多、心悸、易激动、兴奋、失眠、多语、脾气急躁、手及舌震颤、骨痛、月经紊乱。疑有肢端肥大症者，注意询问患儿有无生长过速现象，是否声音低沉，有无脑肿瘤表现，如乏力、嗜睡、食欲减退、反应迟钝、头痛、呕吐及智力障碍。疑有黏多糖病者，注意患儿有无智力障碍、耳聋、生长迟缓，是否易患中耳炎、上呼吸道感染、肺炎。疑有珠蛋白生成障碍性贫血者，注意患儿有无贫血家族史，出生地是否为高发病地区，有无进行性贫血、面色苍白、黄疸，是否易感染。疑有心血管疾病者，注意有无乏力、胸闷、气促、发绀及生长发育落后等。

（二）体格检查

1. 唐氏综合征　患儿体格发育迟缓，智力落后，肌张力低下，关节柔软，皮肤呈大理石样，生长迟缓，身材矮小。头面部呈特殊面容，枕部扁平，头颅小而圆，脸圆形，睑裂明显斜向外上，眼距增宽，有内眦赘皮、眼球震颤、白内障，虹膜上有 Brushfield 斑等。鼻梁低平，鼻子短，鼻孔上翻。口半张，腭弓高，唇腭裂，流涎，牙齿萌出延迟，齿小而稀。下颌小，耳小，耳位低；新生儿可有第三囟门，颈背部短而宽，多数伴有先天性心脏病，腹膨隆，手宽厚，指短，小指末端常内翻，中间指骨较正常短而宽，脚宽厚，踇趾与余趾分离较远，通贯手，指纹斗状纹少、箕状纹多。

2.18-三体综合征 特殊面容：头围小，枕骨突出，头前后径长，两眼距宽，内眦赘皮，角膜浑浊，眼睑下垂，小眼畸形，鼻梁细长隆起，鼻孔上翘，嘴小，腭弓高窄，下颌小，耳位低，耳郭平，上部较尖；脑膜膨出，脑回异常，胼胝体缺损，前囟扩大，闭锁延迟。有唇裂、腭裂、后鼻孔闭锁及外耳道闭锁等畸形，有颈短、颈蹼、胸骨短、乳头小、发育不良、心脏畸形、脐疝、手指不易伸直、多指、并指、隐睾、大阴唇发育不良、甲状腺发育不良、通贯手。

3.13-三体综合征 患儿75%有中面部和前脑缺损，包括无嗅脑和全部前脑缺损，头小，前额后缩倾斜，颞部窄，前囟及骨缝宽，颅顶头皮有溃疡，睑裂呈水平线，小眼或无眼、独眼，眼距宽。白内障、虹膜缺损及视网膜发育异常，无晶状体眼，先天性青光眼等。大扁平三角嘴，小下颌，唇裂、腭裂，耳位低，耳轮较平、界线不清，耳聋，面、前额或颈背可有一个或多个血管瘤，先天性心脏病，消化道畸形，手指屈曲重叠，多指，足跟突出，隐睾或阴蒂肥大，通贯手。

4.猫叫综合征 患儿颅面部发育不良，头小而圆，满月脸，两眼距过宽，睑裂轻度斜向外下，内眦赘皮，斜视，有白内障，鼻梁宽而平，下颌轻度后缩。小耳、耳位稍低，有时耳道窄，小下颌，腭弓高。有疝气。随着年龄变化，小头持续存在，但脸变长，内眦赘皮变轻，下颌骨发育不良更加明显，先天性心脏病，手掌远侧水平线终于第二指间区垂直处。

5.脆性X染色体综合征 患儿长脸、大耳、大睾丸、指关节过伸、大手足、皮纹异常。

6.4X和5X综合征 患儿内眦赘皮、眼距宽、耳畸形、下颌前突、前臂旋转困难、手指足趾畸形、先天性心脏病、掌指纹异常。

7.甲状腺功能减低症 患儿头大，颈短，面部苍黄胖肿，贫血貌，眼距宽，眼睑水肿，鼻梁矮宽，唇厚，舌大而伸出，头发稀少而干枯，腹大、脐突出、脐疝，脊柱侧弯或后弯畸形。

8.甲状腺功能亢进 患儿检查：注意是否甲状腺肿大，有无特殊的突眼面容、眼裂增宽、不常瞬目、凝视状、上眼睑挛缩、外翻困难、闭眼时眼缘颤动、辐辏力弱，眼上看时，前额皮肤不起皱，眼皮色素沉着，可有眼肌麻痹。

9.肢端肥大症 患儿四肢长骨及手足明显增大，身长显著增高，前额、颧骨、下颌骨粗大突出，牙齿稀疏，鼻宽、耳大、唇厚、舌厚、语言不清。

10.黏多糖病 注意患儿身材是否矮小，是否低于同种族年龄标准的30%以上，是否上下部量比例不均匀，头面部骨骼是否发育异常，如头大、前额突出、颅骨舟状畸形，有无颈短、下胸部上腰部脊柱后突，注意是否有鼻梁扁平宽，嘴唇厚而外翻，舌大张口，牙齿稀疏而小，牙龈肥厚，面容粗糙，表情淡漠，智力落后，毛发多粗糙而黑，关节挛缩，掌指宽而短，膝、髋外翻并有扁平足，腹部膨隆，肝脾大，疝气，角膜薄翳浑浊。

11. 珠蛋白生成障碍性贫血 注意有无面色苍白、特殊面容，如头颅大、额部隆起、颧高、鼻梁塌陷、眼距增宽；黄疸、肝脾大。

12. 主动脉瓣上狭窄综合征 注意是否头小、前额突出、满月脸、眼距宽、斜视、鼻梁低、露鼻孔、唇厚、上唇突出、下颌小、智力低下。

（三）辅助检查

1. 唐氏综合征 ①染色体核型：染色体典型核型为47，XX（或XY）＋21，占绝大多数，为95%，此型临床症状典型。D/G易位：染色体核型为46，XX（或XY）＋21，t（Dq21q），占2%；为缺少一个D组染色体相互易位而连接成一个新的染色体；G/G易位：第21对与22对染色体易位，形成一个21/22染色体或两个第21对染色体连接成一个等臂染色体，还有一个正常的第21对染色体；染色体核型为46，XX（或XY）＋21，t（GqGq），此型占1%～2%；嵌合体型：染色体核型为46，XX（或XY）/47，XX（或XY）＋21，占2%。临床症状不典型，智力落后程度不一，较典型21-三体型者好，有人称为副先天愚型或类先天愚型。②血清尿酸、白细胞碱性磷酸酶、红细胞的血清乳酸脱氢酶（LDH）、G-6-PD增加。③过氧化物歧化酶-1（SOD-1）增加。

2. 18-三体综合征 ①X线检查：拇指及第1掌骨短，第3、4、5指向尺侧偏斜；上下颌骨发育不良，颅骨穹隆菲薄，枕骨突出；胸骨发育不良或缺如。②染色体核型80%为三体型，47，XX（XY）＋18，临床表现典型；10%为嵌合体型，46，XX（XY）/47，XX（XY）＋18，或48，XXX（XXY）＋18，或D/E，E/G易位型。

3. 13-三体综合征 染色体检查80%为三体，核型为47，XX（或XY）＋13；20%为易位型及嵌合体。

4. 猫叫综合征 第5号染色体短臂缺失，也可呈环状，亦可易位到C、D或G组染色体上。

5. 甲状腺功能减低 ①血清T_4、T_3减低，TSH增高，若TSH及T_4减低，应进一步做TRH刺激试验，以区分继发垂体或下丘脑病变，刺激后TSH增高提示下丘脑病变，TSH无反应提示垂体病变。②X线：骨龄落后，骨化中心少，骨骺钙化不全。

6. 甲状腺功能亢进 ①血清T_3、T_4增高，TSH下降。②TRH兴奋试验：正常注射TRH后，TSH增高，甲状腺功能亢进者不增高或低于正常。③甲状腺B超及扫描：可发现甲状腺肿大。④甲状腺抗体测定：明确是否为桥本病所致甲状腺功能亢进。

7. 肢端肥大症 ①血清hGH、IGF浓度增高，血糖高。②X线检查：颅骨片可见蝶鞍增大，床突破坏。长骨骨质疏松及骨端呈毛虫状改变，骨龄正常。

8. 黏多糖病 ①尿中黏多糖和白细胞中组织细胞酶活性测定。②X线检查：颅骨可见鞋形蝶鞍、颅骨呈舟状、颅板致密，颅缝早闭而前囟闭合延迟，下颌骨短而宽，肋骨脊柱端小、胸骨端宽呈"飘带样"，长骨骨干改变上肢较下肢明显，骨干粗而短，两端变细，掌指骨短粗，远端宽，近端尖呈三角形，远节指骨呈爪形。

9. 珠蛋白生成障碍性贫血 ①血象：小细胞低色素性贫血，红细胞大小不一，点彩红细胞，偶见豪－周小体，靶形红细胞和有核红细胞。②骨髓象：红细胞系增生明显活跃，粒红比例倒置，以中幼红、晚幼红多见，含铁血黄素颗粒增多。③红细胞脆性减低，HbF 增高。

二、思维程序

（1）首先注意特殊面容是否伴智力低下，伴智力低下有染色体畸变及先天性疾病，包括唐氏综合征、18- 三体综合征、13- 三体综合征、猫叫综合征、Seckel综合征、Larsen综合征、Ellis-Van-Creveld综合征、France Schetti-Klein综合征、4q31—qter单体综合征及其他常染色体畸变综合征等；性染色体畸变病，如脆性X染色体综合征、4X和5X综合征、软腭－心－面综合征等；内分泌疾病，如甲状腺功能减低症；代谢性疾病，如黏多糖病；心血管疾病，如主动脉瓣上狭窄综合征。不伴智力低下者有甲状腺功能亢进、肢端肥大症、珠蛋白生成障碍性贫血。

（2）注意是否伴有多发性畸形，尤其注意是否有先天性心脏病、手指畸形、通贯手，如伴有常提示染色体畸变，应进一步行血淋巴细胞核型分析以确诊。

（3）注意患儿是否在出生时特殊面容已很明显，出生时即有明显特殊面容的有染色体畸变、甲状腺功能减低症、主动脉瓣上狭窄综合征，先天性甲状腺功能低下在出生后几周内常无特异性生理功能异常的症状，头颅大小及外形正常，但出现舌大而厚，染色体正常。出生后渐出现特殊面容的有黏多糖病、甲状腺功能亢进（突眼）、肢端肥大症、珠蛋白生成障碍性贫血。

（4）注意是否伴有其他系统疾病的表现，如甲状腺功能改变的表现，提示甲状腺疾病，应进一步检测甲状腺功能，溶血表现提示珠蛋白生成障碍性贫血，进一步做血红蛋白电泳。骨骼畸形提示黏多糖病，进一步做尿中黏多糖和白细胞中组织细胞酶活性测定。

三、经验体会

（1）注意智力障碍在婴儿期除少哭外，若不仔细检查常不易与正常者相区别，但随着年龄的增长会日趋明显。

（2）染色体畸变头面部畸形部位多，并且除面部外最常见的异常部位为心脏、手指、关节、掌纹、生殖器，并且平时易患各种感染。

（3）甲状腺功能减低症在新生儿时期常见于过期产儿，出生体重超过4000g的巨大儿。生后喂养困难，不会吸吮，吞咽时哽噎，患儿很少啼哭，经常处于深睡状态，生理性黄疸时间延长。一般自出生时即有便秘、腹胀，易被误诊为先天性巨结肠，易患新生儿硬肿症。如上述现象同时见于某新生儿，则应高度怀疑先天性甲状腺功能减低的可能，应检查血清T_4和T_3，必要时可测TSH以做早期诊断，应注意先天性甲状腺功能减低在出生后几周内常无特异性生理功能异常的症状，头颅大小及外形正常，但可出现舌大而厚，染色体正常。

（吴小川）

第十三节　四肢短小

四肢短小是指四肢长度明显短于正常，体型呈不匀称状。引起四肢短小的疾病主要为一些代谢及内分泌疾病，包括甲状腺功能减低、黏多糖病、软骨营养不良、多发性骨骺发育不良、大骨节病等疾病。临床如遇见四肢短小患儿就诊，可按如下程序诊断。

一、诊断步骤

（一）采集病史

注意询问患儿有无家族或遗传病史，有无地方性发病的特点，是否患有全身性慢性疾病，如心、肾疾病，慢性传染性疾病史，母亲妊娠期有无异常（如胎动少）或服用致甲状腺肿药物，是否出生窒息、低体重，有无便秘、生理性黄疸延迟、吸吮差、哭声低，有无智力障碍，出生及第一年生长发育是否正常，1岁后生长发育情况，并注意外生殖器及第二性征发育情况。

（二）体格检查

注意患儿身材是否低于同种族年龄标准的30%以上，上下部量比例是否均匀，头面部骨骼是否发育异常，囟门有无增大或闭合延迟，皮肤是否粗糙，有无黏液性水肿，是否眼距增宽、眼裂小、鼻根平、唇厚舌大、发际低，有无出牙迟或牙釉质发育不良，有无颈蹼、肘外翻、乳房发育不良，腹部是否膨隆，肝脾是否肿大，有无外生殖器发育异常（包括女性假两性畸形、男性性早熟），有无关节僵硬、肿大及畸形，是否有指、趾短小。

（三）辅助检查

1.甲状腺功能减低检查

（1）血清 T_4、T_3 减低，TSH 增高，若 TSH 及 T_4 减低，应进一步做 TRH 刺激试验，以区分继发垂体或下丘脑病变，刺激后 TSH 增高提示下丘脑病变，TSH 无反应提示垂体病变。

（2）X线检查：骨龄落后，骨化中心少，骨骺钙化不全。

2.黏多糖病检查

（1）尿中黏多糖和白细胞中组织细胞酶活性测定。

（2）X线检查：颅骨可见鞋形蝶鞍、颅骨呈舟状，颅板致密，颅缝早闭而前囟闭合延迟，下颌骨短而宽，肋骨脊柱端小、胸骨端宽呈"飘带样"，长骨骨干改变上肢较下肢明显，骨干粗而短，两端变细，掌指骨短粗，远端宽、近端尖呈三角形，远节指骨呈爪形。

3.软骨营养不良检查 X线检查可见骨骺、骨化中心缺乏或出现晚。

4.假性软骨发育不良检查 X线检查可见椎体变扁、前沿呈鸟嘴状或台阶状，骨骺小而不规则，呈碎片状，成熟明显延迟，骨盆软骨呈三角辐射及整个髋臼成熟延迟。

5.多发性骨骺发育不良检查 X线检查可见骨骺出现迟缓，呈碎裂外观。

6.大骨节病检查

（1）头发、尿、血微量元素硒测定降低。

（2）X线检查：骨骼早期干骺端钙化处出现小凹陷或钙化带中断，后期干骺完全融合，呈杯状凹陷，骨干与骨骺愈合早，骨骺出现正常，无骨化中心缺乏。

二、思维程序

（1）注意观察患儿身材是否成比例，确定有无骨病或代谢性疾病引起的四肢短小。检查上下部量，四肢短小、体型不匀称的疾病有：①甲状腺功能减低症，主要特点为智力迟钝，四肢短小，基础代谢低，骨龄落后，骨化中心少。②黏多糖病，Ⅰ型有智力低下、多毛、好动、毛发浓密、浓眉大眼、角膜云翳、肝脾大、爪状手；Ⅳ型智力基本正常，但步态异常、骨骼畸形明显，颌骨突出，鼻矮，口大，鸡胸，骨质疏松，髋骨外翻，腕、膝关节肿大，牙釉质发育不良。③先天性软骨发育不全，出生时体征已明显，躯干正常，四肢短小，呈弓形，手指足趾趋于等长，手出现车辐状畸形，伸指各指不能靠拢，伴有头大、面宽、前额突出的面部改变，智力、内分泌、钙磷代谢正常。④假性软骨发育不良，为脊柱骨骺先天发育不良，以躯体非匀称矮小、韧带过度松弛、骨关节炎出现早为特征，一般2～4岁出现生长迟滞，臀部后突，步态蹒跚，骨关节畸形，智力正常，面部外观无特殊。⑤多发性骨骺发育不良，四肢短，头面部正常，智力正常，走路晚，步态不稳，膝内、外翻，关节疼痛，功能受限，6～7岁后可出现脊柱侧弯。⑥大骨节病，一种慢性地方病，多发于东北、华北、西北地区，多侵犯儿童及青少年，主要病变为骨化过早和不规则，严重影响骨骼发育，无智力障碍，早期表现为乏力、关节僵硬、不能握拳，关节肿大、畸形、疼痛、运动障碍，四肢、指、趾短小。

（2）注意有无智力障碍，甲状腺功能减低症、黏多糖病Ⅰ型常伴智力障碍，而其他骨病智力正常。

（3）腕、肩、肘、踝关节X线检查，X线骨龄是否延迟，若骨龄落后，需进一步测定血清T_3、T_4、TSH，高TSH、低T_4提示原发性甲状腺功能减退症，低TSH、低TT_4，应进一步予TRH刺激，刺激后TSH增高提示下丘脑病变，TSH无反应提示垂体病变。骨龄落后疾病尚有先天性软骨发育不良、假性软骨发育不良、多发性骨骺发育不良。骨龄正常见于黏多糖病、大骨节病。

（4）四肢短小临床诊断思维程序见图2-13-1。

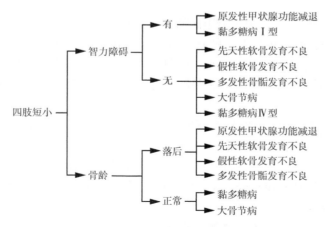

图2-13-1　四肢短小临床诊断思维程序

（吴小川）

第十四节　杵状指（趾）

患儿指（趾）末端组织缺氧，引起血管袢扩张，血流量增加，软组织增生，手指、脚趾末端增宽、增厚，指、趾甲表面呈玻璃样，整个指（趾）呈杵状，故称杵状指（趾）（clubbing of the fingers and toes）。指（趾）末端呈红晕，提示动脉血液已有缺氧，是杵状指（趾）的早期表现；杵状指（趾）最早可在生后3～6个月出现，在2～3岁时明显，以拇指最典型。常见于发绀型先天性心脏病、肺源性心脏病、感染性心内膜等。

一、诊断步骤

（一）采集病史

询问杵状指（趾）出现的时间，是否伴有发绀、活动后气促、咳嗽等心肺疾病症状。还应询问母亲妊娠期健康状况、家族中有无类似病史等。

（二）体格检查

除杵状指（趾）外，还应进行全身检查，是否有发绀、肺部啰音、心脏杂音、肝大等。

（三）辅助检查

1.**心电图**　是否有房室肥大、心肌缺血、心脏传导阻滞、心律失常等。

2.**X线检查**　观察肺纹理，是否有纤维化，是否有纵隔移位，观察心影形态及房室大小，有无肺发育畸形、胸膜及膈肌病变等。

3.**超声心动图**　明确心内结构。房室及大血管是否增大及其相互位置关系，肺血管有无增宽等。

4.**心导管检查及心血管造影**　心导管检查可测定心内各部位血氧、压力，是否通过异常通道。选择性心血管造影能进一步明确心内或心外有无异常分流及其类型。

二、思维程序（图2-14-1）

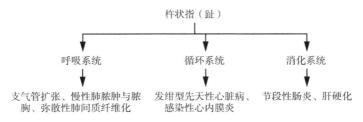

图2-14-1　杵状指（趾）临床诊断思维程序

三、经验体会

杵状指（趾）是指（趾）末端组织缺氧，引起血管祥扩张，血流量增加，软组织增生，手指、足趾末端增宽、增厚，指、趾甲表面呈玻璃样的一种体征，多由发绀型先天性心脏病引起，但慢性肺部疾病、感染性心内膜炎及肝硬化也能导致。杵状指（趾）最早可在生后3～6个月出现，在2～3岁时明显。健康人足趾本稍呈杵状，鉴别应以手指尤其拇指为准。先天性心脏病经手术治疗发绀改善后，杵状指（趾）亦减轻或消失。临床诊断时应紧密结合病史和器械检查，鉴别杵状指（趾）的病因。

（邹润梅　王　成）

第十五节　乳房过早增大

乳房发育标志着青春期的开始，女孩在8岁前呈现乳房增大，称为乳房过早增大，是一种病理现象。

一、诊断步骤

（一）采集病史

病史采集要点：应注意生长加速史、行为改变史、阴道分泌物及出血史、家族成员性早熟史、激素类药物（尤其是误服避孕药）和所谓"补品"摄入史。

（二）体格检查

体格检查要点：应注意身高、体重、体型、乳晕的色泽、乳房及阴毛的青春分期、外阴及生殖器发育状况、其他第二性征及性腺检查。

（三）辅助检查

1.血清及尿液激素测定　T_3、T_4、TSH测定有助于判断有无甲状腺功能低下，睾酮、雌二醇增高见于性腺肿瘤，LH、FSH增高见于特发性真性性早熟，尿17-酮排出增多见于先天性肾上腺皮质增生。

2.影像学检查　①骨龄测定：X线判断骨骼发育是否超前。②B超：观察卵巢形态、大小及卵泡发育情况。③CT、MRI检查：头颅CT或MRI检查注意除外颅脑肿瘤、脑囊肿、脑脓肿、脑水肿等，肾上腺CT或MRI检查注意排除先天性肾上腺皮质增生症、肾上腺肿瘤。

3.促性腺释放激素（LHRH）刺激试验　可鉴别性早熟为继发性或部分性早熟，性早熟是暂时性或家族性的。

二、思维程序

（一）首先确定是否为真的乳腺组织

发育的乳腺应是一块可触及的乳晕下坚实的乳腺组织，低端游离，直径大于2cm，而乳房脂肪沉积（lipomastia）常见于肥胖儿，外观很像乳腺发育，但是无腺体组织，乳房X线或超声检查可以区别脂肪和乳腺组织。其次应排除乳腺癌，如果乳腺组织表面不光滑、生长不规则、质地坚硬提示早期癌变，局部出现溃疡或邻近淋巴结肿大则是晚期乳腺癌表现，应进行乳房X线检查或活检。

（二）判断乳房过早增大的原因

1.真性性早熟 是由于下丘脑－垂体－性腺提前发生作用，为中枢性性早熟。

（1）特发性性早熟：除乳房过早增大外，尚有身长、体重过快增长，骨骼成熟加速及骨骺闭合较早。血浆及24h尿FSH和LH增高，LHRH刺激试验：FSH、LH增高明显。

（2）家族性性早熟：个别可有家族性，病因不清。

（3）中枢神经系统病变：①先天性脑功能异常、脑水肿、脑囊肿、错构瘤；②脑炎、脑脓肿；③脑外伤；④下丘脑或松果体瘤，以上病变可影响下丘脑的功能而分泌LHRH，出现性早熟。可能伴有下丘脑病变的其他症状，如尿崩症、发热、肥胖或消瘦、情绪改变、智力发育迟缓及惊厥等症状，头颅CT、MRI可有特殊改变。

（4）先天性甲状腺功能低下：少数久治未愈者可伴性早熟，是由于下丘脑－垂体－靶腺的调节紊乱所致，患儿骨龄明显落后，严重者有生长和智力障碍，实验室检查TRH、TSH、FSH、LH增高。

2.假性性早熟 非中枢性性早熟，血FSH、LH及LHRH刺激试验正常。

（1）药物：由于服用激素类药物（尤其是误服避孕药）所致。

（2）肾上腺疾病：由肾上腺分泌性激素所致。

（3）性腺肿瘤：由性腺分泌性激素所致。

3.部分性性早熟 多为单纯性乳房发育，多为单侧，无其他性征发育表现，有时会自行消退。血促性腺激素正常，尿雌激素阳性。

4. McCune-Albright综合征 为多发性骨纤维发育不良伴性早熟综合征，骨骼系统见纤维发育不良，皮肤色素沉着，内分泌紊乱包括性早熟、甲状腺功能亢进、库欣综合征，为靶器官自主性亢进，一般先有阴道出血，后有乳房增大，血FSH、LH不升高。

三、经验体会

对于乳房过早增大患儿，一定要排除中枢神经系统及其他腺体病变。

（吴小川）

第十六节　库欣样面容

库欣样面容即满月面容，表现为面部圆胖，形如满月，面颊部皮肤干燥而有光泽，呈潮红或紫红色，常伴有痤疮和须发增多。库欣样面容是肾上腺皮质功能亢进的特征性面容，常见于库欣综合征和长期使用肾上腺皮质激素的患儿。

一、诊断步骤

（一）采集病史

病史采集主要包括两个内容：①是否存在长期使用 ACTH 或肾上腺皮质激素药物的病史；②是否存在引起肾上腺皮质分泌糖皮质激素过多的疾病（如肾上腺皮质肿瘤、肾上腺皮质增生、垂体肿瘤、垂体或下丘脑功能紊乱、异位 ACTH 分泌综合征）。

（二）体格检查

除了满月脸外，患儿还有其他向心性肥胖的体征，如下颌、颈、背部和腹部脂肪堆积而隆起，外观如驼背，故称为水牛背，而四肢相对细小。面部和躯干多毛，伴有痤疮，身高较矮，女孩可出现阴毛，男孩阴茎增大，或伴有乳房发育，部分患儿出现高血压。

（三）辅助检查

1.一般检查　①血常规检查：库欣综合征外周血改变的特点是淋巴细胞嗜酸性细胞减少，中性粒细胞和红细胞增多。②X 线检查：腕骨照片常发现骨龄较同龄正常儿童落后，有男性化时则可超过正常同龄儿；四肢长骨照片可发现骨质疏松，偶见病理性骨折；腹部平片可发现肾上腺钙化影；蝶鞍照片有助于发现垂体有无增大。③B 超、CT和 MRI 检查：有助于判断肾上腺或垂体肿瘤。

2.确诊检查　主要围绕下丘脑－垂体－肾上腺皮质（HPA）轴功能的检查，对本病的定性、定位诊断和鉴别诊断均有帮助。①血浆测定：血浆 ACTH 和皮质醇浓度增高，失去正常的昼夜节律；肾上腺皮质肿瘤则血浆 ACTH 低于正常，血浆皮质醇浓度显著增高。②尿游离皮质醇或 17-羟类固醇排出量测定：24h 尿游离皮质醇或 17-羟类固醇排出量增多；有男性化表现时，17-酮类固醇尿排出量亦增多。③地塞米松抑制试验：是评估 HPA 轴功能是否正常的重要指标。小剂量地塞米松抑制试验后，血浆 ACTH、皮质醇和尿游离皮质醇浓度均明显降低者为正常反应；库欣综合征、异位 ACTH 分泌综合征患儿血浆 ACTH、皮质醇和尿游离皮质醇浓度均不受抑制或仅受轻微抑制；肾上腺皮质肿瘤表现为抑制试验前后血浆 ACTH 水平均低于正常、血浆皮质醇和尿游离皮质醇浓度均明显增高。大剂量地塞米松抑制试验则主要用于鉴别肾上腺良性和恶性增生所致的库欣综合征，前者抑制率＞50%，后者不受抑制或抑制率＜50%，但其准确率仅为 50%。另外，理论上异位 ACTH 分泌综合征不受大剂量地塞米松抑制。④ACTH 刺激试验：用于鉴别肾上腺增生的性质是良性还是恶性，恶性增生者对ACTH刺激无明显反应，良性增生者ACTH刺激常出现过高反应。

二、思维程序（图2-16-1）

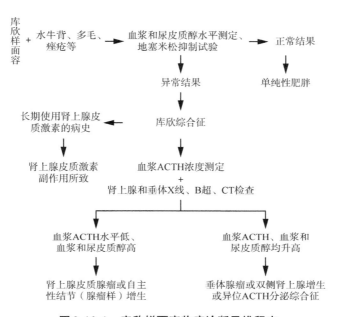

图2-16-1 库欣样面容临床诊断思维程序

库欣样面容加上水牛背、多毛、痤疮等表现即为库欣综合征表现，临床上应注意与单纯性肥胖相鉴别，后者血浆和尿皮质醇水平多正常，小剂量地塞米松抑制试验能明显抑制血皮质醇浓度。医源性库欣综合征只要通过询问病史中有长期使用糖皮质激素的历史便可诊断。通过血浆ACTH浓度测定，以及肾上腺和垂体X线、B超、CT等检查，可行定位诊断，如血浆ACTH水平低而血浆和尿皮质醇高，影像学检查发现肾上腺皮质增生者，多为肾上腺腺瘤或自主性结节（腺瘤样）增生；而血浆ACTH、血浆和尿皮质醇均升高，影像学检查常可发现为垂体肿瘤或双侧肾上腺增生；影像学发现其他部位的恶性肿瘤主要为肺癌，不受大剂量地塞米松抑制者，为异位ACTH分泌综合征。

三、经验体会

（1）血浆皮质醇浓度测定可取上午8点和午夜0点两个时间点，既可反映体内激素水平，又可了解激素分泌的昼夜规律性。正常情况下，午夜0点血皮质醇浓度较上午8点低50%以上。

（2）血浆皮质醇浓度受血浆蛋白质浓度的影响，营养不良、低蛋白血症时，血浆皮质醇浓度可降低。

（3）测定尿中游离皮质醇的浓度能够正确地反映血中皮质醇的水平，但尿蛋白质阳性和血尿时，可使结果升高，应注意排除。

（4）部分单纯性肥胖患儿因采血时的应激反应可出现血浆ACTH和皮质醇升高，也可有昼夜节律改变，但肥胖患儿的小剂量地塞米松抑制试验能明显抑制皮质醇，结合临床表现可与库欣综合征相鉴别。

（何庆南）

第十七节　毛发增多

毛发增多（hypertrichosis）是指生长毛发的部位的毛发密度增加、长粗、变长，或者毳毛处有过多的黑毛、硬毛生长。必须指出，毛发的生长与分布因种族、遗传及个体发育等因素，每个人不完全一致，甚至差异较大，上述定义不应与某些正常人（包括男女两性）小腿伸侧、前臂、胸部（指男性）、腹部有较多的细长黑毛相混淆。

一、诊断步骤

（一）采集病史

1.毛发增多发生的时间　出生时便出现多为先天性，出生后、青春期及成人出现的毛发增多则可能为后天性。

2.毛发增多发生的部位　注意辨别是全身性或局部性。

3.伴随症状　是否有畸形、性征的改变及其他疾病伴随存在。

4.用药史　长期使用皮质类固醇激素、睾酮、青霉素、链霉素可引起躯干及四肢多毛。

（二）体格检查

1.皮肤检查　毛发增多的部位、范围，皮肤有无水肿、色素沉着，是否有肥胖、皮脂增多、皮肤肥厚。

2.头面部检查　头部形状，眼裂大小，发际高低，有无畸形。

3.第二性征检查　声调高低，喉结是否突出，乳房大小，男女外生殖器检查等。

（三）辅助检查

1.激素水平测试　应测定血浆睾酮、血浆皮质醇、尿类固醇水平。

2.影像学检查　X线、B超、CT检查可发现卵巢、肾上腺的增生及肿瘤。

二、思维程序（图2-17-1）

（一）先天性毛发增多

1.先天性全身性多毛症　婴儿出生时即见全身硬毛，俗称毛孩，通常面部长毛特别明显，常伴有齿发育异常，可有家族史，甚至数代遗传。一般不伴有身体其他方面异

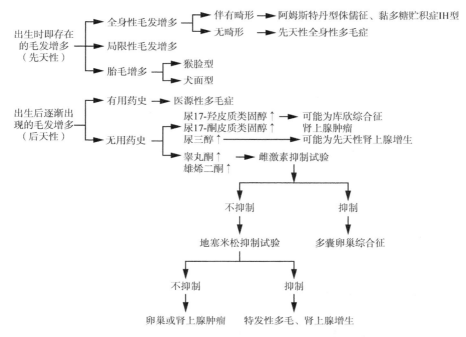

图 2-17-1 毛发增多临床诊断思维程序

常，也无内分泌或代谢疾病。

2. 阿姆斯特丹型侏儒征 以多毛及多种畸形为特征。多毛部位广泛，可分布于全身。身长、体重及生殖器发育不良，有特殊面容，头小、鼻窄、鼻孔前翻，眼距宽、近视，上唇唇沟狭小、下唇有唇沟，下颌小，下巴突出，耳位低，牙齿生长异常；另外可有四肢畸形。

3. 先天性局部多毛 有很多种情况，痣样多毛为黑痣上长毛；先天性脊柱裂常伴有腰骶部局部多毛。大多数局部多毛为特发性，患儿并无内分泌或新陈代谢异常。

4. 先天性胎毛增多症 为常染色体显性遗传或隐性遗传病。临床上分犬面型（dog-face）和猴面型（monkey-face）。犬面型出生时全身有很多细软胎毛，以后慢慢增多、长粗、变长，儿童期就明显全身被毛，以面部更明显。毛长可达10cm以上，但掌跖无毛，还可伴有牙齿异常，外耳畸形，但身体及智力发育正常。猴面型出生时多毛，颊部、眉、睫多毛，鼻扁平，唇厚而下垂，下颌前突，表现似猴，常早年死亡。

5. 皮肤僵硬综合征 是一种罕见的先天性皮肤疾病，临床表现为以股臀部为主的皮肤局限性硬化、色素增加，局部毛发可增多，肌肉不受累，一般无自觉症状。由于受累皮肤僵硬，膝关节和髋关节也可受累并逐渐出现挛缩，但患儿成年后皮损及关节变化不再进展。易误诊为硬皮病、嗜酸性筋膜炎等。确诊依靠组织病理学检查。

6. 出汗性血管瘤 又名小汗腺血管瘤样错构瘤（eccrine angiomatous hamartoma, EAH），是小汗腺痣（eccrine nevus）的一种异型，临床少见。男女发病率无差别，多数生后即有，发展缓慢，多为单一结节或斑块，质软，呈浅灰色、褐色或紫红色。皮疹多见于下肢，近膝关节处或足趾处，少数见于腹部、骶尾部、颜面部。局部多汗可有可无，毛发可增多，可伴有痒、痛或压痛。

（二）后天性毛发增多

后天性全身性多毛症大多数青春期起病，通常表现为无硬毛部位长毛显著及硬毛部位毛发异常增多，一般均发生内分泌功能障碍疾病，如肾上腺性征异常征、库欣综合征等。

1. 医源性多毛症　由于应用某些药物（青霉素、链霉素、补骨脂素、睾酮、苯妥英钠等）或长期使用皮质类固醇激素、免疫抑制剂（如FK506、环孢素A）而引起。药物作用引起的多毛可为局部性多毛，也可为全身性。

2. 多囊卵巢病　因下丘脑-垂体-性腺功能紊乱，卵巢分泌过多的睾酮和雄烯二酮所引起。于行经后不久起病，阴毛、腋毛、下腹部毛增多，胡须生长，四肢毛增多。逐渐出现闭经、不孕、无卵巢周期、肥胖，可有男性化表现。血浆睾酮升高，LH偏高，FSH正常或偏低，LRH兴奋试验阳性。B超及CT检查可证实肿大的卵巢。

3. 卵巢肿瘤　表现为多毛，体毛增多为主，继发性闭经及不育。血中睾酮升高，雄烯二酮可升高，尿中17-酮升高，促性腺激素降低。B超、CT检查可确定肿瘤部位，常为一侧卵巢增大。

4. 肾上腺男性化肿瘤　为肾上腺肿瘤分泌过多雄激素所致，恶性肿瘤占多数。毛发增多可发生于任何年龄，青春前期女孩以阴毛发育为首发症状，成年女性胸背、四肢毛变粗而黑，阴毛增加呈棱形分布，胡须出现，发际后退。女性伴有原发或继发性闭经，生育障碍。男孩呈早发性巨生殖器症，阴毛、腋毛出现，睾丸小而不成熟。血睾酮升高，尿17-酮升高，而不被地塞米松所抑制。B超、CT检查可作定位诊断。

5. 先天性肾上腺增生　早期即出现多毛，原发性闭经及不育，女性假两性畸形，男性化严重，血睾酮升高，孕三醇升高，尿17-酮升高。

6. 库欣综合征　因肾上腺分泌过量的糖皮质激素所致的代谢紊乱。面部发际毳毛增多，有小须，四肢毛增多，眉毛增浓，有特殊体态（满月脸、向心性肥胖），皮肤紫纹，高血压，糖耐量异常。尿17-羟、17-酮增加，血浆皮质醇增高。B超、CT检查示肾上腺增生、腺瘤或肿瘤。

7. 特发性多毛　多始于青春期，在无硬毛区生长过多硬毛，多肥胖，月经及生育情况正常。睾酮有部分增高，但无阴蒂肥大，无男性化表现。

（三）全身性脂肪营养不良

全身性脂肪营养不良是一种极为罕见的、进行性的多系统遗传疾病，符合常染色体隐性遗传规律。其特点为：全身脂肪消失或缺乏，伴色素和毛发增多，可分为全身性和部分性。全身性脂肪营养不良在娩出时或新生儿期出现者为先天性，在生后其他年龄发病者为后天性。全身性脂肪营养不良具有以下特点：面部、躯干、四肢及内脏周围组织脂肪消失，皮下静脉显露，皮肤多毛，多汗，色素沉着。骨骼肌含糖原过多而肥大显露。肝脏因含过量的中性脂肪和糖原而肿大，并可致肝硬化，脾大或存在以三酰甘油升高为主的高脂血症。可有心脏扩大，高血压。部分患儿有智力障碍，肾脏病变，角膜浑浊，男性可有阴茎肥大；女性表现为阴蒂肥大或卵巢多发性囊肿。先天性全身性脂肪营养不良常伴发黑棘皮病，生后第1年内有生长和骨骼发育加快，出现肢端肥大症的外观。后天性全身性脂肪营养不良则女性发病率较高，并发症多，最常见为糖尿病，胰岛素分泌量多，但有对胰岛素耐受的现象。

三、经验体会

多毛有明显的临床表现，诊断不困难。但有些患儿病态多毛与正常人多毛的界限很难划清。特别是那些目前还查不出病因的患儿，结合全身情况、性别差异、多毛的部位、女性的月经史及生育史、体格检查等综合分析对诊断及鉴别诊断是十分重要的。

（易著文）

第十八节 色素沉着

皮肤色素沉着（pigmentation）主要是指皮肤内黑素、胡萝卜素，以及血液内氧化与还原血红蛋白的含量增多。黑素是决定皮肤颜色的主要色素，其由黑色素细胞分泌。其增多可由遗传性因素或继发性因素（如紫外线、X线、温热、内分泌改变等）导致，除以上几种色素含量增多可引起皮肤颜色变化外，还可由于药物、金属、异物及其他代谢产物的沉着引起皮肤颜色的变化。

一、诊断步骤

（一）采集病史

（1）起病情况：发病年龄、时间，是先天性还是后天性，是原发性还是继发性。
（2）色素沉着的部位、范围，色素异常的发展情况。
（3）有无全身症状或局部症状，是否有性腺功能变化，色素沉着前是否有皮肤破溃、毛细血管扩张。
（4）既往病史：是否有用药史、重金属接触史。
（5）有无家族史、遗传病史等。

（二）体格检查

（1）检查色素沉着的部位，明确色素沉着的颜色、形状、大小。四肢暴露部位的色素沉着多与接触过敏及光敏感有关。局部性高出皮面的色素异常见于痣类。泛发性色素沉着多见于全身疾病，如系统性硬皮病、皮肌炎、原发性肾上腺皮质功能减退症（Addison综合征）、皮肤黑热病等。
（2）注意其他伴随症状，如精神智力状态、皮肤粗糙、毛细血管扩张、骨骼发育等。

二、思维程序（图2-18-1）

（一）先天遗传性疾病

1.着色性干皮病 为常染色体隐性遗传病，患儿对光线敏感，出生时皮肤正常，

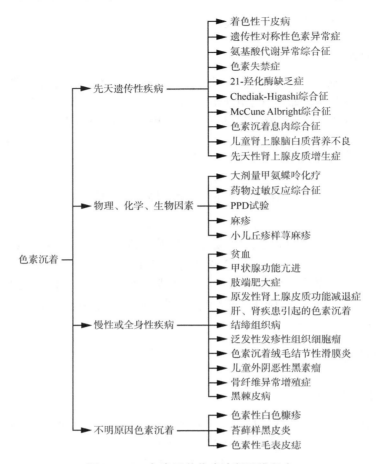

图2-18-1　色素沉着临床诊断思维程序

70%于出生后6个月至3岁发病。皮损主要发生于面、颈、手背、口唇、黏膜等部位，初发损害为雀斑，呈淡棕色，以后由淡棕色变为暗棕色，针尖至1cm大小，可相互融合形成不规则的色素沉着斑，皮损间常伴有毛细血管扩张及小而不规则的白色萎缩斑点、水疱、大疱、表浅性溃疡等损害。痊愈后遗留畸形瘢痕，晚期可演变为基底细胞癌或鳞状细胞癌。

2.遗传性对称性色素异常症（dyschromatosis symmetrica hereditaria，DSH）　又称对称性肢体色素异常症（symmetric dyschromatosis of the extremities）和Dohi对称性肢端色素沉着症，系常染色体显性遗传性皮肤病。婴儿期或儿童期发病，亚洲人较常见。典型表现为肢端有色素沉着和色素减退形成的网状斑，病损呈对称性分布，无自觉症状；小部分患儿面部有雀斑样损害，严重者可累及躯干等部位，严重影响美观。

3.氨基酸代谢异常综合征　为先天性氨基酸代谢障碍病，属常染色体隐性遗传。起病于3～9岁，偶或更早。皮肤表现类似于草酸缺乏病，于身体暴露部位如前额、颊部、眼周围、颈后、前臂及手背等处，日晒后出现红斑、水疱、渗出，干燥后脱屑；久之，呈弥漫性色素沉着，皮肤粗糙、肥厚，毛发干燥、变脆，并可广泛脱落。病变多在春天及初夏加重，可与神经系统病变同时发生。

4.色素失禁症 多见于女性，患儿于出生后数周发病，先于躯干、四肢发生红斑、水疱、疣状炎症病变，继而发生色素沉着，表现为斑点状、线状、条纹形、螺纹形、树枝状、蜘蛛样等奇形怪状，颜色呈褐黄、灰褐、褐色，多数散布在躯干、上臂和大腿等部位。色素可延续多年，以后缓慢消退。本病可同时伴有假斑秃、先天性白内障、斜视、视神经萎缩、癫痫、智力迟钝、腿和上臂骨骼缩短及心脏病。

5.21-羟化酶缺乏症（21-OHD） 是一种先天性疾病，为常染色体隐性遗传的酶缺陷病，但有明确家族史者不多。ACTH和黑色素细胞刺激素的增加导致皮肤呈棕黑色。主要临床特点：①雄性激素过多造成女性男性化和闭经；男童性早熟；幼儿期生长过快，骨骺早愈合，成年后身材矮小。②实验室检查：尿17-酮类固醇高于正常；ACTH兴奋试验，尿17-KS明显升高，超过正常范围；小剂量地塞米松抑制试验24h尿17-酮类固醇降低；血睾酮高于正常；染色体检查女性46，XX，男性46，XY；血浆类固醇色谱分析显示17-羟孕酮、雄烯二酮明显高于正常，ACTH兴奋试验时进一步升高，可被小剂量地塞米松所抑制而降至正常。

6. Chediak-Higashi综合征（CHS） 又称Chediak-Steinbrinck-Higashi异常、Chediak-Steinbrinck畸形、Chediak-Higashi-Safo畸形、小儿局部白化症、先天性白细胞颗粒异常综合征、色素缺乏易感性增高综合征。CHS是少见的遗传病，1943年首次报告，是一种常染色体隐性遗传性疾病，多见于近亲结婚的小儿，特征为反复感染，部分眼皮、皮肤白化，怕光，眼球震颤，皮肤暴露部位色素过度沉着，白细胞内含有特殊的颗粒。至疾病加速期肝脾和全身淋巴结肿大、血象低、感染加重、发热、衰竭，最后常导致死亡。

7. McCune Albright综合征 是一种少见的散发性先天性疾病，其临床表现为下列三联征：①一个或多个内分泌腺增生或腺瘤引起的自主性功能亢进。最常见的是卵巢出现自主性的功能性滤泡囊肿，导致假性性早熟。②多发性骨纤维异样增殖。多累及颅面骨和长骨，呈不对称分布，常表现为局部疼痛和骨骼畸形，病程进展缓慢，年幼时易发生病理性骨折，到成年后则较少发生。有时骨骼增殖可造成局部压迫症状，如颅骨病灶压迫附近神经造成失明、失聪；压迫垂体造成内分泌功能障碍。③边缘不规则的皮肤咖啡色色斑，常在出生时出现。

8.色素沉着息肉综合征 又称Peutz-Jeghers综合征（Peutz-Jehgers syndrome，PJS），为常染色体显性遗传病，是以特定部位的皮肤及黏膜色素沉着、胃肠道多发性息肉及遗传倾向为特征的一种少见疾病。儿童常以贫血、腹痛、便血、肠梗阻等为主要表现。临床特点：唇、口腔黏膜、指（趾）皮肤色素斑，色素斑为褐色或黑色，不隆起。色素斑常发生于婴儿期，最早可见于出生时，也可在成年后发现，随年龄增长，部分色素斑可褪去，但口腔黏膜的色素沉着一般持续存在，具有诊断意义。PJS的另一特征是消化道息肉，最常发生在小肠（空肠＞回肠＞十二指肠），其次是大肠和胃，不论息肉发生于何处，均有诊断意义。息肉呈多发性，小肠和大肠息肉多有蒂，胃息肉多无蒂。儿童主要表现为肠痉挛、腹痛、腹泻、消化道出血和贫血，发生肠套叠时可触及腹部包块。对有色素沉着的儿童应列为重点普查对象，对小儿腹痛、便血、贫血、肠套叠及多发性肠息肉应重视皮肤黏膜色素斑的检查并追踪家族史。

9.儿童肾上腺脑白质营养不良（ALD） 是一种遗传性代谢性疾病，呈X-连锁隐性遗传，临床较为少见。95%是男性，5%为女性杂合子。无种族和地域特异性，临床表现分为6型：儿童大脑型、青年大脑型、成人大脑型、肾上腺脊髓型、纯肾上腺型和无症状型。儿童期发病者为80%，儿童平均年龄为7岁，多数患儿病情呈进行性加重，多在发病后0.5～5年死亡，但也有个别病例超过25年。临床表现有不同程度的智力下降、视力减退、四肢活动障碍、构音困难、语言减少，部分患儿有抽搐、听力下降、肾上腺功能减退；临床上有色素沉着表现，血清ACTH升高，24h尿17-羟、17-酮下降。

10.先天性肾上腺皮质增生症（congenital adrenal hyperplasia，CAH） 是较常见的常染色体隐性遗传病，由肾上腺皮质激素合成途径中所需酶的先天性缺陷所致。常见的CAH分别由21-羟化酶、11β-羟化酶、3β-类固醇脱氢酶、17α-羟化酶等缺陷引起。临床上常有性发育异常和不同程度的口唇、乳晕、外阴部皮肤、黏膜色素沉着，水和电解质紊乱（高血钾、低血钠）及高血压等表现。单纯的性发育异常者往往就诊较迟；有水和电解质紊乱者常在婴幼儿期即发病，病情较重，且最易误诊。

（二）物理、化学、生物因素引起的色素沉着

光线、慢性机械性刺激、药物、化工燃料、重金属及某些带有色素的异物等刺激、病毒、过敏、中毒等直接侵入皮内时，在炎症消退后可遗留弥漫性或局限性、暂时性或永久性皮肤色素沉着。

1.大剂量甲氨蝶呤（HD-MTX）化疗引起皮肤损伤 皮肤损伤发生于用药后3～9天，表现为大片皮肤潮红，甚至出现水疱及表皮剥脱，类似Ⅱ度烧伤，于第10～20天恢复，遗留色素沉着。

2.药物过敏反应综合征（DHSS） 抗癫痫药DHSS是一组由芳香族抗癫痫药引起的药物不良反应综合征，多见于苯巴比妥、卡马西平及苯妥英钠治疗者。临床有特征性的"三联征"，即发热、皮疹和内脏损害。通常于首次用药时发生，2～6周出现症状。开始多表现为发热，其后的1～2天逐渐出现皮疹、黏膜损害、皮肤脱屑及色素沉着、淋巴结肿大、咽峡炎及内脏损害。

3.PPD试验 人工免疫阳性者硬结于试验后≤4天消退，硬结持续时间为1～2天，色素沉着淡薄。自然感染者PPD硬结于试验后≤7天消退，硬结持续时间4～5天，有明显色素沉着。

4.麻疹 是一种急性病毒性传染病。多见于儿童，四季都可发病，但以冬末春初为多。临床以发热、呼吸道炎、口腔黏膜斑及全身斑丘疹等表现为主。发疹特点：①先有上呼吸道卡他症状，3～5天出疹，持续4天达高峰，以后逐渐消退，留有脱屑和色素沉着；②皮疹为浅红色斑丘疹，疹间有正常皮肤；③病后2～3天可在口腔黏膜见到特异性小白点，周围红晕，为麻疹黏膜斑，有确诊意义。

5.小儿丘疹样荨麻疹 也称丘疹水疱性荨麻疹，为儿童常见皮肤病之一。本病好发于1～7岁小儿，特别是婴幼儿，其皮疹特点是黄豆大红疹，质地较坚硬，中心有针尖大小硬芯或水疱。瘙痒较甚，抓破后渗水，约一周干燥结痂脱落，并遗留色素沉着，常此起彼伏，延绵数月，愈后又容易再发，全年均可发生，尤以春秋温暖季节多发。其皮疹以四肢暴露部位为多，躯干部较少。由于其反复发作，严重影响小儿的正常生活。

（三）慢性或全身性疾病伴发色素沉着

1.贫血 先天性再生障碍性贫血，主要发生于婴幼儿，皮肤呈弥漫性棕褐色色素沉着，而黏膜并不受累。恶性贫血，患儿的面部和手部有弥漫性淡褐色或斑状色素沉着。溶血性贫血患儿常见下肢发生色素沉着斑。

2.甲状腺功能亢进 为多种病因引起的甲状腺素分泌过多所致的内分泌疾病。此症的皮肤损害对称性分布于胫前下端，可延及足背和膝部，亦可见于面部、上肢，甚至头部。初起时呈暗紫红色损害，皮肤粗厚、变韧，以后发生广泛的片状或结节状叠起。伴发弥漫性色素沉着，严重者呈青铜色或灰黑色，面部及颈部出现弥漫性色素沉着；胫前有黏液性水肿。

3.肢端肥大症 皮肤粗糙肥厚，40%患儿皮肤有弥漫性色素沉着，额部皮肤肥厚、发红。皱纹加深，鼻唇沟变宽。

4.原发性肾上腺皮质功能减退症 为双侧肾上腺皮质功能减退所引起，皮肤黏膜弥漫性色素加深，呈淡褐色，以暴露、压迫、摩擦等部位的皮肤最为明显，如前额、眼周围、四肢屈侧、肩、腋下、腰、臀、脐等皱襞部位，以及掌、跖等处色素增深，表现为古铜色至棕黑色。口唇、口腔黏膜和阴道黏膜亦有点状或斑状棕色或蓝色色素沉着。

5.肝、肾疾患引起的色素沉着 慢性肾病而有胆汁潴留时可伴有弥漫性色素改变，多呈黄褐色，以手背和面部为主。肝硬化者亦可发生弥漫性色素沉着。

6.结缔组织病 如系统性硬皮病有弥漫性色素沉着，类似原发性肾上腺皮质功能减退症，但不侵犯口腔黏膜；面部及四肢间有色素减退斑。系统性红斑狼疮患儿约10%在暴露部位有色素沉着，亦可有全身性色素沉着。皮肌炎患儿可出现色素沉着和间质性钙沉着。

7.泛发性发疹性组织细胞瘤（generalized eruptive histiocytoma，GEH） 罕见，其主要临床特征为全身多发性丘疹和结节，呈无自觉症状性、播散性，有时对称分布，黑红色或褐色，有时黏膜也可受累，皮疹可自行消失或遗留褐色浅瘢或色素沉着。特征性改变为泛发、对称、多发皮损，主要累及躯干和四肢近心端，黏膜很少受累。3～10mm的皮色或红褐色扁平丘疹，散在分布，无融合倾向，有时几个皮疹混合在一起，有时中央凹陷，临床类似传染性软疣。自然痊愈后不留痕迹或仅留褐色斑片或浅瘢，预后良好。

8.色素沉着绒毛结节性滑膜炎 是一种慢性滑膜炎症，较为少见。10岁以下儿童罕见，以关节滑膜增厚、绒毛结节形成和含铁血黄素沉着为特点。本病以下肢关节多见，尤其膝关节、髋关节，而上肢关节少见。病程缓慢，症状较轻，早期不明显，而逐渐出现关节肿胀、轻微痛和关节功能障碍等。有少数病例术后复发，并有恶变。

9.儿童外阴恶性黑素瘤（VMM） 是第二常见的外阴肿瘤。儿童期外阴突然发生迅速增长的色素沉着皮损，需要活检排除。组织学检查示VMM不典型黑素细胞数目增加，在表皮各层有单个和成巢的细胞，核呈有丝分裂。

10.骨纤维异常增殖症 是一种原因未明的疾病，可能与胚胎原始间充质发育异常有关。系正常骨组织逐渐被增生的纤维组织所代替，可单发或多发，多个骨骼同时发病者常合并内分泌改变，如早熟、皮肤色素沉着又称Albright病。一般在幼年时期发病，病程进展缓慢，早期症状不明显，至儿童和青少年期才出现症状。男性多于女性。一般以X线检查为主，若为位于颅面骨或脊椎的病变，尤其是早期时亦可采用CT及MRI检查。

11. 黑棘皮病　是一种以皮肤色素增多、角化过度、疣状增殖为特征的皮肤病，临床上分为真性、假性、药物性、恶性及混合性5种。假性黑棘皮病主要与内分泌和代谢性疾病有关。男女之间发病率无差异。本病可伴发肥胖、第二性征发育不良、妇女多毛、多囊卵巢、月经紊乱、糖尿病等。假性黑棘皮病的预后较好，当体重恢复正常后皮损易消退。

（四）不明原因色素沉着

1. 色素性白色糠疹（pigmenting pityriasis alba，PPA）　白色糠疹（PA）是一种常见的病因不明的皮肤病，以儿童和年轻人面、颈、躯干上部和四肢近端的色素减退斑为特征。伴明显的、中心带蓝色色素沉着的PA病例，命名为PPA。无家族史和季节性变化。典型的形态学表现为带蓝色色素沉着的中心区域伴少量、细小的鳞屑，周围绕以宽度不等的色素减退环。皮损的面积1cm×1cm ～ 10cm×20cm不等，但大多数约为2.5cm×2.5cm，通常边界清楚，但偶见融合，微隆起或与正常皮肤平。

2. 苔藓样黑皮炎（lichenoid melanoder-matitis，LMD）　湿疹样极型皮损大（直径＞40mm），伴小的色素沉着中心，周围绕以白色糠疹样色素减退宽带。苔藓样极型显示为许多较小的深色素沉着斑，周围绕以细的色素减退。中间型即为最特征的、边界清楚、大小不等的钱币状斑组成，中心为特有的蓝灰色色素沉着，边缘为1 ～ 2mm宽的色素减退环。

3. 色素性毛表皮痣（pigmented hairy epidermal naevus）　又称Becker痣，主要见于青年人。儿童时期开始，随年龄增长，经日晒后逐渐明显，为一不规则的斑状色素沉着，1 ～ 2年后出现粗毛，好发于肩、前胸或肩胛骨区域，但也可以发生于前臂、腕、面、颈等其他部位。组织病理改变示表皮增厚，表皮突和真皮乳头延长，轻度角化过度，基底层和棘层黑素细胞增加，毛囊角栓形成。

三、经验体会

皮肤的色素沉着可因多种不同的病因引起，必须经过仔细的病史询问及体格检查，必要时还需实验室辅助检查，如内分泌功能检查、影像学检查等，方能得到正确的诊断。

（易著文）

第十九节　阴茎短小

阴茎短小最常见于先天性畸形的小阴茎、隐匿性阴茎及后天性因肥胖致埋藏阴茎。小阴茎指阴茎伸长时，阴茎体的长度小于同年龄或同一性发育状态的阴茎长度均值的−2.5s，且无女性化特征，无尿道下裂表现。阴茎的发育主要依赖于睾丸间质细胞分泌的睾酮（testosterone，T），在5α-还原酶作用下转化为双氢睾酮（dihydrotestosterone，DHT），再作用于雄激素受体并使阴茎增长。妊娠前15周胎盘分泌的绒毛膜促性腺激素（human chorionic gonadotropin，HCG）刺激睾丸间质细胞分化并分泌睾酮。15周后胎儿下丘脑、垂体发育成熟，再由下丘脑产生的促性腺激素释放激素（gonadotrophin releasing hormone，GnRH）刺激腺垂体分泌促性腺激素，包括黄体生成素（luteinizing hormone，LH）和卵泡刺激素（follicle stimulating hormone，FSH），与HCG共同作用，刺激睾丸间质细胞分泌T。并转化为DHT后与靶细胞的受体结合，刺激阴茎发育成熟。因此，下丘脑-垂体-性腺轴及雄激素合成和转化的任何一个环节出现异常，激素受体及其后信号转导系统的异常，均可影响阴茎的发育，并产生临床所见的小阴茎。根据上述发病机制，其病因分类如下：①低促性腺激素性腺发育不良（HH），病变原发于下丘脑或垂体，包括下丘脑GnRH缺乏和垂体促性腺激素缺乏，前者有Kallmann综合征、特发性及继发性GnRH缺乏等，后者包括联合垂体激素缺乏症（MPHD）、单纯性FSH或LH缺乏。②高促性腺激素性性腺发育不良，包括促性腺激素受体缺陷，如LH、FSH受体缺陷；病变原发于睾丸的原发性性腺发育不全；雄激素合成或代谢障碍如雄激素受体缺乏症及5α-还原酶缺乏症。③性染色体异常，常见的是Klinefelter综合征。④先天性肾上腺皮质增生症，主要是T合成减少的先天性肾上腺皮质增生症。⑤体质性青春期发育延迟。⑥特发性即无明确病因，但青春期后发育基本正常者。临床上以低促性腺激素性腺功能低下症和高促性腺激素性腺功能低下症最为常见。

一、诊断步骤

（一）采集病史

1.**不良性发育史** 是否出生后即可见明显阴茎小，是否伴有尿道下裂、隐睾、小睾丸，随年龄增长阴茎有无变化，有无小青春期（是否在婴儿早期检测过外周血FSH、LH、T、抗米勒试管激素和抑制素B及其水平）。

2.**不良物质接触史** 孕母及患儿是否有不良物质、药物的应用，包括中西医药物制剂、避孕药等，孕母摄入酒精可导致男婴小阴茎，居住环境状况，患儿是否有放疗、化疗史，睾丸局部外伤、炎症（如腮腺炎）、手术史。

3.**个人史** 婴幼儿是否有低血糖、持续黄疸史，有无智力异常，有无嗅觉、听力、视觉等异常。

4.**家族史** 家族中是否有尿道下裂、隐睾、小睾丸等性器官发育异常的病史，有无近亲婚配史，有无类似患儿。

（二）体格检查

（1）阴茎正确的测量方法：被检查者平卧于检查台，先将阴茎无张力牵拉，使其充分自然伸展直立，从耻骨联合阴茎根部至顶端的距离为阴茎长度（不包括包皮长度）。肥胖或隐匿性阴茎、埋藏阴茎的患儿，应尽量推开耻骨联合前脂肪垫及周围组织，以使其测量准确。

（2）重视有无异常面容及指（趾）畸形，注意测量睾丸的大小、位置。

（三）辅助检查

（1）小阴茎患儿皆须行染色体检查。

（2）下丘脑－垂体－性腺轴功能的检查是必需的，包括促性腺激素（FSH、LH）、性腺激素（T、DHT、抗米勒试管激素和抑制素B）测定；GnRH兴奋试验与HCG兴奋试验。

1）促性腺激素（FSH、LH）测定：检测目的主要是区分高促性腺激素性腺发育不良与低促性腺激素性腺发育不良。在青春发育期前，垂体FSH、LH分泌量很低，无脉冲释放，或均呈低频、低幅，故FSH、LH基础水平对判断低促性腺激素性腺发育不良缺乏准确性和可靠性。因正常男孩出生后血FSH、LH呈逐渐升高趋势，至2～3月龄时达高峰，6月龄时逐渐降低，即"小青春期"表现，所以6个月内婴儿检测血FSH、LH水平可以初步判断下丘脑、垂体功能。

2）性腺激素测定：包括T、DHT、抗苗勒试管激素和抑制素B测定。由于T在清晨时分泌最高，故宜采晨血。DHT是T经5α-还原酶催化转化而来，怀疑5α-还原酶缺陷时计算T/DHT值。抗米勒试管激素由睾丸支柱细胞（Sertoli细胞）合成分泌，在胚胎期具有促进米勒管退化、出生后进一步促进Sertoli细胞及输精管发育成熟的作用，男孩儿童期，睾丸Sertoli细胞保留活性，抗米勒试管激素是反映青春期前睾丸发育水平的特异标志。抑制素B由睾丸Sertoli细胞合成分泌，是Sertoli细胞数目及其功能成熟的标志，随青春期Sertoli细胞发育成熟，抑制素B相应升高，能用于评价睾丸的功能。

3）小青春期激素水平变化：近年来利用小青春期激素水平变化及早诊断小儿小阴茎、小睾丸已成为研究热点。小青春期是指男性婴儿从出生到6月龄的一个窗口期，此期体内诸多性激素（FSH、LH、T、抗米勒管抑制因子、抑制素B）水平出现短暂的迅速上升，达到近似青春期的分泌水平，而后降低。小青春期特殊的分泌特点可为临床医师提供一个重要的窗口期确定小阴茎的诊断。在这个特定的窗口期内，特定的性激素水平检测可以很好地评估男性睾丸细胞的存在和功能，它们提供了一个无须激发试验，是操作上更为简便的早期诊断方法。因此，对于小阴茎小婴儿应重视小青春期性激素水平的检测。

4）GnRH兴奋试验：评估垂体促性腺激素的分泌功能，正常反应为LH在30～45min升高3～6倍，FSH增加20%～50%。无反应常为垂体促性腺激素缺乏。

5）HCG兴奋试验：评估睾丸间质细胞分泌T的功能状况，国内多采用HCG（婴幼儿500U/次、儿童1000U/次、青春期前1500U/次），每天或隔日肌内注射1次，共3次，在注射前及第3次注射后的次日晨测定血清T及DHT，正常反应为T增加水平可达2倍以上。无反应或反应低下为原发性或继发性性腺功能不全，但反应迟钝者经多次HCG兴奋后血T又升高可排除睾丸本身功能不全。体质性青春发育延迟可有正常反应。

（3）疑有肾上腺皮质功能不全则需行ACTH激发试验。

（4）疑有MPHD者除检查性腺激素外，还需检查ACTH、促甲状腺素、生长激素及垂体泌乳素。

（5）对怀疑为下丘脑、垂体发育异常或有病变者应做头颅CT、MRI等影像学检查。

（6）有关小阴茎的已知基因的筛查：根据临床表现和各项检查，确定什么情况下进行哪些相应基因的筛查。

二、思维程序

（一）是否为小阴茎

准确测量阴茎大小，注意与肥胖埋藏阴茎或隐匿性阴茎鉴别，并查不同年龄男性阴茎正常值对照表，明确小阴茎的诊断。

（二）是低促性腺激素性腺发育不良还是高促性腺激素性腺发育不良

根据FSH和LH及T水平基础值，如果LH/FSH值升高，T下降，考虑高促性腺激素性腺发育不良，进一步做染色体核型分析；如果LH/FSH值为青春期前水平或降低，则进一步做GnRH兴奋试验和HCG兴奋试验，如果LH/FSH值降低或接近正常，T降低，考虑低促性腺激素性腺发育不良，进一步做头颅MRI检查和相关基因检测；如果GnRH兴奋试验后LH/FSH值及T水平在青春发育前水平，考虑体质性青春期发育延迟。

三、经验体会

重视评价小青春期，小青春期是婴儿阶段下丘脑－垂体－性腺轴活跃时期，该期FSH、LH、T升高，对性腺、外生殖器及生殖细胞的发育起促进作用，也是早期检查下丘脑－垂体－性腺轴功能状态的最佳时期，错过该期，对性腺功能的评估需等到青春期。对出生时外生殖器发育小的婴儿，应检查下丘脑－垂体－性腺轴的功能，以尽可能早地诊断性腺功能减退，早期治疗，减轻对性腺功能的损害。

（张星星）

第二十节 肾 积 水

肾积水是指由于泌尿系的梗阻导致肾盂、肾盏扩张，出现尿液潴留，肾内压力增高，出现肾实质的萎缩，最后影响肾脏功能的一种病理改变。肾积水有先天性与后天性之分，原因多种多样。儿科临床常见的原因主要包括肾盂输尿管连接处梗阻、膀胱输尿管反流、输尿管开口囊肿、原发性非反流性巨输尿管、异位输尿管、后尿道瓣膜、尿路结石、异位血管或肿瘤的压迫等。临床如遇见肾积水患儿就诊，可按如下程序诊断。

一、诊断步骤

（一）采集病史

注意询问患儿胎儿期产检情况，有无发现宫内肾积水，羊水多少；有无反复的发热、尿频、尿急、尿痛、脓尿；有无反复的腹痛、肉眼血尿；有无少尿、夜尿增多；有无乏力、贫血、高血压的表现；有无肿瘤等原发病的其他表现；有无家族或遗传病史。

（二）体格检查

注意测量患儿血压，是否有高血压；观察患儿生长发育情况，是否有生长发育落后；注意检查是否有口唇黏膜苍白等贫血情况；注意是否有尿毒症的心肺并发症；多数严重肾积水的患儿会出现腹部包块，是没有其他并发症出现的患儿就诊的原因。

（三）辅助检查

1.血常规、肾功能检查 用于评估肾积水是否影响肾实质的功能。

2.尿液检查 主要包括尿常规、尿沉渣及尿培养。以评估肾脏损伤或是否并发尿路感染等。

3.超声检查 便捷、经济、无创，是肾积水筛查的重要手段，尤其对于胎儿期肾积水的发现尤为重要。

4.X线检查 泌尿系统平片可以初步判断肾脏及输尿管的轮廓，同时还可以发现尿路结石。X线下静脉尿路造影可以更清晰地显示肾脏、肾盂、肾盏、输尿管、膀胱及尿道的形态，还可以判断肾脏的排泄功能，可用于肾积水及其原因的辅助诊断。逆行尿路造影在肾积水中主要针对膀胱输尿管反流，用以评估反流的可能及程度。

5.CT检查 可以更加清晰地显示肾的外形、积水程度，肾脏实质的厚度。同时可以明确部分梗阻的部位及原因。对于血管及外部肿瘤的压迫也可以明确诊断。

6.放射性核素肾图 肾脏动态显像可用于诊断尿路梗阻及肾积水，还可测定残余肾功能。利尿性肾图是鉴别梗阻性及非梗阻性肾盂扩张的首选方法，还可以用于肾盏成形术后功能恢复的监测。

7.磁共振尿路成像 不仅可以明确肾积水的程度，还可以清楚显示肾盂输尿管连接部的狭窄，对肾积水的诊断与治疗具有重要的指导意义。

二、思维程序

肾积水只是一些疾病的表现，一般临床因肾积水就诊的患儿，多是已由B超筛查，临床遇该类患儿主要需要评估患儿的一般情况、是否有合并症、积水的程度，积极寻找病因，以及时解决肾积水，改善预后。肾积水的评估检查思路见图2-20-1。

下面简要介绍一些儿科常见的引起肾积水的疾病。

（一）先天性肾积水

先天性肾积水是指产前及生后早期通过超声等筛查发现的肾集合系统扩张，可以为暂时性或生理性，也可以为病理性。其中

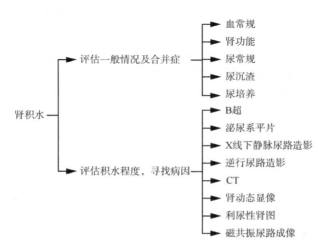

图2-20-1 肾积水的评估检查思路

生理性占50%～70%，生后往往可以自愈。病理性积水主要有肾盂输尿管连接处梗阻、膀胱输尿管反流、膀胱输尿管连接处梗阻、后尿道瓣膜等。因此，先天性肾积水患儿在胎儿期需要定期产检，生后也需要进行随访，注意进行诊断分级评估，以便更合理地进行早期干预。目前主要应用的有描述性分级系统、定量分级系统（如APD）及半定量分级系统（如SFU）。先天性肾积水在胎儿期超声筛查可出现不同程度肾集合系统扩张影像，还可以出现羊水减少的表现。根据不同的梗阻部位，可以出现不同程度和部位的梗阻。

1.肾盂输尿管连接处梗阻　主要表现是肾盂肾盏的扩张，连接处以下没有梗阻的情况，如发生在单侧，可只出现单侧肾积水。

2.膀胱输尿管连接处梗阻　可出现梗阻侧肾盂肾盏的扩张和同侧输尿管扩张。

3.膀胱输尿管反流　多表现为双侧输尿管不同程度的扩张，病情进展可出现明显的双侧肾盂肾盏扩张积水。

4.后尿道瓣膜　有些可能只有轻微的肾积水，但后期进展可以出现明显的肾盂肾盏、双侧输尿管、膀胱的扩张。早期往往容易忽略，造成严重的后果。

（二）后天性肾积水

此处主要是指一些后天的疾病所致的肾脏集合系统扩张，如尿路结石、反复泌尿系统感染、肿瘤或异位血管压迫。

1.尿路结石　各年龄段均可发生，主要表现为发作性肉眼血尿，可合并明显的腰痛或腹痛症状。长期结石造成尿路阻塞，根据结石位置可出现不同部位和不同程度的肾积水。临床主要通过超声、X线或CT进行影像学诊断。但长期反复结石，尤其是婴幼儿，要注意筛查代谢性疾病或肾小管疾病。

2.反复泌尿系统感染　各年龄段均可发生，主要表现为发热、尿频、尿急、尿痛、尿液浑浊等。尿常规检查以白细胞增高为主，可有脓球，白细胞酯酶增高，少量红细胞，尿培养有相应的病原菌生长。反复的泌尿系统感染可以造成尿路或肾脏瘢痕，造成尿路狭窄，进而出现肾集合系统扩张。但要注意儿童反复泌尿系统感染多由于泌尿系统畸形造成，应注意积极寻找原因。

3.肿瘤压迫　一般肿瘤会有原发病的表现，腹部可以出现包块的体征，影像学检查可以明确。

4.异位血管压迫　造成明显的肾积水，腹部可以出现包块体征，超声多普勒、CT造影或CTA检查可以明确。

三、经验体会

肾积水的诊断主要通过影像学检查，注意合理安排检查寻找原因，同时注意评估肾功能及并发症，及时转诊泌尿外科。

（帅兰军）

第三章　实验室检查

第一节　血液一般检查

一、白细胞数异常

外周血白细胞（white blood cell，WBC）总数正常值成人 $4×10^9/L \sim 10×10^9/L$，刚出生可高达 $15×10^9/L \sim 20×10^9/L$，6个月至2岁 $11×10^9/L \sim 12×10^9/L$。白细胞总数高于正常值称白细胞增多，白细胞总数低于正常值称白细胞减少。由于白细胞主要由中性粒细胞（neutrophilic granulocyte）和淋巴细胞（lymphocyte）组成，故白细胞的增减与中性粒细胞的增减有密切的关系和相同的意义。

（一）诊断步骤

1.采集病史

（1）年龄：正常新生儿生后7天内血白细胞为 $15×10^9/L \sim 20×10^9/L$，1周后平均为 $12×10^9/L$。中性粒细胞和淋巴细胞比的变化随年龄存在两个交叉，4～6天和4～6岁时两者大致相等，出生时和6岁后均以中性粒细胞为主，6天至6岁以淋巴细胞为主。

（2）理化因素：是否有反复放射线接触史；是否服用影响白细胞的药物，如氯霉素、解热镇痛药、抗肿瘤药、抗甲状腺药、抗癫痫药、肾上腺糖皮质激素等。

（3）发热：感染性疾病、恶性血液病、恶性肿瘤及结缔组织病常伴有发热，有些感染可引起白细胞增高，有些引起白细胞减少。

（4）贫血、出血：伴有贫血或出血说明病变累及红系和巨核细胞系，见于白血病、再生障碍性贫血、恶性组织细胞病、脾功能亢进、系统性红斑狼疮、巨噬细胞活化综合征等。

（5）各系统的感染或疾病常伴有相应的临床症状，如消化系统疾病可伴有腹痛、腹泻、呕吐；呼吸系统疾病可伴有咳嗽、咳痰、胸痛、气促；泌尿系统感染可伴有尿频、尿急、尿痛等。

2.体格检查　白细胞异常大部分继发于其他疾病，体检时应对各系统进行全面检查，特别应注意以下方面。

（1）一般情况：一般情况差见于严重感染或恶性肿瘤；表情淡漠见于伤寒；库欣综合征见于长期应用肾上腺糖皮质激素。

（2）皮肤、黏膜：苍白提示贫血；伴有出血点或瘀斑说明血小板减少；面部蝶形红斑应考虑系统性红斑狼疮；多形性皮疹应考虑感染、川崎病或结缔组织病。

（3）肝、脾、淋巴结：伴肝、脾、淋巴结大见于感染、白血病、恶性肿瘤、结缔组织病、巨噬细胞活化综合征及传染性单核细胞增多症。

（4）其他系统：各系统的疾病有相应的体征，如感染性心内膜炎心脏听诊有杂音；肺炎有呼吸音改变或啰音；肠炎有腹部压痛及肠鸣音增多；结缔组织病可伴有关节肿胀、压痛、活动受限等。

3.辅助检查

（1）血液一般检查：包括血红蛋白、红细胞计数、白细胞计数及分类、血小板计数。

（2）血涂片检查：除做白细胞分类计数外，还应观察白细胞形态、核象变化及有无异常白细胞。如粒细胞胞质中出现中毒颗粒，提示严重感染，也见于恶性肿瘤、中毒或大面积烧伤；中性粒细胞核左移见于急性感染、急性中毒、急性溶血、急性失血、慢性粒细胞性白血病或类白血病反应；核显著左移但白细胞总数不增高或降低者，常表示感染极严重；核右移见于巨幼细胞贫血及造血功能减退等。

（3）骨髓检查：疑为血液系统疾病、恶性组织细胞病、巨噬细胞活化综合征、骨髓转移癌等应做骨髓检查；疑为伤寒可做骨髓培养。

（4）疑为细菌感染应做相应的血、分泌物、排泄物培养，血清抗原或抗体检查如肥达反应等。

（5）疑为病毒感染应查相应的抗原、抗体或做病毒分离。

（6）疑为急性溶血时，可做溶血全套检查。

（7）疑为颅内感染可做脑脊液检查，疑为结缔组织病可查自身抗体。

（8）疑为肺部疾病可做胸片、肺部CT、纤维支气管镜检查；疑为心脏疾病可做彩超、心电图、X线检查；疑为肝、胆疾病可选择肝功能、B超、CT等检查；疑为泌尿系统疾病可选择B超、肾功能、IVP、CT等检查。

（二）思维程序

1.白细胞增多

（1）是生理性增多还是病理性增多：生理情况下，外周血白细胞数可有个体差异，饱餐、情绪激动、剧烈运动、高温或严寒等情况下白细胞可暂时升高，7天内新生儿白细胞可达$15×10^9/L \sim 20×10^9/L$。生理性增多多为一过性，不伴有白细胞质的变化。

（2）何种原因引起白细胞增多

1）感染性疾病：是引起白细胞增多最常见的原因。各种细菌引起的局部或全身性感染，特别是化脓性球菌（如金黄色葡萄球菌、溶血性链球菌、肺炎链球菌等），病毒感染如流行性出血热、流行性乙型脑炎、狂犬病、EB病毒感染，立克次体感染如斑疹伤寒，螺旋体感染如钩体病、梅毒，寄生虫感染如肺吸虫、血吸虫等均可引起白细胞及中性粒细胞增高。根据其相应的临床表现及实验室检查，有关特殊检查可明确诊断。

2）风湿性疾病：类风湿关节炎是儿童时期常见的结缔组织病，临床表现复杂，分全身型、多关节型和少关节型。白细胞和中性粒细胞增高，中性粒细胞有中毒颗粒，血培养阴性，血沉增快，需排除其他疾病才能诊断。风湿热、川崎病、过敏性紫癜等白细胞和中性粒细胞均可增高。

3）广泛的组织损伤和坏死：外伤、手术、大面积烧伤、化疗使肿瘤细胞坏死吸收等，可致白细胞和中性粒细胞增多，诊断不难。

4）肿瘤：白血病、骨髓瘤、淋巴瘤等白细胞可增多，骨髓检查可确诊。

5）急性失血、溶血：如消化道大出血、创伤性失血等可使白细胞增高，伴有血小板增高、血红蛋白下降等；急性溶血可伴有贫血、黄疸、血红蛋白尿、白细胞增多。

6）药物或毒物中毒：肾上腺皮质激素可使白细胞反应性增多，中性粒细胞增多。药物中毒，毒物中毒如毒蕈中毒、急性铅或汞中毒、有机磷中毒等可根据饮食史及服毒史明确诊断，尿毒症、内分泌疾病危象如糖尿病酮症酸中毒等可根据相应临床表现，结合有关实验室检查等确诊。

2. 白细胞减少 主要是中性粒细胞减少，中性粒细胞绝对值低于 1.5×10^9/L（2周至1岁以内婴儿低于 1.0×10^9/L），称为粒细胞减少症，低于 0.5×10^9/L 称粒细胞缺乏症，中性粒细胞减少的原因分为先天性和后天性两大类。

（1）先天性粒细胞减少症：包括遗传性白细胞减少症（Kostmann综合征，婴儿致死性粒细胞减少症）、网状组织发育不全伴先天性白细胞缺乏症、中性粒细胞减少伴免疫球蛋白异常血症、家族性良性慢性中性粒细胞减少症、家族性严重粒细胞减少症、周期性粒细胞减少症等。部分为常染色体隐性遗传，常有不同程度的反复感染，婴儿期或新生儿期发病，粒细胞减少或缺乏，单核细胞代偿性增多，骨髓检查示中性粒细胞成熟受阻，常停留在中幼粒以前阶段。

（2）后天获得性白细胞减少

1）感染性疾病：病毒感染是引起粒细胞减少的常见原因，如流感、麻疹、病毒性肝炎、水痘、风疹等。疟疾和黑热病白细胞可减少。某些细菌感染如伤寒可引起粒细胞减少。新生儿白细胞低于 5×10^9/L 应考虑新生儿败血症。营养不良、体弱、免疫功能低下者合并严重感染白细胞可减少，但中性粒细胞百分数仍高，并伴有核左移及中毒颗粒。

2）血液系统疾病：部分白血病、再生障碍性贫血、巨幼细胞性贫血、严重缺铁性贫血、粒细胞减少症或缺乏症、恶性组织细胞病、骨髓转移瘤、阵发性睡眠性血红蛋白尿等白细胞减少，骨髓检查可协助诊断。

3）巨噬细胞活化综合征：是一种严重的风湿性疾病的并发症，容易并发于幼年型特发性关节炎或传染性单核细胞增多症患儿，主要表现为发热、肝脾淋巴结大、全血细胞减少或两系减少、肝功能急剧恶化、凝血功能异常及中枢神经系统功能障碍。血脂异常、血清铁蛋白增高，骨髓穿刺活检可见巨噬细胞吞噬血细胞。

4）物理、化学因素：放射线、放射性核素、化学物品（如苯）、药物（如氯霉素、解热镇痛药、抗肿瘤药、抗甲状腺药）等可致白细胞减少，详细询问接触史及服药史可协助诊断。

5）恶性肿瘤：白血病及其他恶性肿瘤累及骨髓可致白细胞减少，骨髓检查可协助诊断。

6）其他疾病：系统性红斑狼疮、某些自身免疫性疾病、脾功能亢进、过敏性休克等可使白细胞减少。

（三）经验体会

（1）白细胞增多或减少是疾病的一个表现，不能据此诊断某一疾病，应结合临床综合分析。

（2）同一疾病如白血病既可表现为白细胞增多，也可表现为白细胞减少，临床分析时应灵活掌握。

（3）监测白细胞数量及分类的变化可反映病情进展情况。

（4）病毒性传染病如麻疹、手足口病、水痘等，如白细胞及中性粒细胞明显增多，提示特异性体质，可能出现严重并发症。

二、嗜酸粒细胞增多

嗜酸粒细胞（eosinophilic granulocyte）占白细胞总数的2%～3%，绝对值不超过$0.5×10^9$/L。嗜酸粒细胞具有变形功能和吞噬功能，能吞噬抗原抗体复合物，参与过敏反应与蠕虫感染免疫。绝对值超过$0.5×10^9$/L称嗜酸粒细胞增多。

（一）诊断步骤

1.采集病史

（1）过敏性疾病史：注意有无支气管哮喘、过敏性鼻炎、药物或食物过敏、荨麻疹等病史。

（2）是否有反复感染病史，是否较长时间使用抗生素。

（3）注意询问居住地疫源和寄生虫感染史、不良饮食史，是否有鸽粪接触史。

（4）皮肤病史：有无湿疹、剥脱性皮炎、天疱疮、银屑病等病史。

（5）各系统症状：伴有发热、咳嗽、咯血、胸痛等应考虑是否为肺吸虫病、肺浸润嗜酸粒细胞增多症；伴发热、腹痛、腹泻等应考虑肠寄生虫病；伴贫血、肝脾淋巴结大应考虑慢性粒细胞白血病、淋巴瘤、多发性骨髓瘤等；伴头痛、呕吐、抽搐等应考虑脑型肺吸虫病、脑囊虫病等。

2.体格检查

（1）一般情况：伴有发热应考虑深部真菌感染、伤寒、猩红热、血吸虫病等；表情淡漠、相对缓脉见于伤寒。

（2）皮肤黏膜：注意有无荨麻疹、湿疹、天疱疮、剥脱性皮炎等皮肤损害；黏膜充血、皮肤紫红色，提示真性红细胞增多症；皮下结节提示囊虫病；皮肤玫瑰疹应想到伤寒（嗜酸粒细胞减少或消失）。

（3）肝脾淋巴结：伴肝脾淋巴结大应考虑是否为淋巴瘤、真性红细胞增多症、慢性粒细胞白血病、弥散性嗜酸粒细胞病等。

3.辅助检查

（1）血常规：观察红细胞、血红蛋白、血小板是否正常。

（2）大便检查：寄生虫感染是引起嗜酸粒细胞增高的常见原因，大便查寄生虫或寄生虫卵非常重要，阴性时应反复多次寻找。

（3）疑为伤寒应做血培养、尿培养、骨髓培养、肥达反应。

（4）疑为寄生虫感染，而大便检查阴性可做相应抗原、抗体检查，如肺吸虫皮试、血吸虫环卵试验等。

（5）疑为深部真菌感染应做G试验、GM试验，考虑隐球菌感染可行隐球菌荚膜多糖抗原检测。

（6）胸部X线检查：能协助诊断嗜酸细胞性肺炎、真菌性肺炎、肺吸虫病等。

（7）疑为淋巴瘤等血液系统疾病可行骨髓检查。

（二）思维程序

1.嗜酸粒细胞增多

（1）寄生虫感染：是引起嗜酸粒细胞增多的最常见原因。肠道寄生虫如蛔虫、钩虫、蛲虫、绦虫、蓝氏贾第鞭毛虫等感染可引起食欲减退、消化功能紊乱等症状，大便可查到虫卵。肺吸虫病以咳嗽、胸痛、咯血为主要症状，凡在流行区有生食蟹或喇蛄史要考虑，结合肺吸虫皮试或补体结合试验可确诊。血吸虫病、华支睾吸虫有流行区、囊虫病有食生肉史，结合虫卵检查、抗体检查或活检等可确诊。

（2）变态反应性疾病：支气管哮喘、荨麻疹、血清病、药物过敏等，根据相应病史、症状、体征诊断不难。变应性支气管肺曲菌病是一种气道内曲菌发生超敏反应引起的肺部疾病，多继发于哮喘及肺囊性纤维化，临床可见反复发作喘息、咳嗽、咳出痰栓，极少患儿出现咯血、胸痛等。曲菌相关检查及肺部X线检查可明确诊断。

（3）皮肤病：湿疹、剥脱性皮炎、天疱疮、银屑病等均有相应临床表现。

（4）血液病：慢性粒细胞白血病、淋巴瘤、多发性骨髓瘤、嗜酸粒细胞性白血病、真性红细胞增多症等，根据血象、肝脾或淋巴结大、骨髓检查、淋巴结活检等可确诊。脾切除后嗜酸粒细胞增高根据病史即可诊断。

（5）热带嗜酸粒细胞增多症、嗜酸细胞性肺炎常有咳嗽、胸痛、咯血等症状，胸部X线检查可见浸润影，且呈游走性改变，结合大便检查找虫卵、痰内查找蚴虫或可疑寄生虫抗原做皮试等可确诊。特发性高嗜酸细胞综合征，嗜酸粒细胞持续高于1.5×10^9/L达6个月以上，常无寄生虫感染等常见病因，病变可涉及多个系统、多个脏器，需排除其他疾病才能诊断。

（6）猩红热时嗜酸粒细胞增多。

（7）深部真菌感染嗜酸粒细胞可增高，感染部位不同临床表现不同，长期使用抗生素或免疫功能低下、免疫缺陷者应注意排除本病。

2.嗜酸粒细胞减少或消失　多见于伤寒或副伤寒，有发热及消化道症状，血培养及肥达反应可确诊。大手术、烧伤等应激状态及长期应用肾上腺皮质激素也可引起嗜酸粒细胞减少。

（三）经验体会

（1）嗜酸粒细胞增多常见于寄生虫感染、变态反应性疾病、皮肤病等，考虑诊断时应先想到常见疾病。

（2）疑有嗜酸粒细胞增多时应做嗜酸粒细胞绝对值计数。

（3）嗜酸粒细胞增多，在排除常见疾病后要考虑深部真菌病。

三、红细胞形态改变

正常红细胞（red blood cell，RBC）呈双凹圆盘形，血涂片上为圆形，大小较一致，直径6～9μm，平均7.5μm。红细胞边缘厚度约2μm，中央约1μm，染色后四周呈浅红色，而中央呈淡染区，淡染区相当于红细胞直径的1/3～2/5。红细胞的形态改变包括大小异常、形态异常、染色反应异常及结构异常，这些异常改变可以帮助诊断贫血的病因。

（一）诊断步骤

1.采集病史

（1）饮食史：了解喂养史，判断是否有缺铁或维生素B_{12}、叶酸所致的营养性贫血。

（2）是否有发热、黄疸、血红蛋白尿等急、慢性溶血史，溶血时可见较多红细胞碎片；是否有呕吐、便血或内出血。骨痛伴贫血可能是白血病或淋巴瘤，发育倒退伴贫血提示维生素B_{12}缺乏或遗传代谢病。

（3）是否有铅中毒、慢性肾功能不全等疾病。

（4）家族史：遗传性溶血性贫血常有家族史。

2.体格检查

（1）贫血：表现为面色、结膜、甲床苍白，珠蛋白合成障碍性贫血及部分遗传代谢病有特殊面容。皮肤、黏膜出血点提示再生障碍性贫血、白血病、ITP、凝血功能异常。

（2）溶血表现：急性溶血常有明显黄疸，慢性溶血黄疸较轻。

（3）婴幼儿贫血可出现髓外造血，表现为肝、脾、淋巴结大。

（4）尿毒症患儿有高血压、水肿；血栓性血小板减少性紫癜常伴有发热、贫血、中枢神经系统症状；DIC除有基础病表现外常有皮肤、黏膜出血。

（5）特发性肺含铁血黄素沉着症可反复出现咳嗽、咯血及贫血。

3.辅助检查

（1）血象：包括血红蛋白、红细胞计数、白细胞计数及分类、血小板、网织红细胞计数等，溶血性贫血时网织红细胞计数升高。血涂片红细胞形态学检查。

（2）血清铁、叶酸、维生素B_{12}浓度测定，判断是否为营养性贫血。

（3）肝功能检查非结合胆红素增高，提示溶血；肾功能检查可诊断尿毒症，肺泡灌洗液、痰或胃液检查找到肺含铁血黄素细胞可诊断肺含铁血黄素沉着症。

（4）与溶血有关的检查：如血红蛋白电泳可鉴别珠蛋白合成障碍性贫血、异常血红蛋白病；红细胞渗透脆性增高见于遗传性球形红细胞增多症、遗传性椭圆形红细胞增多症；红细胞渗透脆性减低见于珠蛋白合成障碍性贫血等。G-6-PD活性检测可判断有无G-6-PD酶缺陷、Combs试验可判断有无自身免疫性溶血。

（5）骨髓检查：可协助营养性贫血、骨髓纤维化、多发性骨髓瘤、白血病、再生障碍性贫血、巨噬细胞活化综合征、骨髓转移瘤等的诊断。

（6）胃镜、肠镜及血管造影可协助诊断消化道出血。

（7）胸部X线、肺部CT及CTA检查有助于特发性肺含铁血黄素沉着症及肺出血的诊断。纤维支气管镜检查有助于肺部疾病所致贫血、出血的诊断。

（8）代谢病筛查及基因检查可确诊部分遗传代谢病所致贫血。

（二）思维程序

1.是否为营养性贫血　缺铁性贫血红细胞呈小细胞、低色素改变，偶见少量靶形红细胞；缺乏叶酸、维生素B_{12}所致的巨幼红细胞贫血血片可见大红细胞、巨红细胞、巨

形椭圆形红细胞、嗜碱性点彩红细胞、有核红细胞、染色质小体、Cabot环等，呈高色素性改变，根据饮食史、骨髓象、血清铁、叶酸、维生素B_{12}等测定诊断不难。

2.是否为溶血性贫血　急性溶血性贫血常伴发热、黄疸、血红蛋白尿、肝脾大，网织红细胞计数明显增高，血片可见大红细胞，泪滴形红细胞，嗜多色性、嗜碱性点彩红细胞，有核红细胞，染色质小体，Cabot环等，诊断不难。

慢性溶血性贫血常有肝、脾、淋巴结大，轻度黄疸，网织红细胞轻度增高；遗传性球形红细胞增多症血片可见球形红细胞>20%，呈高色素性，红细胞脆性增加；遗传性椭圆形红细胞增多症血片可见椭圆形红细胞；遗传性口形红细胞增多症血片可见口形红细胞；珠蛋白合成障碍性贫血及异常血红蛋白病血片中靶形红细胞>20%，血红蛋白电泳可协助诊断。血红蛋白S病可见镰形红细胞。基因检测有助于遗传代谢性贫血诊断。

3.是否为急性失血　急性大量失血血片可见大红细胞，泪滴形红细胞，有核红细胞，嗜多色性、嗜碱性点彩红细胞，染色质小体，Cabot环等，根据失血史诊断不难。特发性肺含铁血黄素沉着症为小细胞低色素性贫血，典型表现为咳嗽、咯血、贫血和胸部弥漫性肺实质浸润影，部分患儿仅有贫血表现而易误诊。

4.红细胞生成障碍　是否有严重感染、急性白血病、再生障碍性贫血，根据临床表现和骨髓检查可诊断。

5.其他少见病　DIC血片可见红细胞形态不整、口形红细胞；尿毒症可见棘形红细胞；血栓性血小板减少性紫癜可见红细胞形态不整。骨髓纤维化可见泪滴形红细胞、有核红细胞、嗜碱性点彩红细胞；红细胞缗钱状见于多发性骨髓瘤、原发性巨球蛋白血症；铅中毒可见Cabot环。结合病史、有关实验室检查、骨髓检查可明确诊断。

（三）经验体会

（1）贫血是许多疾病的临床表现，应从红细胞生成障碍、破坏过度和失血三方面进行分析。

（2）红细胞形态异常可协助贫血的病因诊断，但有些疾病不能单凭此一项来确诊，应结合其他检查。

（3）一种红细胞形态异常可见于多种疾病，一种疾病可见多种红细胞形态异常。

（4）反复缺铁性贫血原因不明者，应考虑是否为特发性肺含铁血黄素沉着症，该病无呼吸症状时容易漏诊。

四、血小板计数异常

血小板（blood platelet）由骨髓中成熟巨核细胞的胞质脱落而来，正常值为100×10^9/L ～ 300×10^9/L，血小板主要参与正常止血过程，衰老的血小板在脾、肝等处的单核－吞噬细胞系统中破坏消失。

（一）诊断步骤

1.采集病史

（1）用药史：药物过敏或药物中毒，如青霉素、苯妥英钠、苯巴比妥、磺胺类、抗结核药、抗癌药等可致血小板减少。

（2）皮肤、黏膜出血：血小板减少可致皮肤、黏膜出血，表现为鼻出血、牙龈出血、皮肤紫癜等，如ITP、再生障碍性贫血、白血病、DIC、巨噬细胞活化综合征等。

（3）是否有发热、黄疸、血红蛋白尿、尿少、血管栓塞等表现。溶血尿毒综合征患儿血小板可减少。血栓性血小板减少性紫癜典型五联征为发热、肾脏损伤、神经系统表现、微血管溶血、血小板减少。

（4）全身感染中毒症状，严重感染可致血小板减少。

（5）是否有头晕、面色发红、视力障碍等表现，真性红细胞增多症可伴有血小板增多。

2.体格检查

（1）贫血：再生障碍性贫血、白血病、严重感染、溶血尿毒综合征、骨髓转移瘤等常伴有贫血。

（2）皮肤黏膜：DIC有广泛皮肤、黏膜出血，ITP等可见皮肤紫癜，真性红细胞增多症可伴有结膜充血。

（3）肝脾大：脾功能亢进可见脾大；溶血尿毒症综合征、白血病、严重感染、巨噬细胞活化综合征、真性红细胞增多症常伴肝脾大。

3.辅助检查

（1）血常规：可了解红细胞系和白细胞系变化情况。

（2）细菌培养：严重感染可做血培养或分泌物培养协助诊断。

（3）抗血小板抗体检测可协助ITP、免疫性血小板减少性紫癜的诊断，Coombs试验可协助溶血尿毒综合征诊断，血小板因子Ⅲ阳性可协助诊断药物免疫性血小板减少。

（4）骨髓检查：再生障障性贫血、白血病、骨髓增生异常综合征、骨髓转移瘤、巨噬细胞活化综合征、真性红细胞增多症等应行骨髓检查。

（二）思维程序

1.血小板减少

（1）是特发性血小板减少还是继发性血小板减少，ITP病因未明，病前常有病毒感染史，主要表现为皮肤、黏膜出血，血小板抗体阴性，骨髓检查见巨核细胞成熟障碍。继发性血小板减少常继发于其他疾病。

（2）继发性血小板减少：包括血小板生成减少、破坏过多及被稀释或消耗。

1）血小板生成减少：包括感染性血小板减少、再生障碍性贫血、白血病、骨髓增生异常综合征和骨髓转移瘤等，根据相应临床表现结合骨髓检查可确诊。

2）血小板破坏增加：包括药物免疫性血小板减少、脾功能亢进、溶血尿毒综合征、先天性被动免疫性血小板减少性紫癜、Evans综合征、巨噬细胞活化综合征、系统性红斑狼疮、巨大血管瘤等，结合病史及有关实验室检查可确诊。

3）血小板被稀释：大量输血后1～2周发生血小板减少，主要是由于输入血中的血小板被破坏，致使输血后血小板被稀释。

4）血小板消耗增多：见于各种大出血、DIC、血栓性血小板减少性紫癜等。

2.血小板增多　主要见于原发性血小板增多症、脾切除术后、真性红细胞增多症、慢性粒细胞白血病、特发性骨髓纤维化、慢性炎症、川崎病等，根据临床特点结合骨髓检查可明确诊断。

（三）经验体会

（1）血小板减少或增多仅是疾病的一种表现，不能单凭血小板变化诊断某一疾病，需结合临床及其他检查综合分析。

（2）当疑为血小板原因所致出血性疾病，而血小板计数正常时，应及时行血小板功能检查。

五、血沉增快

红细胞沉降率（血沉）是指红细胞在一定条件下单位时间内的沉降距离。使红细胞沉降加速的原因有纤维蛋白原、球蛋白、免疫复合物、血浆中脂类及红细胞的数量、形状和大小变化等。血沉增快属非特异性异常，可判断机体有无炎症、病变有无活动及疗效如何，应结合其他资料综合考虑。

（一）诊断步骤

1.采集病史

（1）发热：急性细菌性炎症，如败血症、感染性心内膜炎、风湿热、结核病等常有血沉增快，正常新生儿血沉较慢，如增快可协助新生儿败血症诊断。组织损伤及坏死，如手术创伤、恶性肿瘤等血沉可增快。

（2）水肿：急性肾小球肾炎、肾病综合征、黏液性水肿等常有血沉增快。

（3）有无贫血：血红蛋白低于90g/L，血沉可增快，并随贫血加重而增快，但血沉增快不与贫血成正比，严重贫血时血沉增快反而不明显。

（4）结缔组织病如类风湿关节炎、系统性红斑狼疮因高球蛋白血症血沉明显增快，恶性肿瘤、多发性骨髓瘤、巨球蛋白血症血沉也明显增快。

2.体格检查

（1）一般情况：如面色苍白、面部蝶形红斑、发热、水肿等。

（2）肝脾淋巴结大：如贫血、淋巴瘤、结核、感染、结缔组织病常伴有肝、脾、淋巴结大。

3.辅助检查

（1）血、尿常规，红细胞形态。

（2）ASO、CRP、血培养、血脂、血糖、补体、免疫球蛋白、血清蛋白电泳、肝肾功能、狼疮全套可协助风湿热、急性感染、急性肾小球肾炎、肾病综合征、系统性红斑狼疮、类风湿关节炎的诊断。

（3）PPD皮试、胸片可协助结核病诊断。

（4）B超可发现肿瘤病灶，心电图、心脏彩超可协助风湿热诊断。

（5）骨髓检查：可协助贫血、骨髓转移瘤、白血病等的诊断。

（二）思维程序

（1）感染性疾病是引起血沉增快最常见的原因，新生儿败血症及其他急性感染、结核病等血沉增快，结合病史、血象、血培养、PPD皮试、胸片等可确诊。

（2）是否为贫血：营养性贫血及其他原因所致的贫血，根据饮食史、血常规、必要时结合骨髓检查可确诊。

（3）是否为结缔组织病：根据发热、关节痛、肝脾大、白细胞增高、血培养阴性，在排除其他感染性疾病后应考虑类风湿关节炎。风湿热、系统性红斑狼疮，根据相应临床表现及免疫学检查可确诊。

（4）是否为肝肾疾病：根据水肿、少尿，蛋白尿或血尿，结合ASO、补体、CRP、肝肾功能、血脂等可明确急性肾炎或肾病综合征诊断，肝硬化因白蛋白减少、球蛋白增高，血沉也可增快。

（5）是否为组织损伤、坏死：根据组织损伤或手术史可诊断。

（6）是否为恶性肿瘤：恶性淋巴瘤、白血病、肾母细胞瘤、神经母细胞瘤及骨髓转移瘤等血沉可增快，根据其相应临床特点，结合病理检查可确诊。

（三）经验体会

（1）血沉为非特异性改变，不能据此确定某一疾病的诊断。

（2）血沉是动态变化的，可反映疾病的活动性，判断治疗效果。

（田　朗　旷寿金）

第二节　血生化检查

一、高血钠

钠是细胞外液（ECT）主要的阳离子，占血浆无机盐阳离子的90%，决定50%的血浆渗透压，在调节细胞外液渗透压和水分布中起重要作用。高钠血症（hypernatremia）是指血清钠浓度超过145mmol/L，并伴有血浆渗透压过高，其发生率较低钠血症少见。血清钠的高低与机体内总钠量的增减不完全成比例，当机体有水潴留时，血钠可被稀释，此时即便机体总钠量增加，血清钠也不一定升高；而当机体有脱水时，血液浓缩，即使机体总钠量减少，血清钠也不一定下降，可正常甚至升高。临床上常见于输注氯化钠溶液或碳酸氢钠溶液过多致细胞外液增多为主发生的组织水肿、肺水肿及心力衰竭。

（一）诊断步骤

1.采集病史

（1）询问有无大量出汗、过度换气、慢性腹泻、呕吐史，尿量。

（2）询问有无不恰当的饮食史，如小婴儿长期喂养未经适当稀释的牛奶、昏迷患儿鼻饲过浓的食物、食盐过量均可使血钠增高。

（3）询问有无长期使用肾上腺皮质激素、渗透性利尿剂或输入过多高渗液体的病史。

（4）高钠血症症状：有口渴、尿量减少，重者可出现恶心、呕吐、体温升高，尤其在婴儿可出现高热、肌无力、周围循环衰竭及神经系统症状，表现为肌肉震颤、动作笨拙，甚至昏迷、惊厥。

（5）伴随症状

1）呕吐、腹泻明显者常见于婴幼儿腹泻，尤其是病毒性肠炎。

2）有中枢神经症状者常见于垂体肿瘤、创伤、感染等。

3）伴随多尿、脱水、体重不增、智力缺陷，应考虑肾源性尿崩症。

4）有满月脸、多血质外貌、向心性肥胖者应考虑肾上腺皮质功能亢进症。

5）伴烦渴、多饮、多尿，少汗，食欲低下，体重不增，生长缓慢者应考虑垂体性尿崩症。

2.体格检查

（1）神经系统：肌张力增高、肌肉颤动、腱反射亢进、颈强直，严重者有抽搐、惊厥、昏迷。

（2）心血管系统：心率增快、心音低钝，严重者出现心力衰竭。

（3）前囟、眼球凹陷，口干，肌无力，重者出现周围循环衰竭，见于脱水状态。

（4）皮下水肿或肺水肿见于高血容量状态。

3.辅助检查

（1）血常规：平均红细胞容积（MCV）、红细胞比容、血红蛋白测定可提示血容量状态。

（2）尿常规：高比重尿提示高钠低血容量状态。

（3）血钠及其他电解质测定：高钠血症常伴其他水电解质紊乱及酸碱失衡。

（4）尿渗透压（U_{Osm}）、血浆渗透压（P_{Osm}）测定：高钠血症患儿，$P_{Osm} > 295mOsm/kg$，$U_{Osm} < 800mOsm/kg$，则可能表示ADH释放或其效应有部分缺陷，见于特发性高钠血症；若$U_{Osm} > 800mOsm/kg$，提示尿浓缩功能正常，见于钠负荷增多、不显性失水增多及尿崩症患儿；若U_{Osm}浓度比P_{Osm}低（$U_{Osm} < 300mOsm/kg$，比重 < 1.001），提示尿崩症。

（5）尿钠：排出减少，提示肾钠排泄障碍，见于尿崩症、肾上腺皮质功能亢进、原发性醛固酮增多症等。

（6）肾功能：异常应考虑肾脏受累，如急性肾炎未限制食盐量致高血钠；血尿酸增高，反映血容量减少，而血尿酸降低则提示血容量扩张。

（7）疑为尿崩症者应测ADH，做禁水试验、加压素试验、高渗盐水试验。

（8）疑为原发性醛固酮增多症者应检测血尿醛固酮、血浆肾素、血管紧张素。

（9）疑为肾上腺皮质功能亢进者应检验血尿皮质醇、ACTH。

（10）头颅创伤、感染或肿瘤患儿可行脑脊液检查、头颅CT检查。

（二）思维程序

1.确定是否有高钠血症 根据可能造成高钠血症的病史或基础疾病，结合其临床表现及血清钠的测定可确诊。

2.确定高钠血症的病因

（1）是否有水摄入不足：如上消化道炎症或肿瘤患儿吞饮障碍，极度衰弱不能进水者。

（2）是否有水丧失过多

1）肾性：①尿崩症，包括肾性尿崩症、中枢性尿崩症及尿崩症伴渴感减退症。临床表现为多尿、口渴、多饮及低比重低渗透压尿，结合ADH测定及禁水试验、加压素试验可明确诊断。②使用渗透性利尿剂，如葡萄糖、甘露醇等。③溶质摄入过多，高蛋白含盐饮食能引起渗透性利尿同样的后果。④高钙血症，高钙引起的利尿作用使肾脏排水增多，甲状旁腺功能亢进引起高钙血症或高钙危象均可出现血钠水平增高。⑤急慢性肾衰竭。⑥糖尿病酮症酸中毒及高渗性昏迷，产生渗透性利尿。⑦吞饮大量海盐水可致渗透性利尿。

2）皮肤：高温、高热环境及剧烈运动，皮肤烧伤。

3）呼吸道：过度换气、气管切开及肺源性失水。

4）消化道：胃肠道渗透性水样腹泻。

（3）是否有Na⁺摄入过多，多见于不适当地输入高钠溶液，如心搏骤停时输入高张碳酸氢钠。

（4）是否有钠排泄障碍

1）有满月脸、多血质面容、向心性肥胖、高血压、高钠伴低钾、代谢性碱中毒者考虑肾上腺皮质功能亢进症，血皮质醇、ACTH检测可确诊。

2）有高血压、肌无力或周期性瘫痪、口渴多饮、夜尿增多，且伴生长发育障碍者应考虑原发性醛固酮增多症，结合血尿醛固酮、肾素、血管紧张素检测可确诊。

3）有持续高钠血症、渴感减退、无多饮多尿、脱水不明显者应考虑特发性高钠血症，该症机体仍有分泌ADH能力，肾小管对ADH仍有反应，应用加压素时可致水潴留，系释放ADH的"渗透压阈值"提高所致。

4）有心力衰竭、肝硬化、甲状腺功能减退、肾病综合征等可因继发性醛固酮增多而致高血钠。

（三）经验体会

（1）高钠血症诊断不难，重要的是寻找高血钠的病因，病史的询问（尤其是喂养史、用药史）很重要。

（2）高钠血症要区分是钠潴留性还是水丢失后浓缩性高钠血症。

1）两者病因不同：钠潴留性见于钠摄入过多，而水丢失后浓缩性高钠血症见于水摄入不足或经消化道丢失过多低渗性液体。

2）临床表现不同：前者通常无失水，可伴水肿、肾功能减退等，后者常有脱水症状。

3）血容量状态不同：前者体内钠含量增加，总容量正常或增加，细胞外液增多，尿钠增加；后者体内总钠量正常或下降，总容量降低，细胞外液常减少，尿钠也减少。

二、低血钠

低钠血症（hyponatremia）是临床最常见的电解质紊乱，血浆钠浓度是血浆渗透压（P_{Osm}）的主要决定因素，所以低钠血症常引起血浆渗透压下降，水向细胞内转移，使细胞外液减少，细胞内液（ICT）增多。临床上，血钠低于130mmol/L称为低钠血症。

（一）诊断步骤

1.采集病史

（1）低钠血症的症状：头痛、恶心、呕吐、易疲乏、表情淡漠、纳差、多无口渴、视物模糊，并有肌肉痛性痉挛、运动失调、腱反射减退或亢进，严重时发展为谵妄、惊厥、昏迷以致死亡。

（2）伴随症状

1）呕吐、腹泻，胃肠道、胆囊、胰腺引流者可致钠从消化道损失过多。

2）大量出汗、大面积Ⅲ度烧伤、胰腺纤维性囊肿，可致钠从皮肤损失过多。

3）有少尿、肾功能受损者，应考虑肾炎、肾病综合征、肾小管坏死、急性肾衰竭，可使钠从肾脏丢失过多或水潴留过多而致低钠血症。

（3）肾上腺皮质功能减退、糖尿病酮症酸中毒、ADH分泌过多、垂体加压素治疗、心力衰竭、营养不良等均可致低血钠。

（4）有下丘脑或脑干损伤病史，应考虑脑性失盐综合征。

（5）用药史：液体疗法时葡萄糖液输入过多，长期使用利尿剂，均可致低血钠。

（6）饮食史，长期低盐饮食。

2.体格检查

（1）有水肿者，常提示体内有水、钠潴留，见于肾脏疾病、心力衰竭、ADH分泌过多等。伴气促、颈静脉充盈、心界扩大、肝大提示心力衰竭，血容量增加可致稀释性低钠血症。有水肿、腹水，提示有肝硬化。

（2）前囟、眼眶凹陷，唇干，皮肤弹性差，提示有脱水，见于呕吐、腹泻，大汗，胃肠、胆道、胰腺造瘘，大剂量使用利尿剂等。有脉细数、四肢凉、静脉充盈时间延长，提示有明显血容量不足，循环障碍。

（3）消瘦，皮下脂肪消失见于营养不良、恶病质。

（4）有体重减轻，血压下降，皮肤、黏膜色素增深，应考虑肾上腺皮质功能减退。

（5）皮肤、黏膜干燥，皮肤弹性降低，呼吸深长、呼气中带酮味，脉细数、血压下降，嗜睡甚至昏迷者，提示糖尿病酮症酸中毒。

3.辅助检查

（1）血红蛋白测定及血细胞比容检查：可鉴别缺钠性低钠血症及稀释性低钠血症。两者均增高，提示缺钠性低钠血症（低渗性脱水）；两者均降低，提示稀释性低钠血症。

（2）尿常规及肾功能检查：异常提示肾脏疾病所致低钠血症。

（3）血脂、血总蛋白增高均可致假性低钠血症，血糖明显增高应考虑糖尿病酮症酸中毒。

（4）尿量及尿钠的测定：可对低血钠进行病因分类。

（5）肾上腺皮质功能减退者血、尿皮质醇及尿17-羟皮质类固醇均降低，血浆ACTH可明显增高（见于原发性肾上腺皮质功能减退症）或降低（见于继发性肾上腺皮质功能减退症）。

（6）血浆渗透压及尿渗透压测定：血浆渗透压降低（常＜270mOsm/L）、尿渗透压

＞血浆渗透压、尿钠增高者，应考虑肾上腺皮质功能减退、失盐性肾炎、ADH分泌异常综合征、长期使用利尿剂等。

（二）思维程序

1. 确定有无低钠血症 血清钠＜130mmol/L可确诊。

2. 确定是真性低钠血症还是假性低钠血症 测定血糖、血脂、血总蛋白，此三者增高均可致假性低钠血症。

3. 确定低钠血症的病因

（1）低血容量低钠血症（失钠性低钠血症）：机体失钠多于失水，常表现为低渗性脱水，见于婴幼儿腹泻、呕吐，胃肠引流、造瘘或大量出汗后水分补充不当，渗透性利尿，脑性失盐综合征等。

（2）高血容量低钠血症（稀释性低钠血症）：机体水的增多超过钠的增多，钠被稀释，机体总钠量不变或增加，常见于心力衰竭、肝硬化、肾病综合征、慢性肾功能不全、手术后应激等。

（3）正常血容量低钠血症：机体水的摄入超过肾脏排水能力，总体水增加而无明显总体钠的增多，见于精神性烦渴、ADH分泌不当综合征（SIADH）、原发性慢性肾上腺皮质功能减退症、黏液性水肿、特发性低钠血症、低血钾（钠进入细胞内引起）。

（三）经验体会

（1）低钠血症诊断不难，重要的是积极寻找病因，逐一加以分析。

（2）在临床中，亦可根据尿量及尿钠测定，确定病因，具体见图3-2-1。

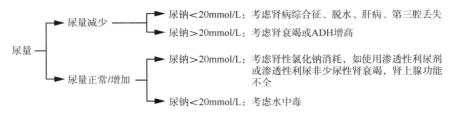

图3-2-1 低血钠临床诊断思维程序

三、高血钾

钾是细胞内最多的阳离子，是细胞内渗透压的主要决定因素。血清钾浓度＞5.5mmol/L，称高钾血症（hyperkalemia）。高钾血症常无或很少有症状而骤然致心脏停搏死亡，故应早发现，及早防治。

（一）诊断步骤

1. 采集病史

（1）用药史：询问是否长期使用保钾利尿药；使用大剂量化疗药物、精氨酸或赖氨酸，静脉输入含钾溶液及含钾抗生素。

（2）询问是否进食含钾丰富的食物、低钠高钾食盐代用品。

（3）询问是否有组织损伤史，组织缺氧、休克史，肿瘤化疗时肿瘤细胞大量破坏。

（4）高血钾症症状：早期有肢体麻木、极度疲乏、肌肉酸痛、肢体苍白和湿冷。严重者可出现吞咽、发音及呼吸困难、弛缓性瘫痪，甚至神志不清、昏迷。

（5）伴随症状

1）存在少尿、无尿、水肿，应考虑肾衰竭致血钾增高。

2）有无内分泌功能紊乱表现：如醛固酮过少见于原发性慢性肾上腺皮质功能减退症和选择性醛固酮减少症。

3）有无休克及脱水：休克常伴代谢性酸中毒，可加重高血钾。

（6）系统性红斑狼疮、淀粉样变性、肾移植、镰状细胞贫血、慢性间质性肾炎、部分先天性肾脏疾病、家族性高血钾周期性瘫痪均可使血钾升高。

2.体格检查

（1）四肢软弱无力、弛缓性瘫痪及肌麻痹、腱反射消失，重者有神志模糊、嗜睡，四肢因血管收缩而苍白、湿冷。

（2）心率慢、心律失常，如室性期前收缩、房室传导阻滞、心室颤动，心音低钝，心脏有时扩大。

（3）引起高钾血症的相关疾病体征。

3.辅助检查

（1）血电解质测定及血气分析，酸中毒可加重高血钾。

（2）肾功能检查，疑为内分泌疾病应做ADH、醛固酮测定。

（3）心电图检查。

（二）思维程序

1.确定有无高钾血症　根据高钾血症症状、血清钾测定及心电图改变可确定。

2.确定高血钾的病因

（1）摄入钾过多：有进食含钾丰富食物、静脉输入含钾溶液或久存的库血或含钾抗生素者，考虑摄入钾过多所致。

（2）肾排钾减少

1）有少尿、无尿、氮质血症，肾功能受损者，应考虑急、慢性肾衰竭致高血钾。

2）存在内分泌功能紊乱者，ADH过少，要考虑原发性慢性肾上腺皮质功能减退症及选择性醛固酮过少症，后者合并高氯性酸中毒。

3）使用保钾利尿剂，根据服药史可确诊。

4）休克及脱水、酸中毒，根据原发病表现结合血气分析可确诊。

5）肾小管对醛固酮敏感性下降见于系统性红斑狼疮、淀粉样变性、肾移植、镰状细胞贫血、慢性间质性肾炎等。高钾型肾小管酸中毒可以单纯表现为高血钾。

6）高渗状态：给1型糖尿患儿输注高渗葡萄糖，可致严重高钾。

（3）细胞内钾移至细胞外，致高血钾。

1）组织损伤、缺氧、坏死（化疗后）。

2）家族性高血钾周期性瘫痪，表现为周期性瘫痪，发作间歇有肌无力，症状与血钾高低有明显关系，无肾功能不全及肾上腺皮质功能低下等表现。

（三）经验体会

（1）高血钾对人体危害大，往往无或很少有症状而骤然出现心脏停搏，临床上应予以重视，早发现、早治疗。

（2）高血钾往往伴其他电解质紊乱及酸碱失衡，应及时予以纠正。

四、低血钾

血清钾＜3.5mmol/L为低钾血症（hypokalemia），而钾缺乏（potassium depletion）是指机体总钾量减少。血清钾的减少，除因稀释或转移至细胞内所引起者外，一般反映机体钾缺乏，但当血液浓缩或细胞内钾向细胞外转移时，机体虽缺钾，而血钾正常甚至增高，这时血钾浓度不能反映机体钾总量。

（一）诊断步骤

1.采集病史

（1）询问是否有钾摄入不足病史：禁食或少饮食达2周以上，未注意补钾，容易引起低血钾。

（2）询问是否有钾排出过多病史。

1）胃肠道失钾：患儿有呕吐、胃肠引流、腹泻、肠瘘病史。

2）肾脏失钾：患儿有糖尿病史，或静脉注射高渗溶液，渗透性利尿，可引起总体钾减少致低血钾；长期使用排钾利尿剂、盐皮质激素分泌过多（如原发性醛固酮增多症等）、库欣综合征、急性肾衰竭多尿期、肾小管性酸中毒、Liddle综合征、Bartter综合征、镁缺乏、高钙血症、糖尿病酮症酸中毒、白血病、肾素增多症等常伴低钾。

3）其他途径钾丢失：烧伤、腹腔引流、血液及腹膜透析等使钾丢失。

（3）有无钾向细胞内转移的病史。

1）有使用胰岛素治疗糖尿病酮症酸中毒的病史。

2）出现碱中毒时。

3）家族性低钾性周期性瘫痪，甲状腺功能亢进，使用叶酸、维生素B_{12}治疗严重贫血，误服棉籽油中毒史、钡中毒史，应激状态，反复输入洗涤过的红细胞，人为的低体温等可使血钾向细胞内转移。

（4）低血钾的症状：表现为肌肉软弱无力、肢体弛缓性瘫痪，严重时膈肌呼吸肌麻痹而致呼吸困难，甚至窒息；心率增快、房性或室性期前收缩、心律失常，甚至在收缩期停跳；口渴、多饮、夜尿；恶心、呕吐、腹胀、肠鸣音减弱或消失；倦怠、精神不振、反应迟钝、嗜睡，甚至神志不清、昏迷。

2.体格检查

（1）神经肌肉系统：肌无力、肌麻痹，甚至呼吸困难和吞咽困难，腱反射减弱或消失，中枢神经系统可出现神志改变，表情淡漠、精神抑郁、嗜睡等。

（2）消化系统：腹胀、肠鸣音减弱或消失。

（3）心血管系统：多见快速性心律失常（如窦性心动过速、房性或室性期前收缩、室上性或室性心动过速及心室颤动），心音低钝，心力衰竭体征。

（4）引起低血钾疾病的相关体征。

3.辅助检查

（1）血电解质测定及血气分析：低钾常伴有低血氯和碱中毒。

（2）心电图：心肌细胞缺钾时常有特征性改变。

（3）怀疑肠道感染者可查大便常规及大便细菌培养。

（4）怀疑肾性失钾者可查尿钠和尿钾，如尿钾超过20mmol/L，有助于肾性失钾的诊断，同时查肾功能、尿渗透压，记尿量。

（5）怀疑低钾性肾损害者可查尿常规，注意有无肾小管性蛋白尿和反常性酸性尿，反常性酸性尿是低钾肾损害的特点之一。

（6）疑为肾上腺皮质功能亢进者，应查尿17-羟皮质类固醇及尿游离皮质醇；疑为醛固酮增多症者，应查血钾及血、尿醛固酮。

（二）思维程序

1.确定有无低血钾　根据病史、缺钾的临床表现可考虑低钾血症，确诊则依赖于血清钾测定及心电图检查。

2.确定低钾血症的病因　围绕"缺钾性低钾血症、转移性低钾血症、稀释性低钾血症"三条线索逐一分析。

（1）缺钾性低钾血症：见于钾摄入不足，禁食、少食或长期低钾饮食及钾丢失过多，主要从消化道、肾脏及皮肤三条途径丢失。

1）严重呕吐、腹泻可引起消化道钾丢失过多，导致低血钾。

2）长期使用利尿剂，尤其是渗透性利尿剂，使钾从肾脏丢失过多。

3）内分泌功能紊乱：如原发性醛固酮增多症、库欣综合征、异源性盐皮质类固醇激素过多、异位ACTH分泌综合征、糖尿病酮症酸中毒、肾素增多症等。根据相应临床表现及实验室检查可确诊。

4）肾小管性酸中毒（RTA）：临床上有多饮、多尿、恶心、呕吐和生长迟缓，血液检查有持续高氯性代谢性酸中毒，须考虑RTA。当血HCO_3^-＜16mmol/L、尿pH＜5.5、HCO_3^-排泄分数＞15%、尿钙不高、临床无明显骨骼改变、肾结石及肾钙化、氯化铵试验阴性者，考虑PRTA（Ⅱ型）。而当有显著低血钙、低血磷、佝偻病表现、骨密度降低、肾结石、肾钙化、尿pH＞5.5、尿氨显著降低、HCO_3^-排泄分数＜5%、氯化铵负荷试验阳性者，考虑DRTA（Ⅰ型）。

5）Liddle综合征：为家族性疾病，表现为高血压、低血钾及代谢性碱中毒、血醛固酮及肾素活性降低。病因为肾小管功能异常，远曲小管有异常的潴钠排钾倾向，促使钠重吸收、增加钾排泄而致低钾。

6）Bartter综合征：是一原因未明的疾病，表现为多饮、多尿、低钾和生长发育迟缓，血压正常，无水肿，常有低氯性碱中毒，血肾素增高。

7）镁缺乏：低镁常使肾保钾功能减退，尿钾排泄增多，血钾降低。

8）青霉素、羧苄青霉素、两性霉素可使肾排钾增多。

9）范科尼综合征：是一种少见的综合征，可致肾脏钾、磷、糖、尿酸和氨基酸丢失。

10）大量出汗、大面积烧伤可使钾从皮肤丢失过多。

（2）转移性低钾血症

1）胰岛素和碳酸氢钠的使用，均可使钾进入细胞内。

2）代谢性碱中毒：缺钾可致碱中毒，碱中毒亦可致缺钾，表现为头昏、躁动、呼吸浅慢。

3）低钾性周期性瘫痪：可为家族性也可为散发性，表现为发作性低血钾，肌无力、肌肉麻痹，尿钾不高，机体总钾量偏低或正常，其中家族性周期性瘫痪为罕见的常染色体显性遗传病。可因食用高碳水化合物、注射葡萄糖、胰岛素、肾上腺素、ACTH 及某些盐皮质激素而诱发。

4）甲状腺功能亢进：由于交感神经过度兴奋，Na^+-K^+泵活性增强，使血钾向细胞内转移，发生低钾血症，此称为低血钾甲状腺周期性瘫痪。

5）棉籽油中毒、钡中毒可出现类似低血钾周期性瘫痪的症状，出现弛缓性瘫痪。

6）使用叶酸、维生素B_{12}治疗贫血时，新生红细胞大量利用钾，使钾浓度降低。

7）反复输入冷存洗涤过的红细胞，因冷存过程中可丢失钾50%左右，将此类红细胞输入人体，细胞外钾迅速进入细胞内补充，使血钾降低。

8）人为的低体温：可促使钾进入细胞内，血钾下降，复温后可恢复正常。

9）急性应激状态：如颅脑损伤、大手术后、心肺复苏后等均可致钾向细胞内转移。

（3）稀释性低钾血症：见于水中毒、水摄入过多等。

（三）经验体会

（1）诊断低钾血症不难，重要的是寻找病因，积极去除低钾血症原发病。

（2）在临床中应注意区分低血钾和钾缺乏。低血钾是血钾浓度低于3.5mmol/L，而钾缺乏是机体总钾量减少，由于血清钾总量仅占机体钾总量的2%左右，故两者可不平行，稀释性低钾血症与转移性低钾血症机体钾总量可正常甚至增高。

五、高血氯

氯离子是细胞外液的主要阴离子，占细胞外液阴离子浓度的67%，其参与调节机体的渗透压及水电解质、酸碱平衡，参与胃液中胃酸形成，其浓度为96 ～ 106mmol/L，血清氯＞106mmol/L，即为高氯血症（hyperchloremia）。

（一）诊断步骤

1.采集病史

（1）用药史：水杨酸中毒、静脉输入过多的氯化钠及氨基酸制剂等，使氯摄入过多。

（2）水肿、少尿、活动后气促见于急、慢性肾衰竭，心力衰竭等，使氯排出减少。

（3）多尿、夜尿、烦渴见于尿崩症、甲状旁腺功能亢进症。

（4）水电解质失衡：脱水、过度通气所致的呼吸性碱中毒、HCO_3^-过多丢失的代谢性酸中毒可使血氯升高。

2.体格检查 主要是引起高氯血症的原发疾病的相应体征。

3.辅助检查

（1）血电解质测定：高血氯往往与高血钠相伴而行，高血氯伴高血钙见于甲状旁腺功能亢进。

（2）血气分析，确定有无酸碱失衡：高血氯合并代谢性酸中毒见于腹泻、肾小管酸中毒、盐皮质激素缺乏。

（3）肾功能：异常提示肾功能不全。

（4）内分泌功能紊乱：尿崩症、甲状旁腺功能亢进症、肾上腺皮质功能亢进症、盐皮质激素缺乏等应行相应的内分泌激素测定。

（二）思维程序

1.确定有无高氯血症 测血清氯。

2.确定高氯血症的病因 从"摄入过多—排泄过少—水电解质紊乱—内分泌功能紊乱"这一主线索中逐一分析。

（1）摄入过多见于食入或输入过多氯化钠、氯化铵。

（2）排泄过少见于急、慢性肾衰竭，心力衰竭，泌尿系梗阻。

（3）水电解质紊乱：脱水、癔症或某些药物刺激呼吸中枢引起过度换气，致呼吸性碱中毒而使血氯升高；腹泻、肾小管酸中毒等可使HCO_3^-过多丢失而引起高氯性代谢性酸中毒。

（4）内分泌功能紊乱：肾上腺皮质功能亢进、尿崩症、甲状旁腺功能亢进、盐皮质激素缺乏等。

1）有多饮、多尿、烦渴，尿比重低者应考虑尿崩症。

2）高血氯伴高血钙，应考虑甲状旁腺功能亢进。

（三）经验体会

高氯血症常伴其他水电解质及酸碱失衡，因此对于有此类病史的患儿，监测水电解质及血气分析显得极为重要，在临床工作中，注意预防医源性高血氯（如过多输入氯化物，过度通气导致呼吸性碱中毒等）。

六、低血氯

血清氯＜96mmol/L，称低氯血症（hypochloremia）。

（一）诊断步骤

1.采集病史

（1）反复呕吐、腹泻，持续胃肠引流，可丢失大量含氯消化液。

（2）多尿、大量出汗，可使氯丢失过多。

（3）饮食史：长期饥饿和无盐饮食可致氯摄入不足。

（4）中毒史、外伤史：溴化物中毒，头外伤致中枢性失盐。

2.体格检查 主要是引起低氯相关疾病的相应体征，尤其注意有无脱水的体征。

3.辅助检查

（1）血氯及其他电解质测定、血气分析：反复呕吐、腹泻者，常伴其他电解质丢失及酸碱失衡；有明显低血钾、高血钠、碱血症者见于醛固酮增多症。

（2）肾功能检查：异常提示有肾功能不全。

（3）内分泌疾病的相关检查：血糖明显增高，见于严重糖尿病酮症酸中毒；血、尿皮质醇，尿17-羟皮质类固醇降低，见于肾上腺皮质功能减退症；血、尿醛固酮明显升高，见于醛固酮增多症。

（二）思维程序

1.确定有无低血氯
2.确定低血氯的病因
从"摄入不足—丢失过多（包括消化道丢失过多、肾丢失过多及皮肤丢失过多三方面）—其他病因（如溴中毒、脑外伤等）"这一主线索逐一排除。

（1）氯化物摄入不足见于长期饥饿、无盐饮食。

（2）消化道丢失过多见于严重呕吐、腹泻、胃肠造瘘。

（3）肾丢失过多见于肾衰竭（多尿期）、肾上腺皮质功能减退症、严重糖尿病、醛固酮增多症、失盐性肾病（如慢性肾盂肾炎）、长期使用利尿剂等，因排尿过多而丢失氯化物。

1）肾上腺危象：原有肾上腺皮质功能减退基础病，在应激情况下（如创伤、感染、大量出汗，或突然中断治疗时），出现恶心、呕吐、腹痛或腹泻、血压降低、心率增快、脉搏细弱、精神失常，应考虑肾上腺危象，此时常伴低氯血症。

2）异常分泌抗利尿激素综合征（SIADH）：患儿常伴随其他疾病，如恶性肿瘤、肺部疾病及中枢神经系统疾病等，ADH分泌异常，血浆渗透压低，而血容量多正常，且心、肝、肾、肾上腺和甲状腺功能正常，此患儿可有低血氯。

（4）大量出汗可使氯从皮肤丢失过多。

（5）其他原因：溴化物中毒、头外伤致中枢性失盐、代偿性呼吸性酸中毒、代谢性碱中毒均可引起低氯血症。

（三）经验体会

（1）低氯血症常伴随其他水电解质及酸碱失衡，临床上应注意监测电解质及进行血气分析。

（2）低钠血症时常伴有低氯血症，如无呕吐或其他过多丢失氯的原因，血清氯浓度降低多为水的稀释所致。急性肾衰竭时，低氯血症若不伴有严重的碱中毒，一般无重要临床意义。

七、高血钙

血清蛋白正常时，血清钙＞2.75mmol/L要考虑高钙血症（hypercalcemia）。在生理情况下，通过肠道钙吸收、骨吸收和肾小管钙重吸收，以维持钙的平衡。这些平衡破坏，可致血钙升高。血浆白蛋白或其他阴离子可与钙离子结合，当血浆白蛋白浓度波动大时，应根据白蛋白的浓度进行纠正。

（一）诊断步骤

1.采集病史

（1）有无甲状旁腺功能亢进的症状：如骨痛、精神改变、反复发生的肾结石、消化性溃疡。

（2）有无恶性肿瘤存在：按肿瘤发生性质，骨转移性肿瘤高钙发生率为70%，血液病20%，无转移性肿瘤10%。

（3）有无甲状腺功能亢进症表现：如多食、易饥、烦躁、消瘦。

（4）有无肾上腺皮质功能减退：多发生于肾上腺切除后或用大剂量肾上腺皮质激素而突然停药的患儿。

（5）有无过量使用维生素D制剂：维生素D中毒可致高钙血症。

（6）有无肾脏疾病：如肾移植、慢性肾衰竭。

（7）有无使用噻嗪类利尿剂：噻嗪类利尿剂可使近端小管钙吸收增加，尿钙减少而血钙增高。

（8）高钙血症症状：早期表现为食欲减退，甚至厌食、烦躁、哭闹、精神不振、皮肤瘙痒，多有低热，也可有多汗、恶心、呕吐、腹泻或便秘，逐渐可有烦渴、多尿、夜尿，严重者出现精神抑郁、肌张力低下、运动失调，甚至昏迷、惊厥、肾衰竭等。

2.体格检查　应注意高钙血症及其可能病因的体征。

（1）甲状腺、甲状旁腺触诊：若肿大，扪及结节，提示有甲状腺或甲状旁腺疾病，应进一步行相关检查寻找病因。

（2）心血管系统体征：如血压高、心率缓慢、各种心律失常。

（3）腹部体征：如腹部压痛、腹胀、肠鸣音消失。

（4）骨肿瘤所致骨改变。

（5）神经系统体征：如意识障碍、抑郁、迟钝、淡漠、腱反射减弱。

3.辅助检查

（1）血钙、血磷测定，有条件者可做血离子钙测定、血pH及血浆蛋白测定。

（2）尿常规、尿电解质测定。

（3）肾功能、碱性磷酸酶测定。

（4）血甲状旁腺素及降钙素的测定可确定是否为甲状旁腺功能亢进，T_3、T_4测定确定是否为甲状腺功能亢进；血25-（OH）D_3和1,25-（OH）$_2D_3$增高，见于维生素D中毒。

（5）心电图检查：QT间期缩短、ST-T改变、房室传导阻滞。

（6）X线、B超、CT检查及核素扫描可确定肿瘤的部位及性质。

（二）思维程序

1.确定是否存在高血钙　根据高钙血症的表现、血生化检查，排除蛋白增高（白蛋白升高10g/L，血钙升高0.2mmol/L）等即可诊断。

2.确定高血钙病因

（1）确定是真性高血钙（离子钙增加），还是假性高血钙（误差、止血带挤压所致）。

（2）是否因甲状旁腺功能亢进症引起的高血钙：甲状旁腺功能亢进常伴有低磷、碱性磷酸酶升高和血甲状旁腺素升高，磷清除率升高和尿钙升高，常有骨畸形、囊性变、病理性骨折、躯干缩短等表现，个别可发生高钙危象，少数患儿可扪及肿大的甲状旁腺。

（3）非甲状旁腺功能亢进引起的高血钙。

1）家族性低尿钙性高钙血症：通常无症状，甲状旁腺素正常，有高血钙、低血磷、高血镁、轻度高氯性酸中毒，伴尿钙正常或降低，肾功能正常、肾钙化少见。

2）婴儿特发性高钙血症：多见于3～7月龄婴儿，常伴有先天畸形、生长发育迟缓及智力低下、下颌骨发育不全、牙发育不良、脊柱侧弯、主动脉瓣狭窄、甲状旁腺功能正常。

3）乳-碱综合征：多见于消化性溃疡患儿，长期服用乳类及碱性药物引起高血钙、肾功能不足、代谢性碱中毒及钙沉着。

4）维生素D中毒：见于过量维生素D治疗佝偻病，具有高钙血症的临床表现，慢性中毒者可致骨骼、肾、血管、皮肤出现钙化，X线有相应改变。

5）噻嗪类利尿剂的使用：持续使用该类药可致尿钙持续减少，血钙增高。

6）其他内分泌原因所致高血钙如甲状腺功能亢进、肾上腺皮质功能减退症等。

（三）经验体会

（1）高钙血症诊断不难，重要的是寻找病因。

（2）注意高钙血症的严重性，某些临床表现与血钙浓度有一定关系。血钙达3.0～3.75mmol/L时可出现神经衰弱；超过3.25mmol/L时，肾小球滤过率下降；超过3.5mmol/L时，记忆力下降，注意力不集中；达到4mmol/L时，出现精神症状；超过4mmol/L时出现谵妄、昏迷、心电图T波增宽，QRS综合波变窄；＞4.5mmol/L时出现高钙危象，可致休克、肾衰竭和死亡。

八、低血钙

血清蛋白浓度正常，血清钙＜2.2mmol/L时，称低钙血症（hypocalcemia）。

（一）诊断步骤

1.采集病史

（1）发病季节：冬春季阳光少，皮肤合成维生素D不足，易致低钙血症。

（2）喂养史：因母乳含维生素D量少，单纯母乳喂养者可因维生素D缺乏而引起低钙血症。

（3）反复腹泻见于脂肪泻、慢性腹泻、短肠综合征、吸收不良综合征等，可影响钙的吸收。

（4）有无肝、肾疾病：如婴儿肝炎综合征、先天性胆道闭锁、慢性肾功能不全等，可影响维生素D的转化。

（5）用药史：使用影响维生素D或钙代谢的药物，如抗惊厥药可加速维生素D代谢产物的降解；苯巴比妥还可抑制肠钙吸收；长期使用利尿剂，使钙排出增加；庆大霉素可引起镁缺乏，继而引致缺钙；糖皮质激素可对抗维生素D转运钙的作用。

（6）有无甲状旁腺功能减退的表现：烦躁、易激动、抑郁、肢体麻木、肌肉痉挛、反复手足抽搐等。

（7）有无靶细胞对甲状旁腺素反应缺陷的病史，即假性甲状旁腺功能减退。

（8）有无其他引起低血钙的疾病：镁缺乏、急性胰腺炎、甲状腺髓样癌。

（9）低血钙的症状：一般表现有疲乏、无力、易激动、情绪不稳、记忆力减退、意识模糊、妄想、幻觉和抑郁。主要症状为手足抽搐、肌痉挛、喉鸣与惊厥。严重者可发生精神症状及癫痫样发作。

（10）低钙危象表现：惊厥、癫痫样发作、喘息、心功能不全或心搏骤停。

2.体格检查

（1）神经系统：注意有无手足抽搐、喉鸣、喘息（喉头或支气管平滑肌痉挛）。隐匿性低血钙者，可通过面神经叩击试验（Chvostek征）或前臂加压试验（Trousseau征）引发抽搐。

（2）骨骼改变：小儿有出牙延迟、方颅、肋骨串珠、肋缘外翻、"O"形腿、"X"形腿等体征，应考虑佝偻病。

（3）心血管系统：有无心动过速、心律不齐和心功能不全的体征。

（4）消化系统：腹痛而压痛不明显的肠绞痛和胆绞痛体征、急性胰腺炎相关体征。

（5）皮肤和软组织：有无毛发脱落、指（趾）甲变脆、皮肤角化、关节周围软组织钙化及白内障等体征。

3.辅助检查

（1）测定血钙、血磷、血镁：有条件时应做离子钙测定及血浆蛋白的测定，用以矫正血清钙值，低钙伴高血磷见于特发性甲状旁腺功能减退症、急慢性肾衰竭、假性甲状旁腺功能减退症、使用磷酸盐制剂等；低钙伴低血磷见于吸收不良、维生素D缺乏、急性胰腺炎、急性肾衰竭多尿期。

（2）血清HCO_3^-及pH测定：血HCO_3^-、pH上升见于特发性甲状旁腺功能减退症，降低见于其他低钙血症。

（3）24h尿钙测定：升高见于特发性甲状旁腺功能减退症，下降见于其他低钙血症。

（4）血清甲状旁腺素测定：升高见于假性甲状旁腺功能减低，维生素D缺乏、吸收不良，急、慢性肾衰竭，使用磷酸盐制剂等；降低见于特发性甲状旁腺功能减低、镁缺乏、急性胰腺炎等。

（5）滤过钙排泄分数：升高见于特发性甲状旁腺功能减低、急性肾衰竭多尿期，降低见于其他低钙血症。

（6）尿磷、尿CAMP测定：升高见于维生素D缺乏、吸收不良、慢性肾衰竭、磷酸盐制剂的使用；降低见于特发性甲状旁腺功能减低、假性甲状旁腺功能减低、镁缺乏。

（7）心电图表现为QT间期延长，ST段延长及T波低平、倒置及心律失常。

（8）X线检查，可见骨骺端钙化带模糊甚至消失，骨质疏松，骨皮质变薄。特发性甲状旁腺功能减低及假性甲状旁腺功能减低可行头部CT检查。

（二）思维程序

1.确定有无低钙血症　可测血钙、离子钙。

2.确定低钙血症的严重程度 根据低钙症状发生的速度、持续时间区分为急性或慢性低钙血症，或低钙危象。急性低钙血症以手足抽搐为突出表现，慢性者缺乏特异性症状，主要为精神症状，表现为精神抑郁或激动、记忆力减退、情绪不稳等。

3.确定低钙血症的病因

（1）根据病史，如有使用降低血钙药物史、胰腺炎病史，可考虑继发性低钙血症；如有手术史，应注意手术致甲状旁腺素分泌减少或缺乏。

（2）血甲状旁腺素测定可区分低钙血症是甲状旁腺功能减低引起还是非甲状旁腺功能减低引起，低镁血症及急性胰腺炎亦可致甲状旁腺素降低。

（3）对非甲状旁腺功能减低所致低血钙，则结合血磷、碱性磷酸酶、血25-（OH）D_3、1,25-（OH）$_2D_3$、尿环磷酸腺苷（cAMP）、CO_2CP、血气、尿钙肾功能等检查逐一加以区分，儿科常见以下疾病：

1）维生素D缺乏性佝偻病：多见于3个月至2岁小儿，早期可有多汗、烦闹等神经兴奋性增高的表现，以后逐渐出现骨骼改变，血钙、磷常降低，碱性磷酸酶多升高，25-（OH）D_3及1,25-（OH）$_2D_3$下降。

2）远端肾小管酸中毒：为远曲小管泌氢不足，从尿中丢失大量钠、钾、钙，引起佝偻病症状，继发甲状旁腺功能亢进。患儿骨骼畸形显著，身材矮小，有代谢性酸中毒、多尿、碱性尿（尿pH＞6），血钙、磷、钾降低，血氯增高。

3）维生素D依赖性佝偻病：为常染色体隐性遗传病，可分Ⅰ、Ⅱ两型。临床表现为重症佝偻病，并继发甲状旁腺功能亢进，血清钙、磷明显降低，碱性磷酸酶升高。

4）肾性佝偻病：慢性肾功能不全可引起钙、磷代谢紊乱，血钙降低，血磷升高，碱性磷酸酶正常，1,25-（OH）$_2D_3$多正常，因骨质脱钙而表现为佝偻病症状。

5）肝性佝偻病：急性肝炎、先天性肝外胆管缺乏等肝脏疾病可使血25-（OH）D_3明显降低，出现低血钙、抽搐和佝偻病表现。

6）维生素D缺乏性手足抽搐症：多见于6个月以内婴儿，为反复发作的无热惊厥，常表现为手足抽搐、喉痉挛甚至全身性惊厥，发作后神志清楚而无神经系统体征，总血钙＜1.75～1.88mmol/L，离子钙＜1.0mmol/L。

（三）经验体会

（1）低钙血症常无症状，对有引起低钙血症病史者，应监测血钙尤其是离子钙浓度。

（2）病因学诊断尤为重要，应结合相关检查积极寻找病因，及时去除病因，对继发性低血钙不容忽视。

（3）血钙低往往与维生素D代谢障碍有关，在寻找病因时要注意有无维生素D代谢吸收障碍。

九、高血磷

人体内磷大部分沉积于骨骼中或构成软组织成分，只有少部分存在于体液中，正常人肾脏对磷发挥充分的排泄作用，故高磷血症少见，儿童血磷高于2.0mmol/L时称高磷血症（hyperphosphatemia）。

（一）诊断步骤

1.采集病史

（1）询问有无高磷血症的症状：高磷血症大多无症状，如果同时有低钙血症，可出现低钙血症症状。

（2）询问有无导致高血磷的相关病史和症状。

1）磷摄入过多或吸收过多病史：如应用含磷药物灌肠、维生素 D 过量、大量饮用牛奶、肠磷吸收增加（结肠病变）等。

2）磷排泄减少的病史：如甲状旁腺功能减退或假性甲状旁腺功能减退，急、慢性肾衰竭。

3）磷从细胞内向细胞外转移：如代谢性酸中毒（尤其是糖尿病酮症酸中毒）、挤压伤、溶血、肿瘤溶解综合征等。

2.体格检查

（1）高血磷本身无特殊体征，但其常伴低血钙和甲状旁腺功能亢进，表现为相应体征。尤其应注意转移性钙化的各种体征。

（2）注意能引起高磷血症的各种疾病的相关体征，如甲状旁腺功能减退，代谢性酸中毒，急、慢性肾衰竭，结肠病变等。

3.辅助检查

（1）测血钙、磷。

（2）肾功能、尿钙、尿磷、磷清除率测定，了解磷排泄情况。

（3）测甲状旁腺素、降钙素，了解甲状旁腺分泌情况。

（4）疑有酸中毒者，应行血气分析。

（5）拍摄骨骼 X 线片了解骨、软组织钙化情况。

（6）对引起高磷血症的相关疾病进行相应的检查，如粒细胞白血病、多发性骨髓瘤可行骨髓涂片；原发性慢性肾上腺皮质功能减退症可行相应的内分泌检查。

（二）思维程序

1.确定有无高磷血症　测血磷即可明确。

2.寻找高磷血症的病因

（1）有无磷摄入过多的病史：如应用含磷药物灌肠、维生素 D 过量、大量饮用牛奶等。

（2）摄入量无异常：查肾功能，有氮质血症、尿毒症者考虑急、慢性肾衰竭，致磷排泄障碍。

（3）无排泄障碍者：测甲状旁腺素，如降低且伴低血钙，表现有肢体麻木刺痛、肌肉痉挛甚至手足抽搐，应考虑甲状旁腺功能减退症。

（4）非甲状旁腺功能减退者应考虑以下疾病。

1）粒细胞白血病、多发性骨髓瘤，根据临床表现及骨髓检查可确诊。

2）具有佝偻病表现，伴低血钙、等渗尿，甚至氮质血症者应考虑肾性佝偻病。

3）有乏力、食欲减退、体重减轻、血压降低，皮肤、黏膜色素沉着，血、尿皮质醇降低者，应考虑原发性慢性肾上腺皮质功能减退症。

4）有发热、黄疸、血红蛋白尿、贫血等，应考虑溶血。

5）具有低血钙表现，且体格发育异常，如体态矮胖、脸圆、掌骨（跖骨）缩短等，智力发育迟缓，血甲状旁腺素增高者，应考虑假性甲状旁腺功能减退症。

（三）经验体会

高磷血症在临床并不多见，血磷水平常与血钙水平相关，临床上常对两者同时进行监测，高磷血症诊断不难，寻找其病因，针对病因治疗则显得更为重要。

十、低血磷

儿童血磷＜1.3mmol/L时，称低磷血症（hypophosphatemia）。

（一）诊断步骤

1.采集病史

（1）询问有无低血磷的症状：急性低血磷不一定有明显的症状，慢性低血磷者则常有厌食、乏力、眩晕、发音困难、躁动、忧虑、易激动、反应迟钝、肌无力、四肢感觉异常、麻木、抽搐、木僵，甚至昏迷。

（2）询问有无长期经静脉或胃肠补充不含磷的营养物、胰岛素治疗、服用在肠内与磷结合的抗酸剂（尤其是铝）、盐水输注、盐皮质类固醇、大量输入葡萄糖、维生素D补充不足、长期使用利尿剂等病史，这些均可引起低磷血症。

（3）烦躁、易惊、头部多汗，见于维生素D缺乏性佝偻病。

（4）多饮、多尿、恶心、呕吐、乏力、活动后气促、生长迟缓，可见于肾小管性酸中毒。

（5）多饮、多尿、易饥、消瘦、呼吸深长、呼出气有酮味，见于糖尿病酮症酸中毒。

（6）其他：如甲状旁腺功能亢进症、醛固酮增多症、范科尼综合征、肾移植后、急性肾衰竭（多尿期）均可致低磷血症。

（7）胰高血糖素、肾上腺素、肝性脑病均可使磷从细胞外转移入细胞内，使血磷降低。

2.体格检查

（1）注意低磷血症的有关体征。

1）神经系统：躁动、忧虑、反应迟钝、麻木，腱反射降低、肌力下降，严重者可出现抽搐、木僵甚至昏迷。

2）运动系统：骨骼压痛、运动受限、呼吸无力或受限、肌肉压痛。

3）消化系统：腹胀、肠鸣音减弱。

（2）引起低磷血症的疾病的相关体征。

3.辅助检查

（1）血磷、钙的测定：低血磷伴低血钙见于维生素D缺乏性佝偻病、远端肾小管性酸中毒、维生素D依赖性佝偻病；低血磷伴高血钙见于甲状旁腺功能亢进症。

（2）尿磷测定：尿磷增高，提示肾脏排磷增加。

（3）血气分析：严重呼吸性碱中毒可致血磷降低。

（4）有关溶血的检查、红细胞渗透脆性试验、白细胞计数、血小板计数，低磷可致溶血性贫血，血小板降低，白细胞数下降，血小板寿命短。

（5）X线检查：维生素D缺乏性佝偻病可见骨质疏松、骨密度减低；疑有胃肠疾患者可行胃肠造影。

（6）肌电图检查：可有肌电位降低。

（7）心功能检查：慢性低血磷可影响心功能。

（8）甲状旁腺功能亢进症、糖尿病酮症酸中毒、ADH分泌异常综合征、醛固酮增多症等内分泌疾病可行相关检查。

（二）思维程序

1.确定是否有低磷血症　根据相关症状及血磷检查，诊断不难。

2.寻找病因

（1）尿磷低于1.28mmol/L，可排除肾小管重吸收磷减少，应考虑有无磷摄入不足，如使用磷结合剂、吸收不良综合征等。

（2）低血磷伴高尿磷：提示肾小管重吸收障碍，考虑糖尿病、肾小管性酸中毒、范科尼综合征、家族性低磷血症、维生素D缺乏性佝偻病、维生素D依赖性佝偻病及甲状旁腺功能亢进等。

（3）低血磷伴高血钙时考虑甲状旁腺功能亢进症和恶性肿瘤分泌甲状旁腺激素样物质。

（三）经验体会

（1）急性低磷血症症状不明显，通常血浆磷低于0.48mmol/L时临床才出现低磷症状，所以无症状不能否认低磷血症的存在，对存在使血磷降低病史的患儿，应注意监测血磷。

（2）诊断低磷血症并不难，重要的是病因诊断，结合相关实验室检查可逐一加以区别。

十一、高血镁

镁是体内数量占第四位的阳离子，大约50%存在于骨质，是骨骼、牙齿的主要成分之一，细胞外液仅含总体镁的1%，其余在细胞内，血镁浓度＞1.05mmol/L，称高镁血症（hypermagnesemia）。

（一）诊断步骤

1.采集病史

（1）用药史：服用含镁药物或用镁剂灌肠可致高镁血症。

（2）水肿、少尿、无尿见于急、慢性肾功能不全。

（3）有无促血镁升高的其他疾病病史：大手术后、白血病、骨髓瘤、甲状腺功能减退症、甲状旁腺功能亢进症伴肾损害、垂体性侏儒、乳－碱综合征、病毒性肝炎、锂剂治疗等患儿，可有血镁轻度升高。

（4）镁中毒的表现：恶心、呕吐、皮肤血管扩张、尿潴留。

2.体格检查

（1）有无神经肌肉功能减低的表现：随意肌麻痹、肌无力、腱反射减弱以至消失。

（2）神经系统：嗜睡、木僵、精神错乱，甚至呼吸抑制和昏迷。

（3）心血管系统：直立性低血压和心动过缓，甚至心搏骤停。

3.辅助检查

（1）因血镁和钙一样，蛋白结合镁是pH依赖的，故应测血pH。

（2）肾功能不全患儿易致高镁血症，应监测肾功能。

（3）引起血镁增高的疾病如甲状旁腺功能亢进症、甲状腺功能减低、垂体性侏儒、病毒性肝炎等应做相应检查。

（4）心电图：血镁浓度2.5～5mmol/L时出现PR间期延长和室内传导阻滞，伴QRS波群增宽和QT间期延长、P波低平，如超过7.5mmol/L时可发生完全性传导阻滞，并可抑制心脏收缩而致心脏停搏。

（二）思维程序

1.确定是否有高镁血症　轻度高镁血症常无症状，易被忽视，血镁＞2mmol/L时才会出现镁过量的症状。

2.寻找病因　肾功能不全、镁剂/锂剂治疗、甲状腺功能减低、甲状旁腺功能亢进症、病毒性肝炎、垂体性侏儒症等可致血镁增高，根据相应临床表现和有关检查可确诊。

（三）经验体会

（1）轻度高镁血症常无症状，易被忽视，当出现镁过量症状时，血镁浓度已超过2mmol/L，故对可能导致高镁血症的疾病应监测血镁。

（2）血镁异常往往伴血钙、磷的异常，因此同时测定血钙、磷可提高诊断的准确性。

十二、低血镁

血浆镁浓度＜0.7mmol/L，称低镁血症（hypomagnesemia）。

（一）诊断步骤

1.采集病史

（1）询问有无消化系统疾病病史：如严重腹泻、脂肪泻、吸收不良综合征、溃疡性结肠炎、克罗恩病、消瘦性恶性营养不良症、肝硬化、胆道疾病及急性出血坏死型胰腺炎等可使镁吸收减少或丢失过多。

（2）手术史：如肠道大部分切除术后、充血性心力衰竭使用洋地黄和利尿剂时、体外循环下心脏手术，可降低血镁。

（3）询问有无内分泌系统疾病病史：如甲状腺功能亢进、原发性甲状旁腺功能亢进、原发性醛固酮增多症、糖尿病及酮症酸中毒等。

（4）询问有无肾脏疾病：如慢性肾盂肾炎、肾小管性酸中毒、急性肾功能不全多尿期等。

（5）用药史：询问有无使用利尿剂、羧苄青霉素、庆大霉素、顺铂等药物使镁排泄增加。

（6）询问有无其他使血镁降低的病史：如过量授乳（增加镁的需要）、交换输血、急性间歇性卟啉症、恶性肿瘤致高钙血症等。

（7）询问有无低镁血症的表现：如厌食、恶心、呕吐、嗜睡、无力、衰弱、淡漠、性格改变、搐搦、震颤、肌肉痉挛和强直。

2.体格检查

（1）有无精神方面的改变：如抑郁、妄想、淡漠、不安、焦躁、幻觉、神志混乱及失去定向力。

（2）有无神经肌肉异常体征：如震颤、共济失调、眩晕、抽搐、肌肉痉挛和强直、腱反射亢进，偶伴惊厥和昏迷，搐搦（Trousseau 征或 Chvostek 征阳性、手足痉挛），奇异动作（面部皮肤收缩、皱眉、手足徐动甚至舞蹈样活动）。

（3）心血管系统有无心律失常的表现。

（4）引起低镁血症相关疾病的相应体征。

3.辅助检查

（1）血镁、血钙、血钾测定和血气分析：低血镁常与低血钙、低血钾同时发生，并有代谢性碱中毒。

（2）血常规：贫血，网织红细胞及球形红细胞增多，小红细胞症。

（3）骨髓检查：提示增生性贫血。

（4）尿液检查：低镁血症可引起蛋白尿、氨基酸尿、磷酸盐尿；尿钙排泄量正常或减少；尿钾增多；尿镁减少，提示镁缺乏；尿镁增多，提示肾丢失镁过多。

（5）心电图检查：有无心律失常，如频发房性或室性期前收缩、多源性房性心动过速、室性心动过速及心室颤动。

（6）引起低镁血症相关疾病的实验室检查。

（二）思维程序

（1）确定有无低镁血症，测血浆镁。

（2）寻找低镁血症的病因

1）摄入不足：长期胃肠外营养未注意补充镁剂；哺乳时镁需要量增加。

2）丢失过多：肾排镁过多，见于肾脏疾病及使用排镁药物；从消化道丢失过多，见于严重腹泻、脂肪泻，根据临床表现及相应检查（如肾功能、尿常规、便常规等）可诊断。

3）肠吸收障碍：见于消化道疾病如吸收不良综合征、溃疡性结肠炎等，根据腹泻表现及肠镜检查可确诊。

4）内分泌疾病：甲状腺功能亢进、甲状旁腺功能亢进、糖尿病酮症酸中毒、原发性醛固酮增多症等，根据临床表现及相应内分泌检查（如血 T_3、T_4、TSH、PTH、

ADH、BS、血气分析等）可确诊。

（三）经验体会

（1）血镁虽是评价镁代谢的重要指标，但因其受酸碱度、蛋白质和其他因素变化的影响，不一定能反映体内镁储备状态，肾功能不全时，尽管细胞内缺镁，血镁反而可升高。

（2）根据病史和临床判定有缺镁而血镁正常，应做尿镁排泄量测定，如24h尿镁排泄量低于1.5mmol，则诊断为镁缺乏症。

十三、血清铁异常

铁是人体内重要的微量元素之一，正常儿童体内铁总量约50mg/kg，新生儿约75mg/kg，铁总量的60%～70%存在于血红蛋白和肌红蛋白中，约30%以铁蛋白及含铁血黄素形式储存于肝、脾和骨髓中，极少量存在于含铁酶及血中。人体铁来源于两方面，一为食物中的铁，二为红细胞破坏释放铁。食物中的铁主要是高价铁，必须在胃内被还原成二价铁才能在十二指肠和空肠上部被吸收。小儿由于生长发育迅速，需铁量增加，若饮食未注意补充易致缺铁，血清铁（serum iron）正常值为9.0～28.6μmol/L。

（一）诊断步骤

1.采集病史

（1）注意询问有无先天储铁不足的病史，如早产、双胎、胎儿失血及孕母患严重缺铁性贫血等均可使胎儿储铁减少。

（2）喂养史：询问是否纯人乳、牛乳喂养而未添加铁剂或含铁丰富的辅食；是否长期偏食或喜食谷物而造成外源性铁供给不足；是否爱喝咖啡、浓茶，影响肠道对铁的吸收，使血清铁降低。

（3）询问是否有长期小量消化道出血史：婴儿对牛奶、蛋白过敏而发生小量肠出血、钩虫病、肠息肉、梅克尔憩室、膈疝、痔疮、消化性溃疡、胃肠道肿瘤等均可致胃肠道出血使铁丢失致缺铁，使血清铁降低。

（4）询问是否有慢性腹泻、胃肠手术史而影响铁的吸收，使血清铁降低。

（5）询问是否有长期发热、消瘦、盗汗（如结核病）及其他慢性感染、溃疡性结肠炎及类风湿关节炎等病史，可影响铁的利用，使血清铁降低。

（6）表现有阵发性气促、发绀、咳嗽、咯血、面色苍白、疲乏应考虑特发性肺含铁血黄素沉着症，可表现为血清铁降低。

（7）询问是否有血液病病史：如再生障碍性贫血、巨幼细胞贫血、溶血性贫血、急性白血病、淋巴瘤，常致血清铁及铁蛋白增加。

（8）询问是否有长期反复输血史，可使血清铁及储存铁均增多。

（9）急性肝炎、铅中毒亦可使血清铁增加。

2.体格检查

（1）皮肤、黏膜：皮肤干燥、角化、萎缩、无光泽，毛发无光泽、易断、易脱，指甲扁平或呈反甲、口角炎、舌炎、舌乳头萎缩等是缺铁性贫血的表现。全身皮肤色素沉着呈青铜色，有含铁血黄素沉着，皮肤呈金属或石板样灰色，提示为血色病。

（2）心血管系统：缺铁致明显贫血可致心率增快、心尖区杂音、心脏扩大，重者可发生心力衰竭。

（3）呼吸系统：肺部出现固定啰音，呼吸强度及性质改变要考虑有无肺部慢性感染性疾病。

（4）消化系统：中上腹局限性压痛，见于消化性溃疡；肝脾大见于缺铁性贫血、慢性溶血性贫血、急性白血病、淋巴瘤；肛门指诊时注意有无内外痔。

3.辅助检查

（1）血常规检查，包括红细胞、白细胞和血小板计数，血红蛋白测定，MCV、MCH、MCHC及网织红细胞测定，可协助诊断缺铁性贫血、巨幼细胞贫血等。

（2）铁代谢的有关检查：血清铁低而总铁结合力增高提示缺铁；血清铁及总铁结合力均增高，提示慢性感染、肝硬化或肾脏疾病的可能；血清铁升高而总铁结合力降低，则为血红蛋白合成障碍。

（3）骨髓检查：缺铁性贫血、巨幼细胞贫血、再生障碍性贫血、骨髓肿瘤等可进行骨髓检查。

（4）疑为慢性失血：可选择大便查虫卵，内镜、钡餐、钡灌肠检查。

（二）思维程序

1.确定有无血清铁异常 血清铁测定，但由于影响血清铁因素较多，数据波动大，故必要时应反复多次检测。

2.确定铁异常的病因

（1）血清铁降低：见于小儿缺铁性贫血或胃、十二指肠切除，慢性腹泻，恶性肿瘤，甲状腺功能亢进，慢性炎症或感染，根据相应临床表现及实验室检查可确诊。

（2）血清铁增高：见于摄入铁过多，肠吸收铁增加（如原发性血色病、铁剂治疗过量），铁利用障碍（如铁粒幼细胞贫血、再生障碍性贫血、铅中毒）；铁释放增多（血管外溶血、急性肝炎、慢性活动性肝炎等），铁蛋白增多（如白血病、含铁血黄素沉着症、反复输血等），根据临床表现，血、尿常规及骨髓检查可确诊。

（三）经验体会

（1）血清铁检查为一非特异性指标，不能据此异常诊断某一疾病，应结合临床及其他实验室检查综合分析。

（2）正常情况下血清铁仅能与1/3的转铁蛋白结合，故血清内游离铁量极微，临床上常同时测总铁结合力（TIBC）、转铁蛋白饱和度、血红蛋白、红细胞计数以区别不同的贫血。

十四、锌缺乏

锌为人体重要的微量元素之一，存在于肝、肌肉、骨骼和白细胞中，主要从肠道排出。正常人体含锌2～2.5g，锌参与200种酶的合成，可激活80多种酶，从而影响人体的体格生长、智力发育、免疫功能、创伤愈合等生理功能。血清锌低于11.47μmol/L（75μg/L）考虑为锌缺乏（zinc deficiency）。

（一）诊断步骤

1.病史采集

（1）饮食习惯：婴儿长期纯牛乳喂养，年长儿喜欢素食，不喜食动物性食物者，或全胃肠外营养未加锌者，饮食中含过量的铜、铁、钙可与锌竞争进入细胞内，从而抑制锌的吸收。

（2）注意询问患儿有无腹泻史、反复出血、溶血、长期多汗、大面积烧伤、蛋白尿及应用金属螯合剂（如青霉胺）等导致锌丢失过多的病史。

（3）锌缺乏者可表现为纳差、味觉迟钝、厌食、异食癖等，生长发育落后，易感染，智力发育延迟，伤口愈合延迟等。

2.体格检查

（1）注意有无生长发育落后、皮肤粗糙、身材矮小、性发育延迟，智力落后及肝脾大、伤口愈合不良、易感染、异食癖。

（2）注意有无地图舌、反复口腔溃疡、营养不良、视敏度降低、夜盲症等。

（3）婴幼儿肢端及口周、肛周皮炎，头发稀疏、无光泽、易脱落，伴甲沟炎、甲板增厚，腹泻和情感淡漠等应考虑是否为肠病性肢端皮炎。

（4）伴有食欲降低、味觉敏锐度下降、身材矮小、性功能低下者应考虑是否为锌缺乏性侏儒症。

3.辅助检查

（1）血清锌测定：血锌能反映近期锌的动态平衡状况，低于11.47μmol/L有诊断价值。

（2）细胞内锌测定：白细胞内锌，男孩低于2μmol/10^{10}个细胞；女孩低于2.2μmol/10^{10}个细胞；红细胞内锌，低于180.5μmol/10^{10}个细胞。

（3）头发锌测定：发锌能反映长期锌营养状况，对慢性因素造成的缺锌具有诊断价值，采样方便，可作为人群普查筛选的指标之一，正常男孩发锌（2.5±0.3）μmol/g，女孩（2.6±0.2）μmol/g。严重时头发生长缓慢，发锌值反而增高，故发锌不能准确地反映近期锌营养状况。

（4）尿锌测定：尿锌能反映锌的代谢水平，锌缺乏症时，尿锌值降低。

（5）餐后血清锌浓度反应试验（PICR）：反映膳食摄入对血清锌的影响，PICR＞15%提示缺锌。

（二）思维程序

1.确定有无锌缺乏　可测定血清锌。

2.确定锌缺乏的原因　根据是否有锌摄入不足、丢失过多、吸收障碍的病史和疾病可确定病因。

（1）锌摄入不足：素食、全胃肠外营养未加锌。

（2）锌吸收不良：各种腹泻，尤其是慢性腹泻如吸收不良综合征、脂肪泻、胰腺囊性纤维性变等。铅中毒影响锌吸收。肠病性肢端皮炎是一种少见的常染色体隐性遗传病，小肠吸收锌缺陷，临床表现可见肢端皮肤损害、顽固性腹泻、秃发及生长发育障碍，免疫力低下而易患感染。

（3）丢失过多：反复失血、溶血、外伤、烧伤随体液丢失锌，肝硬化、慢性尿毒症、长期应用金属螯合剂（如青霉胺）随尿液丢失锌。

（三）经验体会

锌缺乏较为普遍，缺乏特异的临床表现和体征，对生长发育落后、身材矮小、纳差的儿童应警惕有无锌缺乏症。对临床上有缺锌表现、血锌或发锌不低者，补锌治疗后的营养及临床改善，仍可确定为锌缺乏症。发锌能反映不同时期的营养状态及积累过程，血清锌能反映近期锌的动态变化。

十五、球蛋白增高

球蛋白（globulin）是多种蛋白质的混合物，其中包括含量较多的免疫球蛋白和补体、多种糖蛋白、金属结合蛋白、多种脂蛋白及酶类。球蛋白主要由肝脏合成，γ球蛋白由浆细胞合成，主要成分是免疫球蛋白。α_1球蛋白主要包括一些糖蛋白和高密度脂蛋白，α_2球蛋白主要为结合珠蛋白、铜蓝蛋白及极低密度脂蛋白，β球蛋白主要为转铁蛋白及低密度脂蛋白，γ球蛋白即免疫球蛋白。在正常情况下，各种蛋白质均占有一定百分比，在许多疾病中可出现异常变化，表现出原有蛋白质成分的升高或降低。球蛋白与机体免疫功能和血浆黏度密切相关，临床常见于急慢性感染、恶性肿瘤、自身免疫性疾病、慢性肝病及浆细胞病（多发性骨髓瘤为主），部分无明确相关临床诊断者可能为非免疫球蛋白增高所致。血清球蛋白正常值为20～30g/L，若＞35g/L，称为高球蛋白血症。

（一）诊断步骤

1.采集病史
（1）有无肝病病史：询问患儿是否有厌油、恶心呕吐、黄疸等肝病病史。
（2）有无自身免疫性疾病史：如系统性红斑狼疮、风湿热、类风湿关节炎等病史。
（3）有无感染病史：如结核、疟疾、感染性心内膜炎病史及血吸虫疫水接触史。
（4）有无恶性肿瘤病史：如多发性骨髓瘤、淋巴瘤等。

2.体格检查
（1）一般情况：注意有无贫血、黄疸、特殊面容（如蝶形红斑）、消瘦等。有无皮疹及皮下结节。
（2）淋巴结：有无浅表淋巴结肿大。
（3）心脏检查：有无心脏扩大、心音改变及心脏杂音。
（4）腹部检查：肝大可见于肝炎、血吸虫病、疟疾、淋巴瘤等，脾大程度大于肝可见于晚期血吸虫病。
（5）四肢检查：有无关节疼痛及畸形。大关节红、肿、热、痛可见于风湿热，累及小关节伴关节畸形则多见于类风湿病。

3.辅助检查
（1）血常规及血涂片找疟原虫可协助诊断疟疾；疑为感染性心内膜炎，应做血培养。

（2）血生化检查：疑为慢性肝病者应做肝功能检查及病毒性肝炎抗原抗体标志物检测；血沉、类风湿因子、ASO、CRP、狼疮全套等有助于自身免疫性疾病的诊断；疑为血吸虫病者应做血吸虫检查。

（3）PPD皮试及血清PPD-IgG、PPD-IgM等可协助结核的诊断。

（4）X线检查：疑为结核及风湿热时应行X线检查。

（5）B超检查：有助于风湿热、心内膜炎、淋巴瘤的诊断。

（6）疑为多发性骨髓瘤、淋巴瘤，可做骨髓检查、尿凝溶蛋白检测、淋巴结活检等。

（7）全程钡餐及胃镜检查对消化系统疾病有诊断价值。

（二）思维程序

1.慢性肝病　如慢性活动性肝炎、肝硬化、胆汁性肝硬化。患儿可有黄疸、乏力、纳差、肝大伴有或不伴有脾大，肝硬化时可出现腹水。球蛋白增高与肝病严重程度有关，结合肝功能、肝炎病原学、肝脾B超检查可确诊。

2.肿瘤　如多发性骨髓瘤、淋巴瘤。多发性骨髓瘤是浆细胞异常增生的恶性肿瘤，常有骨痛、骨骼肿块和病理性骨折、肝脾及淋巴结肿大、感染、出血倾向、贫血等；可有蛋白尿、管型尿甚至肾衰竭；骨髓检查示浆细胞异常增生，并有质的改变，除丙种球蛋白增高外，可有高钙血症。淋巴瘤的临床表现多样，典型表现有慢性、进行性无痛性淋巴结肿大，好发于颈部，淋巴结活检可确诊。病初为一侧颈部淋巴结肿大、质软、有弹性、不粘连，晚期可粘连成块、质硬，肿大的淋巴结引起各种压迫症状。纵隔淋巴结肿大压迫上腔静脉，表现为面部水肿、呼吸困难、发绀等，腹腔淋巴结肿大表现为腹胀、腹痛、腹泻。外周血及骨髓中出现大量原始淋巴细胞样肿瘤细胞。

3.自身免疫性疾病　系统性红斑狼疮患儿多有乏力、发热、关节痛、面部蝶形红斑，可有肾脏、心脏、肺及消化道等受累，抗核抗体可阳性。风湿热患儿可有发热、多发性游走性关节炎、心脏炎及皮肤受累的改变，血沉、ASO、CRP可增高，心电图和心脏B超有助于诊断。类风湿病患儿主要临床表现为长期不规则发热、皮疹、淋巴结肿大，可伴有肝脾大、胸膜和心包等浆膜腔病变，多伴有关节炎，白细胞增高、血清抗核抗体与类风湿因子可阳性。

4.慢性感染　结核病可有盗汗、纳差、乏力、低热等结核中毒症状，可有结核接触史，胸部X线检查有助于诊断。疟疾患儿多有间歇性发热，可有贫血及肝脾大，多为流行季节发病并生活在流行地区，确诊需在血液中找到疟原虫。近年来，应用间接荧光素标记抗体试验（IFA）、间接红细胞凝集试验（IHA）和酶联免疫吸附试验（ELISA）、DNA探针等检测疟疾循环抗原等新方法协助诊断。感染性心内膜炎患儿多在心瓣膜病变和/或左向右分流型先天性心脏病基础上出现长期发热、心力衰竭等病史，可闻及心脏杂音，心脏B超可发现心瓣膜赘生物。血吸虫病常有疫水接触史，可有发热、腹泻、黏液血便伴腹痛、腹胀、肝脾大，半数以上病例可出现咳嗽、胸痛、咯血等症状，出现巨脾、腹水、侏儒则应考虑晚期血吸虫病，大便镜检多次查血吸虫卵，或在血清中检测血吸虫循环抗原有助于诊断。

（三）经验体会

球蛋白增高主要反映慢性肝功能损害，并初步估计肝实质细胞储备功能。总蛋白增高往往伴有球蛋白增高。故临床上用血清白蛋白（A）与球蛋白（G）的比值反映肝功能情况。γ球蛋白在肝硬化患儿中持续异常增高提示患儿预后差，死亡率高。球蛋白增高除见于肝脏疾病外，也可见于慢性炎症性疾病、某些自身免疫性疾病和肿瘤。

十六、免疫球蛋白异常

免疫球蛋白（immunoglobulin, Ig）是指具有抗体活性和（或）抗体样结构的球蛋白，由浆细胞产生，存在于机体的血液、体液、外分泌液及部分细胞的表面，具有特异性识别抗原的功能，包括IgG、IgA、IgM、IgD、IgE几种主要类型。Ig的异常变化可反映机体的体液免疫功能状态，与临床表现相结合，有助于感染性疾病、免疫增生性疾病和免疫缺陷病等鉴别诊断、疾病监控和预后。

IgG是人类Ig中最主要的成分，个体差异大，正常值为7.6～16.6g/L。在血清中含量最高，占70%～75%。胎儿在第3个月开始少量合成，6～7岁时达正常水平。IgG含量高、分布广，在机体防御中发挥重要作用，其生物学作用主要为抗菌、抗毒素、抗病毒、固定补体等，由于IgG是唯一能通过胎盘的Ig，故在新生儿抗感染中起重要作用。IgA正常值为0.7～3.5g/L，占免疫球蛋白的15%～20%，是唾液、泪液和初乳中最主要的保护性抗体，具有抗菌、抗毒素、抗病毒作用，分泌型IgA与呼吸道、消化道、泌尿生殖道的局部感染或肿瘤等密切相关。IgM的正常值为0.48～2.12g/L，是五类免疫球蛋白中分子量最大的Ig，又称巨球蛋白，占全部Ig的10%，大多分布在血液中，具有很强的抗感染作用。其杀菌、溶菌、溶血、促吞噬及凝集作用是IgG的500～1000倍。IgM可中和毒素，也可激活补体，还可引起超敏反应。IgD是B细胞的重要表面标志，正常值为0.001～0.004g/L。IgE正常值为0.0001～0.009g/L，又称反应素或亲细胞抗体，血清含量极低，是导致Ⅰ型超敏反应的主要抗体。

（一）诊断步骤

1.采集病史

（1）年龄：不同年龄免疫球蛋白的正常参考值各异，新生儿免疫球蛋白多呈生理性低下，随年龄增长逐渐达成人水平。

（2）是否有发热、消瘦、纳差等慢性感染表现，是否有反复呼吸道、皮肤等感染病史。

（3）是否有关节痛、皮疹、活动后心悸气促、多汗、疲乏等自身免疫性疾病的病史。

（4）是否有骨痛、出血倾向、贫血、面部水肿、呼吸困难、腹胀、腹痛、腹泻等多发性骨髓瘤、淋巴瘤表现。

（5）过敏史：过敏性哮喘患儿往往有突然发生的喘息发作、咳嗽等表现。

（6）是否存在预防接种的异常反应。

2.体格检查

（1）一般情况：是否有特殊面容（如蝶形红斑）、消瘦等，是否有皮疹及皮下结节。

（2）心脏检查：若有心脏扩大及心脏杂音，多考虑风湿热。

（3）肝脾的触诊：肝脾大可见于结缔组织疾病、血液病、血吸虫病、疟疾、淋巴瘤等，脾大的程度大于肝可见于肝硬化、血液病等。

（4）关节检查：有无疼痛及畸形，以排除风湿性关节炎和类风湿关节炎。

（5）新生儿应仔细检查有无脐炎、皮肤破损、黄疸、肝脾大等体征。

3.辅助检查

（1）PPD皮试：对结核病有诊断意义。

（2）X线检查：可协助诊断结核；风湿热患儿伴有风湿性心脏病时可有心影增大。

（3）血生化检查：疑为结缔组织病应检查血沉、ASO、CRP、狼疮全套等。疑为血吸虫病时应做血吸虫检查；疑为疟疾时应查血常规并反复行血涂片找疟原虫。

（4）B超检查：心脏B超有助于风湿热的诊断，肝脾B超有助于血吸虫病、疟疾、淋巴瘤的诊断。

（5）基因检测：原发性免疫缺陷病中150余种已明确致病基因，行基因检测有助于该疾病诊断。

（二）思维程序

1.Ig 多克隆抗体增高　IgG、IgA、IgM均增高。

（1）结核病：可有盗汗、纳差、乏力、低热等结核中毒症状，可有结核接触史，胸部X线检查有助于诊断。

（2）血吸虫病：多有疫水接触史，可有发热、腹泻、黏液血便伴腹痛和腹胀、肝脾大，半数以上病例可出现咳嗽、胸痛、血痰等症状。大便镜检见血吸虫卵，或检测血清中血吸虫循环抗原有助于诊断。

（3）疟疾患儿多有间歇性发热，伴有贫血及肝脾大，多为流行季节发病并生活在流行地区，确诊需在血液中找到疟原虫。

（4）系统性红斑狼疮患儿多有乏力、发热、关节痛、面部蝶形红斑，可有肾脏、心脏、肺及消化道等受累，抗核抗体可阳性。

（5）风湿热患儿可有发热、多发性游走性关节炎、心脏炎、皮疹及皮下结节等表现，血沉、ASO、CRP可增高，心电图和心脏B超有助于诊断。

（6）类风湿病患儿主要临床表现为长期不规则发热、皮疹、淋巴结大，可伴有肝、脾、胸膜和心包等内脏损害，多伴有关节炎。实验室检查有贫血、白细胞增高、血清抗核抗体与类风湿因子可阳性。

（7）淋巴瘤的临床表现多样，典型表现为慢性、无痛性淋巴结大，好发于颈部。淋巴结活检及骨髓检查可确诊。

2.Ig 单克隆抗体增高　某一种Ig增高，而其他类型Ig不高，如分泌型多发性骨髓瘤（MM），多为IgG增高型，也可为IgA、IgM、IgE增高型。多发性骨髓瘤是浆细胞异常增生的恶性肿瘤，常有骨痛、骨骼肿块和病理性骨折、肝脾淋巴结大、感染、出血倾向、贫血，可有蛋白尿、管型尿甚至肾衰竭。骨髓检查示浆细胞异常增生，并有质的改变，除丙种球蛋白增高外，可有高钙血症。高 IgM 综合征是 IgM 增高，IgG、IgA、IgE 下降，临床可见反复感染，部分伴有自身免疫性中性粒细胞减少、血小板减少及溶血性贫血。高 IgE 综合征临床可见顽固湿疹样皮炎、反复皮肤脓肿、肺部脓肿及血清 IgE 水平显著升高。Netherton 综合征可见皮疹和高 IgE 血症，皮疹为鱼鳞样改变。Omemn 综合征患儿的新生儿期即出现反复皮疹和高 IgE 血症，但患儿病情较重常合并肝、脾、淋巴结大及机会性感染。

3. Ig 降低　IgG、IgA、IgM 均降低多见于各种先天性或获得性免疫缺陷、应用免疫抑制剂、代谢性疾病（甲状腺功能亢进、肌营养不良）等。严重联合免疫缺陷患儿可见各免疫球蛋白下降，生后不久即发生严重感染，常死于婴儿期。普通变异型免疫缺陷病血清 IgG、IgA 降低，IgM 正常或降低，临床表现为年长儿或青年人反复呼吸道感染、淋巴结大和脾大。X- 连锁无丙种球蛋白血症 IgG、IgA 和 IgM 均明显下降或缺如，感染轻重程度不一，易发生化脓性和肠道病毒感染。湿疹血小板减少伴免疫缺陷（WAS）的 IgM 下降，伴有外周血淋巴细胞减少，可致细胞免疫障碍，临床表现为湿疹、反复感染和血小板减少。

（三）经验体会

（1）免疫球蛋白增高往往与球蛋白增高相对应，临床意义也基本相同，故临床医师应将二者结合考虑。

（2）Ig 单克隆抗体测定有助于诊断单个克隆增殖疾病，而 IgG 亚类比总 IgG 更有意义，如有些患儿 IgG 亚类异常，但总 IgG 正常甚至增高。

（3）对于应用丙种球蛋白和肾上腺皮质激素等药物治疗的患儿，采血应在用药前进行，以免影响结果。

（4）单纯 Ig 或抗体缺陷占原发性免疫缺陷的 50%，种类多，部分为暂时性，随年龄增长可自限。

十七、补体异常

补体（complement）是存在于人和动物新鲜血清及组织液中具有酶样活性的糖蛋白，加上其调节因子和相关膜蛋白共同构成补体系统。由三类球蛋白分子组成。第一类：补体固有成分，在体液中参与补体激活酶促反应，包括 C1 ～ C9 及 D、B、P 因子共 12 种 14 个蛋白分子；第二类：补体调节蛋白，包括血浆中的 C1 抑制物、H 因子、I 因子，以及细胞表面的膜结合蛋白分子；第三类：存在于细胞表面介导补体活性片段或调节蛋白发挥生物学效应的各种受体，如 CR1 ～ CR5、H 因子受体、C3a 和 C5a 受体等。以 C3 含量最多，是连接两种途径的关键因子，其中大部分成分由肝、脾中的巨噬细胞合成，少数在机体其他部位合成。补体具有溶解靶细胞、促进吞噬、参与炎症反应等功能，并在免疫调节、清除免疫复合物、稳定机体内环境、参与变态反应等方面起重要作用。补体成分或调控蛋白的遗传缺陷可导致自身免疫性疾病、复发性感染和血管神经性水肿。补体系统功能下降及补体成分减少对某些疾病的诊断与疗效观察有极其重要的意义。

（一）诊断步骤

1.采集病史

（1）年龄：不同年龄导致补体异常的常见疾病各异，胎儿出生后随年龄的增长，其血清C3、C4水平逐渐增加，至12岁达成人水平。婴幼儿各补体增加常见于急性炎症、各种传染病，年长儿各补体减少的常见疾病有肾小球肾炎、系统性红斑狼疮等自身免疫性疾病。

（2）有无急性炎症的病史：有无发热、咳嗽、气促、皮疹、不洁饮食等病史，有无麻疹等传染病接触史。急性肾小球肾炎可有乏力、恶心、呕吐及上呼吸道或皮肤感染的前驱病史。

（3）有无自身免疫性疾病：有无发热、多汗、面色苍白、多发性关节痛、心悸等急性风湿热病史；有无皮肤紫癜、腹痛、关节疼痛或肿胀等过敏性紫癜病史。

（4）尿液变化：有无血尿、少尿、蛋白尿等，急性肾小球肾炎见血尿、少尿、蛋白尿；IgA肾病可表现为单纯血尿；膜性肾病可引起蛋白尿；紫癜性肾炎可见血尿、蛋白尿等。

2.体格检查

（1）一般检查：体温升高可见于感染性疾病或结缔组织病；水肿有助于急性肾炎的诊断；系统性红斑狼疮可有蝶形红斑；皮肤紫癜有助于过敏性紫癜的诊断；皮疹、麻疹黏膜斑有助于麻疹的诊断。

（2）胸部检查：肺炎时可出现肺部啰音；急性风湿热或感染性心内膜炎时可有心脏杂音及心脏扩大体征。

（3）腹部检查：结缔组织病、感染性心内膜炎时可有肝脾大，病毒性肝炎时肝大伴肝区疼痛；急性肾炎可有肾区叩痛。

（4）四肢检查：结缔组织病常有关节疼痛、红肿或畸形。

3.辅助检查

（1）血尿常规检查：血白细胞增加可见于结缔组织疾病或感染性疾病；尿常规中有血尿或蛋白尿有助于急性肾炎和过敏性紫癜的诊断；尿胆原和尿胆红素阳性提示病毒性肝炎的可能。

（2）血生化检查：疑为结缔组织病应查血沉、ASO、CRP、抗核抗体、狼疮全套等；疑为伤寒时应做血培养及肥达反应。

（3）胸片、心电图检查：胸片对肺部疾病诊断有帮助。感染性心内膜炎、风湿热伴有心脏炎时X线检查可见心影增大，心电图示房室扩大。

（4）肝脾B超有助于急性肝炎的诊断，心脏B超可协助感染性心内膜炎的诊断；急性肾炎时应做肾脏B超。

（二）思维程序

1.补体增高　补体系统由两套平行但各自独立的途径所构成，以C3含量最多，一旦C3活化，其余的补体将依序活化，再激活补体系统。在急性炎症、组织损伤和某些自身免疫性疾病时血清补体可增高。

（1）总补体溶血活性（CH_{50}）增高：即经典途径补体活性增加，常见于各种急性期反应，如急性炎症（风湿热急性期、伤寒、麻疹、肺炎等）、组织损伤或某些恶性肿瘤。

（2）补体旁路途径溶血活性（$AP-H_{50}$）增高：多见于风湿热、系统性红斑狼疮等自身免疫性疾病、急性感染等。

（3）补体C1q增高：见于类风湿关节炎、过敏性紫癜、骨髓炎等。

（4）C3增高：C3是一种由肝脏合成的β_2-球蛋白，见于急性炎症、寄生虫感染、传染病早期、肿瘤、排异反应等。

（5）补体旁路B因子增高：见于某些自身免疫性疾病、肾病综合征、慢性肾炎、恶性肿瘤等。

（6）C3裂解产物（C3 SP）增高：为C3活化后裂解的生物活性小片段。如C3含量正常，C3 SP增高提示补体合成与分解同时增加；如C3含量减低，则表示补体合成减少。C3 SP增高见于部分系统性红斑狼疮、类风湿关节炎患儿。

（7）C4增高：见于各种传染病、急性炎症（急性风湿热、结节性动脉周围炎、皮肌炎、关节炎）和组织损伤。

（8）C5b-9复合物增加：是补体活化最直接、准确的证据，其增高的意义与C3、C4增高相同。

2.补体降低　较补体增高更有意义，特别是在有免疫反应性疾病时，如急性肾炎、肝病、自身免疫性溶血性贫血等。

（1）补体溶血活性（CH_{50}）降低：常见于急性肾炎、自身免疫性疾病如系统性红斑狼疮、类风湿关节炎、强直性脊柱炎、感染性心内膜炎、病毒性肝炎等，根据相应临床表现及实验室检查可确诊。

（2）补体旁路途径溶血活性（$AP-H_{50}$）降低：见于急性肾炎、慢性活动性肝炎等，$AP-H_{50}$检查可协助诊断。

（3）补体C1q降低：见于系统性红斑狼疮和混合型结缔组织病、重度营养不良、肾病综合征、肾小球肾炎、重度联合免疫缺陷等。

（4）C3降低：提示补体合成能力降低，如慢性肝病、肝硬化、肝坏死；补体合成原料不足，如营养不良；补体消耗或丢失过多，如系统性红斑狼疮活动期、链球菌后急性肾小球肾炎、基底膜增殖性肾小球肾炎、狼疮性肾炎、慢性活动性肝炎、疟疾、冷球蛋白血症、白血病化疗后、血液进行体外循环后、大失血、大面积烧伤等；先天性补体缺陷，如遗传性C3缺乏症。

（5）补体旁路B因子（BF）降低：见于自身免疫性溶血性贫血、急性肾炎等。

（6）C4降低：见于自身免疫性肝炎、狼疮性肾炎、系统性红斑狼疮、1型糖尿病、类风湿关节炎、IgA肾病和遗传性IgA缺乏症等。

3.几种常见疾病的补体变化

（1）感染后肾小球肾炎，病程2周内90%可见C3和CH_{50}显著降低，部分C4、C2也降低，C3和CH_{50}多在4～8周恢复正常。

（2）系统性红斑狼疮与补体基因缺陷有复杂关系，C4降低常早于其他补体成分，且缓解时较其他成分延迟。

（3）IgA肾病主要特点为反复发作的肾炎、系膜细胞及基质增生和含聚合体低糖基化IgA1的特异性免疫复合物沉积。肾小球系膜区可检测到C3c、C3d、C4d和C5b-9，不能检测到C1q。

（三）经验体会

（1）补体增高，首先应考虑是否为急性炎症和自身免疫性疾病，小儿最常见的疾病为肺炎、麻疹、急性风湿热、类风湿关节炎、过敏性紫癜、系统性红斑狼疮等，C3含量最多，C3增加提示体内补体系统被激活，C5b-9复合物增加，是补体激活最直接、最准确的证据。

（2）补体降低较补体增高更有意义，某些疾病如系统性红斑狼疮，AP-H$_{50}$、C3 SP增高，而CH$_{50}$、C1q、CH3、CH4减低，故临床要结合其他免疫学检查综合考虑。

（3）补体的动态监测可观察疾病的疗效。

十八、高血糖

血糖（blood sugar，BS）主要是指血液中的葡萄糖浓度。食物中的淀粉经消化后主要以葡萄糖的形式在小肠中被吸收，从门静脉进入肝。肝是调节糖代谢的重要器官，胰岛素、胰高血糖素、肾上腺素及肾上腺皮质激素等是影响糖代谢的重要激素。正常空腹血糖为3.9～6.1mmol/L（酶法），3.9～6.4mmol/L（邻甲苯胺法）。BS＞7.0mmol/L称高血糖症（hyperglycemia）。检测血糖对于判断糖代谢情况及其与糖代谢相关疾病的诊断有重要价值。

（一）诊断步骤

1.采集病史

（1）是否为生理性高血糖：如饱食、高糖饮食、剧烈运动、紧张激动等，可使血糖暂时性增高。

（2）用药史：利尿剂、肾上腺皮质激素、苯妥英钠等可使血糖增高。

（3）是否有糖尿病表现：如多饮、多尿、多食、体重减轻。

（4）是否有其他内分泌疾病：如库欣综合征、甲状腺功能亢进症、嗜铬细胞瘤等。

（5）是否处于应激状态：如颅内压增高、严重外伤、休克、缺氧、窒息、脱水、中枢神经系统感染、颅脑损伤等。

2.体格检查

（1）一般情况：有无持续性或阵发性高血压、满月脸、甲状腺肿大、皮肤颜色及弹性改变、消瘦等。

（2）感染的体征：糖尿病患儿易患各种感染，查体时应注意。

（3）腹部体征：有无腹部包块及肝大。

（4）外生殖器：有无外阴两性畸形，特别是女性具有外阴两性畸形，首先考虑先天性肾上腺皮质增生症。

3.辅助检查

（1）肝肾功能、血脂，以了解肝脏功能。

（2）疑为糖尿病者，应做葡萄糖耐量试验、血酮、尿酮等检查。

（3）怀疑其他内分泌疾病时应做相应的检查，如库欣综合征可直接查血皮质醇，疑甲状腺功能亢进症应测T_3、T_4、TSH等。

（4）疑嗜铬细胞瘤者，应查24h尿儿茶酚胺代谢产物VMA，腹部B超或CT检查可发现肾上腺肿块。

（二）思维程序

（1）是否为生理性高血糖，是否有引起血糖升高的影响因素，如饱食、高糖饮食、剧烈运动、紧张激动等，去除影响因素血糖可正常。

（2）是否存在应激状态，如严重外伤、休克、缺氧、窒息、脱水等，根据病史可确诊。

（3）详细询问药物史，药物性糖尿病在停用药物后血糖可恢复正常。

（4）根据临床表现及有关实验室检查，如葡萄糖耐量试验、血酮、尿酮等可做出糖尿病初步诊断。

（5）其他内分泌疾病，如库欣综合征、甲状腺功能亢进症、嗜铬细胞瘤，可根据临床表现及相应的实验室和辅助检查加以鉴别。

（三）经验体会

（1）血糖是临床较常用的一项实验室检查项目，特别是在严重疾病时，血糖增高程度能反映疾病的应激状态，可指导治疗。

（2）病理性血糖增高常见于糖尿病。但小儿尤其是婴幼儿糖尿病时临床表现可不典型，约40%就诊时即处于酮症酸中毒状态。

（3）血糖定量受多种因素的影响，如全血标本放置时间太久、采血方式是静脉采血还是末梢采血、不同的抗凝剂等会影响血糖结果，分析结果时应综合考虑。

（4）手足口病患儿血糖增高要小心发生急重症。

十九、低血糖

低血糖是指不同原因引起的血中葡萄糖水平低于正常的一种临床综合征，是小儿时期最常见的代谢紊乱之一。儿童血糖浓度＜2.2mmol/L时称低血糖症（hypoglycemia）。血糖的稳定是激素通过肝脏、肌肉和脂肪等组织的酶来维持的。降低血糖的激素只有胰岛素一种，而升高血糖的激素有胰高血糖素、肾上腺素、皮质醇和生长激素。它们之间相互协调，通过受体促进有关酶的合成与激活，从而使肝糖原和肌糖原的合成与糖原的分解和糖异生之间相互平衡来共同维持血糖的稳定。因此，产生低血糖的原因有激素的过多或不足、糖异生的基质和酶的活性及肝糖原合成与分解的酶的活性等。低血糖反复发作或持续时间过长，对小儿身体影响极大。

（一）诊断步骤

1.采集病史

（1）年龄：对于新生儿低血糖，应详细询问胎儿出生情况、母亲妊娠期情况（是否有糖尿病病史）和出生体重等。

（2）饮食史：是否延迟进餐，进餐后有无缓解或减轻。

（3）有无自主神经兴奋症状，如出冷汗、肢体抖动、饥饿感、乏力、软弱无力、心悸、面色苍白、烦躁、恶心、呕吐等表现；有无脑葡萄糖利用减少所致的头痛、乏力、视力障碍、意识模糊、性格行为改变、嗜睡、惊厥等；新生儿或小儿须询问有无青紫发作、呼吸困难、呼吸暂停、嗜睡、惊厥及体温不升。

（4）低血糖发作的次数及持续时间：经常发作的低血糖可能为某些疾病引起，偶尔发生的低血糖往往为延迟进餐所致。

（5）用药史：如胰岛素或口服降糖药过量。

（6）其他疾病相应表现：胰岛细胞腺瘤、肾上腺皮质功能不全、重症肝炎、糖原贮积病等可引起低血糖，注意询问相应病史。

2.体格检查

（1）一般情况：长期低血糖的患儿，可存在不同程度的智力减退，低血糖时可出现精神异常。长期低血糖患儿伴体重增加应考虑胰岛细胞腺瘤。

（2）皮肤、毛发：全身色素沉着伴面部肿胀、毛发干枯等应考虑肾上腺皮质功能不全。

（3）肝大：出现明显肝大伴身材矮小应考虑糖原贮积病。

3.辅助检查

（1）血糖：应检测发作时血糖和空腹血糖。

（2）血、尿常规，肝肾功能。

（3）尿液分析：发作时采集尿样检测酮体、半乳糖、儿茶酚胺和有机酸等。

（4）血胰岛素测定：低血糖伴有血清胰岛素增高者，应考虑高胰岛素血症。

（5）血浆C肽测定：低血糖时血浆C肽＞1.5ng/ml者，为内源性高胰岛素血症。

（6）葡萄糖耐量试验：用于无明显症状、尿糖偶尔阳性而血糖正常或稍高的患儿。

（二）思维程序

1.确定是否为低血糖 根据患儿临床症状和发作时血糖初步确定。

2.是否为饮食因素或医源性因素引起的低血糖 是否有延迟进食的病史或药物使用不当，如使用胰岛素剂量太大；C肽测定可用于鉴别高胰岛素血症是外源性或内源性，如果C肽与胰岛素水平同步增高，则为内源性高胰岛素血症；胰岛素增高而C肽不高或降低，则考虑外源性高胰岛素血症。

3.引起低血糖的病因

（1）空腹低血糖：若为空腹低血糖，可测血浆胰岛素与葡萄糖的比值，即I/G值。如I/G值＜0.3，血糖浓度＞2.2mmol/L，需密切观察；如I/G值＜0.3，血糖浓度＜2.2mmol/L，应积极寻找原发病；如I/G值＞0.3，无论血糖高低，均应排除胰岛B细胞瘤。

（2）餐后低血糖：餐后低血糖多见于胰岛细胞瘤、反应性低血糖、肝功能障碍等，此类患儿应做5h口服葡萄糖耐量试验（OGTT），并测定每小时血糖。亮氨酸敏感性低血糖特点是食用蛋白质食物及亮氨酸后诱发低血糖，认为可能是胰岛细胞成熟障碍综合征的一种变异。果糖不耐受者母乳喂养时不出现症状，添加辅食后可出现低血糖、肝大及黄疸等表现。

（3）新生儿低血糖：除考虑为缺氧、窒息等应激状态外，应仔细询问母亲情况，特别是糖尿病病史，并密切观察患儿血糖变化。新生儿一过性低血糖常见于极低出生体重儿、小于胎龄儿、早产儿、新生儿窒息、糖尿病母亲娩出儿、有核红细胞增多症、Beckwith-Wiedemann综合征；持续性低血糖多见于葡萄糖代谢酶缺乏、半乳糖血症、胰岛细胞增殖症、胰岛细胞瘤等。半乳糖血症：患儿于食乳后发生低血糖。

（4）糖原贮积病：是一类由于先天性酶缺陷所造成的糖原代谢障碍疾病，其Ⅰ、Ⅲ、Ⅳ及O型均可发生低血糖，以Ⅰ型和O型最重。Ⅰ型为G-6-PD缺乏，O型为糖原合成酶缺乏。特点：Ⅰ型低血糖的同时有高乳酸血症、高尿酸血症和血酮体增高及酸中毒、肝明显增大；O型特点为空腹时有低血糖和酮血症，而餐后有高血糖和尿糖。

（5）糖异生疾病：糖异生过程中的酶类如丙酮酸羧化酶及磷酸烯醇式丙酮酸羧化酶缺乏所致。

（三）经验体会

（1）对于有低血糖症状的患儿应及时查血糖，并追踪血糖变化。

（2）持续反复发作的低血糖应查明原因。

（3）新生儿特别是低出生体重儿或早产儿低血糖要积极处理，使血糖相对稳定，避免过高或过低。

二十、高血脂

血脂（blood-lipoid）包括胆固醇、胆固醇酯、磷脂、三酰甘油及非酯化脂肪酸。高脂血症（hyperlipemia）指血脂的任一成分或多种成分增高。血液中的胆固醇及磷脂主要来源于肝脏。当肝细胞损伤时，脂肪代谢发生异常，测定血浆脂蛋白及脂类成分是评估肝脏对脂类代谢功能的重要手段。高脂血症患儿无特殊临床表现，往往在体检或因其他疾病就诊时发现。总胆固醇（TCH）参考值为2.9～6.0mmol/L，三酰甘油参考值为0.56～1.7mmol/L。

（一）诊断步骤

1.采集病史

（1）有无淡漠、怕冷等甲状腺功能减退表现，有无多饮、多尿、多食、消瘦等糖尿病表现，有无水肿、尿少等肾病综合征表现。

（2）用药史：如抗甲状腺药、肾上腺皮质激素、某些降压药、胺碘酮等可使血脂增高。

（3）有无肥胖及高脂血症家族史。

2.体格检查

（1）体重：根据年龄、身高计算其标准体重，肥胖者多有高血脂。

（2）皮肤：如黄疸，皮肤、皮下组织或腱鞘内橘黄色或棕红色斑疹、丘疹、结节或肿块。

（3）其他疾病的体征：如甲状腺功能减退、糖尿病、肾病综合征、阻塞性黄疸等相应体征。

3.辅助检查

（1）血脂蛋白测定：如高密度脂蛋白（HDL）、低密度脂蛋白（LDL）、极低密度脂蛋白（VLDL）等，脂蛋白的测定有利于高脂蛋白血症的分型。

（2）三大常规：对于肾病综合征患儿应测24h尿蛋白。

（3）血生化检查：如血糖、T_3、T_4、TSH及肝肾功能。

（4）肝胆B超：对于阻塞性黄疸有诊断价值。

（二）思维程序

1.确定是否为高脂血症

2.确定高脂血症的原因

（1）肥胖：儿童中大多为单纯性肥胖，除多食、喜食肥肉和油炸食物外，无其他异常表现，明显肥胖时可有疲乏、活动后气促。

（2）胆固醇增高为主：见于甲状腺功能减退症、肾病综合征等。甲状腺功能减退症患儿有特殊面容和体态，神经系统发育迟缓，生理功能低下，血T_3、T_4、TSH检查可确诊；肾病综合征患儿可有大量蛋白尿、低蛋白血症、尿少、不同程度凹陷性水肿等典型表现；肝脏疾病有纳差、乏力、黄疸等临床表现；营养不良患儿可出现消瘦、体重不增或减轻、皮下脂肪变薄等表现。家族性高胆固醇血症是常染色体显性遗传病，因低密度脂蛋白受体基因突变引起一系列血脂代谢异常，造成皮肤或肌腱黄色瘤、动脉粥样硬化，甚至早发冠心病。

（3）三酰甘油增高为主：见于糖尿病、慢性肾功能不全、糖原贮积病、库欣综合征等。糖尿病时可有多饮、多尿、消瘦等表现，尿糖阳性及空腹血糖增高。慢性肾功能不全患儿可根据尿少、贫血、血尿素氮及血肌酐明显增高等确诊。糖原贮积病患儿可有严重的低血糖、酸中毒、呼吸困难、身材矮小和肝大等症状，血生化检查可有不同程度的血糖降低，血清乳酸、丙酮酸、三酰甘油、磷脂和尿酸均增高。库欣综合征者由于皮质醇分泌过多导致肥胖、满月脸、生长缓慢、高血压等表现，血皮质醇增高可确诊。

（三）经验体会

血浆脂蛋白及脂类成分，是估计肝脏脂类代谢功能的重要手段。临床常同时测定总胆固醇、胆固醇酯、三酰甘油、脂蛋白，可提高诊断价值。

二十一、血尿酸增高

尿酸（uric acid，UA）是体内嘌呤代谢的终产物，80%由核酸分解代谢产生，即内源性，20%从含嘌呤或高蛋白食物中的核苷酸分解，即外源性，生理条件下主要以尿酸盐形式存在，尿液中尿酸含量高于尿酸盐。尿酸主要由肝脏和胃肠道产生，其他如肌肉、内皮和肾脏也可产生。血浆中的尿酸盐经过肾小球几乎全部滤过，在近端肾小管内经过重吸收、分泌、分泌后再重吸收过程，经过肾小球滤过的尿酸盐最终仅8%～10%被排出体外。尿酸生成过多或排泄减少引起高尿酸血症。儿童血尿酸浓度高于0.416mmol/L即为高尿酸血症（hyperuricacidemia）。高尿酸血症与高血压、心血管疾病、代谢综合征、肾脏疾病、糖尿病等关系密切。

（一）诊断步骤

1.采集病史

（1）起病年龄：新生儿宫内窒息可致血尿酸增高。

（2）用药史

1）细胞毒性作用使核酸转化加快的药物：抗代谢剂与肿瘤化疗药（长春新碱、硫唑嘧啶、甲氨蝶呤）等。

2）使肾清除率或肾小管分泌减慢的药物：各种利尿剂。

3）对肾有毒性作用的药物：丝裂霉素等。

4）对测定方法有干扰的药物：维生素C、甲基多巴、左旋多巴等。

（3）饮食史：进食富含嘌呤的食物过多，如动物内脏，可导致血尿酸增高；长期禁食和糖尿病患儿，血酮体升高，竞争性抑制肾脏近曲小管尿酸的排泄，使血尿酸增高。

（4）水肿、少尿、夜尿增加等急性或慢性肾功能不全时血尿酸增高。有无多饮、多食、多尿等糖尿病病史。

（5）有无白血病，白血病时肿瘤细胞分裂旺盛或白血病进行化疗时，核酸分解加强，内源性尿酸增加。有无癫痫抽搐病史。

（6）行为异常：如次黄嘌呤-鸟嘌呤磷酸核糖转换酶完全或部分缺乏，可出现舞蹈、手足徐动样动作和反射过强，常出现对自己的破坏性行为如咬指、咬舌、咬唇等。

2.体格检查

（1）有无异常动作。

（2）有无贫血、消瘦、水肿、酸中毒、皮肤出血、淋巴结大等体征。

（3）有无腹部包块、肝脾大等。

3.辅助检查

（1）三大常规。

（2）血生化检查：如血糖、二氧化碳结合力、肝肾功能、ASO、补体、血脂等。

（3）肾脏B超：对慢性肾脏疾病如多囊肾有诊断价值。

（4）基因检测：考虑原发性因素所致者可行基因检测。

（二）思维程序

1.尿酸增加是原发性尿酸增加或继发性尿酸增加 10%的儿童高尿酸血症与尿酸生成过多有关。

（1）尿酸原发性增加：可能与尿酸代谢中的酶基因突变有关，如先天性次黄嘌呤-鸟嘌呤磷酸核糖转换酶缺乏时可有神经系统症状和体征（痛风，小儿不多见）。糖原贮积病Ⅰa、Ⅱb、Ⅲ、Ⅴ、Ⅶ型，分别由于 *G6PC*、*SLC37A4*、*AGL*、*PYGM*、*PFKM* 基因变异导致骨骼肌三磷酸腺苷（ATP）大量降解，进而使尿酸合成增加。

（2）尿酸继发性增加：继发性尿酸增加是由其他疾病引起。常见于红细胞增多症、横纹肌溶解、癫痫状态、白血病、肿瘤放疗和化疗，以及特殊状态如运动过度，都会使核酸大量溶解，造成血尿酸增高。

2. 尿酸减少

（1）原发性尿酸排泄减少：主要见于遗传性肾脏疾病，属多基因遗传缺陷，如髓质囊性病，家族性青年高尿酸性肾病。

（2）继发性尿酸排泄减少：主要与儿童疾病及使用药物有关。儿童疾病有高血压、肾动脉硬化、肾小球肾炎、糖尿病肾病等导致尿酸由肾小球滤出和肾小管分泌减少。非甾体抗炎药、左旋多巴、烟酸或环孢素等药物的使用使肾小管分泌尿酸减少。

（三）经验体会

血尿酸增加常有两个方面的原因：尿酸生成增加和尿酸排泄减少。小儿血尿酸增加多为继发性，原发性高尿酸血症如痛风在小儿较少见，多因基因缺陷所致。

（旷寿金　田　朗　陈淳媛）

第三节　酶学检查

一、血清转氨酶及其同工酶增高

转氨酶是能将α-氨基酸的氨基转移到α-酮酸的酮基上的细胞酶，其中丙氨酸氨基转移酶（ALT）只存在于线粒体的胞质中，催化丙氨酸与α-酮戊二酸之间的氨基转移，ALT主要分布在肝，其次是肾、心肌、骨骼肌、胰腺、脾、肺、红细胞等组织细胞，在肝细胞中ALT主要存在于非线粒体内，有两种不同活性的同工酶ALTs、ALTm，分别存在于细胞质及线粒体，后者是前者活性的16倍。ALT正常参考值为5～40U/L（连续监测法）；门冬氨酸氨基转移酶（AST）80%存在于线粒体中，催化门冬氨酸与α-酮戊二酸之间的氨基转移，AST主要分布于心肌，其次在肝、骨骼肌和肾组织中。正常参考值为8～40U/L。AST同工酶有两种：一种存在于胞质中，称ASTs；另一种存在于线粒体中，称ASTm。

（一）诊断步骤

1. 采集病史

（1）年龄：新生儿ALT可增高，先天性胆道闭锁肝细胞功能受损时可有转氨酶升高。

（2）用药史：对肝有毒性的药物如磺胺药、氯丙嗪、异烟肼、利福平、水杨酸制剂等可使转氨酶升高。

（3）有无纳差、乏力、发热、肝区不适表现，病毒性肝炎、中毒性肝炎、肝脓肿等可使转氨酶升高。

（4）有无水肿、活动后心悸气促，心肌炎、心力衰竭引起肝淤血时可使转氨酶升高。

（5）其他疾病：传染性单核细胞增多症、休克、多发性肌炎、进行性肌营养不良等也可使转氨酶升高。

2.体格检查

（1）一般情况：有无发热、黄疸、肝病面容等。

（2）腹部触诊：有无腹部膨隆、肝区触痛、肝大及其质地和边缘改变、结节感、肝区叩痛等肝脏疾病的体征。

（3）四肢：有无肌肉压痛及腓肠肌假性肥大等进行性肌营养不良的体征。

3.辅助检查

（1）三大常规：白细胞数增高或中性粒细胞增高提示感染。

（2）血生化检查：疑为肝炎时可行肝功能、病毒性肝炎抗原标志物检测，疑为多发性肌炎时，做肌酸磷酸激酶及24h尿肌酸测定。

（3）腹部B超或CT检查：对肝脏大小、有无脓肿、肝炎等有诊断价值。

（4）疑为肌炎及进行性肌营养不良可做肌酶、肌电图或肌肉活检。

（二）思维程序

1.是生理性增高还是病理性增高　婴儿血清ALT、AST活性高于儿童，儿童较成人略高，新生儿及脐血中ALT、AST活性是成年人的2倍，出生后3个月降至成人水平。运动后转氨酶可一过性增高。

2.病理性增高的常见原因

（1）急性病毒性肝炎：ALT与AST均显著增高，可达正常上限的20～100倍，但ALT升高更明显。通常ALT＞300U/L、AST＞200U/L，DeRitis比值＜1是诊断急性病毒性肝炎重要的检测手段，往往伴有乏力、纳差，病毒抗原或抗体检查阳性。

（2）慢性病毒性肝炎：转氨酶轻度上升（100～200U/L）或正常，DeRitis比值＜1，若AST升高较ALT明显，提示慢性肝炎可能进入活动期。

（3）酒精性肝病、药物性肝炎、脂肪肝等非病毒性肝病：转氨酶轻度升高或正常，DeRitis比值均＞1。常见引起转氨酶升高的药物有磺胺药、氯丙嗪、异烟肼、利福平、水杨酸制剂等。

（4）肝内外胆汁淤积：转氨酶正常或轻度升高。

（5）其他肝脏疾病：长期发热、肝区疼痛，血白细胞及中性粒细胞增高，肝脏B超发现脓肿可诊断为肝脓肿。新生儿期生后出现黄疸并呈进行性加重，大便色由浅黄变为白色，肝脏进行性增大，以结合胆红素增高为主，应考虑胆道畸形或代谢病。1岁以下婴儿出现肝大、黄疸（以结合胆红素为主）及肝功能异常应考虑婴儿肝炎综合征。

（6）心脏疾病以AST增高为主

1）病毒性心肌炎：可有明显苍白、乏力、多汗、心悸、气促、胸闷、心前区疼痛。心音明显低钝，心率加快及心律不齐，严重者可出现心脑综合征。X线片可见心脏扩大，B超示心肌收缩力减弱、心脏扩大。病毒分离及血清病毒抗体测定可明确诊断。

2）心力衰竭：多有心脏病病史，也可为严重疾病如休克、应激，重度脱水补液太快，肺炎等所致。多有相应疾病的临床表现和体征。

（7）进行性肌营养不良：是一组遗传性骨骼肌进行性无力和萎缩，最终完全丧失运动功能，可有翼状肩、腓肠肌假性肥大。有典型肌源性受损的肌电图表现，肌肉活检有特征性改变。

（三）经验体会

（1）ALT是肝脏特异性酶，临床常用于肝脏疾病的筛选与诊断。各种急性病毒性肝炎、药物或酒精中毒引起急性肝损害时，血清ALT可在临床症状出现前即显著增高。急性肝炎时血清ALT高低与临床病情轻重相平行，且往往是肝炎恢复期最后降至正常的酶，是判断急性肝炎是否恢复的一个很好的指标。

（2）同工酶检查临床意义较大。如果AST、ALT同时升高，应首先考虑肝脏病变：AST/ALT＜1见于急性肝炎，AST/ALT≥2见于肝硬化，AST/ALT≥3见于肝癌。正常血清几乎测不出ASTm，但在病毒性肝炎早期，甚至在黄疸出现前期ASTm可阳性。当肝细胞严重损害，线粒体被破坏时，血清中ASTm升高，因此ASTm升高表明肝细胞坏死严重。慢性肝炎也可测出ASTm，测定ASTm对判断肝病的预后较AST总活力更有意义。

二、血清碱性磷酸酶（ALP/AKP）增高

ALP为磷酸单酯酶，它在碱性环境下（最适pH为10左右）能水解多种磷酸单酯化合物。ALP存在于人体几乎所有的组织中，特别是细胞膜，主要分布于肝、骨、肾、胎盘和小肠（主要测定方法：电泳分离法、热灭活和化学抑制分离法、ELISA法），同工酶分6型：ALP1～6。电泳法分为肝ALP、骨ALP、胎盘ALP、肠ALP和肾ALP多种异构体。正常人血清或血浆中测得的总ALP活性是各种组织来源的多种不同类型ALP的总和。

（一）诊断步骤

1.采集病史

（1）发病年龄：儿童生长期成骨细胞增生旺盛，血清ALP可增高。

（2）有无厌食、乏力、黄疸等表现：肝炎、肝内外胆汁淤积性黄疸ALP可增高。

（3）有无烦躁、多汗、易惊：佝偻病时可有ALP增高；多发性骨髓瘤等，由于成骨细胞增生旺盛或癌细胞产生过多导致血清中ALP增高。

（4）有无甲状旁腺功能亢进病史：甲状旁腺可使钙磷代谢紊乱，成骨细胞活动代偿增加而致ALP增高。

（5）肾脏疾病：询问有无恶心、呕吐、厌食、乏力、活动后气促和肌无力等酸中毒和低钾血症的表现。例如，范科尼综合征、肾小管酸中毒，以及先天性或后天性肾功能障碍等，由于钙磷代谢障碍，血清ALP可增高。

2.体格检查

（1）有无肝胆疾病的体征：如黄疸、肝大、肝触痛及叩痛等。

（2）有无骨骼疾病的体征：如骨骼疼痛、压痛及功能障碍等。

（3）有无佝偻病体征：如枕突、方颅、肋骨串珠、鸡胸、"X"形或"O"形腿等。

（4）有无生长发育迟缓、脱水等体征。

3.辅助检查

（1）尿常规中尿胆原阴性、尿胆红素阳性；大便为白陶土色，粪胆原减少或消失对

于梗阻性黄疸有诊断价值。

（2）肝功能：胆汁淤积性黄疸可伴有胆固醇增高，结合胆红素增高。

（3）肝胆B超、CT：对胆管扩张及肝内占位性病变有诊断价值。

（4）血生化检查：血磷降低、血钙增高对于甲状旁腺功能亢进的诊断有参考价值；肾小管酸中毒时，血钾和二氧化碳结合力降低，血氯显著增高，血钙和血磷可偏低，并可有肾功能异常等。

（5）有骨骼疾病时，应做相应部位的X线检查、骨活检等。

（二）思维程序

1.是生理性增高或是病理性增高　正常人血清中只出现ALP2和ALP3，高脂餐后，O型或B型血的人饭后偶尔出现ALP5。ALP1是ALP2与IgG聚合物，ALP2来自肝脏，ALP3来自骨骼，增高与成骨细胞活动增强有关，ALP4来自胎盘，妊娠期母血此酶明显增高。儿童ALP增高，多为生理性增高，临床应结合转氨酶进行综合分析。进食高糖或高脂饮食可使血清ALP增高，因而采血前禁食12h。

2.病理性增高的原因　常见于肝胆疾病、骨骼疾病。

（1）肝胆疾病

1）急性肝炎：有厌食、乏力、黄疸、肝区不适等表现，体检有肝大和肝触痛，ALP增高程度较AST、ALT的改变为轻。

2）肝内外胆管阻塞性疾病：肝内胆汁淤积型肝炎、中毒性肝炎由于胆管排泄受阻，血清ALP活性显著增高。肝内胆汁淤积型肝炎可有黄疸、肝大等，血清胆红素以结合胆红素增高为主；中毒性肝炎往往有药物或毒物接触史，可出现恶心呕吐、黄疸、肝区不适等表现。

（2）骨骼疾病：佝偻病有相应的佝偻病体征及夜惊、多汗等临床表现。多发性骨髓瘤患儿常有骨痛、骨骼肿块和病理性骨折、肝脾及淋巴结大、感染、出血倾向、贫血等表现。

（3）甲状旁腺功能亢进：可有肌张力低下、哭声低、便秘、呼吸困难、精神差等临床表现，血钙高、血磷低、尿磷高、甲状旁腺素增高，X线下骨膜下皮质吸收、纤维囊性骨炎、颅骨虫食样改变可确诊。

（三）经验体会

（1）ALP对婴儿梗阻性黄疸的诊断价值有限。由于婴儿本身生长发育迅速，ALP的正常值即相对较高；婴儿的佝偻病发病率高，骨型ALP增高；ALP对较大儿童梗阻性黄疸的意义较大。

（2）ALP对肝病的预后判断有一定帮助。在严重弥漫性肝损害患儿，血清ALP活性反而下降。因此，肝病患儿血清胆红素升高，而ALP不断下降，则表明肝功能受损严重；如胆红素逐渐下降，ALP逐渐升高时，则表明肝细胞有再生现象。

（3）ALP与ALT及胆红素（BIL）同时检测对黄疸的鉴别诊断有帮助。胆汁淤积性黄疸，ALP和血清胆红素明显升高，转氨酶仅轻度增高；肝细胞性黄疸时，血清胆红素中度增加，转氨酶活性明显增高，ALP正常或稍增高；肝内局限性胆道阻塞，ALP明显增高，ALP无明显增高，血清胆红素正常；溶血性黄疸时，ALP正常、胆红素稍增高、ALT正常。

（4）检测ALP同工酶对于疾病的鉴别诊断更有意义。ALP1增高且ALP1＞ALP2见于阻塞性黄疸、局限性肝损害、脂肪肝；ALP2增高见于各种类型肝癌，原发性肝癌不伴ALP1增高；ALP3增高与成骨细胞活动增强有关，骨疾病时ALP3明显增高；ALP4增高常见于卵巢癌等；ALP5增高见于肝硬化；ALP6增高见于溃疡性结肠炎活动期。

三、血清乳酸脱氢酶及其同工酶

乳酸脱氢酶（lactate dehydrogenase，LD or LDH）是一种糖酵解酶，催化乳酸氧化成丙酮酸，同时将氢转移给辅酶而成为NADH，广泛存在于人体各组织中，以肝、心肌、肾、肌肉、红细胞含量较多。LD是由H（代表心肌）和M（代表肌肉）两种亚基组成的四聚体，形成5种同工酶，分别为LD_1、LD_2、LD_3、LD_4、LD_5。这5种同工酶分为3类：一类以LD_1为主，主要存在于心肌，也可存在于红细胞中，占总LD活性的50%以上；另一类以LD_5为主，以横纹肌多见，肝次之；第三类以LD_3为主，存在于脾、肺。LD参考值：连续监测法104～245U/L；速率法95～200U/L。

（一）诊断步骤

1.采集病史

（1）年龄：新生儿血LD的活性最高，约为成人的2倍。至14岁时接近成人。

（2）饮食：极度饥饿时，LD升高约1.5倍。

（3）有黄疸、乏力、纳差、厌油等表现可考虑为病毒性肝炎。

（4）心脏病时表现为活动后心悸、气促、水肿、尿少、乏力等。

（5）有无出血、贫血、黄疸等血液疾病的表现。

2.体格检查

（1）一般情况：有无体温升高、气促、黄疸、皮疹、淋巴结大等。

（2）胸部检查：有无心率增快、心音低钝、心脏扩大及心脏杂音、肺部啰音等。

（3）腹部检查：有无肝脾大、肝区叩痛、腹水等。

（4）四肢：有无双下肢水肿。

3.辅助检查

（1）血尿常规：有无血尿、贫血、网织红细胞增高等溶血的改变。血白细胞及异常淋巴细胞增加有助于传染性单核细胞增多症的诊断。血中白细胞明显增加并出现异常细胞还应排除白血病。

（2）肝功能：结合其他酶如AST、ALT和胆红素的情况综合分析。

（3）肝脾B超及心脏B超：白血病、溶血性贫血、传染性单核细胞增多症时可有肝脾大；心脏B超有助于心脏病的诊断。

（4）X线检查：可协助诊断心脏病。

（5）心电图检查：对心血管疾病的诊断有参考价值。

（6）骨髓穿刺检查：对于白血病有确诊意义，传染性单核细胞增多症有骨髓抑制者也可做骨髓穿刺检查。

（7）疑为溶血性贫血者可做溶血全套检查。

（二）思维程序

1.是生理性增高还是病理性增高 应排除年龄、饮食、运动及采血时溶血等因素的影响。运动可使LD轻度增高。采血时溶血可出现假阳性。

2.病理性增高的常见原因

（1）肝病：见于病毒性肝炎、传染性单核细胞增多症、肝硬化及梗阻性黄疸。病毒性肝炎：有黄疸、乏力、纳差、厌油等表现，病毒抗原抗体阳性，$LD_5/LD_4 > 1$。伴有黄疸的中毒性肝炎患儿，LD可达正常的10倍。传染性单核细胞增多症：可有发热，咽峡炎，肝、脾、淋巴结大等临床表现，当出现肝脏损害时可有LD增高。

（2）心脏疾病：充血性心力衰竭、感染性心内膜炎、心肌炎时可轻度增高，$LD_1 > LD_2$。充血性心力衰竭：可有活动后心悸气促、水肿、尿少等症状。感染性心内膜炎：可在原发心脏疾病如先天性心脏病、风湿性心脏病等基础上出现长期发热、皮肤出血点、进行性贫血、心脏杂音性质改变等，血培养可阳性。病毒性心肌炎，严重者可出现心脑综合征或急慢性心功能不全，有发热、腹泻等前驱感染病史、明显乏力、苍白、多汗等症状，婴儿可有拒食、发绀、四肢凉、双眼凝视等。

（3）血液系统疾病：如白血病、淋巴瘤、巨幼细胞贫血、溶血性贫血等。白血病可有发热、出血、贫血、肝脾大等临床特点，LD_3、LD_4增高为主；贫血可有乏力、苍白、肝脾大等表现，LD_1、LD_2明显增高见于巨幼细胞贫血，溶血性贫血可有黄疸，血网织红细胞增高，$LD_1 > LD_2$。

（4）其他：骨骼肌疾病血清$LD_5 > LD_4$；肌萎缩早期LD_5升高，晚期LD_1、LD_2也可升高；肺部疾病LD_3可增高；恶性贫血LD极度增高，且$LD_1 > LD_2$。

（三）经验体会

（1）LD的特异性差，故临床上多测定LD同工酶，同工酶测定有助于判定LD的组织来源，判断LD临床意义时应结合其他酶如AST、ALT等进行综合分析。

（2）测定血清及胸腔积液、腹水中LD含量可鉴别积液的性质：胸腔积液LD/血清LD > 0.6、腹水LD/血清LD > 0.4为渗出液，反之为漏出液。LD活性越高，提示胸膜炎症程度越重，LD > 500U/L，提示恶性肿瘤或胸腔积液已并发细菌感染。

（3）LD与AST比值可用于区分由溶血或红细胞生成异常引起的肝前性黄疸与肝性黄疸。比值 > 12（25℃时酶测定）或5（37℃时酶测定）提示溶血性黄疸，低于此值为肝细胞性黄疸。传染性单核细胞增多症时也会发生比值 > 12或5。

四、血清腺苷脱氨酶

腺苷脱氨酶（ADA）是一种巯基酶，属细胞免疫功能有关的核酸代谢酶类，ADA有两种主要同工酶，即ADA_1和ADA_2，其主要作用是催化腺苷和脱氧腺苷脱氨生成次黄嘌呤和氨，是腺苷酸分解代谢的重要酶之一。分布于全身各组织，以盲肠、肠系膜和脾中的活性最高，其次为肝、骨骼肌、肾和血清。血液ADA主要存在于红细胞、白细胞（淋巴细胞、粒细胞）中，其含量为血清的40～70倍。参考值为 < 25U。

（一）诊断步骤

1.采集病史

（1）有无乏力、纳差、食欲减退、恶心、呕吐、黄疸等肝炎的表现。

（2）有无长程发热、黄疸等传染性单核细胞增多症的表现。

（3）有无发热、结核中毒症状、咳嗽、呼吸急促、发绀等血行播散型肺结核的表现，有无结核接触史及卡介苗接种史。

（4）有无游走性多发性关节疼痛、活动后心悸气促、舞蹈病等风湿热的表现。

（5）有无苍白、乏力、黄疸、酱油色尿等溶血性黄疸的表现。

2.体格检查

（1）一般情况：注意有无体重减轻、黄疸、皮疹、皮下结节、卡介苗瘢痕、出血点及淋巴结大等。

（2）胸部检查：有无呼吸增快、心率增快、心脏杂音及心脏扩大。

（3）腹部检查：注意有无肝脾大。

3.辅助检查

（1）血常规：白细胞数增多并出现异常淋巴细胞提示可能为传染性单核细增多症；出现幼稚细胞时提示可能为白血病；网织红细胞增多有助于溶血性贫血的诊断。

（2）疑为结核病者可行PPD皮试及血清结核抗体、X线检查。但严重结核如血行播散型肺结核时PPD皮试可阴性。

（3）肝炎时应做肝功能检查。

（4）疑为风湿热者，可查血沉、CRP、ASO、心电图及心脏B超检查。

（5）疑为传染性单核细胞增多症者应做血清嗜异性凝集反应和EB病毒抗体检测。

（6）疑为白血病者应做骨髓穿刺检查。

（二）思维程序

1.肝胆疾病　是引起ADA增高最常见的原因。急、慢性肝炎，肝细胞性黄疸时ADA多增高。

2.其他疾病

（1）有长程发热、肝脾淋巴结大、黄疸等临床表现，血白细胞中可见异型淋巴细胞，嗜异性凝集反应阳性、EB病毒抗体阳性可考虑为传染性单核细胞增多症。

（2）有发热、结核中毒症状、咳嗽、呼吸急促、发绀等，伴全身淋巴结及肝脾大、肺部体征不明显、X线片可见浓密的网状阴影上密布均匀一致的粟粒结节，可诊断为血行播散型肺结核。

（3）有发热、关节痛、心脏炎、皮下结节、环形红斑、舞蹈病等表现，血沉加快、ASO增高、CRP阳性、心电图PR间期延长、心脏B超有心脏扩大和（或）心瓣膜炎症改变可考虑为风湿热。

（4）有苍白、乏力、酱油色尿、黄疸等表现，血红蛋白降低、网织红细胞增高、血清胆红素增高并以非结合胆红素增高为主，可考虑为溶血性黄疸，可做溶血全套检查进一步确诊。

（5）有发热、出血、贫血、肝脾及淋巴结大应考虑为白血病，可做骨髓穿刺检查以确诊。

（三）经验体会

（1）同时测定血清ADA与血清AST、ALT活性有助于慢性肝炎与慢性迁延性肝炎的鉴别。慢性活动性肝炎时血清ADA活性多增高而AST、ALT正常；慢性迁延性肝炎患儿ADA正常，而AST、ALT多升高。

（2）测定胸腔积液、腹水的ADA活性最有用的价值是鉴别结核性与非结核性胸腹水，结核性胸腔积液、腹水ADA活性显著升高；脑脊液ADA活性用于区分结核性脑膜炎和无菌性脑膜炎。

五、肌酸激酶及其同工酶

肌酸激酶（CK）也称肌酸磷酸激酶（CPK）。CK主要存在于胞质和线粒体中，以骨骼肌、心肌含量最多，其次是脑组织和平滑肌，肝脏、胰腺和红细胞中的CK含量极少。CK有三型同工酶，分别为CK-BB（CK_1）、CK-MB（CK_2）及CK-MM（CK_3）。CK-BB主要存在于脑、前列腺、肠、肺等组织中；CK-MB主要存在于心肌中；CK-MM主要存在于骨骼肌及心肌。在细胞线粒体内还存在另一CK同工酶，即线粒体CK（CK-Mt），也称CK_4。参考值：男性38～174U/L；女性26～140U/L（连续监测法）。CK同工酶CK-MM 94%～96%，CK-MB＜5%，CK-BB 0%或极少（琼脂糖凝胶电脉法测定活性）。

（一）诊断步骤

1.采集病史

（1）年龄、性别：新生儿期由于骨骼肌损伤和暂时性缺氧可使CK增高；幼儿如有独立行走延迟、易跌倒、逐渐出现步态异常、步行时似鸭步可能为假性肥大型肌营养不良。男性肌肉容量大，CK活性高于女性。

（2）有无活动后心悸、气促、胸闷等心肌炎病史。

（3）发热、头痛、呕吐、抽搐等表现时应考虑脑膜炎或瑞氏综合征。

（4）Kugelberg-Welander病：少见，以近端肌萎缩为主。

2.体格检查

（1）一般情况：注意有无发热、神志异常、黄疸、异常步态、特殊面容等。

（2）心脏体征：有无心率增快、心音低钝、心脏杂音及心脏扩大。

（3）腹部情况：有无腹胀、肝脾大。甲状腺功能减低症可有明显腹胀，瑞氏综合征可有明显肝大。

（4）四肢：有无肌肉肥大或萎缩，四肢肌张力情况，新生儿要注意有无硬肿。

（5）神经系统体征：有无脑膜刺激征、病理反射及反应迟钝等。

3.辅助检查

（1）血常规及血沉。

（2）CK同工酶测定：心脏疾病时CK-MB增高，骨骼肌病变时CK-MM增高。

（3）疑为心肌疾病者，可测血清AST、LDH同工酶，行心电图、超声心动图及X线检查。

（4）疑为甲状腺功能减低症者应检测血清T_3、T_4、TSH以明确诊断。

（5）疑为中枢神经系统病变者应行脑脊液检查、脑电图、头颅CT检查。疑为瑞氏综合征应查肝功能、血氨等。

（6）骨骼肌病变应测尿肌酸，行肌电图检查或肌肉活检。

（二）思维程序

当CK增高时，应结合其同工酶和其他酶进行综合分析。

1.CK-MM增高　主要见于肌肉疾病，如假性肥大型肌营养不良、肌内注射所致肌肉损伤。假性肥大型肌营养不良患儿一般3岁出现症状，独立行走延迟、易跌倒、逐渐出现步态异常，步行时似鸭步。从仰卧位起立时必先翻身呈俯卧位，先以双手撑地成跪位，再双手撑胫前、膝、大腿前方，才能使躯干伸直达立位。肌电图有助于诊断，肌肉活检可确诊。

2.CK-MB增高

（1）心脏疾病：如病毒性心肌炎、中毒性心肌炎。可有活动后心悸、气促、胸闷等心肌炎病史，查体可有心脏扩大、心率增快、心音低钝，心电图及超声心动图可帮助诊断。

（2）瑞氏综合征：患儿先有前驱上呼吸道病毒感染，伴轻度发热、咳嗽、乏力，4～7天后可突然发生反复呕吐，出现嗜睡、行为改变、反应迟钝；神经系统受累时症状呈进行性恶化，出现惊厥、昏迷、颅内压增高直至死亡；结合肝功能、血氨检查、肝穿刺活检可确诊。

3.CK-BB增高

（1）神经系统疾病：脑梗死、急性颅脑损伤、脑出血、脑膜炎时血清CK-BB增高，其增高程度与损伤严重程度、范围和预后成正比。

（2）肿瘤：若无脑组织损伤，CK-BB增高考虑肿瘤，如肺、肠、胆囊等部位的肿瘤。

4.CK减低　见于长期卧床、甲状腺功能亢进症、激素治疗等。

（三）经验体会

（1）CK在小儿较成人高，男性较女性高，剧烈运动、药物肌内注射引起肌肉受损时可使CK增高。

（2）CK增高往往伴有其他酶的增高。

（3）CK-MM亚型对早期心肌梗死的诊断很敏感，心肌梗死时应测其亚型。

六、γ-谷氨酰转移酶及同工酶

γ-谷氨酰转移酶（GGT）旧称γ-谷氨酰转肽酶（γ-GT），是催化谷胱甘肽上γ-谷氨酰基转移至另一个肽或另一个氨基酸分子的酶，主要存在于细胞膜和微粒体上，参与谷胱甘肽的代谢。GGT主要分布于肾、肝、胰，血清中的GGT主要来自肝胆系统。GGT有GGT_1、GGT_2、GGT_3三种同工酶。正常值GGT总活性：男性＜50U/L，女性＜30U/L（连续监测法）；同工酶：正常人只有GGT_2和GGT_3（醋酸纤维素薄膜电泳法）。

（一）诊断步骤

1.采集病史

（1）年龄：儿童GGT活性较成人高，以新生儿期最高。

（2）用药史：抗癫痫药可使GGT增高。

（3）黄疸、纳差、精神差、大便颜色变浅等肝炎及肝内外梗阻表现。

2.体格检查

（1）有无肝胆疾病的体征：如黄疸、肝大、肝脏触痛及叩痛等。

（2）药物引起者，注意有无原发病的体征，如抗癫痫药引起者注意有无神经系统体征。

3.辅助检查

（1）便常规。

（2）疑为病毒性肝炎者应做肝功能及病毒抗原或抗体检查。

（3）疑为胆汁淤积性黄疸者，应做腹部B超或CT检查，注意有无胆总管及肝内胆管扩张。

（二）思维程序

1.是否为生理性增高　年龄越小，GGT活性越高。

2.肝胆疾病是引起GGT增高最常见的原因

（1）梗阻性黄疸及肝内胆汁淤积：有黄疸，大便颜色由浅黄转为白色，肝进行性增大，肝功能异常，结合胆红素增高者应考虑为先天性胆道畸形或婴儿肝炎综合征。

（2）病毒性肝炎：有乏力、纳差、恶心、呕吐、黄疸、肝区疼痛等临床表现应考虑为病毒性肝炎，进一步做病原学检查。

（3）肿瘤：有黄疸、肝区疼痛、纳差、消瘦等表现，B超可发现肝脏肿块，应考虑原发性肝癌，可做肝活检明确诊断。

（三）经验体会

（1）很多疾病可使GGT增高，但肝脏和胆管特异性高，GGT是肝胆疾病中阳性率最高的酶。新生儿GGT水平较高，随年龄增长而逐渐下降，至成人又有增高倾向。

（2）胆道梗阻、肝内胆汁淤积等可使血清GGT明显增高，可达正常水平的5～30倍，对于阻塞性黄疸，GGT敏感性高于碱性磷酸酶。

（3）肝细胞病损为主者，GGT仅中度升高，较其他酶类上升早而显著。

（4）ALT、AST、ALP和GGT共称为胆道酶，四者同时增高，提示病变在胆道。

（5）GGT同工酶对鉴别诊断有帮助，重症肝胆疾病和肝癌时常有GGT_1出现；酒精性肝坏死、胆总管结石和胰腺炎时常有GGT_2增加；GGT_4与胆红素增高密切相关。

七、胆碱酯酶

胆碱酯酶（ChE）主要作用为水解乙酰胆碱，分为两类。一类是乙酰胆碱酯酶（AChE），主要存在于红细胞、肺、脑、交感神经节中，它能水解神经末梢释放的乙酰胆碱；另一类胆碱酯酶是酰基胆碱水解酶，通常称为假胆碱酯酶（PChE），是一种糖蛋白，由肝脏粗面内质网合成，主要存在于血浆或血清中，但其生物学功能不明。通常测定的是血清中胆碱酯酶。比色法参考价值为130～310U。

（一）诊断步骤

1.采集病史

（1）年龄：小儿较成人高，甲状腺制剂可使ChE增高。

（2）是否有尿少、水肿等肾病综合征的表现。

（3）是否有食欲增加、体重下降、怕热多汗、睡眠障碍、易于疲劳、心悸等甲状腺功能亢进症的表现。

（4）是否有眼睑下垂、眼球活动障碍、复视、斜视、四肢肌无力或咀嚼吞咽困难等重症肌无力表现。

（5）是否有糖尿病、支气管哮喘病史。

（6）是否有有机磷农药中毒的表现：如毒物接触史、头晕、头痛、恶心、呕吐、汗多、视物模糊、抽搐、发绀、心悸等表现。

（7）是否有乏力、纳差、恶心、呕吐、皮肤黄染等肝炎的临床表现。

（8）是否有体重不增、皮下脂肪消失、食欲低下、慢性腹泻等营养不良的表现。

（9）有无盗汗、纳差、乏力、咳嗽等结核病的表现。

（10）有无发热、出血、贫血等白血病的表现。

2.体格检查

（1）一般情况：注意体重、血压、脉搏，有无水肿、多汗、精神恍惚、瞳孔缩小等体征。

（2）胸部体征：注意心率、心脏大小、心脏杂音、呼吸频率、喘鸣音及肺部湿啰音等。

（3）腹部体征：注意肝脾大小、腹水等。

（4）四肢：注意肌力、肌张力，有无肌束颤动。

3.辅助检查

（1）尿常规：有无蛋白尿、血尿、糖尿。

（2）疑为肝炎者，应行肝功能及肝炎病原学检查。

（3）疑为甲状腺功能亢进症者，应行T_3、T_4、TSH检查。

（4）疑为糖尿病者，应查血糖。

（5）疑为支气管哮喘者，应行变应原测试、FeNO测试及肺功能检查，必要时行X线检查。

（6）新斯的明试验：有助于重症肌无力的诊断。新斯的明试验阳性可排除多发性神经根炎、脑干脑炎、脑肿瘤及进行性肌营养不良。

（7）有机磷中毒时，应送血及分泌物做毒物分析。

（8）疑为白血病者，应行骨髓检查。

（二）思维程序

1.是否为生理因素所致 小儿比成人高，甲状腺制剂、雌激素可使ChE增高。

2.ChE 增高

（1）有大量蛋白尿、低蛋白血症、高胆固醇血症及水肿等典型肾病综合征的表现者可诊断为肾病综合征。

（2）有食欲增加、体重下降、怕热多汗、睡眠障碍、易于疲劳、心悸、心率增快、脉压增大、心脏扩大及心脏杂音等甲状腺功能亢进症的表现，血 T_3、T_4、TSH 检查可明确诊断。

（3）有重症肌无力的临床表现，如一侧或双侧眼睑下垂，晨轻夜重，或眼球活动障碍、复视、斜视等，或全身肌肉受累，出现四肢肌无力或咀嚼吞咽困难等表现，可做新斯的明试验明确诊断。

（4）有多饮、多食、多尿、消瘦等病史，血糖及尿糖增高可考虑为糖尿病。

（5）有发作性咳嗽、气喘、肺部喘鸣音，反复发作者可考虑支气管哮喘。

（6）其他：精神分裂症、溶血性贫血、巨幼细胞贫血等也可有 ChE 增高。

3.ChE 降低

（1）有机磷中毒：如毒物接触史、头晕、头痛、恶心、呕吐、多汗、视物模糊、抽搐、发绀、心动过速等表现，根据毒物分析可明确诊断。

（2）肝脏疾病：ChE 减低程度与肝脏实质损伤程度成正比。多见于慢性肝炎、肝硬化和肝癌。有乏力、纳差、恶心、呕吐或皮肤黄染等临床表现，肝功能异常、病毒性肝炎的抗原抗体检测、腹部 B 超或 CT 可明确诊断。

（3）营养不良：有体重不增、皮下脂肪消失、食欲低下、肌肉萎缩、腹泻等表现，根据喂养史可诊断。

（4）白血病：有出血、贫血、发热、肝脾大等表现，骨髓检查可确诊。

（三）经验体会

（1）肝功能受损时 ChE 活性下降，且降低的程度与肝病病情相一致，可作为评价肝功能的指标之一，用于判断肝脏的蛋白合成功能及估计预后。

（2）有机磷中毒时，ChE 活性显著下降，可用于有机磷中毒的诊断和预后判断。

（3）白血病时的 ChE 变化可提示疾病的演变过程，ChE 自低值变为正常或高值是白血病缓解的征兆，相反则提示病情可能恶化。

（4）ChE 下降的临床意义较 ChE 增高意义大。

八、酸性磷酸酶及其同工酶

酸性磷酸酶（ACP）是一组磷酸单酯酶，在酸性条件下（pH ＜ 7.0）能催化磷酸基转移反应，主要来源于前列腺、红细胞和血小板，存在于细胞溶酶体中。ACP 同工酶分前列腺 ACP（PAP）和非前列腺 ACP（红细胞 ACP、溶酶体 ACP、破骨细胞 ACP、吞噬细胞 ACP 等）两大类，共 5 型，ACP1 ～ 5。参考值：ACP 总活性 0.5 ～ 1.9U/L（比色法，磷酸百里酚酞法），PAP 活性 0.2 ～ 2.6U/L（动态法）。

（一）诊断步骤

1.采集病史

（1）有无贫血、黄疸、肝脾大、酱油色尿等溶血性贫血的表现。

（2）有无出血、血小板减少等血小板减少性紫癜的表现。

（3）有无贫血、出血、感染、肝脾淋巴结大等白血病表现。

（4）有无乏力、纳差、恶心、呕吐、黄疸等肝炎症状。

（5）是否有食欲增加、体重下降、怕热多汗、睡眠障碍、易于疲劳、心悸等甲状腺功能亢进症表现。

（6）有无G-6-PD缺乏所致的溶血性黄疸的临床表现，如黄疸、贫血、酱油色尿等，并询问其家族史。

2.体格检查

（1）一般情况：注意有无贫血、黄疸、皮肤出血点、体重下降、淋巴结大等。

（2）心脏检查：有无心率增快、心脏杂音、心脏扩大等。

（3）腹部检查：有无肝脾大等。

3.辅助检查

（1）血、尿常规：网织红细胞检查在溶血性贫血时有参考价值。血小板减少性紫癜时血小板计数减少。

（2）肝功能：有助于肝炎的诊断，非结合胆红素增高常见于溶血性黄疸，非结合胆红素与结合胆红素同时增高多见于肝细胞性黄疸。

（3）腹部B超：对肝脾大有诊断价值。

（4）特殊检查：疑为甲状腺功能亢进症者可做T_3、T_4、TSH检查，疑为G-6-PD缺乏者可做红细胞G-6-PD缺乏的筛选试验（如高铁血红蛋白还原试验、荧光斑点试验、硝基四氮唑蓝纸片法）、红细胞G-6-PD活性测定、变性珠蛋白小体生成试验。

（二）思维程序

1.是否为生理性增高　小儿ACP较成人高。新生儿是成人的$2 \sim 2.5$倍。2周后逐渐下降，至17岁时同成人水平。X线照射、应用胰岛素或雄激素可使ACP增高，相反，肾上腺皮质激素可使ACP降低。

2.病理性增高常见原因

（1）有贫血、黄疸、肝脾大、酱油色尿等表现应考虑溶血性贫血，可有网织红细胞增高，以非结合胆红素增高为主。

（2）有皮肤紫癜、血小板减少等应考虑血小板减少性紫癜，骨髓检查有助于诊断。

（3）有贫血、出血、发热、肝脾淋巴结大等应考虑白血病，可行骨髓检查确诊。

（4）有乏力、纳差、恶心、呕吐、黄疸等症状应考虑肝炎，结合肝功能及肝炎的病原学检查可明确诊断。

（5）有食欲亢进、体重下降、怕热多汗、心率增快等表现应考虑甲状腺功能亢进症，结合T_3、T_4、TSH检查确诊。

3.病理性降低　多见于G-6-PD缺乏症，有黄疸、贫血、酱油色尿、肝脾大等表现。患儿多有阳性家族史，起病前可有吃蚕豆或水杨酸制剂的病史，做溶血全套可明确诊断。

（三）经验体会

（1）ACP稳定性较差，温度高于37℃时及pH＞7.0时很快失活，故高热患儿测得的 ACP 结果偏低。红细胞内含有大量的 ACP，故标本溶血时可使 ACP 增高。

（2）ACP 的同工酶对鉴别白血病类型有帮助。慢性粒细胞性白血病时 PAP 增高，而单核-吞噬细胞白血病或毛细胞性白血病均无 PAP 增高。

（3）ACP 同工酶检测对疾病的诊断意义更大。前列腺癌患儿血清中主要是 ACP5，末梢血白细胞含 ACP1 ～ 4，不含 ACP5。

九、尿溶菌酶

溶菌酶（LYS）属水解酶类，能水解革兰氏阳性菌细胞壁中的乙酰氨基葡萄糖与乙酰胞壁酸分子间的连接键，使黏多糖与糖蛋白水解。分布于人体各组织体液及分泌物中。LYS 可自由地通过肾小球，但 90% 以上由肾小管细胞重吸收并降解。当肾组织破坏、肾小管功能障碍时，尿中溶菌酶增多。正常参考值 0 ～ 2mg/L。

（一）诊断步骤

1. 采集病史

（1）是否有肾脏疾病：如凹陷性水肿、苍白、无力、体格发育迟滞、恶心呕吐、厌食、乏力等病史。

（2）其他疾病：出血、贫血、感染等多见于单核细胞白血病、急性或慢性粒细胞白血病。反复出现疲乏、纳差、呕吐、黄疸、水肿等表现可考虑肝豆状核变性。

2. 体格检查

（1）一般情况：注意有无高血压、生长发育迟滞、皮肤黄染、营养不良、脱水、水肿、酸中毒等体征。

（2）有无佝偻病体征：如枕突、方颅、鸡胸、肋骨串珠、"X" 形腿或 "O" 形腿等。

（3）有无出血、贫血、肝脾大及腹水等。

3. 辅助检查

（1）血尿常规：血常规中注意白细胞数是否明显增高、有无异常细胞、有无贫血及血小板减少；尿常规中注意有无蛋白尿、血尿、尿胆红素、尿糖、尿比重改变。

（2）肝肾功能、电解质及血气分析。

（3）骨骼 X 线检查、腹部 B 超及 CT 检查。

（4）疑为白血病者做骨髓检查或骨髓活检。

（二）思维程序

1. 尿 LYS 增加伴有血 LYS 增加　多见于急性单核细胞白血病、急性或慢性粒细胞白血病等，根据有出血、贫血、发热及肝脾淋巴结大等临床表现，结合血常规及骨髓穿刺或活检确诊。肺部疾病，如肺结核血清 LYS 高于正常，阳性率与病情轻重有关，重型肺结核患儿阳性率可高达 68% ～ 70%，此类患儿尿 LYS 也可增加。

2. 尿 LYS 增加不伴有血 LYS 增加

（1）肾脏原发性病变：肾病综合征患儿有大量蛋白尿、低蛋白血症、高胆固醇血症、不同程度的水肿等表现。慢性肾功能不全可有苍白、无力、高血压、体格发育迟滞及佝偻病等表现，结合肾功能检查、肾穿刺活检可确诊。

（2）肾小管疾病：肾小管病变可有恶心、呕吐、厌食、乏力、肌无力、生长发育迟滞、佝偻病等表现。范科尼综合征可有生长缓慢、软弱无力、食欲差、常呕吐、多尿、烦渴、便秘等，多数患儿可出现营养不良、反复发热、脱水及酸中毒。

（3）肝豆状核变性患儿可表现为易疲乏、纳差、呕吐、黄疸、水肿等肝损害表现及脑退行性变表现，角膜边缘有K-F环，铜蓝蛋白测定可协助诊断。

（三）经验体会

尿LYS增加时应检测血LYS进行综合分析。

十、尿淀粉酶

淀粉酶主要来源于胰腺和腮腺，为一种水解酶，能水解淀粉、糊精和糖原。

尿淀粉酶有α、β淀粉酶两种，α淀粉酶作用于淀粉内部和末端糖苷键，β淀粉酶仅作用于淀粉的末端。人血清淀粉酶分子量约4500Da，易通过肾小球滤过膜而出现于尿中。Somogyi法测尿淀粉酶活性＜1000U/L。

（一）诊断步骤

1.采集病史

（1）年龄：新生儿血清淀粉酶在12个月后仅含25%～50%的唾液同工酶，1～2个月后血清中才可检测到淀粉酶，随年龄增长不断增高。

（2）流行病史：发热、头痛、肌痛、腮腺肿痛同时或伴颌下腺肿痛。

（3）暴饮暴食后出现腹痛、呕吐等急性胰腺炎病史。

（4）其他：如胃溃疡穿孔时，常在慢性腹痛的基础上突发剧烈腹痛。

2.体格检查

（1）一般情况：有无体温升高、血压下降。

（2）头面部检查：注意有无腮腺肿胀、压痛，颌下腺肿胀、压痛，腮腺口红肿、流脓等。

（3）腹部检查：有无腹部压痛及反跳痛，叩诊是否为鼓音，肠鸣音是否活跃或消失。

（4）其他：有无脑膜刺激征、睾丸肿痛等。

3.辅助检查

（1）血清淀粉酶测定。

（2）血常规检查：有无白细胞和中性粒细胞增高。

（3）B超或CT：检查有无胰腺炎或睾丸炎。

（4）X线检查：立位腹平片判断有无胃穿孔。

（5）流行性腮腺炎合并脑膜炎时可做脑脊液检查。

（二）思维程序

（1）根据流行性腮腺炎接触史，发热、腮腺或颌下腺肿胀可考虑为流行性腮腺炎。

（2）根据暴饮暴食后出现腹痛，结合B超或CT检查、血及尿淀粉酶增高可确定急性胰腺炎的诊断。其他胰腺疾病如胰腺脓肿、胰腺损伤、胰腺肿瘤引起的胰腺导管阻塞也可出现尿淀粉酶增高。

（3）腹痛伴腹胀、腹部X线平片示膈下游离气体应考虑为胃穿孔。

（三）经验体会

（1）应同时检测血清淀粉酶。

（2）尿淀粉酶活性上升较血清淀粉酶上升晚，并且维持时间长，常于发病12～24h才开始升高，持续3～10天恢复正常。

（3）血和尿中淀粉酶活性并不一定呈平行关系，因肾对淀粉酶的清除率增强，尿淀粉酶可高于血清一倍以上。

（4）尿淀粉酶降低见于严重肝病、糖尿病、重症烧伤等。

十一、尿 *N*-乙酰-β-D-氨基葡萄糖酐酶

N-乙酰-β-D-氨基葡萄糖酐酶（NAG）是一种溶酶体酶，分子量130～140kDa，肾小球不能滤过。肾小管及尿路上皮细胞内含量丰富，是肾小管功能损害最敏感的指标之一。当肾脏病变时释放至尿中的NAG增多，致尿NAG活性增高。

（一）诊断步骤

1.采集病史

（1）用药史：如庆大霉素、阿米卡星等可引起肾小管坏死，NAG释放增加。

（2）尿少、水肿、血尿、高血压病史及其上呼吸道或皮肤感染的前驱症状，有无关节疼痛、日光过敏等病史。

（3）黑便、呕血、无尿、少尿或血尿、黄疸等溶血尿毒综合征的表现。

2.体格检查

（1）一般情况：注意血压、体温，皮肤有无黄疸、皮疹、水肿、感染病灶等。

（2）胸部检查：有无胸膜炎、心包炎体征。

（3）腹部检查：有无腹水、肾区叩痛等。

（4）四肢：有无关节红、肿、疼痛等。

3.辅助检查

（1）三大常规：有无贫血、白细胞或中性粒细胞增高，大便是否有血，有无尿蛋白及血尿等。

（2）肝肾功能、狼疮全套、免疫全套、尿蛋白定量、电解质等。

（3）肾脏B超：可协助肾脏疾病的诊断。

（4）肾穿刺活检：对诊断不清的肾病可明确诊断并判断预后。

（二）思维程序

尿NAG主要反映肾小管功能，常见于肾脏疾病，包括原发性肾小球疾病，如肾炎、肾病综合征等；继发性肾病，如狼疮性肾炎。药物中毒或缺血引起肾小管坏死，也可使尿NAG活性增高，如庆大霉素中毒。

（1）有尿少、水肿、血尿、高血压病史及上呼吸道或皮肤感染的前驱症状，尿常规以血尿为主，可有尿蛋白，ASO增高，补体降低等，可诊断为急性肾炎。

（2）有高度蛋白尿、高胆固醇血症、低蛋白血症、凹陷性水肿或腹水，尿常规以蛋白尿为主，应考虑为肾病综合征。

（3）狼疮性肾炎：有系统性红斑狼疮的临床表现，如面部蝶形红斑、日光过敏、盘状红斑、关节炎、胸膜炎等，出现蛋白尿、血尿、急性或慢性肾衰竭时应考虑为狼疮肾炎。

（4）婴幼儿出现黑便、呕血、无尿，或血尿、高血压、黄疸等表现，血小板减少、网织红细胞增加时，应考虑溶血尿毒综合征。

（三）经验体会

尿NAG是肾小管功能损害最敏感的指标之一，药物中毒或缺血引起肾小管继发性坏死时，可使尿NAG增高，故临床可用于判断药物中毒。

（陈淳媛　田　朗）

第四节　动脉血气分析

血气分析是指对各种气体、液体中不同类型的气体和酸碱性物质进行分析的技术过程，其中以动脉血标本所检测的动脉血气分析最常见，为临床低氧血症和酸碱失衡的诊断、救治提供可靠的指标。

一、低氧血症

低氧血症（hypoxemia）是指动脉血氧分压（PaO_2）低于正常，其降低使血氧含量减少，组织供氧不足。一般以海平面呼吸空气条件下PaO_2低于10.7kPa（80mmHg）（相当于SaO_2的95%）为低氧血症；PaO_2为7.98kPa（60mmHg）（相当于$SaO_2$92%）时，正是氧解离曲线开始转折的部位。在此以下，随着氧分压的下降，SaO_2下降较明显；PaO_2为5.32kPa（40mmHg）（相当于$SaO_2$75%）时，临床上已有明显发绀，低于此值缺氧更重。

（一）诊断步骤

1.采集病史

（1）注意环境中氧分压是否正常：如海拔3000m以上高原地区或高空；通风不良的矿井坑道；吸入惰性气体或麻醉药物（乙醚药）过度稀释的空气时；空气氧分压低，动脉血氧分压相应降低。

（2）生活史：有无有害气体和粉尘接触史，呼吸道异物吸入史。

（3）出生史：如为早产儿易出现肺透明膜病；如羊水内有胎粪，要考虑胎粪吸入性肺炎；早产儿可能发生支气管肺发育不良。

（4）用药史：过量镇静剂、安眠药、麻醉药可抑制呼吸中枢或呼吸肌。

（5）外伤史：外伤可致中枢神经的器质性病变使呼吸肌活动障碍；多发性肋骨骨折可使胸廓的顺应性降低；气胸可压迫肺使肺扩张受限致通气障碍导致低氧血症。

（6）有无活动后发绀、气促等：先天性心脏病，如室间隔缺损伴肺动脉狭窄或肺动脉高压或法洛四联征时，出现右向左分流，静脉血掺入左心的动脉血中，常引起动脉低氧血症。

（7）有无咳嗽、喘息、气促等：如有要考虑支气管哮喘、慢性支气管炎、胸腔积液、重症肺炎，伴咯血要考虑肺含铁血黄素沉着症。

（8）注意有无肌无力，肢体感觉、运动障碍：如有要考虑脊髓灰质炎、感染性多发性神经根炎、重症肌无力、低血钾等。

（9）有无意识障碍、头痛、呕吐等：如有要考虑颅内出血、脑炎。

2. 体格检查

（1）注意有无意识障碍、呼吸节律不齐、呼吸浅表、脑神经瘫痪、偏瘫、高位截瘫、四肢肌力减退、腱反射异常等神经肌肉症状，如有要考虑脑炎、脊髓灰质炎、感染性多发性神经根炎、重症肌无力、低钾血症等。

（2）如有口唇、指甲发绀，心前区异常隆起，心脏瓣膜区震颤或杂音等，要考虑先天性心脏病。

（3）注意呼吸是否对称，胸腹式呼吸是否存在，有无肺部实变、肺不张、肺炎、肺气肿、大量胸腔积液或气胸的征象。

（4）注意胸廓有无畸形：如鸡胸、漏斗胸。

3. 辅助检查

（1）疑为先天性心脏病者，应做心电图、胸部X线摄片、心脏超声检查或心导管检查。

（2）疑为中枢神经病变者，应做脑CT和脑脊液检查。

（3）疑为神经肌肉病变者，应做肌电图以区别系神经源性或肌源性。

（4）疑为肺部疾病，应行胸部X线摄片、肺部CT及纤维支气管镜检查；必要时做肺穿刺活检。

（5）疑为重症肌无力者，可做新斯的明试验。

（6）疑为胸腔积液者可行胸腔穿刺液检查。

（二）思维程序

1. 是否环境因素造成　如处于高原地区可出现低氧血症。

2. 是否有先天性心脏病　根据有活动后气促、发绀，心脏可闻及杂音，心脏B超等检查考虑是否有先天性心脏病。

3. 是否有通气功能障碍

（1）呼吸肌活动障碍：中枢或周围神经的器质性病变如新生儿窒息、脑外伤、脑炎、脊髓灰质炎、多发性神经根炎等；过量使用镇静药、麻醉药引起的呼吸中枢抑制；呼吸肌本身的收缩功能障碍，如肌无力、低钾血症等均可累及呼吸肌收缩功能而引起限制性通气不足。

（2）胸廓的顺应性降低：严重的胸廓畸形、脊柱后侧凸、多发性肋骨骨折、胸膜纤维化等限制胸廓的扩张。

（3）肺的顺应性降低：严重的肺纤维化、呼吸窘迫综合征。

（4）胸腔积液和气胸：可压迫肺使肺扩张受限。

（5）气管异物、急性感染性喉炎可致通气障碍。

4.是否为换气功能障碍所致　由于弥散功能障碍，通气与血流比例失调或静脉血分流引起低氧血症。

（1）肺实变、肺不张、肺炎、新生儿肺透明膜病、支气管肺发育不良、肺含铁血黄素沉着症、肺泡蛋白沉积症及肺叶切除等引起肺泡膜面积减少，肺水肿、肺纤维化、肺泡毛细血管扩张等引起肺泡膜厚度增加均可致气体弥散障碍引起低氧血症。

（2）支气管哮喘、毛细支气管炎、肺动脉栓塞等使肺通气与血流比例失调致气体弥散障碍可引起低氧血症。

（三）经验体会

（1）采血时若混入静脉血，易致血氧分压降低。

（2）要结合患儿全身情况及相关检查全面考虑，看是否存在其他酸碱失衡。

二、高碳酸血症

高碳酸血症（hypercarbia）是指动脉血二氧化碳分压高于6.0kPa（45mmHg），表示通气不足。可为原发性，即呼吸性酸中毒；也可以是继发性的，即代谢性碱中毒的代偿。

（一）诊断步骤

1.采集病史

（1）用药史：有无应用麻醉剂、镇静剂、肌肉松弛剂、安眠药等抑制呼吸中枢或呼吸肌的药物或大量使用碱性药物。

（2）有无使肺功能严重损害的气道、肺和胸膜疾病，如胸部严重创伤、严重气胸、大量胸腔积液和胸廓畸形、严重哮喘、婴儿呼吸窘迫综合征、急性肺水肿等。

（3）有无喉痉挛、喉头水肿、吸入异物或呕吐物堵塞等或机械通气时通气不足致CO_2潴留。

（4）有无呕吐、胃肠道减压等因素导致胃酸丢失。

（5）禁食、利尿、钾摄入不足等引起低钾及酸中毒。

（6）脑外伤、颅脑感染、脑肿瘤等可导致呼吸中枢抑制。

（7）脊髓炎症、外伤、肿瘤、周围神经炎、有机磷中毒、重症低钾血症、家族性周期性瘫痪等使呼吸中枢兴奋传导障碍或呼吸肌收缩无力。

（8）CO_2潴留症状：如头痛、焦虑不安等。

2.体格检查

（1）有无CO_2潴留体征，有无精神错乱、嗜睡、球结膜水肿。

（2）注意体位和呼吸：如端坐呼吸、三凹征、点头呼吸、抽搐样呼吸、胸腹矛盾呼吸、呼吸不规则、呼吸浅表等。

（3）有无心律失常、心音低钝等。

（4）肺部有无干湿啰音，有无肺气肿、胸腔积液、肺不张及气胸体征。

（5）神经反射、肌力、肌张力有无异常，有无脑神经损害、偏瘫、截瘫等表现。

（6）机械通气管道连接是否恰当，工作参数是否合适。

3.辅助检查

（1）动脉血气分析及血清电解质和肝肾功能检测，X线胸片、心电图检查。

（2）疑为颅脑病变者，应做脑CT或脑脊液检查。

（3）疑为肌肉病变者，应做肌电图和血清肌酶检查。

（4）疑为上消化道出血者，应做大便隐血及内镜检查等。

（二）思维程序

1.是原发性还是继发性 原发性是血浆H_2CO_3浓度原发性增高，导致呼吸性酸中毒；继发性是血浆HCO_3^-浓度原发性升高，$PaCO_2$可呈代偿性增高，即代谢性碱中毒的代偿。

2.呼吸性酸中毒（原发性高碳酸血症）的原因

（1）中枢神经系统抑制：颅脑外伤，麻醉药或镇静剂用量过大，中枢性睡眠无呼吸，吸入过量CO_2等，均可抑制呼吸中枢导致肺通气功能不足，使CO_2在体内滞留。

（2）脊髓和周围神经疾病：呼吸肌瘫痪如脊髓灰质炎、重症肌无力、肉碱中毒、吉兰-巴雷综合征等，使呼吸无动力。

（3）骨骼肌肉疾病：脊柱后侧凸、双侧膈神经损伤、多发性肌炎、代谢性肌病（低钾血症、低磷血症）。

（4）胸廓及支气管、肺部病变，如胸廓畸形、气胸、胸腔积液、重症肺炎、哮喘、毛细支气管炎、弥漫性肺间质纤维化、严重肺水肿、肺栓塞等使CO_2排出受阻。呼吸道阻塞如吸入异物、喉头水肿等。

（5）呼吸机使用不当。

3.代谢性碱中毒

（1）对Cl^-反应性：尿Cl^-<15mmol/L，见于胃酸丢失、利尿剂、细胞外液减少。

（2）对Cl^-"抵抗"：尿Cl^->15mmol/L，见于Bartter综合征、醛固酮增多症等。

（3）补碱过多。

4.呼吸性酸中毒是代偿性还是失代偿性 急性呼吸性酸中毒常常是失代偿性的，失代偿时pH降低；慢性呼吸性酸中毒常常是代偿性的。

（三）经验体会

同时测定HCO_3^-及碱剩余（BE）有助于诊断。

三、低碳酸血症

低碳酸血症（hypocarbia）是指动脉血二氧化碳分压低于4.67kPa（35mmHg）（表示通气增强），可以是原发性的，即呼吸性碱中毒；也可是继发性的，即代谢性酸中毒的代偿。

（一）诊断步骤

1.采集病史

（1）有无中枢神经系统疾病，如脑外伤、颅内感染等。

（2）有无急性呼吸窘迫综合征、肺间质纤维化、间质性肺炎、肺梗死、左心衰竭等。

（3）有无高热、甲状腺功能亢进、休克、肝性脑病及应用呼吸兴奋剂。

（4）进行机械通气时是否通气过度。

（5）有无革兰氏阴性杆菌败血症、肾功能不全、糖尿病、摄入大量酸性药物。

（6）有无严重腹泻、小肠和胆道瘘管等致代谢性酸中毒，可引起代偿性CO_2分压降低。

（7）有无低碳酸血症症状：如头晕、四肢及口周麻木、意识改变。

2.体格检查

（1）低碳酸血症体征：如呼吸快、腱反射减弱。

（2）中枢神经系统疾患有意识障碍，神经反射、肌力、肌张力异常，脑神经损伤或肢体瘫痪。

（3）心脏体征：如奔马律、瓣膜杂音、心音低钝，血压降低。

（4）注意有无发热，呼吸节律是否规则，以及有无发绀，肺部有无干湿啰音。

（5）注意有无黄疸、肝大、腹壁静脉曲张或腹水。

（6）注意机械通气参数是否适当。

（二）思维程序

1.是原发性还是继发性低碳酸血症　原发性是呼吸性碱中毒即血浆H_2CO_3浓度原发性降低，继发性是代谢性酸中毒的代偿。

2.呼吸性碱中毒的病因　肺通气过度是各种原因引起呼吸性碱中毒的基本发病机制，常见原因如下。

（1）中枢神经系统疾病或刺激：如癔症发作时可过度通气；脑炎、脑外伤及脑肿瘤等中枢神经系统疾病均可刺激呼吸中枢引起过度通气；某些药物如水杨酸、氨等可直接兴奋呼吸中枢使通气增强；高热、甲状腺功能亢进等因机体代谢过盛可使肺通气功能增强；革兰氏阴性杆菌败血症也是引起过度通气的常见原因。

（2）肺疾病：外呼吸障碍，如肺炎、间质性肺疾病、肺水肿、肺梗死等，以及吸入气氧分压过低，均可因PaO_2降低而引起过度通气。根据相应临床特点及辅助检查可确诊。

（3）胸部疾病：少量至中量胸腔积液、气胸。

（4）小儿长时间啼哭可致过度通气。

（5）其他：组织缺氧（一氧化碳中毒、严重贫血）、机械通气诱发。

3.继发性低碳酸血症的原因

（1）缺氧情况下，乳酸产生增多。

（2）糖尿病、饥饿时酮症酸中毒。

（3）急性和慢性肾衰竭时肾排酸减少。

（4）摄入大量酸性药物，如水杨酸、氯化铵。

（5）严重腹泻、小肠和胆道瘘管等使HCO_3^-大量丢失。

血气检测是诊断酸碱平衡紊乱的决定性依据，但病史和临床表现能为判断酸碱平衡紊乱提供重要线索，亦不容忽视，需综合考虑。

（田　朗　旷寿金）

第五节　脑脊液检查

脑脊液（cerebrospinal fluid，CSF）为水样的透明液体，包含在脑室和蛛网膜下腔中，具有保护脑和脊髓、维持渗透压平衡、清除代谢产物、调节颅内压等作用。在生理情况下，血液和脑脊液之间有血脑屏障，限制血液与脑脊液之间某些物质的自由交换，以保持脑脊液自身的理化性质。正常脑脊液所含细胞数极少，蛋白质等许多物质含量均较血浆低。在病理情况下，脉络丛的通透性发生改变，血脑屏障受到破坏，或自病变组织产生病理产物进入脑脊液，使脑脊液的组成发生改变，因此脑脊液检查对中枢神经系统疾病有重要诊断价值。

一、诊断步骤

（一）采集病史

1.起病的年龄　各年龄阶段皆可发生。化脓性脑膜炎以小婴儿多见；结核性脑膜炎多见于3岁以内的婴幼儿。

2.起病的缓急　儿童时期的化脓性脑膜炎发病急，新生儿特别是未成熟儿的起病常较隐匿；结核性脑膜炎发病缓慢，但在婴儿可见起病较急者。病毒性脑炎（脑膜炎）起病一般较急；真菌性脑膜炎起病缓慢，病情可反复；颅内肿瘤病程较长，经过更隐匿。

3.流行病学资料　不同病毒导致的脑膜炎有不同的发病季节、疫源地、接触动物史等特点。例如，流行性乙型脑炎有明显的发病季节，在南方为6～8月，北方为7～9月；急性感染性多神经根炎，以夏秋季发病多见；肠道病毒感染所致的脑炎和脊髓灰质炎主要在温带地区发生于夏秋季，在热带及亚热带地区则终年可发生；森林脑炎主要发生于春夏季。

4.起病的诱因　化脓性脑膜炎和病毒性脑炎或脑膜炎有前驱感染史，如新生儿脐炎、脓疱疮、肺炎、中耳炎、腹泻等，病毒性脑炎或脑膜炎则大多有呼吸道感染并伴有消化道症状。如有生食螃蟹史，要考虑脑部寄生虫病；如有猫、犬动物接触史，要考虑脑弓形体病。

5.长期使用抗生素、皮质激素或免疫力低下易致真菌性脑膜炎

6.注意是否有发热、头痛、呕吐等颅高压表现　多见于颅内感染、颅内肿瘤。婴幼儿由于前囟尚未闭合，颅骨缝可以裂开，而使颅高压及脑膜刺激症状出现较晚，且婴幼儿不能诉头痛，可表现为阵发性哭闹、摇头、双手抱头或捶击头部的动作。新生儿临床表现可不典型，表现为体温不升、拒乳、嗜睡、呼吸暂停。

7.是否有运动障碍、感觉障碍及呼吸障碍　如有要考虑吉兰－巴雷综合征、脊髓灰质炎、森林脑炎。流行性乙型脑炎严重病例可有中枢性呼吸衰竭及周围性呼吸衰竭。

8.注意母亲妊娠期是否存在感染　如单纯疱疹病毒、巨细胞病毒和风疹病毒皆可通过胎盘，引起新生儿中枢神经系统感染。

9.疫苗接种史　如个别患儿接种狂犬病疫苗可致脑炎；如无卡介苗接种史而出现性情改变、头痛、顽固性便秘者要考虑结核性脑膜炎。

（二）体格检查

1.一般情况　精神委靡、嗜睡、凝视或面肌抽动、面色发灰等，要考虑颅内感染，尤其是新生儿。

2.有无局部感染灶　如肺炎、中耳炎、脓疱疮、蜂窝织炎等，要考虑化脓性脑膜炎。

3.皮疹　猩红热样皮疹、荨麻疹样皮疹要考虑化脓性脑膜炎，皮肤粟粒疹要考虑结核性脑膜炎，皮肤黏膜瘀点要考虑流行性脑脊髓膜炎。

4.脑膜刺激征及病理反射　见于颅内感染、蛛网膜下腔出血。

5.脑神经损害的体征　病毒性脑膜炎易累及第Ⅸ～Ⅻ对脑神经，结核性脑膜炎常见动眼神经、展神经和面神经瘫痪征象，吉兰－巴雷综合征以第Ⅶ、Ⅸ、Ⅹ、Ⅺ对脑神经最常受累，脊髓灰质炎以面神经及第Ⅹ对脑神经损伤多见。

6.自主神经功能紊乱体征　如尿潴留、面部潮红、心动过速、心律失常、血压不稳等，见于吉兰－巴雷综合征、脊髓灰质炎、结核性脑膜炎。

7.肌肉疼痛　腓肠肌疼痛见于脊髓灰质炎或钩端螺旋体脑膜炎。

8.化脓性脑膜炎　有皮样窦道、脑脊膜膨出、椎管畸形、头颅创伤等要考虑化脓性脑膜炎。

（三）脑脊液检查

1.脑脊液常规细胞计数　包括细胞总数、白细胞数及分类，正常值：儿童为细胞总数 $0 \sim 10 \times 10^6/L$，新生儿为 $0 \sim 20 \times 10^6/L$，以淋巴细胞为主，单核细胞较少。

（1）中性粒细胞增高：见于中枢神经系统感染，如化脓性脑膜炎、颅内出血、脑室造影、脑膜白血病、颅内转移瘤及脑血栓等。

（2）淋巴细胞增多：多见于结核性脑膜炎、真菌性脑炎、病毒性脑膜炎。

（3）嗜酸粒细胞增多：见于脑寄生虫病。

（4）陈旧性颅内出血者可见皱缩红细胞，查到肿瘤细胞可协助脑肿瘤诊断。

2.脑脊液生化检查

（1）蛋白质：正常值为 $0.15 \sim 0.45g/L$，新生儿 $\leqslant 1.25g/L$。

1）蛋白质增高：见于各种脑膜炎、脑脓肿、颅内出血、脑血栓、中毒性脑病。

2）蛋白细胞分离：指蛋白增高而细胞数正常，见于吉兰－巴雷综合征、脊髓肿瘤、梗阻性脑积水。

（2）糖测定：正常情况下脑脊液葡萄糖含量约为血中葡萄糖的60%。

1）葡萄糖含量降低：见于各种中枢神经系统感染，化脓性脑膜炎、新型隐球菌脑膜炎时葡萄糖降低明显，结核性脑膜炎时葡萄糖和氯化物同时降低。颅内肿瘤及低血糖脑脊液时葡萄糖也降低。

2）葡萄糖含量增高：见于病毒性脑炎、脑出血、颅脑损伤、糖尿病。

（3）氯化物测定：正常值为118～128mmol/L，婴儿为111～123mmol/L，降低见于细菌性脑膜炎，尤其是结核性脑膜炎；增高主要见于肾功能不全、高氯血症、呼吸性碱中毒等。

3.免疫球蛋白测定 脑脊液IgG增高见于脑膜炎和多发性硬化；IgA增高见于各型脑膜炎和脑血管疾病；IgM增高见于脑膜炎、颅内肿瘤、多发性硬化、病毒性脑炎。脑脊液抗NMDAR抗体阳性提示免疫性脑炎——抗N-甲基-D天门冬氨酸受体脑炎。

4.脑脊液病原学检查 有助于各种脑膜炎的鉴别。

（四）辅助检查

1.外周血象 病毒性脑膜炎一般以淋巴细胞增高为主；化脓性脑膜炎白细胞总数明显增高，分类以中性粒细胞为主，但在感染严重时，白细胞总数有时反而减少。

2.病毒分离 水痘脑炎患儿的血液和疱疹液中可分离出水痘病毒；脊髓灰质炎患儿可在咽部分泌物及大便中查出致病病毒；巨细胞病毒脑炎患儿的涎液和尿中可查到包涵体细胞。

3.免疫血清检查 病毒性脑膜炎、脊髓灰质炎和巨细胞病毒脑炎患儿恢复期血清中的特异抗体较急性期升高≥4倍有诊断价值；血或脑脊液新型隐球菌荚膜多糖检测可协助诊断隐球菌脑膜炎。

4.细菌培养 血液、病灶分泌物、脑脊液的细菌培养可协助诊断化脓性脑膜炎。

5.脑电图 可作为参考。如病毒性脑炎多为大脑两半球的浅层病变，表现为多灶性、弥漫性的高幅或低幅慢波。

6.脑CT检查 对脑积水、脑梗死、脑萎缩、脑水肿、结核瘤钙化灶、硬膜下积液、脑肿瘤、脑脓肿、寄生虫脑病、先天畸形及变性疾病皆有诊断意义。

7.肌电图检查 吉兰-巴雷综合征患儿肌电图提示神经传导速度减慢为主，而波幅降低不明显。

8.X线检查 怀疑结核性脑膜炎时可行胸部X线检查确定是否有肺结核；脑血管造影可协助颅内血管畸形的诊断。

9.PPD皮试 阳性反应对结核性脑膜炎诊断有帮助，但阴性不能否定结核性脑膜炎的诊断。

10.磁共振 对颅内占位性病变如脑肿瘤、脑脓肿、脊髓病变的诊断有帮助。

11.放射性核素检查 对颅内血管丰富的肿瘤有较大的诊断价值。

二、思维程序

（一）感染性疾病

1.化脓性脑膜炎 急性起病，高热、头痛、呕吐、脑膜刺激征阳性。脑脊液压力增高，外观浑浊，白细胞总数明显增高，以中性粒细胞为主，葡萄糖降低明显，蛋白质含量增高。血象中白细胞总数及中性粒细胞数明显增加；血和脑脊液培养能帮助确定病原菌。新生儿化脓性脑膜炎常缺乏典型表现，表现为少动、哭声微弱、拒食、黄疸等非特异性症状，需脑脊液检查才能确诊。治疗不彻底的化脓性脑膜炎的脑脊液改变不典型。

2.病毒性脑膜炎 有前驱感染史或流行病史，急起高热、头痛、呕吐、抽搐，脑膜刺激征阳性。脑脊液压力增高，外观清亮，细胞数正常或轻度增高，以淋巴细胞为主，葡萄糖、氯化物正常，蛋白质含量正常或轻度增高。恢复期患儿血清中特异抗体的效价较急性期升高4倍以上有诊断价值。

3.结核性脑膜炎 有结核接触史，起病缓慢，早期性情改变，逐渐出现颅高压及脑膜刺激征和脑神经损害的表现。脑脊液压力增高，外观呈磨玻璃样，白细胞数轻度增高，以淋巴细胞为主，葡萄糖稍降低，氯化物正常或降低，葡萄糖和氯化物同时降低为结核性脑膜炎的典型改变，蛋白质含量增高，腺苷脱氨酶活性明显增高，静置24h可有薄膜形成，用薄膜涂片有时可找到抗酸杆菌。头颅CT可有脑积水表现。肺部常有结核病灶。50%胸部X线片异常，PPD皮试、TBspot可协助诊断有无结核杆菌感染。

4.新型隐球菌性脑膜炎 起病更慢，常发生在免疫功能低下或长期使用抗生素的患儿，症状有时可自行缓解，呈周期性发作，颅内压增高明显，与脑膜炎其他表现不平行。脑脊液葡萄糖降低明显，蛋白质量很高，氯化物可正常，细胞数轻度增高，有时可呈蛋白－细胞分离。墨汁染色阳性可确诊。易发生脑积水，隐球菌荚膜多糖抗原检测≥1:4阳性。

5.吉兰－巴雷综合征 肌无力，对称性软瘫，伴感觉障碍，自远端开始。脑脊液有蛋白－细胞分离现象。肌电图检查可辅助诊断。

6.脊髓灰质炎 发热、肌肉疼痛，然后出现不对称的迟缓性肌群瘫痪。脑脊液压力稍高，蛋白试验阳性，细胞数稍增高，呈蛋白－细胞分离现象。葡萄糖与氯化物正常。恢复期血清抗体与早期血清抗体相比上升4倍以上有诊断意义。肌电图可辅助诊断。

7.寄生虫脑病 起病很慢，外周血嗜酸粒细胞增高，脑脊液细胞数增高，以嗜酸粒细胞为主。大便可查到虫卵，结合血清抗体检查或相关抗原皮试可诊断。

（二）非感染性疾病

1.蛛网膜下腔出血 缺氧、窒息、产伤可引起，可有惊厥、嗜睡、意识障碍等。脑脊液为血性，蛋白质增高，葡萄糖和氯化物正常。CT检查可见大脑半球之间的纵裂有出血。

2.维生素A中毒 有大量长期服用维生素A病史，表现为烦躁或嗜睡，食欲减退、骨痛及颅内压增高症状。脑脊液压力增高，细胞和葡萄糖在正常范围，蛋白质降低或正常偏低值。X线检查对本病确诊有特殊价值，表现为管状骨造型失常，骨干处骨膜下新骨形成，颅缝增宽。

3.颅内肿瘤 有头痛、呕吐、视盘水肿、头围增大等颅内压增高表现及肿瘤侵犯部位所致局部症状。脑脊液压力增高，蛋白质多升高，细胞数、葡萄糖和氯化物一般正常。头颅CT或MRI检查可做出定位和定性诊断。

4.免疫性脑炎 儿童以抗 *N-*甲基-D天门冬氨酸受体（*N-*methyl-D-aspartate receptor）脑炎多见，是由抗NMDA受体抗体介导的可治性新型边缘叶脑炎，临床主要表现为发展迅速的神经和精神障碍综合征，包括突出的精神行为异常、癫痫发作、异常运动、自主神经功能紊乱等。MRI检查无特异性改变，脑电图呈弥漫性异常，脑脊液常规白细胞轻度增高，蛋白质正常或稍高，血和脑脊液中NMDAR亚单位NR1抗体阳性可明确诊断。

三、经验体会

（1）脑脊液采集后应立即送检，以免细胞蜕变、细菌分解、酶变性而影响检查结果。

（2）因血脑屏障破坏后，脑脊液可发生生化和细胞学改变，为确切了解脑脊液中各种成分的意义，应同时测定血液中的相关含量。如要了解脑脊液中葡萄糖含量或钙含量的意义，就需要同时测定血葡萄糖或血钙量。

（3）脑脊液是动态变化的，改变不典型时应动态观察。

（田　朗　旷寿金）

第六节　羊水检查

正常妊娠时，早期羊水（amnionic fluid）主要是由母体血清通过胎膜进入羊膜腔的透析液。羊水的组成，除蛋白质和钠的浓度稍低外，与母体血清及组织间隙液相似；中期以后的羊水主要来源于胎儿尿，但脐带、羊膜和胎儿胃肠道及呼吸道成分也与羊水的构成有关。羊水的主要功能是保护母体和胎儿，羊水检查可了解胎儿的成熟度及可能的病理情况。

一、诊断步骤

（一）采集病史

（1）妊娠年龄、妊娠时间、有无外伤史。

（2）有无下腹疼痛、阴道流血史。

（3）阴道分泌物有无异味。

（二）辅助检查

（1）三大常规。

（2）后穹隆穿刺。

（3）B超检查。

（4）胎儿监护。

（5）羊水检查：包括葡萄糖、脂肪、蛋白质及其衍生物、肌酐、尿素氮、雌三醇、胎盘泌乳素、孕酮、前列腺素酶、无机盐及细胞学检查。

二、思维程序

1.疾病的产前诊断　如宫内缺氧、缺血、死胎等，常有胎动变化。先兆子痫时，羊水量可减少一半；羊水量明显增多时，胎儿畸形发生率高。先天性遗传性疾病和畸形的产前诊断最可靠的是21-三体综合征的染色体核型分析。而羊水的甲胎蛋白和乙酰胆碱酯酶测定在预测胎儿神经管缺陷方面有重要意义。不同妊娠期的羊水胆红素（A_{450}）值对胎儿安危、母儿血型不合所致的胎儿溶血及新生儿溶血症有诊断价值，正常羊水胆红素应＜1.71µmmol/L，若羊水胆红素＞1.46µmmol/L，提示胎儿安全受到威胁。羊水反三碘甲状腺原氨酸的测定可及早发现胎儿甲状腺功能低下，及早治疗，减轻脑损伤。

2.胎儿成熟度测定 在妊娠37周时，羊水卵磷脂明显增高，测定L/S值是判断肺成熟度的可靠方法，L/S＞2提示胎儿肺已成熟。胎儿肺成熟度还可通过羊水泡沫试验来检测，羊水泡沫试验阳性提示胎儿已成熟。多角细胞增多，脂肪细胞逐渐增加，也是判断胎儿成熟度的指标。羊水肌酐测定可反映胎儿肾小球的成熟度，参考值为176.5µmmol/L。羊水淀粉酶（AMS）主要来源于胎儿，不通过胎盘，故羊水淀粉酶测定可反映胎儿成熟度。AMS＞450U/L，提示胎儿已成熟；AMS＜300U/L，提示胎儿肺未成熟。

3.羊水性状与疾病的关系

（1）绿色或深绿色：提示可能出现胎儿宫内窘迫。

（2）黄色：提示胆红素增加，可能有出血或遗传性红细胞异常。

（3）红色：提示出血，可能为胎盘剥离或胎儿出血。

（4）棕红色：提示陈旧性出血，胎儿可能死亡。

（5）黄色黏稠：提示过期妊娠或胎盘功能减退。

（6）浑浊有异味：提示有感染。

三、经验体会

通过羊水检查可判断胎儿或孕母是否有病，若羊水色泽有改变，要进一步做生化检查或遗传学检查。对于双胎或有早产倾向者，应做羊水检测，了解胎儿成熟度。羊水反三碘甲状腺原氨酸的检测应作为甲状腺功能减低症的常规筛查，以免导致胎儿终身残障。

（陈淳媛）

第七节 尿 检 查

一、尿钙增高

肾是排泄钙的重要器官，肾小球每日滤出的钙，约1/2在近曲小管重吸收，1/3在髓袢升支重吸收，其余在远曲小管和集合管重吸收，仅1%随尿排出，尿钙的高低可反映血钙水平。正常参考值：婴儿＜1.0mmol/（kg·24h）；儿童＜0.1mmol/（kg·24h）。

（一）诊断步骤

1.采集病史

（1）年龄：新生儿及小婴儿尿钙排泄量相对较年长儿高。

（2）饮食及用药史：进食过多的含钙丰富的食物时尿钙增加，有些药物如利尿剂、摄入过多的维生素D制剂、长期使用肾上腺皮质激素可使尿钙增加。

（3）是否有肌张力低下、纳差、便秘、体重减轻等高血钙的临床表现。

（4）发热、烦渴、多尿、脱水见于肾小管功能障碍。

2.体格检查

（1）一般情况：如营养状况、贫血、体重，重点观察有无身材矮小、向心性肥胖等体征。

（2）有无酸中毒的临床表现：如呼吸深快、口唇樱桃红色、呼出气有酮味。

（3）骨骼及四肢：有无骨痛、贫血及佝偻病的体征等。

3.辅助检查

（1）血钙、血磷、氯化物、碱性磷酸酶、二氧化碳结合力及甲状旁腺功能检测、尿本－周蛋白测定。

（2）骨骼X线检查对于多发性骨髓瘤、骨质疏松有诊断价值。

（3）腹部B超或CT检查对肾上腺肿瘤有诊断意义。

（二）思维程序

1.生理性增高还是病理性增高　新生儿及小婴儿尿钙排出量相对较高，进食高钙食物可使尿钙排出增加。

2.病理性增高的原因

（1）药物所致的尿钙增高：维生素D中毒、利尿药、肾上腺皮质激素等可使尿钙排出增加。

（2）甲状旁腺功能亢进：由于甲状旁腺激素分泌过多，钙自骨动员至血，使血钙过高，尿钙增加。甲状旁腺功能亢进时可有肌张力低下、哭声低、喂养困难、便秘、呼吸困难等。

（3）多发性骨髓瘤：由于骨髓瘤细胞在骨髓腔内大量增殖，侵犯骨骼和骨膜，引起骨质疏松和破坏，血钙增高，加之肾功能受损，肾小管的吸收减少而尿钙增高。

（4）库欣综合征：可自新生儿期开始出现向心性肥胖、生长缓慢、高血压等临床表现，多为肾上腺肿瘤所致。

（5）先天性肾小管功能障碍：如范科尼综合征、Lowe综合征、肾小管酸中毒、Wilson病等，患儿主要为生长缓慢、软弱无力、食欲差、常呕吐、多尿、烦渴、便秘等，多数患儿可出现营养不良、反复发热、脱水及酸中毒。

（6）用药监护：如维生素D_2、维生素D_3及双氢素尿醇（A-T10）的治疗效果观察，尿钙检查可作为用药剂量参考。

（三）经验体会

新生儿及小婴儿尿钙排出量较年长儿高，某些高钙饮食及药物也可使尿钙排出增加，故尿钙增加时应排除生理性因素，并测定血钙浓度。

二、尿糖增高

尿糖定性试验阳性称糖尿（glucose in urine），一般指葡萄糖尿（glucosuria）。正常人尿中可有微量葡萄糖，定量＜2.8mmol/24h，定性阴性。当血糖浓度超过肾阈值（8.88mmol/L 或 160mg/dl）或血糖未升高但肾阈值降低时，尿中可出现大量葡萄糖。新生儿出生后 10 ～ 14 天可出现一过性糖尿，为肾单位发育不成熟所致。

（一）诊断步骤

1.采集病史

（1）饮食史：进食大量碳水化合物食物后或饥饿后进食可使尿糖增高。

（2）精神因素：小儿极度恐惧使肾上腺素分泌增多致尿糖增高。

（3）药物影响：如长期应用糖皮质激素、链霉素、异烟肼、呋塞米等可使尿糖增高。

（4）是否有多饮、多尿、多食和体重下降等典型糖尿病症状。

（5）其他内分泌疾病表现：库欣综合征表现为向心性肥胖；甲状腺功能亢进症患儿可有多汗、怕热、消瘦、食欲增加、心悸、易激动、多语、脾气急躁等；嗜铬细胞瘤患儿可有消瘦、多饮、多尿的症状。

（6）肾性糖尿病：范科尼综合征可有生长缓慢、软弱无力、食欲差、呕吐、多尿、烦渴、便秘等；半乳糖-1-磷酸尿苷转移酶缺乏所致半乳糖血症，可有腹泻、黄疸等表现。

（7）应激状态：如中枢神经系统疾病、窒息、感染等应激状态时，可有尿糖增高。

2.体格检查

（1）一般情况：注意有无消瘦或营养不良、向心性肥胖、呼吸深快、高血压或脉压增大。

（2）心肺：有无心率增快、肺部感染。

（3）腹部：有无肝大或脾大。

（4）有无引起应激状态的疾病的相应体征：如休克、严重感染、缺氧窒息等。

3.辅助检查

（1）尿液检查：尿糖定性、蛋白质定性、尿沉渣检查、尿酮体、尿电解质和氨基酸分析、尿 17-羟（酮）皮质类固醇和生长激素测定，尿糖成分检查，尿儿茶酚胺和香草基杏仁酸测定。

（2）血糖定量。

（3）内分泌功能检查：基础代谢率、血皮质醇，以及血 T_3、T_4、TSH、生长激素测定，胰岛素释放试验、糖耐量试验等。

（4）血电解质、血气分析、肝肾功能。

（5）影像学检查：头颅X线、腹部B超、CT、静脉肾盂造影等。

（二）思维程序

1.尿糖增高是生理性还是病理性　生理性增高常见于进食高糖饮食、精神紧张等，病理性增高常见于糖尿病、肾脏疾病、库欣综合征等。

2.病理性增高　根据血糖及尿糖成分又分为下述三种。

（1）血糖增高性糖尿：血糖超过肾糖阈值为主要原因，见于糖尿病、中枢神经系统病变、甲状腺功能亢进、嗜铬细胞瘤、库欣综合征、应激状态等。

1）糖尿病：可有多饮、多尿、多食和体重下降等典型症状。但在婴儿期发病的患儿，其多尿、多饮症状常不易被发现，也可为晚间遗尿，可以酮症酸中毒为首发表现。尿糖可作为糖尿病的诊断依据，也可以作为病情严重程度及疗效监测的指标。

2）库欣综合征表现为向心性肥胖、高血压，患儿易发生感染、骨质疏松等；皮质醇检查可确诊。

3）甲状腺功能亢进症患儿可出现交感神经兴奋性增加、基础代谢率增加的表现，如多汗、怕热、消瘦、食欲增加、心悸、脉压大、易激动、多语、脾气急躁等，甲状腺功能检测可确诊。

4）嗜铬细胞瘤最常见的临床表现为高血压，可有消瘦、多饮、多尿的症状，尿儿茶酚胺测定可协助诊断。

（2）血糖正常性糖尿：血糖正常，由于肾小管病变导致葡萄糖的重吸收能力降低所致，即肾阈值下降产生的糖尿，又称肾性糖尿，常见于慢性肾炎、肾病综合征、间质性肾炎和家族性糖尿等。

（3）暂时性糖尿：见于情绪激动、脑血管意外、颅脑外伤、脑出血、烧伤、感染等。

3.检验干扰因素　Benedict法和试带法原理相反，干扰因素对检验结果也相反。

（1）致尿糖假阴性的因素：尿标本久置导致尿葡萄糖消耗、试带法测定尿中含还原性物质如维生素C等。

（2）致尿糖假阳性的因素：标本容器含强氧化清洁剂；Benedict法测定尿中含代谢异常的乳糖、半乳糖、果糖、蔗糖等或含还原性物质如维生素C等；食用大量含糖食品、饮料；服用皮质激素、避孕药或静脉注射大量高渗葡萄糖溶液后等。

三、经验体会

（1）尿糖增高，不表示血糖增高，应同时检测血糖。

（2）尿糖增高只是疾病表现的一个方面，不能单凭此诊断某一疾病。

（3）对确诊糖尿病的患儿，尿糖可作为判断疾病严重程度及疗效的一个指标。

（陈淳媛）

第八节　代谢病筛查

遗传代谢病（inborn errors of metabolism，IEM）是指由于基因突变引起酶或受体缺陷、细胞膜功能异常，导致机体生化代谢紊乱，引起一系列临床症状的一组疾病。遗传代谢病多为单基因遗传性疾病，其中以常染色体隐性遗传最多见，少数为常染色体显性遗传、X连锁隐性或显性遗传、线粒体遗传病。遗传代谢病病种繁多，目前已发现4000余种，单病发病率低，但总体发病率可达活产儿的1/500。

根据异常代谢物的分子大小，可将先天代谢性疾病分为两类：小分子病和细胞器病。小分子病包括氨基酸病、有机酸病、脂肪酸氧化缺陷、糖代谢障碍、核酸代谢障碍、嘌呤代谢障碍、金属代谢障碍等。细胞器病包括溶酶体贮积病、过氧化物酶体病、线粒体病等。

遗传代谢病可累及全身各器官系统，临床表现复杂多样，缺乏特异性，且随年龄、性别不同而有明显差异。几乎所有的遗传代谢病都有不同程度的神经系统症状，其中以代谢性脑病、昏迷、惊厥、共济失调、智力发育落后最为常见，往往出现代谢性酸中毒、低血糖、高血氨等代谢紊乱表现，出现不明原因器官肿大、功能障碍，以及眼睛、皮肤、毛发改变等。

一、诊断步骤

（一）采集病史

（1）患儿有无不明原因精神运动/智力发育落后或倒退、生长发育迟缓等。

（2）患儿有无不明原因反复发作低血糖、反复呕吐、喂养困难、反复发作意识障碍、不明原因抽搐等表现。

（3）同胞有无不明原因死亡史及发育落后史，有无阳性家庭史、母亲多次流产史、父母近亲结婚等。

（二）体格检查

（1）全身情况：如身高、体重、上部量、下部量、指距等。

（2）头面部：注意有无面容丑陋、前额和双颞突出、眼裂小、眼距宽、鼻翼肥大、鼻孔大、唇外翻、虹膜缺如、角膜环、蓝巩膜、角膜浑浊、白内障、各种屈光不正、眼球震颤、晶状体脱位等。

（3）皮肤：有无色素过少、皮肤巩膜黄染、湿疹、鱼鳞癣、血管角质瘤、肤色发浅、毛发弯曲易脆等。

（4）有无四肢肌力及肌张力改变、共济失调、骨关节畸形、爪形手、关节周围肿胀、肌肉挛缩、多指（趾）、并指（趾）等。

（5）有无肝脾大、心界扩大、尿道下裂等。

（6）注意尿液颜色和气味，如蓝色尿、棕色尿、淡红色尿、鼠尿味、枫糖味尿、汗脚味尿等。

（三）辅助检查

1.常规检查　如血常规、尿常规、肝肾功能、心肌酶、电解质。

2.基本初筛　如血糖、血氨、乳酸、丙酮酸、乳酸与丙酮酸比值、血清酮体、血气分析、尿黏多糖、尿三氯化铁试验、二硝基苯肼试验。

3.特异性检查　血氨基酸和酰基肉碱分析，尿有机酸检查，血浆长链脂肪酸、铜蓝蛋白、17-羟孕酮、半乳糖等特异性底物或产物的测定。

二、思维程序

（1）提示遗传代谢病的诊断线索：①原因不明代谢性酸中毒、电解质紊乱、高血氨，以及反复发作低血糖、反复呕吐、喂养困难、肝脾大、黄疸、反复发作意识障碍；

②可疑中毒却无毒物接触史，未查出毒物；③可疑严重感染却无病原学依据；④发热、感染、手术、饮食及应激等诱发的代谢紊乱；⑤精神运动/智力发育落后或倒退，生长发育迟缓；⑥难以解释的出血；⑦同胞有死亡史及发育落后史，阳性家庭史，母亲多次流产，父母近亲结婚等。

（2）对疑诊患儿应尽最大可能在就诊早期采集有效的检测标本，大多数的遗传代谢病所表现的代谢紊乱都是在病情发作期表现最突出、典型和明确，症状缓解期或用药治疗控制后的代谢紊乱表现会受到不同程度的干扰，以及产生治疗假象，延误诊断。

（3）遗传代谢病一线检查项目综合起来包括以下13项，即电解质、血气、血氨、血糖、血乳酸及丙酮酸、血钙、血酮体、血尿酸、血肌酶、末梢血血细胞计数、肝功能、尿常规、尿酮体。

（4）通过一线实验室检查结果，可以迅速地将代谢紊乱或临床危象归类为低血糖、代谢性酸中毒、高氨血症及高乳酸血症。

（5）低血糖加高乳酸加代谢性酸中毒常为有机酸尿症；高血氨加代谢性酸中毒常为尿素循环、支链氨基酸代谢障碍；低血糖加高乳酸常为糖代谢病；高乳酸酸中毒常为脂肪氧化缺陷、丙酮酸脱氢酶缺陷；高乳酸、高丙酮酸常为线粒体病；肌酶升高常为脂肪酸代谢障碍等。

（6）遗传代谢病二线实验室检查项目称为遗传代谢病的高危筛查项目，包括尿气相色谱/质谱（GC/MS）和血串联质谱（MS/MS）。

（7）尿GC/MS检测尿的有机酸、氨基酸、糖等代谢产物，可对100余种遗传代谢性疾病进行筛查或诊断；尿GC/MS是诊断有机酸尿症的必要手段，诊断氨基酸、脂肪酸代谢病的辅助手段。

（8）血MS/MS检测血氨基酸、酰基肉碱等代谢产物，可对38种或42种遗传代谢性疾病进行筛查或诊断；血MS/MS是诊断氨基酸、脂肪酸代谢病的必要手段，有机酸代谢病的辅助手段；可诊断肉碱缺乏症、枫糖尿症、苯丙酮尿症、酪氨酸血症、精氨酸血症、瓜氨酸血症、中链脂酰A脱氢酶缺乏症等。

（9）尿GC/MS和血MS/MS两种检测技术应同时应用，避免漏诊。

三、经验体会

（1）遗传代谢病临床表现复杂多样，缺乏特异性，对具有原因不明的呕吐、腹泻、哺乳不良、惊厥、呼吸困难、意识障碍等非特异性症状的来诊患儿，应做好代谢病的一线实验室常规检查。

（2）临床上凡出现不明原因的低血糖、高血氨、代谢性酸中毒、高乳酸血症应及时留取标本进行代谢病的二线检查。

（张星星）

第九节　染色体检查

染色体是细胞核中载有遗传信息（基因）的物质，在显微镜下呈圆柱状或杆状，主要由DNA和蛋白质组成，在细胞发生有丝分裂时期容易被碱性染料（如甲紫和醋酸洋红）着色，因此而得名。每一种生物的染色体数是恒定的。人体的体细胞内有23对染色体（46条），每一对染色体中的一条来自父亲，另一条来自母亲。23对中包括22对常染色体和一对性染色体。女性的性染色体为XX，男性的性染色体XY。正常女性的两条X染色体一条来自父亲，另一条来自母亲；正常男性的Y染色体来自父亲，X染色体来自母亲。这种生物学上具有成对染色体的细胞，称为二倍体，用$2N$表示，成对的常染色体称为同源染色体，携带的基因非常相似；X和Y染色体不是同源染色体。染色体在细胞周期中以不同的形态存在，有丝分裂中期轮廓结构清楚，形成光学显微镜可以看到的染色体。

　　染色体病是由于各种原因引起染色体数目和（或）结构异常的疾病，通常累及数个甚至上百个基因，常造成多发畸形、智力低下、生长发育迟缓和多系统功能障碍，又称为染色体畸变综合征。染色体畸变往往发生在亲代生殖细胞形成过程中。

一、诊断步骤

（一）采集病史

（1）重点询问患儿体格发育及智力发育情况。

（2）重点询问患儿孕母年龄，母亲职业，母亲有无放射线接触史、化学药物和农药及毒物接触史，孕母病毒感染史、流产史，家族中有无类似病史。

（二）体格检查

1.全身情况　如身高、体重、上部量、下部量、指距等。

2.头面部　①头围大小和形状：有无大头、小头、舟状头、方颅、枕骨扁平、窄前额、面中部发育不良等；②发际线高低；③眼部：注意有无眼距宽、内眦赘皮、睑裂小、外眦上斜或下斜、睫毛稀疏而短等；④耳：有无耳位低、小耳、大耳、耳郭畸形、耳垂小等；④鼻：有无鼻梁根低平、鼻根宽大、鼻短、鼻孔上翘等；⑤口：有无嘴小、唇裂、腭裂、高腭弓、常张口伸舌、流涎等。

3.颈部　有无颈短、颈蹼等。

4.躯干　有无鸡胸、漏斗胸、盾状胸、脊柱裂、脊柱侧弯、脊柱前后凸、乳头间距增宽、乳房发育异常、内脏畸形和易位、疝等。

5.四肢和关节　有无短肢、肘内外翻、多指（趾）、并指（趾）、短指（趾）、蜘蛛指（趾）、扁平足、指（趾）弯曲、关节运动受限、过度伸展等。

6.皮肤　有无色素过多、过少，色素斑、色素痣，皮肤纹理异常等。

7.生殖器官　有无两性畸形或发育不全、男性隐睾和（或）小阴茎、尿道下裂、无肛畸形等。

8.智力评估

（三）辅助检查

1.染色体核型分析　把一个体细胞的全部染色体按大小和形态特征有序地配对排列

称为核型。根据核型对染色体的数目和结构进行分析的方法称为核型分析。染色体核型分析是经典的、最基本的细胞遗传检测技术，用于检出染色体数目或结构异常，是诊断染色体畸变的重要手段，DNA的分辨率大于5Mb。

2. 荧光原位杂交（FISH） 用荧光物质标记的特异性DNA或RNA探针选择性地与靶细胞染色体的一个位点或区段、整个长臂或短臂甚至整条染色体进行原位杂交，然后用荧光显微镜对荧光标记的染色体进行检查。具有快速、安全、经济、灵敏度高、特异性强的特点，可检测缺失或重复，包括微缺失、重复综合征。但只能检测已知疾病。用间期细胞可以快速诊断染色体数目异常。

3. 多重连接依赖的探针扩增（multiplex ligation-dependent probe amplification，MLPA） 是基于PCR反应，检测基因组DNA的拷贝数异常。可检测染色体畸变、基因缺失或重复、点突变和基因甲基化异常。一个探针测一个部位，只能检查目标序列。在染色体病诊断方面主要用于染色体亚端粒重排、常见染色体微缺失综合征的诊断。

4. 染色体基因组芯片分析（chromosome microarray analysis，CMA） 目前已成为一项常规的临床遗传学诊断工具。

（1）基因芯片主要有两大技术平台：①比较基因组杂交芯片（array-based comparative genomic hybridization，aCGH），将待测样本DNA与正常对照样本DNA分别用不同的荧光标记，通过与芯片上固定探针进行竞争性杂交获得定量的拷贝数检测结果；②单核苷酸多态性微阵列芯片（single nucleotide polymorphism array，SNP array），将探针连接在微珠上，然后将携带探针的微珠随机黏附在芯片上，待测样本DNA和探针进行杂交及单碱基延伸，通过扫描荧光信号，分析待测样本拷贝数变异（copy number variations，CNV）及基因型，该平台在分析患儿的基因组时不需要正常对照样本。通过aCGH技术能够准确地检出CNV，而SNP array除了能够检出CNV外，还能够检测出大多数的单亲二倍体（uniparental disomy，UPD）和一定比例的嵌合体。近年来，两大平台技术不断改进，同时涵盖CNV和SNP的芯片具备双重优势，在检测的敏感性、特异性、可靠性等方面有了很大改善。

（2）临床上基因芯片有两类主要用途：①用于检测基因组CNV的疾病，是目前临床诊断染色体微缺失和微重复综合征（一般大于100kb的缺失或重复）的首选方法；②进行单核苷酸多态性分析，用于复杂疾病及多基因遗传性疾病的临床相关性研究。

（3）CMA检测的优点：①可在全基因组范围内同时检测多种染色体不平衡导致的遗传病；②可同时检测染色体缺失和重复，且能比较准确、客观地界定CNV（区间及大小），而不像核型分析那样依赖对区带强度的主观观察和判断；③利用SNP array探针平台可同时检测杂合性缺失（loss of heterozygosity）和＞10%比例的嵌合体；④与核型分析相比，CMA检测不需要进行细胞培养，分辨率高近千倍，几乎可用于任何组织的DNA分析。

（4）CMA检测的局限性：①不能检测染色体平衡易位、倒位及复杂性重排；②不能检测出点突变和小片段插入；③不能检测出低比例嵌合体（＜10%）；④可能检出临床意义不明的CNV。

（5）CMA推荐只针对以下临床表型的疾病，建议将CMA作为一线检测手段：①不明原因的智力落后和（或）发育迟缓；②非已知综合征的多发畸形；③自闭症谱系障碍。

二、思维程序

（一）是否是染色体病

染色体病共同的表型：低出生体重、生长发育落后、精神运动发育迟缓、智力障碍、肌张力异常、特殊面容、器官和肢体畸形、生殖器官发育不良及皮肤纹理改变等，这些共同特征可作为临床诊断染色体病的线索。

（二）染色体病确诊方法

1.**染色体核型分析** 出现以下一种或数种表现者应进行染色体核型分析：①临床怀疑有染色体病者；②有多种先天畸形；③明显生长发育障碍或智力发育障碍；④性发育异常或不全；⑤母亲多次自然流产史或原发不孕；⑥有染色体畸变家族史等。染色体核型分析显示染色体数目异常，染色体结构畸变包括染色体缺失、重复、易位、倒位、环形染色体、等臂染色体、插入、小的额外标记染色体等可确诊。

2.**FISH** 根据病史和体格检查临床考虑某一特定染色体病者，可设计相应探针检测染色体缺失或重复，包括微缺失、重复综合征。用间期细胞可以快速诊断染色体数目异常。

3.**MLPA** 根据病史和体格检查临床考虑染色体亚端粒重排、某一染色体微缺失综合征者可用MLPA检测确诊。

4.**CMA** 2010年美国国家医学遗传学会推荐将CMA分析作为一线临床诊断检测，用于多发异常、明显的非综合征发育迟缓、智力障碍和孤独症谱系疾病。

三、经验体会

（1）临床医生应掌握染色体病的共同临床特征，对于多发畸形、智力低下、生长发育迟缓和多系统功能障碍者考虑染色体病可能，及时进行相应检查以确诊。

（2）掌握染色体各种检测方法的特点及其优势和局限性，合理选择检测方法，如CMA不能检测平衡易位，需要结合染色体核型分析排除染色体平衡重排，SNP芯片的优势为可以诊断单亲二体。

（张星星）

第十节 基因诊断

随着对疾病发生及传递规律认识的深入，遗传病（inherited diseases or genetic diseases）从原来的定义"由遗传物质改变所引起并能世代相传的疾病"拓展至"凡是由遗传物质改变所引起的疾病"。目前将遗传病分为五类：染色体病、单基因病、多基因病、线粒体病和体细胞遗传病。

基因诊断（genetic diagnose）是通过检查样本中DNA或RNA的致病性变异来协助疾病的诊断、分类（或亚型的确定）、预后评估及治疗的过程及方法。随着人类基因组计划的完成及近20年来分子生物学技术的迅猛发展，越来越多遗传病相关的基因得以克隆，遗传病发生发展的内在机制得以揭示。随着基因诊断成本的迅速下降及生物信息学分析在判断变异致病性等级中的重要性逐步提升，使得基因诊断在临床中的应用成为可能，其已经成为医生开展临床工作的重要手段和工具。判断基因变异与疾病之间内在关系的能力也逐步成为临床医生的实际需求。由于篇幅等原因的限制，本节仅讨论与单基因病相关的基因诊断。

常用的检测 DNA 或 RNA 变异的技术包括聚合酶链反应（polymerase chain reaction, PCR）、Sanger 测序（Sanger sequencing）和高通量测序（high-throughput sequencing），又称为二代测序（next generation sequencing）。PCR 是利用靶序列两端互补的寡核苷酸引物及特异性扩增靶序列，在耐热 DNA 聚合酶的作用下重复变性—退火—延伸三个基本反应步骤，使得靶序列指数级扩增。在 PCR 技术出现后，已衍生出众多的相关 PCR 方法，如多重 PCR、RT-PCR、定量 PCR 等。Sanger 测序技术是利用与待定序列模板匹配的测序引物固定延伸点，在既有 4 种脱氧核苷三磷酸（dNTP），亦有 4 种双脱氧核苷三磷酸（ddNTP）反应体系中，DNA 聚合酶催化的延伸反应随机在某一个特定的碱基处终止，对以 A、T、C、G 结束不同长度的一系列核苷酸片段电泳分离即可获得 DNA 序列。二代测序又称为高通量测序，因对应于以 Sanger 测序法为代表的一代测序技术而得名。二代测序技术一般由样本准备、测序、成像、序列组装和比对等过程组成，其突出的特征是单次运行产出序列数据量巨大，已在疾病诊断和研究中发挥重要作用。

在进行基因诊断过程中还会用到其他方法，如在检测三核苷酸重复变异的三引物 PCR（tri-prime PCR，TP-PCR）、检测大片段的插入或缺失的多重连接依赖式探针扩增（multiple ligation probe amplification，MLPA）及筛查常见变异的反向点杂交（reverse dot blot hybridization，RDB）等。

一、诊断步骤

遗传病的临床诊断过程与常见病的诊断相同，由调查研究、收集资料，分析综合、形成假设，临床验证或修正诊断三个基本步骤组成。只是利用遗传学检查方法，发现导致疾病产生的遗传物质的致病性变异的基因诊断是遗传性疾病病因诊断极为关注的内容。另外，调查家族史是遗传病诊断的重要环节。

（一）收集资料

1.病史采集　务必详尽并完整。大部分遗传性疾病是终身性疾病，为了比较疾病的进程和动态最好收集并保存图像资料。

2.体格检查　做到全面系统和重点兼顾。有时某种特殊的体格体征、躯体的特殊畸形或异常及智力障碍，发育迟缓都是做出正确临床诊断或亚型诊断的重要线索。

3.实验室及其他检查　常规实验室检查不可或缺，应有针对性地安排特殊检查。

4.采集家族史与绘制系谱图

（1）家系中出现两个或两个以上患儿的阳性家族史是诊断遗传性疾病的重要辅助证据之一。当先证者的父母为近亲婚配时，其所患疾病为遗传性疾病（常染色体隐性遗传病）的可能性就明确加大。在家族中存在疑似患儿时，需对其进行认真的甄别。

（2）绘制系谱图，并以系谱图为基础进行系谱分析，对正确判断遗传方式至关重要。绘制系谱图时要采用正确规范的系谱符号（图3-10-1），系谱图的绘制以先证者为核心向外展开，并保证其完整性。由于家庭小型化的影响，在对仅有一个患儿的小家系进行分析时，首先考虑常染色体隐性和X连锁隐性遗传性疾病，在不排除新发变异导致的常染色体显性遗传病可能性的同时，还要考虑外显不全和延迟外显的影响。

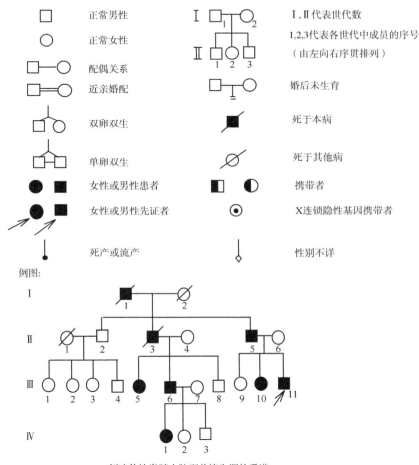

1例遗传性脊髓小脑型共济失调的系谱

图3-10-1　系谱图中常见的符号及例图

（二）综合分析与初步诊断

将病史、体格检查、实验室检查、特殊检查结果和家族史提供的资料或线索进行整理归纳，综合分析后得到初步诊断。由于遗传性疾病大部分为罕见病，组织多学科会诊不失为提高诊断正确性的有效方法。

（三）验证与修正诊断

（1）在对初步诊断进行验证的过程中，需对临床资料进行核实，并完善必要的检查用于诊断和鉴别诊断。

（2）在查找遗传学病因时，需根据所考虑的遗传致病变异类型制定相应的遗传学检查方法及方案。例如，假性肥大型肌营养不良多为位于 X 染色体的 *DMD* 基因外显子缺失/重复所致，查找其致病性变异时应该首先采用 MLPA 对 *DMD* 基因进行半定量缺失/重复检测，未找到缺失/重复变异时，再进行 *DMD* 基因外显子及外显子侧旁序列进行序列分析，查找致病性的点变异及小的插入/缺失变异。而为肝豆状核变性患儿查找其致病性变异时，则宜直接进行 *ATP7B* 基因的序列分析。

（3）在进行基因诊断过程中，如得到多个基因的多个候选变异时，需认真核对临床表型和基因型的关系，并在家系成员中进行求证。

二、思维程序

常见病临床诊断的思维方法及基本原则同样适用于遗传性疾病。

（1）绝大多数遗传性疾病属于罕见病，在考虑遗传性疾病的诊断之前，应该优先考虑常见病和多发病的诊断。

（2）系统全面收集临床资料，了解病情变化及进展情况，除少数年龄自限性遗传性疾病之外，大部分遗传性疾病的病情变化呈现逐步加重规律。

（3）简化思维，尽可能以一种疾病解释患儿的临床表现。除少数地域性高发性遗传性疾病外，两种及两种以上遗传病发生在同一位患儿身上的情况确偶有发生，但极其罕见。

（4）在患儿所患疾病有可能是可治性遗传病时，应该尽快、尽早明确诊断，以免延误治疗。

（5）对候选变异的判读力求规范、准确。严格遵循变异判读指南，判断变异类别（致病性变异、可能致病性变异、意义不明变异、可能良性变异和良性变异）。认真查阅文献，准确判断候选变异的致病性。

（6）临床遗传咨询应在精准诊断的前提下，遵循医学伦理学原则，帮助患儿及其家属了解相关遗传病的自然史和预后。提供合适的治疗和处理信息并推荐合适的专科医生。告知家系成员潜在的风险，在知情同意的前提下为家系成员进行包括基因诊断在内的相关检查（包括症状前诊断和产前诊断）。

三、经验体会

（1）准确获得表型特征，读取系谱信息是保证诊断正确性的重要前提。

（2）选择合适的变异筛查方法是提高遗传病基因诊断水平的关键之一。

（3）变异致病性判断的规范性可降低遗传病漏诊、误诊率。

（4）阅读文献、跟踪进展是诊断、治疗遗传病的日常功课。

（施小六）

第四章　影像学检查在儿科临床的应用

第一节　超声成像检查

一、原理

振动在弹性介质中传播的现象称为波动，简称波。波在单位时间内完成的振动次数用频率表示，其单位为赫兹（Hz）。人耳听觉的声音波动频率范围为20～20 000Hz，超过人耳听阈范围，高于20 000Hz的声波称超声波。医用诊断超声波频率一般为1～15MHz，最常用2.5～10MHz。超声成像是指超声仪将超声探头产生的超声波发射到人体内，当超声波通过人体软组织，遇到具有不同物理特性的组织界面时就会发生反射，这种反射回波可通过超声仪器接收后加以分析、处理，并加以显示，从而获得人体内正常组织或病变组织的位置、物理特性及功能的信息，借此对疾病做出初步判断，为临床诊断提供依据。

超声成像检查是一种无痛、无创、安全方便且可以重复进行的一种影像学检查方法，它不受年龄限制，生后即可进行，还可移至病房进行床边检查，因此十分适用于儿科，尤其是新生儿和危重患儿的检查。目前超声检查已成为许多儿科常见疾病不可缺少的诊断手段。超声成像技术在临床上的应用日益广泛，结合彩色多普勒血流显像、谐波成像、三维成像、弹性成像、超声造影等新技术的应用，对小儿的许多疾病，特别是腹部、心脏及新生儿颅脑等疾病的诊断，具有越来越高的实用价值。

二、儿科适应证

在医学上小儿和成人不同之处较多，年龄越小，与成人的差别越大。年长儿与成人则区别较少，但在诊断方面其实践经验却有各自的特点。解剖方面：小儿体格与成人显然不同，如婴幼儿期骨化中心没有完全出现，导致看不到骨骼的骨化中心，新生儿期右心系统较大，新生儿期肾脏表面呈波浪状等；生理方面：小儿由于体内脏器的许多功能不完善，如某些酶或其他物质的缺乏，易出现新生儿颅内出血、肾上腺出血等；病理方面：由于先天发育不良易出现一些先天性疾病，如先天性心脏病、先天性消化系统疾病、先天性泌尿系统疾病等。由于患儿年龄较小，其疾病的变化也较快，常在很短时间内，病情出现很大的变化；诊断方面：不少疾病的临床表现可因年龄差别而大不相同，在婴幼儿往往起病急、病情变化快，当患儿情况不好时临床症状表现不典型，腹腔胀气时也常常造成误诊。因此，超声医生对于小儿的疾病要有正确的认识，密切结合临床，不能因为儿童的特殊情况而造成漏诊。

超声成像在儿科目前常用于：

1.腹部病变　包括肝、胆、胰腺、脾、胃肠道及肾、输尿管的先天畸形、肿瘤、结石和其他病变；胃肠先天发育异常、肠套叠、肠梗阻；腹壁肿瘤、血肿、脓肿及先天畸形；肠系膜及大网膜囊肿、腹膜肿瘤及腹水（积血、积脓、腹水）；腹腔、腹膜后淋巴结、腹部大血管病变。

2. 心血管胸腔病变 包括发绀型先天性心脏病、非发绀型先天性心脏病、心肌炎、心内膜炎；胸腔积液（积血、积脓等）。

3. 眼部病变 包括各类外伤、异物、肿瘤及先天异常。

4. 泌尿生殖系统病变 包括肾、输尿管、膀胱、子宫、阴道、卵巢及阴囊的先天畸形、肿瘤和其他病变。

5. 颌面颈部疾病 包括涎腺、甲状腺等的炎症、肿瘤。

6. 新生儿颅脑 包括新生儿缺氧缺血性脑病、颅内出血、颅内感染、脑积水、先天发育异常。

7. 介入性超声 包括超声引导穿刺活检、抽液及置管引流。

三、检查前准备

新生儿及婴儿期，由于其体格及器官较小，可以选用5～10MHz高频率超声探头，能够更清晰地显示细小的组织结构，检查时注意动作轻柔。对于新生儿的心脏检查，最好配备专门的小儿心脏探头。婴儿期患儿多不能主动配合检查，在检查前需家长给患儿准备玩具、奶瓶或零食等，在较为安静的状态下检查。2～5岁年龄组是最不配合检查的时期，在检查前，家长要做好患儿的思想工作，准备一些玩具或零食，对于实在不配合的患儿则需用适量镇静剂，在患儿睡眠下进行检查。5岁以后，绝大多数患儿均能配合检查。

某些空腔脏器在检查前，需要使之充盈液体，通过液体透声窗，方可详细观察其内部结构和回声情况。例如，胃肠道疾病应空腹饮水使其充盈后方可检查；盆腔疾病的诊断应充盈膀胱，以膀胱作为声窗，以消除肠气的干扰；检查胆囊病变时，应空腹6～8h使胆囊充盈，小婴儿应停止一定时间的哺乳；检查胰腺时，需饮适量水充盈胃腔作为声窗。

四、注意事项

4岁以上的儿童一般都比较合作，能够满意地完成超声检查。婴儿或刚学步的孩子情况不同，必须采用快速简单的检查法，必要时需药物镇静。父母在一旁分散孩子的注意力或怀抱婴儿给孩子喂奶等方法都对顺利检查有很大帮助。另外，检查时动作要轻柔，以免引起小儿不适、哭闹，而失去合作的机会。

儿科超声影像检查需用各种不同的探查方法全面观察脏器及病灶。通常运用的探查手法有3种。一是顺序连续平行切面法，即在选定某一成像平面后，依次将探头沿该平面做平行移动，则可在各个连续的切面中观察分析脏器内部结构和病灶的整体情况。二是立体扇形切面法，选定某一成像平面后，探头在体表位置不变，而是呈扇形改变探头与体表角度，则可在一个立体扇形范围内观察脏器与病灶的内部情况。三是十字交叉中心定位法，以两个互相垂直放置探头的成像平面获得两幅相互垂直切面图像的方法。对于某一切面为圆形的病灶，鉴别其是圆形还是管状结构可用此法。另外，对病灶中心定位穿刺，亦可用此方法。总之，在观察病灶时要用多个切面及不同的手法交替使用，才能获得一个整体印象。

（曹丹鸣）

第二节　数字化X线成像检查

一、原理

X线为波长很短的电磁波，为肉眼不可见的射线。X线具有穿透作用、荧光作用、感光作用、电离作用和生物效应。具有穿透力的X线，在穿透不同密度和厚度的人体组织时，被吸收的程度不同，使得有差别的剩余的不可见的X线在荧屏或胶片上形成可见图像，即X线摄片。

数字化X线成像检查（digital radiography，DR）指在计算机控制下直接进行数字化X线摄影的一种新技术，即采用非晶硅平板探测器把穿透人体的X线信息转化为数字信号，再由计算机重建图像并进行一系列的图像后处理。DR由于采用数字技术，可以根据临床需要进行各种图像后处理，如图像自动处理技术，边缘增强清晰技术，放大，图像拼接，兴趣区窗宽窗位调节及距离、面积、密度测量等多项功能。另外，由于DR技术X线光量子检出效能（DQE）高，具有很宽的曝光宽容度，即使曝光条件稍差，也能获得很好的图像。DR具有低的辐射剂量，是常规照片X线剂量的1/10，减少X线对人体照射的不良影响，特别适合对X线较敏感的儿童进行检查。

DR照片图像与模拟X线照片图像相比，数字图像的优势如下所述。

1.数字图像的密度分辨率高　普通平片组合X线照片的密度分辨率只能达到26灰阶，而数字图像的密度分辨率可达到210灰阶。虽然人眼对灰阶的分辨率有一定的限度，但固有数字图像可通过变化窗宽、窗位、转换曲线等技术，使全部灰阶分段得到充分显示。从而扩大了密度分辨率的信息量，扩大照片的诊断范围。

2.数字图像可进行后处理　图像后处理是相对于模拟X线成像，数字图像的最大特点。只要存在原始数据，就可以根据诊断的需求，通过软件功能，有针对性地对图像进行处理，以提高诊断率。处理内容通常有窗技术、参数测量、特征提取、图像识别、二维或三维重建、灰度变换、数据压缩，拓宽了医学影像学的诊断领域。

3.数字图像可以存储、调阅、传输或拷贝　数字图像可以存储于磁盘、磁带、光盘及各种记忆卡，并可随时进行调阅、传输。影像数据的储存和传输是PACS系统建立的最重要部分，为联网、远程会诊、实现无胶片化等奠定了良好基础。

4.成像速度快　由于DR系统改变了以往传统的摄影、成像方法，时间分辨率明显提高，曝光后10s即可获得数字影像，极大地提高了工作效率，且可以进行全身各部位检查，大大方便了临床重症、急症患儿的诊治。

二、数字化X线成像检查适应证

（一）胸部

观察肺部、膈肌、心脏大血管的情况。

1.新生儿

（1）呼吸窘迫综合征（respiratory distress syndrome，RDS）

两肺普遍透亮度减低，内有均匀分布的细小颗粒状、网状阴影，可见支气管充气影。严重者肺心界及肺肝界消失，即所谓"白肺"。

（2）湿肺：肺野可见斑片状、面纱状或云雾状密度增高影；可见叶间胸腔积液，多伴有肺气肿。

（3）胎粪吸入综合征：两肺可见分布不均匀的斑片状阴影、肺不张、肺气肿、间质性肺气肿、纵隔气肿或气胸等。

（4）新生儿感染性肺炎：肺纹理增强及肺气肿、两肺下野点状或大片状阴影。

（5）新生儿肺出血：出血部位肺野呈弥漫性模糊片状阴影，间质出血表现为肺纹理增多、模糊或呈网状影。肺部阴影经治疗可于2～3天迅速吸收。

（6）新生儿气胸：侧位或前后位胸片可见受累的肺受压，出现肺局部或全肺不张、肺外缘之外有游离气体而无肺纹理。纵隔可有移位，膈肌低位。

（7）支气管肺发育不良：Ⅰ型，双肺野浑浊，以肺门周围病变为主，肺部呈均匀一致或呈点片状阴影，但无间质性肺气肿；Ⅱ型，全肺呈粗糙网状改变，特征为有间质性气肿，有条索状致密阴影伴小的囊性透光区。

（8）肺部先天性异常

1）实性病变：肺隔离症，含液肺囊肿、肺动静脉畸形、肺静脉曲张、肺动脉瘤等。

2）囊性病变：囊性肺隔离症、肺囊腺瘤样畸形、肺囊肿等。

2.婴幼儿

（1）婴幼儿肺炎：支气管肺炎、间质性肺炎和毛细支气管炎。

（2）支气管异物：不透射线的异物能清楚显现。透射线的异物可发现肺不张、肺气肿、支气管肺炎及纵隔偏移等。必要时可做胸部CT三维重建，以明确诊断。

（3）心血管先天异常

1）房间隔缺损：缺损小者可无变化；中等以上缺损者可见肺血增多，肺动脉段突出，主动脉结缩小，右心房、右心室扩大，心影呈梨形。

2）室间隔缺损：双肺充血，肺动脉扩大，主动脉结缩小，肺动脉段膨隆，左心室扩大或双心室扩大；伴重度肺动脉高压时，肺动脉段突出，肺野外带纹理减少，以右心室扩大为主。

3）动脉导管未闭：肺血增多，心脏增大以左心室、左心房为主，心尖向左下延伸。肺动脉高压时右心室亦可增大。

4）法洛四联症：肺纹理减少，肺野清晰，可见侧支循环的网状阴影。心脏多无明显扩大，部分心脏轻度扩大，以右心室为主。心影呈靴形，心尖圆钝上翘，肺动脉凹陷。

5）完全性大动脉转位：心脏进行性扩大，前后位示心脏轮廓呈蛋形，心尖指向左下方。心底部血管影窄（主、肺动脉前后重叠），肺野充血，如合并肺动脉狭窄则肺血减少。

6）完全性肺静脉异位引流：肺血增多，肺动脉段突出，右心房、右心室增大，心上型上纵隔阴影增宽，呈"8"字形或雪人形；心内型和心下型呈房间隔缺损或合并肺动脉高压的表现。

3.学龄前及学龄期儿童

（1）支气管肺炎：双肺纹理增强，可有大小不等的片状病灶或融合性病灶，以两肺下野及右上肺多见。

（2）结核：儿童初发性肺结核的表现主要有四种，即实质病变、淋巴结肿大、粟粒状病变和胸腔积液。

（3）外伤：DR能使心后区及膈下的肋骨充分显示暴露，能明显提高细微、多发肋骨骨折的检出率。

（二）腹部

1.新生儿

（1）新生儿坏死性小肠结肠炎：肠管明显扩张，僵直固定，肠壁增厚＞2mm。肠壁积气时，黏膜下层可见囊泡或串珠状积气，或浆膜下见细线状、半弧形、环状透亮影。门静脉积气时，自肝门向肝内呈树枝状积气影。

（2）先天性食管闭锁：Ⅰ型，食管上段为盲端，胃肠道无气体影；Ⅱ型，食管上段有造影剂流入气管，胃肠道无气体影；Ⅲ型，食管上段为盲端，胃肠道内有气体；Ⅳ型，食管上下端均入气管后壁；Ⅴ型，可显示食管通畅，但造影剂不一定经瘘管流入气管。

（3）肥厚性幽门狭窄：稀钡检查右前斜位可见细长呈线状的幽门管。伴胃扩张，胃蠕动增强及胃排空延迟。

（4）先天性肠闭锁及肠狭窄：十二指肠闭锁多显示典型的胃和扩大的十二指肠近端充气的液平面，即"双泡征"，亦可为"单泡征"或"三泡征"。腹部其他部位无气体影。高位空肠闭锁多显示左上腹一个胃的大液平和上腹部2～3个小液平。回肠闭锁做灌钡检查可发现细小结肠。

（5）肠旋转不良：立位腹部平片可见到与十二指肠闭锁相似的"双气泡"征，但小肠或结肠内可有少量气体。造影检查可见胃及十二指肠近端扩大，通过缓慢，十二指肠或空肠上段位置异常，可有屈曲固定等征象。盲肠部位异常，对诊断有决定性意义。

（6）先天性巨结肠：直肠、乙状结肠远端狭窄，乙状结肠近端及降结肠明显扩张，24h后腹平片复查可见钡剂潴留。

（7）先天性肛门直肠畸形：倒立侧位X线检查需在正常肛区做金属标记，倒立1～2min，做侧位和前后位摄片。结肠直肠与尿道双重造影能显示直肠与尿道的关系。

（8）先天性膈疝：胸腔内有充气的胃泡与肠曲影，并有向腹部延伸现象，腹部气体减少。钡餐检查可见腹腔脏器在胸腔内。食管裂孔疝可见贲门进入后纵隔，或随体位上下移动。

2.婴幼儿 肠套叠：肠气分布不均，有肠气减少区或肠气空白区存在，有肠管充气和液平面等急性肠梗阻表现。空气或钡剂灌肠造影有助于回盲部套叠的诊断，可见空气或钡剂至套入部肠管的远侧顶端即受阻，呈"杯口"状影像。

3.学龄前及学龄期儿童

（1）腹部外伤

1）实质脏器损伤：肝破裂X线摄片可见右膈肌升高；进一步CT检查可发现出血或积血灶。

脾破裂X线腹部平片可见脾区阴影扩大，腰大肌阴影不清楚及左膈肌抬高；进一步CT检查可见脾区积血及脾破损。

2）空腔脏器损伤：肠、胃破裂或穿孔，X线检查可有膈下游离气体或腹膜炎影像表现。

（2）泌尿系统结石：小儿尿石症主要是膀胱及尿道结石，95%以上泌尿系统结石能在X线平片上显影。

（三）全身骨骼检查

疾病范围：骨折、关节脱位、骨肿瘤。

1.新生儿 锁骨骨折：产时损伤性骨折中最常见的一种，X线摄片可确诊。

2.婴幼儿 青枝骨折：儿童骨骼中含有较多有机物，外面包裹的骨外膜较厚，因此在力学上具有很好的弹性和韧性，不容易折断，遭受暴力发生骨折时出现与植物青枝一样折而不断的影像征象。

3.学龄前及学龄期儿童

（1）小儿外伤：小儿骨折、脱位较常见。小儿骨折在病理和治疗方法上存在一些特殊性，延误治疗极有可能导致畸形和功能障碍，因此小儿骨折、脱位，应及时给予最佳的治疗。

（2）骨骺损伤：是涉及骨骼纵向生长机制损伤的总称。它应包括骺、骺生长板、骺生长板周围环（Ranvier区）、与生长相关的关节软骨及干骺端损伤。

（3）骨肿瘤：小儿骨肿瘤是发生于骨骼或其附属组织（血管、神经、骨髓等）的肿瘤，是常见病。小儿骨肿瘤有良性、恶性之分，良性小儿骨肿瘤易根治，预后良好，恶性小儿骨肿瘤发展迅速，预后不佳。

三、X线造影检查

（一）胃肠钡餐造影

胃肠钡餐造影适用于食管、胃肠等病变，以及胃肠道邻近组织的肿块等。儿童以消化道先天畸形、溃疡及肠结核为主。

（二）钡灌肠

结肠及部分末段回肠病变，特别是有梗阻症状不宜做口服法检查者宜行灌肠检查，如肠套叠、巨结肠等。

（三）泌尿道造影（静脉肾盂造影）

泌尿道造影主要用于检查泌尿道结石、结核、肿瘤、先天畸形、不明原因血尿、尿路梗阻，同时可以了解肾功能。

四、检查前准备

行X线检查前须取出身上的金属物；保持检查体位，确保身体不能有明显的移动；检查在平静呼吸下进行，哭闹小儿在哭声停顿瞬间摄片（吸气末）。能沟通的儿童行胸片检查时尽量屏气。行X线检查的患儿可使用铅衣、铅帽、铅围脖、铅围裙、铅三角等防护器材，对不需做检查的重要器官和部位进行防护，以保障患儿检查中的安全，把患儿受医用X线的损害减到最小。

在进行钡餐、钡灌肠检查前，需要做充分的准备，使其保持空腹检查，才能保证其可靠性：对于新生儿、婴儿，检查前3h禁食乳汁或水分；对于儿童患者，检查前一天睡后不再进食。钡餐检查中，钡剂浓度在新生儿、婴儿相当于成人稀钡剂的1/3～2/3，儿童钡剂制成一种糊状或一种稀乳糜状钡浆。在钡灌肠检查中，钡剂浓度原则上相当于成人1/4调制，对新生儿、婴儿钡及水均可适当减量。

行IVP前首先需要了解有无应用造影剂的禁忌证，做好碘过敏试验并备好急救药物；清除肠道内气体和粪便，并限制饮水。

五、注意事项

1.X线平片注意事项　X线平片是首选的检查方法，而正、侧位片相结合可提高病变的检出率。采用低剂量摄片可清晰显示纵隔和肺门病变，可以减少辐射剂量。不应将X线胸部检查列入对婴幼儿及少年儿童体检的常规检查项目。

2.造影检查注意事项

（1）胃肠钡餐造影检查当日空腹。胃肠道大出血1周内、胃肠道穿孔、严重肠梗阻暂不行胃肠钡餐造影。

（2）钡剂灌肠前一天进食流质或少产气食物，检查前4h清洁灌肠一次。结肠坏死性病变、结肠大出血患儿不行钡剂灌肠检查。

（3）泌尿道造影前一天口服清泻剂，或当天做清洁灌肠，检查前禁水 6～12h，做造影剂过敏试验。

（刘　辉）

第三节　计算机体层成像检查

一、原理

CT是以X线束扫描人体，然后重建成图像的一种成像技术。X线束绕人体一定厚度的层面进行扫描，透过该层面X线部分被吸收，未被吸收的X线被探测器接收，转变为光，再由光电转换器转换为电信号，再经模数（A/D）转换器转换为数字输入计算机进行处理，重建图像。成像后所得影像前后无重叠，容积数据可重建得到矢状层面、冠状层面及三维立体图像。CT具有较高的软组织对比分辨率，CT图像上解剖关系清晰，病变显示好，此外还可按照不同组织及病变对X线吸收程度的不同进行CT值的定量分析。CT造影剂的应用可增加病变组织与正常组织的密度差异，以明确疾病诊断。

二、儿科适应证

1.头部

（1）新生儿

1）脑发育异常：脑裂畸形、灰质异位症、巨脑回、平脑回、多小脑回、胼胝体缺如或发育不全、透明隔缺如或发育不全、结节性硬化等。

2）新生儿颅内出血：硬膜下出血、原发性蛛网膜下腔出血、脑室周围及脑室内出血和脑实质出血。

3）TORCH引起的宫内感染（先天性感染）：脑室周围和脑组织钙化，伴脑发育畸形、脑积水。

（2）婴幼儿

1）脑外伤：①头皮血肿，包括皮下血肿、帽状腱膜下血肿、颅骨骨膜下血肿。②颅骨骨折，包括颅骨线性骨折、颅缝分离骨折、颅骨凹陷性骨折、颅底骨折。

2）血管畸形：包括动静脉畸形、先天性颅内囊性动脉瘤、静脉血管瘤、海绵状血管瘤等。

（3）学龄前及学龄期儿童：脑肿瘤是小儿时期最常见的肿瘤，5～8岁是本病的发病高峰，某些脑肿瘤的发病可能与特定基因的缺失或突变有关。病理类型：①胶质细胞瘤，最为常见，包括星形细胞瘤、室管膜瘤和多形性成胶质细胞瘤等。②原始神经外胚层细胞瘤，属于未分化的原胚细胞，包括髓母细胞瘤、成松果体细胞瘤等。③胚胎参与组织形成的颅内肿瘤，如颅咽管瘤、皮样囊肿和上皮样囊肿等。

2.胸部

肺、胸膜及纵隔的各种肿瘤、结核、炎症、支气管扩张、肺脓肿、肺不张、气胸、骨折、食管异物及各种先天畸形等。

3.腹、盆腔

主要用于肝、胆、胰、脾、腹膜腔、腹膜后间隙、泌尿和生殖系统的疾病诊断，对肠梗阻等急腹症具有重要诊断价值。

4.骨骼系统

颅骨及脊柱细微骨折、椎间盘病变、椎管狭窄、骨肿瘤、骨结核及炎症等，并能对病变部位进行三维成像及多平面成像。

三、检查前准备

（1）检查前须将详细病史及各种检查结果告知CT医生，危重症患儿家属须先填检查同意书。

（2）儿童是未成年人，做CT检查时需要家长陪同。

（3）3岁以下儿童及3岁以上不能配合的儿童，使用镇静药后进入深睡眠状态方能检查。

（4）儿童CT检查时，医生会根据CT扫描的部位，在不影响检查的情况下在敏感部位（如性腺）给予适当的防护遮挡。

（5）检查陪同人员有防护需求者，可以自行取铅防护服穿戴。

（6）儿童CT检查时，请家长提前将儿童CT检查部位的金属物品去除，以免产生伪影，影响诊断。

（7）腹部检查者，在检查前1周内不能做钡剂造影；前3天内不能做其他各种腹部脏器的造影；前2天内不服泻剂，少食多渣、易产气的食物。腹部检查可能需要喝经过稀释的显影剂，之后需耐心等待1～2h再做检查以便肠道清楚显影。

（8）CT增强需要预约，检查前禁食4h，要向医生说明有无药物过敏情况，是否患有哮喘、荨麻疹等过敏性疾病。CT增强扫描后，应观察半小时方能离开或进食。

（9）检查时听从技术人员的指导，在检查中如有不适或发生异常情况，应立即告知医生。

四、注意事项

1.儿童CT检查的正当性　为防止不必要的照射，在引入任何伴有辐射的检查之前，都必须权衡利弊。为了做到儿童CT检查的正当性，临床医师应严格掌握儿童CT检查的适应证，避免不必要的检查，防止盲目滥用或泛用CT检查。

2.低剂量扫描技术、约束儿童的受照剂量　在CT检查时应保证将辐射照射保持在可合理达到的尽量低水平，也就是辐射防护的"可合理达到的尽量低"原则，专门制订最优化的照射计划，选择最佳的物理技术条件，使儿童接受尽可能低的照射剂量。无须增加辐射量来刻意追求图像的"高"质量。

3.造影剂使用后　若有注射显影剂，应观察是否有不适症状，如呕吐、丘疹、胸闷、呼吸困难等情形，也应尽快告知医护人员。检查结束后可观察15～30min，无不适才可离开。检查后宜多补充水分（茶、果汁、饮料皆可），多排尿。因显影剂是由肾脏代谢，由尿液排出。

4.镇静药使用后　注意患儿神志恢复情况，若有昏睡、呼吸徐缓、体温下降、血压下降、大量发汗、发绀等情形，请速与专科医师联系。

（刘　辉）

第四节　磁共振成像检查

一、原理

人体内有很多含单数质子的原子核，如氢原子核，带正电荷，如多个小磁体。在强磁场中，每个小磁体的自旋轴将按磁力线的方向重新排列，在这种状态下，用特定频率的射频脉冲进行激发，作为小磁体的氢原子核即吸收能量，发生共振，停止发射射频脉冲，氢原子核将吸收的能量以射频脉冲的方式发射出来，接收线圈接收这些信号并用计算机处理即形成磁共振图像。

人体组织内含水多少是磁共振图像形成不同的对比的关键。磁共振成像具有无创伤、无射线、软组织对比分辨率高和能直接三维成像的优点,同时还可进行功能测量。近年来,随着磁共振硬件和软件的发展,磁共振已越来越广泛地应用于各种疾病的形态与功能诊断。

二、儿科适应证

1.颅脑疾病　如先天发育畸形,各类外伤,肿瘤,各种炎症、寄生虫感染,各种脑血管病变(脑出血、脑梗死、脑血管畸形、血管瘤等),遗传性疾病,脑代谢性疾病等。

2.脊柱脊髓　如颈、胸、腰椎间盘病变,椎管狭窄,脊柱滑脱,脊椎炎性病变,脊柱结核,脊柱骨髓炎,硬膜外脓肿,脊髓炎,蛛网膜炎,脊柱外伤,肿瘤,脊柱脊髓先天发育畸形,脊髓手术后复查等。

3.纵隔和心肺　特别是纵隔病变,不用造影剂就能区别和大血管之间的关系;各种先天性心脏病、心肌病、主动脉和肺血管病变、胸膜疾病、肿瘤、血管变异、炎症等。

4.腹部及盆腔　如腹部先天性疾病;肝胆各种肿瘤和肿瘤样病变的诊断和鉴别诊断;胆道疾病(结石、炎症、胆管扩张等);胰腺炎症、肿瘤等;肾及肾上腺:肾脏的囊肿、肿瘤、外伤、炎症、先天畸形等,肾上腺肿瘤及增生等;骨盆及生殖系统先天性疾病;腹膜后各种肿瘤;腹膜后淋巴结肿大。

5.骨骼肌肉、关节　骨骼肌肉良恶性肿瘤及肿瘤样病变的诊断及鉴别诊断;血管病变;外伤(特别微小的创伤,磁共振成像可显示骨挫伤等情况,半月板损伤等);各部位缺血坏死;各种关节炎、滑膜积液等。

三、检查前准备

(1)清除体表金属物。如有体内金属物(金属置入物、术后金属夹)位于扫描范围应慎重扫描,以防金属移位或产热使患儿受伤,金属物亦可产生伪影。

(2)不配合检查的儿童需常规镇静后检查。

四、注意事项

安装心脏起搏器和神经刺激器者严禁扫描。昏迷、神志不清、易发癫痫或心搏骤停者、严重外伤、极度不配合者应慎重。磁共振成像对钙化和骨质的显示不如CT。磁共振的造影剂钆螯合物经肾脏排泄,肾功能不全患儿慎用,避免肾源性系统纤维化。

(刘　辉)

常见儿科疾病的临床思维

第五章 新生儿疾病

第一节 新生儿败血症

新生儿败血症（neonatal septicemia）是指新生儿期病原体侵入血液并在其中生长繁殖，产生毒素而造成的全身性炎症反应。常见病原体为细菌，亦可以是病毒、真菌、原虫或其他病原微生物。本节主要阐述细菌性败血症（neonatal sepsis）。新生儿败血症发生率占活产婴儿的1‰～10‰，出生体重越低，发病率越高，极低出生体重儿可高达164‰，病死率为13‰～50‰。在我国新生儿败血症的病原菌以葡萄球菌和大肠杆菌多见，近年来随着新生儿重症监护（NICU）的发展，深静脉置管、人工机械通气应用的增多、广谱抗生素的广泛使用，以及极低出生体重早产儿救治成功率的提高，使机会菌（表皮葡萄球菌、克雷伯杆菌、肠杆菌、铜绿假单胞菌、不动杆菌、变形杆菌、微球菌、沙雷菌等），厌氧菌（脆弱类杆菌、产气荚膜梭菌）及耐药菌株所致感染有增加趋势。B族溶血性链球菌（group B streptococcus，GBS）和李斯特菌虽为美国和欧洲新生儿败血症常见致病菌，但近年来我国亦有增多趋势。新生儿败血症早期临床表现缺乏特异性，故早期诊断困难，易误诊，如处理不及时，可导致败血症休克和多器官功能障碍综合征（multiple organs dysfunction syndrome，MODS）。

一、诊断步骤

（一）采集病史

1.妊娠期及分娩时异常 母亲分娩前1～2周有发热、感染等病史；胎膜早破＞24h，羊水浑浊、发臭；第二产程延长；产道及接生用具消毒不严等，常引起新生儿出生前和出生时感染。

2.新生儿感染病史 皮肤、黏膜破损，肺炎、上呼吸道感染，感染性腹泻，脓疱疮，各种导管、插管的使用等，常导致新生儿出生后感染。

3.感染中毒症状 精神食欲欠佳，哭声弱，体温不稳定，逐渐发展至不吃、不哭、不动、面色青灰、嗜睡。早产儿常体温不升，足月儿可有发热。

（二）体格检查

1.黄疸 可为新生儿败血症的唯一表现，表现为生理性黄疸消退延迟，或黄疸迅速加重，或退而复现及无法用其他原因解释的黄疸。

2.皮疹 猩红热样、荨麻疹样，或多形性皮疹。

3.出血倾向 皮肤瘀斑、瘀点、针眼处出血不止、呕血、便血、肺出血，严重者为DIC，贫血迅速加重常提示有溶血或出血。

4.肝脾大 出现较晚，一般为轻至中度肿大。

5.休克表现 面色苍灰、皮肤花纹、肢端凉、毛细血管充盈时间延长、动脉搏动减弱、血压降低、少尿或无尿。

6.其他 可出现中毒性肠麻痹、坏死性小肠结肠炎、化脓性关节炎、脑膜炎、呼吸增快或暂停、心律异常等。

（三）辅助检查

1.一般检查

（1）血常规：白细胞 $< 5 \times 10^9$/L 或 $> 20 \times 10^9$/L，每100个中性粒细胞中如杆状核细胞≥20个，发现中毒颗粒或空泡，或血小板计数 $< 100 \times 10^9$/L 更有诊断意义。

（2）急性时相蛋白：CRP在细菌感染 $6 \sim 8h$ 后即上升，最高可达正常值（$< 8mg$/L）的数百倍以上。当感染控制后短期内迅速下降，有助于疗效观察和预后评估。

（3）血沉：微量血沉≥15mm/h提示败血症。

2.确诊检查

（1）白细胞层涂片：抽血离心吸掉上层血浆后，用红细胞上的白细胞层涂片革兰氏染色或亚甲蓝染色后镜检，发现被中性粒细胞吞噬后的细菌即可确诊，发现细菌越多，提示预后越差，常用于早期诊断。

（2）细菌培养：①血培养，应在使用抗生素前抽取血标本，严格无菌操作，如患儿用过作用于细胞壁的抗生素如青霉素类、头孢菌素等，可用高渗培养基做L型细菌培养；如患儿出生时羊水发臭，或有消化道穿孔、感染性头颅血肿者，可做厌氧菌培养。②脑脊液，约有1/3的败血症合并脑膜炎，故应做脑脊液培养。③尿培养，疑泌尿系统感染者最好从耻骨上膀胱穿刺取标本，以免污染。④其他体液或分泌物培养，胃液、咽拭子、皮肤拭子、外耳道分泌物、脐部分泌物、肺泡灌洗液等，如培养出的细菌与血培养相同意义更大。因新生儿免疫功能低下，血培养结果为机会致病菌亦应高度重视，阴性结果不能排除败血症。

（3）鲎试验：用于检测血和体液中的细菌内毒素，阳性提示革兰氏阴性菌感染。

（4）病原菌抗原检测：用血浆、浓缩尿做对流免疫电泳，乳胶凝集试验可快速检出链球菌（GBS），大肠杆菌 K_1 抗原。

（5）基因诊断：质粒分析、限制性内切酶分析、核酸杂交、聚合酶链式反应等技术可以鉴别病原菌的生物型和血清型。

二、思维程序

（一）新生儿败血症分类

根据致病菌的不同，可将新生儿败血症分为以下五类。

1.金黄色葡萄球菌败血症 拟诊败血症时，有以下情况应考虑金黄色葡萄球菌败血症：①皮肤、黏膜有化脓性感染，如脓疖、脓疱、甲沟炎、化脓性结膜炎等；②皮疹呈猩红热样、荨麻疹样，或皮肤普遍发红；③皮下坏疽或深部脓肿；④化脓性关节炎或骨髓炎；⑤肺炎并发脓气胸或肺大疱；⑥在医院出生且住院较久者，应警惕耐药性金黄色葡萄球菌感染。

2.大肠杆菌败血症　有下列阳性病史及临床表现者应拟诊大肠杆菌败血症：①有胎膜早破、产程延长、产时感染病史；②常生后3天内发病；③黄疸明显甚至为唯一临床表现；④常并发化脓性脑膜炎；⑤可引起上行性胆道炎、尿路感染等。

3.沙门菌败血症　新生儿最常见的是鼠伤寒沙门菌感染。常引起新生儿室暴发流行，主要表现为腹泻。

4.铜绿假单胞菌败血症　近年来由于NICU的建立，呼吸机、吸痰器、暖箱的普遍使用，医源性铜绿假单胞菌败血症有增加趋势。有以下情况者应怀疑本症：①任何部位发现有绿色脓液、口腔黏膜溃烂、流血水样分泌物；②皮肤出现水疱性或出血样皮疹，很快化脓变为坏死性溃疡，流血性或绿色脓液，病灶周围皮肤发紫；③眼睑溃疡处流血水样分泌物或脓液发绿，结膜炎很快波及角膜，导致浑浊、穿孔；④经一般抗生素治疗病情恶化，气管插管或睡在暖箱内较久者，如疗效差，虽无明显中毒症状，也应考虑本症。

5.其他机会菌败血症　以下情况易发生机会菌感染：①早产儿；②先天畸形或免疫缺陷者；③手术后；④烧伤患儿；⑤胎膜早破或滞产者；⑥皮肤、黏膜破损者，如气管插管后；⑦长期应用广谱抗生素及激素；⑧医疗器械或各种液体被污染；⑨长时间深静脉置管者；⑩长时间住院者。

（二）诊断流程（图5-1-1）

（三）经验体会

由于新生儿免疫功能不成熟，新生儿败血症发病率较高，是造成新生儿死亡与致残的重要原因之一。但新生儿败血症

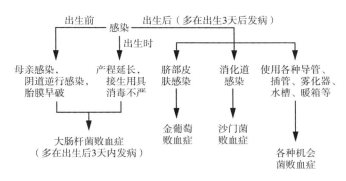

图5-1-1　新生儿败血症临床诊断思维程序

的临床特点是缺乏特异性临床表现。因此，临床诊断需要详细的病史询问，全面的体格检查，以及对本病高度的警惕性。随着医疗条件的不断改善，NICU的建立，各种导管、插管、呼吸机、暖箱等的使用，机会菌败血症的发病率随之增加，值得重视，确诊强调尽早做病原菌培养，血涂片革兰氏染色发现细菌有助于早期诊断，基因诊断技术有助于鉴别病原菌的生物型和血清型。

（陈平洋）

第二节　新生儿黄疸

新生儿黄疸（neonatal jaundice）是因胆红素在体内积聚而引起，有生理性和病理性

之分，是新生儿期最常见的临床问题。血清非结合胆红素增高是新生儿黄疸最常见的表现形式，严重者可引起胆红素脑病，导致中枢神经系统永久性损伤，甚至死亡。因此，对每一例新生儿黄疸均应尽快找出原因，及时处理。

一、诊断步骤

（一）采集病史

1.黄疸出现及消退时间 生理性黄疸（physiological jaundice）是排除性诊断，其特点为：足月儿一般于生后2～3天出现黄疸，4～5天达高峰，5～7天消退。最迟不超过2周；早产儿黄疸多于出生后3～5天出现，5～7天达高峰，7～9天消退，最长可延迟到3～4周。病理性黄疸（pathological jaundice）出现过早，常于生后24h内出现黄疸；黄疸程度过重；进展过快；消退延迟或消退后复现。

2.一般情况 生理性黄疸一般情况良好，病理性黄疸根据不同病因有各自不同的临床表现。

3.其他 溶血性黄疸有母婴血型不合，黄疸出现早、进展快等病史；阻塞性黄疸者，大便呈灰白色；感染性黄疸合并感染病灶及感染中毒症状；母乳性黄疸于停哺母乳2～3天后明显消退。

（二）体格检查

（1）生理性黄疸除皮肤轻度黄染外，无其他特殊体征。

（2）病理性黄疸者黄疸程度重，常伴有精神反应差，贫血面容，皮肤感染灶，肝脾大等；胆红素脑病者可出现前囟张力增高，四肢肌张力改变，角弓反张等特殊姿势，原始反射减弱等神经系统异常体征。

（三）辅助检查

1.一般检查

（1）血常规：血红蛋白下降、网织红细胞增高常见于溶血性黄疸。

（2）血清总胆红素水平：传统基于单个血清胆红素值而诊断生理性黄疸或病理性黄疸的观点已被更新。目前达成共识的高胆红素血症风险评估方法是采取日龄或小时龄血清胆红素水平（表5-2-1）；同时也根据不同胎龄和生后小时龄，以及是否同时存在高危因素来评估和判断这种胆红素水平是否属于正常或安全，是否需要进行临床干预处理（图5-2-1和图5-2-2）。高危因素系指常与重度高胆红素血症并存的相关因素，包括新生儿溶血病、窒息缺氧、酸中毒、败血症、高热、低体温、低血糖、低蛋白血症等。高危因素越多越容易发生重度高胆红素血症，胆红素脑病发生率越高。

（3）血清结合胆红素＜34μmol/L（2mg/dl），血清总胆红素水平增加每天＜85μmol/L（5mg/dl），为生理性黄疸；超过上述指标为病理性黄疸。①结合胆红素增加：可见于败血症、TORCH感染、胆道闭锁、胆汁淤积综合征、半乳糖血症和α₁-抗胰蛋白酶缺乏症等；②非结合胆红素增加：可见于新生儿溶血病、母乳性黄疸、代谢内分泌疾病、G-6-

PD缺乏、丙酮酸缺乏等。

表 5-2-1　全国875例足月新生儿检测7天内胆红素百分位数（μmol/L）

百分位数	第1天	第2天	第3天	第4天	第5天	第6天	第7天
50th	77.29	123.29	160.91	183.82	195.28	180.74	163.98
75th	95.41	146.71	187.42	217.51	227.43	226.74	200.75
95th	125.17	181.60	233.75	275.31	286.42	267.44	264.19

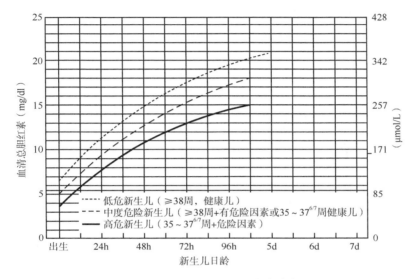

图 5-2-1　胎龄＞35周新生儿光疗参考标准

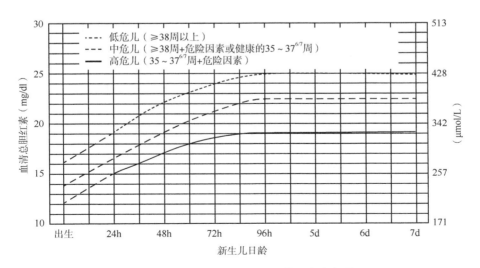

图 5-2-2　胎龄＞35周新生儿换血参考标准

2.确诊检查

（1）感染性黄疸需进一步做病原学检查确诊，常用方法为血培养，病毒分离，支原体、衣原体抗原抗体检查等。

（2）溶血病需进一步做患儿红细胞抗人球蛋白试验或抗体释放试验确诊。

（3）G-6-PD缺乏可用四氮唑蓝定量测定直接确诊。

（4）遗传、代谢性疾病可做肝组织病理活检、串联质谱或基因诊断。

二、思维程序

首先需区分黄疸是生理性还是病理性，根据临床表现及实验室检查不难鉴别，再根据结合胆红素增高为主还是非结合胆红素增高为主，选择进一步实验室检查，及时明确病因（图5-2-3）。

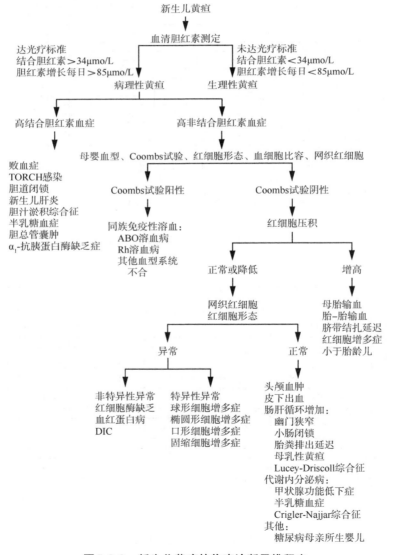

图5-2-3　新生儿黄疸的临床诊断思维程序

三、经验体会

新生儿黄疸病因复杂，对每一例黄疸患儿均应询问病史，进行全面体格检查，在积极降低血清胆红素的同时，尽快明确病因。临床在鉴别生理性黄疸和病理性黄疸时，除血清总胆红素为重要依据外，必须结合病史和临床表现。早产儿在喂养过迟、酸中毒、缺氧、低体温等情况下，血清胆红素虽未超过生理性黄疸标准，仍有发生胆红素脑病的危险，应属于病理性黄疸。而有些足月新生儿血清总胆红素已超过生理性黄疸范围，但一般情况良好，又找不出任何致病原因，有可能仍属生理性黄疸。因此，对达到相应日龄及相应危险因素下光疗干预标准的新生儿黄疸，均应认真查明原因，以免延误诊断和治疗。

（陈平洋）

第三节　新生儿呼吸困难

新生儿呼吸困难是指新生儿的呼吸频率、节律、强弱、深浅度的改变，吸气及呼气比例失调，出现呼吸急促（呼吸频率持续＞60次/分），同时伴有呼吸肌的辅助运动，如鼻翼扇动、吸气性三凹征等，这是呼吸功能不全的一个重要症状，是新生儿的危重症，其持续进展可导致呼吸衰竭，故临床医生应及时识别，并给予积极的处理。

正常足月新生儿的呼吸频率为40～45次/分，但在哭闹时，呼吸频率也可达到60次/分以上，故在观察新生儿呼吸频率时，应在安静状态下，连续观察数分钟，注意不要把正常情况当作呼吸困难。早产儿因呼吸中枢相对不成熟，呼吸常不规则，出现周期性呼吸，甚至呼吸暂停（呼吸停止＞20s，伴心率减慢＜100次/分，并出现青紫），此种体征与新生儿呼吸困难有别。

一、诊断步骤

（一）病史采集

1.出生胎龄　早产儿与足月儿因其生理特点不尽相同，引起呼吸困难的病因常不同。早产儿因缺乏肺泡表面活性物质，常发生肺透明膜病；同时，早产儿常因动脉导管及卵圆孔未闭，易出现呼吸困难。所以对出现呼吸困难的新生儿采集病史时，首先要了解其是足月儿还是早产儿。

2.分娩方式　足月剖宫产儿因没有经过产道的挤压，常可引起湿肺，出生后不久即出现呼吸困难。

3.症状出现的时间　出生后不久出现的呼吸困难常与宫内及分娩情况有关，妊娠晚期孕母有感染、胎动减少、胎心增快及减慢，以及孕母有其他疾病如心脏病、贫血、糖尿病等，分娩时羊水有胎粪污染可能引起新生儿生后即出现呼吸困难，常见疾病为胎粪或羊水吸入综合征、湿肺、宫内感染性肺炎、肺透明膜病等。先天性畸形如肺发育不良、先天性后鼻孔闭锁、膈疝、先天性气管支气管狭窄、喉蹼、先天性会厌囊肿、咽后壁脓肿、食管气管瘘等也可在出生后不久出现呼吸困难。除呼吸系统本身疾病外，肺外疾病也可引起出生后不久出现呼吸困难，如酸中毒、低血糖、先天性心脏病、持续肺动脉高压、严重贫血等。

（二）体格检查

1.呼吸困难的类型 判断是吸气性还是呼气性呼吸困难，或是混合性呼吸困难。吸气性呼吸困难的特点是吸气显著困难，三凹征明显。上呼吸道梗阻常出现吸气性呼吸困难，新生儿期多见于先天畸形。可用棉棒检查患儿鼻孔中有无气体流出，上呼吸道梗阻时，鼻腔中流出气体明显减少。新生儿单纯呼气性呼吸困难较少见。在胎粪吸入综合征患儿，常见混合性呼吸困难，胎粪栓子可引起气道阻塞，造成肺气肿或肺不张，听诊时可闻及哮鸣音或呼吸音减低。仔细的体格检查对新生儿呼吸困难的病因鉴别十分重要。

2.伴随症状与体征 呼吸困难常不是一个独立的症状及体征，仔细寻找伴随体征往往有助于诊断。呼吸困难伴口吐泡沫常见于新生儿肺炎及食管闭锁；呼吸困难伴口鼻腔涌出血性泡沫样液体，常见于肺出血；呼吸困难伴呼气性呻吟常见于新生儿肺透明膜病及肺炎；呼吸困难伴一侧胸廓隆起，呼吸音减低多为新生儿气胸；呼吸困难患儿胸部听诊呼吸音减弱，并可闻及肠鸣音，提示先天性膈疝；呼吸困难伴有肺部湿啰音多为肺炎、湿肺或吸入综合征；呼吸困难伴有心脏杂音应考虑先天性心脏病或持续肺动脉高压；呼吸困难伴面色苍白应考虑严重贫血（胎-胎输血、胎-母输血、先天性再生障碍性贫血等）；呼吸困难伴有明显发绀除肺部疾病外还应考虑发绀型先天性心脏病、持续肺动脉高压；呼吸困难有呛咳、发绀应考虑食管气管瘘。

（三）辅助检查

1.胸部X线检查 ①胸部X线检查应强调早期摄片、动态观察。早期摄片可及早发现膈疝、气胸等先天畸形。动态观察有助于鉴别诊断，如新生儿肺透明膜病有进行性呼吸困难的特点，X线的动态观察可发现肺透亮度逐渐减低，甚至出现"白肺"；而湿肺的X线特点却相反，随着肺部液体逐渐清除，胸片中的叶间积液及片状阴影逐渐消失。②不同疾病的X线表现不尽相同：新生儿肺透明膜病X线检查可见肺透亮度降低，可见典型的颗粒网状阴影，常伴有支气管充气征，严重病例心脏及横膈轮廓不清，甚至出现"白肺"。吸入综合征尤其是胎粪吸入综合征X线胸片除可见斑片状或大片状阴影外，常伴有肺气肿、肺不张，严重者可出现气胸。膈疝患儿可在X线胸片上呈现肠管充气影。肺炎的X线胸片可见不对称的斑点状或斑片状影，有助于鉴别诊断。

2.动脉血气分析 单纯低氧血症常由于肺部弥散功能差所致，如肺炎、膈疝、湿肺等，低氧血症并有CO_2潴留者多为换气及通气功能障碍，如胎粪吸入综合征，各种原因引起的气道梗阻。

3.泛影葡胺食管、气管造影 可以发现食管闭锁、食管气管瘘。

4.病原学检查 咽分泌物培养及血清TORCH（包括弓形体、风疹病毒、巨细胞病毒和单纯疱疹病毒）抗体检查，有助于诊断感染性肺炎。

5.**血常规**　白细胞增多或减少、中性粒细胞核左移、血小板减少提示感染。

6.**血糖**　严密监测血糖可以发现低血糖及高血糖。

二、思维程序（图5-3-1）

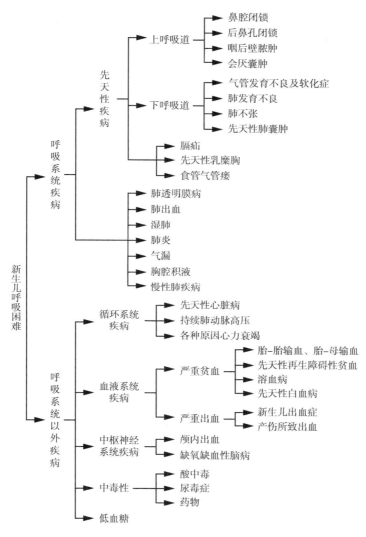

图5-3-1　新生儿呼吸困难临床诊断思维程序

三、经验体会

新生儿不会自诉症状，需要医务人员仔细询问母亲妊娠期及分娩情况，尤其需要详细的体格检查，才能做出正确的诊断。考虑新生儿呼吸困难的病因时，不要忘记先天畸形是引起新生儿疾病的常见原因，注意鉴别。

（董青艺　陈平洋）

第四节 新生儿溶血病

新生儿溶血病（hemolytic disease of the newborn，HDN）是由于母婴血型不合引起的同族免疫性溶血。至今发现的26个血型系统中以ABO血型不合溶血病最常见（约占新生儿溶血病的85.3%），其次为Rh溶血病（占14.6%），MN(少见血型）溶血病占0.1%。

一、诊断步骤

（一）采集病史

（1）出生后24h内出现黄疸，进行性加重。

（2）ABO血型不合溶血病：常见母婴血型为母O型，患儿A型或B型。40%～50%第一胎发病。

（3）Rh血型不合溶血病：一般不发生在第一胎。既往输注过Rh阳性血的Rh阴性母亲，其第一胎可发病。

（4）母亲既往有娩出严重黄疸、贫血新生儿或娩出胎儿水肿、死胎病史。

（二）体格检查

1.胎儿水肿 主要发生在Rh溶血病，表现为全身水肿、苍白、胸腔积液、腹水，重者出生时可为死胎。

2.黄疸 多于24h内出现，进行性加重。

3.贫血 程度不一，重症Rh溶血病，生后即可有严重贫血或伴有心力衰竭。部分患儿因其抗体持续存在，也可于生后3～6周发生晚期贫血。

4.肝脾大 与贫血程度有关，贫血越重，骨髓外造血越活跃。

5.神经系统异常表现 发生胆红素脑病者可出现发热、意识障碍、抽搐、肌张力改变、角弓反张、呼吸暂停。

（三）辅助检查

1.一般检查

（1）血常规：血红蛋白降低，网织红细胞增加，有核红细胞增多。

（2）血清胆红素测定：血清总胆红素明显增高，以非结合胆红素增高为主。

（3）母婴血型测定：检查母、婴ABO及Rh血型，证实有血型不合存在。

（4）患儿血清游离抗体（抗A或抗B IgG）检查可证实血清中有抗体存在，但并不一定致敏。

2.确诊检查

（1）患儿红细胞直接抗人球蛋白试验阳性可确诊Rh溶血病，并应再用患儿血清与各标准细胞（CCDee、ccDEE、ccDee、ccdEe、CCdEe）做抗人球蛋白间接试验，测出患儿体内的抗体类型，明确系RhD、RhE或其他溶血病。

（2）抗体释放试验：阳性率高，为诊断ABO溶血病的可靠方法。

二、思维程序

凡既往有不明原因的死胎、流产、新生儿重度黄疸史的孕妇及其丈夫均应行Rh、ABO血型检查，同时检测孕妇血清中有无Rh抗体，对未进行产前诊断的新生儿娩出后黄疸出现早，进行性加重者必须行母婴血型测定和上述确诊检查以明确诊断（图5-4-1）。

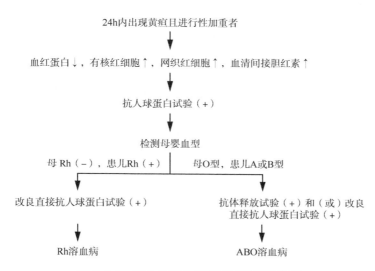

图5-4-1 新生儿溶血病临床诊断思维程序

三、经验体会

新生儿溶血病起病急、进展快，如不及时进行诊治，可致胆红素脑病。应在积极控制血清胆红素浓度的同时，根据病史、临床表现做有关实验室检查，尽早明确诊断并及时治疗。

（陈平洋）

第五节　新生儿硬肿症

新生儿硬肿症（sclerema neonatorum）简称新生儿冷伤，亦称新生儿寒冷损伤综合征。本病是一组临床综合征，由寒冷和（或）多种疾病引起，以早产、窒息、感染的新生儿为常见，主要表现为低体温和皮肤硬肿，严重者可发生多器官功能损伤。

一、诊断步骤

（一）采集病史

（1）有无寒冷损伤病史。

（2）是否为早产、低出生体重儿。

（3）有无围生期缺氧窒息史。

（4）是否患各种感染性疾病、心力衰竭、休克等。

（5）有无产伤史。

（6）有无吃奶减少或不吃奶又未及时补充能量病史。

（7）是否有不吃、不哭、不动等临床表现。

（二）体格检查

（1）体温不升：体温常 < 35℃，重症 < 30℃。

（2）硬肿：多发生在全身皮下脂肪积聚部位，皮肤与皮下组织紧贴，不能移动。特点：①局部皮肤冷、硬、肿、色暗红、稍凹陷；②好发于双下肢外侧或内侧，其次为臀部、腹部、面颊，重症延及全身；③根据硬肿面积可将新生儿寒冷损伤综合征分为轻度和重度，轻度，硬肿范围 < 50%；重度，硬肿范围 > 50%。

（3）多器官功能受损：早期常有心率减慢、心音低钝、微循环障碍等表现。重度寒冷损伤综合征可出现休克、DIC、心力衰竭、肺出血、肾功能不全，甚至呼吸循环衰竭等临床表现。

（4）常合并肺炎、败血症而出现相应临床表现。

（三）实验室检查

1.血常规 可有血小板减少。

2.血糖 常有低血糖。

3.血气分析 有酸中毒者表现为pH下降、PaO_2降低、$PaCO_2$增高。

4.肾功能检查 重度寒冷损伤综合征可表现为BUN、Cr、β_2M增高、渗透压增加。

5.凝血功能检查 重度寒冷损伤综合征可表现为凝血酶原时间延长；出现DIC时，凝血活酶时间延长、3P试验阳性、纤维蛋白原降低。

6.X线胸片 常有炎症、淤血、肺水肿、肺出血改变。

7.红细胞电泳 重度寒冷损伤综合征可出现红细胞电泳时间延长，血液黏稠度增加。

二、思维程序

根据病史如寒冷季节、早产、窒息、感染、热量供给不足，以及典型临床表现如体温不升、皮肤硬肿等，新生儿寒冷损伤综合征的临床诊断并不难。但仍需与以下疾病鉴别。

1.新生儿水肿 常见于心功能不全、新生儿溶血病、低蛋白血症、维生素B_1及维生素E缺乏者。鉴别要点：①可有原发疾病的相关临床表现；②水肿为凹陷性；③以下肢及体位低处明显，常见于眼睑、足背、阴囊等部位。

2.皮下脂肪坏死 多见于创伤后1～2周。鉴别要点：①患处皮损发硬、境界清楚，继之皮肤萎缩，很少扩展；②X线片可见钙化影；③全身情况良好。

3.皮下坏疽 为皮下金黄色葡萄球菌、链球菌感染所致，为局部皮下组织广泛坏死。鉴别要点：①多见于受压部位的皮肤，如背、臀、骶部等；②皮损红肿、边缘不清、中央暗红、有"漂浮感"，发展迅速。③感染中毒症状明显，细胞培养阳性。

三、经验体会

根据典型临床表现，新生儿寒冷损伤综合征的临床诊断并不难，关键在于怎样预防硬肿的发生。

（1）做好围生期保健，防治妊娠并发症，尽量避免早产、产伤、窒息。

（2）对刚出生的新生儿尤其是在寒冷季节要注意保暖，避免寒冷损伤。

（3）做好高危儿的体温监测，保证供给足够热量。

（4）积极治疗易引起硬肿的常见疾病，如产伤、窒息、感染等。

（5）一旦发生寒冷损伤综合征，应按照治疗原则积极处理，尽快控制病情，以减少重度硬肿症的发生。

（陈平洋）

第六节　新生儿坏死性小肠结肠炎

新生儿坏死性小肠结肠炎（neonatal necrotizing enterocolitis，NEC）是由围生期多种因素导致小肠、结肠发生弥漫性或局限性坏死的一种严重的肠道疾病，主要发生于早产儿，也可见于近足月儿和足月儿。自1964年Person等报道以来，国内外已有大量报道。随着围生医学和新生儿学的全面发展，越来越多的早产儿、极低出生体重儿得以存活，NEC的发生率明显增加。临床上以发病急、病情重、病死率高为特点；以腹胀、呕吐、便血为主要表现，严重者发生休克及多系统器官功能衰竭，常合并肠穿孔。肠道黏膜损伤、细菌作用和媒介物的存在是导致NEC发生的三个重要高危因素。NEC的常见病因如下：早产、窒息及急性心肺疾病、肠道喂养、红细胞/血小板增多及高黏滞血症、脐静脉置管、浓缩红细胞的输注等。母乳喂养是目前唯一公认的可以预防NEC发生的因素。

一、诊断步骤

（一）病史询问要点

（1）患儿有无腹胀、呕吐、便血等大便性状改变，有无发热或体温不升、呼吸暂停、发绀、肢凉等。

（2）患儿胎龄、出生体重、窒息史。有无新生儿呼吸窘迫综合征、复杂发绀型先天性心脏病、动脉导管未闭等疾病。

（3）喂养史：人工喂养者应询问喂养方法，是否为婴儿配方奶，以及调奶的浓度，喂养是否过多过快。

（4）治疗史：是否喂高渗药液，如吲哚美辛、维生素E、茶碱等，是否有脐动脉插管、经脐静脉换血等可导致肠系膜血管栓塞的病史。

（5）感染史：母亲有无妇科感染性疾病，如附件炎、阴道炎，有无胎膜早破，是否为新法接生，脐部有无充血、渗液，皮肤有无皮疹等。

（二）体格检查

体格检查包括体温、血压，皮肤颜色、有无花纹，肢端温暖否，有无脱水征，重点注意腹部体征，有无腹胀，腹壁是否发红、发亮、水肿，肠鸣音，有无包块、压痛、肌紧张、捻发感等。

（三）辅助检查

1.腹部平片　对NEC的诊断及临床分度尤为重要，急性期可每6～8h拍片以监测病情进展情况。

早期以小肠胀气为主，肠壁间隔增厚约2mm。

病情进展后呈现典型NEC X线征，腹胀气明显，出现气液平面，肠祥固定，有动力性肠梗阻表现；肠壁间隔增厚达3mm以上；腹水；肠壁积气及门静脉积气即可确诊；气腹。

2.腹部B超　超声检查对于NEC的诊断具有辅助作用。对于门静脉积气，与X线相比，超声检查的敏感度更高，还能够对肠壁的厚度和血流灌注及腹水情况加以描述，对肠道的坏死做出的预测更加准确。然而对于腹胀患儿，胃肠胀气可对超声检查造成干扰，对超声检查人员的技术水平提出了更高的要求。

3.实验室检查

（1）血象：WBC增多，有核左移，血小板多降低。

（2）粪检：镜检可见较多RBC、WBC，OB多呈阳性，大便培养可呈阳性。

（3）细菌培养：血培养多为革兰氏阴性杆菌，与大便培养细菌一致。

（4）肠道损伤指标：如肠脂肪酸结合蛋白、大便钙卫蛋白、β-葡萄糖苷。

二、思维程序

（一）诊断

早产儿尤其是极低、超低出生体重儿，如有围生期缺氧缺血史、感染史、喂养不当、脐静脉插管等诱因，当出现腹胀，大便性状改变时应及时查大便常规和隐血试验，摄腹部X线片，听诊肠鸣音，以助早期诊断。如腹部平片有肠壁囊样积气或门静脉积气，为诊断NEC的重要证据。需与如下疾病鉴别：临床上NEC易误诊为中毒性肠麻痹，二者均有中毒症状明显、腹胀、肠鸣音减弱表现，但后者常无便血，腹部X线片无肠壁、门静脉积气；机械性肠梗阻、先天性巨结肠，虽有呕吐、腹胀、腹部X线片显示肠管扩张、积液积气，但无肠壁间隔增厚及肠壁积气，无肠鸣音减弱，先天性巨结肠有胎粪排出延迟病史，肛门指检有爆破性排气、排便，肛检后腹胀很快缓解；NEC出现肠穿孔时应与自发性胃穿孔鉴别，后者亦常有窒息史，腹胀明显，腹部X线片示气腹，但无肠壁积气，多因先天性胃壁肌层缺损引起，发病突然，于喂奶后突发腹胀，呼吸窘迫；新生儿出血症虽可有便血，但因其无腹胀、腹部X线片正常可助鉴别。

（二）NEC诊断程序（图5-6-1）

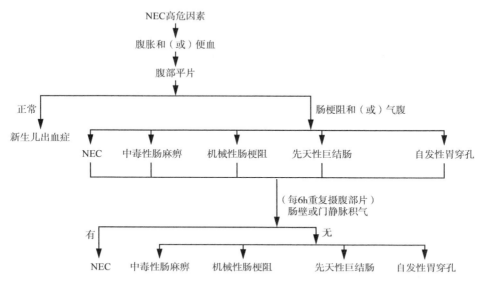

图5-6-1 新生儿坏死性小肠结肠炎临床诊断思维程序

三、经验体会

经典的NEC胃肠道表现为腹胀、呕吐、便血三联征，据此可做出临床诊断，但NEC的早期因无特异性临床表现而确诊困难，早产或低出生体重儿是发生NEC的高危人群，若存在NEC的高危因素，一旦出现腹胀、反复胃潴留、肠鸣音减弱等，即使腹部无X线征，亦应高度怀疑NEC，监测白细胞、血小板、内环境，积极予对症处理，尽量避免NEC进展为中晚期，必要时每隔6～8h摄腹部X线平片动态观察，以防漏诊，越早期的NEC，存活率越高，NEC的短肠综合征及神经发育损害等严重并发症越少，预后越好。

（贺晓日　陈平洋）

第七节　新生儿缺氧缺血性脑病

新生儿缺氧缺血性脑病（hypoxic-ischemic encephalopathy，HIE）是因围生期窒息而导致脑缺氧缺血性损伤，包括特征性的神经病理及病理生理改变，临床表现为一系列脑病的症状，部分患儿可遗留不同程度的神经系统后遗症。足月儿多见，是围生期足月儿脑损伤的常见原因。据统计，重度窒息并缺氧缺血性脑病的病死率和神经系统后遗症发生率在30%以上。因此，正确预防和处理宫内窘迫和新生儿窒息的发生是预防HIE的关键。

一、诊断步骤

（一）采集病史

1.缺氧病史

（1）导致围生期窒息的各种因素，主要包括：①胎儿宫内窘迫〔胎心＜100次/分，持续5min以上；和（或）羊水Ⅲ度污染〕；②出生时有窒息，Apgar评分≤7分，尤其是Apgar评分1min≤3分；或出生时脐动脉血气分析pH≤7.00。

（2）反复呼吸暂停。

（3）患严重呼吸系统疾病，如新生儿肺透明膜病、胎粪吸入性肺炎等。

2.缺血病史

（1）心搏骤停或严重心动过缓。

（2）重度心力衰竭。

（3）各种病因引起的周围循环衰竭。

（二）体格检查

1.意识障碍 生后不久（12h内）即可出现过度兴奋如易激惹、肢体颤抖、自发动作增多、凝视、睁眼时间长等，继而进入嗜睡、昏睡甚至昏迷。

2.肌张力改变 肌张力增强、减弱或松软。

3.原始反射异常 拥抱反射过分活跃，握持反射、吸吮反射等减弱或消失。

4.前囟张力增高

5.严重者可发生惊厥甚至频繁发作 惊厥常发生在生后12～24h，脑水肿表现则在36～72h最明显。

6.重症患儿可出现脑干功能障碍 呼吸节律不齐，呼吸减慢，呼吸暂停，甚至中枢性呼吸衰竭；瞳孔缩小、扩大或不对称，对光反射迟钝甚至消失。

（三）辅助检查

1.一般检查

（1）血生化检查：血清磷酸肌酸激酶脑型同工酶（CPK-BB）测定可帮助确定脑组织损伤的严重程度和判断预后，有早期诊断价值。

（2）脑电图：有助于临床确定脑病变的严重程度，有助于对惊厥的鉴别和判断预后。

（3）头颅超声检查：彩色多普勒超声可检测脑血流速率及阻力指数，对脑水肿早期诊断较为敏感，但对矢状旁区的损伤难以识别。超声检查具有廉价、无创的优点，便于床旁检查，对判断预后有一定帮助。

2.确诊检查

（1）头颅CT检查：对脑水肿、脑梗死、颅内出血类型及病灶部位等有确诊价值。注意：①CT扫描要测定脑实质的CT值，正常足月儿脑白质CT值在20HU以上，≤18HU为低密度；②检查缺氧缺血性损害以生后15天为宜。

（2）磁共振成像：能诊断B超和CT不能检测出的部位的病变，如大脑皮质矢状旁区、丘脑、基底核梗死，磁共振光谱（MRS）还可检测高能磷酸代谢物的相对浓度，特别是弥散加权成像（DWI）为早期（病后1或2天）评价脑损伤提供了重要影像学信息。

二、思维程序

根据临床表现可将HIE分为轻、中、重三度（图5-7-1）。

轻度：出生24h内症状最明显，表现为过度兴奋、自发性肌阵挛等，拥抱反射可稍活跃，3～5天后症状消失，预后较好。

中度：24～72h症状最明显，出现意识障碍，可有惊厥、肌张力改变、原始反射减弱、瞳孔改变、周期性呼吸伴心动过缓，1～2周后逐渐恢复，如意识障碍为浅昏迷并持续5天以上者提示预后不良。

重度：初生至72h症状最明显，表现为昏迷，原始反射及深浅反射均消失，肌张力低下，瞳孔固定、无反应，中枢性呼吸衰竭、频繁惊厥，前囟隆起，张力增高，死亡率高，存活者常留有神经系统后遗症。

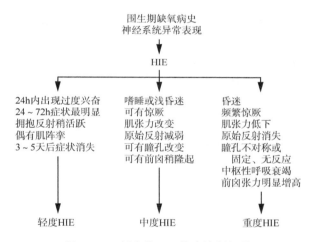

图5-7-1　新生儿HIE临床诊断标准

三、经验体会

HIE的主要病因是围生期缺氧，尤其应引起重视的是那些出生时Apgar评分正常但已发生胎儿宫内窘迫的新生儿，要详细询问可导致胎儿缺氧的异常产科病史，并密切注意这些新生儿的临床表现，有无神经系统异常症状和体征，发现异常，及时处理，以免延误诊断及影响治疗。

影像学检查结果在不同病程阶段所见可有所不同，通常生后3～7天检查主要表现为脑水肿，亦可发现颅内出血；要检查脑实质缺氧缺血性损害以出生后15天为宜；3～4周后检查对判断预后有参考价值。

HIE症状生后逐渐进展，72h达最重程度，72h后逐渐好转恢复，因此临床分度于

72h 前后进行。

产伤性颅内出血有时与 HIE 同时并存，使症状错综复杂，须注意区别，如有持续3天以上的兴奋症状，较早出现又较快恢复的脑干受损症状，应警惕大脑半球表面或颅后窝出血，需及时行影像学检查确诊。

（陈平洋）

第八节　支气管肺发育不良

支气管肺发育不良（bronchopulmonary dysplasia，BPD），又称为新生儿慢性肺病（chronic lung disease，CLD），是早产儿常见的慢性呼吸系统疾病，具有独特的临床、组织学及影像学特征。近年来，随着我国围生医学及新生儿重症监护技术的发展，极低出生体重儿和超低出生体重儿存活率明显增加，BPD 发病率也呈逐年上升的趋势，且 BPD 发病率随胎龄降低而明显增加。由于该病需辅助用氧时间长且无有效的治疗措施，死亡率高，存活者常遗留高反应性气道疾病、反复下呼吸道感染、喂养困难、生长发育迟缓、心血管系统后遗症，因此 BPD 一直是 NICU 最为棘手的问题之一，严重影响早产儿的存活率及生存质量，也是导致婴幼儿期慢性呼吸系统疾病的主要病因。

经典型 BPD 于 1967 年由 Northway 等首次报道并命名，其本质是在遗传易感性的基础上，氧中毒、气压伤或容量伤，以及感染或炎症等各种不利因素对发育不成熟肺的损伤，以及损伤后肺组织的异常修复。近年来，随着产前糖皮质激素和出生后外源性表面活性物质（pulmonary surfactant，PS）的应用，以及保护性通气策略的实施，BPD 的病理特征和临床表现已发生了显著改变，更为常见的是一种轻型 BPD（又称为新型 BPD）。患儿通常是出生体重＜1000g，胎龄＜28 周的极不成熟早产儿；宫内感染导致的肺发育不良或停止发育及肺微血管发育不良是新型 BPD 的主要病理改变，而肺泡和气道损伤及纤维化较轻；且持续用氧时间超过矫正胎龄。

一、诊断步骤

（一）病史询问要点

1.患儿胎龄、出生体重　胎龄越小，出生体重越轻，BPD 发生率越高，尤其是胎龄＜28 周，出生体重＜1000g 的早产儿。

2.患儿母亲高危病史　如绒毛膜羊膜炎，产前未使用糖皮质激素，胎盘早剥，胎儿窘迫，胎儿生长受限等。绒毛膜羊膜炎与 BPD 的发生密切相关。

3.患儿高危病史　如男性、出生时窒息缺氧、严重呼吸窘迫综合征（RDS）、宫内或生后感染、动脉导管未闭（PDA）、小于胎龄儿等。宫内巨细胞病毒或解脲支原体感染与 BPD 的发生密切相关；早产儿长时间气管插管和机械通气容易合并反复肺部感染，这也是导致 BPD 的重要危险因素；早产儿 PDA 分流量越大、持续时间越长，BPD 发生率越高，病情越严重。

4.治疗史 患儿生后是否使用氧疗及机械通气等治疗。早产儿吸氧浓度越高、时间越长,BPD发生率越高;机械通气参数越高、时间越长,BPD发生率越高;出生当天即需要机械通气是早产儿以后发生BPD的最佳预测指标。

5.家族史 BPD患儿存在遗传易感性,双胎之一发生BPD,对另一新生儿是否发生BPD具有重要预测作用;具有哮喘及反应性气道疾病家族史的早产儿更易罹患BPD。

(二)体格检查

重点观察肺部体征,有无进行性呼吸困难、喘憋、发绀、三凹征,肺部干湿啰音;监测心率、呼吸频率等;观察有无心脏杂音,肝大;有无营养不良;是否为小于胎龄儿。

(三)辅助检查

1.动脉血气分析 表现为低氧血症、呼吸性酸中毒,严重者pH低于正常。

2.胸部X线 经典型BPD的胸片主要表现为肺充气过度、肺不张、囊泡形成及间质性肺气肿;新型BPD患儿胸片改变可不典型,部分患儿仅表现为肺过度充气和肺纹理模糊。

3.肺功能 由于气道阻力增加、气流受限,引起气道高反应性,表现为呼吸功增加、肺顺应性减低、残气量增加、功能残气量减少。

4.肺部CT 可发现早期或各种间质性病变,表现为双肺野呈磨玻璃状改变、多灶性充气过度如小囊状影(薄壁)或网格状影(壁厚),纹理增粗紊乱,条状密度增高影和胸膜增厚等。

5.血生化 由于慢性CO_2潴留、使用利尿剂,可导致代谢性碱中毒、低钠血症、低钙血症及低钾血症。

二、思维程序

(一)诊断

早产儿,尤其是胎龄<28周,出生体重<1000g的早产儿,如果有孕母患绒毛膜羊膜炎、宫内巨细胞病毒或解脲支原体感染、出生时窒息缺氧,生后患严重呼吸窘迫综合征或严重感染,给予氧疗或机械通气等高危病史;患儿在住院过程中逐渐出现呼吸机依赖或停氧困难,临床表现为进行性呼吸困难、呼吸急促、喘憋、发绀、三凹征,肺部干湿啰音,患儿生后28天仍需要用氧,即可诊断BPD。血气分析、胸部X线检查、肺功能检查有助于BPD的诊断,必要时行肺部CT检查。

如患儿出生胎龄<32周,在纠正胎龄36周或出院时未用氧为轻度BPD;需要用氧,吸氧浓度<30%为中度BPD;吸氧浓度≥30%和(或)需要CPAP/机械通气为重度BPD。

如患儿出生胎龄≥32周,在生后56天或出院时未用氧为轻度BPD;需要用氧,吸氧浓度<30%为中度BPD;吸氧浓度≥30%和(或)需要CPAP/机械通气为重度BPD。

（二）BPD诊断程序（图5-8-1）

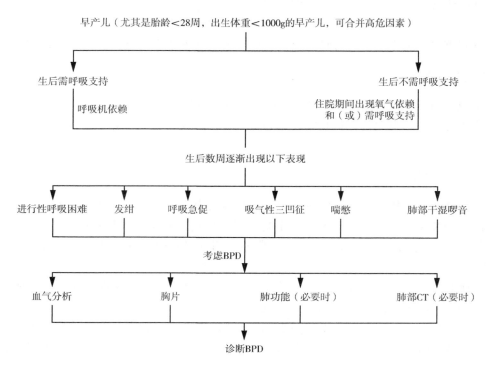

早产儿（尤其是胎龄＜28周，出生体重＜1000g的早产儿，可合并高危因素）

生后需呼吸支持 呼吸机依赖

生后不需呼吸支持 住院期间出现氧气依赖 和（或）需呼吸支持

生后数周逐渐出现以下表现

进行性呼吸困难　发绀　呼吸急促　吸气性三凹征　喘憋　肺部干湿啰音

考虑BPD

血气分析　胸片　肺功能（必要时）　肺部CT（必要时）

诊断BPD

图5-8-1　BPD临床诊断思维程序

三、经验体会

BPD是早产儿特有的慢性呼吸系统疾病，既存在经典型BPD，也存在新型BPD，其发病涉及多因素的综合作用。BPD主要发生于胎龄＜28周、出生体重＜1000g的极早产儿，合并宫内或生后感染、窒息缺氧、NRDS、PDA及需要机械通气为发生BPD的高危因素。BPD患儿早期表现不典型，常表现为呼吸机依赖或停氧困难，如果早产儿在生后数周内逐渐出现进行性呼吸困难、呼吸急促、发绀、吸气性三凹征、喘憋、肺部干湿啰音，需要考虑BPD，血气分析及胸片有助于诊断，必要时行肺功能或肺部CT检查。

（胡劲涛　陈平洋）

第六章　呼吸系统疾病

第一节　肺　炎

　　肺炎系由不同病原体或其他因素所致的肺部炎症，是儿童期尤其是婴幼儿常见的感染性疾病。临床表现为发热、咳嗽、气促、呼吸困难及肺部较固定的中、细湿啰音。肺炎是儿童住院的最常见原因，在我国，肺炎患儿占住院儿童总人数的24.5% ～ 56.2%，其中婴幼儿肺炎为学龄儿童的近40倍。肺炎也是5岁以下儿童死亡的第1位原因，占婴儿死亡率的23.9%。患儿患病后免疫力不持久，容易再受感染，特别是患有基础疾病如先天性心脏病、气道畸形、免疫缺陷的患儿易反复发生本病。

　　小儿肺炎的病原种类繁多，常见的病原包括细菌、病毒、支原体、衣原体等，此外还有真菌和原虫。而一些理化因素也可引起肺炎，如吸入性、过敏性、中毒性等非感染性肺炎。

一、诊断步骤

（一）采集病史

　　（1）起病的诱因：气温急剧变化的季节、受凉史、过敏史、急性上呼吸道感染性疾病或传染性疾病接触史。

　　（2）疾病的发生及发展经过：如发热（体温变化、热型）、流涕、鼻塞、喷嚏、咽痛、咳嗽的性质及日夜规律、气促、呼吸困难，有无中毒症状如烦躁不安或精神委靡，有无抽搐、呕吐、腹胀等。治疗后症状好转的情况，或加重的诱因。

　　（3）有无盗汗、消瘦、午后低热、轻咳等结核中毒症状；有无湿疹、食物或药物过敏史，有无反复喘息史，一二级亲属有无哮喘史；有无明确的异物吸入史或进食后呛咳史。

　　（4）既往健康情况：有无基础疾病史，如营养性维生素D缺乏性佝偻病、营养不良、结核病、先天性心脏病、先天性气道畸形或肺发育不良等病史，既往是否反复患呼吸道感染性疾病等。

　　（5）免疫史：询问卡介苗接种情况。

（二）体格检查

　　（1）注意发育、营养状况，精神状态，有无鼻翼扇动、三凹征、发绀等缺氧表现，观察流涕、鼻塞、咳嗽情况，重症应测血压。

　　（2）注意肺部有无干湿啰音，以及肺部双侧呼吸音是否对称，叩诊有无实音等。

　　（3）注意心脏心界大小、心音强弱、有无病理性杂音、末梢循环情况，及时发现心肌炎、心力衰竭或其他心脏病。

（4）注意腹部情况，有无腹胀、肠鸣音减弱，注意肝脾大小、质地及压痛，有无腹水征。

（三）辅助检查

1.外周血检查 注意白细胞总数及中性粒细胞是否增加或降低，有无中毒颗粒、核左移，嗜酸粒细胞是否增加，有无异型淋巴细胞或幼稚细胞。

2.降钙素原、CRP 升高提示细菌感染。

3.X线检查 胸片检查早期见肺纹理增粗，以后出现小斑片状阴影，以双下肺中内带及心膈区居多，可伴有肺气肿或肺不张。有并发症时，则有脓胸、脓气胸、肺大疱的X线特点。支原体肺炎患儿有时可见肺门阴影增浓、较突出。

4.病原学检查

（1）细菌培养：如血液、痰液、肺泡灌洗液、胸腔穿刺液、肺穿刺液、肺活检组织等培养，但培养时间长，用抗生素治疗后培养阳性率较低。

（2）病毒分离与鉴别：阳性率高，但需时较长。

（3）其他病原体的分离培养：肺炎支原体、沙眼衣原体、真菌等均可通过特殊分离培养。

（4）病原特异性抗原检测：简单快速，诊断价值很大。有对流免疫电泳、协同凝集试验、乳胶凝集试验、免疫荧光技术、放射免疫测定等。

（5）病原特异性抗体检测：①IgM，早期出现，持续时间较短，有早期诊断价值。常用方法有IgM抗体捕获法及间接免疫荧光法，4h内即可得出结果。②IgG，病程后期或恢复期产生较多，持续时间较长。急性期与恢复期双份血清特异性IgG检测如有4倍升高，则有诊断意义。

（6）聚合酶链反应或特异性基因探针检测病原体DNA：特异性、敏感性均高。

（7）其他：如冷凝集试验可作为肺炎支原体感染的过筛实验，鲎试验检测内毒素有助于革兰氏阴性杆菌肺炎的诊断。

二、思维程序

（一）根据小儿肺炎的典型临床特点进行诊断

根据小儿肺炎的典型临床特点：发热、咳嗽、气促、呼吸困难，以及肺部闻及较固定的中细湿啰音，肺炎诊断并不困难。需注意小婴儿肺炎症状不典型，仅有气促或口吐泡沫，而无发热、咳嗽等典型症状，要行胸部X线检查。诊断肺炎时要注意分类，根据患儿发病时间、解剖、感染的病原、病情轻重等进行分类以指导治疗。特别要注意区分轻症肺炎与重症肺炎，注意有无合并心力衰竭、中毒性肠麻痹、中毒性脑病等重症表现，重症肺炎患儿可做血气分析判断病情及预后，注意有无脓胸、脓气胸、肺大疱等并发症，做有关病原学的检查以明确病因。对于迁延性肺炎、慢性肺炎，要注意查明引起肺炎迁延不愈的危险因素，要排除气道异物、肺部先天性发育畸形及有无免疫缺陷疾病等。

（二）几种常见病原体所致肺炎的临床特点

1.肺炎链球菌肺炎　由肺炎链球菌感染所致，在年长儿多引起大叶性肺炎，婴幼儿可引起支气管肺炎，起病急，出现高热、寒战、咳嗽、咳铁锈色痰、气促、发绀、胸痛，小婴儿可出现鼻翼扇动、呼吸呻吟、气促、吸气三凹征等，较大儿童可见唇周疱疹。有时可出现头痛、呕吐、脑膜刺激征等中毒性脑病表现，肺部早期叩诊浊音及呼吸音减弱，肺实变后出现典型叩诊实音，后期可闻及较多湿啰音。胸部X线表现为一个节段或全肺叶大片均匀而致密的阴影，部分患儿可出现肺大疱或胸腔积液。

2.葡萄球菌肺炎　由金黄色葡萄球菌感染所致，多见于婴幼儿。多在冬春季发病，起病急、进展快，全身中毒症状重，急起高热，气促、发绀、呼吸呻吟、咳嗽、面色苍白、烦躁不安，可能很快发展为休克，可出现呕吐、腹泻、腹胀等消化系统表现，肺部可闻及中细湿啰音，易发生脓胸、脓气胸；可伴有荨麻疹或猩红热样皮疹等。胸部X线表现为小片状影，可短期内出现小脓肿、肺大疱或胸腔积液。

3.流感嗜血杆菌肺炎　多见于婴幼儿，易并发于流感病毒或葡萄球菌感染的患儿，起病较缓，全身中毒症状重，有发热、痉挛性咳嗽、发绀、呼吸困难，肺部可闻及湿啰音。小婴儿易并发脓胸、心包炎、败血症、脑膜炎、化脓性关节炎、中耳炎。X线胸片可呈粟粒状阴影或下肺部实变改变。

4.铜绿假单胞菌肺炎　多发生在严重病例、住院时期较长或用抗生素治疗的患儿。国内多见于重症腺病毒肺炎后或各种原因引起呼吸衰竭而用气管插管或气管切开者。病情重，起病急、恶寒、高热，呈弛张热，绿色脓痰，全身中毒症状日益加剧，面色苍白，唇甲发绀，伴神经系统症状，并有1/3患儿表现为白细胞下降、贫血、黄疸、肝脾大、皮疹。X线胸片示结节状浸润阴影及许多细小脓肿，可合并脓胸和脓气胸。

5.呼吸道合胞病毒肺炎　多见于2岁以下儿童，特别是6个月以下婴儿，轻症患儿可有轻度发热、咳嗽，重症患儿出现较明显呼吸困难、三凹征、喘憋、发绀，肺部可闻及中细湿啰音及喘鸣音。X线胸片表现为小点状、斑片状阴影，可有不同程度的肺气肿征象。

6.腺病毒肺炎　主要为腺病毒3、7型感染所致，多见于6个月至2岁儿童，冬春季多发，起病急，急起高热，咳嗽较重，伴喘憋、发绀、呼吸困难，面色苍白、发灰，精神委靡、嗜睡或烦躁不安，肺部啰音出现较晚，可出现腹泻、呕吐、消化道出血等消化道症状，病情严重者常有心肌炎、中毒性脑病或DIC。X线胸片特点为四多三少两一致，即肺纹理多，肺气肿多，大病灶多，融合病灶多，圆形病灶少，肺大疱少，胸腔积液少，X线与临床表现一致。

7.真菌性肺炎　发生于长期应用抗生素或激素患儿，以及早产儿、营养不良患儿、先天性或继发性免疫功能低下患儿。病程迁延不愈，低热，咳嗽伴咳黏稠痰，多伴腹泻，口腔有鹅口疮，皮肤和消化道有真菌感染病灶。X线胸片可表现为点状阴影或大片实变。

8.支原体肺炎　由肺炎支原体感染所致，全年发病，以冬季多见。5岁以上儿童和青少年发病较多，学龄前儿童亦可发病。不但可引起呼吸道及肺部感染，而且可累及全身各脏器，且重症、难治性支原体肺炎有增多趋势。大部分患儿起病较缓。可伴有发热，程度不一；刺激性咳嗽为突出症状，早期为阵发性干咳，以后多咳白色黏痰，少数有黄脓痰，个别患儿痰中有血丝或咯血。婴幼儿以咳喘为主，有呼吸困难、喘憋、发绀。肺部体征早期不明显，以后可闻及干湿啰音。部分患儿可并发肺外多系统器官的损害。全身各系统均可受累，如脑炎、脑膜炎、吉兰-巴雷综合征、各型皮疹、心肌炎、心包炎、溶血性贫血、肝炎、肾炎等。胸部X线表现具有游走性与多样性。可有点状、片状或云絮状模糊阴影等支气管肺炎的表现；大多数呈不整齐云雾状肺浸润；也有呈肺门阴影增浓及肺叶均一实变影表现者。有时一处消散而其他处有新的浸润发生。胸片改变显著和肺部体征轻微的不一致为本病的特征之一。

9.卡氏肺囊虫肺炎 是一种少见的新生儿肺炎，也可发生于免疫功能低下的儿童，由于艾滋病的出现和蔓延，越来越引起重视。分两型：①婴儿型，主要为6个月内小婴儿，起病缓慢，吸奶不好，烦躁不安，发热与咳嗽不明显，表现为呼吸加快、发绀，逐渐加重，三凹征阳性，病程4～6周，不治疗会导致25%～50%的患儿死亡。②儿童型，主要发生于获得性免疫功能低下和应用大量免疫抑制剂的患儿，起病急、高热、咳嗽、气促、发绀、鼻翼扇动及腹泻病情呈进行性加重，死亡率高。该类患儿肺部体征少，与呼吸窘迫的严重程度不成比例为本病特点之一。确诊有赖于呼吸道分泌物或肺组织中查到原虫。

10.军团菌肺炎 病原菌为长链状革兰氏阴性杆菌。传播方式为饮用污水和使用被污染的水容器。起病慢，表现为全身不适、头痛、肌痛，以后体温骤升，出现干咳、气短、咳痰，两肺可闻及湿啰音。确诊依靠痰、胸水、气管吸出物、肺活检等涂片做特殊染色找到军团菌。

三、经验体会

（1）小儿肺炎在临床上非常常见，根据典型的临床特点一般不难诊断，但在病情程度的判断上需谨慎，有时临床表现与病情并不一致，如早产儿、重度营养不良儿、免疫功能低下儿临床中毒症状不重，可无发热，甚至出现体温不升，新生儿肺炎有时仅表现为口吐白沫。而年龄越小，并发症越多的肺炎患儿，越易出现其他系统受累，且病情变化快，因此临床一定要准确判断。

（2）注意小儿肺炎高危儿：①早产儿和低体重儿；②先天性心脏病等先天畸形；③出生时有窒息和羊水吸入史；④重度营养不良、严重营养性维生素D缺乏性佝偻病、严重贫血；⑤反复呼吸道感染史或患过肺炎。有以上情况者应按重症肺炎观察处理。

（3）小儿肺炎一定要注意与肺结核、支气管哮喘、支气管异物相鉴别，排除这几种疾病，否则会误诊，耽误病情。

（4）要熟悉各种病原引起的肺炎的特点，尽可能查清病原，有针对性地进行治疗，早日痊愈。

（刘东海）

第二节　支气管哮喘

哮喘是多种细胞（嗜酸粒细胞、肥大细胞、T淋巴细胞、中性粒细胞和气道上皮细胞等）和细胞组分共同参与的气道慢性炎症和气道高反应性疾病。引起反复发作的喘息、咳嗽、气促、胸闷等症状，常在夜间和（或）凌晨发作或加剧。多数病例可经治疗缓解或自行缓解，呼吸道症状的具体表现形式和严重程度具有随时间而变化的特点，并常伴有可变的呼气气流受限。

支气管哮喘是儿童时期最常见的慢性呼吸道疾病，严重危害儿童的身心健康，近些年我国虽大力推广哮喘的防治工作，但儿童哮喘的患病率仍呈明显上升趋势。近20年我国城市儿童哮喘的患病率由原来的1.09%上升到3.02%，哮喘的防控形势依然严峻。由于哮喘儿童家长对疾病的认识及重视程度不足，以及临床医师缺乏规范化管理，使得我国儿童哮喘的控制水平不理想，哮喘的反复发作严重影响儿童的身心健康，也给家庭和社会带来沉重的精神和经济负担。

一、诊断步骤

（一）采集病史

（1）诱发因素：如上呼吸道感染、天气变化、冷空气、油烟、食物、药物、尘螨、运动等。婴幼儿常因呼吸道病毒感染而发病，尤以呼吸道合胞病毒、鼻病毒及副流感病毒为甚，年长儿在接触变应原后发病也常见。

（2）临床表现特征：反复干咳为主，咳痰较少，尤其在夜间和清晨症状加重。可伴有流涕、鼻痒、打喷嚏，严重时出现胸闷、端坐呼吸、语言不连贯、发绀、呼吸困难，可有惊恐不安、大汗淋漓，甚至意识模糊、昏迷。轻症可自行缓解，尤其是经支气管扩张剂和抗感染治疗后更易缓解。

（3）注意症状的季节性变化，特别是季节变换时咳嗽发作情况。有无家庭过敏史、个人过敏史。

（4）注意询问有无盗汗、纳差、长期轻咳、午后潮热等结核中毒症状；有无结核病及其密切接触史；生后有无反复呼吸道感染和消化道感染史；有无明确的异物吸入、呛咳病史；有无上腹部疼痛、反酸、嗳气、胸骨后烧灼感等病史；有无气道的先天畸形。

（二）体格检查

（1）症状急性发作期：胸廓饱满、吸气三凹征、过清音、满肺闻及哮鸣音，伴有气促、心动过速。重症患儿呼吸困难明显，呼吸音减弱，哮鸣音随之消失。可出现面色苍白、发绀，语言不连贯，不能平躺安静入睡。

（2）症状缓解期：体格检查正常。

（3）久病者，可出现桶状胸、活动耐力下降、营养不良、生长发育落后。

（三）辅助检查

1.**外周血检查** 嗜酸粒细胞增高（$>300\times10^6/L$）。

2.**X线胸片** 可见过度充气，肺纹理增多。

3.**肺功能测定** 可见阻塞性通气功能障碍或混合性通气功能障碍，$FEV_1 < 80\%$预计值或个人最佳值。

（1）血气分析：PaO_2减低，病初$PaCO_2$减低，病情严重时血$PaCO_2$上升，pH下降。

（2）呼气峰流速（PEF）及其变异率。

$$日间变异率 = \frac{PEF晚间值 - PEF早间值}{1/2（PEF晚间值 + PEF早间值）} \times 100\%$$

变异率＞13%可以诊断为哮喘，变异率的大小在很大程度上与疾病的严重程度一致。

4.皮肤试验 变应原试验（点刺法）。

二、思维程序

（一）诊断标准

根据病史特点、体格检查及辅助检查进行诊断，小儿哮喘的诊断标准如下：

1.儿童哮喘

（1）反复喘息、咳嗽、气促、胸闷，多与接触变应原、冷空气、物理或化学性刺激、呼吸道感染、运动及过度通气（如大笑和哭闹）等有关，常在夜间和（或）凌晨发作或加剧。

（2）发作时双肺可闻及散在或弥漫性、以呼气相为主的哮鸣音，呼气相延长。

（3）上述症状和体征经抗哮喘治疗有效，或自行缓解。

（4）除外其他疾病引起的喘息、咳嗽、气促和胸闷。

（5）临床表现不典型者（如无明显喘息或哮鸣音），应至少具备以下1项。①证实存在可逆性气流受限。支气管舒张试验阳性：吸入速效β_2-受体激动剂后15min FEV_1增加≥12%；或者抗感染治疗后肺通气功能改善：给予吸入糖皮质激素和（或）抗白三烯药物治疗4～8周，FEV_1增加≥12%。②支气管激发试验阳性。③PEF日间变异率（连续监测2周）≥13%。

符合第（1）～（4）条或第（4）、（5）条者，可诊断为哮喘。

2.咳嗽变异性哮喘

（1）干咳持续＞4周，常在运动、夜间和（或）凌晨发作或加重，不伴有喘息。

（2）临床上无感染征象，或经较长时间抗生素治疗无效。

（3）抗哮喘药物诊断性治疗有效。

（4）排除其他原因引起的慢性咳嗽。

（5）支气管激发试验阳性和（或）PEF日间变异率（连续监测2周）≥13%。

（6）个人或一、二级亲属过敏性疾病史，或变应原检测阳性。

以上第（1）～（4）项为诊断基本条件。

3.难治性哮喘 指采用包括吸入中高剂量糖皮质激素和长效β_2-受体激动剂两种或更多种的控制药物规范治疗至少3～6个月仍不能达到良好控制的哮喘。诊断难治性哮喘要注意患儿哮喘诊断是否正确，患儿用药的依从性及吸入技术的正确性，是否持续存在引起患儿哮喘的因素。

（二）哮喘的分期与病情的评价

1.哮喘的分期　根据临床表现哮喘可分为急性发作期、慢性持续期和临床缓解期。急性发作期指突然发生喘息、咳嗽、气促、胸闷等症状，或原有症状急剧加重；慢性持续期是指近3个月内不同频度和（或）不同程度地出现过喘息、咳嗽、气促、胸闷等症状；临床缓解期系指经过治疗或未经治疗症状、体征消失，肺功能恢复到急性发作前水平，并维持3个月以上。

2.哮喘病情的评价

（1）非急性发作期病情的评价：许多哮喘患儿即使没有急性发作，但在相当长的时间内总是不同频度和（或）不同程度地出现症状（喘息、咳嗽、胸闷），因此需要依据就诊前临床表现、肺功能对其病情进行评价（表6-2-1）。

表6-2-1　非急性发作期哮喘病情的评价

病情	临床特点
重度	症状频繁发作，体力活动受限，严重影响睡眠，PEF或FEV_1≤60%预计值，PEF变异率>30%
中度	每日有症状，影响活动和睡眠，夜间哮喘症状>每周1次，PEF或FEV_1>60%且<80%预计值，PEF变异率>30%
轻度	症状≥每周1次，但<每天1次，发作可能影响活动和睡眠，夜间哮喘症状>每月2次，PEF或FEV_1≥80%预计值，PEF变异率20%～30%。
间歇发作	间歇出现症状，<每周1次，短期发作（数小时至数天），夜间哮喘症状≤每月2次，发作间期无症状，肺功能正常，PEF或FEV_1≥80%预计值，PEF变异率<20%

注：一个患儿只要具备某级严重度的一个特点则可将其列入该级。

（2）急性发作期严重程度的评价：哮喘急性发作是指气促、咳嗽、胸闷等症状突然发生，常有呼吸困难，以呼气流量降低为特征，常因接触变应原、刺激物等所致。其程度轻重不一，病情加重可在数小时或数天内出现，偶可在数分钟内即危及生命，故应对病情做出正确评价，以便给予及时有效的紧急治疗。哮喘急性发作时严重程度的评价见表6-2-2。

表6-2-2　哮喘急性发作期分度的诊断标准

临床特点		轻度	中度	重度	危重度
气短		走路时	说话时	休息时	呼吸不整
体位		可平卧	喜坐位	前弓位	不定
讲话方式	>6岁	能成句	成短句	说单字	难以说话
	<6岁	能成句	—	说单字	—
精神意识	>6岁	可有焦虑、烦躁	常焦虑、烦躁	常焦虑、烦躁	嗜睡、意识模糊
	<6岁	无	—	焦虑、烦躁、嗜睡或意识模糊	—
辅助呼吸肌活动及三凹征		常无	可有	通常有	胸腹反常运动

续表

临床特点		轻度	中度	重度	危重度
哮鸣音	>6岁	散在、呼吸末期	响亮、弥漫	响亮、弥漫、双相	减弱乃至消失
	<6岁	存在	—	减弱乃至消失	—
脉率（次/分）	>6岁	略增加	增加	明显增加	减慢或不规则
	<6岁	<100	—	>200（0~3岁） >180（4~5岁）	—
PEF占正常预计值或本人最佳值比例（%）		SABA治疗后：>80	SABA治疗前：>50~80 SABA治疗后：>60~80	SABA治疗前：≤50 SABA治疗后：≤60	无法完成检查
血氧饱和度（吸空气）	>6岁	0.90~0.94	0.90~0.94	0.90	<0.90
	<6岁	≥0.92	—	<0.92	—

注：①判断急性发作严重度时，只要存在某项严重程度的指标，即可归入该严重度等级；②6岁以下儿童只分轻度、重度；③幼龄儿童较年长儿更易发生高碳酸血症。

三、经验体会

（1）儿童哮喘的诊断目前存在诊断不足和过度诊断两方面的问题，儿童特别是婴幼儿由于免疫系统不平衡，往往呼吸道疾病多发，而喘息和咳嗽发作是儿童期尤其是3岁以下儿童疾病中最常见的一些症状，给儿童哮喘的诊断带来困扰。

（2）儿童典型哮喘诊断不难，对于部分反复病毒感染相关的哮喘样发作其是否发展为持续哮喘尚待进一步研究。

（3）对于5岁以下儿童，反复感染诱发的喘息发作要警惕可能存在其他诊断，如囊性纤维性变、原发性纤毛运动障碍综合征、原发性免疫缺陷、先天性畸形引起的胸廓内气道狭窄和异物吸入。

（4）在对婴幼儿时期喘息的诊治过程中，应特别注意鉴别支气管异物、支气管淋巴结结核、先天性上下气道畸形等可有喘息、气促或胸闷等症状的疾病。

（刘东海）

第三节　特发性肺含铁血黄素沉着症

特发性肺含铁血黄素沉着症（idiopathic pulmonary hemosiderosis，IPH）是一组肺泡毛细血管反复出血性疾病，其特点是广泛的肺毛细血管反复出血，肺泡中有大量的含铁血黄素沉着，并伴有缺铁性贫血。多发于学龄前儿童（1~7岁），起病较为隐匿，临床表现以缺铁性贫血，反复或慢性呼吸系统症状（如咯血、咳嗽、呼吸困难、喘息和发绀），胸部影像学表现为弥漫性肺实质浸润为特征。本症慢性反复发作可引起弥漫性肺间质纤维化，出现肺功能障碍、肝脾大、杵状指，严重者可致肺源性心脏病，多数患儿死亡，少数可自行缓解。特发性肺含铁血黄素沉着症的病因尚不十分清楚，与免疫因素、遗传因素、环境因素、肺泡上皮的发育和功能异常、铁代谢及牛奶过敏有关。

一、诊断步骤

（一）采集病史

（1）起病的诱因：牛奶过敏史，居住的环境有无污染，有无皮疹、光过敏、口腔溃疡、关节疼痛等自身免疫性疾病的活动。

（2）疾病的发生及发展经过：初始表现为面色苍白、乏力、咳嗽，有时会出现咯血、气促及发热等症状，症状的轻重与肺出血的程度及起病缓急有关，肺出血可呈急性、反复发作或慢性，婴幼儿发病急骤，较大年龄者发病隐匿、起病缓慢。急性发作期主要表现为间歇性反复发作的上呼吸道感染症状、贫血及咯血，有时可见呕血或便血；上述症状一般持续2～10天。有的患儿肺部症状极不明显，无咳嗽、咯血等典型表现，而以贫血为唯一的临床症状。发作间歇期可无明显异常，发作频繁和慢性病例可伴有较严重的贫血、呼吸困难、发绀等表现。

（3）有无伴发或继发自身免疫性疾病：合并有幼年特发性关节炎和免疫复合物性肾小球肾炎而出现关节肿痛、水肿、血尿、蛋白尿等相关症状。

（4）既往健康情况：有无基础疾病史如先天性肺部发育不良、先天性心脏病并肺动脉高压、肺脓肿、肺大疱等病史，既往是否反复出现黄疸、贫血等。

（5）家族史：询问家族中成员有无贫血、咯血或痰中带血等情况。

（二）体格检查

（1）注意发育营养状况、精神状态、病容，呼吸频率、节律、深度，呼吸与脉搏的比例，有无鼻翼扇动、三凹征、发绀等缺氧表现。

（2）注意肺部有无干湿啰音和管状呼吸音，以及肺部双侧呼吸音是否对称及减弱，叩诊有无浊音等。

（3）注意心界大小、心音强弱、有无病理性杂音及心动过速，注意末梢循环情况，及时发现心力衰竭。

（4）注意腹部情况，有无腹胀，注意肝脾大小、质地及压痛，有无腹水征。注意有无黄疸和杵状指（趾）。

（三）辅助检查

1.外周血检查　注意血象是否符合小细胞低色素性贫血，有无网织红细胞的增多，部分患儿可出现嗜酸粒细胞增多。

2.铁代谢检查　可出现血清铁、转铁蛋白饱和度降低，总铁结合力升高，骨髓象可为增生性红细胞生成和髓内铁储存降低。

3.含铁血黄素颗粒检查　痰涂片、胃液或支气管肺泡灌洗液经铁染色可见巨噬细胞中充满含铁血黄素颗粒，具有重要的诊断意义。

4.影像学检查　可见肺部浸润和肺间质的改变。影像学表现多样化，与临床分期密切相关。急性肺出血期表现为两侧肺野透亮度明显降低，呈磨玻璃样改变及大片云絮状阴影，以肺门及中下肺野多见，两侧对称，可出现支气管充气征；肺出血静止期表现为正常或两肺纹理增多、紊乱，长期者可见肺内散在数量不等的粟粒样阴影；慢性期急性发作表现为肺透亮度降低，肺纹理呈网状改变，肺内弥漫颗粒影及大片模糊影；慢性迁延后遗症期表现为肺野粗网格状改变，可见弥漫性结节或纤维条索状阴影，可见心影增大。

二、思维程序（图6-3-1）

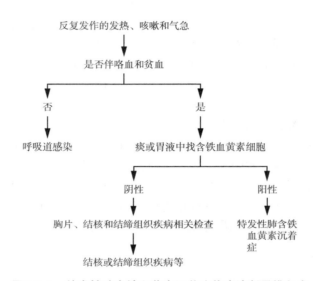

图6-3-1　特发性肺含铁血黄素沉着症临床诊断思维程序

特发性肺含铁血黄素沉着症的临床症状和体征均不具有特征性，寻找到含铁血黄素细胞是确诊的重要依据，本病主要需要与肺结核和某些结缔组织疾病相鉴别。另外，风湿性心瓣膜病二尖瓣狭窄的左心衰可导致肺内毛细血管的扩张、破裂和出血，引起继发性肺含铁血黄素沉着症，通过心脏B超和胸部X线检查显示典型二尖瓣狭窄的心影，以及痰液镜检发现心衰细胞可予以鉴别

三、经验体会

（1）咯血、气急是特发性肺含铁血黄素沉着症最具诊断价值的症状，一般咯血量少，多带血丝，但小儿不会咳痰或家长未加注意者，咯血症状常被忽视。

（2）以呕血为主诉的特发性肺含铁血黄素沉着症患儿应注意与消化道出血相鉴别。

（3）特发性肺含铁血黄素沉着症的临床表现、肺部体征和胸部X线改变不一致。部分患儿咳嗽、咯血、气急症状明显，胸部X线改变亦明显，但肺部可几乎无明显的体征；而部分患儿胸部X线改变明显，临床却无明显症状。

（4）从痰、胃液、肺泡灌洗液、经支气管肺活检、肺穿刺活检或开胸肺活检中查找到含铁血黄素细胞是确诊特发性肺含铁血黄素沉着症的重要实验室指标。

（刘东海）

第四节　肺　水　肿

肺水肿是指由于各种病因导致浆液从肺循环漏出或渗出，超过淋巴引流能力造成超常的液体蓄积于肺间质或肺泡内，形成间质性或肺泡性肺水肿。肺水肿可分为心源性肺水肿和非心源性肺水肿，临床上常出现咳嗽、呼吸困难、咳粉红色泡沫痰、缺氧发绀。在儿童是一种危急重症，见于各种危重疾病的末期，如肺炎合并心力衰竭、各种心脏疾患、肾炎引起的肺循环淤血或充血、感染性休克、手足口病严重病例等，病情凶险，如不及时抢救，常危及生命。

一、诊断步骤

（一）采集病史

1.起病的诱因　在原有基础疾病的基础上有无过多、过快输液，有无肺快速复张的情况，有无毒物中毒史，有无严重感染和严重低蛋白血症情况，有无发热、手足疱疹、口腔疱疹情况。

2.疾病的发生及发展经过　注意有无胸部不适或胸部局限性疼痛，是否出现气促、呼吸困难、发绀、烦躁不安或精神委靡，有无抽搐、呕吐、腹胀等。是否咳泡沫样痰或粉红色痰。

3.既往健康情况　有无基础疾病史，如先天肺发育不良、先天性心脏病、肾炎或肾病综合征等病史。有无活动后气促、夜间阵发性呼吸困难。

（二）体格检查

（1）注意发育营养状况、精神状态、病容、呼吸频率、节律、深度、呼吸与脉搏的比例，有无鼻翼扇动、三凹征、发绀等缺氧表现，注意有无面部、双下肢水肿，注意有无手、足、口腔疱疹。

（2）注意是否为端坐呼吸，肺部有无干湿啰音，以及肺部双侧呼吸音是否对称，叩诊有无实音等。

（3）注意心脏心界大小、心音强弱、有无病理性杂音、末梢循环情况，及时发现心肌炎、心力衰竭或其他心脏病。

（4）注意腹部情况，有无腹胀、肠鸣音减弱，注意肝脾大小、质地及压痛，有无腹水征。

（三）辅助检查

1.影像学检查　X线或CT检查可表现为间质性肺水肿和肺泡性肺水肿。

（1）间质性肺水肿多见于心力衰竭患儿，表现为：小叶间隔中的积液形成小叶间隔线；中下肺野出现网状阴影，边缘模糊；肺门阴影增大、模糊，肺纹理增粗，肺部透亮度降低；心影增大；胸膜下和胸腔积液。

（2）肺泡性肺水肿多见于非心源性肺水肿，其X线表现除间质性肺水肿外还可见：双肺内中带弥漫性分布的高密度阴影或不规则融合的模糊阴影；典型的由肺门双侧向外扩展的蝶翼状影。

2.降钙素原、CRP　浓度升高，提示细菌感染。

3.血浆脑利尿钠肽（BNP）　明显升高提示心力衰竭。

4.超声心动图检查　床旁超声心动图可以评估心肌和瓣膜的功能和明确有无心包积液或胸腔积液。

5.肺动脉插管评估肺动脉楔压　肺动脉楔压被认为是诊断急性肺水肿的金标准。当肺动脉楔压＞18mmHg时表明心源性肺水肿或容量负荷过重。

二、思维程序

儿童肺水肿常常是急危重症，进展很快，可危及生命，一旦诊断肺水肿，需要紧急处理，还要积极寻找引起肺水肿的原因，针对病因治疗，尽力挽救患儿生命。儿童心源性肺水肿常见于先天性心脏病、心肌病、病毒性心肌炎、肺炎合并心力衰竭等疾病，而非心源性肺水肿常见于急性肺损伤、吸入性肺损伤、各种原因导致的休克、容量负荷增多等，要提高警惕，近年来手足口病可引起神经源性肺水肿，而高原性肺水肿、复张性肺水肿、负压性肺水肿时有发生，要注意鉴别。

（一）心源性肺水肿

1.先天性心脏病　1岁以内的儿童出现心力衰竭以先天性心脏病多见，常见于大量左向右分流及流出道狭窄的心脏病，如室间隔缺损、房间隔缺损、动脉导管未闭、肺动脉狭窄、主动脉狭窄，还有一些复杂性先天性心脏病。当心脏负荷加重或合并感染时就会出现急性心力衰竭，导致肺水肿。婴幼儿常见呼吸浅快、喂养困难、烦躁多汗、哭声低弱，肺部可闻及干湿啰音，肝脏进行性增大。年长儿表现为乏力、劳累后气促、腹痛、咳嗽、心悸、肝大、下肢水肿，重者可出现端坐呼吸、发绀、咳粉红色泡沫痰。X线胸片可见心影普遍性增大，肺纹理增多，肺门阴影增大、模糊。

2.心肌病　儿童期常见的心肌病为扩张型心肌病和心内膜弹力纤维增生症，心肌病起病隐匿，症状轻重不一，长期发展或感染后会出现急性心力衰竭，出现气喘、乏力、水肿，查体可见脉搏减弱、脉压减小、颈静脉充盈怒张、肝大、心音减弱、奔马律，肺部出现细湿啰音、咳粉红色泡沫痰，发绀。超声心动图可见心脏扩大，以左心室扩大为主，心脏射血分数明显降低。X线胸片可见心影普遍性增大，肺纹理增多，肺淤血，肺门阴影增大、模糊。

3.肺炎合并心肌炎、心力衰竭　多见于婴幼儿，在肺炎的基础上出现：呼吸突然增快，＞60次/分；心率突然增快，＞180次/分；骤发极度烦躁不安、明显发绀、面色发灰、指甲微血管充盈时间延长；心音低钝、奔马律、颈静脉怒张；肝脏迅速增大；尿少或无尿、颜面双下肢水肿等症状，考虑肺炎合并心力衰竭。若再出现咳粉红色泡沫痰、肺部湿啰音急剧增多则有肺水肿。

（二）非心源性肺水肿

1.急性肺损伤　多见于感染性肺损伤、吸入性肺损伤、外伤、休克、急性胰腺炎，多在上述原发病的基础上突然出现呼吸急促、心率增快、呼吸困难、端坐呼吸、发绀、咳嗽、咳粉红色泡沫痰或肺出血，要考虑肺水肿。

2.高原性肺水肿　常发生在上升到海拔3000m以上的高原后2～4天，发病迅速，出现疲乏无力、头痛胸闷、咳嗽、气促、发绀、呼吸困难、端坐呼吸、咳粉红色泡沫痰，肺部出现湿啰音。

3.复张性肺水肿　因气胸、胸腔积液、胸腔肿瘤或腹腔大量积液造成患侧肺不张，经胸腔闭式引流、腹腔引流大量放液或肿瘤切除，迅速解除对肺的压迫，使肺得以快速复张，而肺部短时间内发生的肺水肿称为复张性肺水肿。在肺复张短时间内出现呼吸困难的表现，如剧烈咳嗽、咳大量白色或粉红色泡沫痰、呼吸急促、发绀、肺部出现湿啰音等表现，X线检查示肺部遍布点状、大片状模糊阴影，考虑复张性肺水肿。

4.神经源性肺水肿　见于各种中枢神经系统疾病所致的颅内压增高引发的急性肺水肿，如颅脑损伤、各种脑炎、脑出血等，在儿童手足口病时可出现神经源性肺水肿。在上述原发病的基础上，突然出现咳嗽、进行性呼吸困难、呼吸急促、发绀，出现三凹征、咳白色或粉红色泡沫痰，胸部X线示双肺弥散性肺泡浸润，两肺多发片状影。往往神经源性肺水肿来势凶猛，病死率高，要及时识别处理。

三、经验体会

（1）儿童肺水肿属于儿童危急重症，进展迅速，一旦发生，病死率高，故要重点评估潜在的病因，及时做出诊断治疗，有时预防比治疗更重要。

（2）在处理一些儿童常见的可以引起肺水肿的基础病时，要注意预防肺水肿的发生，对于已发生心源性肺水肿的疾病要提早防治心力衰竭，早期强心利尿，对于先天性心脏病要尽早手术纠正心脏畸形，防治心力衰竭。而手足口病要时刻警惕是否发生肺水肿，一旦有咳嗽、气促、心动过速的表现，要及时检查X线及处理肺水肿。

（3）对于胸腔积液或气胸的患儿，应尽量控制肺复张的速度或早期予以白蛋白等胶体液预防。

（刘东海）

第七章　循环系统疾病

第一节　先天性心脏病

一、左向右分流型先天性心脏病

患儿心脏左右两侧血液循环通路之间存在异常沟通，使动脉血从左侧心腔的不同部位分流入含静脉血的右侧心腔中，致静脉血氧含量增高而动脉血氧含量无变化，临床上无发绀。当肺动脉、右心房或右心室压力显著增高时，血流方向逆转为右向左分流而出现发绀。常见的左向右分流的先天性心脏病有房间隔缺损、室间隔缺损及动脉导管未闭。其共同临床特点：①潜在发绀；②心前区有明显的杂音，于胸骨左缘最响；③肺循环血量增多，易患支气管肺炎，X线检查见肺门血管影增粗；④体循环血量减少，影响生长发育。

（一）诊断步骤

1.采集病史　房间隔缺损患儿缺损小者可无症状，缺损大者有消瘦、乏力、心悸、多汗、活动后气促，易患肺炎。当剧哭、患肺炎或心力衰竭时，右心房压力可超过左心房而出现暂时性发绀。

室间隔缺损临床表现取决于缺损大小：①小型缺损患儿无症状；②中型缺损大部分在婴儿期出现症状，吸奶时气急，易发生肺部感染；③大型缺损患儿在生后2～3周可出现症状，喂奶困难，呼吸困难进行性加重，反复发生呼吸道感染。

动脉导管未闭临床表现取决于导管的粗细。若导管管径较细可毫无症状，仅于体检时发现杂音。导管粗大者，生后2～3个月时产生左心衰，至1岁后因肺血管床大量增长，心力衰竭症状消失。婴儿期后，并发感染性动脉内膜炎的机会比心力衰竭多。

2.体格检查　房间隔缺损查体发现患儿体型多消瘦，心前区较饱满，搏动弥散，约10%患儿可于肺动脉瓣区触及震颤，心界可扩大，胸骨左缘第2～3肋间可闻及Ⅱ～Ⅲ/Ⅵ级收缩期喷射性杂音，肺动脉瓣区第二心音（P_2）亢进且固定分裂，年龄越大越明显。左向右分流量较大时，可在胸骨左缘下方听到舒张期杂音，肺动脉高压明显者，可在肺动脉瓣区听到收缩早期喀喇音。

室间隔缺损时，①小型缺损在胸骨左缘第3～4肋间可闻及全收缩期杂音，P_2稍增强，常伴震颤。②中型缺损患儿生长发育迟缓，心尖搏动明显，心界扩大，胸骨左缘第3～4肋间闻及Ⅲ～Ⅳ/Ⅵ级全收缩期粗糙吹风样杂音，能扪及震颤，偶于心尖部闻及舒张中期杂音，P_2亢进、分裂。③大型缺损患儿心前区隆起，心界明显扩大，胸骨左缘第3～4肋间闻及明显收缩期杂音并伴有收缩期震颤，心尖区可闻及短促响亮的舒张中期杂音，P₂亢进。如出现艾森门格综合征，则发绀明显，杵状指（趾），红细胞增多，此时听诊杂音很轻，一般为非特异性的喷射性杂音，无震颤，P₂亢进明显，可伴有肺动脉瓣反流的舒张早期杂音。

动脉导管未闭查体发现年长儿多属瘦长体型，自幼分流量大者可有鸡胸，心前区突出或可见肋膈沟，心前区搏动强烈，胸骨左缘第2～3肋间可闻及响亮的连续性机器样杂音，收缩期增强，伴有震颤。但婴儿期、心力衰竭、肺动脉压增高时可仅有收缩期杂音，P₂亢进。分流量大者可于心尖区闻及舒张中期隆隆样杂音，部分可闻及二尖瓣开放拍击音。可出现周围血管征，如脉压增大、水冲脉、毛细血管搏动、股动脉枪击音等。当出现艾森门格综合征时，则有差异性发绀，并在发绀相应的肢体出现杵状指（趾）。

3.辅助检查

（1）心电图：继发孔型房间隔缺损多有右心室肥大伴右束支传导阻滞，电轴右偏，V₁呈rsR′图形，20%可见PR间期延长。如系静脉窦型房间隔缺损则Ⅱ、Ⅲ、aVF导联P波倒置。原发孔型房间隔缺损见电轴左偏及左心室肥大。

小型室间隔缺损心电图可正常，中型室间隔缺损左、右心室均有肥大，以左心室肥大明显。大型室间隔缺损左右心室肥大，T_{V₅}倒置。伴肺动脉高压时以右心室肥大为主，电轴右偏。

动脉导管未闭时小导管表现正常。中等大小的导管可见电轴左偏，左心室负荷增加，或左右心室均肥大，左心房肥大。大导管则左、右心室肥大，但以左心室肥大为主。当肺阻力明显增高时，电轴可由左偏变为右偏，致双心室肥厚或单纯右心室肥厚或劳损。

（2）X线检查：继发孔型房间隔缺损心脏可正常或稍增大，肺血增多不明显。如缺损大，分流量多，则右心房、右心室、肺动脉总干及其分支均扩大，搏动强烈，透视下可见"肺门舞蹈征"，左心房不大，左心室及主动脉影相对较小。原发孔型房间隔缺损伴有二尖瓣关闭不全者左心室亦增大。

小型室间隔缺损X线平片正常。中型缺损可见心影增大，肺动脉及其主干稍有增粗，主动脉结多正常。大型缺损左、右心室均有增大，以左心室为主，肺动脉段突出，肺血管影增粗，"肺门舞蹈征"，主动脉结正常或缩小。重度肺动脉高压时，肺动脉段突出更为明显，部分呈瘤样扩张，肺门血管亦呈相应的明显扩张，有时呈残根状，肺野外带血管变细、扭曲。

动脉导管未闭为小的导管时X线检查心影正常或稍大，肺动脉段轻凸或平直，肺血正常或略多，主动脉结正常或稍增宽，偶有"漏斗征"。中等导管则心影增大，以左心房、左心室增大为主，肺动脉中段突出，肺血增多，主动脉结增宽，可有"漏斗征"。大导管时见心影明显增大，为左心房、左心室、右心室增大，肺动脉及其分支扩大，肺血明显增多，多有"漏斗征"。透视下有"肺门舞蹈征"。

（3）超声心动图：房间隔缺损时B超显示右心房、右心室内径增大，远离心脏十字交叉处房间隔回声中断，断端回声增强。多普勒取样点置于房间隔右心房侧见舒张期湍流频谱。彩超可见心腔内血流的方向、分流量及缺损大小。

室间隔缺损患儿可显示缺损的位置。0.5cm以上的缺损B超显示室间隔回声中断，两断端反光增强。小于0.5cm的缺损彩超于室间隔右心室面见到左向右的过隔五彩血流，并可记录到收缩期湍流频谱，直接显示分流的部位、方向及分流量的大小。

动脉导管未闭者B超于胸骨旁大动脉短轴切面和胸骨上窝主动脉短轴切面见肺动脉分叉处与降主动脉起始部有沟通，并能显示导管的位置和粗细。彩超于这两个切面上能直接见到分流的大小和方向，可见降主动脉红色血流分流入肺总动脉内并沿左肺动脉上行。在此部位做多普勒取样可记录到异常连续（以舒张期为主）的湍流频谱。

（4）心脏磁共振成像（MRI）：MRI具有优质的时间和空间分辨率，尤适合于心血管系统的视觉评价。优点：①无创性。②无X线辐射损伤。③可从横断面、冠状面、矢状面及所需要的任意斜面成像，对于心血管疾病的检查具有得天独厚的优势。特别是显示右心室及肺动脉形态方面优于包括超声检查的其他无创性方法。④利用快速流动的血液流空现象，使心腔和血管内快速流动的血液与心壁和血管壁形成良好的对比，不用注入含碘造影剂即可显示心脏和大血管。⑤对比分辨率高，能清楚地显示心内膜、心肌和心包及血管壁等结构。⑥用心电门控可观察心肌的收缩和舒张，对整体和局部左、右心室功能进行评定，观察心脏瓣膜反流。MRI对心脏病诊断较为满意的有心肌疾病、心包疾病、心脏肿瘤、大血管疾病及先天性心脏病。

（5）心导管检查及心血管造影：左向右分流先天性心脏病一般用彩色多普勒超声心动图即能正确诊断，但有创性心导管检查能直接提供异常通道的存在证据。

房间隔缺损时右心房平均血氧含量高于上、下腔静脉血氧含量1.9容积%，说明心房水平有左向右分流，心导管可由右心房进入左心房，在缺损处有一定的活动度，一般不需造影。如导管从右心房进入左心房，并注药造影可证实左向右分流。晚期肺动脉高压病例肺动脉压力增高至接近或超过主动脉压，伴有动脉血氧饱和度降低。

室间隔缺损患儿在心电图和X线大致正常时（小缺损）不必行此检查。心导管检查发现右心室比右心房血氧含量高0.9容积%可诊断，肺动脉与主动脉血流量之比（Q_p/Q_s）在小型缺损＜1.5∶1，中型缺损为（1.5～3.0）∶1，高分流型缺损＞3.0∶1。高肺动脉阻力缺损因肺循环阻力达体循环的40%～70%，分流量因此减低。艾森门格综合征时，肺循环阻力超过体循环阻力的70%，主、肺动脉血流量相仿，重者单纯为右向左分流。左心室造影发现左心室充盈后右心室立即显影，根据右心室显影的密度及最早部位、分流剂柱的喷射方向可粗略地判断分流量及缺损部位。

对于小、中型导管的动脉导管未闭患儿一般不做心导管检查。大导管并肺动脉高压及为排除其他病变时需做心导管检查。可发现肺动脉血氧含量高于左心室0.5容积%以上，99%的病例导管可由肺总动脉经未闭的动脉导管进入降主动脉。逆行主动脉和左心室造影发现升主动脉和主动脉弓增粗，左侧位在左锁骨下动脉下方、主动脉狭部、相当于动脉导管开口处下缘可见漏斗状突出阴影，并见肺动脉早期显影。

（二）思维程序（图7-1-1）

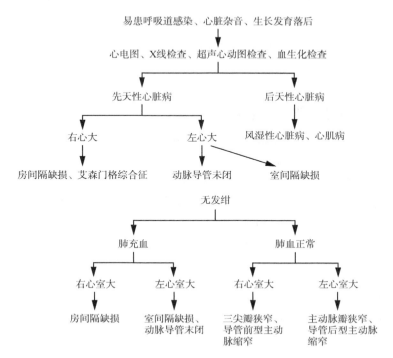

易患呼吸道感染、心脏杂音、生长发育落后

心电图、X线检查、超声心动图检查、血生化检查

先天性心脏病　　　　　　后天性心脏病

右心大　　　　　左心大　　　风湿性心脏病、心肌病

房间隔缺损、艾森门格综合征　　动脉导管未闭　　室间隔缺损

无发绀

肺充血　　　　　　　　　　　肺血正常

右心室大　　　左心室大　　　右心室大　　　左心室大

房间隔缺损　　室间隔缺损、　　三尖瓣狭窄、　　主动脉瓣狭窄、
　　　　　　动脉导管未闭　　导管前型主动　　导管后型主动
　　　　　　　　　　　　　脉缩窄　　　脉缩窄

图7-1-1　左向右分流型先天性心脏病临床诊断思维程序

（三）经验体会

先天性心脏病是先天畸形中最常见的一类疾病。临床表现与畸形引起的病理解剖和病理生理变化密切相关。有些畸形如双侧上腔静脉，无症状也无体征。有些畸形如单纯右位心，无症状但有特殊体征。大多数先天性心脏病有特殊体征，特别是典型杂音。

小儿有心脏杂音不一定就有心脏病，无心脏杂音不等于可排除心脏病，临床应结合器械检查鉴别。心脏杂音在 Ⅱ / Ⅵ 级以下多为功能性，Ⅲ / Ⅵ 级以上多为器质性。临床上有病理意义的杂音包括全收缩期杂音、收缩晚期杂音、舒张期杂音、连续性杂音及强度超过 Ⅲ / Ⅵ 级的杂音。功能性杂音于超过半数的健康儿童可听到，其机制与心室发出的大动脉处略有成角或相对狭窄形成血液湍流有关，包括 Still 杂音、生理性肺动脉收缩期喷射性杂音、锁骨上动脉杂音、新生儿肺动脉分支生理狭窄性杂音、颈静脉哼鸣等。

Still 杂音存在于 50% ～ 80% 儿童，3 ～ 8 岁明显，青少年后消失，这是由于右心室急速射血产生右心室流出道湍流，出现在收缩早中期，由响而轻，至收缩中期后消失，不延迟至收缩晚期，最响部位在心尖与胸骨左缘中间或位于左乳头与剑突中点，强度 Ⅱ ～ Ⅲ / Ⅵ 级，无震颤，性质似弹弦样或音叉样振动，卧位时最响，活动及情绪激动时更响，不影响 S_1 及 S_2，儿童胸壁薄者尤易听到，临床常误诊为室间隔缺损或二尖瓣关闭不全。

　　生理性肺动脉收缩期喷射性杂音多位于胸骨左缘第2～3肋间，卧位或运动后杂音响亮。锁骨上动脉杂音在青少年常见，为低调的收缩早期杂音，于锁骨上或颈动脉处明显，当患儿弯曲肘部并将上臂尽力向背部伸展时消失。新生儿肺动脉分支生理狭窄性杂音一般易在心底部、腋下、后背听到，可持续3～6个月，早产儿尤为明显。颈静脉哼鸣为右锁骨上、胸骨右缘第3肋间连续性杂音，3～8岁儿童多见，直立位、吸气或头转向侧面时杂音最响，如将听诊器胸件向锁骨上轻轻加压，杂音消失。

二、右向左分流型先天性心脏病

　　右向左分流型先天性心脏病由于左右两侧血液循环途径之间存在异常通道，使静脉血从右心（包括肺动脉）不同部位分流到动脉血中，导致动脉血氧饱和度降低，引起发绀，又称发绀型先天性心脏病。由于组织缺氧致生长发育迟缓，活动受限，休息时呼吸急促，眼结膜充血，鼻梁与头皮可见粗大静脉，指（趾）端呈暗红色，生后6～9个月可见杵状指（趾）。周围血红细胞增多，血小板减少，红细胞比容增加。年长儿可并发脑血栓导致偏瘫及脑脓肿等。按肺血流量多少可分为肺血流量减少型和肺血流量增多型。

（一）诊断步骤

　　1.采集病史　肺血流量减少型：心脏左右两侧或动静脉之间有异常通道，当右心室流出道梗阻或肺动脉高压时，右心压力增高并超过左心压力，血液从右向左分流，肺动脉血流量减少，P_2降低，较少患呼吸道感染。如右心室流出道有梗阻，当婴儿喂奶、啼哭或大便时，出现呼吸困难、发绀加重、杂音减轻，有时甚至丧失知觉、出现惊厥，称缺氧发作。一般3岁后缺氧发作渐渐消失，而出现蹲踞现象。

　　肺血流量增多型：右向左分流型先天性心脏病中，肺血流量增多型多为大血管起源异常或瓣膜异常，而右心室流出道无梗阻。由于肺血流量增多，故呼吸道感染增多，P_2亢进。

　　2.体格检查　不同类型的右向左分流型先天性心脏病存在不同的心脏体征。发绀的早晚、心脏杂音、杵状指、抽搐、蹲踞等有助于鉴别。

　　3.辅助检查

　　（1）心电图：了解房室肥大、心肌缺血、传导阻滞、心律失常等。

　　（2）X线检查：心脏的X线检查可为判断心型提供诊断线索。靴形心提示法洛四联症，"8"字形心见于完全性肺静脉畸形引流，斜卵形心见于完全性大动脉错位等。肺血多少的判断也有助于诊断肺血增多型或减少型。

　　（3）超声心动图：明确心内结构及心脏功能，了解心脏与血管的位置关系。

　　（4）心导管检查及心血管造影：进一步了解心脏各房室血氧、压力、心内结构及其与血管的关系等。

（二）思维程序（图7-1-2）

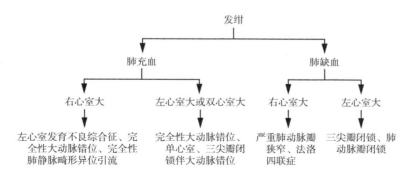

图7-1-2　右向左分流型先天性心脏病临床诊断思维程序

（三）经验体会

发绀型先天性心脏病法洛四联症发病率在婴儿期约占先天性心脏病总数的3.5%，年长儿则增至10%～12%，为最常见的发绀型先天性心脏病。婴儿早期，由于动脉导管开放，卵圆孔未闭，右心室流出道狭窄较轻，入肺的血液仍较多，所以发绀在6个月至1岁前常不出现，随着动脉导管和卵圆孔关闭、年龄增大，右心室流出道狭窄更明显，逐渐出现发绀。出生后即出现的发绀多为心内复杂畸形，以大动脉错位多见。

三、三房心

三房心是由于左心房内出现异常隔膜样结构将左心房分为两个房腔而引起肺血回流受阻，导致以右心受累为主的一种先天性心脏病。发病率占先天性心脏病的0.1%～0.4%。

左心房内出现纤维肌性隔膜将左心房腔分隔为后上（附腔）和前下两个腔。肺静脉回流到附腔，而左心室与真房腔相通。90%的病例在隔膜中央或边缘有一开口，大小不等。5%～10%的隔膜无开口，肺静脉血通过房间隔缺损或肺静脉畸形引流入左心房。

（一）诊断步骤

1.采集病史　症状出现的时间与隔膜开口狭窄的程度有关。狭窄明显，出生后几周即出现发绀及呼吸困难，发育低下，随之发生严重肺炎及充血性心力衰竭。开口大者，呼吸困难出现较迟，常有心悸、呼吸急促、端坐呼吸、咳嗽、咯血、易怒、躁动不安等。开口很大者，可无症状而正常生活。

2.体格检查　有症状者表现为营养不良、呼吸困难、肺部湿啰音。婴儿期常有肝大，儿童和成年时有充血性心力衰竭及水肿。心界大小正常，亦可向左侧扩大。S_1增强，P_2亢进并分裂。可无杂音或有三尖瓣区收缩期杂音。少数隔膜孔可引起收缩前期、舒张期或连续性杂音。

3. 辅助检查

（1）心电图：电轴右偏，P 波高尖，右心室肥大，不完全性或完全性右束支传导阻滞。当有肺动脉高压时，可有右心室劳损。

（2）X 线检查：心脏轻至中度增大，右心房、右心室肥大，主动脉结小，肺动脉段突出，肺血多，肺基底模糊。

（3）超声心动图：左心室长轴、心尖或剑下四腔心观可见二尖瓣环和左心室上壁间有一横穿左心房腔的异常回声带，收缩期向左心房上壁移动，舒张期移向二尖瓣环。胸骨旁大动脉短轴切面示右心室流出道增宽，肺动脉内径增宽，a 波变浅，被动性肺动脉高压征象。

（4）心导管检查及心血管造影：血氧正常，肺动脉压增高，肺动脉楔压增高，而左心房真腔压力正常。肺动脉造影可见造影剂经肺延时较长，入肺静脉汇入左心房后上偏右的附腔，再缓缓进入左心房真腔和左心室。有时能显示左心房内隔膜，附腔的大小及形态不因心动周期而变动。

（二）思维程序

根据病史及辅助检查可考虑诊断，但应与先天性二尖瓣狭窄、完全性肺静脉畸形连接伴肺静脉梗阻鉴别。

（三）经验体会

超声心动图对心房疾病的诊断具有重要价值，左心房内检测出畸形隔膜回声，若不是进一步了解心内其他畸形，心导管检查与心血管造影并非必要。临床预后取决于副房和左心房交通孔的大小，75%因交通孔太小而致肺动脉高压、肺水肿，合并房间隔缺损者预后较好。隔膜孔径＜3mm 者，平均生存期为 3.3 个月。＞3mm 者，平均生存 16 年。一旦出现症状，常短时间内死亡。手术矫治预后良好，肺动脉高压可于几个月内降至正常。

四、心内膜垫缺损

心内膜垫缺损系心内膜垫发育畸形造成房室隔分隔不全所致，占先天性心脏病的 3% ～ 6%，分部分型和完全型两类。前者指原发孔房间隔缺损（多见）或膜部室间隔缺损（少见），多数伴有二尖瓣和（或）三尖瓣裂，但仍有两组房室瓣，可合并继发孔型房间隔缺损、卵圆孔未闭、肺动脉瓣狭窄、室间隔缺损、肺静脉畸形引流等。后者指原发孔型房间隔缺损和室间隔缺损使左右房室口融合为一，有共口的五叶房室瓣，其中二叶为横跨的前后共瓣，少数仅有一组共瓣。室间隔上缘凹陷，升主动脉根部扭曲变窄，左心室隔面肌肉部分缺如，可合并唐氏综合征、法洛四联症、右心室双出口、大动脉错位及脾脏畸形（心房不定位）、继发孔型房间隔缺损、永存动脉干等畸形。

（一）诊断步骤

1. 采集病史　部分型心内膜垫缺损轻者无症状，因发现杂音检查确诊。房室瓣反流重者于婴儿期即出现体重不增、喂养困难、气促、易患呼吸道感染、早期出现心力衰竭等。

完全型心内膜垫缺损多在 1 岁内甚至生后几周就出现症状，如气促、喂养困难、体重不增、易患肺部感染、心力衰竭。

2.体格检查　部分型心内膜垫缺损一般无发绀，脉搏正常或细小，静脉压增高，肺部出现干湿啰音，肝大且可有搏动，心尖区可触及震颤，心脏增大。S_1 增强，P_2 固定分裂、亢进，S_3 往往增强。胸骨左缘第 2 肋间可闻及 Ⅱ～Ⅳ/Ⅵ级收缩期杂音，心尖区可闻及二尖瓣关闭不全的收缩期杂音，如房室瓣口有相对性狭窄，则在心尖区或胸骨左缘下方可闻及舒张中期低调杂音。

完全型心内膜垫缺损可出现呼吸困难，常有发绀，脉搏正常或细小。心前区可扪及抬举性右心室搏动，心脏明显扩大，P_2 亢进、单一，肺动脉瓣区可闻及喷射性收缩期杂音，二尖瓣区可有全收缩期杂音（二尖瓣关闭不全），三尖瓣区往往可闻及舒张期杂音。

3.辅助检查

（1）心电图：电轴多左偏，一度房室传导阻滞，可有左、右房室肥大。

（2）X 线检查：部分型者心影与继发孔型房间隔缺损相似，心胸比值多＞0.6。右心房、右心室肥大，肺动脉段突出，肺血多。如有二尖瓣关闭不全，左心房、左心室亦可增大。完全型者心脏明显扩大呈"球形"，半数以上心胸比值＞0.65，以右心室增大较为突出。肺动脉段突出，肺血显著增多。

（3）超声心动图：部分型者左心室长轴切面可见到左心室流出道延长及狭窄。心尖、剑下及胸骨旁四腔心可见近十字交叉处房间隔回声中断，有两组房室瓣开放。彩超见左心房到右心房过隔的血流束，在二尖瓣左心房口及三尖瓣右心房口处有蓝色为底的五彩相间的收缩期反流束，为二尖瓣与三尖瓣关闭不全的特异性改变。完全型者可见中心纤维体消失，右心室流出道内径增宽，主动脉内径变窄，左心室亦有肥大。近心脏十字交叉处房间隔和室间隔回声失落，一组或二组房室瓣活动、前和（或）后共瓣活动。彩超在心尖四腔心切面见心室收缩时，多能显示通过共同房室瓣五彩相间的反流束。

（4）心导管检查及心血管造影：部分型者右心导管检查可证实心房水平有左向右分流，导管易在较低部位通过缺损到左心房，也易通过房间交通到左心室。左心室造影：正位片左心室流出道变长变窄呈"鹅颈征"，并向左上移位。造影剂通过二尖瓣裂反流入左心房，致左心房显影。侧位片可见左心室显影后左心房、右心房、右心室、肺动脉显影。疑为三尖瓣裂时，可做右心室造影，见造影剂从右心室反流入右心房。完全型者导管极易通过房室交通到左心室，心房、心室水平均有左向右分流，股动脉血氧饱和度＜89%，示右向左分流存在。右心室及肺动脉压力明显增高，多与体循环压相仿，肺总阻力及肺小动脉阻力增加。左心室造影：正位片可见"鹅颈征"，二尖瓣裂使造影剂从左心室反流入左心房，同时显示左心室造影后右心室、肺动脉显影。

（二）经验体会

（1）部分型心内膜垫缺损与继发孔型房间隔缺损：症状、体征及 X 线检查相似，心导管检查亦显示心房水平存在左向右分流。但继发孔型房间隔缺损一般仅有肺动脉瓣区收缩期杂音，不伴有二尖瓣与三尖瓣关闭不全杂音。心电图可表现为正常、不完全性右束支传导阻滞或右心室肥大而无左心室肥大。B 超可见继发孔房间隔回声失落而无房室瓣发育异常。心血管造影仅见继发孔房间隔处左向右分流。

（2）完全型心内膜垫缺损与巨大室间隔缺损症状相似，后者于心尖部可有收缩期杂音，而前者杂音有时位置很低，易于混淆。X线表现二者相似，巨大隔瓣下型室间隔缺损心电图表现可似典型完全型心内膜垫缺损。此时超声心动图和心血管造影可明确诊断。

五、肺静脉畸形连接

肺静脉畸形连接指肺静脉未能直接与左心房相连，而与右心房或体静脉系统连接的先天性心血管畸形。如果四条肺静脉干均未引流入左心房则称完全型肺静脉畸形连接，发生率占先天性心脏病尸解的0.4%，本病所有肺静脉均与左心房无直接交通，而通过直接或间接的畸形引流入右心房。四条肺静脉在左心房外侧先汇合成一个肺静脉总干，再通过上腔静脉、下腔静脉、门静脉等畸形引流到右心房，房间隔缺损是维持患儿生存的重要通道，还可合并室间隔缺损、共同房室通道、肺动脉瓣狭窄、单心房、双腔心、二尖瓣闭锁、动脉导管未闭、大动脉错位等。如果其中任何1～3条未与左心房连接则称部分型肺静脉畸形连接，占先天性心脏病尸解的0.5%～0.7%，畸形多见于右肺静脉，而左肺静脉较少。右肺静脉半数以上连于上腔静脉，余为右心房、下腔静脉、奇静脉、肝静脉、冠状静脉窦等部位。左侧肺静脉畸形连接部位于左上腔静脉或无名静脉，80%～90%并发房间隔缺损，以卵圆孔型及上腔型最常见，还可合并室间隔缺损、三房心、共同房室通道、二尖瓣狭窄、肺动脉瓣狭窄等畸形。

（一）诊断步骤

1.采集病史 部分型表现为单独肺静脉畸形连接而不合并房间隔缺损时早期可出现活动后气促、心悸、心前区不适、反复呼吸道感染等。完全型表现为肺静脉无梗阻者，出生后数日内可无症状，至1月龄左右可有气促、喂养困难、体重不增，常有呼吸道感染，至6月龄左右，心力衰竭加重，但发绀不明显。肺静脉有梗阻者，由于肺淤血或肺水肿，患儿出生不久即有发绀及气促、喂养困难，心力衰竭进行性加重，易误诊为肺炎。如畸形连接至膈肌以下的静脉，则吞咽、啼哭、排便等均可使发绀和呼吸困难加重。

2.体格检查 部分型无发绀，但有肺动脉高压时可出现发绀。合并房间隔缺损时，于胸骨左缘第2～3肋间闻及收缩期杂音，S2分裂。右心血流量过多，于三尖瓣口可有舒张期杂音等。完全型者肺静脉无梗阻时，杂音可有可无，肺动脉瓣区可有Ⅰ/Ⅵ级收缩期杂音，胸骨左缘下部及剑突附近可有三尖瓣关闭不全杂音，S_1常很响，继之有咯喇音，S_2亢进分裂，常呈固定分裂，心尖区可有S_3，随年龄增长可听到S_4，肝脏增大。肺静脉有梗阻者，心脏体征很少，心脏不大，肺动脉瓣关闭很响，可全无杂音，肺底部有湿啰音，肝脏增大，并可有皮下水肿。

3.辅助检查

（1）心电图：电轴右偏，右心房、右心室肥大，呈不完全性右束支传导阻滞图形。

（2）X线检查：部分型肺血多，心脏增大，以右心房、右心室增大为主，主动脉结小，肺动脉段突出，当右肺静脉连接至上、下腔静脉时，心脏右缘存在血管影。当左肺静脉连接至上腔静脉时，沿左上纵隔的后面有血管影。完全型无梗阻者，肺血增多，右心房和右心室增大，肺动脉干突出，而左心房、左心室不大。如畸形肺静脉连于左无名静脉，在右侧可见扩张的上腔静脉，使心影呈"8"字形或雪人样，如引流至上腔静脉，则可见左上心缘突出。有梗阻者，心脏多不扩大；肺野有弥漫的斑点网状阴影，由肺门向周围放射；心缘常由于肺野的浓密阴影而模糊；肺野上部的静脉影增粗，下部外周可见Kerley-B线。

（3）超声心动图：部分型者心尖四腔心切面可见右心房、右心室增大，房间隔回声中断，进左心房的肺静脉影消失。心内型者，可见一支肺静脉开口于右心房。完全型时左心房后方显示无声暗区，为肺静脉总干切面影像。在心尖四腔心显示左心房外侧的一个无声暗区。如为心内型，可见无声暗区开口于右心房，此切面亦显示房间隔中断。同时还可见到右心室流出道增宽，右心房大，右心室大，肺总动脉内径增宽，而左心系统及主动脉内径变小等间接征象。

（4）心导管检查及心血管造影：部分型者心导管自上腔静脉、下腔静脉或右心房入肺野，并取得含氧量高的肺静脉血。肺动脉造影肺动脉显影后，肺静脉充盈时右心房、上腔静脉或左上腔静脉早于左心房显影，说明肺静脉与上述早显影部位之间有左向右分流。完全型者心导管检查股动脉血氧饱和度＜89%，示有右向左分流。各心腔及股动脉血氧饱和度一致。心上型见左上腔静脉、无名静脉及上腔静脉血氧含量增高。无肺静脉梗阻或肺小动脉病变时，右心室及肺动脉压力略高于正常或中度升高。导管通过无名静脉和左上腔静脉到肺静脉总干；可通过房间交通到左心房，但从左心房不能进入肺静脉。肺总动脉造影：①心上型，肺总动脉显影，四条静脉汇成一个共同静脉总干，经左上腔静脉、无名静脉到上腔静脉入右心房。②心内型，共同肺静脉总干与右心房显影。③心下型，共同肺静脉总干与下腔静脉显影。肺静脉总干造影能清楚显示引流血液回流路径。

（二）经验体会

部分型肺静脉畸形连接很多方面与房间隔缺损相似，但以下特点可与之鉴别：①上腔静脉与右心房某一处血氧含量较他处明显增高，此部位即畸形引流的部位。②右心房较腔静脉血氧明显增高，常提示部分肺静脉引流入右房。③心导管由上腔静脉或右心房直接进入肺静脉。当进行房间隔缺损手术时，如有以下发现，应检查是否并发部分型肺静脉畸形连接：①上腔型房间隔缺损者；②估计房间隔缺损分流量较大，而术中探查发现缺损较小；③上腔静脉较粗大；④并发左上腔静脉残存；⑤心脏右缘即上腔静脉与右心房之右侧位置变浅等。

完全型肺静脉畸形连接最易与三房心混淆，超声显示：三房心是在左心房内分隔将左心房分成两个心房（主房和副房），而完全型肺静脉畸形引流的共同肺静脉干是在左心房后壁外见无声暗区。

六、Ebstein畸形

Ebstein畸形又称三尖瓣下移畸形，在先天性心脏病发病率占比＜1%。为三尖瓣向心室侧移位，右心室被三尖瓣分成两部分，位于心房侧称房化右心室，位于三尖瓣下方称功能右心室。

（一）诊断步骤

1.采集病史　轻者可无症状，或仅易疲劳、气短及心悸等。一般病例可有发绀、心力衰竭、杂音及发育落后，常发生心动过速。约半数患儿于新生儿期有发绀，以后消失，于 5～10 岁时又出现发绀，严重者可为死胎或生后不久死亡。

2.体格检查 脉搏细小，血压正常或偏低，脉压小。体格发育落后，可有发绀及轻度杵状指（趾）。心前区稍隆起，心前区下部搏动减弱，而上方胸骨左缘外侧搏动增强。S_1 或 S_2 分裂，S_3 常可闻及，心房收缩的 S_4 亦可闻及，故称"三音律"或"四音律"。心前区可闻及三尖瓣关闭不全的收缩期杂音，舒张期杂音可有可无，或有心包摩擦音。晚期可见肝大、下肢水肿、颈静脉怒张等。

3.辅助检查

（1）心电图：典型表现为右心房扩大，PR 间期延长，完全性或不完全性右束支传导阻滞，胸导联 R 波电压低，电轴常左偏。约 1/3 患儿屡发阵发性心动过速，往往为房性阵发性心动过速、心房扑动或心房颤动，25% 伴 B 型预激综合征。半数在 V_1 导联有 q 波，有时 V_4 导联仍有 q 波，T 波倒置。

（2）X 线检查：心影偶可正常，但多有特征性改变。心脏呈球形，肺血减少。肺动脉干不突出，升主动脉细小，右心房增大明显。

（3）超声心动图：M 超示三尖瓣关闭延迟 > 62ms。B 超于心尖四腔心切面示三尖瓣隔叶下移，附着于室间隔的不同部位，以二尖瓣为参照，均超过 2.0cm，多数患儿下移到心尖。隔叶和后叶下移严重时，前叶亦有下移。此外，可见右心房扩大，壁薄的房化右心室运动异常。多普勒检查可发现三尖瓣反流。伴有房间隔缺损的患儿在剑下四腔心切面，房间隔回声显示更加清晰。

（4）心导管检查及心血管造影：心导管检查有一定的危险性，当怀疑合并其他畸形时可考虑进行。股动脉血氧饱和度偏低，右心房压增高，导管极易通过房间交通进入左心房，易在右心房内打圈，不易进入右心室。右心房造影示巨大的右心房显影超过半个心影大小，造影剂在心内缘形成双切迹（下移的三尖瓣和瓣环），动态观察右心房和房化右心室，可见反常活动，右心房排空延迟，功能右心室和肺动脉显影不清。如有房间隔缺损，则右心房先于肺动脉显影。

（二）经验体会

本病应与法洛四联症、法洛三联症、单纯性肺动脉瓣狭窄、心包炎等鉴别。死亡年龄 < 1 岁占 5%，< 10 岁占 25%，多数为 20～40 岁。但亦有报道存活达 79 岁者。入肺血流困难的程度决定预后，如入肺血流少，心脏进行性扩大，预后凶险。如发生心律失常可致猝死。心房颤动或心胸比值 > 0.65 者预后差。

无症状者不予治疗，但应限制重体力活动。婴儿期心力衰竭用洋地黄及利尿剂等治疗。如生后前几天出现症状，除强心、利尿外，尚应给氧以降低肺血管阻力。有心动过速、栓塞等，应相应治疗。

心功能 I、II 级者能进行日常生活，一般不需手术治疗。心功能 III、IV 级，尤其是严重发绀和心力衰竭者，应手术治疗。手术年龄以 > 12 岁为宜。

（邹润梅　王　成）

第二节 病毒性心肌炎

病毒性心肌炎（viral myocarditis，VMC）是指嗜心肌病毒感染引起的，以心肌非特异性间质性炎症为主要病变的心肌炎。VMC虽然早就存在，但正式确立于1955年。自Javett等1956年首先报道由柯萨奇B3病毒引起婴儿心肌炎流行并从死婴心肌分离出病毒之后，本病发病率似有增高趋势。随着风湿性心肌炎的减少，临床上大部分心肌炎实际上是病毒性的，已成为危害人们健康的疾病之一。

很多病毒都可以引起心肌炎，目前已证实有30余种病毒可侵犯心脏，称为向心性病毒。其中最常见的是肠道病毒，尤以柯萨奇病毒B1～6型（CVB1～6型）多见，其次为腺病毒、埃可（ECHO）病毒。

病毒感染不一定都会引起心肌炎。即使心肌受累也不一定有明显的临床症状，且病毒学和病理学诊断并非简便易行，故该病的确切发病率不详，各国和各地区统计差异较大。各年龄组均可发病，尤多见于少年儿童，男女性别大致相等或女性略多于男性。本病全年均可发生，无明显的季节特征。若致病的以肠道病毒为主，好发于夏秋季节；若为流感病毒所致多见于冬春寒冷季节。

据报道40%～80%VMC患儿有上呼吸道感染或腹泻等先驱病毒感染史。VMC的临床表现常取决于病变的范围和严重程度。症状轻重相差悬殊。轻型可无自觉症状，可表现为乏力、多汗、心悸、气短、胸闷、头晕、面色苍白；体征：心动过速（或过缓）、第一心音低钝，时有舒张期奔马律和第三、四心音，心尖区轻度收缩期杂音及各种心律失常（以期前收缩多见）。重型起病较急，可表现为心力衰竭和（或）心源性休克，严重心律失常，也可发生猝死。

预后：婴幼儿的VMC死亡率可高达50%。儿童VMC据国内逾千例的随访资料，多数良好，病死率并不高，经适当治疗约半数可在数周至数月内痊愈，但仍有30%～40%经久不愈。在起病后数日内，或在急性期中死于各种严重合并症者仅占很小一部分。不过，有一部分儿童病后可遗有各种心律失常，如期前收缩、一度房室传导阻滞或束支传导阻滞。少数患儿病变可继续进展，转变为迁延性或慢性心肌炎，并最终转变为扩张型心肌病。由于缺少较普遍的流行病学调查，目前还不清楚从急性心肌炎转变为慢性心肌炎或扩张型心肌病的确切比例，也不清楚一些年轻的扩张型心肌病患儿是否与儿童期无症状的心肌炎有关。儿童急性心肌炎转为迁延性或慢性可能与以下因素有关：①急性期休息不充分；②治疗不适当；③反复的病毒感染；④急性期病情较重，伴有心脏扩大和心功能不全，恢复期未注意休息和长期监测；⑤年龄因素，年龄越小，预后越差。

一、诊断步骤

（一）采集病史

（1）发病前数日或1～3周有无呼吸道感染和胃肠感染的前驱症状。

（2）婴幼儿有无精神委靡、哭吵、苍白、乏力、多汗及纳差等症状，年长儿有无头晕、胸闷、心悸及心前区不适等症状。

（3）起病后治疗过程，以往的检查有无阳性发现，治疗效果如何。

（4）既往有无类似病史。

（二）体格检查

因病情轻重不同，查体发现异常体征明显而多变。轻型体征有面色苍白、心尖部第一心音低钝，可有轻柔的收缩期杂音，可有心律不齐。中型体征：面色苍白、口周青紫、呼吸急促、手足发凉、心界正常或略增大，心音明显低钝，有的可闻及第三心音或奔马律，心动过速或过缓，可有心律不齐，心尖部闻及吹风样收缩期杂音。血压可下降，脉压较小。肝脏增大，有压痛。有时两肺可闻及湿啰音。重型：面色灰白、唇发绀、四肢凉、指（趾）发绀、脉搏细弱。心音低钝，心尖区第一心音几乎听不到，可闻及收缩期杂音，常有奔马律，心动过速、过缓或严重的心律失常。双肺有啰音。肝脏迅速增大。

（三）辅助检查

1.心肌酶学改变　心肌受损时，血清中有十余种酶的活性可以增高，目前主要用于诊断 VMC 的酶有肌酸激酶（CK）及其同工酶（CK-MB）。乳酸脱氢酶（LDH）及其同工酶 LDH_1、LDH_2。CK-MB 升高可作为心肌炎的早期诊断依据。

2.心肌肌钙蛋白（cTn）　是评价心肌损伤的具有高度特异性、高度敏感性的非酶类蛋白血清标志物。具有出现早、持续时间长的特点。

3.X 线检查　部分心影呈轻度至重度普遍扩大，左心室较显著，少数患儿心脏无扩大。

4.心电图检查　可见 QRS 波低电压，ST 段偏移，T 波倒置、平坦或低平，可呈假性心肌梗死图形，QT 间期延长。也可见各种心律失常。

5.超声心动图　轻者可无异常，少数病例可见左心室扩大，室间隔及左心室后壁运动幅度降低，左心室射血分数减低。

6.心脏磁共振显像　具有较高的敏感性和特异性，可显示水肿、充血、毛细血管渗漏，严重病例还可显示心肌坏死和纤维化。

7.放射性核素显像　核素心肌显像可显示心肌炎特征性改变：炎症或坏死灶显像。

（1）炎症显像：镓-67 能在心肌炎病变部位浓集，心肌显像对心肌炎有较高的诊断价值。

（2）坏死灶显像：^{99m}Tc-PYP（焦磷酸盐）心肌坏死灶显像，心肌炎可呈心肌坏死灶显影，但欠灵敏。铟-111 抗肌球蛋白抗体心肌坏死灶显像，诊断心肌炎的特异性，为86%，敏感性为66%。

（3）心肌灌注显像：目前以 ^{99m}Tc-MIBI（甲氧基异丙丁基异腈）最常用。心肌炎时，由于炎性细胞浸润、间质纤维组织增生、退行性变等，致使心肌缺血，正常心肌细胞减少，故核素心肌显像呈正常与减淡相间的放射性分布（呈花斑样改变）——可做出心肌炎倾向性诊断，但特异性差。

8.心内膜心肌活检　可行病理组织学诊断、免疫组织学诊断。

9.病毒学检查 在急性期从心内膜心肌活检或心包穿刺液中可做病毒分离但检出率极低，亦可用分子杂交技术检测心肌活组织中的病毒核酸。

二、思维程序

VMC缺乏特异性诊断方法，主要依靠综合临床资料，并须排除其他心脏疾病。心内膜心肌活检的组织学及免疫组织学诊断，提供了可靠的病理诊断依据。但心内膜心肌活检系创伤性检查，一般不作为常规检查。

（一）临床变化依据

（1）心功能不全、心源性休克或心脑综合征。

（2）心脏扩大（X线、超声心动图检查）。

（3）心电图改变：以R波为主的2个或2个以上主要导联（Ⅰ、Ⅱ、aVF、V_5）的ST-T改变持续4天以上伴动态变化，窦房传导阻滞，房室传导阻滞，完全性右或左束支传导阻滞，成联律、多形、多源、成对或并行性期前收缩，非房室结及房室折返引起的异位性心动过速，低电压（新生儿除外）及异常Q波。

（4）CK-MB升高或心肌肌钙蛋白（cTnI或cTnT）阳性。

（二）病原学诊断依据

1.确诊指标 自患儿心内膜、心肌、心包（活检、病理）或心包穿刺检查，发现以下表现之一者可确诊心肌炎由病毒引起。

（1）分离到病毒。

（2）用病毒核酸探针查到病毒核酸。

（3）特异性病毒抗体阳性。

2.参考依据 有以下之一者结合临床表现可考虑心肌炎系病毒引起。

（1）自患儿大便、咽拭子或血液中分离到病毒，且恢复期血清同型抗体滴度较第一份血清升高4倍以上，或降至1/4以下。

（2）病程早期患儿血中特异性IgM抗体阳性。

（3）用病毒核酸探针自患儿血中查到病毒核酸。

3.确诊依据

（1）具备临床诊断依据2项，可临床诊断为心肌炎。发病同时或发病前1～3周有病毒感染的证据支持诊断者。

（2）同时具备病原学确诊依据之一，可确诊为病毒性心肌炎，具备病原学参考依据之一，可临床诊断为VMC。

（3）凡不具备确诊依据，应给予必要的治疗或随诊，根据病情变化，确诊或除外心肌炎。

（4）应除外风湿性心肌炎、中毒性心肌炎、先天性心脏病、结缔组织病及代谢性疾病的心肌损害、甲状腺功能亢进症、原发性心肌病、原发性心内膜弹力纤维增生症、先天性房室传导阻滞、心脏自主神经功能异常、β-受体功能亢进症及药物引起的心电图改变。

（三）分期

1.急性期 新发病，症状及检查阳性发现明显且多变，一般病程在半年以内。

2.迁延期 临床症状反复出现，客观检查指标迁延不愈，病程多在半年以上。

3.慢性期 进行性心脏增大，反复心力衰竭或心律失常，病情时轻时重，病程在1年以上。

三、经验体会

本病轻重各例不同，极少数重者为暴发的心源性休克不久死亡，轻者患儿无症状而未觉察。新生儿对柯萨奇病毒易感性高，可有严重症状。其他如风疹、单纯疱疹病毒等所致的心肌炎亦可有严重症状。临床诊断VMC并非易事，但对找不到原因的心力衰竭小儿，应将其作为鉴别诊断的病种之一，如近期曾有病毒感染和发热，则应高度怀疑。心电图不能确定诊断，但可提供有力的材料。安静时如有与体温不相称的窦性心动过速应查找原因。各种标准的心脏无创性检查资料的阳性结果有助于诊断但不能作确诊的根据。作为诊断心肌炎的"金标准"心内膜心肌活检在我国还不能列为常规项目。临床上诊断心肌炎或扩张型心肌病的活检结果，证实临床诊断的仅3%～63%，这是由于各国诊断标准不同，阳性差异很大。美国"心肌炎"治疗试行协作组登记的1000余例活检仅约10%获证实。早期取材，病变可分为活动性心肌炎、可疑心肌炎和非心肌炎，另外病变可呈灶性分布，取样太少不能代表全貌，而且取材都在右心室面，对病变主要所在左心室面不能揭露；病程的进展各例不同，各期的表现有异，再者心脏病理专家主观标准看法也不一。心肌活检是创伤性的，不一定都需进行。

VMC常可出现多种心电图改变，这些心电图改变可能是心肌炎的最初和主要表现，但这些改变均为非特异性，同样可见于各种器质性和功能性疾患中，如何评估这些心电图改变也是临床工作中常会遇到的一个难题。临床易误诊的几个问题如下。

（一）非特异性ST-T改变

心血管神经官能症，β-受体反应性亢进，两点半综合征，Da Costa综合征，二尖瓣脱垂，直立位及过度换气后在Ⅱ、Ⅲ、aVF导联，甚至V_1～V_3右胸前导联发生多变的ST-T改变。因此不能单凭心电图ST-T改变就诊断心肌炎。

1.心血管神经官能症 是由于神经功能失常而引起的循环系统功能紊乱，病因不清，一般无器质性心脏病。症状繁多易变，以自主神经功能紊乱为主要表现：心悸，心前区痛（服硝酸甘油无效）与劳力无关，多在安静时发生，呼吸困难，主诉吸入空气不足，抽长气，神经衰弱及自主神经失调，查体可有心尖Ⅰ～Ⅱ/Ⅵ收缩期杂音，偶发期前收缩，Ⅱ、Ⅲ、aVF导联T波平坦或轻倒置。活动平板试验可阳性，普萘洛尔试验大多能使心率下降，ST-T恢复正常，运动试验为阴性。

2.β-受体反应性亢进 是由于β-受体对刺激反应性增高所致，发病机制尚未阐明。症状多样、变化大，以心悸、心率增快为主，伴头昏、乏力、胸闷，间有胸部刺痛、手脚发麻、掌心多汗、四肢发凉、手抖、低热、口干、失眠等。查体：心尖部第一心音亢进，可闻及Ⅱ级以上收缩期吹风样杂音，血压轻度升高，心脏不大。心电图ST段下降，T波扁平或倒置，可有房、室性期前收缩。服普萘洛尔后症状消失。可疑者可做下列试验：①异丙肾上腺素试验，输注后心率增加20～30次/分，再给普萘洛尔滴注，心率恢复至输注前水平即阳性；②普萘洛尔试验，给普萘洛尔进行阻断试验后30min、60min、120min各做9个导联心电图一次，ST-T恢复正常则为阳性。该试验阴性者，第3日口服10%氯化钾，服后60min、90min各测心电图一次，ST-T恢复正常则为阳性。

3.两点半综合征　两点半综合征时Ⅱ、Ⅲ、aVF导联T波倒置。正常人T-QRS电轴夹角＜45°，少数人可增大至120°，当额面QRS电轴＋90°，T电轴为－30°时，T-QRS电轴类似钟表两点半，Ⅰ导联QRS波振幅之代数和等于0，Ⅱ、Ⅲ、aVF的QRS主波向上，而T波均向下，运动或口服钾盐可使T波转为直立。

4.Da Costa综合征　由于忧虑、惊恐等使Ⅰ、Ⅲ、aVF导联T波倒置，心血管神经官能症者发生率更高，故又称"战士心"，静息时T波恢复正常。

5.直立性T波改变　直立时T_1波倒置较深，或平卧时T_1浅倒置而直立或深吸气时加深，多见于心血管神经官能症或瘦长体型者。

6.过度换气后T波改变　过度换气后20s左右，心前导联T波降低或倒置，平静呼吸后T波恢复正常。

（二）期前收缩

在小儿发现前收缩不能与心肌炎画等号，期前收缩的原因很多，除心肌本身的原因引起期前收缩外，绝大部分为自主神经功能紊乱、缺氧、感染、电解质紊乱、精神因素等。因此，发现小儿有期前收缩应全面分析，追踪观察，不要轻易使用抗心律失常的药物。

（三）酶学改变

小儿患上呼吸道感染及肌内注射药物时CK、CK-MB可增高，标本溶血、药物、休克或心力衰竭均可影响酶的活性。

（四）一度房室传导阻滞或二度Ⅰ型房室传导阻滞

在正常人群，尤其是训练有素的运动员一度房室传导阻滞及二度Ⅰ型房室传导阻滞的发生率可高达8.7%，而且多数发生在夜间，运动或用阿托品后可明显改善房室传导功能，Ⅰ型房室传导阻滞消失，提示与迷走神经张力增高有关。窦房阻滞（包括完全性、文氏现象或窦房停搏）可见于新生儿及正常儿童。因此，心电图出现房室传导阻滞及窦房阻滞不等于有心肌炎，应结合其他情况综合评价。

（许　毅　王秀英）

第三节　感染性心内膜炎

感染性心内膜炎（infective endocarditis，IE）是由于细菌、真菌、支原体、立克次体、寄生虫等感染心脏内膜、心脏瓣膜引起的心内膜炎症。心内膜炎的临床病程经过主要与病原微生物的类型有关，临床上已不再使用急性及亚急性心内膜炎的名称。IE的临床特点包括发热、心脏杂音、脾大、进行性贫血、血尿、皮肤黏膜瘀斑瘀点、栓塞现象及血液细菌学培养阳性、超声心动图可见心瓣膜赘生物形成等。

在1940～1950年初，IE主要发生在风湿性心脏病二尖瓣或主动脉瓣病变的基础上，病原菌主要为草绿色链球菌。历经这些年本病仍保留着过去的某些特征，但流行病学和临床表现已发生了很大变化：①发生在风湿性心脏病基础上的IE已不常见，78%～89%患儿存在先天性心脏病的易感因素，以室间隔缺损、动脉导管未闭、主动脉瓣病变、发绀型先天性心脏病多见，特别是手术应用修补材料、管道、人工瓣膜及术后残余分流或梗阻的患儿更易发生IE。②由于抗生素的广泛应用，草绿色链球菌所致者日趋减少，而金黄色葡萄球菌、表皮葡萄球菌、产碱杆菌及其他革兰氏阴性菌日趋增多。广谱抗生素、糖皮质激素和免疫抑制剂的广泛应用及心血管创伤性诊疗技术和心脏外科技术的进展，真菌性IE也不少见。笔者所在科室1980～2004年收治174例IE患者，其中由金黄色葡萄球菌所致者38例，原无基础心脏病者28例。③由于细菌学发生改变，临床表现、治疗及预后各有不同特点，IE几乎可发生于任何年龄，但年龄有上升趋势，这与心外科手术的开展使原发心脏疾患的患儿寿命延长有关，且急性病例增多，很少再见到晚期亚急性细菌性心内膜炎的经典体征，如Osler小结、杵状指或Roth斑等。④随着新型抗生素的不断出现、外科手术条件的进步，IE的死亡率有下降的趋势。但IE的发病率并无明显下降，可能与致病微生物的变迁、心脏外科、心导管介入治疗、长期静脉插管输液的增多、器质性心脏病患儿寿命的延长等多方面因素有关。国外报道，20世纪30年代，住院儿童中IE占1/4500，而80年代占1/1280。广东心血管病研究所报道，1957～1966年IE占住院患儿的1/1133，而1967～1976年为1/568，1977～1986年高达1/225。北京安贞医院1987～1997年共收治IE 171例，小儿心脏科31例，占同期住院患儿的1/155。笔者所在医院儿科1980～1988年收治40例IE，占同期住院患儿的0.51%；而1989～1998年收治IE 90例，占同期住院患儿的0.94%。说明近40年国内儿科IE的发病率有增加的趋势。在抗生素使用前的年代，IE很少存活。IE是一种严重的疾病，尽管抗生素发达的现在，其平均死亡率仍高达20%～25%，高危患儿死亡率甚至高达90%。因此预防IE的发生是最重要的措施。如何提高诊断及治疗水平仍是临床医生的一项艰巨任务。

一、诊断步骤

（一）采集病史

（1）有无心脏病史。

（2）起病前可有上呼吸道感染、扁桃体炎、鼻窦炎、牙龈炎病史，或口腔、泌尿生殖系统手术史。

（3）有无发热、畏寒、疲乏无力、食欲减退、进行性贫血、肌肉关节疼痛等。

（4）有无局限神经系统损害、胸痛、腰痛、左上腹痛、血尿等栓塞现象。

（5）是否行心导管介入检查或心脏起搏器安置及心内手术或长期静脉营养治疗。

（6）既往诊治经过。

（二）体格检查

临床上除原发心脏病及原发感染灶表现外，可有皮肤、黏膜出血点及Osler小结（指、趾掌面红色皮下结节），脾大伴有触痛。由于瓣膜上的赘生物、继发穿孔瓣膜功能不全，可致心脏杂音在短期内变化或出现新的杂音。依受累的瓣膜部位不同，杂音发生的部位不同。重症病例常伴有心力衰竭。有脱落的赘生物引起脏器栓塞的表现，提示本病的诊断，如肾栓塞引起腰痛、血尿、菌尿等；肺栓塞时可有剧烈胸痛、气急、咯血等；脑栓塞及继发弥漫性脑膜炎、脑脓肿等；也可出现神经系统症状、体征及肢体瘫痪。

（三）辅助检查

1.血培养 阳性是确诊IE的重要依据，未使用抗生素时血培养阳性率可达90%以上，多数需要反复检查。对于拟诊患儿，必须在使用抗菌药物前1～2h采血3次做血培养，每次在不同部位采血。已短期内使用抗生素，尽可能停药至少3天后采血送检；若病情不允许停药，则在下次抗生素使用前半小时采血培养。IE的菌血症多为低水平（＜100个细菌/ml），每次尽量多取血，并保持血液与培养基的比例为1:10，分别采用需氧和厌氧培养基，必要时加做真菌培养。但有15%～25%的患儿始终阴性，可考虑行骨髓细菌培养或感染灶脓液细菌培养。真菌感染时，培养阳性率可达50%。非细菌的病原体如立克次体引起的心内膜炎血培养困难，需应用血清学检查确诊。

2.心脏赘生物或感染组织培养和分子生物学检查 IE患儿手术中取得的心脏赘生物或感染组织需做培养检查。也可用分子生物学技术检测赘生物或感染组织内的微生物，提高检出率。

3.超声心动图 应用超声心动图技术可探测受累瓣膜或心内膜是否有赘生物，了解赘生物的大小、数量、形态，是还能探测瓣膜破坏的程度、心功能状态、心脏并发症（如心肌脓肿、化脓性心包炎等）及原发心脏病的性质。一般认为直径2mm以上的赘生物能够被显现。临床研究证明，经食管超声心动图检查有可能提高较小赘生物的检出率。未见到赘生物不能排除IE，若超声心动图检查阴性，而临床表现高度怀疑IE，需7～10天后复查超声心动图。超声心动图检查不能区别感染性赘生物和无菌性血栓，也很难区别活动性和治愈的赘生物，而瓣膜增厚、结节性改变或钙化易被误诊为赘生物。

4.心导管和心血管造影 可以协助确定心内膜炎的部位、瓣膜损害的程度及评价其血流动力学指标变化情况。左心室造影检查可以发现主动脉窦瘤破入心腔、室间隔瘘道、主动脉瓣穿孔等心内并发症。为外科治疗提供依据。

5.放射性核素检查 放射性核素^{66}Ga可停留在心脏炎症区和赘生物上，能发现心内膜炎的感染灶和心肌脓肿，具有一定的辅助诊断意义。

6.CT 头颅、胸部或腹部断层扫描可早期发现IE所致脑动脉、肺动脉、肾动脉、脾动脉的栓塞。特别是对临床缺乏特异性的脾脏检查或脓肿，可使阳性率大大提高。

7.化验检查 血常规示血红蛋白和红细胞降低，可呈进行性，血白细胞总数升高，以中性粒细胞比例升高为主。血沉增快，CRP增高，部分病例可见蛋白尿和镜下血尿。

二、思维程序

(一)诊断

1.临床指标

(1)主要指标

1)血培养阳性:分别2次血培养有相同的感染性心内膜炎常见的微生物(如草绿色链球菌、金黄色葡萄球菌、肠球菌等)。

2)心内膜受累证据:应用超声心动图检查心内膜受累证据。有以下超声心动图征象之一:①附着于瓣膜或瓣膜装置、心脏或大血管内膜、植入人工材料上的赘生物;②心内脓肿;③腱索断裂、瓣膜穿孔、人工瓣膜或缺损补片有新的部分裂开。

(2)次要指标

1)易感染条件:基础心脏疾病、心脏手术、心导管术、经导管介入治疗、中心静脉内插管。

2)较长时间的发热(≥38℃),伴贫血。

3)原有心脏杂音加重,出现新的反流杂音,或心功能不全。

4)血管征象:重要动脉栓塞、感染性动脉瘤、瘀斑、脾大、颅内出血、结膜出血、镜下血尿或Janeway斑。

5)免疫学征象:肾小球肾炎、Osler结节、Roth斑、类风湿因子阳性。

6)微生物学证据:血培养阳性,但未符合主要指标中的要求。

2.病理学指标

(1)赘生物(包括已形成的栓塞)或心内脓肿经培养或镜检发现微生物。

(2)存在赘生物或心内脓肿,并经病理检查证实伴活动性心内膜炎。

3.诊断依据

(1)具备以下①~⑤项任何之一者可诊断为IE:①临床主要指标2项;②临床主要指标1项和次要指标3项;③心内膜受累证据和临床次要指标2项;④临床次要指标5项;⑤病理学指标1项。

(2)有以下情况可排除IE诊断:有明确的其他诊断可解释临床表现;经抗生素治疗≤4天临床表现消除;抗生素治疗≤4天,手术或尸检无IE的病理证据。

(3)临床考虑IE,但不具备确诊依据时仍应进行治疗,根据临床观察及进一步的检查结果确诊或排除IE。

(二)诊断程序

目前本病的经典表现已不十分常见,且有些症状和体征在病程晚期才出现,加之患儿多曾接受抗生素治疗和细菌学检查技术上的受限给早期诊断带来困难。

如何才能及时正确地确诊IE,主要根据临床征象、血培养、抗生素的试验治疗及超声心动图检查。

(1)临床征象:发热是最常见的症状,但如果患儿曾用过退热药、激素和抗生素,且抗生素治疗不充分,未能完全治愈本病,即可使患儿体温正常,而延误诊断。心脏杂音的变化应是诊断本病的主要依据，以往认为如果心脏没有杂音，可以除外IE，但现在约有15%的患儿首诊时听不到心脏杂音，尤其病变在右心室或三尖瓣感染。皮肤黏膜瘀斑、Osler结节、眼底Roth斑、Janeway斑、杵状指及小血管栓塞所致无菌性坏死性血管炎等，自抗生素应用以来明显减少。对于这些病例的确诊，只能根据血培养阳性，除外其他感染及栓塞征象。

（2）血培养阳性是诊断本病的金指标。临床上如怀疑IE应先做血培养再用抗生素，如果已应用，则停用抗生素至少3天后再做血培养。但严重急性感染患儿延误治疗24～48h可引起严重后果，不能机械搬用。

（3）如果血培养阴性，或条件所限不能做血培养，在有明确心脏杂音及其他征象时可应用抗生素试验治疗。当然充分的试验治疗仍然应该在有心脏杂音、脾大、贫血等高度怀疑此病时再进行为妥。

（4）重要的是应用超声心动图检查搜寻心内膜受累的证据，如附着于瓣膜或瓣膜装置、心脏或大血管内膜上的赘生物、心内脓肿、瓣膜穿孔、人工瓣膜或缺损补片有新的部分裂开，必要时应1～2周复查心脏超声一次，以便动态观察有无赘生物形成。若经胸超声心动图检查未能确诊，宜采用经食管超声心动图检查方法。

三、经验体会

由于抗生素的广泛应用，心血管器械检查及心脏手术的广泛开展等，使IE的病原学和临床表现发生了较大的变异，导致IE临床症状复杂多变，非典型的临床表现越来越多，常易与其他疾病相混淆，若仍沿用经典的临床表现，如发热、心脏杂音性质改变、脾大、贫血、周围血管栓塞和血培养阳性来诊断，则容易导致误诊、漏诊。回顾笔者所在医院1980～1991年收治的IE患儿53例，院内外漏诊、误诊23例，占43.4%，可见IE的误诊率较高，值得重视。

IE是以心脏病为主的全身性疾病，临床表现复杂，全身并发症多，误诊范围十分广泛，可误诊为下列多种疾病。

（1）原发器质性心脏病，临床表现以心力衰竭为主且发热不明显的IE病例易漏诊。因风湿性心脏病和先天性心脏病并发心力衰竭，而IE又是诱发和加重心力衰竭的一个重要因素。当临床上以心力衰竭为突出表现，而发热等IE的典型表现不明显时，便往往只注意心力衰竭，而认为系在原发病的基础上发生的，未估计到有IE存在。

（2）因发热、心脏杂音、关节痛、血沉快，ASO升高而误诊为风湿热。IE有长期发热、心脏杂音、关节痛、血沉快、ASO高、心率快、心律失常时，极易将IE诊断为风湿性心脏病伴风湿活动。笔者所在科3例IE因误诊为风湿热，使用了较大剂量激素治疗，致使感染扩散，2例患儿转为暴发性IE而死亡，1例经尸检证实并发IE，心血培养为金黄色葡萄球菌。

（3）感染性疾病：急性IE系因化脓性细菌由身体其他部位或全身性感染侵入心内膜所引起，当临床上以高热、寒战、贫血等为主要表现时，常被原发病灶如肺炎、败血症的症状所掩盖，故易误诊为原发的各种感染性疾病。笔者体会，金黄色葡萄球菌引起的败血症易累及正常心瓣膜而并发IE，且病死率高。故对金黄色葡萄球菌败血症的患儿，即使临床上没有心瓣膜受累征象，亦应高度怀疑有急性IE之可能，应在抗生素的选择、剂量和疗程等方面予以足够重视，并动态观察心脏B超的变化。

（4）部分IE患儿以神经系统障碍为首发症状或突出表现易误诊，如脑栓塞出现偏瘫、失语、头痛等易误诊为脑出血或脑血栓形成。

（5）肾脏疾病：IE因免疫复合物沉积在肾小球基底膜表现为局灶性或弥漫复合物型肾小球肾炎，或者因肾脏血管栓塞、肾脏脓肿可累及肾脏，甚至出现肾衰竭，因此须和原发性肾脏病鉴别。

减少IE漏诊误诊的关键是要提高对IE的认识，不仅要熟悉传统的典型的临床表现，还要了解近年来出现的新的变异及非典型的临床表现。出现下列情况，应高度怀疑IE的可能性：①凡原发先天性心脏病或风湿性心脏病患儿，有持续1周以上的不明原因发热，即应考虑IE的可能；②对炎症性疾病尤其是败血症患儿，应仔细搜寻IE体征；③原无心脏杂音而突然出现新杂音者；④心血管器械检查或心脏手术后持续发热1周以上者；⑤不明原因的动脉栓塞者；⑥心脏病患儿有皮肤瘀斑、杵状指（趾）、脾大及进行性贫血者；⑦有长期不明原因的发热且近期心脏出现杂音或出现不明原因心力衰竭，且进行性加重者。

（许　毅　王秀英）

第四节　扩张型心肌病

心肌病是一组异质性心肌疾病，引起心肌疾病的病因较为繁杂，造成过去命名上混乱与分类不清。2006年美国心脏协会（AHA）将心肌病分为原发性心肌病（病变局限于心肌或主要累及心肌，由遗传、非遗传和获得性病因单独或混合引起心肌病变）和继发性心肌病（心肌病变是全身疾病的一部分，不包括高血压、肺动脉高压等引起的心肌病变）。2008年欧洲心脏病学会（ESC）以心室形态和功能作为分类基础，将心肌病分为肥厚型心肌病、扩张型心肌病、限制型心肌病、致心律失常性右室心肌病及未分类心肌病，以上五类再分为遗传性/家族性和非遗传性/非家族性。本文重点介绍心肌病中儿童最常见的扩张型心肌病（dilated cardiomyopathy，DCM）。

DCM的主要特征是心肌收缩功能减弱。病变常为弥漫性，累及双侧心室。早期为心肌舒张功能障碍，继之出现收缩功能减弱，表现为泵功能不全，射血分数降低，舒张期容量与末期压力升高，心腔扩大，射血分数降低，发生充血性心力衰竭，故以往称为充血性心肌病。常伴有心律失常及血栓栓塞并发症。DCM近年来有增加的趋势，国外流行病学调查资料显示，小儿发病率为（2～8）/10万，且1岁以下婴儿发病率高于1岁以上儿童。国内尚无DCM发病率的流行病学调查资料。真正的发病率和患病率还不清楚。原因可能有以下几点：①临床诊断不可靠，早期无症状病例不易发觉；②与不少已知病因心肌病的鉴别尚有困难；③心内膜心肌活检和尸检率低。自1977～2000年采用询问病史、体格检查，行X线、心电图和超声检查，排除其他器质性心脏病后，笔者所在科诊断DCM 85例，占同期住院患儿0.09‰。DCM是一种病因不清、发病机制尚待阐明、原发于心肌的疾病。DCM可发生于任何年龄、男女发病比例1.2∶1。20世纪90年代有关文献将DCM根据病因进行了分类：病毒性心肌炎发展的DCM、免疫功能参与的DCM，家族因素与遗传和分子因素致心肌病，X综合征相关的心肌病，线粒体病变心肌病、β-受体失调引发的DCM。有研究显示，DCM 2%～15%是由病毒性心肌炎所致，85%～90%病因不清；亦有资料显示，45%为心肌炎和25%为心内膜弹力纤维增生症所致，30%原因不明。目前认为，30%～50%的DCM患儿有家族遗传史。由于社会经济的发展，新的诊断方法的面世，临床经验的累积，以及早期检查和诊断的应用，无症状性DCM检出率明显增高，又由于β-受体阻滞剂及血管紧张素转换酶抑制剂的应用，DCM的发病率虽上升，但死亡率下降。尤其心脏移植为内科治疗未能奏效的难治性DCM心力衰竭患儿带来了福音。小儿DCM的转归：痊愈、改善、心肌移植和死亡。起病半年内症状能得到缓解，病情易于改善，否则病情会出现急剧恶化，目前DCM的存活率极低。文献报道1年存活率为63%～70%，5年存活率为34%～60%。1年存活率为50%，死亡率在发病第一年较高。死亡的主要原因：顽固性心力衰竭、室性心律失常、猝死。

影响DCM预后的因素较多，有下列因素时预后不良：①年长儿；②心律失常，尤其是出现室性心律失常；③左心室收缩功能差，表现为心胸比＞0.6，射血分数＜20%～30%，左心室短轴缩短率＜15%；④心室壁应力增高，室壁厚度减低，室壁增厚率下降（＜0.15）；⑤肺毛细血管楔压或左心室舒张压＞20mmH$_2$O；⑥心脏β-受体反应性低下；⑦心肌活检呈心肌细胞体积增大及广泛纤维化。

一、诊断步骤

（一）采集病史

（1）何时起病：病史中应记录有无近期感染史，有无发热性疾病；营养情况如何；是否使用过对心肌有毒性损伤的药物，如多柔比星等。

（2）有无心功能不全的表现：如婴幼儿面色苍白、气急、喂养困难、出汗多，年长儿疲乏无力、心悸、气促、肝大、下肢水肿等。

（3）有无相关全身性疾病，包括结缔组织病、恶性肿瘤、代谢性疾病等。

（4）以往就医史，家族中有无心肌病患儿。

（二）体格检查

早期DCM可无症状，体格检查正常或在休息时出现窦性心动过速，轻度心脏扩大或心律失常，出现明显的第三及第四心音。在疾病的晚期可发生左心室及右心室心力衰竭，出现异常的颈静脉怒张或颈静脉搏动，慢性肺淤血存在时，气促、肺部啰音甚至有胸腔积液、心音低钝、P$_2$亢进，由于左、右心室扩张使房室瓣环扩大，瓣膜关闭不全，在心尖区和三尖瓣区可闻及收缩期反流性杂音。静脉压升高，肝大常伴压痛，晚期患儿多有重度水肿与腹水，常伴有营养不良体征。心排血量明显减低则面色苍灰、四肢凉、指端发绀、脉搏细速。

（三）辅助检查

1.心电图　DCM的心电图表现以多样性、复杂性而又缺乏特异性为特征。尽管如此，因心电图的改变多出现在疾病的早期，故可作为早期诊断的重要线索。

2.心脏X线检查　病程早期可无变化，随着病变的发展，显示出不同程度的心房、心室腔扩张及心功能不全的表现。

3.超声心动图　二维超声心动对DCM早期确诊极有价值，现已取代了其他检查方法。DCM的超声心动图的基本特征：①左右心腔明显扩大，以左心室腔扩大为主；②心室壁运动普遍减弱，可出现心包积液，常合并多瓣膜反流。超声检查左心功能指标对DCM的预后判断有重要价值。一组资料研究结果表明，左心室射血分数和左心室短轴缩短率与患儿预后密切相关。

4.放射性核素技术　心脏放射性核素检查心肌病可发现典型的左心室或双心室衰竭的血流动力学变化，负荷试验的左心室射血功能变化为探及早期心功能不全的方法，但放射性核素不能明确病因。

5.心脏导管技术　由于DCM的心室功能可通过临床和无创技术获得，此项技术对指导处理晚期DCM患儿无益。

6.心内膜心肌活检　心内膜心肌活体组织提供的光镜与电子显微镜的组织形态学变化虽非特异性改变，但其变化的组合对DCM诊断有独特性，从而有可能在患儿生前做出诊断，特别是早期DCM患儿的诊断。

二、思维程序

本病至今尚无特异性的诊断方法，目前仍是在排除其他心脏病的基础上，对临床与辅助检查的综合分析。DCM诊断参考标准如下：

1.临床表现　心脏扩大、心室收缩功能减低伴或不伴有充血性心力衰竭，常有心律失常，可发生栓塞和猝死等并发症。

2.心脏扩大　X线检查心胸比＞0.5；超声心动图示全心扩大，尤以左心室扩大为显，左心室舒张期末内径≥2.7cm/m^2，心脏可呈球形。

3.心室收缩功能减低　超声心动图示室壁运动弥散性减弱，射血分数小于正常值。LVEF＜45%和（或）左心室缩短速率（FS）＜25%。

4.排除引起心肌损害的其他疾病　如高血压、冠心病、心脏瓣膜病、先天性心脏病、心动过速性心肌病、系统性疾病等。

有条件者可检测患儿血清抗心肌肽类抗体，如抗心肌线粒体ADP/ATP载体抗体、抗肌球蛋白抗体、抗β$_1$受体抗体、抗M$_2$胆碱能受体抗体，作为本病的辅助诊断。

心内膜心肌活检对本病诊断无特异性，但有助于与特异性心肌病和急性心肌炎的鉴别诊断。

三、经验体会

（一）诊断与鉴别

DCM在其流行病学、体征与一些实验室物理学诊断上均无特异性，因此与那些临床经过不典型的特异性心肌疾病、风湿性心脏病、先天性心脏病及心包疾病易发生误诊。因此，一些患儿无影像学与活体组织形态学检查其诊断仍然属于推测性的。

DCM早期仅有心脏扩大，而临床症状不明显，常不易被发现。随着病情的发展，心脏逐渐扩大。心功能失代偿患儿常以慢性充血性心力衰竭或心律失常就诊，而患儿在劳累、感染后可突然出现急性充血性心力衰竭。急性和慢性心力衰竭又是各种器质性心脏病所共有的临床表现，缺乏特异性，极易误诊为其他心脏病。

1.病毒性心肌炎 特别是早期DCM患儿，易与急性VMC相混淆，因DCM小儿常因上呼吸道感染、发热等某些因素诱发心力衰竭，临床表现为心悸、心律失常、心音低钝、心率快，心电图表现为ST段下移，T波低平或倒置，初诊时易误诊为VMC，若做心内膜心肌活检则有利于两者鉴别。

2.风湿性心脏病 DCM患儿由于心室扩大，可产生相对性二尖瓣或三尖瓣关闭不全，出现收缩期杂音，而误诊为风湿性二尖瓣或三尖瓣关闭不全，超声心动图可予鉴别：前者无二尖瓣明显增厚与钙化，左心室收缩幅度明显减小，左心房增大与左心室扩张成比例。另外，控制心力衰竭后杂音减弱或消失。

3.心包积液 DCM在心力衰竭时可出现呼吸困难、颈静脉怒张、心尖搏动减弱、心音低钝、血压低、脉压小、静脉压高、肝大、水肿等体循环淤血症状等。若此时听诊未闻及明显杂音，容易与心包积液相混淆。

（二）减少误诊的措施

DCM虽无特异性的临床表现，但如能做到以下几点，可避免或减少误诊、漏诊。

（1）提高对本病的认识，详细询问病史，认真细致查体，掌握本病的病理变化与临床症状、体征之间的关系。

（2）掌握本病的诊断程序，及时进行有关的辅助检查。超声心动图可为本病的诊断及鉴别诊断提供可靠的依据，应及时进行检查。

（3）对病史、临床症状、体征及各种辅助检查结果进行综合分析，从各种临床症状、体征的相互联系中识别现象与本质。只要透过现象看本质，就可得出正确的诊断，避免误诊。

（许　毅　王秀英）

第五节 特发性肺动脉高压

特发性肺动脉高压（idiopathic pulmonary hypertension，IPAH）是肺动脉高压的一种，指没有已知的肺动脉高压相关基因突变、明确危险因素接触史及其他相关因素，原因不明的肺血管阻力增加引起持续性肺动脉压力升高，右心导管检测平均肺动脉压力＞25mmHg，肺毛细血管楔压＜15mmHg。1891年Romberg首次报道一例不能解释的肺动脉高压，以后直至1950年心导管检查术问世，原发性肺动脉高压才得以诊断。随着人们对肺动脉高压遗传学认识的深入，将以往原发性肺动脉高压患儿中具有家族史的患儿归入家族性肺动脉高压，其余为IPAH。2003年举行的第3次世界肺高血压论坛废止了"原发性肺动脉高压"的术语。IPAH发病率为（15～30）/100万，小儿与成人均可发病，多见于中青年，小儿患者男女无差别，但成人女多于男［（2～3）:1］。近年国内成人病例报道逐渐增多，儿童发病甚少见，笔者所在科近年收治10例，表明本病在儿科并非罕见。由于IPAH患儿的症状都是非特异的，是一排除性诊断，临床诊断不易。况且肺动脉压轻度增高时，一般无临床症状，仅在剧烈活动时感到不适。肺动脉压增高明显时，方出现运动后呼吸困难、胸痛、晕厥、乏力，此外还有发绀、心悸、肢冷。疾病晚期出现右心衰竭。初期进展中的仅有轻微和非特异的症状，很少做右心导管检查，故对早期病情了解得不多。多数患儿在诊断前1～2年才有症状。诊断后一般生存少于4年，笔者所在科室10例患儿随访6个月至6年，除2例失访外，死亡5例，其中3例死于顽固性心力衰竭，1例死于严重心律失常，1例猝死。近年通过血管扩张药物（含静脉滴注前列环素和吸入NO）的急性试验和慢性治疗，在一定程度上改善了预后；单肺移植的成功使器官移植的远期生存率明显提高，这些都给IPAH患儿的治疗带来了希望。影响预后的单因素有肺动脉压、心脏功能、氧分压、心率及心排血量，有研究发现肺动脉压升高程度与症状的严重程度相关，症状越重，肺动脉压越高及心排血量越低。IPAH患儿多数死于右心衰竭，仅1/6患儿的直接死因不清。

一、诊断步骤

（一）采集病史

（1）起病情况：起病的年龄、起病的急缓，有无反复呼吸道感染病史，有无劳累性呼吸困难和晕厥，如出现呼吸困难、胸痛时是否伴有咳嗽、发热。

（2）有无心功能不全的症状，如喂养困难、气促、多汗、易疲劳、水肿、生长发育迟缓等。

（3）有无发绀，发绀出现的时间，并仔细询问发绀的分布情况以区别中央性发绀和周围性发绀。

（3）有无肝炎史、先天性心脏病病史、风湿免疫性疾病史，有无特殊药物接触史，排除肝硬化、先天性心脏病、结缔组织病等引起的继发性肺动脉高压。

（4）既往诊治的经过。

（5）家族中有无类似患儿。

（二）体格检查

体征多与肺动脉压升高和右心功能不全有关，通常肺动脉高压达中度以上，物理检查才有阳性发现。

（1）肺动脉高压的体征：叩诊发现心脏浊音界增大，听诊有肺动脉第二音亢进、分裂，肺动脉区有收缩期喷射性杂音，并有肺动脉关闭不全的舒张期吹风样杂音，其常提示肺动脉压显著增高。严重肺动脉高压伴有相关三尖瓣关闭不全时，在胸骨左下缘可闻及收缩期吹风样杂音。晚期肺动脉高压导致卵圆孔被动开放，发生右向左分流，出现发绀。

（2）右心室肥厚和右心功能不全的体征：右心室肥厚严重者在胸骨左缘可触及搏动。由于右心室舒张终末压增高，右心室收缩有力，出现颈静脉搏动。右心衰竭时可有心室或心房性奔马律、颈静脉怒张、肝大、心包积液、腹水、下肢水肿等。

（3）20%的患儿可出现发绀，病情严重、心排血量明显下降时出现低血压、脉压变小及肢端皮温降低。

（三）辅助检查

1.**胸部X线检查**　显示右下肺动脉干扩张、肺动脉段突出、中心肺动脉扩张；心脏X线示右心房、右心室增大，心胸比率增加，肺动脉段"圆锥部"膨突，主动脉结缩小。

2.**心电图检查**　心电图不能直接反映肺动脉压升高，只能提示右心房、右心室增大或肥厚。此外，肺型P波，Ⅱ、Ⅲ、aVF及右胸前导联ST-T改变亦是常见的心电图异常。

3.**超声心动图与多普勒超声检查**　肺动脉压升高可引起某些间接而特征性的超声现象：右心室肥厚和扩大，肺动脉内径增宽和扩展性下降、三尖瓣和肺动脉瓣反流、肺动脉瓣活动异常。

4.**右心导管检查**　显示肺动脉压升高，肺总阻力和肺小动脉阻力增高，而肺微血管正常，心排血量降低，无左向右或右向左分流的现象。

5.**放射性核素肺通气/灌注扫描**　IPAH肺灌注扫描显示正常或呈弥漫性稀疏。

6.**肺功能和动脉血气分析**　IPAH患儿肺功能测定一般呈轻度限制性通气障碍和弥散功能障碍，无气道阻塞。心肺运动试验提示最大氧耗量、最大氧峰值、最大分钟通气量及缺氧阈值均降低，而肺泡动脉氧分压差增大。血气分析早期血氧分压可正常，多数患儿有轻中度低氧血症。几乎所有患儿均伴有呼吸性碱中毒。

7.**胸部CT及CT血管造影**　能准确显示主肺动脉及左右肺动脉均扩张，与周围肺血管的纤细形成对比，并可显示右心肥厚与扩张；高分辨率CT有助于排除肺部疾病。CT血管造影可用于鉴别慢性血栓栓塞性肺动脉高压和先天性心脏病的诊断。

8.**肺动脉造影术**　不常规用于IPAH的诊断，当鉴别诊断困难时，可用于排除肺栓塞等继发性肺动脉高压疾病。

9.**血液学检查及自身抗体检测**　血常规、血生化、甲状腺功能、自身抗体、HIV及肝炎病毒抗体检查有助于排除继发性肺动脉高压。

10.**腹部超声**　排除肝硬化、门静脉高压、肝脏血管畸形所致的肺动脉高压。

11.**急性肺血管扩张试验**　评价肺血管反应性，用于指导治疗方法的选择及预后判断。

二、思维程序

（一）诊断

在做出IPAH的诊断前应排除继发原因，如先天性心脏病、新生儿持续性肺动脉高压、肺泡毛细血管发育不良、慢性肺病、自身免疫性疾病、肝病及食物引发的肺动脉高压等。IPAH最初表现可以是晕厥或猝死。2岁以下发病的患儿死亡率极高，30%在数月内死亡。详尽的病史询问可除外慢性阻塞性肺疾病，多普勒超声技术可排除先天性心脏病和风湿性心脏病所引起的继发性肺动脉高压，而肺动脉压力的测定是诊断本病的必需条件。正常人肺动脉压为 2 ～ 4/0.67 ～ 1.3kPa（15 ～ 30/5 ～ 10mmHg），平均压约为 2kPa（15mmHg）。若肺动脉收缩压＞4kPa（30mmHg），或平均压＞2.7kPa（20mmHg），即称为肺动脉高压。世界卫生组织（WHO）规定肺动脉高压的诊断标准为静息状态下肺动脉收缩压＞3.3kPa（25mmHg），运动过程中肺动脉收缩压＞4kPa（30mmHg）。IPAH因其病因不明，而区别于继发性肺动脉高压。

（二）IPAH的诊断程序（图7-5-1）

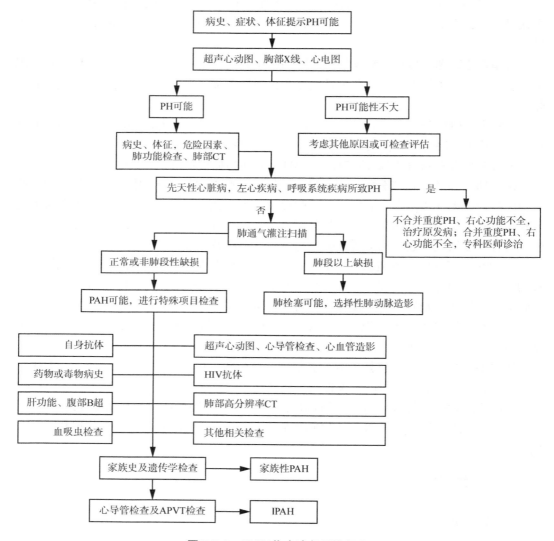

图7-5-1　IPAH临床诊断思维程序

PH.肺高血压；PAH.肺动脉高压；APVT.急性肺血管扩张试验

三、经验体会

IPAH无特异性临床症状，早期肺动脉压力轻度升高时无自觉症状，随病情进展出现活动后呼吸困难、胸部不适常又不被重视。当肺动脉压力进一步升高，在休息时仍气促，严重者出现青紫和右心衰竭，X线及心电图出现右心室肥厚已是晚期表现。因上述表现及检查结果对本病诊断均无特异性，因而误诊率颇高，笔者所在科收治的10例患儿初诊时全部误诊，除2例误诊为扩张型心肌病外，其余皆误诊为先天性心脏病，其中3例因肺动脉压显著增高使右心房压力增高导致卵圆孔开放，出现右向左分流而误诊为房间隔缺损合并艾森门格综合征，有一例第一次住院诊断为肺动脉狭窄合并房间隔缺损，第二次住院行右心导管和右心室造影方明确诊断。结合临床实践笔者的体会是：临床上诊断IPAH的方法是排除性诊断，首先确定有肺动脉高压，再详细询问有关病史，熟悉肺动脉高压可能出现的体征，心电图及X线改变，然后排除导致继发性肺动脉高压的先天性心脏病及肺部病变等。右心导管及肺动脉造影是确诊本病的唯一方法，尤其是晚期病例。近年来的研究表明，在诸多无创性检查技术（胸部X线、心电图、肺功能检查、肺血流图、放射性核素、超声心动图及磁共振显像）中，多普勒超声心动图已成为估测小儿肺动脉压最佳的检查手段，最近Gibbs等创制了一种动态监测肺动脉压的新装置。它由一根肺动脉导管、一个动态记录仪和一台桌面计算机组成。该仪器可记录并储存24h数据，但缺点仍是创伤性的。

（许　毅　王秀英）

第六节　心力衰竭

心力衰竭是由于任何原因的初始心肌损伤（心肌梗死、血液动力负荷过重、炎症）引起神经内分泌系统功能异常，导致心肌结构、功能和表型的变化，最终导致心肌细胞死亡、心室泵血功能进行性低下的一种临床综合征。心力衰竭可由多种原因引起。先天性或获得性心脏病、心肌疾病引起的容量和（或）压力负荷过重是常见原因，快速型心律失常和传导阻滞也可引起心力衰竭。其他少见的原因包括代谢和内分泌紊乱、贫血、肺部疾患、胶原性血管病、体循环或肺循环高压、神经肌肉疾病等是引起心力衰竭的少见原因。近年来心脏器械检查与试验技术的发展较快，心力衰竭已由定性诊断向半定量诊断发展。由于对心力衰竭发病机制、病理生理研究的逐步深入，治疗方法也有很大进展。

一、诊断步骤

（一）采集病史

不同年龄组心力衰竭临床表现存在一定差异。新生儿左心衰与右心衰的区别不明显，往往表现为全心衰。婴儿期心力衰竭症状常不典型，一般起病急，病情发展迅速，呈暴发经过；喂养困难，喂养时气急加重，体重不增，前额冷汗提示婴儿期心力衰竭。年长儿心力衰竭则与成人相似，起病多缓慢，左、右心衰区别较明显，可诉气短，早期易劳累，眼睑水肿或足部水肿。不同年龄组患儿均应寻找引起心力衰竭的病因，有无基础心脏病。

（二）体格检查

1.心功能不全的代偿反应 表现为心动过速、奔马律、脉搏细弱、心界扩大、生长迟缓、多汗、皮肤湿冷。

2.肺循环淤血 气促、鼻翼扇动、呼吸困难、端坐呼吸，可闻及喘鸣和肺部啰音。

3.体循环淤血 肝脏增大伴触痛，婴儿常见眼睑水肿，颈静脉充盈。

（三）辅助检查

1.心电图 心率增快、节律异常，心房肥大或心室肥大，部分导联ST段下移或上抬，T波低平、倒置。

2.X线检查 心影普遍扩大，心脏搏动减弱，可见房室增大，肺血增多，叶间胸膜增厚明显，可出现少量胸腔积液与肺淤血。

3.超声心动图 能精确提供心脏大血管解剖形态、血流动力学变化、心脏功能及心包资料，可见心腔扩大、心室壁增厚、心室运动减弱或运动不协调、心包积液、心室收缩及舒张功能减退，泵血减少、射血分数降低。

4.心导管检查及心血管造影 一般不必行此项检查。右心导管检查可见腔静脉压及右心房压增高，右心室压与肺动脉压增高，肺血流增多。左心导管检查见左心房压增高，左心室血氧饱和度下降。

5.血气分析及血生化检查 动脉血气分析PaO_2下降，$PaCO_2$增高，SaO_2降低，呼吸性酸中毒，严重心力衰竭时可出现代谢性酸中毒。血清电解质紊乱，新生儿可出现血糖降低，心肌酶增高，血尿素氮增高，血红蛋白降低，白细胞计数、中性粒细胞增高。脑利钠肽（BNP）和N端脑利钠肽前体（NT-proBNP）由心室肌细胞分泌，与心力衰竭严重程度相关。

6.其他检查 核素心室造影及心肌灌注显像有助于评估心室功能和心肌缺血状况。磁共振显像也可用于评估心功能。

二、思维程序（图7-6-1）

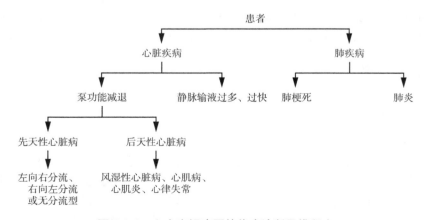

图7-6-1 心力衰竭病因的临床诊断思维程序

三、经验体会

（1）年龄对诊断心力衰竭有较大价值，不同年龄心力衰竭病因与判断标准不同。

1）胎儿期：如先天性完全性房室传导阻滞、阵发性室上性心动过速、严重贫血。

2）新生儿期：如左心室发育不良综合征、大动脉错位、主动脉缩窄、完全性肺静脉畸形引流、心内膜垫缺损、新生儿呼吸窘迫综合征、低血糖、酸中毒。

3）幼儿及儿童期：如室间隔缺损、动脉导管未闭、心内膜垫缺损、动静脉瘘、肺动脉瓣狭窄、中毒性心肌炎、阵发性室上性心动过速、高原性心肌病、川崎病、毛细支气管炎、重症肺炎、维生素 B_1 缺乏症、静脉输液过多过快。

4）幼儿及儿童期：如风湿性心脏炎、慢性风湿性心瓣膜病、中毒性心肌炎、感染性心内膜炎、心肌病、肺源性心脏病、心脏术后、心包炎、高血压、克山病、急性肾炎、严重贫血、甲状腺功能亢进症。

（2）心力衰竭的诊断是综合病因、病史、临床表现及辅助检查做出的。心力衰竭的临床表现是诊断的重要依据。年长儿心力衰竭的临床表现与成人相似，而新生儿、婴幼儿则有明显差别。2006年中华医学会儿科学分会心血管学组根据临床表现提出小儿心力衰竭诊断与治疗建议（表7-6-1），不同年龄心力衰竭诊断可参考改良Ross心力衰竭分级计分法（表7-6-2）。

表7-6-1　小儿心力衰竭诊断标准

诊断	临床表现
心肌功能障碍	心脏扩大
	心动过速
	第一心音低钝
	外周灌注不良
肺淤血	呼吸急促
	肺部啰音
	咳泡沫血痰
体循环淤血	肝大
	颈静脉怒张
	水肿

表7-6-2　改良Ross心力衰竭分级计分方法

症状和体征	计分		
	0	1	2
病史			
出汗	仅在头部	头部及躯干部（活动时）	头部及躯干部（安静时）
呼吸过快	偶尔	较多	常有
体格检查			
呼吸	正常	吸气凹陷	呼吸困难

续表

症状和体征	计分		
	0	1	2
呼吸次数（次/分）			
0～1岁	＜50	50～60	＞60
1～6岁	＜35	35～45	＞45
7～10岁	＜25	25～35	＞35
11～14岁	＜18	18～28	＞28
心率（次/分）			
0～1岁	＜160	160～170	＞170
1～6岁	＜105	105～115	＞115
7～10岁	＜90	90～100	＞100
11～14岁	＜80	80～90	＞90
肝大（肋缘下）	＜2cm	2～3cm	＞3cm

注：0～2分.无心力衰竭，3～6分.轻度心力衰竭，7～9分.中度心力衰竭，10～12分.重度心力衰竭。

　　收缩功能不全指心脏收缩时不能产生足够的力将心腔内的血液泵向压力较高的动脉系统，收缩期末心腔内残存的血液增多，以心室腔扩大、心排血量下降、外周组织灌注不足、心脏射血分数下降为特征。心脏舒张功能不全指心脏舒张期接受血液或充盈的能力受损，充盈速率减慢或充盈不全，左心房压力增高，肺循环和体循环淤血，其特征是心室肥厚，心室舒张异常，心腔大小可无改变，射血分数正常。心力衰竭一般是先出现舒张期功能不全，病情进展后出现收缩功能不全。

（邹润梅　王　成）

第八章 消化系统疾病

第一节 消化性溃疡

小儿消化性溃疡（peptic ulcer）是幽门螺杆菌（Hp）感染等因素致使胃、十二指肠黏膜屏障功能减弱，被胃酸和胃蛋白酶自身消化而引起的黏膜及深层组织的局部缺损。小儿消化性溃疡常缺乏典型的临床特征，各年龄段临床表现差异较大。近年来，因儿科医生对本病的重视，纤维内镜在儿科的广泛应用及社会和环境的变迁和影响，使得本病的发病率有逐年增高的趋势。小儿在任何年龄都可发生本病。新生儿在出生24h内即可发病；婴儿期发病率较低；随着年龄的增长，发病率明显增高。学龄儿童较多见，且以十二指肠溃疡为主。男童发病率高于女童。

关于小儿消化性溃疡的发病原因和机制，目前为大多数人所接受的是天平学说。该学说认为由多种因素综合作用而导致溃疡的发生，而多种因素可分为两大类——使胃、十二指肠黏膜屏障功能减弱的攻击因子，以及使胃、十二指肠黏膜屏障功能增强的防御因子。攻击因子的作用增强、防御因子的作用减弱，这两种因素单独或同时作用使"天平失衡"时，即攻击因子的作用大于防御因子的作用时，就会导致该病发生。

攻击因子主要有以下几种：

1.盐酸　是胃酸的主要成分，能激活胃蛋白酶使之转变为有活性的蛋白酶。基础状态下的胃酸分泌是恒定的，食物可以刺激胃酸分泌。胃酸是由壁细胞分泌的。消化性溃疡患儿尤其是十二指肠溃疡患儿的壁细胞总数常明显多于正常人，而且胃酸分泌的调节也有异常，使胃酸分泌过高，从而构成溃疡形成的重要条件。

2.胃蛋白酶原　由胃的主细胞分泌。它只有在盐酸或已活化的胃蛋白酶的作用下才能转变为具有活性的胃蛋白酶。胃蛋白酶具有活性后，能水解食物蛋白中的肽链，也能裂解胃黏液中的糖蛋白，破坏黏液屏障。

3.Hp感染　Hp分泌多种毒性酶，如尿素酶、黏蛋白酶、脂酶等。其中尿素酶能使尿素水解产生氨和HCO_3^-，中和局部胃酸，阻断H^+从胃底腺正常进入胃腔，使H^+发生逆弥散，诱发溃疡形成；其他毒性酶能使胃黏膜细胞通透性增加，蛋白渗出，胃及十二指肠黏膜屏障破坏。Hp能使胃酸分泌增加，破坏黏膜的正常结构和防御机制。

4.胃泌素　是由胃窦的G细胞分泌的，有刺激胃酸和胃蛋白酶分泌的作用，食物中的蛋白质及氨基酸刺激胃泌素的分泌。胃运动障碍可使食物在胃窦部滞留，刺激胃泌素产生，这是胃溃疡形成的重要原因之一。

此外，药物和精神因素也可对胃黏膜造成损害，引起胃黏膜损伤。

防御因子包括以下几种：

1.黏液-黏膜屏障　正常情况下，胃和十二指肠由其上皮分泌的黏液覆盖，黏液与完整的上皮细胞膜及细胞间形成一道防线。它可以润滑黏膜免受食物的机械磨损；阻碍

胃腔内 H^+ 反渗入黏膜；维持胃黏膜间的 pH 梯度；保持黏膜内外的电位差。

2.黏膜血流和上皮更新 黏膜良好的血液循环和上皮的旺盛更新可保持黏膜完整。

3.前列腺素 存在于胃黏膜，有细胞保护作用，促进上皮细胞分泌黏液和 HCO_3^-，加强黏膜血液循环和蛋白质合成作用，还可抑制组胺刺激胃液分泌。

此外，遗传因素对消化性溃疡的发生也有一定的作用，如 O 型血和不分泌 ABH 血型物质者的十二指肠溃疡发病率较其他人群高，部分消化性溃疡有家族性。食物与不良生活习惯及精神因素也是诱发溃疡发生的重要因素。

儿童溃疡病的临床症状常不典型，易造成误诊、漏诊。婴幼儿（包括新生儿）多以突然呕血、便血或消化道穿孔为首发症状就诊，多为继发性溃疡。同时伴有原发病的临床表现。纤维胃镜检查可发现病变部位多在胃。学龄儿童可表现为腹泻、呕吐、消瘦，腹痛常位于脐周。临床易误诊为肠痉挛，直至出现上消化道出血、幽门梗阻才想到本病。纤维胃镜检查可发现病变部位多在十二指肠球部。学龄儿童溃疡病症状约半数病例与成人表现类似，表现为上腹痛、时限不等。多为胀痛或烧灼样痛，有进食后或饥饿时痛。也可见夜间胀痛，但与成人相比要少得多。疼痛可时轻时重，有时可自行缓解。发作常与精神紧张、劳累、气候变化和饮食习惯改变有关。此时体格检查常无阳性体征，仅少部分患儿有腹部轻度压痛。有一部分病例可仅表现为贫血、呕吐、便血，而不伴有腹痛。还有一部分病例以反复呕吐为重要表现，上腹部常可见胃蠕动波。

一、诊断步骤

（一）采集病史

小儿消化性溃疡可发生在任何年龄，但年龄不同其临床表现会有很大的差异。其症状不典型，采集病史时主要考虑以下症状：

反复发作性腹痛，经驱虫治疗后症状并无改善；不明原因的贫血；突发呕血、黑便甚至休克；反复进食后呕吐，长期纳差、消瘦。此外还应注意患儿是否有溃疡家族史，是否服用对胃有刺激性的药物、食物。

（二）体格检查

有无贫血体征（面色、皮肤黏膜色泽、甲床色泽），上腹部是否有压痛或压后不适感。

（三）辅助检查

1.大便隐血试验 较为简便又很有意义，对判断小量出血或出血活动状况有实用价值。

2.X线钡餐检查 在纤维胃镜未广泛应用之前，X线钡餐检查是诊断消化性溃疡的重要手段，其造影的特征主要是龛影及变形和激惹现象。一般认为，X线钡餐造影对小儿消化性溃疡的检出率为 47% ～ 60%。气钡双重造影可提高检出率，但小儿常不能配合完成，急性溃疡较表浅，愈合快，容易漏诊或误诊。

3.纤维胃镜检查 纤维胃镜对小儿消化性溃疡的诊断安全可靠，确诊率已提高至

95%以上。纤维胃镜能直接观察黏膜表面的各种变化，同时能取活组织进行检查以进一步判明病变性质，能直视溃疡的自然形态，并能发现X线钡餐检查难以发现的特殊位置的溃疡，确诊率高，可同时行镜下止血治疗。

二、诊断程序（图8-1-1）

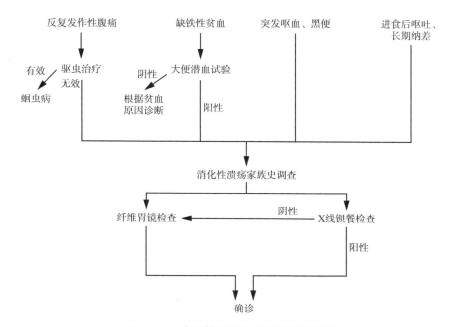

图8-1-1　消化性溃疡临床诊断思维程序

三、经验体会

小儿消化性溃疡由于其症状不典型，不同年龄症状间的差异较大，加之儿童叙述症状不准确，常误诊为一般消化不良、肠寄生虫症或肠痉挛等疾病。因此对于有相应临床表现的患儿，儿科医生应提高认识，进行必要的检查，以便及早确诊。

对重症感染、大面积烧伤、颅脑疾病或颅部手术后，应用肾上腺素或非甾体抗炎药物的患儿，出现上消化道出血或穿孔，应考虑应激性溃疡的可能性。

1984～2001年笔者所在医院儿科经胃镜确诊的101例溃疡，由于服用阿司匹林及激素而诱发，有明显病史记录的共9例；有家族性溃疡病史记录的共29例。因此，药物破坏胃黏膜、家族遗传都与溃疡形成有关。12～14岁占55.4%，可能与儿童学习负担加重、生活节奏过快，同时由于处于生长发育的第二次高峰，胃肠负担相对过重有关。在101例患儿中，以并发症为首发症状而就诊者占72.3%，相当一部分患儿无腹痛史，腹痛常无规律性，以上腹部和脐周痛多见，临床上有相当一部分早期患儿被误诊为肠痉挛、肠蛔虫病。有12例是因不明原因的贫血而就诊后，查出消化性溃疡，因此对不明原因的贫血患儿，尤其是有溃疡病家族史者或伴有消化道系统症状的患儿，应考虑行内镜检查。主要并发症为消化道出血，可能与现代食物的过度精细加工，进食后在胃内张力过高有关。幽门梗阻2例，经治疗后梗阻缓解；2例消化道出血因内科治疗无效而手术治疗；1例十二指肠梗阻，手术治疗后缓解。本组外科治疗仅占3.0%。

以往小儿消化性溃疡的诊断主要依靠钡餐和X线检查，对浅表溃疡易误诊和漏诊。纤维胃镜诊断确诊率高，建议儿科医师对临床疑似消化性溃疡的患儿，应尽可能地做纤维胃镜检查，以免临床误诊、误治。同时儿科医师要警惕，处于生长发育第二个高峰的少年，因胃肠道负担相对过重和学习压力较大，可能系溃疡高发人群。临床有腹痛、腹胀、呕吐、嗳气、反酸的患儿，一定要警惕消化性溃疡病。

（曹　艳）

第二节　婴儿肝炎综合征

一岁之内的婴儿以黄疸、肝功能损害和肝大为主要表现的临床综合征称为婴儿肝炎综合征（infantile hepatitis syndrome，IHS），简称婴肝综合征。因为引起该综合征的病因多样，其治疗与预后都与其病因密切相关，所以必须详细询问病史，仔细体格检查，完善实验室检查，综合分析，找出病因，并予相应的治疗。

一、诊断步骤

（一）采集病史

1.与感染因素相关的病史　巨细胞病毒（CMV）感染是引起IHS的主要病因之一，孕妇感染CMV后可通过宫内感染传染给胎儿，胎儿出生后即可发病；乙肝病毒（HBV）也是引起IHS的主要原因，乙肝患儿及HBsAg携带者可通过产时、宫内及产后发生母婴传播，同时也要询问家庭其他成员有无乙肝及HBsAg携带者；EB病毒、单纯疱疹病毒、风疹病毒、肠道病毒感染均可能是病因；表皮葡萄球菌、大肠杆菌等细菌也可引起IHS。

2.与非感染因素相关的病史　询问病史时要问患儿有无生长发育迟缓、震颤、昏迷、低血糖、腹胀、呕吐、便血及大小便的颜色异常，因为半乳糖血症、果糖不耐受症、α_1-抗胰蛋白酶缺陷症和肝内胆管发育障碍均可能是致IHS的病因。

（二）体格检查

1.面容　有无前额突出、眼与鼻距离大、下巴尖的特殊面容，有则提示先天性肝内胆管发育不良症。

2.黄染性质　查体过程中注意皮肤、黏膜，尤其是巩膜有无黄染，病毒性肝炎呈浅黄色或金黄色，阻塞性黄疸为黄绿色或深绿色。

3.皮肤　IHS可并发肝硬化，所以要注意有无肝掌、蜘蛛痣、毛细血管扩张、出血点或腹壁静脉曲张等。

4.肝脾　大小、质地、表面是否光滑，有无触痛及叩压痛。

5.胆囊　认真触诊胆囊，检查胆囊是否肿大，表面是否光滑，有无压痛。

（三）辅助检查

1. 一般检查

（1）血常规：细菌感染所致的IHS血常规中白细胞、中性粒细胞可增高，核左移，严重感染时有不同程度的贫血。

（2）尿常规：尿色可为深黄或黄褐色，尿胆红素阳性，尿胆原阴性或弱阳性。

（3）便常规：粪胆原减少或阴性，大便颜色变浅或呈灰白色。

2. 特殊检查

（1）病原学诊断：怀疑病毒感染时可采集咽部分泌物、尿、大便及脑脊液等进行病毒分离，并可行血清学检查。例如，尿中CMV抗原或DNA测定，血清CMV-IgM测定，CMV-IgG阳性不能诊断为CMV感染，除非双份血清滴度4倍增高，或2个月时滴度高于母亲。HBV也可行血液中抗原、抗体测定。EB病毒、单纯疱疹病毒、风疹病毒等均可行血清抗体的检测。

（2）尿和血中半乳糖及果糖测定：半乳糖血症的患儿尿和血液中半乳糖测定均可增高，而果糖不耐受症的患儿尿和血中果糖测定均可增高。

（3）肝功能：血清转氨酶，总胆红素及结合、非结合胆红素均增高。肝细胞性黄疸时结合和非结合胆红素可有相同程度的增高，而胆汁淤积性黄疸则以结合胆红素增高明显。急性肝炎患儿的碱性磷酸酶、谷氨酰基转移酶、乳酸脱氢酶等酶学检查均可增高。

（4）B超、胆道造影、CT：对鉴别肝细胞性黄疸与胆汁淤积性黄疸，肝内胆汁淤积与肝外胆管阻塞引起的胆汁淤积有很大价值，对了解肝外胆道阻塞部位与范围，以及肝脏占位性病变有很大帮助。

（5）肝穿刺活组织检查：各项检查后仍难确诊的各种原因不明的肝大或肝功能损害的患儿都有必要行肝活检。肝活检有助于较准确地判定肝组织弥漫性病变，以及与肝有关的先天遗传代谢性疾病。肝穿刺的禁忌证：有出血倾向、肝海绵状血管瘤、严重阻塞性黄疸、棘球蚴病。

二、思维程序（图8-2-1）

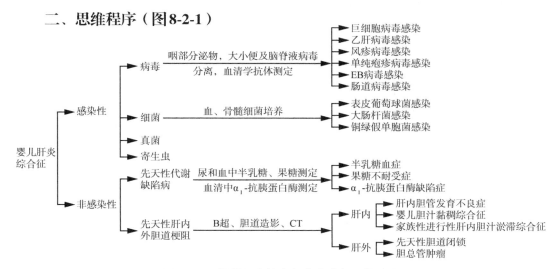

图8-2-1　婴儿肝炎综合征临床诊断思维程序

（一）是否诊断为HIS

具备以下4点即可诊断IHS：①1岁以内的婴儿；②不同程度的黄疸；③肝大；④血清转氨酶增高。

（二）不同病因所致IHS的临床特点

1.先天性CMV感染 我国人群CMV感染相当普遍，孕妇感染CMV后能传染胎儿，胎儿出生后有黄疸、肝脾大、出血性皮疹，患儿还可有嗜睡、昏迷、抽搐，也可引起肺炎。

2.HBV感染 婴儿HBV感染与母亲密切相关，母婴传播在产时、宫内、产后均可发生，以产时为主，母亲HBsAg滴度越高传给婴儿的可能性越大，HBV感染的患儿出生2～3个月后有黄疸、肝脾大、皮疹，还可有肺炎。

3.细菌感染 除黄疸、肝脾大外，还可有出血点、惊厥、白细胞增高或降低、血培养阳性，有的患儿可找到原发病灶。

4.半乳糖代谢缺陷 呈常染色体隐性遗传，婴儿出生时正常，但喂奶后先出现呕吐、拒食、腹泻，继而出现黄疸、肝大，有体格和智力发育障碍，新生儿期即可出现白内障。血和尿中半乳糖定量均增高。

5.果糖代谢缺陷 可有低血糖症状，持续性果糖血症可引起黄疸、肝脾大、生长迟缓、呕吐，果糖耐量试验中血葡萄糖及血磷下降，同时果糖、脂肪酸及乳酸上升。

6.先天性肝内胆管发育不良症 出生后3个月内发生黄疸，有明显的肝内胆汁淤积，可有前额突出、眼鼻距增大、下巴尖的特殊面容，还可有睾丸发育不良等发育障碍的表现。

7.婴儿胆汁黏稠综合征 有肝脾大、黄疸，且黄疸逐渐加深，皮肤瘙痒，血清总胆红素增高，以结合胆红素增高为主，尿胆红素阳性。

8.先天性胆道闭锁 除肝大、黄疸外，大便颜色变浅或呈灰白色，小便色黄，重症可发展成胆汁淤积性肝硬化。B超、胆囊造影、CT检查可明确诊断。

三、经验体会

（1）在诊治IHS的患儿时要了解几个问题：①是IHS吗？②其病因是什么？③有无并发症？④治疗方案是什么？

（2）IHS是儿科特有的疾病，病因复杂，30%预后差，早诊、早治是预后的关键之一。妇女妊娠期加强保健意识，患儿尽早就诊、医院检查与治疗手段的提高都是降低发病率和改善预后的途径。

（曹 艳）

第三节　先天性巨结肠

先天性巨结肠又称肠道无神经节细胞症，也称Hirschsprung病，是胃肠道先天畸形中较多见的一种发育畸形，居胃肠道先天畸形的第2位，发病率为出生婴儿的0.02%～0.05%，有家族发病倾向，男女发病率之比为（3～5）：1。临床主要表现为部分性或完全性肠梗阻。其病理为受累肠段肌间神经丛和黏膜下神经丛中神经节细胞缺如或明显减少，导致远端肠管呈痉挛性狭窄段，近端肠管继发性扩张与肥厚，两者之间为漏斗状的移行段。其治疗主要依赖于手术。

一、诊断步骤

（一）采集病史

1.主要临床症状

（1）不排胎便或胎便排出延迟：正常新生儿生后24h内排出正常胎便，患儿往往24～48h无胎便排出，出现不同程度的低位肠梗阻症状，经肥皂条、开塞露塞肛或洗肠等处理后胎便可排出，梗阻症状消失或缓解。仅少数患儿生后胎便排出正常，1周或1个月后才出现症状。

（2）顽固性便秘：随日龄增加，逐渐出现越来越严重的便秘，可出现1～2周不排便，必须经灌肠或其他方法处理后方能排便，症状反复发作。小肠结肠炎时也出现腹泻，大便为水样、奇臭，出现高热、脱水、电解质紊乱及明显中毒症状。

（3）呕吐：患儿便秘严重、梗阻加重可伴发呕吐，呕吐物一般为食物，严重时可呕吐粪样物。呕吐次数常不多。

（4）腹胀：为早期症状之一，新生儿期腹胀可突然出现，也可逐渐加重。严重时可影响呼吸，患儿呈端坐位呼吸，夜间不能平卧。

2.伴发症状　患儿免疫功能低下，易伴发反复呼吸道、肠道感染。

3.既往病史　了解既往排便情况及缓解症状的方法，症状是否逐渐加重。

4.家族史　本病有家族发病倾向。

（二）体格检查

1.一般状况　可有营养不良体征，患儿消瘦、贫血貌、发育延迟，严重时出现水肿。

2.腹部体征　患儿有不同程度的腹胀，腹部膨隆呈蛙形，腹围常大于胸围，腹壁皮下脂肪变薄并有静脉扩张，有时可见粗大的肠型及肠蠕动波，常伴肠鸣音亢进。伴发小肠结肠炎时，腹壁发红、水肿，可有全腹压痛。

3.直肠指检　可探及直肠内括约肌痉挛和直肠壶腹部空虚，因新生儿及小婴儿直肠短，手指可超过痉挛段进入移行段或扩张段，此时手指可感到有一缩窄环。因指检可激发排便反射，故手指退出时，常有大量气体和大便呈"爆破样"排出，同时腹胀立即好转。

（三）辅助检查

1.X线检查

（1）直立位腹部平片：可见低位肠梗阻征象，有扩大的结肠和液平面，这种积气的肠段往往从盆腔开始，顺乙状结肠上行，而其远端则未见气体。新生儿期结肠扩张不如儿童明显，常可见满腹积气。

（2）钡剂灌肠：可见病变肠段无正常蠕动，肠管僵直如筒状、无张力，如显示典型的狭窄段、移行段和扩张段则可确诊，其准确率可达80%。

2.直肠肛管测压 当向患儿的直肠内注入气体时，不出现内括约肌松弛现象，无松弛反射波，即不出现直肠肛管抑制反射（RAIR）。

3.直肠黏膜活检 采用特制直肠黏膜吸引活检钳在齿状线上1.5～2cm处吸取小块黏膜及黏膜下组织，进行组织学检查，确定黏膜下层有无神经节细胞；并做乙酰胆碱酯酶染色，观察有无乙酰胆碱酯酶染色阳性的副交感神经纤维。

二、思维程序

凡新生儿期有胎便排出延迟，以后又反复发作便秘、腹胀者，应做肛诊，若出现直肠内括约肌痉挛、直肠壶腹空虚，随手指退出大量气体和大便排出且症状随之缓解者，均应怀疑先天性巨结肠，结合X线检查、直肠肛管测压一般可诊断，必要时行直肠黏膜活检确诊。但应该注意与以下常见疾病鉴别。

（一）婴幼儿和儿童期

1.甲状腺功能减低症 亦可出现肠蠕动迟缓、腹胀、便秘，伴纳差、生长发育不良、智力低下，经甲状腺功能检查可以确诊。

2.神经系统疾病引起的便秘 患有唐氏综合征、大脑发育不良、小脑畸形及腰骶部脊髓病变者常可合并排便障碍、便秘，患儿都有较为典型的症状和体征，必要时可行脊椎照片、直肠肛管测压或直肠黏膜活检协助诊断。

3.继发性巨结肠 先天性直肠肛管畸形引起的排便不畅均可继发巨结肠，这些患儿神经节细胞存在，病史中常有肛门直肠畸形及手术史，结合其他辅助检查可协助诊断。

4.特发性巨结肠 多见于儿童，患儿生后胎便排出正常，以后不明原因出现顽固性便秘习惯或便秘合并污粪，患儿直肠壁内可找到正常的神经节细胞。其特点是饮食正常、腹胀不显著，肛诊时无直肠壶腹空虚感。

（二）新生儿期

1.胎粪性便秘 胎粪黏稠可引起胎粪排出延迟，经盐水灌肠后，可排出大量胎粪，肠梗阻症状完全消失，不再复发。

2.先天性肠闭锁或狭窄 肛诊后无胎便或仅有少量灰白色胶冻状便排出，钡灌肠显示病变远端结肠异常细小，呈胎儿型结肠改变。

3.新生儿败血症 亦可引起腹胀、呕吐、不排便，但患儿全身状况差、中毒症状重、肠鸣音消失，生后胎便排出正常，腹部平片示全结肠均胀气，可与先天性巨结肠鉴别。

三、经验体会

（1）儿童期巨结肠临床表现典型，诊断并不困难，但新生儿期病变不典型，应注意以下几点：①腹部平片常见满腹积气，结肠扩张不明显，不能单靠平片诊断。②新生儿生后 7～10 天钡灌肠难于显示移行段，但一般 2 周后即可显示不正常病变。③若首次直肠肛管测压检查阴性，可在 7～14 天后再次检查以协助诊断。

（2）钡灌肠是简便、有价值的诊断方法之一，但应注意：①钡灌肠前不宜洗肠，以免影响诊断。②注钡肛管不宜粗，导管插入不宜过深，注钡压力勿过高。③拍片宜拍侧位。④如遇疑难患儿不能确诊，应在 24h 后重复透视，以观察钡剂滞留情况，若有钡剂潴留，则支持诊断。

（曹　艳）

第四节　蛋白丢失性胃肠病

蛋白丢失性胃肠病（protein losing gastroenteropathy，PLG）是由于胃肠道摄入蛋白质不足，体内蛋白质合成减少，蛋白质分解增加及蛋白质失去过多所致的低蛋白血症和水肿，最初由于对本综合征认识不足，PLG 被称为"特发性低蛋白血症"、"一过性异常蛋白血症"和"特发性高分解代谢性低蛋白血症"。虽然以上名称的概念都不够完整，但却从各个侧面反映了 PLG 的特点。早在 20 世纪 60 年代人们就发现有 40 多种疾病可发生 PLG，到了 70 年代 PLG 不仅在 50 多种疾病中得到了证实，而且一些疾病与 PLG 之间的关系也开始明确。目前已知本病可由胃肠道和全身近百种疾病引起。本病并非罕见，如不及时发现与治疗将导致严重的营养不良，在儿童可引起体格和精神发育障碍，甚至可导致死亡，本病预防主要是防治引起蛋白丢失性胃肠病的原发病。

一、诊断步骤

（一）采集病史

（1）何时出现水肿，水肿起始的部位，分布与发展的过程，以便鉴别水肿发生的急缓和病因。

（2）有无恶心、呕吐、腹痛、腹泻等消化道症状，提示本病是否原发于消化系统。

（3）有无血尿、少尿等泌尿系统症状，以排除肾性水肿。

（4）活动后有无心悸、气促、发绀等病史，以排除心血管系统病变。

（5）有无长期应用抗生素、肾上腺素皮质激素等药物史，以排除继发性原因。

（6）既往有无寄生虫感染、风湿性疾病、内分泌疾病及过敏性疾病史，以便寻找病因。

（7）家族中有无类似疾病史，以探讨该病是否与遗传有关。

（二）体格检查

（1）注意营养状况的评估，皮肤、黏膜有无贫血、黄疸、出血点及紫癜。

（2）若有水肿则应注意是全身性还是局限性，是可凹陷性还是非凹陷性，是炎症性还是非炎症性。

（3）有无心脏杂音、肝脾大、蜘蛛痣及腹壁静脉曲张。

（三）辅助检查

1.**血常规** 注意有无贫血，判断为哪一类型的贫血。

2.**尿常规** 通过尿蛋白定性可判断有无肾脏丢失蛋白。

3.**便常规** 可排除肠道炎症和寄生虫感染。

4.**血生化检查** 判断肝、肾功能，尤其要注意血浆总蛋白、白蛋白、前白蛋白降低的程度。

5.**消化道纤维内镜检查** 可了解胃、肠黏膜病变情况。

6.**胃肠蛋白丢失检查** 包括 ^{51}Cr 标记白蛋白胃肠排泄试验、^{51}Cr 标记铁蛋白试验、碘聚乙烯吡咯烷酮（^{131}I-PVP）排泄试验、^{131}I 白蛋白测定、α_1-抗胰蛋白酶清除率、铜蓝蛋白测定。近几年新开展的放射性核素标记血浆蛋白腹部显像检测法均可表明从胃肠道丢失的蛋白质增加。

7.**测定白蛋白半衰期和合成量** 如白蛋白半衰期缩短而合成量正常或增加，表示分解代谢增加。

8.**空肠黏膜活检** 肠黏膜及黏膜下淋巴管明显扩张，绒毛变形增宽，淋巴管内含大量泡沫状噬脂细胞。

9.**淋巴管造影术** 可显示周围淋巴管发育不良、胸导管狭窄或阻塞，腹腔淋巴管扩张或见淋巴液反流入肠道。

二、思维程序

（一）诊断标准

主要根据：①有低蛋白血症和水肿，尤其是以白蛋白和 IgG 降低为主的多种血浆蛋白降低者；②空腹胃液蛋白定量测定，放射性核素标记物排泄试验，大便 α_1-抗胰蛋白酶检测等发现蛋白质从胃肠道黏膜过多漏出；③排除血浆蛋白质从其他途径丢失或合成不足。

至于病因或原发病的诊断则主要依靠病史、体征及相应的辅助检查。值得重视的是血液中淋巴细胞是否减少，对缩小寻找 PLG 的病因或原发病的范围很有帮助。若血液淋巴细胞减少则主要考虑与引起淋巴细胞回流受阻、淤滞有关的病因或原发病。

（二）诊断程序

1.**是否为 PLG** 根据患儿有低蛋白血症、水肿及有胃肠道蛋白丢失过多的实验室证据可诊断 PLG。

2.**确定 PLG 的病因**

（1）胃肠道黏膜上皮异常：如炎症、溃疡、恶性肿瘤、代谢异常。

（2）淋巴管系统异常：如原发性淋巴管扩张症、淋巴管瘘、淋巴瘤、淋巴结核等。

（3）静脉系统异常：如先天性心脏病、右心衰竭、缩窄性心包炎、上腔静脉血栓症、静脉梗死等。

（4）毛细血管系统异常：如过敏性胃肠炎、血管神经性水肿等。

3.原发病的诊断 较为复杂，根据详细的病史和临床表现、体格检查、实验室检查及特殊检查和影像学检查等，大多数原发病可得到确诊。

（1）确定PLG是否伴有脂肪吸收不良：若有可见于乳糜泻，非感染性胃肠炎；另外，胃肠道感染可伴有吸收不良，如胶原性胃肠炎、嗜酸性胃肠炎、病毒性胃肠炎、肠梨形鞭毛虫病。

（2）X线检查：胃肠道X线检查对鉴别诊断有意义，如肥厚性胃病、淋巴瘤、克罗恩病、原发性肠淋巴管扩张症或继发性肠淋巴管阻塞。腹部CT扫描有助于诊断继发性淋巴管阻塞的病变，如肠系膜淋巴结肿大等。

（3）空肠黏膜活检：对淋巴瘤、乳糜泻、嗜酸性胃肠炎、胶原性胃肠炎、肠淋巴管扩张症等有诊断意义。

（4）淋巴管造影：主要对先天性或后天性淋巴管扩张症的诊断有帮助。

（5）诊断性腹腔穿刺：有腹水时应做腹穿，查腹水细胞、蛋白质、乳糜微粒、酶等。

（6）核素扫描：经 ^{99m}Tc- 人血清白蛋白（HAS）核素扫描是一种较新的诊断PLG的方法，也可用于判断疗效。

三、经验体会

PLG系指各种病因引起血浆成分，特别是血浆白蛋白由胃肠道黏膜向肠腔内异常大量漏出，导致从大便中过多丢失。临床表现为水肿、低蛋白血症、消化道症状和手足搐搦，它不是一个独立的疾病，而是一个病理生理过程。病因多种，包括原发性、继发性淋巴管扩张，各种原因所致的黏膜病变。发病机制不详。本病尚无特效治疗，以对症治疗及原发病的治疗为主。笔者所在科室1977 ～ 2001年共收治6例，其中1岁半以下5例，所有病例均有水肿、腹泻、腹水、多种维生素缺乏及不同程度的贫血、生长发育障碍。合并肺炎伴真菌感染3例，败血症1例。按PLG给予对症及支持疗法，对炎症性疾病给予相应的抗生素抗感染，给予优质蛋白、低脂、低盐饮食，输血浆、白蛋白及静脉营养液，包括补充多种维生素和微量元素，其中4例住院33 ～ 61天不等，水肿消失、症状好转出院，另2例因严重感染而死亡。从科室总结的病例看，该病发生于婴幼儿较多，提示临床医生对婴幼儿时期出现的全身性水肿、难治性腹泻、腹水等应想到本病可能，遇到低蛋白血症患儿如果能排除蛋白摄入不足，蛋白尿、肝功能异常、慢性感染、内分泌异常，则本病可能性较大，若有条件做血浆蛋白向胃肠道漏出的有关检查则可确诊，从笔者所在科总结的病例的临床表现来看，本病除血浆蛋白从胃肠道漏出外同时尚有多种维生素及微量元素从胃肠道漏出。由于IgG减少患儿易合并感染，其中肺炎多见。笔者所在科2例PLG均因严重感染而死亡，提示本病预后与血清蛋白高低无关而与合并症有关。既往该病的诊断多为排除性诊断，近年因诊断技术不断更新，医学界对PLG的认识更趋深入，目前研究方向主要有四方面：①继续探讨某些特殊病变与PLG的关系；②研究PLG的某些亚临床丢失问题，使PLG的定义更趋完整；③开拓新的实用型诊断项目方向是简便、精确、合理、经济、无害；④从营养学的角度对各种原因所致PLG的治疗进行尝试。

（曹　艳）

第五节 炎症性肠病

炎症性肠病（IBD）是一组原因不明的慢性肠道炎性疾病，主要包括溃疡性结肠炎（UC）和克罗恩病（CD）。UC是结肠黏膜层和黏膜下层的连续性炎症，CD为一种慢性肉芽肿炎症，病变可累及整个胃肠道，以末端回肠和邻近结肠为主，多呈节段性、非对称性分布。欧美国家资料显示，儿童IBD患病率近年呈持续增高趋势，我国医生在临床观察中发现中国小儿IBD患者近几年也呈明显上升趋势，且年龄越小，病情越重。尽管IBD的病因和发病机制均不十分清楚，但目前绝大多数研究者的共识是众多外界和内在因素（特别是各种肠道感染、肠黏膜上皮细胞损伤、肠道微生态紊乱、食物等）共同作用和相互影响，导致肠道免疫功能紊乱。儿童IBD的特征：①儿童以急性或亚急性起病更多见。②有些儿童开始肠道表现不明显或很轻，而以关节痛表现突出，以至较长时间被误诊为幼年型类风湿关节炎。③儿童IBD由于肠道损伤表现不如成人病例突出、典型，因而漏诊和误诊率高。④年龄越小，病情越重，而且并发症越多，预后越差。

一、诊断步骤

（一）采集病史

（1）消化道症状：有长期的腹痛、腹泻、便血等症状。
（2）各种肠外表现，如发热、关节炎、皮疹、虹膜睫状体炎等。
（3）有肠出血、肠狭窄、肠梗阻、肠穿孔等并发症。
（4）较长或反复发作造成患儿营养不良。
（5）如果一级亲属有IBD病史，患儿患病概率大大增加。

（二）体格检查

有无贫血，是否生长迟缓，口腔有无溃疡，腹部有无肿块、压痛，肝脾有无肿大，肛周皮肤有无下垂物、肛裂、肛瘘和脓肿，皮肤有无白癜风、结节性红斑、坏疽性脓皮病，有无关节炎的症状等。

（三）辅助检查

（1）白细胞、血沉、CRP可明显增高。
（2）大便检查和培养可排除引起肠炎或结肠炎的感染因素。
（3）内镜检查是诊断IBD的重要手段，UC和CD在内镜下和组织学的表现是不同的，详见表8-5-1。

表 8-5-1　IBD 的内镜和组织学表现

检查	CD	UC
内镜（胃镜/肠镜）	溃疡（阿弗他、线形、裂隙状）	溃疡
	鹅卵石样改变	红斑
	狭窄	血管纹理模糊
	瘘管	质脆
	口腔或肛周病变	自发性出血
	跳跃性病变	假性息肉
	节段性分布	连续性病变（从直肠到近端结肠）
组织学	累及黏膜下层（活检标本）或全层（手术切除标本）	累及黏膜层
	隐窝扭曲、变形	隐窝扭曲、变形
	隐窝脓肿	隐窝脓肿
	溃疡	杯状细胞减少
	肉芽肿（非干酪样、非黏液性）	黏液性肉芽肿（罕见）
	局部病变、灶性分布（活检标本）	连续性分布

CD 病变可见于全胃肠道，但直肠一般不累及。UC 病变位于结肠，炎症可从直肠逐渐累及近端结肠。

（4）影像学检查：①全程消化道钡餐，可能会发现 CD 病变累及小肠的一些并发症，如狭窄、僵硬和内瘘。一些放射学征象可提示 CD 处于活动期，如黏膜呈鹅卵石样改变、溃疡、小肠袢分离，病变呈跳跃性节段性分布。②腹部 CT 扫描，在发现狭窄部位、排除脓肿和瘘管等方面非常有用。

二、思维程序

（一）CD 的诊断思维

具有腹痛、腹泻、体重减轻等临床表现，结合全程消化道钡餐、腹部 CT 和肠镜检查的特征可做出临床拟诊，结合肠黏膜典型病理表现可确诊 CD。但是，典型的 CD "三联征"（腹痛、腹泻、体重减轻）只占 CD 患儿的一部分，许多年龄较小的 CD 患儿表现为非典型症状，如轻微腹部不适。一旦确诊 CD，应判断疾病的活动度，以利于决定治疗方案及判断预后。

CD 要注意与下列疾病进行鉴别：①肠结核，肠黏膜典型病理表现为干酪样坏死，肠黏膜固有层抗酸杆菌染色阳性。如果患儿伴有肠外其他器官结核多考虑肠结核，而当患儿有肠瘘、肠壁或腹腔脓肿、肛瘘等情况时多考虑 CD。②原发性肠道淋巴瘤，以肠道溃疡为主要表现，病变部位与 CD 相似，特别是肠道 T 淋巴细胞瘤可表现为全肠道的多发性病变。因此对于病程短、单个部位受累、明显隆起性病变要注意原发性肠道淋巴瘤。③白塞病，病理组织学改变主要为肠壁深层大小不等的血管壁玻璃样变，管壁肥厚，纤维蛋白及血栓沉积；白塞病有反复发作的口腔溃疡、阴部溃疡和眼葡萄膜炎的三联征。

（二）UC的诊断思维

UC和CD有共同的临床特征，但UC肠道损害多先出现在远端结肠和乙状结肠，因此腹痛多在左下腹，以持续性隐痛或钝痛为主要特征，腹泻后腹痛可缓解。UC患儿大便多呈黏液或脓血，甚至血水样便，多伴里急后重。全程消化道钡餐显示，结肠黏膜粗糙紊乱或呈细颗粒样改变；病灶处可能出现小龛影或大小不等的充盈缺损；结肠袋消失或肠管僵硬。肠镜显示，乙状结肠甚至直肠和全结肠黏膜充血水肿；病变肠壁有浅表性溃疡或假性肉芽肿形成。组织病理特征为广泛炎症性改变，黏膜层充血、水肿、糜烂、溃疡；隐窝处有炎症细胞浸润和小脓肿形成；肠壁杯状细胞明显减少。

UC要注意与下列疾病进行鉴别：①急性感染性肠炎，患儿一般在3～4周恢复，大便可以培养出病原体。②慢性肠道传染病，慢性腹泻、血便患儿要与阿米巴痢疾和血吸虫病相鉴别。大便中找到阿米巴滋养体、包囊时诊断阿米巴痢疾。而血吸虫病患儿有疫水接触史，查体时肝脾大，大便检查可以找到血吸虫卵，孵化毛蚴阳性。

三、经验体会

IBD在儿童中的发病率逐年升高，但由于临床表现不典型，容易被误诊误治。年龄小的患儿，不仅病情重，而且并发症多，预后较差，所以早期诊断、早期治疗尤其重要。目前治疗方法包括药物治疗、营养治疗、心理治疗及外科治疗，而儿童处于不断生长发育的过程，因此儿童IBD的治疗不但要诱导和维持缓解、防止复发，避免长期的并发症，还要促进儿童生长发育。

由于生物制剂在诱导缓解方面的疗效明显优于传统药物，近年来CD治疗主张"降阶治疗"，即早期使用生物制剂，迅速控制病情，改变CD的自然病程，最大限度地降低CD并发症的发生。但生物制剂价格高昂，现阶段我国很多家庭难以承受，所以根据每位患儿的实际情况选择合适的治疗方法尤其重要。

（曹　艳）

第九章　泌尿系统疾病

第一节　急性肾炎综合征

急性肾炎综合征（acute nephritic syndrome，ANS）是指一组病因不一，临床表现为急性起病，以水肿、血尿、高血压、肾小球滤过率下降，以及水、钠潴留为特点的临床综合征。急性肾炎综合征是小儿常见的急性肾小球疾病，临床表现轻重悬殊，轻者可无明显临床症状，检查时发现镜下血尿；重症者可呈急进性过程，短期内出现严重循环充血及肾功能不全。

急性肾炎综合征可分为原发性和继发性，无明确病因者为原发性；继发性绝大多数是感染后肾小球肾炎，包括各种细菌、病毒、支原体、真菌及寄生虫等感染后，最常见的为急性链球菌感染后肾小球肾炎（acute poststreptococcal glomerulonephritis，APSGN），其他病原感染后肾炎称为非链球菌感染后肾小球肾炎。急性链球菌感染后肾炎与链球菌感染有关，是通过抗原抗体免疫复合物引起的一种肾小球毛细血管炎症性病变，患儿血清中可检出对链球菌及其产物的多种抗体。

小儿急性肾炎综合征的发病率尚无确切报道，但近年来其发病率有下降趋势，1982年全国105所医院的调查结果为，急性肾炎患儿占同期泌尿系统疾病的53.7%，1992年降低为37%。从广义概念上讲，急性肾炎综合征的真实发病率可能远高于上述报道。

一、诊断步骤

（一）采集病史

1.应注意询问发病年龄、地域及前驱感染史

（1）急性肾炎综合征好发于学龄前及学龄儿童，以5～9岁最常见。

（2）地域及前驱感染史：90%的病例有链球菌的前驱感染，以呼吸道及皮肤感染为主。在前驱感染后经1～3周无症状的间歇期而急性起病。北方患儿以上呼吸道感染或扁桃体炎多见，而南方以皮肤感染常见。间歇期长短与前驱感染部位有关，咽炎引起者6～12天，平均10天，皮肤感染引起者14～28天，平均20天。此外还应注意询问有无其他感染史。除乙型溶血性链球菌之外，其他细菌如草绿色链球菌、肺炎双球菌、金黄色葡萄球菌、伤寒杆菌、流感杆菌等，病毒如柯萨奇病毒B_4型、ECHO病毒9型、麻疹病毒、腮腺炎病毒、乙型肝炎病毒、巨细胞病毒、EB病毒、流感病毒等，还有疟原虫、肺炎支原体、白色念珠菌、丝虫、钩虫、血吸虫、弓形体、梅毒螺旋体、钩端螺旋体等也可导致急性肾炎综合征。

2.水肿　70%的病例有水肿，一般仅累及眼睑及颜面部，重者2～3天遍及全身，呈非凹陷性。

3.泌尿系统症状 尿量减少，严重者无尿；50%～70%的患儿有肉眼血尿，尿色如洗肉水样或烟色，严重者可伴有排尿困难。

4.神经系统症状 高血压脑病时可出现头痛、呕吐、嗜睡或烦躁、惊厥，甚至视力障碍等。

5.急性期一般症状 常有全身不适、乏力、纳差、发热、头痛、头晕、咳嗽、气急、恶性、呕吐、腹痛及鼻出血等。

（二）体格检查

（1）血压与体重测量：30%～80%的病例有血压增高。一般学龄前儿童＞16/11kPa（120/80mmHg）、学龄儿童＞17/12kPa（130/90mmHg）即为高血压。急性期水钠潴留可使体重较病前增加，观察体重变化有利于水肿及其变化的判断。

（2）颜面、躯体水肿部位、性质及程度的检查。

（3）注意检查有无感染灶及残余感染灶存在，尤其应注意皮肤与咽部。

（4）检查有无呼吸系统及严重循环充血体征，如气急、发绀、肺部湿啰音、心率快、奔马律、心尖部收缩期杂音、肝大等。严重病例可因严重水钠潴留致血容量增大，循环负荷过度，甚至出现心力衰竭、肺水肿的表现。

（5）注意脊肋点有无压痛，肾区有无叩击痛。

（6）注意神经系统及眼底检查，部分严重病例可因血压急剧升高导致高血压脑病，出现惊厥、意识障碍、视力障碍。

（三）辅助检查

1.尿液检查

（1）尿沉渣RBC＞5个/HP，相差显微镜下尿中红细胞60%以上外形扭曲变形。沉渣中红细胞管型有诊断意义，最常见的是透明管型和颗粒管型，也常见白细胞和肾小管上皮细胞。

（2）尿蛋白定性常为＋～＋＋，75%的患儿定量＜3g/d，50%的患儿＜500mg/d。尿蛋白以白蛋白为主。一般持续3～4周，恢复先于血尿的消失。

2.血常规检查 常见轻度贫血，与水钠潴留血液稀释有关，水肿消退后即可好转。原发感染灶存在时白细胞计数增高。血沉加速，常提示肾炎病变活动。一般病后2～3个月恢复正常。

3.肾功能检查 少数患儿可有严重的氮质血症，BUN和血清肌酐明显升高。血磷上升显示肾小球滤过率减退80%。可同时合并高钾血症和代谢性酸中毒。

4.血清抗体及补体检查

（1）ASO阳性率为50%～80%，通常于链球菌感染后2～3周出现，3～5周达高峰，50%的患儿半年内恢复。但某些致肾炎菌株可不产生溶血素"O"，且脓皮症者ASO常不增高。

（2）血清抗脱氧核糖核酸酶抗体（ADNase-B）是目前最有协助诊断价值的指标之一。在脓皮病引起的肾炎中ADNase-B阳性率高于ASO，且年龄越小者阳性率越高，可高达92%。

（3）血清抗链激酶（ASKase）抗体滴度增高。

（4）抗透明质酸酶（AHase）抗体于脓皮病后肾炎中滴度较高。

（5）抗双磷酸吡啶核苷酸酶（ADPNase）抗体可在咽部感染后升高。

（6）血清C3下降，6～8周时多恢复正常。补体早期成分C1q、C2、C4可于疾病早期下降，恢复较快。60%的患儿血清备解素水平下降。

5.其他检查　多数患儿血中冷球蛋白增高，并常有纤维蛋白原，第Ⅷ因子和胞浆素的活性增高，且常与疾病的严重性相关。也可见血小板减少。

6.肾穿刺活检　有以下指征：①再发性血尿6个月以上者；②持续肉眼血尿3个月以上者；③持续性蛋白尿和血尿6个月以上者；④发展为肾病综合征者；⑤呈急进性肾炎综合征者。

二、思维程序（图9-1-1）

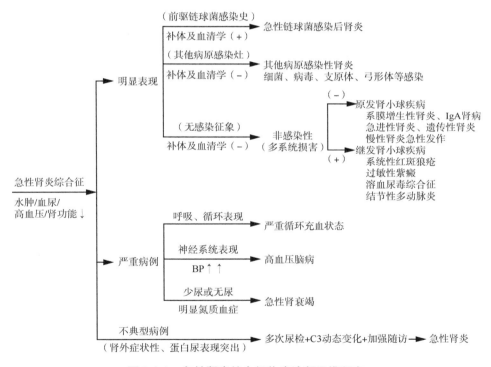

图9-1-1　急性肾炎综合征临床诊断思维程序

（一）急性链球菌感染后肾炎典型病例

急性肾炎综合征首先应根据链球菌感染后1～3周间歇期后出现血尿伴少尿、非凹陷性水肿、高血压及尿改变为主，有红细胞管型，不同程度蛋白尿，加上血中补体呈规律性变化及链球菌感染后血清学反应确定是或非急性链球菌感染后肾炎。如出现上述典型表现则诊断链球菌感染后肾炎不难。

（二）其他病原所致的急性感染后肾炎

非急性链球菌感染后肾炎综合征者则应进一步鉴别是感染性或非感染性。无上述典型表现的肾炎综合征，应注意是否与其他感染有关，许多细菌如草绿色链球菌、肺炎双球菌、金黄色葡萄球菌、伤寒杆菌、流感杆菌等，病毒如柯萨奇病毒 B_4 型、ECHO病毒 9型、麻疹病毒、腮腺炎病毒、乙型肝炎病毒、巨细胞病毒、EB病毒、流感病毒等，还有疟原虫、肺炎支原体、白色念珠菌、丝虫、钩虫、血吸虫、弓形体、梅毒螺旋体、钩端螺旋体等也可导致急性肾炎。根据病史及各自临床特点可加以鉴别诊断。

（三）原发性或继发性肾小球疾病

如患儿表现不符合上述感染性急性肾炎，应想到是否存在原发性或继发性肾小球疾病。原发性肾小球疾病如膜增生性肾炎，尤其是Ⅱ型，但尿蛋白明显，补体持续下降，病程呈慢性经过；急进性肾炎病初类似急性肾炎，但进展快、肾功能进行性恶化；IgA肾病亦可于呼吸道感染后以血尿起病。继发性肾小球疾病如系统性红斑狼疮、过敏性紫癜、溶血尿毒综合征、结节性多动脉炎等肾受累亦可出现急性肾炎综合征表现，结合其他全身表现多可与急性肾炎区别。此外还应注意是否为遗传性肾炎，如Alport综合征，除血尿外可有家族史，伴神经性耳聋、肾功能损伤；慢性肾炎急性发作，感染后间歇期短，常1～2日内起病，患儿尿比重固定、贫血较重、氮质血症明显、血压持续增高，再依据既往史多可区别。

（四）严重病例

对于有肾炎表现者，应注意尿量、血压变化，密切观察呼吸、循环、神经系统表现，及时发现严重循环充血、高血压脑病、急性肾衰竭三类严重病例。

（五）不典型病例

对于症状轻微或以高血压、水肿等症状为主要表现而尿改变轻微或常规全无改变的所谓肾外症状性，以及较重蛋白尿为突出表现者应多次尿检、观察血C3动态变化并加强随访以便明确诊断，极少数病例可考虑肾穿刺活检以确定诊断。

三、经验体会

急性肾炎临床表现轻重悬殊，轻者全无临床症状而在检查时发现无症状镜下血尿，重者可呈急进性过程，短期内出现肾功能不全，因此应注意发现严重病例并及时处理，使小儿顺利度过急性期。对于急性非链球菌后肾炎，临床上应争取条件尽可能做病原体检测，对做出进一步的临床诊断，制定正确的治疗方案和评估预后有益。

另外，对于临床已明确病因诊断者可不必再做急性肾炎综合征的诊断，如急性链球菌感染后肾炎、急性支原体感染后肾炎（支原体相关性肾小球肾炎）等；而对于急性链球菌后非典型肾炎病例及非链球菌感染后肾炎，病原体一时查不出来时则可诊断急性肾炎综合征。急进性肾炎早期亦可诊断为急性肾炎综合征。

（易著文　党西强）

第二节　肾病综合征

肾病综合征（nephrotic syndrome，NS）是由于肾小球滤过膜对血浆蛋白通透性增加，大量血浆蛋白自尿中丢失，并引起一系列病理生理改变的一种临床综合征。临床具有以下四大特点：①大量蛋白尿，②低白蛋白血症，③高脂血症，④不同程度水肿，其中第①、②两项为必备条件。本征包括不同病因、病理改变的多种疾患，有不同的分类或分型，临床分原发性、继发性、先天性三类，以原发性最常见。病理分型中微小病变型最常见，约占肾病综合征的90%。不同病理类型预后不同，微小病变型预后好。

本征在小儿肾脏疾病中发病率仅次于急性肾炎，是小儿常见的肾脏疾病，病情常反复，严重影响患儿健康。全国儿科肾脏病科研协作组的调查结果显示，肾病综合征占同期住院泌尿系统疾病患儿的21%。男性患病明显占优势，男女比例为3.7∶1。发病年龄多为学龄前，3～5岁为发病高峰。Schlesinger报道，在美国，儿童每10万人中每年有2例新病例，而黑种人儿童似乎比白种人儿童发病率略高。

一、诊断步骤

（一）采集病史

1.一般情况　注意性别、起病年龄、起病快慢、感染等诱发因素，既往病史、药物中毒史、遗传病家族史。先天性肾病出生时或生后数月内即可发病，可有家族史，一般起病缓慢，各种感染常为诱发因素。

2.水肿　可轻可重，呈可凹性，始自眼睑、颜面，渐及四肢全身，严重者可出现浆膜腔积液，腹部及大腿内侧皮肤可出现紫纹。

3.蛋白质营养不良　表现为面色苍白，皮肤干燥，毛发干枯、萎黄，指（趾）甲出现白色横纹，精神委靡，无力，食欲减退，可导致发育落后。

4.高凝状态与血栓栓塞　急性肾静脉血栓表现为骤然发作的肉眼血尿和腹痛，双侧可出现急性肾衰竭；慢性肾静脉血栓形成常表现为水肿加重、蛋白尿不缓解。其他部位的血管栓塞如股静脉、股动脉、肺动脉、肠系膜动脉等栓塞，可引起相应症状。

（1）皮肤突发紫斑伴有疼痛，紫斑可迅速扩大，局部皮温升高。

（2）两侧下肢疼痛呈不对称性，不随体位改变而变化；下肢疼痛伴足背动脉搏动消失。

（3）阴囊水肿呈紫色。

（4）腰背部不适，顽固性腹水。

（5）不明原因的胸痛伴呼吸困难、咳嗽、咯血、冷汗、发绀，甚至突然出现晕厥。

（6）脑血管栓塞时出现失语、偏瘫等症状。

5.钙及维生素D代谢紊乱　如低钙血症、骨钙化不良，尤其在生长期中的小儿多见。

6.低血容量　有的病例可发生直立性低血压、肾前性氮质血症，甚至出现低血容量性休克。

7.神经系统表现　可发生头痛、抽搐、视力障碍等症状，可能系由高血压脑病、脑水肿、稀释性低钠血症、低钙血症、低镁血症等多种原因引起。

（二）体格检查

（1）注意测量血压、体重、身高。肾炎型反复或持续存在高血压，低血压应警惕低血容量性休克。肾病综合征常出现蛋白质营养不良，可有生长发育迟缓，应注意测定。

（2）检查皮肤颜色，有无紫斑、感染。患儿严重水肿、不适当利尿，而入量不足时容易出现低血容量性休克，皮肤湿冷，可出现花纹；如出现血液高凝状态则可能导致血栓形成，皮肤部位栓塞即可引起皮肤局部颜色改变，表现为苍白或紫斑。肾病综合征患儿多种原因导致机体抵抗力下降，容易继发感染，而感染又是病情加重或反复的常见因素，皮肤是常见的感染部位，应注意检查，及时发现。

（3）水肿部位及程度的检查。水肿是本征的主要表现，为指凹性水肿，严重者导致浆膜腔如腹膜腔、胸膜腔积液，出现腰围增大、呼吸急促，应注意检查。

（4）注意双侧肢体是否对称，阴囊大小及颜色变化。本征合并四肢或阴囊部位血管栓塞时可出现栓塞肢体或阴囊与对侧不等大或颜色变化，同时可伴有局部疼痛。注意有无肋脊角压痛和肾区肿块。

（5）注意有无低血容量性休克等表现，如精神反应、意识状态的改变；注意有无脑栓塞、高血压脑病表现，如意识不清、视力障碍、抽搐、肢体瘫痪、失语等症状。

（三）辅助检查

1.尿液检查 尿蛋白定性多在＋＋＋以上，定量＞50mg/（kg·d）。部分病例有镜下血尿。

2.血清检查

（1）蛋白质：血清总蛋白及白蛋白降低，白蛋白＜25g/L。血清蛋白电泳，白蛋白比例减少，α_2-球蛋白比例增加，γ-球蛋白多降低。

（2）血清胆固醇＞5.7mmol/L。

（3）部分病例血清IGF-1、$IGFBP_3$降低。

（4）部分病例血清补体C3降低，尿补体C3增高。

3.肾功能检查 部分病例可有轻重不等的肾功能障碍和氮质血症。

4.血沉、血小板、纤维蛋白原检查 血沉增快，部分病例血小板计数和纤维蛋白原增高，血小板聚集率增高。

5.其他 有原发病存在者根据可能诊断及具体情况选择相应的检查，如肾脏B超、ASO、抗核抗体、抗DNA抗体、乙肝表面抗原等。

二、思维程序（图9-2-1）

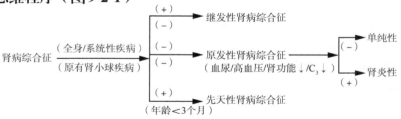

图9-2-1 肾病综合征临床诊断思维程序

（一）继发性肾病综合征

对于有明显水肿、大量蛋白尿、低白蛋白血症、高脂血症表现的患儿应考虑为肾病综合征。明确诊断后首先根据患儿有全身系统性疾病（如常见的系统性红斑狼疮、过敏性紫癜、类风湿等），或临床诊断明确的肾小球疾病（如急性链球菌感染后肾炎、急进性肾炎），以及药物、金属中毒等情况考虑继发性肾病综合征。

（二）原发性肾病综合征

排除继发性肾病综合征，再根据婴儿期后发病，无家族遗传病史，可诊断为原发性肾病综合征。确诊后还应进一步根据血尿、高血压、氮质血症、低补体血症的有无将肾病综合征分为单纯性和肾炎性。中华医学会儿科学分会肾脏学组在"儿童激素敏感、复发/依赖肾病综合征诊治循证指南（2016）"中关于肾炎性肾病的诊断标准定为：①2周内分别3次离心尿镜检红细胞≥10个/HP，并证实为肾小球源性血尿；②反复或持续高血压≥3次于不同时间点测量的收缩压和（或）舒张压大于同性别、年龄和身高的儿童青少年血压的第95百分位数，并除外糖皮质激素等原因；③肾功能异常，并排除由于血容量不足等所致；④持续低补体血症。凡具有以上四项中之一项或多项者属肾炎性肾病，不具以上条件者为单纯性肾病。进一步分型后还应根据症状、仔细的查体明确有无有效循环血量不足或高凝状态，甚至血栓形成的可能。

如有条件还应开展肾活体组织检查以确定病理诊断。

（三）先天性肾病综合征

如患儿出生3个月内出现肾病综合征则为先天性。应询问家族史、出生时是否存在胎盘大（＞出生体重的25%）。先天性肾病综合征在临床上分为原发性和继发性两大类：原发性主要包括芬兰型、弥漫性系膜硬化和特发性肾病综合征等；继发性有感染性（梅毒、弓形体、巨细胞病毒、风疹病毒等）、汞中毒、系统性红斑狼疮、溶血尿毒综合征、药物反应、肾胚胎瘤等。

原发性肾病综合征按激素治疗的反应分为下列三型：①激素敏感型肾病综合征（steroid-sensitive NS，SSNS），以泼尼松足量［2mg/（kg·d）或60mg/（m^2·d）］治疗≤4周尿蛋白转阴者。②激素耐药型肾病综合征（steroid-resistant NS，SRNS），以泼尼松足量治疗＞4周尿蛋白仍阳性者，又可分为初治耐药（initial non-responder）和迟发耐药（late non-responder）。后者指激素治疗1次或多次缓解后，再次激素治疗＞4周尿蛋白仍阳性者。③激素依赖型肾病综合征（steroid-dependent NS，SDNS）：对激素敏感，但连续2次减量或停药2周内复发者。

原发性肾病综合征复发：指连续3天，24h尿蛋白定量≥50mg/kg，或晨尿的尿蛋白/肌酐（mg/mg）≥2.0，或晨尿蛋白由阴性转为（＋＋＋）～（＋＋＋＋）。非频复发：指首次完全缓解后6个月内复发1次，或1年内复发1～3次。频复发（FR）：指病程中半年内复发≥2次，或1年内复发≥4次。

三、经验体会

通常对有典型表现的患儿不必进行肾活检，但对于不典型者或发病年龄＜1岁或＞

8岁者应考虑活检以便做出病理诊断。对于治疗后发现皮质激素耐药、依赖，以及一些反复复发、肾功能迅速下降病例也应早做肾活检，以指导用药。微小病变型发展成尿毒症者极少，绝大多数死于感染或激素严重副作用等。对于高度怀疑、临床提示或激素耐药的病例，或者先天性肾病病例可以及时进行基因检测。

（党西强　易著文）

第三节　肾小管酸中毒

肾小管酸中毒（renal tubular acidosis，RTA）是由于远端肾小管排出氢离子障碍和（或）近端肾小管对 HCO_3^- 的重吸收障碍以致不能建立正常pH梯度而产生的一组以持续性、代谢性、高氯性酸中毒而其尿液偏碱性为特征的临床综合征。表现为生长发育滞后，顽固性佝偻病，烦渴多饮，肾钙化，低血钾等；主要生化特征为血清 HCO_3^-、pH下降及高氯血症。由于肾小管受损部位不同，也可合并肾小管其他功能障碍，使本病临床表现具有多样性、复杂性，且年龄越小越不典型，诊断困难。

按肾小管可能受损的部位，RTA分为：①远端RTA（RTA-Ⅰ）；②近端RTA（RTA-Ⅱ）；③混合型RTA（RAT-Ⅲ）；④伴有高血钾的RTA（RTA-Ⅳ）。根据肾小管性酸中毒的病因又可分为特发性和继发性RTA，前者多有家族史，后者可见于许多肾脏疾病或全身性疾病，如自身免疫性疾病、药物中毒、甲状腺或甲状旁腺功能亢进等。按是否合并全身代谢性酸中毒可分为完全性与不完全性RTA。

一、诊断步骤

（一）采集病史

（1）对可疑患儿应注意发病年龄、性别、有无家族遗传病史、药物中毒、毒物接触史、既往病史，以协助病因诊断。

（2）是否有生长缓慢。

（3）消化系统症状：由于酸中毒和电解质紊乱，患儿多有厌食、恶心、呕吐、腹泻或便秘。

（4）有无多饮、多尿、血尿、尿痛或尿砂石。由于低血钾和（或）肾钙化以致尿浓缩功能障碍，可造成患儿多饮、多尿。大量排钙及尿偏碱可造成肾钙化、肾结石而导致尿痛、血尿。

（5）是否经常出现手足搐搦，甚至惊厥等低血钙表现。

（6）是否有肌肉软弱无力、瘫痪或麻痹，本征低血钾可使患儿有此表现。

（7）有无骨骼严重畸形、出牙延迟或牙齿早脱，予维生素D治疗无效。

（二）体格检查

（1）注意是否存在体格发育落后、消瘦。

（2）检查有无脱水征。

（3）四肢骨骼检查可见骨骼严重畸形、出牙延迟或牙齿早脱。

（三）实验室检查

1.血生化及血气分析 CO_2CP下降，血氯升高，血钠、血钾降低，但血液中阴离子间隙正常。高氯性酸中毒，可有低血钾，尿$HCO_3^- > 10mmol/L$。血气分析提示不同程度代谢性酸中毒。

2.尿液pH 尿液偏碱性。注意血液为严重酸中毒，患儿的尿液pH是否低于6。RTA- I 不低于6，但RTA- II 可至5.5以下。

3.X线检查 骨骼X线片显示严重佝偻病征象或严重畸形，肾脏和尿路X线片可能发现肾钙化或结石的改变。

4.尿NH_4^+测定 正常人每日尿排泄NH_4^+量约为40mmol，肾功能正常而有代谢性酸中毒时尿NH_4^+排泄可增高达300mmol/d。当肾小管酸中毒时尿NH_4^+不增加，有助于RTA- I 的诊断。

5.氯化铵负荷试验 氯化铵0.1g/kg，一次口服，6～8h检查尿pH，如其尿液pH仍＞5.5，为阳性，有助于RTA- I 与RTA- II 的鉴别诊断。

6.碳酸氢钠负荷试验 正常人以$NaHCO_3$碱化尿后，其尿PCO_2要比动脉血PCO_2明显升高，而肾小管酸中毒患儿则尿PCO_2无明显升高。测定方法是静脉注射1mmol/L的$NaHCO_3$ 3ml/min，然后每15～30min直立位排尿一次，测定尿pH及PCO_2，当连续3次尿pH＞7.8时，于两次排尿中间取血测PCO_2。正常人尿PCO_2比血PCO_2应高2.67kPa（20mmHg）。如＜2.67kPa，则为阳性。

7.B超 观察双肾大小、形状，双肾锥体钙盐沉积，或髓质和肾盂散在性微小结石等，对RTA有一定的诊断价值。

二、思维程序（图9-3-1）

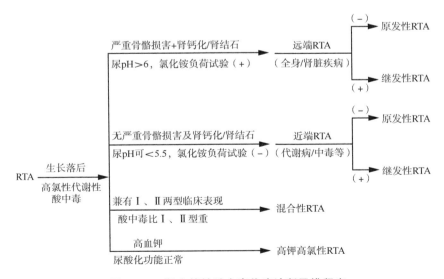

图9-3-1 肾小管性酸中毒临床诊断思维程序

（一）远端RTA（RTA-Ⅰ）

临床表现为生长停滞、厌食、呕吐和脱水；出现高氯性代谢性酸中毒，伴低血钾和尿pH不低于6，诊断应考虑RTA-Ⅰ。诊断困难时做氯化铵负荷试验、碳酸氢钠负荷试验，阳性则可诊断为RTA-Ⅰ。明确诊断后还要进一步区分是原发性或继发性。如婴儿期或2岁后发病，有家族史，且不存在全身及肾脏疾病的症状体征，则应考虑是原发性RTA-Ⅰ，多为常染色体显性遗传。继发性RTA-Ⅰ多发生于两性霉素B中毒、重金属盐中毒、维生素D中毒、甲状旁腺功能亢进、慢性活动性肝炎、肾移植后及某些自身免疫性疾病等。

（二）近端RTA（RTA-Ⅱ）

如患儿临床表现大致与RTA-Ⅰ相似，但一般症状较RTA-Ⅰ轻，突出的表现是生长发育落后，高氯性代谢性酸中毒，可有低血钾表现，但多数无严重骨畸形，亦不出现肾钙化、肾结石和严重的骨骼损害，尿HCO_3^-高于正常时，应考虑为RTA-Ⅱ的诊断。若患儿的尿液pH有时在严重酸中毒时低于5.5，氯化铵负荷试验阴性，则更应考虑RTA-Ⅱ。对于不典型者，可测定HCO_3^-排泄率，常用口服法，即口服$NaHCO_3$ 2～10mmol/（kg·d），每天逐渐加量直至酸中毒纠正，测定血和尿中HCO_3^-和肌酐，按下列公式计算：

$$尿HCO_3^-排泄率（\%）=\frac{尿每分钟排出HCO_3^-}{血浆HCO_3^-\times GFR}$$

尿HCO_3^-排泄率正常值为零，Ⅱ型RTA＞15%，Ⅰ型RTA＜5%。

RTA-Ⅱ的病因亦分为原发性和继发性。①原发性：多为常染色体显性遗传，亦可为性连锁隐性遗传，多见于男性，也有部分为散发病例。②继发性：可继发于重金属盐中毒、过期四环素中毒、甲状旁腺功能亢进、高球蛋白血症、半乳糖血症、胱氨酸尿症、肝豆状核变性、肾淀粉样变、髓质囊性变等。应根据上述病史及有关检查进一步确定是原发性或继发性。

（三）混合性肾小管酸中毒（RTA-Ⅲ）

患儿兼有Ⅰ、Ⅱ两型的临床表现，其远端小管的酸化功能障碍较Ⅰ型为重，尿中漏出HCO_3^-多，达滤过量的5%～10%，酸中毒程度比Ⅰ、Ⅱ型为重者应考虑RTA-Ⅲ。

（四）高钾高氯性肾小管酸中毒（RTA-Ⅳ）

患儿有生长发育缓慢、明显高氯性酸中毒和高血钾（常高于5.5mmol/L），排铵能力降低，碱性尿时尿PCO_2正常，但尿酸化功能正常，尿液pH可低于5.5，应诊断RTA-Ⅳ。此型多见于慢性肾功能不全伴高血钾性RTA。

三、经验体会

有以下情况应高度疑诊原发性RTA：小儿严重生长发育障碍，身高低于同年龄、同性别2s（或位于正常值第3百分位以下）且伴发以下一项或多项：①严重顽固的活动性佝偻病；②消化功能紊乱、厌食、营养不良；③年长儿多饮多尿，尿量超过2000ml/d；④难以解释的酸中毒与碱性尿；⑤小儿出现低钾；⑥容易发生骨折；⑦发热；⑧家族中有RTA患儿的同胞。一般Ⅰ型RTA发病较晚，≥2岁发病均属Ⅰ型。

RTA患儿应注意听力问题，一般建议有条件的单位做基因检测。①原发性Ⅰ型RTA呈常染色体显性遗传及常染色体隐性遗传，不伴耳聋，与阴离子交换蛋白-1（AE-1）基因（*SLC4A1*）突变有关，位于17号染色体，编码肾小管润细胞底外侧膜Cl^-/HCO_3^-交换子；当伴有听力损失时，与编码润细胞管周膜H^+-ATP酶亚单位的基因*ATP6V1B1*（早发性听力损失）及*ATP6VOA4*（迟发型听力损失）有关。②原发性Ⅱ型RTA主要因近端小管重吸收HCO_3^-障碍，与编码近端小管底外侧膜Na^+/HCO_3^-共转运离子通道基因（*SLC4A4*）突变有关，常表现为隐性遗传。③Ⅲ型RTA是Ⅰ型与Ⅱ型RTA合并存在的类型，常与碳酸酐酶Ⅱ（CA2）相关基因突变有关，为隐性遗传。④Ⅳ型RTA为全远端RTA，因缺乏醛固酮或肾小管对醛固酮反应减弱所致，后者主要与肾脏先天缺陷有关，又可称为假性醛固酮减少症（PHA），其又可分为多种亚型，如PHA-Ⅰ、PHA-Ⅱ。PHA-Ⅰ常与编码盐皮质激素受体的基因及编码肾小管管周膜上钠通道（ENaC）亚基的基因突变有关，前者常为常染色体显性遗传，后者为隐性遗传。基因突变后，远端小管钠不能重吸收，膜两侧电压差使Na^+/K^+泵及Na^+/H^+泵转运障碍，同时会影响K^+/H^+交换子，从而导致高血钾及代谢性酸中毒。

（易著文　党西强）

第四节　泌尿道感染

泌尿道感染（urinary tract infection）是由于病原体直接侵入尿路，在尿液中生长繁殖，侵犯尿路黏膜或组织而引起损伤。临床上以尿频、尿急、尿痛，尿检出现白细胞尿和（或）细菌为特征。泌尿道感染可累及上、下尿路，其中肾盂肾炎为上尿路感染，膀胱炎和尿道炎为下尿路感染，小儿时期因尿路感染定位困难，统称为泌尿道感染，简称尿路感染。引起尿路感染的病原体最常见的为细菌（大肠杆菌是最重要的致病菌），结核杆菌、真菌、支原体次之，病毒和寄生虫等也可引起尿路感染。病原体可通过上行性感染、血行感染、淋巴通路和邻近器官炎症直接蔓延，以及尿路器械检查污染而导致尿路感染。

尿路感染是小儿较为常见的感染性疾病，是儿童泌尿系统最常见的疾病之一。根据我国1982年20个省市105所医院儿科住院患儿调查结果，尿路感染占同期因泌尿系统疾病住院患儿的8.5%；1987年21个省市儿童尿筛查结果统计，尿路感染占儿童泌尿系统疾病的12.5%，分别位居第四和第二位。尿路感染可发生于任何年龄组儿童，新生儿或婴幼儿早期，男孩发病率高于女孩；而随着月龄的增长，女孩的发病率约在3个月时超过男孩；一般女孩发病率为男孩的3～5倍。在新生儿和婴幼儿，尿路感染容易向全身播散，如未经彻底治疗，小儿尿路感染会反复迁延，最终发展为终末期肾病。

一、诊断步骤

（一）采集病史

（1）新生儿期的尿路感染多为血行感染所致，常同时伴有败血症，临床表现为全身症状较重而尿路局部刺激症状不明显。出现发热或体温不升、苍白、吃奶差、呕吐、腹泻、腹胀等，多数患儿伴有生长发育停滞、体重增长缓慢或不增，伴有黄疸者多见，部分患儿可有嗜睡、烦躁甚至惊厥等神经系统症状。故对于不明原因的发热等应尽早做尿液检查和血培养。

（2）婴幼儿期应使用尿布，尿道口易受大便污染，加之婴幼儿外阴部防御能力差，容易引起上行性感染，尤以女孩明显。尿路感染时，小婴儿尿路局部刺激症状不明显，最常见的症状为不明原因的发热，病史采集时应注意询问患儿有无尿频、排尿时有无哭闹不安、尿布有无臭味和顽固性尿布疹；而尿路局部刺激症状随年龄增长逐渐明显。应注意及时进行尿液检查。

（3）年长儿尿路感染的临床表现类似于成人。尿路感染既可局限于下尿路，以尿路局部刺激症状为主，而全身症状不明显或缺如，表现为尿频、尿急、尿痛、腰痛、尿液浑浊，亦可出现发热；上尿路感染时，全身症状亦较明显，表现为发热、寒战等全身不适。部分患儿可出现肉眼血尿。

（4）若尿路感染迁延反复，病程大于6个月，则为慢性尿路感染。病史中常有反复发作的尿路刺激征，或长期间歇低热和进行性贫血、面色憔悴、疲乏无力、纳差、体重减轻；部分患儿可无明显的尿路刺激症状，也无全身症状，直至肾功能不全时才被发现；定期尿液检查和细菌学检查有助于早期发现慢性尿路感染患儿。

（二）体格检查

尿路感染一般无明显的阳性体征。重点应检查外阴部尿道口，男孩应注意检查有无包茎、包皮过长，尿道外口黏膜是否红肿、附着分泌物或有溃疡、触痛、流液、流脓等；女孩应注意外阴部是否红肿、疼痛、流液、流脓等。上尿路感染应检查肾区有无叩击痛。

（三）辅助检查

1.尿常规检查 清洁离心中段尿沉渣中白细胞＞5个/HP，或非离心中段尿白细胞＞250个/mm³，或1h尿白细胞＞3×10⁵，即可疑诊尿路感染。

2.尿培养和菌落计数 是诊断尿路感染的主要依据。对于无症状女孩，中段尿培养菌落计数≥10⁵/ml，可确诊为尿路感染；10⁴～10⁵/ml为可疑；＜10⁴/ml为污染。对于无症状女孩，中段尿培养菌落计数≥10⁴/ml，即应考虑细菌尿的可能。而对于耻骨上膀胱穿刺获取尿液的培养，只要有细菌生长，即可诊断。对于球菌，特别是粪链球菌，菌落计数为10³～10⁴/ml即可诊断。对于伴有严重尿路感染症状的患儿，如果尿检有较多的白细胞，中段尿培养≥10²/ml，且致病菌为大肠杆菌类或腐生寄生球菌等，也可诊断为尿路感染。

3.亚硝酸盐试验（Griess试验） 为常用的细菌尿筛查试验，大肠杆菌、副大肠杆菌能将尿中的硝酸盐还原成亚硝酸盐，后者与试剂反应产生红色的重氮磺胺盐。

4.血清CRP、大肠杆菌O抗体滴度测定、尿抗体包裹细菌（ACB）检查 一般认为CRP≥25mg/L，O抗体效价≥1：320，ACB阳性多为上尿路感染；反之为下尿路感染。

5.肾功能检查 包括测定血浆尿素氮、肌酐浓度、肌酐清除率、尿浓缩试验或酚红排泄试验。尿酶测定有助于检测肾小管功能。

6.影像学检查 目的在于检查泌尿系统有无先天性或获得性畸形；有无尿路梗阻、膀胱输尿管反流及肾脏瘢痕形成。

（1）X线检查：包括腹部平片、静脉肾盂造影、排泄性膀胱尿道造影，可协助判断肾脏大小、形态，有无尿路畸形、梗阻、肾瘢痕形成和膀胱输尿管反流。

（2）B超检查：用于测量肾脏大小、观察肾脏形态，判断有无肾盂积水、结石等。

（3）核素肾图：利用放射性核素（如^{99m}Tc-DMSA和^{99m}Tc-DTPA等）在肾脏内缓慢排泄的特点来显示肾脏的轮廓，现已经被当作诊断肾脏瘢痕的"金标准"，目前仅用于年长儿童。

二、思维程序（图9-4-1）

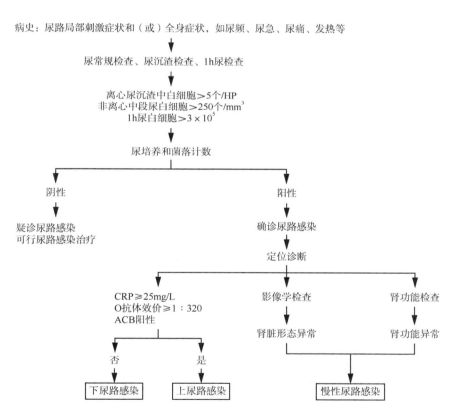

图9-4-1 尿路感染诊断思维程序

尿路感染最常规和最重要的检查指标为尿液检查，疑诊为尿路感染时，应尽早进行尿液检查，包括尿常规检查、尿沉渣检查和1h尿检查，如有异常发现，应行尿培养和菌落计数，培养阴性又排除其他原因导致的白细胞尿者，可疑诊尿路感染，进行尿路感染治疗，并复查尿液；如尿培养和菌落计数阳性，则确诊尿路感染，但应进一步行定位诊断。影像学辅助检查对于病变部位的确定有很大的帮助，如有肾脏瘢痕形成和肾脏功能异常，应考虑为慢性尿路感染，而简单的血清CRP、大肠杆菌O抗体效价和尿抗体包裹细菌检查，可用于初步判断上尿路感染和下尿路感染

三、经验体会

（1）尿液中白细胞计数在新生儿尿路感染中的诊断意义不大，因为50%的病例尿液中缺乏白细胞。

（2）除尿路感染外，尿液污染、重度脱水、某些急性肾炎早期也可引起白细胞尿。

（3）尿液培养时，如果2周内使用过抗生素，或饮水较多，尿频明显，尿液在膀胱内停留的时间小于6h，细菌培养常为阴性，后者最好采用晨尿，可提高尿培养的阳性率。

（4）急性尿道综合征临床亦表现为尿频、尿急、排尿困难等尿路刺激症状，但尿液检查和细菌培养均正常，临床上应进行多次尿培养，而与尿路感染相鉴别。

（5）无症状性菌尿应给予重视，其诊断标准可参照：无任何尿路感染症状，但具有下列三项指标之一者。①连续两次清洁中段尿培养，细菌菌落计数 $\geq 10^5$/L，且为同一菌株；②一次清洁中段尿培养菌落计数 $\geq 10^5$/L，尿沉渣白细胞计数 > 10个/HP；③耻骨上膀胱穿刺尿液培养有致病菌生长。

（何庆南　党西强）

第五节　反流性肾病

反流性肾病（reflux nephropathy，RN）是由于膀胱输尿管反流（vesicoureteric reflux，VUR）和肾内反流（intrarenal reflux，IRR）伴反复尿路感染（urinary tract infection，UTI），导致肾脏形成瘢痕、萎缩，肾功能异常的综合征。儿童的输尿管随着年龄的增长，膀胱内段逐渐延长，弥补其长度不足，可使原发性反流的膀胱输尿管连接部转变成无反流连接部，这是儿童逐渐发育完善的过程，70%～80%的轻度反流可自行消失，如无UTI者约65%的反流于5～6年内消失。相反，当任何病理过程破坏了连接部的解剖结构或正常功能时，就引起继发性VUR，若不及时治疗和纠正，则会引起RN。Registry，Bailey和Lynn根据欧洲透析移植协会登记在册资料分析，估计15岁以下儿童每年0.3～0.4人/百万人口因RN而表现为肾衰竭；Kincaid-Smith估计每年5～10名女孩/百万人口因RN而进入终末期肾衰竭。在澳大利亚及新西兰登记透析和移植的16岁以下患儿中23%的男孩和27%的女孩为RN。VUR不仅发生在小儿，而且在反复UTI基础上持续到成年，导致肾功能损害。大量资料表明RN是终末期肾衰竭的重要原因之一。

导致VUR的主要机制是膀胱输尿管连接部异常。按发生原因可分以下两类：①原发性VUR，最常见，为先天性膀胱输尿管瓣膜机制不全，包括先天性膀胱黏膜下输尿管过短或水平位，输尿管开口异常，膀胱三角肌组织变薄、无力，Waldeyer鞘先天异常等。Dodat等观察膀胱黏膜下输尿管段短于6mm者78%有反流，长于6mm者仅21%发生反流。膀胱逼尿肌功能异常者可致反流，占53%，其中轻者67%，重者33%。②继发性VUR，导致Waldeyer鞘功能紊乱的因素有UTI，膀胱颈及下尿路梗阻、创伤、妊娠等。小儿UTI并发反流者高达30%～50%。国内近年初步统计为25%～30%。UTI时膀胱输尿管段因炎症、肿胀、变形而失去正常瓣膜作用。UTI的主要病原菌中伞状大肠杆菌易与尿道上皮细胞结合而削弱输尿管的蠕动功能，使其产生反流，控制感染后反流可逐渐消失，若炎症迁延反复，则反流持续不易消除。40%～70%合并尿路畸形。此外，膀胱输尿管功能不全，如原发性神经脊髓闭合不全，包括脑脊膜膨出等，约有19%的病例发生VUR。

RN最常见的临床表现为反复发作的UTI。膀胱刺激症状仅在UTI急性期出现，原发性反流的存在常是UTI反复和迁延不愈的重要因素，而UTI的持续必然进一步加重连接部的解剖结构异常，以致反流持续和加重，若合并尿路畸形，则后果更为严重，1/4～1/3的UTI患儿伴有先天性尿路畸形。①夜尿、多尿：Kekomaki发现，VUR患儿远曲小管功能最先受影响，尿浓缩功能异常是反映肾功能损害的灵敏指标，该观点也得到动物实验证实。在儿童可以遗尿作为首发症状。②重复排尿：若由于炎症或先天发育缺陷造成单向瓣膜机制失去正常功能，使部分尿液反流至输尿管，扩张时反流的尿液又回到膀胱，使膀胱尿液不能完全排空，导致排尿功能异常。③蛋白尿：可为RN的首发症状，亦可在严重瘢痕形成数年后才出现，随肾功能减退，蛋白尿增加，少数患儿甚至可出现大量蛋白尿。蛋白尿出现，提示VUR导致肾小球病变。④高血压：为RN的常见后期并发症，亦是儿童恶性高血压最常见的病因。约20%的RN患儿发展为高血压。随瘢痕进展，发展为高血压的危险性增大。高血压可加速肾功能恶化。⑤胎儿及婴儿时临床表现：小于1岁的婴儿临床表现有其特点。许多患儿在胎儿期做B超常规检查时就被发现，表现为肾盂积水、上尿路扩张或巨大膀胱。脊柱裂也是VUR高发因素之一。出生后B超及排尿性膀胱造影术（micturating cystourethrography，MCUG）可进一步证实，而UTI可能是败血症的一部分，往往被全身症状掩盖。⑥其他：较常见的临床表现还有反复发热、腰痛、腹痛、发育不良、尿路结石、肾衰竭及肉眼血尿等，个别患儿可有肾小管酸中毒。以上临床表现均为非特异性的，确诊需要影像学检查。

一、诊断步骤

（一）采集病史

（1）发病年龄。

（2）有无发热、尿路刺激症状及腰痛，有无重复排尿。

（3）有无高血压。

（4）有无蛋白尿、血尿。

（5）家族中是否有VUR或RN患儿。

（6）有无排尿功能障碍的症状（包括尿急、尿呈滴状、尿失禁等）。

（二）体格检查

（1）测血压，注意有无高血压。

（2）注意有无发育障碍。

（3）注意有无腹部包块（因在肾盂积水时腹部可有包块）。

（4）注意有无腰区叩击痛。

（5）注意有无慢性肾功能不全的体征。

（三）辅助检查

最基本的检查方法是MCUG和静脉肾盂造影术（intravenous pyelography，IVP），近年已被超声及放射性核素扫描所补充，有时被后者取代。但各有其优缺点，可依具体情况和目的选择不同的检查来诊断。尿β_2-微球蛋白（β_2-MG）检查对早期肾脏受累的意义日益受到重视。

1.超声检查 B超及彩色多普勒超声的应用，尤其妊娠期对胎儿超声检查日渐常规化，以及超声的无创性、无放射性，患儿易接受等优势，使其作为早期筛选方法，为早期诊断提供了可能。通过B超可估计膀胱输尿管连接部功能，观察输尿管扩张、蠕动及膀胱基底部的连续性，观察肾盂、肾脏形态及实质改变情况。VUR的B超征象有扩张的肾盂肾盏、扩张扭曲的上／下输尿管、两侧肾脏大小不等、肾皮质变薄、弥漫性肾实质回声增强等。20世纪90年代中期开始，临床试将含稳定微小气泡的超声造影剂（如SHU 508 Levovist）用于超声诊断膀胱输尿管反流。通过插导尿管，膀胱内注入生理盐水稀释的超声造影剂使膀胱充分充盈，在膀胱充盈期及排尿期超声检查，如在肾盂、输尿管探测到微小气泡则可诊断膀胱输尿管反流。欧洲一组568例患儿的病例报道显示，超声同排尿性膀胱尿道造影比较，诊断反流具有很高的一致性（92%）。谐波超声检查增加了超声的敏感性和特异性。超声检查不仅消除了放射接触，而且检出反流敏感，故成为VUR诊断的一种新的检测手段。但B超对上极瘢痕探测有局限性，对VUR不能作分级，并要求检查者有过硬的技术水平。B超诊断RN有16%的假阴性率和5%的假阳性率。

2.X线检查

（1）MCUG：通过导尿管或膀胱注入10%～20%的泛影葡胺至患儿尿路（估计＜2岁30～50ml，3～6岁50～100ml，7～10岁100～150ml），然后拔出导尿管，嘱患儿排尿，同时用电视透视观察和摄片。此为常用的确诊VUR的基本方法，不仅能显示反流的存在和程度，而且能显示膀胱、尿道的精确解剖细节，能诊断后尿道瓣膜和膀胱异常，缺点是接触较大量的放射线、间断监视（点片、透视）和插导尿管。到目前为止，MCUG仍是VUR检测及分级的"金标准"。国际反流委员会提出的五级分类法（图9-5-1）：Ⅰ级，尿反流只限于输尿管；Ⅱ级，尿反流至输尿管、肾盂，但无扩张，肾盏穹隆正常；Ⅲ级，输尿管轻中度扩张和（或）扭曲，肾盂中度扩张，穹隆无（或）轻度变钝；Ⅳ级，输尿管中度扩张和扭曲，肾盂、肾盏中度扩张，穹隆角完全消失，大多数肾盏保持乳头压迹；Ⅴ级，输尿管严重扩张和扭曲，肾盂、肾盏严重扩张，大多数肾盏不显现乳头压迹。

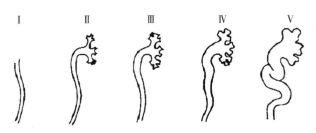

图9-5-1　VUR反流分级

（2）IVP：可进一步确诊有无肾萎缩及肾瘢痕形成。RN有两种不同的放射学影像：①肾盏杯口改变，皮质萎缩及对应局部全层瘢痕是RN的最常见表现；②偶然亦可出现与梗阻后萎缩相似的RN。即肾实质普遍变薄及复合乳头改变。近年学者们认为大剂量IVP加X线断层照片更能显示瘢痕。IVP的缺点是患儿接受放射线剂量大，若瘢痕局限在肾脏的前后表面，则此法有局限性。

3.放射性核素检查 由于γ照相技术的应用，放射性核素扫描所需放射线剂量较低、毒性及副作用较小，尚可检测肾功能等优点，近年将其作为一种简单、实用的诊断VUR及RN的方法用于临床。

（1）放射性核素膀胱显像：分直接测定法和间接测定法，用于测定VUR。①直接测定法除所观察膀胱输尿管反流外，还可通过排尿量和排尿前后膀胱区放射性活度计算出膀胱内残余尿量（残余尿量＝排尿量×排尿后计数率之差）。此外还可同时观察到膀胱充盈时与排尿时尿液反流影像。缺点是须插导尿管，易刺激尿道引起感染。②间接测定法：与肾动态显像相似。在静脉注射 ^{99m}Tc-DTPA7.4MBq（200μCi）或 ^{131}I-OIH 11.1MBq（300μCi）后的一定间隔时间，在排尿前、排尿时、排尿后进行输尿管、膀胱γ照相，本法不需导尿，在肾动态检查同时可检测有无反流存在。缺点是要求受检者有正常肾功能，否则膀胱内难以充盈足够的放射性活度，而影响结果准确性。其次要求受检者配合，控制排尿时间，这对年龄较小患儿并不合适。

放射性核素膀胱显像完全按MCU五级分类是比较困难的。但膀胱显像可将反流分成轻、中、重三级。轻度VUR在膀胱显像图上仅是反流局限于输尿管，而反流未能达到肾脏，轻度反流相当于MCU的Ⅰ级。中度反流相当于Ⅱ～Ⅲ级，膀胱显像见有少量的分流到达肾盂，输尿管不显影或有少量分流。重度反流相当于Ⅳ～Ⅴ级，膀胱显像表明有大量的反流到明显扩大的输尿管和扩大的肾盂、肾盏系统。

（2）核素肾显像（DMSA）扫描技术：肾脏显像是目前评价肾损害的主要手段。DMSA以其无损伤性、高敏感性、高特异性而成为目前公认的诊断急性上尿路感染的金标准，有学者认为DMSA扫描摄影用于尿无菌的患儿，对诊断儿童RN是唯一的"金标准"，特别是在5岁以下儿童，与其他影像技术如超声、CT及IVP相比，其诊断肾瘢痕最为可靠。Goldraich根据DMSA扫描摄影征象将肾瘢痕分成四级：Ⅰ级，一处或两处瘢痕；Ⅱ级，两处以上的瘢痕，但瘢痕之间肾实质正常；Ⅲ级，整个肾脏弥漫性损害，类似阻梗性肾病表现，即全肾萎缩，肾轮廓有或无瘢痕；Ⅳ级，终末期，萎缩肾，极少或无DMSA摄取（小于全肾功能的10%）。

（3）利尿肾显像：让患儿饮水（成人500ml，儿童酌减），进行常规DTPA动态显像，30min显像后，排空膀胱再显像一次，旨在避免扩大膀胱对输尿管造成反压，产生假阳性梗阻。然后，静脉注射呋塞米1mg/kg（最大20mg），连续显像15min，并将数据储存于计算机中，再次排空小便，于30min时再显像一次，在双侧肾盂设置感兴趣区，获得前15min内每侧肾脏的时间——放射性曲线（半对数坐标表示），该曲线的排空部分应为一条直线，根据斜率可计算半清除时间。不难看出，利尿肾显像不仅能对梗阻程度进行定性定量观察，而且能对梗阻、非梗阻肾盂、输尿管扩大进行鉴别诊断。通常所有正常肾脏和大多数无梗阻的肾盂积水，利尿肾显像引流通畅，半排空时间＜10min；机械性梗阻者则＞20min，10～20min者为可疑，常见于已解除梗阻的肾脏。缺点：存在明显输尿管反流和肾功能不全时，该试验无效。事前难以预料受检肾脏在应用利尿剂后是否增加尿流，如尿流不增加，梗阻与非梗阻性扩大之间的鉴别则很难。另外该试验需患儿配合，使其在儿童的应用受限。

二、思维程序

由于VUR临床诊断时症状多不明显，有症状者也为非特异性表现，故确诊需依赖影像学检查。

（一）下列情况应考虑反流存在可能性

（1）反复复发和迁延的UTI。
（2）长期尿频、尿淋漓或遗尿。
（3）UTI长期药物治疗无效。
（4）年龄较小（<2岁）和（或）男孩UTI。
（5）中段尿培养持续阳性。
（6）UTI伴尿路畸形。
（7）家族中一级亲属有VUR、RN的患儿。
（8）胎儿或婴儿期肾盂积水。

（二）检查手段的选择

若有上述可疑点出现，应根据不同年龄选择有关的检查手段。

<2岁：首选MCUG、超声。如果这两项检查不正常，再选择DMSA扫描和（或）IVP。

2～5岁：首选DMSA扫描和（或）超声，或IVP。如果这些检查中有一项不正常或反复的UTI成为主要问题时，再做MCUG。由于在此年龄组的多数儿童在做MCUG时难以合作而受限制，所以很可能有许多明显的VUR病例得不到诊断。

>5岁：超声检查异常时，为进一步确诊，必要时可供选择的有IVP、DMSA扫描、MCUG。要说明的是这些影像学检查的选择有赖于超声结果。

（三）RN的诊断

确诊依赖影像学检查，临床表现有助于诊断。
（1）IVP及DMSA扫描见有肾瘢痕形成及肾萎缩的影像特点。
（2）MCUG、放射性核素膀胱显像、超声发现VUR的征象。
（3）临床表现：反复发作的UTI，具有肾小管间质性肾炎的临床特点及蛋白尿、高血压。
（4）排除继发性VUR。

三、经验体会

（1）由于VUR及RN缺乏特异性临床表现，所以影像学检查就显得非常重要。对于可疑病例应及时做影像学检查，以便及时诊断和正确治疗。

（2）对于在胎儿期和婴儿期B超发现为肾盂积水、上尿路扩张或巨大膀胱者，要追踪观察，必要时做MCUG。

（3）VUR影响小儿正常肾脏发育，若对于肾脏<2s正常同龄儿童肾脏大小的患儿，要警惕VUR或RN。

（4）对于反复UTI的患儿，要考虑VUR或RN的可能。

（5）对于无法解释的肾功能受损和高血压患儿，特别是儿童，均应考虑到RN的可能。无UTI的病史并不能除外该诊断。儿童一侧小肾的鉴别诊断应包括肾盂输尿管结合部梗阻造成的梗阻性肾病，输尿管失弛缓症和先天性肾发育不良。

（党西强　易著文）

第六节　溶血尿毒综合征

溶血尿毒综合征（hemolytic uremic syndrome，HUS）是一组在临床上以微血管性溶血性贫血、急性肾衰竭和血小板减少为主要特点的综合征。本病多见于2岁以内婴儿，也可见于学龄儿童，男多于女。目前，将HUS分为原发性、继发性及腹泻后HUS，也有人将有腹泻病史者分为D^+HUS，大多与肠出血大肠杆菌O157感染有关，无腹泻者为D^-HUS。HUS是小儿急性肾衰竭常见原因之一，该病死亡率高，目前尚无特殊疗法，近年采用早期腹膜透析等综合治疗，病死率已明显下降。

一、诊断步骤

（一）采集病史

注意询问是否有前驱感染病史，起病前有无胃肠炎或上呼吸道感染的前驱症状，胃肠道症状如发热、腹痛、腹泻、血便。注意药物使用情况，如青霉素、环孢素、氨苄西林、保泰松、长春新碱、丝裂霉素、光辉霉素、氟尿嘧啶、避孕药等的使用。询问家族成员是否有类似疾病的发生。注意其他疾病史：如器官移植、肺癌、恶性高血压及自身免疫性疾病等。疾病急性期注意患儿下列症状：如苍白、乏力、黄疸，酱油色尿、少尿、无尿，出血如黑便、呕血，注意是否伴发硬脑膜下血肿、视网膜出血及皮肤瘀斑。有无神经系统症状如易激惹、嗜睡、震颤、抽搐、昏迷、肢体瘫痪和心力衰竭、心律失常等。

（二）体格检查

急性期注意有无面色苍白、黄疸、皮肤黏膜出血及血压升高，有无心律失常、奔马律、水肿及心力衰竭，是否肝脾大，是否出现中枢神经系统症状，如昏迷、共济失调等。晚期有无神经系统后遗症如智力障碍、癫痫发作、肢体瘫痪等。

（三）辅助检查

1.血液学改变　血红蛋白明显下降，可低至30～40g/L，末梢血网织红细胞明显升高，血涂片可见红细胞形态异常，呈三角形、芒刺形、盔甲形及红细胞碎片等。白细胞数大多增高，可达$20×10^9/L$～$30×10^9/L$，90%的患儿血小板减少，可低至$10×10^9/L$，持续1～2周后逐渐升高。贫血程度与急性肾衰竭的严重程度多不一致。血小板减少的程度及持续时间也与疾病严重程度无关。而WBC数与疾病严重程度及预后有关。骨髓检查见巨核细胞数目增多、形态正常。血小板抗体及Coombs试验阴性。

2.凝血与纤溶 早期纤维蛋白原稍降低，FDP增加，凝血因子Ⅱ、Ⅷ、Ⅸ及Ⅹ减少，凝血酶原时间延长，一般数天内恢复正常。后期纤维蛋白原略升高。DIC表现者罕见。

3.生化改变 血清总胆红素升高，以非结合胆红素升高为主。血浆结合珠蛋白降低。血浆乳酸脱氢酶（LDH）及其同工酶（丙酮酸脱氢酶）均升高，因两者均来自红细胞，故是诊断HUS溶血的敏感指标。超氧化物歧化酶（SOD）降低及红细胞膜脂质过氧化产物丙乙醛（MDA）增高提示自身红细胞抗氧化能力降低，少尿期有血尿素氮、肌酐增高，血钾增高等电解质紊乱及代谢性酸中毒表现，血尿酸增高，血、尿FDP增高。

4.尿常规 可见不同程度的血尿、红细胞碎片，严重溶血者可有血红蛋白尿，还可有不同程度的蛋白尿、白细胞及管型。

5.大便培养 可培养出志贺大肠杆菌，O157抗原胶体金方法检测阳性。

6.肾组织活检 是确诊的依据，并可估计预后。有人主张在急性期过后病情缓解时进行，因为急性期有血小板减少及出血倾向。肾活检表现为肾脏微血管病变，微血管栓塞。

二、思维程序（图9-6-1）

凡在胃肠道或上呼吸道感染后突然出现面色苍白、出血、尿少症状时应考虑本病，

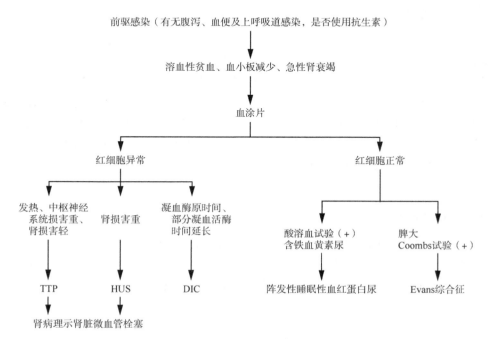

图9-6-1 HUS的临床诊断思维程序

实验室辅助检查有微血管损害性溶血性贫血证据伴尿改变、急性肾功能不全、血小板减少及出血时可做出本病的临床诊断，肾脏活组织检查病理为肾脏微血管病变、微血管栓塞表现者可确诊。本病应与血栓性血小板减少性紫癜（TTP）相鉴别。HUS伴有发热及中枢神经系统症状者不易与TTP相鉴别，后者中枢神经系统损害较HUS多见且较重，而肾损害较HUS轻。TTP主要见于成人，而HUS主要见于小儿，特别是婴幼儿。另外，还需与下列疾病相鉴别：免疫性溶血性贫血、阵发性睡眠性血红蛋白尿、Evans综合征。

三、经验体会

典型HUS病例诊断不难，须对本症有一定认识。本病年幼儿多见，90%患儿年龄小于4岁，国内报道最小的年龄为15天。少数患儿只有暂时性尿量减少和轻度肾功能减退，称为实验性溶血尿毒综合征（laboratory hemolytic uremic syndrome）。外周血象检查血涂片时找到异型红细胞有助于临床诊断：一种在细胞边缘见到多个尖锐突起，称毛口（burr）细胞；另一种呈三角形或破蛋壳形。诊断中应注意切勿忽略轻型病例。对于肠道感染血便患儿应检测O157，阳性者应慎用抗生素，以免增加志贺毒素释放，诱发HUS。

注意部分患儿急性期后有持续的尿异常、反复高血压，肾功能逐渐减退，经5～10年进入慢性肾衰竭。患儿还可在病程中多次反复或复发。

（吴小川　党西强）

第七节　非典型溶血尿毒综合征

非典型溶血尿毒综合征（atypical hemolytic uremic syndrome，aHUS）属于血栓性微血管病（thrombotic microangiopathy），2016年以来，根据新的国际分类和定义，aHUS特指补体替代途径调控异常所致的血栓性微血管病，而与感染、药物、代谢病、器官移植和恶性肿瘤等相关者称为继发性血栓性微血管病；发病机制为补体调控缺陷导致替代途径过度活化，毛细血管内皮损伤，微血栓在微血管管腔内形成。aHUS临床以血栓性微血管病表现的微血管性溶血性贫血、急性肾衰竭和血小板减少三联征为主要特点；微血栓可发生于几乎所有器官，而肾脏是最易受累的脏器之一。aHUS临床表现个体差异很大，多数患儿为进行性、破坏性进展，临床病情易反复，急性期病死率高达25%。即便疾病首次得到控制，但在之后的疾病复发活动期，如未得到及时有效治疗，仍可进展为终末期肾病，透析依赖率达50%。目前关于儿童aHUS的诊治是一个具有挑战性的热点问题。如何早期识别疾病的发生和复发，并给予恰当的治疗，干预肾脏疾病进展及防治并发症，显得尤为重要。

一、诊断步骤

（一）采集病史

高度怀疑aHUS者，询问发病前有无呼吸道感染症状，部分患儿也可有腹泻症状，但无血便和大肠杆菌感染依据。各年龄（包括6月龄以下）患儿均可发病，男女比例基本相同。除急性溶血性贫血（症状如苍白、乏力、黄疸、酱油色尿）、血小板减少（出血如皮肤瘀斑、黑便、呕血、视网膜出血）和肾损伤症状（少尿、无尿、血尿）外，亦可有神经系统症状（如易激惹、嗜睡、震颤、抽搐、昏迷、肢体瘫痪、伴发硬脑膜下血肿）、心力衰竭、心律失常、呼吸紊乱、高血压、小肠结肠炎等多器官系统损伤表现。询问家族成员是否有类似疾病的发生。

药物（如青霉素、环孢素、氨苄西林、保泰松、长春新碱、丝裂霉素、光辉霉素、氟尿嘧啶、避孕药等）、器官移植、肺癌、恶性高血压及自身免疫性疾病等诱因引起的溶血尿毒综合征要考虑继发性血栓性微血管病。

（二）体格检查

急性期注意有无面色苍白、黄疸、皮肤黏膜出血及血压升高，有无心律失常、奔马律、水肿及心力衰竭，是否肝脾大，是否出现中枢神经系统症状，如昏迷、共济失调等。晚期有无神经系统后遗症如智力障碍、癫痫发作、肢体瘫痪等。

（三）辅助检查

1. 血液学改变 短期内血红蛋白明显下降，可低至30～40g/L，末梢血网织红细胞明显升高，血涂片可见红细胞形态异常，呈三角形、芒刺形、盔甲形及红细胞碎片等。同时有血小板降低，但血小板一般不低于10×10^9/L。贫血程度与急性肾衰竭的严重程度多不一致。血小板减少的程度及持续时间也与疾病严重程度无关。骨髓检查见巨核细胞数目增多、形态正常。血小板抗体Coombs试验阴性。

2. 凝血与纤溶 早期纤维蛋白原稍降低，FDP增加，凝血因子Ⅱ、Ⅷ、Ⅸ及Ⅹ减少，凝血酶原时间延长，一般数天内恢复正常。后期纤维蛋白原略升高。DIC表现者罕见。

3. 生化改变 血清中乳酸脱氢酶水平升高，常伴随总胆红素及非结合胆红素升高。血尿素氮和肌酐有不同程度的升高。随着病情进展，部分患儿可出现电解质紊乱、代谢性酸中毒等表现。

4. 尿常规 可见不同程度的血尿、红细胞碎片，严重溶血者可有血红蛋白尿，还可有不同程度的蛋白尿、白细胞及管型。

5. 便常规镜检和大便培养 多为阴性。

6. 免疫学检查和基因检测 Coombs试验和自身抗体阴性，可与自身免疫性溶血性贫血相鉴别。血浆补体C3下降而C4水平正常。进行抗H因子抗体和补体调控蛋白编码基因测定有助于aHUS的分型。在获得性补体调控缺陷aHUS患儿中，抗H因子抗体滴度升高；在先天性补体调控缺陷患儿中，可呈现相关基因突变。进行血浆ADAMST13活性、相关基因及抗体的检查有助于和血栓性血小板减少性紫癜鉴别，在aHUS患儿，血浆ADAMST13活性多＞10%，而血栓性血小板减少性紫癜患儿血浆ADAMST13活性多＜10%。

7. 肾组织活检 是确诊的依据并可估计预后。有人主张在急性期过后病情缓解时进行，因为急性期有血小板减少及出血倾向。肾活检表现为肾脏微血管病变，微血管栓塞。

二、思维程序（图9-7-1）

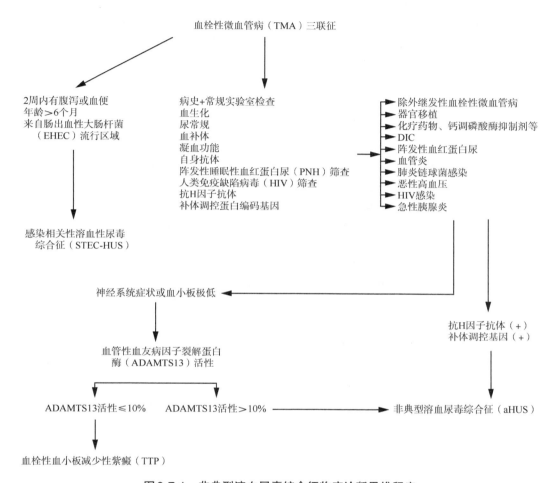

图9-7-1　非典型溶血尿毒综合征临床诊断思维程序

（一）诊断

具有微血管性溶血性贫血、消耗性血小板减少及微循环血栓导致的器官受损等三联征，并除外产志贺毒素大肠杆菌（STEC）感染、血栓性血小板减少性紫癜，以及继发性血栓性微血管病，即考虑诊断为aHUS。具体诊断指标为：血红蛋白＜100g/L，外周血涂片有红细胞碎片，网织红细胞升高，Coombs试验阴性，乳酸脱氢酶升高；血小板＜150×10⁹/L；同时存在急性肾损伤，即血肌酐水平较同年龄同性别水平有1.5倍升高。肾脏活组织检查病理为肾脏微血管病变、微血管栓塞表现者可确诊。如果患儿有下列家族史：家族成员患有aHUS；在既往aHUS还未被充分认识的时期，家族成员曾被诊断过溶血尿毒综合征、血栓性血小板减少性紫癜或血栓性微血管病；或有不明原因肾衰竭的病史，临床医师应高度怀疑aHUS的可能，并进一步检查，以防漏诊。

（二）鉴别诊断

aHUS应排除与血栓性微血管病相混淆的疾病，包括其他形式的溶血性贫血、其他原因导致的急性肾损伤、DIC、恶性贫血、肝素诱导的血小板减少及免疫性溶血性贫血等，进行相关的Coombs试验、骨髓检查和凝血检查等加以鉴别。

aHUS须进一步排除的疾病：产志贺毒素大肠杆菌相关的溶血尿毒综合征、血栓性血小板减少性紫癜，以及继发于先天性代谢病、肺炎链球菌感染、移植相关等继发性血栓性微血管病。

1.产志贺毒素大肠杆菌相关的HUS 患儿年龄一般＞6个月，发病前有血便、腹泻症状，为最常见的微血栓血管病，儿童可达90%，肾损伤重，临床恢复较快，预后良好。血清可检测到大肠杆菌O157抗体，便常规可测到大肠杆菌，由于部分腹泻在出现HUS症状后已经停止，或已应用过抗生素，细菌的检测可能出现阴性。

2.血栓性血小板减少性紫癜 多见于大年龄患儿，三联征以外常伴有发热和神经系统症状，且血小板显著下降，出血倾向明显，而肾损伤相对较轻。血浆ADAMST13活性显著降低，多在10%以下。

3.甲基丙二酸血症相关血栓性微血管病 是常见的继发性血栓性微血管病，先天性有机酸代谢障碍所致，血和尿有机酸测定显示，甲基丙二酸升高，同时伴高同型半胱氨酸血症，血蛋氨酸降低，肾损伤表现异质性较大，针对原发病的治疗可使部分患儿血栓性微血管病症状得到缓解。

4.肺炎链球菌感染相关血栓性微血管病 好发于婴幼儿，多表现为坏死性肺炎合并脓胸，常常需要呼吸支持，部分患儿表现为化脓性脑膜炎及硬膜下积液，微血管病性溶血显著，而肾损伤相对较轻，Coombs试验阳性。

5.移植相关血栓性微血管病 可发生于肝脏、肾脏等器官移植及造血干细胞移植术后的患儿。预后往往较差，应用常规的血浆置换治疗通常效果不佳。

三、经验体会

aHUS的定义为由补体旁路途径调控异常导致的血栓性微血管病，分为先天性补体调控缺陷型和获得性补体调控缺陷型。前者存在补体调控因子或补体基因突变，突变基因包括H因子基因、I因子基因、H因子相关蛋白（CFHR）基因、膜辅助蛋白（MCP）基因等。后者抗H因子抗体阳性，该抗体阻断了H因子C端识别结构区，从而抑制H因子对补体替代途径的调控而致病。因此，基因检测对临床病因诊断很有帮助。另外，弄清楚下述几个概念对临床很有帮助：①血栓性微血管病，是一组临床综合征，主要特征为微血管性溶血性贫血、消耗性血小板减少及微循环血栓导致的器官受损，包括血栓性血小板减少性紫癜、感染相关性溶血尿毒综合征、aHUS和继发性血栓性微血管病。②血栓性血小板减少性紫癜，系由于血管性血友病因子裂解蛋白酶ADAMTS13的活性缺乏，血浆中vWF多聚体增多，血小板黏附聚集形成血栓导致的血栓性微血管病。③继发性血栓性微血管病，继发于药物、感染、自身免疫性疾病、代谢病、移植后、急性胰腺炎和恶性肿瘤等疾病的血栓性微血管病。

（党西强）

第八节 肾 衰 竭

　　肾衰竭根据病程分为急性肾衰竭与慢性肾衰竭。急性肾衰竭（acute renal failure）是由多种原因引起的肾功能急剧下降，甚至丧失，导致代谢产物堆积，血尿素氮和肌酐迅速升高，并引起水、电解质紊乱及急性尿毒症症状。多数有少尿或无尿［婴幼儿尿量＜0.5～1.0ml/（kg·h），儿童＜400～500ml/24h］。引起小儿急性肾衰竭的病因一般分为三大类，即肾前性、肾性及肾后性。肾前性肾衰竭是指任何原因引起的全身有效循环血量急剧降低，心搏出量降低，使肾血流量急剧降低及肾衰竭，而肾实质未受损害或损害不明显者。肾性衰竭也称实质性肾衰竭，是指肾实质病变，包括急性肾小管坏死、急性肾小球衰竭及血管炎、急性间质性肾炎、急性肾实质坏死及肾血管病变。肾后性衰竭又称急性梗阻性肾衰竭，是泌尿道急性梗阻所致。以上三种肾衰竭中以肾实质性肾衰竭最常见，而急性肾小管坏死（acute tubular necrosis，ATN）又占实质性肾衰竭的75%，故狭义的急性肾衰竭就是指ATN。

　　急性肾衰竭（表9-8-1和表9-8-2）临床过程分为四个阶段，即起始期、少尿期、多尿期和恢复期。起始期是指肾前性氮质血症期，若纠正肾缺血，肾功能损害可逆转，主要为原发病表现。少尿期表现为水钠潴留、电解质紊乱，如高钾、高镁、高磷、低钠、低氯、低钙；代谢性酸中毒，尿毒症症状（血尿素氮升高），消化功能紊乱，心力衰竭及心律失常，神经精神症状，贫血、出血倾向，皮肤干燥并发感染等。多尿期尿量增多，达400ml以上，但肾功能未完全恢复，故仍有血尿素氮等增高，尿比重低。恢复期肾功能改善，尿量逐渐恢复正常。少数患儿发展为慢性肾衰竭。

表9-8-1　小儿急性肾衰竭病因

肾前性
　真性血管内容量下降
　　脱水（烧伤、胃肠道丢失）
　　失盐性肾病或肾上腺疾病
　　中枢性或肾性尿崩症
　　第三腔隙体液丢失（败血症、受外伤的组织、肾病综合征、毛细血管渗漏综合征）
　有效血管内容量、血量下降
　　充血性心力衰竭
　　心包炎、心脏压塞
　　肝肾综合征
　肾动脉梗阻或狭窄
　血流动力学改变
　　非甾体抗炎药
　　肾动脉狭窄或充血性心力衰竭时ACEI或ARA应用
肾性

续表

急性肾小管坏死

　　缺血/缺氧

　　药物：氨基糖苷、血管内造影剂、顺铂、异环磷酰胺、非甾体抗炎药、对乙酰氨基酚等

　　毒物：外毒素（乙二醇乙烯、甲醇、溴酸盐、毒蘑菇及重金属）

　　　　　　内毒素（横纹肌溶解、血红蛋白尿）

尿酸肾病及肿瘤溶解综合征

间质肾炎

　　药物：抗生素、抗惊厥药

　　特发性

肾小球肾炎

　　急性链球菌感染后、膜增殖性肾炎、狼疮肾炎、紫癜性肾炎、慢性感染肾炎、ANCA相关肾炎、抗GBM肾炎和特
　　发急进性肾炎

血管疾病

　　溶血尿毒综合征

　　肾皮质坏死

　　肾动、静脉血栓

感染

　　败血症（有或无DIC）

　　肾盂肾炎

肾后性

梗阻性尿路病：孤立肾梗阻、双侧输尿管梗阻、尿道梗阻等

表9-8-2　小儿急性肾衰竭鉴别诊断

	肾前性	肾性	肾后性
病史及体检	脱水	缺氧/缺血	腹部肿块
	呕吐、腹泻	药物	膀胱胀满
	出血	毒物	新生儿后尿道瓣膜
	尿崩症	感染	
	充血性心脏病	溶血尿毒综合征	
尿量	降低	不定	不定
尿常规	正常或轻微异常	蛋白尿	基本正常
		红细胞、白细胞	
		管型	
尿比重	＞1.020	1.010～1.012	不定
尿渗透压［mOsm/（kg·H_2O）］	＞400～500	＜350	不定
	（＞350）	（＜300）	
尿钠（mmol/L）	＜10	＞30～40	
	（＜20～30）		
尿/血尿素氮	＞8（＞20）	＜3（＜10）	
尿/血渗透压	＞1.5（＞2）	＜1	

续表

	肾前性	肾性	肾后性
钠排泄分数（%）	<1（<2）	>2（>3）	不定
肾衰指数	<1（<1.5）	>1（>6）	
B超	正常	正常或肾脏肿大 皮髓质交界不清 回声增强	梗阻水平以上的肾盂、输尿管或膀胱扩张

注：钠排泄分数 $= \dfrac{\text{尿钠（mmol/L）} \times \text{血肌酐（μmol/L）}}{\text{血钠（mmol/L）} \times \text{尿肌酐（μmol/L）}} \times 100\%$；

肾衰指数 $= \dfrac{\text{尿钠（mmol/L）} \times \text{血肌酐（μmol/L）}}{\text{尿肌酐（μmol/L）}}$。

（ ）：新生儿数值。

慢性肾衰竭（chronic renal failure，CRF）是指先天性或后天性原因所致肾脏持续损害和肾功能持续降低，临床上表现为多种代谢紊乱的综合征。一般认为肾小球滤过率（GFR）降至正常的50%时，体内即可有代谢产物尤其是氮质蓄积；GFR降至正常30%以下，则可引起体内一系列病理生理改变和出现尿毒症症状（代谢紊乱如氮质血症、酸中毒、钠丧失或潴留、高钾血症、高三酰甘油血症、糖耐量降低等，器官系统功能改变，如肾性骨病、生长迟缓、贫血、出血倾向、神经精神改变、消化性溃疡、高血压、心包炎、心肌炎等）。目前其发生率尚无确切的资料报告，中华医学会儿科学分会肾脏学组调查1990年1月至2002年12月我国91家医院确诊的CRF共1658例，占因泌尿系统疾病住院患儿的1.31%。小儿慢性肾衰竭的病因与成人有所不同，常见病因依次为：肾小球疾病、畸形和尿路感染、肾血管疾病、遗传性肾病、肾发育不全和肾不发育。先天性肾病和泌尿道畸形所致者，其症状多发生于5岁以前；肾小球疾病所致者多发生于5岁以后。

一、诊断步骤

（一）采集病史

（1）不能简单根据病史的长短来区别急、慢性肾衰竭。了解既往有无慢性肾脏疾病或全身性疾病史，或是否有导致急性肾衰竭的原始病因。药物史也很重要，如使用或滥用肾毒性抗生素、解热镇痛药，甚至中药马兜铃等有助于对间质性肾炎、肾小管坏死所致的慢性肾衰竭的诊断。

（2）提示肾功能受损的病史：有无多饮、多尿、夜尿频繁，有无不明原因的贫血、疲乏、头痛、食欲差、恶心等，既往尿检偶然发现蛋白尿、高血压、面部水肿、皮肤干痒，有无生长停滞等，有无发热、皮肤紫癜、皮疹、关节炎，是否患乙肝等。

（二）体格检查

（1）一般情况，如心率、呼吸、血压是否正常。

（2）神志是否清楚，是否有精神症状。

（3）皮肤是否有水肿、出血点、多汗、结晶析出、贫血征象。

（4）是否有心律失常、心包摩擦音等提示心血管系统损害的表现。

（5）是否有生长停滞、步态异常、行走不便等提示肾性骨病的表现。

（6）年长儿腹部检查可触及多囊肾、肾积水，遗传性肾炎多伴有耳聋。

（三）实验室检查

1. 尿比重　肾前性氮质血症时，尿比重＞1.025，少尿而比重＜1.015，多见于ATN，尿比重固定在1.010左右，多见于慢性肾衰竭。

2. 尿量变化　完全无尿提示双侧完全性尿路梗阻、双侧肾动脉栓塞。无尿与尿量突然增多交替提示尿路梗阻。多尿、夜尿多提示慢性肾衰竭。

3. 尿常规与尿沉渣　尿蛋白"＋＋"以上提示肾小球病变。急性肾小管坏死常有肾小管上皮细胞、肾小管细胞管型、棕色细胞管型等。

4. 肾功能检查　内生肌酐清除率是目前诊断和判断疾病进展程度的常用指标。慢性肾衰竭常有尿浓缩，稀释能力下降，肌酐清除率下降。

5. 血清生化检查　血电解质及肌酐、尿素氮。

6. 免疫功能　包括免疫球蛋白和补体水平降低，T细胞亚群比例失调等。

7. 血清胱蛋白酶C和中性肽链内切酶　血清胱蛋白酶C对早期肾功损害的评价优于血肌酐。尿中性肽链内切酶（NEP）定量分析对诊断肾小管损伤所致的急、慢性肾衰竭均有参考价值，并有较好的特异性和敏感性，方法简便，易于使用。

8. 影像学检查　腹部平片可以了解肾脏的大小、形态。彩色多普勒动态监测了解肾脏大小及泌尿系统有无梗阻。放射性核素检查可了解肾血流量，肾小球、肾小管功能。双光子骨密仪测定骨密度：慢性肾衰竭时骨密度降低、骨质疏松、Z形曲线与血磷水平呈负相关。

9. 肾活检　是明确肾脏病理变化的最可靠的诊断手段。只要掌握适应证，重视出、凝血指标检查，熟练操作技术及术后严密观察，此检查是可行的。

二、思维程序（图9-8-1）

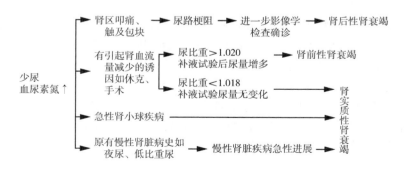

图9-8-1　肾衰竭临床诊断思维程序

三、经验体会

少尿、氮质血症及肾小球滤过率下降为诊断急性肾衰竭的依据，但不同病因、不同类型的急性肾衰竭其治疗和预后可大不相同，故临床上须鉴别是肾前性、肾后性还是肾实质性。

慢性肾衰竭患儿临床常无明显症状，于体检中偶然发现蛋白尿、高血压或贫血而就诊。一般起病缓慢，开始时主诉常模糊，包括疲乏、头痛、食欲差、恶心等，较特异的表现是夜尿、多尿、低比重和恒定比重的尿，以及面部水肿、皮肤干痒和骨关节痛。小儿常有生长发育停滞，以后随病情进展而出现尿毒症症状。因此造成诊断困难，故详细询问病史、认真进行体格检查并进行有针对性的必要的实验室检查非常重要。

（易著文　党西强）

第十章　血液系统疾病

第一节　营养性贫血

营养性贫血（nutritional anemia）是由多种原因导致的造血所需营养物质缺乏引起的贫血，是小儿贫血的最常见类型，常由铁、维生素B_{12}或叶酸缺乏所致。

营养性缺铁性贫血最常见，常发生在婴幼儿，亦可见于其他年龄组，缺铁原因有先天储铁不足、铁摄入量不足、铁吸收障碍和铁丢失过多。不同年龄小儿引起缺铁的病因有所不同。早产儿、低出生体重儿、双胎或母亲妊娠期缺铁的婴儿如果不早期补充铁剂，则可能生后2～3个月开始出现贫血，未及时添加辅食所致贫血常发生在6个月至2岁，因胃十二指肠溃疡出血所致缺铁常发生在年长儿。维生素B_{12}缺乏则多见于单纯母乳喂养而未及时添加辅食或乳母长期素食的婴儿。叶酸缺乏多见于羊乳或牛乳制品喂养未及时添加辅食者。

由于造血营养物质缺乏的种类不同，营养性贫血除有血红蛋白和红细胞下降的共同表现外，各有其不同的临床特点。缺铁性贫血主要是由于血红素形成不足，导致血红蛋白的合成障碍，表现：①贫血所致的苍白、乏力、头晕、心率增快，严重贫血可产生心脏扩大、心力衰竭等贫血性心脏病的表现；②骨髓外造血所致的肝、脾、淋巴结肿大；③由于铁依赖酶、含铁酶活性降低导致非血液系统症状，如食欲减低、呕吐、腹泻等消化系统表现，异食癖等行为异常，烦躁不安、注意力不集中、记忆力下降等神经系统表现，以及反甲、免疫功能低下等。血常规示小细胞低色素性贫血。叶酸和维生素B_{12}缺乏除表现为贫血和骨髓外造血的肝、脾、淋巴结肿大外，亦可有消化系统症状，小儿多呈虚胖或水肿，可有烦躁不安和易怒，严重者可因血小板减少而出现皮肤出血点。其中，维生素B_{12}缺乏者常有明显的精神神经症状，表现为表情呆滞、反应迟钝、嗜睡、智力和动作发育落后或倒退，肢体、躯干、头部或全身震颤，踝阵挛和巴宾斯基征阳性等。外周血常规表现为大细胞性贫血，骨髓检查可见巨幼红细胞。血清铜缺乏时，除铁的吸收利用障碍产生的小细胞低色素性贫血表现外，还可有精神发育障碍、肋骨及骨骺端自发性骨折及脂溢性皮炎等。

营养性贫血除确定贫血的诊断外，主要应查明导致造血营养物质缺乏的病因，从而对因治疗，同时补充所缺乏的造血物质。如果得到及时治疗，营养性贫血是可以完全恢复的，其中贫血表现恢复较快，而神经系统表现恢复较慢。

一、诊断步骤

（一）病史询问要点

1.起病时间和发病急缓　营养性贫血常在婴幼儿期发病，为慢性隐匿起病过程，如贫血发生急骤，基本上可排除营养性贫血。

2.贫血症状 如乏力、头晕、眼花、心悸、气促、晕厥等。

3.精神神经症状 如表情呆滞、反应迟钝、嗜睡、智力和动作发育落后、肢体震颤等。

4.有无引起造血营养物质缺乏的病因 ①婴幼儿贫血应询问出生史，如是否早产、双胎、低出生体重儿，母亲妊娠期有无贫血等；询问喂养情况，如喂养方式、食欲情况、是否及时添加辅食等。②较大儿童应注意询问是否偏食。③询问伴随症状，如有无长期腹泻，有无腹痛、黑便，有无反复的呼吸系统疾病史等。④询问有无消化道畸形、营养不良、甲氨蝶呤等药物应用史。

5.与其他类型贫血有鉴别意义的病史 如家族遗传史，有无黄疸、酱油色尿，是否伴有发热等。

（二）体格检查

1.贫血的表现 苍白程度、心率、心界大小、心脏杂音等。
2.骨髓外造血表现 有无肝、脾、淋巴结肿大。
3.消化系统表现 有无消化道畸形，有无舌炎，腹部有无压痛和包块等。
4.其他 有无反甲、骨折，有无踝阵挛、巴宾斯基征阳性等。

（三）辅助检查

1.血象 营养性缺铁性贫血示小细胞低色素性贫血，血红蛋白下降的程度大于红细胞数量下降的程度。MCV、MCH和MCHC均下降。血片见红细胞大小不一，以小细胞为主，中央淡染区扩大。网织红细胞计数正常或稍增高。白细胞和血小板计数无异常。

叶酸和维生素B_{12}缺乏所致贫血示大细胞性贫血，红细胞数量下降大于血红蛋白下降的程度。MCV和MCH升高。血片见红细胞大小不等，以大细胞为主，大细胞的中央淡染区多不明显。有时可见到巨幼变的有核红细胞，嗜多色性和嗜碱性点彩红细胞易见，网织红细胞计数正常或降低。中性粒细胞和血小板计数可降低。中性粒细胞有体积变大和核分叶过多的现象。这种中性粒细胞核分叶过多对巨幼细胞贫血有早期诊断的意义。

血片检查对排除其他类型的贫血有重要的意义，如再生障碍性贫血有三系血细胞降低、网织红细胞下降；珠蛋白生成障碍性贫血常有靶形红细胞增多，溶血性贫血常有红细胞碎片等。

2.骨髓检查 可排除白血病、再生障碍性贫血、骨髓增生异常综合征、肿瘤骨髓转移等引起的贫血，对营养性贫血有帮助确诊的作用。

缺铁性贫血的骨髓象示骨髓增生活跃，红细胞系比例增高，其中以中晚幼红细胞增生为主，胞质发育落后于胞核，各期红细胞的体积均较小，胞质量较少，染色偏蓝。其他系列的血细胞增生不受影响。

叶酸和维生素B_{12}缺乏所致贫血的骨髓象示骨髓增生明显活跃，红系增生为主，各期的幼红细胞均出现巨幼变，胞核发育落后于胞质，中性粒细胞也有巨幼变现象，巨核细胞有核分叶过多现象。

3.铁代谢检查 是缺铁性贫血的确诊指标（表 10-1-1）。机体缺铁有三个阶段，最初是储存铁缺乏期（ID），其次是影响红细胞血红蛋白合成但无贫血的红细胞生成缺铁期（IDE），最后发展到缺铁性贫血期（IDA）。检测铁缺乏的指标不同，敏感性不同，目前认为血清铁蛋白和红细胞游离原卟啉对机体铁缺乏较敏感，骨髓细胞外铁和骨髓铁粒幼红细胞（又称为细胞内铁）也较为敏感和准确。

表 10-1-1　营养性缺铁性贫血的铁代谢检查

检查项目	ID	IDE	IDA
血清铁蛋白	↓	↓↓	↓↓
骨髓细胞外铁	↓	↓↓	↓↓
红细胞游离原卟啉	正常	↑	↑↑
骨髓铁粒幼红细胞	正常	↓	↓↓
血清铁	正常	正常或↓	↓↓

4.血清叶酸测定

5.血清维生素 B_{12} 测定

6.血浆铜测定

7.其他 根据具体的病史和查体可选用相应的检查方法来寻找引起造血营养物质缺乏的病因，如腹痛、黑便者可做胃镜、纤维结肠镜或消化道钡餐检查，典型缺铁性贫血伴反复呼吸道表现者应拍胸片以排除肺含铁血黄素沉着症。

二、思维程序

（一）诊断

诊断营养性贫血首先根据血象确定形态学分类，然后做进一步的检查确诊。

1.缺铁性贫血诊断标准

（1）小细胞低色素性贫血：红细胞形态有明显小细胞低色素性表现，MCHC＜0.31，MCV＜80fl，MCH＜26pg。

（2）有明确的缺铁的病因。

（3）血清铁＜10.7μmol/L。

（4）转铁蛋白饱和度＜15%，总铁结合力＞62.7μmol/L。

（5）骨髓细胞外铁明显减少（0～＋），铁粒幼细胞＜15%。

（6）红细胞原卟啉＞0.9μmol/L。

（7）血清铁蛋白＜16μg/L。

（8）铁剂治疗有效。

符合第（1）条和（2）～（8）条中至少2条者可确诊。

2.叶酸和维生素 B_{12} 缺乏所致营养性贫血的诊断

（1）外周血象示大细胞性贫血，骨髓中有巨幼红细胞即可诊断巨幼细胞贫血。

（2）巨幼细胞贫血，结合发病年龄、维生素B$_{12}$缺乏的病因，明显的精神神经症状可初步诊断维生素B$_{12}$缺乏所致，血清维生素B$_{12}$含量降低可确诊。

（3）巨幼细胞贫血，结合发病年龄、叶酸缺乏的病因证据，血清叶酸含量下降而维生素B$_{12}$含量正常则可诊断为叶酸缺乏所致。

3.缺铜性贫血的诊断 符合下列条件可诊断：

（1）小细胞低色素性贫血，中性粒细胞降低，而铁剂治疗无效。

（2）有缺铜的病因，平素易发生感染。

（3）血浆铜及铜蓝蛋白降低。

（4）骨骼X线片有骨质疏松、骨膜反应、自发性骨折表现。

（5）铜剂治疗有效。

（二）诊断程序（图10-1-1）

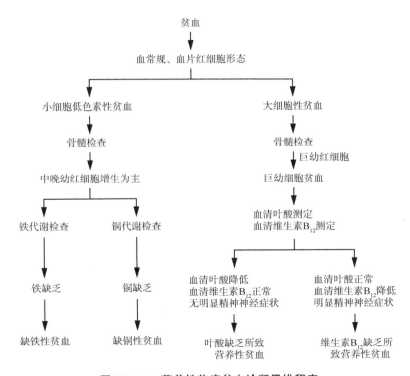

图10-1-1 营养性临床贫血诊断思维程序

（三）鉴别诊断

1.缺铁性贫血应与下述疾病鉴别

（1）珠蛋白生成障碍性贫血：两者均表现为小细胞低色素性贫血，但珠蛋白生成障碍性贫血属溶血性贫血，具有溶血性贫血的黄疸、非结合胆红素增高、网织红细胞比例增高的特征，且常有家族史，年长儿可有特殊面容，外周血片靶形红细胞增多。血红蛋白电泳和地中海贫血基因检测可能确诊。但婴儿期诊断β珠蛋白生成障碍性贫血时应考虑每一月龄的血红蛋白F的正常值。

（2）婴儿营养性感染性贫血：即雅克什综合征。此病本身有铁的缺乏，与缺铁性贫血有许多相似之处，鉴别要点在于：长期或反复的慢性感染史，肝脾大比缺铁性贫血显著，外周血白细胞明显增高（可达$30 \times 10^9/L \sim 40 \times 10^9/L$），并有幼稚粒细胞和有核红细胞。

（3）铁粒幼细胞性贫血：原发性者常呈小细胞低色素性贫血。与缺铁性贫血鉴别要点在于：①铁代谢检查，骨髓中见大量环形铁粒幼红细胞，细胞外铁增加，血清铁、转铁饱和度增加。②铁剂治疗无效。

2.巨幼细胞贫血应与下述疾病鉴别

（1）红白血病或红血病：与巨幼细胞贫血的相同之处是两者均有骨髓红系细胞明显增生，均有幼红细胞巨幼变。鉴别要点：巨幼细胞贫血常有导致维生素B_{12}或叶酸缺乏的病因，补充维生素B_{12}或叶酸疗效好，维生素B_{12}缺乏者还有明显的精神神经症状；红白血病者骨髓中粒系细胞有白血病样增生，即原始细胞比例大于非红系有核细胞的30%。

（2）大脑发育不全：维生素B_{12}缺乏所致巨幼细胞贫血可有严重精神神经症状，其表现与大脑发育不全的智力、体格发育低下相似，但大脑发育不全是由产伤或先天性疾病所致，出生后即逐渐出现精神和神经系统发育落后，血常规检查无大细胞性贫血，骨髓中无巨幼红细胞。

（3）急性溶血：出现贫血，有时呈大细胞性贫血，骨髓中偶尔有巨幼红细胞，但根据溶血的表现和实验室检查可以鉴别。

三、经验体会

营养性贫血是儿童的常见病，有时可伴发于其他疾病的过程中，不要因其他疾病的掩盖而忽略了营养性贫血的诊断。营养性贫血常为小细胞低色素性贫血或大细胞性贫血，正细胞性贫血罕见，故贫血的患儿必须仔细分析血常规结果，有条件者最好亲自阅读血片，观察红细胞的形态。小细胞低色素性贫血最常见于缺铁性贫血，此时只需做血红蛋白电泳排除珠蛋白生成障碍性贫血和血红蛋白病，铁代谢检查排除铁粒幼细胞性贫血即可基本诊断；大细胞性贫血除见于溶血和红白血病外，一般见于叶酸或维生素B_{12}缺乏。小儿有时可同时有多种造血营养物质缺乏，如同时缺乏叶酸和维生素B_{12}，此时应同时补充叶酸和维生素B_{12}；叶酸、维生素B_{12}和铁也可混合缺乏，从而产生营养性混合性贫血，血象表现为大细胞性贫血和小细胞低色素性贫血两种特征。营养性贫血补充所缺乏的造血营养物质后，起效较快，疗效较好，如果治疗效果不佳，应检查药物给予的情况、是否引起造血营养物质缺乏的病因未去除，甚至检查诊断是否错误。

（万伍卿）

第二节　遗传性溶血性贫血

遗传性溶血性贫血（hereditary hemolytic anemia）是指一组与遗传因素有关的溶血

性疾病，包括多个疾病，红细胞中多个部位的遗传性缺陷均可导致红细胞易破坏，产生相应的溶血表现。常见的遗传性红细胞缺陷：①红细胞膜的缺陷，如遗传性球形红细胞增多症、遗传性口形红细胞增多症、遗传性刺细胞增多症等。因相关遗传因素通过多种机制导致红细胞膜面积减少、膜脂质流动性减低、膜蛋白的弹性降低，这些膜的改变导致红细胞的完整性受损，被巨噬细胞识别和清除，或红细胞难以通过微血管而被扣留和破坏。②红细胞酶的缺陷，已知有10余种红细胞酶的缺陷可导致溶血，分为三类，即糖酵解酶缺陷、己糖磷酸旁路和谷胱甘肽代谢酶的缺陷，以及核苷酸代谢的酶缺陷。常见者有红细胞葡萄糖-6-磷酸脱氢酶（G-6-PD）缺乏症和丙酮酸激酶缺乏症，G-6-PD活性降低时，当红细胞受到药物等氧化刺激而产生大量H_2O_2时，不能产生足够的还原型辅酶Ⅱ，不能防止Hb、含巯基的酶及膜蛋白被氧化变性，从而导致溶血。后者是由于通过无氧酵解途径产生的ATP减少，而ATP是维持红细胞正常寿命和功能必需的能量，其产生减少通过多条途径致红细胞溶血。③血红蛋白的异常，包括珠蛋白的结构异常和生成障碍两大类，分别称为异常血红蛋白病和珠蛋白生成障碍性贫血。其中以珠蛋白生成障碍性贫血较为常见，β珠蛋白生成障碍性贫血因11号染色体短臂上的β珠蛋白基因簇发生异常导致珠蛋白β链的合成减少或缺乏，α珠蛋白生成障碍性贫血因16号染色体上的α珠蛋白基因簇发生异常导致珠蛋白α链的合成减少或缺乏，最终导致血红蛋白的合成减少，出现小细胞低色素性贫血，且过剩的其他种类珠蛋白链产生不稳定的四聚体导致红细胞易被破坏。

不同的遗传性溶血性贫血的遗传方式不同，同一疾病也可有多种遗传方式，如遗传性球形红细胞增多症和遗传性椭圆形红细胞增多症均有常染色体隐性和常染色体显性遗传两种遗传方式。

遗传性溶血性贫血起病早，是儿童最常见的溶血原因，共同的临床表现是贫血、黄疸、肝/脾/淋巴结大、外周血网织红细胞增加、骨髓红细胞系统代偿增生等，血管内溶血时有血红蛋白尿，病情严重者甚至可发生溶血危象和再生障碍危象；红细胞膜缺陷者常有红细胞的形态发生变化（如红细胞呈球形、口形等），珠蛋白生成障碍性贫血表现为小细胞低色素性贫血，可见到靶形红细胞。遗传性溶血性贫血可表现为慢性溶血性贫血伴间歇性加重（如珠蛋白生成障碍性贫血、球形红细胞增多症等），或表现为只在相应的诱因之下发生急性溶血（如某些G-6-PD缺乏症）。

不同病因所致的遗传性溶血性贫血的预后不同，同一疾病的不同型别预后也有很大差异。如轻型的珠蛋白生成障碍性贫血、G-6-PD缺乏症、切脾术后的遗传性球形红细胞增多症患者可以长期存活，而重型珠蛋白生成障碍性贫血除异基因造血干细胞移植有效外，一般预后很差。

一、诊断步骤

（一）采集病史

1.发病年龄和起病方式 随病种和临床分型不同，发病年龄有差别，如遗传性球形红细胞增多症、珠蛋白生成障碍性贫血及表现为新生儿高胆红素血症的G-6-PD缺乏症等可以在生后不久起病，而表现为蚕豆病的G-6-PD缺乏症可能在儿童期不发作。红细胞膜缺陷和珠蛋白生成障碍性贫血为慢性起病，缓慢进展，可在某些诱因下出现急性加重；大多数红细胞酶的缺陷者表现为在某些诱因下的急性溶血发作。

2.伴随症状 有无黄疸、酱油色尿或浓茶色尿，有无心悸、气促等心血管系统表现；急性溶血常伴有寒战、高热、腰背痛、胸闷，或出现恶心、呕吐、腹痛等胃肠道症状。急性大量溶血时，可发生少尿、无尿、神志改变、休克等。长期慢性溶血可有胆结石表现。

3.有无诱因 急性溶血发作前有无进食蚕豆及其制品史，有无药物相关接触史，有无感染史等。

4.家族遗传史 家族中有无同类溶血性贫血患儿，珠蛋白生成障碍性贫血者应询问籍贯。在我国，珠蛋白生成障碍性贫血多发于两广地区，在北方籍贯的人群中非常罕见。

（二）体格检查

1.贫血 面色苍白或苍黄，口唇黏膜、甲床苍白。

2.肝、脾、淋巴结大 常脾大较肝大更明显，慢性溶血性贫血者肝、脾、淋巴结大更明显，急性溶血性贫血可以无肝、脾、淋巴结大。

3.心血管系统表现 严重贫血者可有心界扩大、心率增快、心前区收缩期杂音。

4.其他 婴幼儿起病的慢性溶血性贫血如珠蛋白生成障碍性贫血常有骨骼和面容的改变。

（三）辅助检查

1.确定溶血是否存在的检查

（1）贫血的证据：血常规检查显示外周血红细胞和血红蛋白下降。红细胞膜缺陷者和红细胞酶缺乏者常为正细胞正色素性贫血，而珠蛋白生成障碍性贫血和异常血红蛋白病常为小细胞低色素性贫血。

（2）红细胞破坏增多的证据：红细胞血管内破坏时有血浆中游离血红蛋白和游离胆红素增加。检测试验主要有5种：①血浆游离血红蛋白测定，急性血管内溶血时，血浆中游离血红蛋白增高。②血清结合珠蛋白测定，急性血管内溶血时，血清结合珠蛋白与红细胞破坏产生的游离血红素结合，导致其血中浓度降低。③血浆高铁血红素白蛋白测定，急性血管内溶血时血中出现高铁血红素白蛋白。④含铁血黄素尿试验（Rous试验），见于表现为慢性血管内溶血的阵发性睡眠性血红蛋白尿，不见于遗传性溶血性贫血。⑤血红蛋白尿检查，尿隐血试验反映尿中含有血红蛋白或血液，如果将尿离心后进行尿隐血试验检查则能判断有无血红蛋白尿，在实验室可对血红蛋白尿和血尿进行鉴别，血红蛋白尿常呈棕黑色或红色，镜下无红细胞，离心后上层液仍呈红色；而血尿为红色，镜下见大量红细胞，尿离心后上层液无色。

（3）胆红素代谢异常的证据：溶血时产生大量的非结合胆红素，从而导致胆红素代谢异常。检测项目：①血清胆红素检测，显示总胆红素增高，以非结合胆红素增高为主。②尿三胆检测，显示尿胆红素阴性，尿胆原、粪胆原增加。

（4）红细胞代偿增生的证据：①网织红细胞检测，溶血时网织红细胞计数增高，最好检测网织红细胞绝对计数。②骨髓细胞学检测，溶血性贫血骨髓红细胞系统增生较正常明显活跃，以中晚幼红细胞为主，粒红比值减少甚至倒置，其他血细胞系列无异常。

2.确定溶血原因的检查

（1）血细胞形态学：外周血涂片观察红细胞的形态，对遗传性溶血性贫血的病因判定有重要意义。红细胞膜缺陷性溶血性贫血，如球形红细胞增多症、椭圆形红细胞增多症、口形红细胞增多症、棘形红细胞增多症等均有相应的红细胞形态异常。珠蛋白生成障碍性贫血多有靶形红细胞增多、红细胞中央淡染区增大。

（2）红细胞渗透脆性试验：检测红细胞对不同浓度的低渗氯化钠溶血作用的抵抗力，这种抵抗力和红细胞膜面积与红细胞容积的比值有关，抵抗力增强者称为渗透脆性降低，抵抗力下降者称为渗透脆性增高。红细胞渗透脆性增高见于红细胞膜的缺陷，以遗传性球形红细胞增多症最常见，遗传性口形红细胞增多症及部分遗传性椭圆形红细胞增多症也常增高；脆性减低常见于血红蛋白合成障碍，以珠蛋白生成障碍性贫血最常见，缺铁性贫血也可降低。红细胞酶缺陷时红细胞渗透脆性正常。温抗体型自身免疫性溶血性贫血可有继发性球形红细胞增多症，红细胞渗透脆性试验可增高。

对于可疑的红细胞膜缺陷如遗传性球形红细胞增多症，可进一步做红细胞渗透脆性孵育试验和自溶试验。

（3）红细胞滚动试验：遗传性球形红细胞增多症可见大部分红细胞转动时呈球形。

（4）酸化甘油试验：球形红细胞增多症因红细胞膜脂质减少，在酸化甘油中溶解较快。此试验对遗传性球形红细胞增多症的敏感性和特异性较高。

（5）红细胞膜蛋白分析：用十二烷基磺酸钠（SDS）处理红细胞膜，膜蛋白的肽链与SDS形成复合物，然后做聚丙烯酰胺凝胶电泳，根据电泳图可判断各种膜蛋白有无异常。

以上（2）～（5）系针对红细胞膜缺陷的检查。

（6）红细胞G-6-PD活性测定：有定性试验和定量试验两种，红细胞G-6-PD缺乏症者有G-6-PD活性下降。

G-6-PD活性的降低程度与临床类型有关，酶活性严重缺乏（0%）时表现为非球形细胞溶血性贫血；酶活性重度缺乏（＜10%）时表现为蚕豆病和药物性溶血；酶活性轻中度缺乏（10%～60%）时仅在强诱因存在时产生溶血。但有些变异型酶的含量与临床表现不相符。

（7）红细胞丙酮酸激酶（PK）活性测定：亦有定量和定性试验，缺乏时PK活性降低。

（8）高铁血红蛋白还原试验：红细胞G-6-PD缺乏症时高铁血红蛋白还原率降低（即阳性），本方法敏感性较高，但特异性较差，常用于筛查，珠蛋白生成障碍性贫血、不稳定型血红蛋白可出现假阳性。

（9）变性球蛋白小体生成试验：又称Heinz小体生成试验，红细胞G-6-PD缺乏症和不稳定血红蛋白时阳性。多用于筛查。

上述（6）～（9）检测红细胞酶的缺陷，红细胞酶缺陷种类繁多，一般实验室条件有限，有些酶无法检测，除G-6-PD和PK以外，较方便测定的酶还有磷酸丙糖异构酶、氧化型谷胱甘肽还原酶和嘧啶-5′-核苷酸酶。

（10）HbF、HbA$_2$定量测定：HbF、HbA$_2$明显增高提示β珠蛋白生成障碍性贫血。婴儿期HbF含量变化大，要根据不同月龄的正常值判断有无HbF增高；HbF明显增高还见于幼年型慢性粒细胞白血病、红白血病、骨髓增生异常综合征；HbF轻微增高见于急性白血病、淋巴瘤、多发性骨髓瘤、再生障碍性贫血、恶性贫血、自身免疫性溶血性贫血和遗传性球形红细胞增多症的部分病例。

（11）血红蛋白电泳：有助于判断是否有珠蛋白肽链结构异常，HbBart和HbH增高提示α珠蛋白生成障碍性贫血；异常的血红蛋白区带见于异常血红蛋白病，如HbS、HbC、HbE、HbD病等。

（12）异丙醇试验：异丙醇能促进不稳定血红蛋白变性沉淀，不稳定血红蛋白病时此试验阳性。但易产生假阳性和假阴性。同类试验还有热变性试验等。

（13）血红蛋白肽链分析：用不同的方法使血红蛋白解离成肽链亚单位，然后电泳或做Hb种间分子杂交，鉴别肽链有无异常。

（14）基因检测：用PCR法或寡核苷酸分子杂交方法，检测血红蛋白肽链的相应基因结构的异常。常用于α珠蛋白生成障碍性贫血和β珠蛋白生成障碍性贫血的产前检查。其他遗传性溶血性贫血亦可检出相应的基因异常。

上述（10）～（14）检测红细胞血红蛋白的缺陷。

3.相关检查

（1）超声检查：腹部B超检查肝脾大小，心脏受贫血影响大者可做心脏彩超检查。

（2）X线检查：珠蛋白生成障碍性贫血者的头颅X线检查有典型改变。

（3）血生化检查：急性溶血期要注意检查血电解质、肝肾功能。

二、思维程序

（一）诊断

1.溶血诊断的确立　　有贫血、非结合胆红素增高和红细胞代偿性增生的证据（外周血网织红细胞增加、骨髓红细胞系增生较正常活跃）即可基本诊断为溶血性贫血。但不是所有的溶血性贫血者均有血清胆红素和外周血网织红细胞增高。故在下述情况存在时要考虑溶血性贫血：①同时具有红细胞破坏增多和红细胞代偿增生的证据；②有红细胞系的过度增生而外周血仍呈持续贫血表现；③有血红蛋白尿及其他有关血管内溶血的证据。

2.溶血性贫血的临床类型判断

（1）血管内溶血和血管外溶血的区别：血管内溶血是指红细胞严重损伤，红细胞在血管内溶破，血红蛋白直接释放入血浆中。导致血管内溶血者多为后天获得性的溶血性疾病，但遗传性红细胞酶的缺乏在有诱因存在时，也可导致血管内溶血。血管外溶血是红细胞受到轻微损伤，由脾、肝和骨髓中的巨噬细胞破坏，无游离血红蛋白进入血浆。遗传性溶血性贫血中的红细胞膜缺陷和血红蛋白异常均为血管外溶血，脾功能亢进时正常红细胞在脾脏被破坏，也是血管外溶血。表现为蚕豆病的G-6-PD缺陷病为血管内溶血。

溶血的方式不同，临床表现和实验室检查结果不同（表10-2-1）。

表10-2-1　血管内溶血和血管外溶血的鉴别

特征	血管内溶血	血管外溶血
病因	获得性红细胞外在异常 遗传性红细胞酶缺陷	遗传性红细胞内在缺陷 脾功能亢进
临床经过	多为急性	多为慢性，可有急性溶血发作
贫血	较重	较轻，溶血危象时加重
黄疸	常明显	轻重不一
肝脾大	不明显，可有压痛	显著，触诊不痛
红细胞形态异常	可见破碎红细胞	常见相应红细胞形态异常
血浆游离Hb增高	明显	无或轻度
血红蛋白尿	常见	无
血清结合珠蛋白	明显减少	轻度减少或正常
脾切除治疗	无效	可能有效

（2）按发病急缓分类：根据进展速度，将溶血分为急性溶血性贫血和慢性溶血性贫血。遗传性溶血性贫血中，除红细胞酶缺陷导致的溶血多为急性溶血性贫血外，其余多为慢性溶血性贫血。但慢性溶血性贫血可在感染、劳累、用药等诱因存在时出现急性溶血发作，严重者可有再障危象。

（二）诊断程序

诊断遗传性溶血性贫血遵循下列程序：①贫血诊断的确定；②溶血诊断的确定；③溶血的病因分析。

遗传性溶血性贫血的原因很多，病因分析程序见图10-2-1。值得指出的是，某些罕见种类的遗传性溶血性贫血，因相关实验室检查技术的缺少目前尚无法确定诊断。

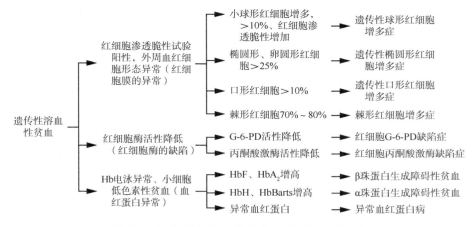

图10-2-1　遗传性溶血性贫血临床诊断思维程序

（三）鉴别诊断

1.缺铁性贫血 营养性缺铁性贫血常发生在婴幼儿，且为慢性起病的小细胞低色素性贫血，骨髓红系增生旺盛，容易与血红蛋白异常的遗传性溶血性贫血混淆，鉴别要点为缺铁性贫血有产生缺铁的病因，铁代谢检查显示机体缺铁。而血红蛋白异常者有 HbF、HbA_2 或血红蛋白电泳的异常，铁代谢无缺铁表现。

2.失血性贫血 有贫血和外周血中网织红细胞增多，骨髓中亦有红系的代偿增生，但根据病史和查体容易鉴别。急性失血性贫血常有较明显的失血表现，而慢性失血性贫血表现为缺铁性贫血，两者均无黄疸、血红蛋白尿等溶血的证据。

3.肝胆疾病 病毒性肝炎等肝脏疾病和胆道梗阻有黄疸，病情严重时可伴有贫血。鉴别要点为肝胆道疾病常伴有肝功能的受损，胆红素增高为结合胆红素和非结合胆红素均增高或以结合胆红素增高为主。

4.脾功能亢进 是一种慢性血管外溶血性贫血，与遗传性溶血性贫血相似，有时遗传性溶血性贫血病程较长，脾大明显时亦可能有脾功能亢进。鉴别要点在于脾功能亢进一般发病较遗传性溶血性贫血晚，大多数可找到引起脾功能亢进的原发病，而有关遗传性溶血性贫血的病因检查无异常。

5.获得性溶血性贫血 遗传性溶血性贫血与获得性溶血性贫血有许多相同表现，鉴别要点：①遗传性溶血性贫血除红细胞酶缺陷外，均表现为慢性血管外溶血，而获得性者多表现为急性血管内溶血；②获得性者无家族遗传史；③有关溶血性贫血的病因检查可以鉴别。

三、经验体会

导致溶血性贫血的红细胞遗传性缺陷有多种类型，非常复杂，但常见的几种即遗传性球形红细胞增多症、G-6-PD缺乏症、α珠蛋白生成障碍性贫血和β珠蛋白生成障碍性贫血占了绝大部分，如果按照上述诊断步骤进行，大部分遗传性溶血性贫血易于诊断。应该指出的是，有时有关的实验室检查有假阳性和假阴性，单次检查不一定能完全说明问题，特别是在已进行输血治疗的情况下，因此确定诊断时应结合临床表现和病史仔细分析，必要时重复相关检查，并用多种相关试验相互印证，以免漏诊和误诊。不同的医院能进行的有关溶血检查项目有差别，对特殊的疑难病例可转至相关医院确诊。

（万伍卿）

第三节　再生障碍性贫血

再生障碍性贫血（aplastic anemia，AA）是一组由物理、化学、生物因素或不明原因所致的骨髓造血功能低下，红骨髓被脂肪髓（黄髓）取代，外周血全血细胞减少，表现为贫血、出血和感染的难治性血液病。可分为先天性再生障碍性贫血和获得性再生障碍性贫血，先天性再生障碍性贫血由基因缺陷所致，主要包括范科尼贫血、先天性角化不良、Shwachman-Diamond综合征、Diamond-Blackfan贫血和先天性无巨核细胞性血小板减少症等。获得性再生障碍性贫血的常见病因：①电离辐射，如X线、γ射线、中子等；②感染，1/3的再生障碍性贫血病例与病毒感染有关。③药物：最常见的是氯霉素，保泰松与再生障碍性贫血发生也有较明确的关系。④化学物质，苯类物质接触与再生障碍性贫血发生有明确的关系。有明确病因的获得性再生障碍性贫血为继发性获得性再生障碍性贫血，无明确病因的为特发性获得性再生障碍性贫血。

再生障碍性贫血发病机制复杂，常常是多种因素共同参与，通过多种机制发挥致病作用。较公认的发病机制：①造血干细胞量和质的异常，是再生障碍性贫血发生的最主要的机制，造血干细胞的质或量的异常使其向成熟血细胞增殖和分化的能力下降；②造血微环境的缺陷，常为造血基质细胞异常，基质细胞可产生多种造血生长因子，并可通过与造血干细胞直接接触促进造血干细胞增殖，造血干细胞在基质细胞异常的微环境条件下增殖分化能力降低；③免疫因素，许多致病因素可以引起免疫功能的紊乱，包括细胞免疫和体液免疫紊乱，如再生障碍性贫血患儿常有辅助性T细胞下降，而抑制性T细胞增加，后者可直接损害造血干细胞的正常功能，或通过γ-INF和IL-2分泌增加等来抑制造血干细胞的增殖。不同的患儿上述三种因素占的比重可能有所差别。

再生障碍性贫血的预后与临床类型及治疗方式有很大的关系，重型及极重型再生障碍性贫血用造血干细胞移植或免疫抑制治疗，有效率可达60% ～ 70%或以上，而不用上述治疗者，半年内的死亡率在90%以上。非重型再生障碍性贫血用雄性激素、中药长期治疗，加用免疫抑制剂环孢素治疗，大多数可以得到缓解。

一、诊断步骤

（一）病史采集

1.起病急缓 急性起病者病势凶险，病情进展快，而慢性起病者常隐匿起病，有时家长不能明确说出准确的病程。

2.主要症状 贫血、出血和感染是再生障碍性贫血的主要症状，一般贫血出现较早，但不被家长重视，有些患儿以出血或发热作为就诊的首要症状，常在就诊时或血常规检查时发现有其他的异常。贫血较重者应询问体力情况，判断有无因供氧不足产生的缺氧症状。出血者除询问皮肤出血、牙龈出血及鼻出血外，更应询问有无便血、呕血等消化道出血症状，有无血尿等泌尿系统出血表现，以及有无头痛、昏迷、抽搐等颅内出血的表现。对于发热者应询问发热的方式，伴随的症状，如伴有咳嗽常提示呼吸系统感染。

3.既往史 近期有无肝炎病史和其他病毒感染史，是否经常接触放射线，应询问生活环境，周围有无相关的矿山、工厂，家中是否新装修等，是否常接触苯类等化学物质。既往用药史应详细询问，如氯霉素、保泰松、抗疟药、复方新诺明等。

（二）体格检查

1.贫血的表现 有无精神委靡、乏力、头晕、眼花、气急等缺氧表现，有无心率增快、心脏扩大、下肢水肿等贫血性心脏病表现。

2.出血的表现 有无皮肤黏膜出血，详细检查有无腹腔出血、颅内出血等表现，可做眼底检查观察有无眼底出血。

3.感染的表现 观察有无发热，如有发热，要仔细检查有无感染灶。但再生障碍性贫血患儿的感染常难以局限，有时局部体征不明显，如上呼吸道感染可无明显的咽部充血。

4.肝、脾、淋巴结大 再生障碍性贫血患儿大多数无肝、脾、淋巴结大，反复输血或伴有感染的患儿可有轻度肝大，但无脾大。

（三）辅助检查

1.血常规 三系血细胞下降是典型再生障碍性贫血的表现，其中，贫血常表现为正细胞正色素性贫血，白细胞下降主要是粒细胞下降，而淋巴细胞比例相对增高，有时甚至白细胞总数下降不明显。血小板下降常较明显。不典型再生障碍性贫血有时仅有一系或两系细胞的下降，但一定有血小板的下降。再生障碍性贫血患儿外周血中应无异常细胞。

2.骨髓涂片细胞学检查 常表现为骨髓增生程度降低，红细胞系、粒细胞系、巨核细胞系等造血细胞比例减少而非造血细胞如浆细胞、组织嗜碱细胞、网状细胞和淋巴细胞增多，脂肪细胞也增多，可见再障网，造血岛中造血细胞减少。有时单一部位骨髓检查不能发现典型的再生障碍性贫血表现，因非重型再生障碍性贫血常有骨髓增生灶，故应多部位穿刺做骨髓检查，有典型表现时即可确诊。再生障碍性贫血骨髓衰竭常呈向心性发展，故考虑再生障碍性贫血时骨髓穿刺部位应首选髂骨，然后才是棘突，不宜选胸骨。

3.骨髓活检 骨髓活检判断再生障碍性贫血比骨髓涂片细胞学检查更为准确，在部分骨髓涂片检查不能确诊再生障碍性贫血的患儿，骨髓活检常有典型的再生障碍性贫血表现。再生障碍性贫血的病理改变特征为造血组织被脂肪组织代替，其间有淋巴细胞、浆细胞、网状细胞分布于疏松水肿的间质中。

4.造血干/祖细胞培养 如CFU-GM、BFU-E等测定有助于判断骨髓造血干/祖细胞的活性。

5.其他检查 骨髓细胞遗传学检查、外周血淋巴细胞染色体断裂（丝裂霉素C诱导）试验、染色体检查（FISH检查异常染色体，特别是5、7号染色体）、基因检查（排查先天性骨髓衰竭性疾病）、酸溶血试验和PNH克隆检测、尿含铁血黄素试验、HbF测定、淋巴细胞亚群、肝肾功能、病毒学检查（肝炎病毒、EB病毒、巨细胞病毒、人类免疫缺陷病毒、人细小病毒B19等）、胸部及骨骼X线检查、心脏及腹部B超检查。

二、思维程序

（一）诊断

诊断标准：2014年《儿童获得性再生障碍性贫血诊疗建议》所定标准。

1.诊断标准

（1）临床表现：主要为贫血、出血、感染等血细胞减少的相应临床表现，一般无肝、脾、淋巴结大。

（2）实验室检查：①血常规检查，红细胞、粒细胞和血小板减少，校正后的网织红细胞＜1%，至少符合下列3项中的2项（必须包含血小板减少）：血红蛋白＜100g/L，血小板＜100×10^9/L，中性粒细胞＜1.5×10^9/L。②骨髓穿刺检查，骨髓有核细胞增生程度活跃或减低，骨髓小粒造血细胞减少，非造血细胞（淋巴细胞、网状细胞、浆细胞、肥大细胞等）比例增高，巨核细胞明显减少或缺如，红系、粒系可明显减少。骨髓穿刺部位首选髂骨或胫骨（1岁以下者）。③骨髓活检，骨髓有核细胞增生减低，巨核细胞减少或缺如，脂肪和（或）非造血细胞增多，无纤维组织增生，网状纤维染色阴性，无异常细胞浸润。如骨髓活检困难可行骨髓凝块病理检查。

（3）除外可致全血细胞减少的其他疾病。

2.分型诊断标准　符合上述再生障碍性贫血诊断标准者，根据骨髓病理及外周血细胞计数分型。

重型再生障碍性贫血（severe aplastic anemia，SAA）：骨髓有核细胞增生程度25%～50%，残余造血细胞小于30%或有核细胞增生程度低于25%。外周血象至少符合以下3项中的2项：①中性粒细胞绝对值＜0.5×10^9/L；②血小板＜20×10^9/L；③网织红细胞绝对值＜20×10^9/L或校正后的网织红细胞＜1%。

极重型再生障碍性贫血（very severe aplastic anemia，VSAA）：除符合重型再生障碍性贫血条件外，中性粒细胞绝对值＜0.2×10^9/L。

非重型再生障碍性贫血（non-severe aplastic anemia，NSAA）：未达到重型再生障碍性贫血和极重型再生障碍性贫血诊断标准者。

（二）诊断程序（图10-3-1）

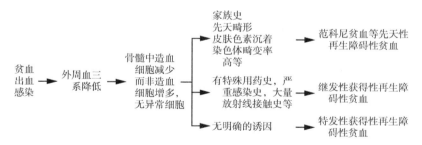

图10-3-1　再生障碍性贫血临床诊断思维程序

（三）鉴别诊断

1.先天性再生障碍性贫血　又称先天性骨髓衰竭，一般意义上的再生障碍性贫血是指特发性获得性再生障碍性贫血，应与先天性再生不良性贫血进行鉴别。

（1）范科尼贫血（Fanconi anemia）：是一种表现为进行性骨髓功能衰竭的常染色体隐性遗传病，基因突变率高，多在4～12岁发病（最小发病年龄15天），男性发病较女性重。与再生障碍性贫血同样表现为贫血、出血和感染，外周血常规和骨髓检查类同于再生障碍性贫血，鉴别点在于有皮肤色素沉着，呈片状棕色沉着斑，骨骼、外貌、先天畸形及染色体畸变率高和FA基因分析异常，常有家族史。因此，在10岁以下的再生障碍性贫血患儿，如果有多发先天畸形和皮肤色素沉着，HbF增高，DBE等诱变剂诱发的染色体断裂数目增加者可以确诊为范科尼贫血，除基因诊断外，当前最可靠的检测方法仍是DNA交联剂（如DEB）诱变试验，可以检测出部分无先天畸形、无贫血或两者皆无的非典型病例。如果DBE诱变试验阴性，则应进一步与获得性再生障碍性贫血和其他先天性再生不良性贫血鉴别。

（2）Shwachman-Diamond综合征（SDS）：为常染色体隐性遗传，88% ～ 100%的患儿有*SBDS*基因突变，主要为胰腺外分泌功能不全和骨髓衰竭，易发展为骨髓增生异常综合征和急性髓性白血病。

（3）先天性角化不良（dyskeratosis congenita，DC）：为一种先天性中胚叶及外胚叶发育不良综合征，血液学表现为贫血和血小板减少，逐渐发展为全血细胞减少，骨髓衰竭。非血液系统表现：①皮肤色素沉着，多在10岁以内出现，指甲萎缩，黏膜白斑，常见于口腔黏膜，亦见于结膜、肛门、泌尿生殖道。②其他症状，如流泪、手足心多汗、脱发、牙齿脱落、睾丸发育不全、尿道下裂、食管狭窄等。③易发生肿瘤，10%的患儿长至30 ～ 40岁发生，常见消化道鳞状上皮癌和腺癌。

（4）先天性无巨核细胞性血小板减少症：为常染色体隐性遗传，临床表现主要为巨核细胞和血小板减少或缺如致出血，可发展为再生障碍性贫血或急性髓性白血病，可伴或不伴先天畸形。巨核细胞和血小板减少，特别是在出生时或1岁内发生，免疫治疗无效，特别是有家族史者应高度怀疑此病，基因检测可以确诊。

2. 单纯红细胞再生障碍性贫血（pure red cell aplasia） 亦属于再生不良性贫血，同样是一组疾病，同再生障碍性贫血不同的是表现为骨髓的红细胞系统造血缺陷，外周血红细胞减少导致贫血。

（1）单纯红细胞再生障碍性贫血常用的诊断条件

1）临床表现：①有贫血的症状和体征；②无出血和发热；③无肝脾大。

2）实验室检查：①血常规，常表现为正细胞正色素性贫血，亦可表现为大细胞性贫血，血红蛋白和红细胞数降低，网织红细胞百分比和绝对值减少，白细胞和血小板数量及形态正常。②骨髓象，主要为骨髓红细胞系各阶段比例均显著低于正常，幼稚红细胞的比例常少于有核细胞的3% ～ 5%，粒细胞系比例正常或相对增高，巨核系增生正常，三系骨髓造血细胞均无病态造血的表现，无其他异常病理细胞。③Coombs试验和Ham试验阴性。

（2）单纯红细胞再生障碍性贫血的分类：单纯红细胞再生障碍性贫血根据发病的病因分为两大类。

1）先天性：先天性单纯红细胞再生障碍性贫血（Diamond-Blackfan贫血），常与遗传和免疫因素有关，常认为与干细胞因子（SCF）及SCF受体的相关基因异常有关，90%的病例在1岁内发病，60%以上在生后半年内发病，除贫血的表现外，尚可有先天畸形。

2）获得性：获得性纯红细胞再生障碍性贫血分为特发性和继发性。①继发性单纯红细胞再生障碍性贫血常继发于药物及化学物质、感染、慢性溶血性贫血、缺铁性贫血、叶酸或维生素B_{12}缺乏、结缔组织病、肾脏病、肿瘤、严重营养不良等。②特发性获得性单纯红细胞再生障碍性贫血即急性单纯红细胞再生障碍性贫血，或称急性造血功能停滞，目前发病机制不明，可能与病毒感染和免疫功能异常有关。

（3）鉴别要点：再生障碍性贫血与单纯红细胞再生障碍性贫血的鉴别点在于单纯红细胞再生障碍性贫血只有红细胞系统增生的异常，即只有贫血的表现，而无再生障碍性贫血的粒细胞和血小板的降低，骨髓检查只有幼红细胞比例减低。

3.先天性红细胞生成异常性贫血（congenital dyserythropoietic anemia，CDA）是一组遗传性难治性贫血，特征是骨髓内红细胞无效生成，骨髓中形态异常的多核幼红细胞增加。与再生障碍性贫血的鉴别在于只有贫血的表现，骨髓中红细胞系统增生是活跃的，且有形态异常的幼红细胞。

4.低增生性白血病　白血病患儿与再生障碍性贫血的临床表现均有贫血、出血和感染，当白血病表现为低增生性，外周血白细胞不增加，肝、脾、淋巴结不大时与再生障碍性贫血易于混淆。鉴别依靠血液细胞形态学检查和骨髓细胞学检查，白血病者除极个别病例外，外周血白细胞形态检查可发现异常细胞（白血病细胞）。白血病骨髓穿刺检查常为有核细胞增生活跃或极度活跃，红细胞系、粒细胞系、淋巴细胞系或巨核系中有一系或两系有异常性的克隆性增生，即原幼细胞大于30%，低增生性白血病者有时骨髓有核细胞增生低下，更易与再生障碍性贫血混淆，但不论白血病增生如何低下，其中白血病细胞的比例一定大于30%。白血病患儿激素治疗后（如用过肾上腺皮质激素）有时外周血和骨髓中无典型白血病的表现，但一般仍可见到少量的白血病细胞，骨髓片中常有涂抹细胞增多。

5.骨髓增生异常综合征（myelodysplastic syndrome，MDS）　为一组骨髓多能造血干细胞或髓系定向干细胞的异质性克隆性疾病，小儿MDS临床可表现为贫血、出血和感染，部分病例无肝脾大，血象中两系或三系血细胞减少，与再生障碍性贫血相似。鉴别要点：①儿童MDS约3/4有肝脾大，而再生障碍性贫血一般无肝脾大；②外周血象，典型再生障碍性贫血为三系降低，而MDS可为一系或两系降低；③骨髓检查，是区分MDS和再生障碍性贫血的关键，再生障碍性贫血为骨髓增生低下，三系造血细胞增生下降，而MDS骨髓增生程度正常或低下，表现为一系或两系造血细胞的病态造血。

6.Evans综合征　为自身免疫性疾病，常有外周血两系或三系降低，有时需与再生障碍性贫血鉴别。Evans综合征常为自身免疫性溶血性贫血合并有原发性血小板减少性紫癜表现，其贫血必定是溶血性贫血，有溶血性贫血的临床表现，如贫血、网织红细胞增高、黄疸，血中非结合胆红素增高，血红蛋白尿等，骨髓检查示红系细胞增生活跃，巨核细胞数正常或增多，有成熟受阻。Coombs试验可阳性。有时Evans综合征有粒细胞减少表现。

三、经验体会

外周血三系造血细胞降低不是再生障碍性贫血所特有的，故应做好再生障碍性贫血的鉴别诊断，一般再生障碍性贫血在无感染等并发症时，只有贫血和出血等症状和体征，而无全身其他系统受累的表现。确诊再生障碍性贫血的有效手段是骨髓细胞学检查，但一次骨髓检查不一定能完全反映整个机体的造血情况，尤其是在非重型再生障碍性贫血时，有些部位的骨髓细胞检查示增生活跃，此时应多部位骨髓穿刺做骨髓细胞学检查，以寻找确诊再生障碍性贫血的依据。再生障碍性贫血在早期不一定有典型的表现，如有些病例首次检查时可能只有三系中的一系或两系降低，而骨髓象中有再生障碍性贫血的典型表现，骨髓象中的表现比血象中的表现更明显，这种患儿常病情进展快，而有些病例外周血中只有一系或两系降低，骨髓多处穿刺检查也只有红细胞减少和巨核细胞减少，而无粒细胞造血细胞增生降低的改变，此时在排除相关的需鉴别的疾病外，应警惕再生障碍性贫血，部分病例在数月内变为典型再生障碍性贫血。

对表现为再生障碍性贫血的患儿，应详细询问相关病史，以了解是否为继发性再生障碍性贫血。对于继发性再生障碍性贫血的治疗，首先应去除引起再生障碍性贫血的病因。对于特发性再生障碍性贫血、重型再生障碍性贫血和极重型再生障碍性贫血，首选HLA同胞相合造血干细胞移植或HLA全相合非亲缘供体移植，无合适供体者用抗胸腺细胞球蛋白（ATG）或抗淋巴细胞球蛋白联合环孢素做免疫抑制治疗，非重型再生障碍性贫血多采用刺激造血的药物和环孢素治疗。

（万伍卿）

第四节　免疫性血小板减少症

免疫性血小板减少症（immune thrombocytopenia，ITP），原称免疫性血小板减少性紫癜（immune thrombocytopenic purpura，ITP）、特发性血小板减少性紫癜、原发性血小板减少性紫癜，是小儿时期最常见的出血性疾病，发病前常有病毒感染史，有些有疫苗接种史。慢性型也常在病前有前驱感染史。一般认为病毒感染不是导致血小板减少的直接原因，而是病毒感染后体内产生一系列的免疫反应导致血小板损伤破坏增多，以及巨核细胞成熟障碍、巨核细胞生成和释放受严重影响而致血小板生成减少。

ITP的主要临床表现为出血，以皮肤、黏膜出血为主，表现为皮肤出血点、瘀斑、鼻出血及牙龈出血，其他常见的出血部位有消化道和泌尿系统。严重者有颅内出血。与血友病不同的是，ITP者肌肉血肿和关节出血少见。除出血倾向和出血直接导致的症状、体征外，ITP无其他临床症状。

一、诊断步骤

（一）病史询问要点

（1）病程：病程长短，病前有无病毒感染史。

（2）出血倾向：出血的部位和出血的形式，有无皮下血肿、关节出血、肌肉出血，有无头痛、呕吐、昏迷等颅内出血表现。

（3）其他症状：伴有其他症状者可能是继发性血小板减少性紫癜，故应仔细询问，如有无发热、贫血、黄疸、肝脾大等。

（4）有无使用抗血小板功能或抗凝药物史，如阿司匹林、双嘧达莫、肝素等。

（5）诊疗过程。

（二）体格检查

1.出血体征　如皮肤出血点、黏膜出血等。

2.有无出血表现以外的体征 如贫血、黄疸、肝/脾/淋巴结大、骨骼损害等。

（三）辅助检查

（1）血常规：血小板降低，<100×10⁹/L，血小板数与出血程度相关，血小板低于20×10⁹/L时出血明显，出血严重者可有血红蛋白下降。

（2）出血时间延长，血块回缩不良，束臂试验阳性。

（3）血清学检查：血小板相关抗体PAIG、PAC₃增多。

（4）骨髓检查：骨髓增生程度正常，红细胞系、粒细胞系增生正常，巨核细胞增多或正常，有巨核细胞成熟障碍。骨髓检查的主要目的是排除其他血液系统肿瘤，典型ITP可不做骨髓检查，但开始用肾上腺皮质激素治疗之前应做骨髓检查。

二、思维程序

（一）诊断

1.ITP诊断标准 ITP是排他性诊断，参照以下标准诊断，但在治疗过程中疗效不佳或出现新的与ITP不符的临床表现时要重新评估。诊断标准参照中华医学会儿科学分会血液学组等制定的《儿童原发性免疫性血小板减少症诊疗建议》。

（1）至少两次血常规检测仅血小板计数<100×10⁹/L（血红蛋白和白细胞基本正常），血细胞形态正常。

（2）皮肤出血点、瘀斑和（或）黏膜、脏器出血。

（3）一般无脾大。

（4）排除其他继发性血小板减少症，如白血病、再生障碍性贫血、遗传性血小板减少性紫癜、其他免疫性疾病、药物或感染所致。

2.分型

（1）新诊断ITP：病程<3个月。

（2）持续性ITP：病程3～12个月。

（3）慢性ITP：病程>12个月。

3.分度

轻度：血小板计数>50×10⁹/L，仅外伤后易发生出血或手术后出血过多。

中度：血小板计数为25×10⁹/L～50×10⁹/L，有皮肤、黏膜出血点或外伤后瘀斑、血肿，伤口出血延长，但无广泛出血现象。

重度：具有以下一项或一项以上。①血小板为10×10⁹/L～25×10⁹/L，皮肤广泛出血、瘀斑或多发血肿，黏膜活动性出血（牙龈出血、口腔血疱、鼻出血）；②消化道、泌尿道或生殖道暴发出血或发生血肿压迫；③视网膜出血或咽后壁出血；④外伤处出血不止，经一般治疗无效。

极重度：具有以下一项或一项以上。①血小板<10×10⁹/L，皮肤、黏膜广泛自发性出血、血肿或出血不止；②危及生命的严重出血（包括颅内出血）。

美国血液学会2011年界定，重型ITP：指发病时需要紧急处理的出血症状或病程中新的出血症状需用提升血小板的药物治疗，包括需增加原有药物的剂量。难治性ITP：

脾切除术后仍为重型ITP者。

（二）诊断程序（图10-4-1）

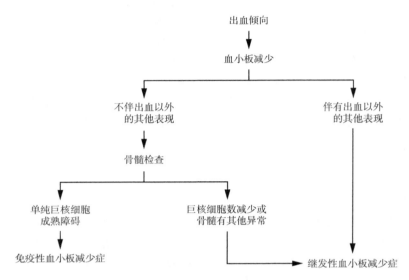

图10-4-1　血小板减少症临床诊断思维程序

（三）鉴别诊断

需与各种原因导致的继发性血小板减少性紫癜相鉴别。

1.病毒感染　病毒感染急性期可出现血小板减少，有时或有出血点，感染恢复后血小板上升。而ITP发生在病毒感染后2～3周。

2.再生障碍性贫血　一般血常规三系降低，除血小板降低外，尚有血红蛋白和白细胞下降，骨髓检查时见骨髓增生低下，红细胞系、粒细胞系增生受抑，巨核细胞数减少或消失。

3.微血管病性溶血　血栓性血小板减少性紫癜、溶血尿毒综合征和DIC均有血小板减少，但除血小板减少和出血外，尚有溶血和血栓形成等其他表现。

4.白血病和肿瘤　可有血小板减少并出血，但骨髓检查示巨核细胞减少，可见白血病细胞或肿瘤细胞比例增高。

三、经验体会

有出血倾向，尤其是以皮肤、黏膜出血点为主者应首先考虑血小板减少性紫癜，此时应做血小板计数。血小板计数的准确度与所用仪器及是否正规操作有很大关系，有时血小板明显降低的患儿，仪器测血小板可显示正常，在溶血的患儿，因为有红细胞碎片的存在，有时易误计为血小板，导致血小板计数偏高。因此，对可疑血小板降低患儿，应注意复查血小板，必要时可要求做手工血小板计数。

诊断ITP必须强调排除继发性血小板减少性紫癜，故要仔细询问病史，特别注意有无感染史、药物史、毒物接触史及有无其他疾病的表现。ITP除出血表现外，可以有轻微的脾大，明显失血时，可因失血而致缺铁性贫血，如有肝大、淋巴结大、黄疸、脾脏明显肿大多提示血小板减少为继发性。有时感染过程中出现血小板减少，常被诊断为ITP。事实上，ITP多发生在病毒感染后，血小板减少不是感染的直接作用，而是免疫反应导致的，如果在急性感染期出现伴发的血小板减少，常是感染本身或药物导致的继发性血小板减少性紫癜，如果无明显出血，随感染的好转和药物的停用，血小板会逐渐恢复。

ITP为自身免疫性疾病，可伴发其他自身免疫性疾病，如Evans综合征时伴有自身免疫性溶血性贫血，系统性红斑狼疮、类风湿关节炎、甲状腺功能亢进、桥本甲状腺炎等多种自身免疫性疾病也可与ITP同时发生。

（万伍卿）

第五节　血　友　病

血友病（hemophilia）是一组遗传性的出血性疾病，由于内源性凝血系统的第一阶段，凝血因子Ⅷ（抗血友病球蛋白）、Ⅸ（血浆凝血活酶成分）或ⅩⅠ（血浆凝血活酶前体）的先天性缺乏，导致凝血功能障碍而出血。血友病包括3种类型：①血友病甲，又称血友病A、因子Ⅷ缺乏症，占80%～85%；②血友病乙，又称因子Ⅸ缺乏症，占15%～20%；③血友病丙，又称因子ⅩⅠ缺乏症。血友病甲和乙是X连锁隐性遗传，只有男性发病，女性传递致病基因；血友病丙为常染色体不完全隐性遗传，国内罕见。血友病发病率为（5～10）/10万。

血友病的主要临床表现为自幼发生的出血倾向，血友病甲和乙出血倾向较严重，出血出现较早，部分患儿在新生儿期即有出血，但大多数在1～2岁开始单独站立和行走时起病，也有5～6岁才发病者，常为碰撞或损伤后出血不止，严重者亦可有自发性出血。血友病丙则出血较轻，常只在外伤或手术后出血。血友病一旦发生出血，出血倾向即终身存在。血友病出血常有：①关节出血，此为血友病的特殊表现，大多数血友病患儿有过关节血肿，常发生在负重而易损伤的膝、踝关节。②肌肉出血，多处肌肉均可出血，出现局部红、肿、痛。③内脏出血，常为消化道出血，泌尿道出血和颅内出血也易见，一旦发生内脏出血，则死亡率高。④皮肤、黏膜出血，多表现为皮下血肿和黏膜出血不止，而小出血点少见。血友病甲和乙的出血严重程度与患儿体内的相应凝血因子的残存活性有明显关系，而血友病丙出血程度有时与体内ⅩⅠ因子活性并无直接关系。

血友病的预后取决于患儿出血倾向的严重程度、严重出血时的抢救措施及出血的预防。

一、诊断步骤

（一）病史询问要点

1.起病年龄　出血倾向的发作年龄和持续时间对诊断血友病有重要意义。一般出血倾向在患儿1岁左右可独立行走时易于发现。

2.出血表现 血友病最常出现皮下血肿、肌肉出血和关节出血，或出现破损的皮肤、黏膜出血不止。这与血小板和血管因素异常所致的皮肤出血点不同。

3.家族史

（二）体格检查

主要检查出血形式，应详细检查有无深部出血，尤其是重要内脏器官的出血，检查关节有无肿胀、畸形和活动障碍。

（三）辅助检查

1.血常规 血小板计数正常，严重出血时有贫血。

2.活化部分凝血活酶时间（APTT）测定 APTT延长见于各种内源性凝血系统的凝血因子缺乏或抗凝血素增加，可作为内源性凝血功能异常的筛选试验。血友病患儿APTT延长。

3.血浆凝血酶原时间（PT）测定 PT是外源性凝血系统各凝血因子检查的筛选试验。血友病患儿PT正常。

4.简易凝血活酶生成试验（STGT）及纠正试验 通过纠正试验将检查出的凝血因子缺陷范围缩小，明确是何种凝血因子异常。用于纠正试验的试剂：①新鲜血浆，内含除凝血因子Ⅲ、Ⅳ以外的所有凝血因子。②吸附血浆，内含Ⅰ、Ⅴ、Ⅷ、Ⅺ、Ⅻ，而维生素K依赖因子Ⅱ、Ⅶ、Ⅸ、Ⅹ被吸附去掉。③储存血清，内含因子Ⅶ、Ⅹ及小量的Ⅱ，不含因子Ⅰ、Ⅴ、Ⅷ。根据纠正的结果可判断是血友病的哪一类型（表10-5-1）。

表10-5-1　凝血活酶时间延长的纠正试验结果判断

纠正试剂	凝血因子Ⅷ缺乏（血友病甲）	凝血因子Ⅸ缺乏（血友病乙）	凝血因子Ⅺ缺乏（血友病丙）	血液中有抗凝物质
新鲜血浆	能纠正	能纠正	能纠正	不能纠正
储存血浆	不能纠正	能纠正	能纠正	不能纠正
吸附血浆	能纠正	不能纠正	能纠正	不能纠正

5.血浆凝血因子促凝活性测定 必要时做，此试验可直接检测血浆中凝血因子的促凝活性。F Ⅷ∶C减低见于血友病甲、血管性假血友病、F Ⅷ抗体、DIC；F Ⅸ∶C减低见于血友病乙、肝脏疾病、维生素K缺乏症、DIC和口服抗凝药物；F Ⅺ∶C减低见于血友病丙。

6.血管性假性血友病因子测定（vWF∶Ag） 用于区分血友病甲和血管性假血友病。血管性假血友病者vWF∶Ag降低，而血友病甲不降低。

7.血浆凝血酶时间（thrombin time，TT） 延长见于低（无）纤维蛋白原血症、异常纤维蛋白原血症、DIC等致血中FDP增多、血中有肝素或类肝素物质存在。

8.血小板功能检查

9.抑制物检测 如果APTT、PT等各种凝血试验异常，且不能被新鲜冰冻血浆纠正，可检测凝血因子抑制物，如系统性红斑狼疮可引起APTT等延长。

10.基因检测 确定致病基因，为同一家族中的携带者检测和产前诊断提供依据。

二、思维程序

(一)诊断

根据自幼反复出血且以皮肤血肿、关节出血为主，阳性家族史，男性发病（血友病甲和乙）等应高度怀疑血友病，做凝血机制的相关检查可以确诊。

根据FⅧ：C水平，将血友病甲分为四型：重型，Ⅷ：C活性＜1%，自幼有自发性出血，反复关节和深部组织出血，病程较长者有关节畸形；中型，Ⅷ：C活性2%～5%，自发性出血较轻，但轻微损伤即可导致严重出血，少数有关节出血，但不引起关节畸形；轻型，Ⅷ：C活性5%～25%，自发性出血和关节出血罕见，表现为创伤后出血难止；亚临床型，Ⅷ：C活性25%～45%，无出血症状，只在大手术或严重外伤时出血较多。

根据FⅨ：C的水平，也可将血友病乙分为四型，分型标准和临床表现同血友病甲。

(二)诊断程序（图10-5-1）

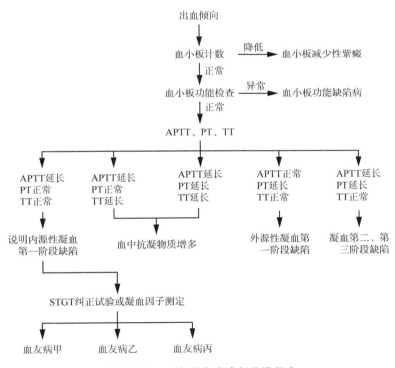

图10-5-1 血友病临床诊断思维程序

(三)鉴别诊断

主要与其他获得性内源性凝血第一阶段凝血因子缺乏所致的出血性疾病鉴别。

1. 维生素 K 缺乏　表现为依赖于维生素 K 的血浆 Ⅱ、Ⅶ、Ⅸ、Ⅹ 因子的缺乏，可产生血肿、内出血等，鉴别要点：①有维生素 K 缺乏的病史，如新生儿出血症、迟发性维生素 K 缺乏症等。②常表现为 APTT 和 PT 均延长。③补充维生素 K 数小时后可有出血好转或停止。某些药物如敌鼠钠盐中毒等，因干扰肝脏对维生素 K 的利用，产生与维生素 K 缺乏相同的临床表现，但补充维生素 K_1 的疗效不如维生素 K_1 缺乏症，有些需补充维生素 K_1 数月。

2. 严重肝病　肝脏合成凝血因子减少，产生类似于血友病的出血表现，鉴别点：①有严重肝脏病史，肝功能损害；②出血不是自幼出现的，而是发生于肝病严重期；③APTT 和 PT 均延长。

3. 血管性假血友病　由于 vW 因子异常，导致 Ⅷ 因子不稳定，活性降低，加之血小板功能障碍而致出血。与血友病甲的鉴别要点：①血管性假血友病男女均可发病；②出血程度相对较轻，一般无关节出血；③血小板功能有异常；④血管性假血友病 vWF∶Ag 降低，而血友病甲 vWF∶Ag 正常。

三、经验体会

血友病的诊断除就诊时患儿的临床表现外，应详细询问病史，尤其是有无自幼出现的出血倾向，有无家族史等。有时患儿有发热时，臀部肌内注射药物后注射局部或同侧髋关节周围有发红、肿胀、疼痛、发热和关节活动受限，常被误诊为化脓性感染，此时自幼出血史对鉴别有较大意义。因为出血，部分患儿就诊时在外院已输过鲜血，此时测 APTT 可能会呈假阴性，临床病史较典型者应在一段时间后复查。血友病患儿禁忌肌内注射和其他损伤性操作，抽血检查时，应选用表浅的静脉抽血，禁忌股静脉采血。

（万伍卿）

第六节　急性白血病

急性白血病是造血系统的恶性肿瘤，其特征是某一系统的血细胞过度增殖并浸润体内各组织器官，产生相应的临床表现。主要的临床表现为贫血、出血、感染及白血病细胞浸润组织器官产生的表现，如肝脾淋巴结大、骨关节痛等，末梢血中血细胞有质和量的改变。急性白血病占小儿白血病的 97%，其中，急性淋巴细胞白血病（ALL）占 70% ～ 85%，急性粒细胞白血病（AML）占 15% ～ 30%。小儿急性淋巴细胞白血病的预后较好，标危型和中危型淋巴细胞白血病，如正规治疗，长期存活率可达 70% ～ 90%，高危型急性淋巴细胞白血病强烈化疗长期存活率为 40% ～ 50%，急性粒细胞白血病长期存活率可达 50% 左右。造血干细胞移植使高危急性淋巴细胞白血病和急性粒细胞白血病的长期生存率显著提高。

一、诊断步骤

（一）采集病史

急性白血病首发临床表现差异甚大，常见的就诊主诉有贫血、骨关节痛、出血倾问、发热等。因此，应详细询问病史，以避免漏诊和误诊。

1.全身表现　有无发热，发热的程度与持续时间；有无乏力、头昏、眼花等。

2.血液系统表现　重点询问有无贫血，贫血进展的程度；有无出血倾向，如反复鼻出血、牙龈出血、皮肤瘀斑瘀点、血尿、黑便。

3.有无感染的表现　如发热、咳嗽气促、尿频尿痛、腹痛腹泻等，以及局部皮肤、黏膜感染等。

4.骨关节表现　小儿急性白血病有半数以上伴有骨关节疼痛，有此症状时应注意询问疼痛发生的时间、持续时间，有无骨关节红肿和压痛，关节活动是否受限。

5.中枢神经系统表现　有无头晕、头痛、呕吐、抽搐、偏瘫及神志改变等。

6.诊疗经过　曾经做过哪些检查，特别是血常规、骨髓检查；是否用肾上腺皮质激素和其他化疗药物；是否输过血等。

7.其他病史　询问家族中有无白血病患儿和肿瘤患儿，是否受到过放射线和毒物的损害。

（二）体格检查

1.正常造血功能受抑制表现　脸色苍白、皮肤出血点和紫癜、黏膜出血。

2.白血病细胞浸润表现　肝脾和淋巴结大、腮腺肿大、睾丸肿大、骨骼损害和中枢神经系统受累出现的脑膜刺激征、病理征、肌力和肌张力变化等。

3.有无继发感染的表现　如并发肺部感染则有肺部啰音、胆道感染时腹部有压痛、皮肤感染时有皮疹或疖肿等。

（三）辅助检查

1.血液检查　①血红蛋白和红细胞下降，常为正细胞正色素性贫血。②白细胞质和量的改变，白细胞计数高低不一，高者常达 $50×10^9/L$，甚至 $>500×10^9/L$，低者可 $<0.5×10^9/L$，大部分患儿周围血中可见原始细胞和幼稚细胞。③血小板数减少。但亦有无贫血和血小板减少者，甚至有部分急性白血病患儿外周血象完全正常。

2.骨髓细胞学检查　是急性白血病的确诊手段，大多数患儿骨髓象呈有核细胞增生明显活跃或极度活跃，少数增生低下，可见病变系列的原始细胞和幼稚细胞（白血病细胞）百分比例明显增高，甚至为清一色的原幼细胞，而其他系列的血细胞增生受抑制。极少数情况下骨髓穿刺出现"干抽"，此时需做骨髓活检。

3.骨髓活检　对于急性白血病经骨髓细胞学检查诊断有疑问者，可做骨髓活检。如未经治疗的白血病有时因骨髓增生极度活跃，在骨小梁之间易形成"实体瘤"样组织，脂肪组织消失，常出现骨髓干抽或混血，从而易误诊为骨髓纤维化或再生障碍性贫血，有时骨髓增生极为低下，骨髓穿刺因取材时白细胞过少易诊断为再生障碍性贫血、骨髓纤维化或骨髓增生异常综合征，这时必须进行骨髓活检，在活检的病理切片上，可见典型的白血病细胞浸润的表现。

4.免疫学分型及细胞遗传学检查　利用单克隆抗体免疫组化实验可将白血病细胞按其表面抗原进行细胞系列判定。利用染色体检查技术检测有无染色体异常。这些检查对治疗方案选择及预后评估有重要意义。

5.分子生物学检查　检测有无白血病相关基因异常，对白血病的分型诊断和预后判断有重要意义。

6.X线胸片　可判断有无纵隔增宽，肺组织有无白血病细胞浸润，同时也可据此排除结核。

7.B超　腹部B超可了解肝、脾、肾和腹腔内、腹膜后淋巴结的受累程度。

8.脑脊液检查　判断有无中枢神经系统的浸润。

二、思维程序

（一）诊断

有贫血、出血、感染或有各器官浸润表现均要考虑急性白血病的诊断。确诊有赖于骨髓检查，骨髓有核细胞中原始细胞和幼稚细胞（在急性粒细胞白血病为早幼粒细胞）之和超出白血病诊断标准即可确诊为急性白血病，目前急性淋巴细胞白血病诊断要求原始淋巴细胞和幼稚淋巴细胞≥25%。骨髓或外周血中原始粒细胞（原始单核细胞）≥20%即可诊断急性粒细胞白血病，如果有克隆性重现的细胞遗传学异常，即使原始细胞<20%亦可诊断急性粒细胞白血病。如果原始细胞比例增高但未达到白血病诊断标准应考虑下列因素：①是否在骨髓检查前用过肾上腺皮质激素或其他化疗药物；②是否为转移性肿瘤，如恶性淋巴瘤和神经母细胞瘤骨髓转移；③是否为骨髓增生异常综合征；④是否骨髓取材不佳，骨髓被血液稀释。

确诊白血病后还需进行MICM（形态学－免疫学－细胞遗传学－分子遗传学）分型。

1.细胞形态学分型　通常采用FAB分型，据细胞形态及细胞化学染色将急性白血病分为急性淋巴细胞白血病（ALL）和急性非淋巴细胞白血病（ANLL，亦称为急性粒细胞白血病，AML）。ALL进一步分为L1、L2、L3三个亚型，AML进一步分为M1～M7七个亚型。1988年国际会议又补充以下几型：M0（急性未分化 原始粒细胞性白血病）、AUL（急性未分化性白血病）、HAL（急性杂合性白血病）。

过氧化酶染色（POX）和糖原染色（PAS）对区分ALL和AML有重要意义，原始细胞POX反应阳性细胞≥3%诊断为AML，<3%为ALL，但一些低分化AML的原始细胞POX为阴性；急性淋巴细胞白血病细胞PAS染色为强阳性（粗颗粒或块状），急性粒细胞白血病和急性单核细胞白血病细胞为阴性（阴性或胞质弥漫性淡染），而红白血病时PAS常呈强阳性反应。

2.免疫学分型　可帮助区分AML和ALL，ALL进一步分为T细胞型和B细胞型，其中B细胞型又分为早期前B细胞型、普通B细胞型、前B细胞型和成熟B细胞型四型。

3.细胞遗传学分型　可分为染色体数量异常（低二倍体和超二倍体）和染色体结构异常两类。

4.分子遗传学分型　有白血病相关基因的异常。

根据《儿童急性淋巴细胞白血病诊疗建议（第四次修订）》，在MICM分型、微小残留病（MRD）和其他临床生物学特点中，与小儿ALL预后确切相关的危险因素：①诊断时年龄<1岁或≥10岁；②诊断时外周血白细胞≥50×10⁹/L；③诊断时已发生中枢神经系统白血病（CNSL）或睾丸白血病（TL）；④免疫表现为T系ALL，成熟B-ALL建

议按Ⅳ期B细胞系非霍奇金淋巴瘤方案治疗；⑤细胞及分子遗传学特征：染色体数目＜45的低二倍体、t（9；22）（q34；q11.2）/BCR-ABL1、t（4；11）（q21；q23）/AF4或其他MLL基因重排、t（1；9）（q23；p13）/E2A-PBX1；⑥泼尼松反应不良；⑦诱导缓解治疗第15天骨髓原始及幼稚淋巴细胞≥25%；⑧诱导缓解治疗结束（化疗第33天）骨髓未获完全缓解，原始及幼稚淋巴细胞＞5%；⑨MRD水平：诱导缓解治疗结束（化疗第33天）和巩固治疗开始前（化疗第12周）MRD水平（≥1×10^{-4}）。

根据上述危险因素，急性淋巴细胞白血病临床危险度分型分为以下三型。

（1）低危（标危）型：不具备上述任何一项危险因素者。

（2）中危型：具备以下一项或多项者。①诊断时年龄＜1岁或≥10岁；②诊断时外周血白细胞≥50×10^9/L；③诊断时已发生CNSL或TL；④免疫表现为T系ALL；⑤t（1；9）（q23；p13）/E2A-PBX1阳性；⑥初诊危险度为低危，在诱导缓解治疗第15天骨髓原始及幼稚淋巴细胞≥25%；⑦诱导缓解治疗末（第33天）MRD≥1×10^{-4}，且＜1×10^{-2}。

（3）高危型：具备以下一项或多项者。①t（9；22）（q34；q11.2）/BCR-ABL1阳性；②t（4；11）（q21；q23）/AF4或其他MLL基因重排阳性；③泼尼松反应不良；④初诊危险度为中危，在诱导缓解治疗第15天骨髓原始及幼稚淋巴细胞≥25%；⑤诱导缓解治疗结束（化疗第33天）骨髓未获完全缓解，原始及幼稚淋巴细胞＞5%；⑥诱导缓解治疗结束（第33天）MRD≥1×10^{-2}，或巩固治疗开始前（第12周）MRD≥1×10^{-3}。

对急性淋巴细胞白血病的临床危险度分型方法不同单位和不同时期可能有所不同，如随着伊马替尼的应用，目前大多数单位已不将t（9；22）（q34；q11.2）/BCR-ABL1阳性列入高危型，而是放在中危型中。

CNSL诊断标准：符合以下任何一项，并排除其他原因引起的中枢神经系统病变时，可诊断CNSL。①在诊断时或治疗过程中，以及停药后脑脊液中白细胞计数≥5×10^6/L，并在脑脊液离心制片中存在形态学明确的白血病细胞；②有脑神经麻痹症状；③影像学检查（CT/MRI）显示脑或脑膜病变、脊髓病变。临床可疑CNSL者，应暂时按CNSL处理，动态观察CNSL及CSF的变化。

睾丸白血病诊断标准：单侧或双侧睾丸无痛性肿大，质地变硬或结节状，缺乏弹性，透光试验阴性，超声检查可发现非均质性浸润灶，楔形活组织检查可见白血病细胞浸润。

（二）诊断程序

急性白血病的诊断主要是骨髓细胞学的MICM诊断（图10-6-1）。

（三）鉴别诊断

1.类风湿关节炎或风湿热 急性白血病半数以上患儿有骨关节痛、发热，当血常规检查尚无白血病的典型表现时，常误诊为类风湿关节炎或风湿热。因此对诊断类风湿关节炎或风湿热者，贫血较明显，或者使用抗风湿和抗类风湿治疗效果不佳者，应及时做骨髓检查。骨髓细胞学检查可明确鉴别。

2.再生障碍性贫血 表现为外周血象三系血细胞降低，常伴有感染，易与低增生性急性白血病相混淆，但再生障碍性贫血除了在反复输血、败血症等时可有肝脾大外，一

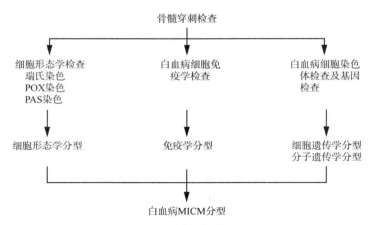

图 10-6-1 急性白血病诊断分型临床思维程序

般无肝脾大，外周血中无白血病细胞，骨髓细胞学检查无原始与幼稚细胞比例增高。骨髓活检对诊断为再生障碍性贫血的患儿排除低增生性白血病的诊断有更大的意义。

3.传染性单核细胞增多症 有发热、肝脾淋巴结大、外周血中有异常细胞（异型淋巴细胞），应与急性淋巴细胞白血病鉴别，传染性单核细胞增多症一般无明显贫血，血小板降低者少见，EB病毒抗体阳性，骨髓检查无白血病骨髓表现。

三、经验体会

防止急性白血病漏诊与误诊主要靠提高对白血病的认识，认识到儿童急性白血病有多种临床表现，不一定表现出贫血和出血及外周血白细胞的变化，对于长期不明原因的发热、肝脾淋巴结大、骨关节痛、病理性骨折，伴有贫血的面瘫、头痛呕吐、肾功能损害等均要警惕急性白血病的可能性，及时做骨髓细胞学检查。对于病史较典型的患儿，骨髓无典型白血病表现时，不能完全放弃白血病的诊断，而要详细询问有无肾上腺皮质激素应用史，用过肾上腺皮质激素者可能骨髓检查常见涂抹细胞较多，而白血病细胞比例达不到白血病诊断标准。有时单次激素即可使急性淋巴细胞白血病骨髓完全缓解2～3周甚至更长，笔者曾见一例患儿使用一次地塞米松骨髓完全缓解了近2年。骨髓检查时，取材要好，骨髓中混血亦可能致白血病细胞比例达不到标准。对于干抽和骨髓增生明显低下的患儿，应及时做骨髓活检。

急性白血病的细胞形态学分型有时与技术人员的主观因素有较大关系，对于判断较为困难的类型，应根据免疫学分型和细胞遗传学分型综合判断。

（万伍卿）

第七节 噬血细胞淋巴组织细胞增生症

噬血细胞淋巴组织细胞增生症（HLH）又称噬血细胞综合征（HPS），是一类由原发或继发性免疫异常导致的过度炎症反应综合征。这种免疫调节异常是主要由淋巴细胞、单核细胞和巨噬细胞系统异常激活、增殖，分泌大量炎性细胞因子而引起的一系列危及生命的炎症反应。临床以持续发热、肝脾大、全血细胞减少，以及骨髓、肝、脾、淋巴结组织发现噬血现象为主要特征。

HLH因触发因素不同，分为原发性和继发性两大类。

1.原发性HLH　是一种常染色体或性染色体隐性遗传病。

目前已知的明确与HLH相关的基因有12种，根据缺陷基因的特点将原发性HLH分为家族性HLH（FHL）、免疫缺陷综合征相关HLH和EB病毒（EBV）驱动HLH。①FHL：共有5个亚型，包括FHL-1、FHL-2、FHL-3、FHL-4和FHL-5。FHL-1相关的缺陷基因及编码蛋白至今仍未被确定，而FHL-2至FHL-5则分别对应PRF1、Uncl3D、STXⅡ及STXBP2基因及其相关的编码蛋白。②免疫缺陷综合征相关HLH：主要包括Griscelli综合征2（GS-2）、Chedial-Higashi综合征1（CHS-I）和Hermansky-Pudlak综合征Ⅱ（HPS-Ⅱ），缺陷的基因分别为RAB27A、CHSl/LYST和AP3β1。③EBV驱动HLH：X连锁淋巴组织增生综合征（XLP），包括XLP-1和XLP-2（XIAP），是最经典的EBV驱动HLH，分别对应SH2D1A及BIRC4两种基因突变。其他EBV驱动HLH还包括IL-2诱导的T细胞激酶缺乏（IL-2-inducible T-cell kinase deficiency，ITK）、CD27缺乏及镁离子转运基因（magnesium transporter gene，MAGTl）的突变。

2.继发性HLH　与各种潜在疾病有关，是由感染、肿瘤、风湿性疾病等多种病因启动免疫系统的活化机制引起的一种反应性疾病，通常无家族病史或已知的遗传基因缺陷。对于未检测出目前已知的致病基因，但原发病因不明的患儿仍归类于继发性HLH。①感染相关HLH：是继发性HLH最常见的形式，包括病毒、细菌、真菌及原虫感染等，可以表现为感染触发和（或）宿主免疫损害时的机会致病。无论是在健康人群还是在免疫抑制患儿的再激活，病毒感染是最常见的诱因。疱疹病毒，尤其是EBV感染是最主要的诱因。②恶性肿瘤相关HLH：恶性肿瘤患儿容易罹患HLH，主要是血液系统肿瘤，可见于淋巴瘤、急性白血病、多发性骨髓瘤、骨髓增生异常综合征等。HLH也在少数实体肿瘤患儿中发生，包括胚胎细胞肿瘤、胸腺瘤、胃癌等。其中淋巴瘤相关HLH最为常见，尤以T细胞和自然杀伤（NK）细胞淋巴瘤多见。③巨噬细胞活化综合征（MAS）：是HLH的另一种表现形式，目前认为超过30种系统性或器官特异性自身免疫性疾病与HLH相关。其中，全身性青少年特发性关节炎（sJIA）是MAS最多见的病因，系统性红斑狼疮和成人斯蒂尔病（AOSD）也是常见病因。④其他类型的噬血细胞综合征：妊娠、药物、器官和造血干细胞移植也可诱发HLH。罕见的HLH诱因还包括代谢性疾病，如赖氨酸尿性蛋白耐受不良、多种硫酸酯酶缺乏和脂质贮积病等。

一、诊断步骤

（一）病史询问要点

1.起病　起病急、进展快。

2.年龄　2岁以下发病者常为家族性HLH。

3.症状　临床表现多样，突出症状有发热、全身不适、肌痛、肝/脾/淋巴结大。

4.感染　病毒感染所致最为常见，细菌、真菌、立克次体、原虫感染亦可引起。

5.其他　可有皮疹和神经系统症状。

（二）体格检查

1. 发热 持续高热，时间较长。

2. 肝、脾、淋巴结 肝、脾、淋巴结大，脾大明显。

3. 神经系统症状 中枢神经系统受累可作为HLH首发症状出现，也可发生于HLH后期病程中。表现为神经和（或）精神症状（如易激惹、惊厥、癫痫、脑膜刺激征、意识改变、共济失调、偏瘫等）。

（三）实验室检查

1. 血常规 常有血细胞降低，甚至全血细胞进行性下降。

2. 骨髓检查 病程早期，骨髓增生活跃，极少有组织细胞浸润，涂片中可见吞噬红细胞的吞噬细胞增多，而在病程后期，骨髓增生低下并有不同数量的噬血性组织细胞浸润。

3. 血生化检查 常见肝功能及凝血机制异常，且凝血异常较肝功能异常严重，高脂血症、高铁蛋白血症、低纤维蛋白原血症，亦可有低钠血症。NK细胞活性降低，高细胞因子血症（IL-1、IL-2、IL-6、IL-10、INF-γ、INF-α等），可溶性IL-2受体升高。

4. 病理检查 组织病理特征是多系统的良性淋巴细胞、巨噬细胞浸润伴明显的噬血细胞增多。肝活检可见门静脉区有大量淋巴细胞、免疫母细胞及组织细胞浸润。

二、思维程序

（一）诊断标准（2004年国际组织细胞学会制定的诊断标准，表10-7-1）

表10-7-1　HLH诊断标准（国际组织细胞学会，2004）

符合以下标准中的一项即可做出HLH的诊断

（1）分子生物学诊断：目前已知的HLH相关致病基因，如*PRFI*、*UNC13D*、*STXII*、*STXBP2*、*Rab27a*、*LYST*、*SH2DIA*、*BIRC4*、*ITK*、*AP3β1*、*MAGTI*、*CD27*等

（2）符合以下诊断标准8条中的5条（A和B）

　A.初诊标准，所有患儿应进行以下检查

　临床标准：

　　　①发热：持续时间≥7天，最高体温≥38.5℃

　　　②脾大：肋下≥3cm

　实验室标准：

　　　③血细胞减少（外周血可有两系或三系受累，非骨髓增生减低或发育异常所致）：血红蛋白<90g/L（4周内新生儿低于100g/L），血小板<100×10⁹/L，中性粒细胞<1.0×10⁹/L。

　　　④高三酰甘油血症和（或）低纤维蛋白原血症：空腹三酰甘油≥3.0mmol/L（≥265mg/dl），纤维蛋白原≤1.5g/L

　组织病理学标准：

　　　⑤骨髓/脾/淋巴结发现噬血细胞存在（增多），无恶性病证据

　B.新增诊断标准

　　　⑥NK细胞活性降低或完全缺如，而NK细胞数量可正常

　　　⑦血清铁蛋白≥500μg/L

　　　⑧可溶性IL-2R（CD25）≥2400U/ml

（二）思维程序（图10-7-1）

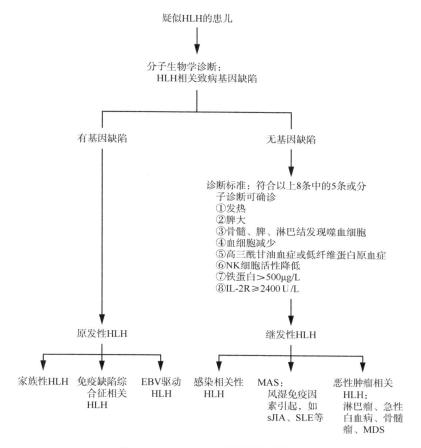

图 10-7-1　HLH临床诊断思维程序

（三）鉴别诊断

1.家族性HLH与继发性HLH　很难区别。例如，家族性HLH可以是受病毒感染后才发现的HLH；家族性HLH的发病年龄并非只在幼年，有些家族性HLH患儿可以在成年发病。因此，疑为家族性HLH患儿应该做分子生物学检查，以明确是否为家族性HLH。

2.恶性组织细胞病　①组织细胞特点：胞质溶菌酶（＋）；非特异性酯酶（NSE）（＋），并对氟化物敏感；酸性磷酸酶（ACP）（＋），并对酒石酸敏感；髓过氧化物酶（MPO）（－）；α-ASD-氯乙酸萘酯酶（－）。②恶性组织细胞标志酶：α₁-抗胰（糜）蛋白酶（＋）；血管紧张素转换酶（＋）。细胞免疫表型：CD45（＋）、CD30（－）、CD68（＋）；T或B细胞的免疫表型及TCR和Ig基因重排缺如。

3.脓毒症　HLH可由感染诱发，符合HLH诊断标准者应诊断HLH，细胞因子谱有助于鉴别脓毒症与HLH，HLH患儿常表现为IFN-γ、IL-10显著增高，IL-6轻度增高，而脓毒症患儿常表现为IL-6显著增高，IL-10中度增高，IFN-γ轻度增高。

三、经验体会

（1）如血清铁蛋白≥10 000μg/L，对HLH的诊断有很高的敏感性和特异性，血清铁蛋白的水平动态反映疾病的进展或好转。

（2）噬血现象不是诊断HLH的充分必要条件。NK细胞和CTL细胞的功能学检查，以及HLH细胞因子谱检测也是协助诊断HLH的重要手段。

（3）NK细胞活性降低是指NK细胞杀伤靶细胞的功能降低，不能简单地以NK细胞的数量或比例来替代。

（4）新的检测手段将在HLH诊断中发挥作用。例如，NK细胞和细胞毒性T淋巴细胞（CTL）的功能学检查，特别是脱颗粒功能检测（ilCD107a）将成为诊断HLH的重要手段之一；穿孔素、颗粒酶B、SAP、XIAP等与HLH缺陷基因相对应的蛋白表达量的检测可以成为快速鉴别原发性HLH的可靠依据。

（5）由于HLH的很多临床表现和实验室发现都可以用淋巴细胞和组织细胞浸润组织器官及高细胞因子血症来解释，因此高通量检测HLH相关细胞因子谱，可以协助提高诊断HLH的敏感性和特异性。

（6）2岁以下发病者常为家族性HLH，诊断标准中的分子生物学诊断符合HLH是指家族性HLH的分子生物学诊断。感染相关的HLH诊断需要有相关病原体感染的直接证据。

（刘　瑛　万伍卿）

第八节　朗格汉斯细胞组织细胞增生症

组织细胞增生症包含几类以组织细胞和其他免疫效应细胞在各种组织的浸润和累积为特征的增殖性疾病。①树突状细胞疾病：如朗格汉斯细胞组织细胞增生症、继发性树突状细胞疾病、少年黄色肉芽肿、有树突状细胞表型的灶性细胞瘤。②巨噬细胞相关性疾病：如原发和继发噬血细胞综合征、Rosai-Dorfman病（窦组织细胞增生伴巨大淋巴结病）、有巨噬细胞表型的灶性组织细胞瘤。③恶性组织细胞疾病：如单核细胞相关白血病、髓外单核细胞肿瘤、树突状细胞或巨噬细胞相关的组织细胞肉瘤。

朗格汉斯细胞组织细胞增生症（Langerhans cell histiocytosis，LCH），过去称为组织细胞增生症X，是一组病因不明的以单核－吞噬细胞系统中朗格汉斯细胞克隆性增生和聚集为特点的疾病。本病多见于儿童，儿童发病率为（3～5)/100万。临床表现差异大，轻者仅累及皮肤，重者累及多器官并造成重要脏器功能损害，重要脏器功能损害者预后较差，未经治疗病死率达92.1%。

一般认为其是一种非肿瘤性增殖性疾病，但越来越多的学者认为其可能是一种肿瘤性疾病。传统上将其分为莱特勒－雪韦病（Letterer-Siwe disease，LS）、汉－许－克病（Hand-Schüller-Christian disease，HSC）和骨嗜酸性肉芽肿（eosinophilic granuloma of bone，EGB），有时不能归于上述任何一型，而诊断为中间型。朗格汉斯细胞组织细胞增生症病因不明，由于病理改变为分化程度较好的组织细胞增多，与恶性组织细胞病和急性单核细胞性白血病改变明显不同，故多数人认为是一种反应性增生性疾病。发病可能与下列因素有关：①感染，因为部分病例，尤其是急性朗格汉斯细胞组织细胞增生症病例如莱特勒-雪韦病，常伴有呼吸道和消化道感染、中耳炎和败血症等，用抗生素治疗有效，推测其与感染尤其是病毒感染有关，但一直未能明确其与感染之间的直接关系。②免疫因素，朗格汉斯细胞组织细胞增生症有多方面的免疫紊乱，说明免疫紊乱可能与发病有关。③肿瘤，1991年国际组织细胞协会一年内登记有27例朗格汉斯细胞组织细胞增生症伴有恶性疾病，其中有急性白血病、恶性淋巴瘤和其他实体瘤，说明此病可能与肿瘤有关。

　　不同类型的朗格汉斯细胞组织细胞增生症好发年龄不同，莱特勒-雪韦病多在婴儿期发病，2岁后发病者少见。汉-许-克病1岁后发病，2～5岁多发，而骨嗜酸性肉芽肿则可发生于多个年龄段。

　　根据朗格汉斯细胞组织细胞增生症类型不同，临床症状和体征表现多样。①发热：热型不规则，可为持续性高热或间断高热。多数病例用抗生素治疗无效。②皮疹：多形性皮疹，多在胸背部和头皮、发际和耳后，起初为针尖到粟粒大小红色斑丘疹，以后为湿疹样或脂溢性皮炎样渗出性皮疹，多为出血性，然后结痂、脱屑，残留色素白斑。各期皮疹同时存在或成批出现。③肝、脾、淋巴结大：全身型常有，肝脏有肝细胞损伤和胆管受累，表现为肝大、肝功能异常，严重者有黄疸、腹水和肝衰竭；脾大，常伴有外周血一系或多系血细胞的破坏。④骨骼：多数病例有骨骼损害，所有骨骼均可受累，以扁平骨受累为主。常见头颅骨的骨质圆形缺损，其次为下肢骨、肋骨、骨盆和脊柱，早期缺损处肉芽组织隆起，可呈软性包块。骨骼为溶骨性病变，伴有骨痛。不同部位的骨骼受累可伴有相关的其他表现，如累及牙龈时有牙齿松动，眶骨受累者有突眼，蝶鞍受累者有尿崩症，颅骨受累者可有颅压升高、头痛和交通性脑积水，脊椎受累者可有截瘫。⑤肺部损害：年龄越小越易受累。常见咳嗽、气促，重者有发绀、气胸、皮下气肿。一般无肺部啰音。⑥眼、耳损害：表现为眼球突出，眼球后肿物，可有周围的骨骼受损；外耳道溢脓、耳后肿胀和传导性耳聋。⑦骨髓：骨髓中可出现朗格汉斯细胞，侵犯骨髓者常有贫血、粒细胞减少和血小板减少。⑧中枢神经系统：最常受累的部位是丘脑-神经垂体区，常见症状有尿崩症，还可有共济失调、构音障碍、眼球震颤等神经系统症状。

　　朗格汉斯细胞组织细胞增生症预后与发病的年龄、疾病类型、受累器官数量、器官损害程度及治疗情况有很大关系。其预后差异很大，发病年龄越小（如小于2岁），受累器官越多，器官功能障碍越明显，预后越差。采用联合化疗后，长期存活率为65%左右。部分患儿可出现一些远期后遗症，如肺功能不全、肝纤维化、脂肪肝、尿崩症、生长迟缓、性发育不良等，亦可有中枢神经系统功能损害的后遗症表现。

一、诊断步骤

（一）病史询问要点

1.起病年龄 常与朗格汉斯细胞组织细胞增生症的类型有关。

2.发热 莱特勒－雪韦病常有发热。

3.皮疹 成批出现的湿疹样出血性皮疹。

4.尿崩表现 有无多饮、多尿。

5.眼部症状 有无眼球突出、视物不清、复视等。

6.骨骼损害 有无骨骼包块或骨质缺损，家长常将骨髓包块误认为外伤碰撞后所致。

（二）体格检查

1.皮疹 特征性皮疹，在胸背部和头皮、发际和耳后常见。

2.骨骼损害 仔细触摸头颅骨，检查有无其他部位骨骼的疼痛与压痛。有无脊椎的压痛和活动障碍。

3.突眼 对照两侧眼球的突出程度。

4.肝脾淋巴结大

（三）实验室检查

1.血常规 多器官受累者常有中度以上贫血，可有白细胞和血小板减少。

2.骨髓检查 部分病例有骨髓增生低下，可见组织细胞增多，但组织细胞增多不能作为确诊依据。可根据骨髓检查排除白血病等疾病。

3.病理检查 是确诊朗格汉斯细胞组织细胞增生症的主要手段，故应尽可能做活组织检查，皮疹穿刺液印片和皮肤活检最常用，有淋巴结大者可做淋巴结活检，骨质缺损做肿物刮除手术时可做刮除物检查，见到特征性的分化较好的朗格汉斯细胞可以确诊。朗格汉斯细胞特征为细胞核为单个或多个，核折叠，有核仁，免疫组化示CD1α、S-100蛋白、α-D-甘露糖苷酶阳性，可与花生凝集素结合。电镜检查见Birbeck颗粒。

4.X线检查 胸部X线片见肺部有网点状阴影，或呈磨玻璃状，或在此基础上出现颗粒状阴影，严重者出现囊状阴影、肺气肿和气胸等。

骨骼X线检查显示溶骨性骨质破坏，一般应多部位拍片，依次为头颅、脊柱、骨盆和四肢。头颅X线检查时应仔细观察有无蝶鞍的异常。

5.CT或MRI 主要用于检查蝶鞍和脊椎。

6.超声检查 主要用于观察肝脾的大小和受累程度。

7.尿检查 检查尿比重。

二、思维程序

（一）诊断

1.确诊标准 传统上以临床、X线和病理检查为主要诊断手段，病理检查发现有病灶内典型组织细胞浸润即可确诊。国际组织细胞协会2009年指南的诊断标准如下。

（1）初诊：仅依据病理检查的光镜所见典型的朗格汉斯细胞。

（2）诊断：在初诊基础上，以下4项中≥2项指标阳性：①ATP酶阳性；②CD31/S-100蛋白阳性；③α-D-甘露糖酶阳性；④花生凝集素受体阳性。

（3）确诊：在初诊基础上，以下3项≥1项指标阳性：①朗格素阳性；②CD1a抗原（T6）阳性；③电镜检查发现病变细胞内含Birbeck颗粒。

2.临床分型 传统分型方法将朗格汉斯细胞组织细胞增生症分为6型。①莱特勒-雪韦病：多见于婴幼儿，尤其是婴儿，常为全身多器官受累，主要有发热和皮疹，伴有肝脾淋巴结大，肺部症状和其他器官受累表现，亦常有贫血。亦称为内脏病变及皮损型。②汉-许-克病：主要症状为颅骨缺损、突眼和尿崩症，常有发热和皮疹，亦可有肝脾大和贫血，又称为骨损害伴少数内脏侵犯型。③骨嗜酸性肉芽肿：表现为单发或多发骨损害，伴有低热和骨质损害的继发症状，又称为单纯骨损害型。④中间型：莱特勒-雪韦病和汉-许-克病的过渡型。对应于骨损害伴多数其他内脏侵犯型。⑤单器官型：病变单独侵犯一个器官。⑥难分型：难将其归入前述任何类别者。

国际组织细胞协会2009指南将本病分为两大类型。

（1）分型：单系统朗格汉斯细胞组织细胞增生症（SS-LCH），即1个脏器/系统受累（单病灶或多病灶）。包括：①单病灶或多病灶骨髓受累；②皮肤受累；③淋巴结受累（非其他朗格汉斯细胞组织细胞增生症引流淋巴结）；④肺受累；⑤下丘脑、垂体/中枢神经系统受累；⑥其他如甲状腺、胸腺等。多系统朗格汉斯细胞组织细胞增生症（MS-LCH），即有2个或2个以上脏器/系统受累，伴有或不伴有"危险器官"受累。

（2）"危险器官"受累标准

1）造血系统受累（伴或不伴骨髓侵犯）：符合以下2项——①贫血，血红蛋白<100g/L，婴儿<100g/L（非缺铁等引起）；②白细胞<4×10⁹/L；③血小板<100×10⁹/L。骨髓侵犯定义为骨髓涂片上证实有CD1a阳性细胞。

2）脾受累：脾在锁骨中线肋缘下>2cm。

3）肝受累：符合以下1项及以上——①肝在锁骨中线肋缘下>3cm；②肝功能不良，血浆蛋白<55g/L，白蛋白<25g/L，非其他原因所致；③朗格汉斯细胞组织细胞增生症组织病理学诊断。

4）肺受累：符合以下1项及以上——①肺的高分辨率CT的典型表现；②朗格汉斯细胞组织细胞增生症的组织病理学/细胞学诊断。

（3）特殊部位受累：压迫脊髓的颈椎导致扁平椎及齿状突受累，伴有脊髓内软组织受压，以及病变位于重要功能区。由于疾病进展和局部治疗障碍可对患儿构成中度危险。

（二）思维程序（图10-8-1）

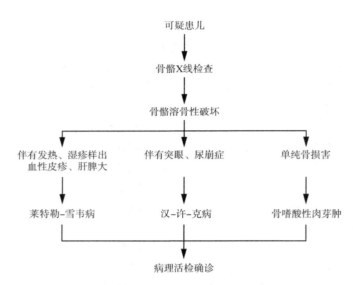

图 10-8-1　朗格汉斯细胞组织细胞增生症临床诊断思维程序

（三）鉴别诊断

1.血行播散型肺结核　肺部病变明显的朗格汉斯细胞组织细胞增生症易与血行播散型肺结核混淆，鉴别要点在于：前者常有典型的出血性湿疹样皮疹和骨质缺损损害，受累组织活检及免疫组化见典型的组织细胞。后者常有结核接触史，结核菌素试验阳性，肝脾大较少见。

2.恶性肿瘤骨转移　恶性肿瘤骨转移骨质损害有时易误诊为朗格汉斯细胞组织细胞增生症，重点在恶性肿瘤多有原发肿瘤的明显临床表现，肿瘤活检可以确诊。

三、经验体会

　　莱特勒－雪韦病为全身型，易与多种全身性疾病如败血症、结核、白血病、儿童类风湿病的全身型等相混淆。有重要鉴别意义的有两点，其一是皮疹，莱特勒－雪韦病的皮疹很有特征性，为湿疹样或脂溢性出血性皮疹，反复或成批出现，脱屑后有色素白斑；其二是骨髓损害，大多数莱特勒－雪韦病患儿有颅骨的损害，应仔细体查，查体不明显者应做多个部位的骨髓X线片。对于有尿崩症表现的小儿，应仔细检查有无突眼，并检查蝶鞍有无骨质破坏，以免漏诊朗格汉斯细胞组织细胞增生症。骨嗜酸性肉芽肿在脊椎等部位时有时难与结核和肿瘤所致骨质破坏鉴别，可能需手术中做刮除物的活检来确诊。单纯表现为骨嗜酸性肉芽肿时，不能忽视全身其他组织器官的检查，有时，数月后可能发展为多系统朗格汉斯细胞组织细胞增生症。

（万伍卿）

第十一章 遗传代谢与内分泌疾病

第一节 糖 尿 病

糖尿病（diabetes mellitus，DM）是体内胰岛素缺乏或胰岛素功能障碍所致糖、脂肪和蛋白质代谢异常的全身性慢性疾病。糖尿病按病因分为：①1型糖尿病（type 1 diabetes mellitus，B细胞破坏，通常导致胰岛素绝对缺陷）。②2型糖尿病（type 2 diabetes mellitus，主要由于胰岛素抵抗伴随相对胰岛素不足，或胰岛素分泌缺陷伴有或不伴有胰岛素抵抗）。③妊娠糖尿病。④其他特殊类型糖尿病。儿童糖尿病大多为1型糖尿病，因胰岛细胞自身免疫损伤引起B细胞功能障碍和胰岛素绝对缺乏。近年来，2型糖尿病在儿童中的发病率快速上升，是由于靶器官的胰岛素抵抗和胰岛素的分泌量无法代偿胰岛素抵抗所致。此外，还有50余种特殊类型的糖尿病，这些只占糖尿病病例的1%～5%。

一、诊断步骤

（一）采集病史

（1）起病前是否有病毒感染、外伤、手术或饮食不当等诱因。

（2）是否有多饮、多食、多尿、体重减轻（称为"三多一少"）等症状。但是婴幼儿多饮、多尿常不易被发觉而很快发展为脱水及酸中毒。学龄儿童可发生夜间遗尿，多食并非糖尿病患儿必有的症状，部分患儿食欲正常或减低，体重减轻，很快出现消瘦、乏力、精神委靡。糖尿病患儿可以突然发生恶心、呕吐、厌食或腹痛、腿痛等症状，需考虑糖尿病酮症酸中毒可能，应尽早诊断。

（3）是否有伴随症状，如慢性反复感染：呼吸道、皮肤、泌尿系统感染及结核病，生长发育迟缓，视力障碍，糖尿病肾病的表现等，下肢疼痛，感觉异常。

（4）家族中有无类似患儿。

（二）体格检查

（1）血压、心率、体重变化。

（2）皮肤是否有出血及瘀斑、溃疡。

（3）眼部：如视力、眼压、检眼镜查眼底。

（4）心脏：必要时做心电图，扪脉搏（腕及足背动脉）。

（5）检查手足，注意皮肤温度及感染。

（6）常规的神经检查，特别是双下肢的触觉、痛觉、温度觉及深感觉，肌力、肌张力变化。

（三）实验室检查

1.尿液检查 查尿糖、尿酮体、尿蛋白定量、尿微量白蛋白，以期早期诊断糖尿病肾病。

2.血酮体测定 有酮症酸中毒时血酮体升高。

3.血糖测定 空腹或餐后测定血糖符合下列任何一条即可诊断为糖尿病。

（1）糖化血红蛋白A/C（HbA1C）≥6.5%，检测需NGSP（National Glycohemoglobin Standardization Program）认证、标准化的DCCT（the diabetes control and complications trial）检测方法。

（2）空腹血糖（FPG）≥7.0mmol/L（≥126mg/dl）。空腹为无热量摄入至少8h。

（3）糖耐量试验（OGTT）2h血糖≥11.1mmol/L（≥200mg/dl）。测试按WHO标准执行，75g无水葡萄糖溶解于水。

（4）有高血糖症状或高血糖危象，随机血糖≥11.1mmol/L（≥200mg/dl）。

无明确高血糖表现，标准（1）～（3）重复检测确认。

值得注意的是，糖尿病的临床诊断应根据静脉血浆血糖，而不是毛细血管血的血糖检测结果。

（5）葡萄糖耐量-胰岛素（C肽）释放试验：血糖高于正常范围但又未达糖尿病诊断标准者，需进行口服葡萄糖耐量试验（oral glucose tolerance test，OGTT）。受试者饮用75g葡萄糖粉（或82.5g水合葡萄糖，在儿童按每千克体重1.75g葡萄糖服用，总量不超过75g）。在服糖后1h或2h采取血标本。在行OGTT同时测定胰敏C肽可以了解胰岛B细胞功能，帮助糖尿病分型、判断病情严重程度及指导治疗。C肽和胰岛素以等分子量由胰岛B细胞生成及释放，胰岛素经门静脉进入肝脏，其中40%～50%在肝内被分解，其余的进入体循环，半衰期为5～6min，而C肽被肝脏摄取很少（<10%），半衰期长（10～13.5min），外周血C肽浓度为胰岛素的5～10倍，能更为准确地反映胰岛B细胞功能。

4.HbA1C测定 能反映取血前8～12周血糖的状况，评价糖尿病控制的指标。

5.血脂测定 糖尿病时常伴脂质代谢紊乱，应常规检测。

6.血清抗体测定 包括ICA、IAA、GADA、IA2A及ZnT8-Ab等，对1型糖尿病的诊断及2型糖尿病的鉴别有重要意义。

7.血气分析和电解质测定 有酮症酸中毒时可见代谢性酸中毒和电解质紊乱等变化。

二、思维程序（图11-1-1）

首先确定是否患有糖尿病，我国采用WHO1999年发布的糖尿病诊断标准和糖代谢状态分类标准。满足糖尿病诊断标准后，再根据病因学证据进行分型诊断。根据中华医学会糖尿病学分会的《中国1型糖尿病诊治指南》建议：起病多在6个月到20岁，"三多一少"症状明显，非肥胖体型，起病时多伴有酮症或者酸中毒，依赖胰岛素治疗>6个月，就应疑诊1型糖尿病，如空腹C肽降低则可确诊，进一步的胰岛自身抗体测定如阳性则为自身免疫性1型糖尿病，如阴性则为特发性1型糖尿病。之后，判定有无急性并发症

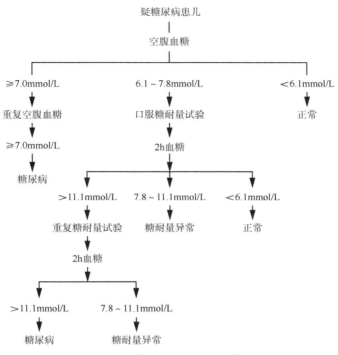

图11-1-1 糖尿病临床诊断思维程序

及伴发疾病。

三、经验体会

1型糖尿病起病较急，多数有诱因。有些小儿尤其是3岁以下幼儿发病急，尚未诊断糖尿病已进入昏迷，脱水酸中毒成为首发症状，可出现呼吸深长，散发出酮味，呕吐，腹泻及腹痛，有神志改变，需紧急处理。病程较久，糖尿病控制不良者可发生生长滞后，身高矮，智力发育迟缓，肝大，称为糖尿病侏儒。糖尿病患儿血糖测定可确诊，需排除一些引起血糖增高的疾病，如应激状态和药物影响，以及其他内分泌疾病引起的其他特殊类型糖尿病等。

（张星星 谭新睿）

第二节 苯丙酮尿症

苯丙酮尿症（phenylketonuria，PKU）是由于苯丙氨酸代谢过程中酶缺乏所致，因患儿尿中可排出大量苯丙酮酸，该病由此而得名。近年来PKU的概念逐渐被高苯丙氨酸血症代替，高苯丙氨酸血症（hyperphenylalaninemia，HPA）是由于苯丙氨酸羟化酶（phenylalanine hydroxylase，PAH）缺乏或其辅酶四氢生物蝶呤（tetrahydrobiopterin，BH_4）缺乏，导致血苯丙氨酸（phenylalanine，Phe）增高的一组最常见的氨基酸代谢病。主要临床表现是智力低下、精神分裂样行为和癫痫发作。我国1985～2011年3500万新生儿筛查资料显示，患病率为 1：10 397。苯丙氨酸是人体必需氨基酸，吸收后一部分用于合成蛋白质，另一部分则通过酪氨酸途径降解，此过程需 PAH 及其辅酶 BH_4 参与，二者中任何一种缺乏均可致反应不能进行，造成苯丙氨酸在体内蓄积，经转氨酶的作用，转化成苯丙酮酸及其他衍生物，由尿中排出（图 11-2-1）。

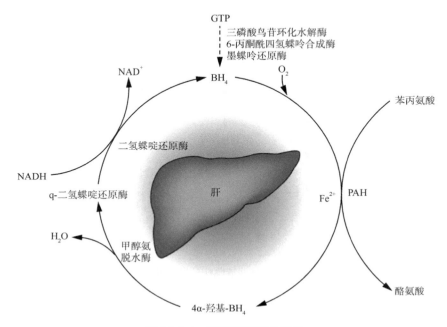

图 11-2-1　苯丙氨酸羟化系统

在苯丙氨酸羟化酶（芳烃）的羟基化过程中，在分子氧（O_2）和铁（Fe^{2+}）的参与下，四氢生物素（BH_4）被氧化为一种 4α-羟基-BH_4 中间体，随后通过甲醇氨脱水酶（PCD）和由 NADH 依赖的二氢蝶啶还原酶（DHPR）再还原为 BH_4。BH_4 是由三磷酸鸟苷（GTP）在 3 种酶的作用下合成的：GTP 环化水解酶、6-丙酮酰四氢蝶呤合成酶（PTPS）和墨蝶呤还原酶（SR）。其中 PCD、DHPR、三磷酸鸟苷环化水解酶（GTPCH）、PTPS 和 SR 的基因编码突变导致了 BH_4 的缺陷，进而产生高苯氨酸血症［引自：The Lancet，376（9750）：1417-1427］

根据病因分为 PAH 缺乏症和 BH_4 缺乏症两大类，均为常染色体隐性遗传病。

1. PAH 缺乏症　患儿因 PAH 缺乏导致不同程度的 HPA。通常根据治疗前最高的血苯丙氨酸浓度或天然蛋白摄入足够情况下血苯丙氨酸浓度分类。经典型苯丙酮尿症（phenylketonuria，PKU）：血苯丙氨酸 ≥ 1200μmol/L；轻度 PKU：血苯丙氨酸 360 ～ 1200μmol/L；轻度 HPA：血苯丙氨酸 120 ～ 360μmol/L。

2. BH_4 缺乏症　是由于 BH_4 代谢途径中 5 种酶中的 1 种缺乏导致的 HPA 及神经递质合成障碍。其中 6-丙酮酰四氢蝶呤合成酶（6-pyruvoyl tetrahydropterinsynthase，PTPS）缺乏最多见，其次为二氢蝶啶还原酶（dihydropteridine reductase，DHPR）缺乏，三磷酸鸟苷环化水解酶（GTP cyclohydrolase，GTPCH）、墨蝶呤还原酶（sepiapterinreductase，SR）和蝶呤 4α-甲醇氨脱水酶（pterin-4α-carbinolamine dehydratase，PCD）缺乏较少见。我国 256 例 BH_4 缺乏症患儿中 96% 为 PTPS 缺乏，DHPR 缺乏占 2.4%。

一、诊断步骤

（一）采集病史

1.新生儿筛查结果 随着HPA新生儿筛查在我国的推广和普及，多数患儿的诊断已从临床发病后的诊断向新生儿期无症状的生化诊断转变，因此对于无临床症状的新生儿，筛查结果是主要的诊断线索。

2.一般表现 如易激惹，喂养困难、呕吐，尿液、汗液有特殊气味，皮肤干燥、湿疹，毛发、肤色变浅，出牙延迟等。

3.神经精神症状 如抽搐、多动、攻击性行为、震颤、不随意运动、动作不协调等。BH₄缺乏症患儿除表现PKU症状外，主要表现为躯干肌张力低下，四肢肌张力增高或低下，如吞咽困难、口水增多、松软、角弓反张等。

4.家族中有无类似患儿

（二）体格检查

如精神反应、体重、身高、头围、肤色、皮疹、头发颜色、虹膜颜色、牙齿数目、肌张力、有无震颤，腱反射是否亢进，神经反射、步态有无异常，智力及运动发育水平是否落后，汗液、小便有无鼠尿气味等。

（三）辅助检查

1.新生儿足跟血筛查 采集出生72h（哺乳6～8次以上）的新生儿足跟血，制成专用干血滤纸片，采用荧光法或串联质谱法（MS/MS）测定血苯丙氨酸浓度进行HPA筛查。筛查原标本血苯丙氨酸浓度＞120μmol/L，或同时伴有苯丙氨酸/酪氨酸＞2.0为阳性，需召回复查，复查仍阳性则需进行HPA鉴别诊断。

2.尿蝶呤谱分析 是目前国内诊断BH₄合成酶（PTPS、GTPCH）缺乏症的重要方法。

3.血浆游离氨基酸、尿液有机酸分析 两者可为该病提供生化诊断依据，同时有助于鉴别其他可能的氨基酸、有机酸代谢缺陷。筛查阳性者，须进一步检测血清苯丙氨酸浓度和酪氨酸生化定量以诊断。

4.BH₄负荷试验 主要用于鉴别，给予BH₄负荷量4～6h后测血BH₄浓度，PAH缺乏症不下降，BH₄缺乏症降至正常。

5.基因诊断 是HPA病因的确诊方法，建议常规进行，尤其对经上述鉴别诊断试验仍不能明确诊断者更需及早进行基因诊断。

二、思维程序（图11-2-2）

新生儿期无特殊临床症状，需新生儿筛查提示诊断，阳性者可进一步做蝶呤谱分析、BH₄负荷试验和基因诊断等实验判断PKU类型。

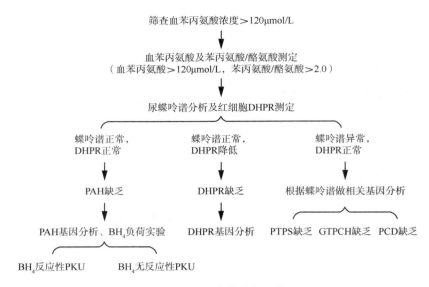

图 11-2-2　PKU临床诊断思维程序

三、经验体会

PKU属少数可治性遗传代谢性疾病，及早诊治，才可能预防智力低下和神经系统症状的发生。而患儿早期可无表现或症状体征不典型，很易漏诊，贻误治疗时机。要做到早期诊断必须实行新生儿筛查，目前在我国大中城市已开展这项工作。婴儿早期出现的易激惹、烦躁哭闹，往往被视为佝偻病初期的表现而未予重视，此期应注意有无皮疹、汗液、尿液气味，如发现湿疹及霉臭或鼠尿气味，应考虑此病，做相应检查。如生后1～2个月明确诊断并开始治疗，智力可接近正常，若发现晚，则智力低下不可恢复。

（谭新睿　张星星）

第三节　糖原贮积病

糖原贮积病（glycogen storage disease，GSD）是一组由于糖原合成和分解过程中各种酶的缺陷而导致糖原分解障碍或合成异常，以致过量的或异常分子结构的糖原及其中间代谢产物储存于组织、器官内，并对其造成损害而引起的临床病变。根据酶缺陷、临床表现及生化特征的不同，不同文献将GSD可分为13～16种类型不等（表11-3-1为最常见的13型GSD的临床特征），其中Ⅰ、Ⅲ、Ⅳ、Ⅵ、Ⅸ型以肝脏病变为主，称为肝-低血糖性GSD，又称肝型；Ⅱ、Ⅴ、Ⅶ型以肌肉病变为主，称为肌-能量障碍性GSD，又称肌型。肝型的主要临床表现为肝大和低血糖，通常是婴儿期或儿童期，由于明显的肝大和低血糖而被检出，且对胰高血糖素和肾上腺素的升血糖反应迟钝，若是结构异常的糖原贮积还可引起进行性肝硬化和并发脾大；肌型的共同临床表现为肌肉疼痛、肌球蛋白尿等，糖原到乳酸的代谢途径中断伴烟酰胺腺嘌呤二核苷酸（NADH）氧化障碍为此组疾病的共同生化特征。GSD除Ⅸ型（肝磷酸化酶激酶缺陷症）为X连锁隐性遗传外，其余都是常染色体隐性遗传性疾病。GSD的发病率较低，据欧洲资料，其发病率为1/（20 000 ～ 25 000），我国尚未发现相关资料，在诸型GSD中，Ⅰ型GSD最为常见，本节主要介绍Ⅰ型GSD。

Ⅰ型GSD是由于葡萄糖-6-磷酸酶系统缺陷，6-磷酸葡萄糖不能水解为葡萄糖所致，根据葡萄糖-6-磷酸酶系统不同组分的缺陷，又可将Ⅰ型GSD分为Ⅰa、Ⅰb、Ⅰc、Ⅰd四个亚型，其临床表现轻重不一：重症在新生儿期即可出现严重低血糖、酸中毒、呼吸困难和肝大等症状和体征；轻症病例则常在婴幼儿期表现为肝大、反复低血糖发作、高脂血症、黄色瘤、酸中毒、呼吸困难、骨龄落后、骨质疏松、身材矮小、高尿酸血症、痛风和出血倾向等。若低血糖反复发作可出现智力低下，Ⅰb、Ⅰc型还可出现粒细胞减少症的表现。Ⅰ型GSD的治疗主要为防治低血糖，阻止因低血糖所致的一系列生化反应。可采用日间少量多次进食和夜间使用鼻饲管持续点滴碳水化合物液的治疗方案，也可采用每4 ～ 6小时口服生玉米淀粉1.75 ～ 2.5g/kg的方法。此外，门腔静脉吻合术可转移血糖至全身利用，对纠正代谢和生长缺陷有一定好处；Ⅰ型GSD也是肝移植的指征之一。未经正确治疗的Ⅰ型GSD易出现体格和智力发育障碍，成年后易出现心血管疾病和痛风，经上述正确治疗后可获得正常生长发育。

表11-3-1　各型糖原贮积病的主要特征

型号	病名	缺陷酶	主要临床表现
0型		糖原合成酶	空腹酮性低血糖，餐后高血糖及高乳酸，身材矮小
Ⅰa型	Von Gierke病	葡萄糖-6-磷酸酶	矮身材，娃娃脸，肝大，肝酶升高，低血糖，高血脂，乳酸酸中毒，高尿酸
Ⅰb型	Crohn病	葡萄糖-6-磷酸微粒体转化酶T1	同Ⅰa型加中性粒细胞减少和其趋化性降低所致复发性细菌感染，如口炎、肛周脓肿等
Ⅰc型		磷酸盐微粒体转化酶T2	同Ⅰa型
Ⅰd型		磷酸盐微粒体转化酶T3	同Ⅰa型
Ⅱ型	Pompe病	α-1，4-葡萄糖苷酶	婴儿型：松软儿，肌力及肌张力低下，喂养困难，心脏扩大、心力衰竭，肝脾大，巨舌，多于1岁内死于心力衰竭、呼吸衰竭 儿童型：肌无力，四肢近端及呼吸肌为主，心脏轻度扩大 成人型：乏力，易疲劳，进展缓慢的全身性肌无力伴肌痛，骨骼肌为主
Ⅲa型	Cori病	脱支酶	肝大，矮身材，肌无力，低血糖，惊厥，酮症酸中毒，高血脂，肝酶增高，血乳酸及尿酸大致正常
Ⅲb型			同Ⅲa型的肝病症状，但无肌累及症状
Ⅳ型	Anderson病	分支酶	表现多样，婴儿型生后即出现严重肌张力低下，肝衰竭，心肌病，多死于呼吸困难；儿童型常见肝脾大，进行性肝硬化，腹水，可伴肌无力和心肌病；成人型以骨骼肌受累为主，可伴心肌病。该型可伴中枢和周围神经受累

型号	病名	缺陷酶	主要临床表现
V型	McArdle病	肌磷酸化酶	剧烈运动后肌肉痛、肌痉挛，继减现象，肌球蛋白尿，继发性肾衰竭，运动后乳酸不高，血氨升高
VI型	Hers病	肝磷酸化酶	肝大，轻度低血糖、酮症、高脂血症，肝酶升高，生长迟缓
VII型	Tarui病	肌磷酸果糖激酶	运动后肌肉痛、肌痉挛，继减现象，肌红蛋白尿，溶血性贫血，高尿酸
VIII型		肝磷酸化酶	肝大，中枢神经系统表现，如眼球震颤、共济失调等
IX a型		磷酸化酶激酶	肝大，偶见轻度低血糖，生长迟缓
IX b型			肝大，生长迟缓
IX c型			明显肝大，低血糖，可见肾小管酸中毒和神经性病变
X型		磷酸甘油酸变位酶	肝大，运动不耐受，肌痛、痛性肌痉挛，肌红蛋白尿
XI型	Fanconi-Bickel综合征	葡萄糖转运体2	肝大，矮身材，佝偻病，骨质疏松
XII型		醛缩酶A缺乏症	肝大，黄疸，溶血性贫血，近端肌无力，横纹肌溶解

一、诊断步骤

（一）采集病史

（1）起病情况：询问起病的年龄及起病的急缓。Ⅰ型GSD可在新生儿期即急性起病，亦可缓慢起病至婴幼儿期甚至学龄期才出现相应的临床表现。

（2）有无反复空腹低血糖发作的表现：如苍白、出汗、疲乏、易饥饿、心动过速、烦躁、嗜睡，甚至抽搐、昏迷等。

（3）有无乳酸酸中毒和酮症酸中毒的表现：如恶心、呕吐、烦渴、呼吸深快、口唇苍白、发绀、心动过速、精神委靡甚至意识障碍等。

（4）有无腹部膨隆、肌无力、关节痛、多饮、多食、多尿、反复感染、脂肪泻、出血、黄疸、体格发育落后等表现。

（5）家族史：家族中有无类似病史，父母是否近亲结婚等。

（二）体格检查

Ⅰ型GSD的主要体征为糖原异常沉积于肝、肾，引起肝、肾大，而脾一般不大；继发高脂血症，脂肪分布异常而引起"娃娃脸"样面容、皮肤变薄、表皮静脉明显，血脂还可异常沉积于臀及四肢伸面形成黄色瘤；此外，还可因低血糖反复发作而引起生长迟缓，身材矮小，呈"匀称性侏儒"，严重者甚至可引起智力低下等。

（三）辅助检查

1.血常规检查 可发现贫血，Ⅰb型GSD患儿还可出现中性粒细胞减少。

2. 尿常规及尿生化检查 肾脏糖原异常沉积，特别是肾小管上皮细胞中糖原沉积可引起糖尿、氨基酸尿及尿中磷酸盐排出增多等范科尼综合征的表现。

3. 便常规检查 常出现脂肪泻，大便中可检出脂肪球。

4. 血生化检查 常可发现空腹低血糖，一般 < 3.3mmol/L；伴低磷血症、高脂血症、高尿酸血症及乳酸、酮症酸性酸中毒；肝功能多异常。

5. 血小板功能检查 Ⅰ型GSD患儿血小板的黏附、聚集及释放ADP的功能均可低下。

6. X线检查 可发现骨龄落后、骨质疏松。

7. 肝脏和肾脏影像学检查 肝脏体积增大，弥漫性病变或脂肪肝改变。随年龄增加多数患儿还可发现肝脏有单个或多个腺瘤，少数可出现癌变。肾脏体积增大，伴弥漫性病变，部分可见肾结石。

8. 胰高血糖素试验 胰高血糖素30μg/kg肌内注射或加入少量生理盐水静脉注射，注射前及注射后20min取血测血糖，正常人可上升3～4mmol/L，Ⅰ型GSD患儿上升 < 0.1mmol/L，但乳酸上升3～6mmol/L，并加重已有的乳酸性酸中毒。

9. 肾上腺素刺激试验 GSDⅠa患儿空腹和餐后2h肾上腺素刺激试验血糖升高均 < 2.5mmol/L。

10. 果糖和半乳糖耐量试验 输入果糖后不引起血糖升高，而出现血浆乳酸盐迅速上升则提示为葡萄糖-6-磷酸酶或果糖1,6-二磷酸酶缺乏；进一步输入半乳糖后若血乳酸浓度增高，但无血糖效应，为葡萄糖-6-磷酸酶缺乏。

11. 肝脏病理 肝细胞空泡样改变，糖原染色阳性，腺瘤癌变时出现肝细胞癌变病理特点。

12. 肝脏葡萄糖-6-磷酸酶活性和糖原含量测定 肝细胞糖原含量在正常上限，肝细胞葡萄糖-6-磷酸酶活性降低有确诊意义。

13. G-6-PD基因突变分析 目前已发现Ⅰa型GSD和Ⅰb型GSD的突变基因分别位于17q21和11q23，Ⅰc型GSD的突变基因是Ⅰb型的等位基因，发现2个致病突变有确诊意义。基因诊断可用于产前诊断。

二、思维程序

（一）诊断

临床上若遇到反复饥饿性低血糖发作伴肝大、高脂血症及乳酸性酸中毒的患儿应考虑该病，进一步可做胰高血糖素试验、肾上腺素试验、果糖和半乳糖耐量试验以协助诊断，但确诊需做肝组织的糖原定量和葡萄糖-6-磷酸酶的活性测定，基因分析有助于诊断及分型。

（二）Ⅰ型GSD的临床诊断思维程序（图11-3-1）

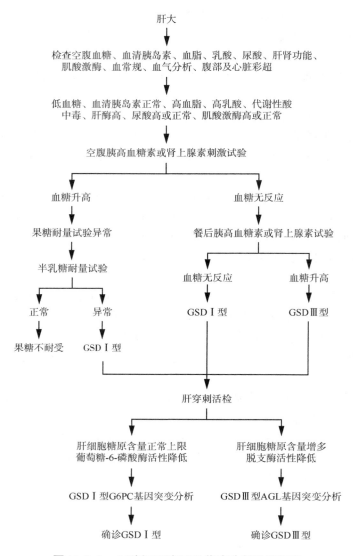

图11-3-1　Ⅰ型和Ⅲ型GSD临床诊断思维程序

三、经验体会

（1）Ⅰ型GSD可在新生儿期发病，但新生儿低血糖发作症状不典型，可出现喂养困难、淡漠、嗜睡、气急、青紫、哭声异常、震颤、易激惹、肌张力低下、呼吸暂停、惊厥等非特异性表现，故遇到上述表现时应想到低血糖症并及时检查。

（2）小儿急性重症感染时亦可出现肝大，且由于进食少、代谢增快、糖消耗增多而出现低血糖，需与GSD合并感染鉴别，但前者血脂往往无明显变化。

（3）因胰高血糖素试验、肾上腺素试验、果糖和半乳糖耐量试验存在个体差异，故不能单纯依赖上述试验来诊断。

（4）肝穿刺活检时，应同时做肝组织的糖原定量测定和葡萄糖-6-磷酸酶的活性测定，因Ⅰb型GSD的葡萄糖-6-磷酸酶在肝组织冷冻切片中可完全正常。

（陈　曦　张星星）

第四节　肝豆状核变性

肝豆状核变性（hepatolenticular degeneration，HLD）又称Wilson病（Wilson disease，WD），是一种遗传性铜代谢缺陷病。Wilson病属于单基因缺陷病，致病基因定位于13q14.3，因*ATP7B*基因突变，致铜转运P型ATP酶缺乏，血浆铜蓝蛋白（ceruloplasmin，CPN）降低，导致血中疏松结合的非铜蓝蛋白结合型铜离子明显增多并易沉积于肝、脑、角膜、肾及骨关节等脏器组织，继而引起相应临床病症。HLD患儿的临床表现较为多样，以肝病和神经精神症状为主，少数可出现内分泌和血液系统症状。典型的HLD诊断并不困难。常见的临床表现包括发病年龄多在5～40岁、肝硬化、神经系统症状、角膜K-F环、血清铜蓝蛋白（CPN）降低等。然而，近一半的HLD患儿临床表现并不典型，需依据系统分析并借助病理和基因诊断等实验室检查来确诊。HLD是目前少数几种可治的遗传性疾病之一，对于症状前病例进行治疗，可以预防发病。早期治疗可使症状消失，维持正常健康状态；肝、脑、肾损害都很严重的病例，治疗效果较差。本病如不经治疗，以肝病症状开始的患儿，常死于肝功能不全；建议终身治疗，一旦中途停止治疗，可出现肝功能恶化。当出现神经系统症状以后仍不治疗，多在数年内死亡。对于本病的各型病例，治疗越早，预后越好。主要用药包括两大类药物：一是络合剂，能强力促进体内铜离子排出，如青霉胺；二是阻止肠道对外源性铜的吸收，如锌剂、四硫钼酸盐。

一、诊断步骤

（一）采集病史

（1）发病年龄。
（2）既往有无肝大、肝炎病史。
（3）有无神经、精神异常症状。
（4）父母是否近亲结婚，家族中有无类似病史。
（5）有无溶血性贫血或骨关节疼痛史，有无水肿史。

（二）体格检查

1.**肝病型**　早期可有肝脾大、肝区压痛，中晚期可有肝质地硬、腹水、出血倾向等。
2.**神经型**　①帕金森综合征；②运动障碍：如扭转痉挛、手足徐动、舞蹈症状、步态异常、共济失调等；③口-下颌肌张力障碍：如流涎、讲话困难、声音低沉、吞咽障碍等；④精神症状。

3.其他 如血液系统损害有贫血、黄疸、出血倾向；肾脏损害有水肿、肾性佝偻病；骨关节损害有关节疼痛或关节畸形等。

（三）辅助检查

1.血清铜蓝蛋白测定 小儿血清铜蓝蛋白含量正常值为200～400mg/L，本病患儿常＜200mg/L。血铜蓝蛋白＜50mg/L是诊断HLD的有力证据。轻中度增高的患儿则需进一步分析。血铜蓝蛋白正常不能排除HLD。

2. 24h尿铜测定 一般HLD患儿24h尿铜＞100μg，但如发现患儿24h尿铜＞40μg，则提示HLD的可能。需进一步检查确诊。24h尿铜＜100μg的疑似HLD患儿可考虑行青霉胺试验（PCA），以获得进一步的诊断依据。如口服500mg青霉胺12h后尿铜＞1600μg/24h，则支持HLD的诊断。该试验主要用于儿童的诊断，在成年人其意义还不明确。24h尿铜排出量增高对评估疗效和指导药物剂量也有帮助。

3.肝铜含量 ＞250μg/g肝干重是HLD的最佳诊断指标，对于诊断不明确的青少年患儿应进行该项检查。对未经治疗者，如其肝铜含量＜50μg/g肝干重，一般可排除HLD。对有活动性肝炎或有HLD其他临床表现的患儿，如肝铜含量为70～250μg/g肝干重，则需进一步检查以明确诊断。

4.K-F环检查 早期需在眼科裂隙灯下观察，中晚期以后肉眼亦可见到，是HLD的重要体征。

5.脑CT/MRI检查 由于脑内铜异常聚积所致的脑变性及继发性脑萎缩。在有神经症状的HLD患儿，CT扫描有形状不一的低密度灶，常为双侧性。大多见于豆状核（壳核及苍白球），少见于尾状核、丘脑红核、大脑半球和小脑。病情严重者可见脑室扩大，或者弥漫性脑萎缩。MRI检查较CT敏感，T_2加权像可见豆状核、丘脑、尾状核及齿状核等片状长T_2对称性高强度信号。在接受治疗前，对所有伴有神经系统症状的HLD患儿均应进行神经病学和头颅MRI影像学评估。且神经病学和头颅MRI影像学评估也应是对怀疑有HLD神经系统症状的所有患儿评估的一部分。

6.基因检测 对突变的研究提示，影响蛋白质关键部位的变异（如铜离子结合部位及ATP酶环等）可能会导致患儿更早出现肝病表现，但两者却没有严格意义上的相关性。一般说来，HLD基因型与表型的关系仍不明确。对任何临床及生化检查难以确定的疑似HLD患儿均应进行*ATP7B*全基因测序突变分析。对已查明突变患儿的直系亲属，基因筛查可应用单倍型分析或特定突变分析。

二、思维程序

（一）诊断要点

①鉴于HLD起病年龄多为5～35岁，以肝脏表现多见，对3～45岁未明原因的肝异常患儿须考虑是否为HLD。对自身免疫性肝炎患儿、典型自身免疫性肝炎或对标准的皮质类固醇疗效不佳的成人，必须进行HLD的相关检查。②对疑诊脑型HLD的患儿应先做神经症状评估和脑MRI检查（Ⅲ级证据）。③铜代谢指标：血清铜蓝蛋白测定大多数患儿铜蓝蛋白＜200mg/L，铜蓝蛋白＜80mg/L是诊断HLD的有力证据，血铜蓝

蛋白正常不能排除HLD。一般HLD患儿24h尿铜＞100μg，但如发现患儿24h尿铜＞40μg，则提示HLD的可能，对于儿童可以行青霉胺试验，如口服500mg青霉胺12h后尿铜＞1600μg/24h，则提示HLD诊断，该试验在成年人的意义还不明确。如以上指标不能明确诊断，可以进行肝活检测定肝铜含量。④疑为HLD患儿需行裂隙灯检查证实是否有K-F环，即使神经症状明显但K-F环阴性也不能除外HLD诊断。⑤阳性家族史对诊断HLD有重要意义。对新发现HLD患儿的亲属尤其是一级亲属应做HLD的相关项目筛查。⑥患儿具有肝病症状或有锥体外系症状、K-F环阳性、血清铜蓝蛋白低于正常下限及24h尿铜＞100μg/24h，可确诊为HLD，不需要进一步检查。⑦必要时可进行基因检查。

（二）思维程序

如有下列情况，临床医生应高度警惕HLD。

（1）长期不明原因的肝脏疾患，特别是各种肝炎病毒标志物呈阴性者，尤其是青少年时期就被诊断为肝硬化者。

（2）不明原因的吐字不清、步态不稳、共济失调等，特别是头颅CT/MRI有基底核区改变者。

（3）有血尿、蛋白尿、骨折、骨痛、贫血、瘀点、瘀斑等，特别是同时合并肝损害者。

存在上述情况均应警惕HLD的可能性，进行眼裂隙灯K-F环检查，测血清铜蓝蛋白、血清铜、尿铜等以便及早明确诊断，对临床可疑但家系中无先证者的患儿，应直接检测 *ATP7B* 基因突变进行基因诊断。我国HLD患儿的 *ATP7B* 基因有3个突变热点，即R778L、P992L和T935M，占所有突变的60%左右。

三、经验体会

HLD的临床表现由于铜离子沉积于各组织器官的程度因人而异，故初发症状不一致，临床表现多种多样。本病早期诊断不易，误诊率为24%～90%，平均为43.2%，误诊时间最短6个月，最长19年。

误诊类型及分析：

（1）以肝脏症状为首发症状而无明显的神经症状者，常易误诊为各种肝病，如急性重型肝炎、急慢性肝炎；有渐进的肝脾大、腹水和腹壁静脉曲张症状者易误诊为肝硬化。肝脏损害是铜盐在肝脏内大量沉积的必然结果，早期可有肝大，随病程进展而逐渐出现肝硬化、脾大、腹水、腹壁静脉曲张、消化道出血、胆红素代谢障碍等。此与病毒性肝炎所致肝硬化并无区别，且肝炎病毒种类繁多，常见的乙肝、丙肝抗体阴性并不能排除其他慢性病毒性肝炎或肝炎后肝硬化。

（2）因水肿、蛋白尿、血尿或肾功能障碍而误诊为慢性肾炎、肾病综合征及肝肾综合征。大量铜盐沉积亦可造成肾组织损害，铜在肾脏的沉积以近端肾小管上皮细胞最明显，远端肾小管和肾小球也可受累，临床表现为肾小管及肾小球功能障碍，出现蛋白尿、血尿、糖尿、钙尿等。

（3）大量铜由肝脏释放到血循环，直接损伤红细胞致溶血性贫血；使血小板减少致血小板减少性紫癜；沉积在脑组织尤其在脑基底核可有锥体外系症状，如震颤、肌张力增高、各种不自主运动，易误诊为帕金森病、精神分裂症、癔症；铜沉积在骨组织所致骨痛、骨关节改变而易误诊为风湿性关节炎、类风湿关节炎。

因为HLD属全身性病变，可累及多个器官系统，当某一器官系统病变明显时，不仅要考虑该器官系统的原发病，还要考虑全身疾病累及相应器官系统的可能性。要重视家族史调查，HLD是常染色体隐性遗传病，对家族中有肝病或神经系统病史者，应检查角膜K-F环，该环是诊断本病的重要依据。基因检查有助于本病的早期诊断。

（谭新睿　张星星）

第五节　尿　崩　症

尿崩症（diabetes insipidus，DI）是由于各种原因导致的精氨酸加压素（AVP，又称抗利尿激素，ADH）的合成或分泌不足或肾脏对ADH无反应，而使得患儿完全或部分丧失尿浓缩功能，临床上以多饮、多尿和持续低比重尿为特征的一种疾病。按发病部位可分为中枢性尿崩症（central diabetes insipidus）及肾性尿崩症（nephrogenic diabetes insipidus）。

中枢性尿崩症是由ADH缺乏引起的尿崩症，按病因又可分为特发性、继发性及遗传性三大类。

特发性尿崩症（idiopathic diabetes insipidus）在以往的报道中占50%以上，患儿的下丘脑视上核与室旁核内神经元数量减少，胞质中Nissl颗粒耗尽；神经垂体缩小，合成ADH酶缺陷。

继发性尿崩症（second diabetes insipidus）系由于外伤、感染、肿瘤、缺氧、血管栓塞、血管瘤或朗格汉斯细胞组织细胞增多症造成下丘脑、垂体柄或神经垂体受累。

遗传性（家族性）尿崩症（hereditary or familial diabetes insipidus）仅占1%左右，为常染色体显性或隐性遗传。基因突变直接影响的是ADH运载蛋白，如同时伴有糖尿病、视神经萎缩和耳聋，即为DIDMOAD综合征。

肾性尿崩症（nephrogenic diabetes insipidus）则又分为先天性及后天性两类。先天性者为性连锁遗传疾病，多为男性发病，女性杂合子无症状。为先天性肾脏对ADH不反应，生后不久即可出现症状，尿量多、尿比重低，病情轻重不一。后天性可因各种疾病损害肾小管所致，如肾小管性酸中毒、肾小管坏死、慢性肾盂肾炎等。

尿崩症共同临床特点：多饮（夜间常需喝水）、多尿（尿量4～10L/d，夜尿超过3次，每次量多）、尿色淡如清水、大便秘结，限水后可出现脱水，重者可休克。病久者生长发育较差，汗液减少。继发性或肾性尿崩症则还有各自相关的临床症状。

一、诊断步骤

（一）采集病史

（1）有无烦渴、多饮、多尿，因夜尿增多影响睡眠。

（2）有无进食量减少、体重下降。

（3）详细记录24h尿量。

（4）有无头痛、呕吐，复视、斜视、视野缩小等视力障碍，或性早熟病史，既往有无肾脏疾病史。

（5）详细询问家族史、出生史、颅脑外伤史。

（二）体格检查

主要测量身高、体重，婴幼儿要注意有无贫血、皮肤干燥及弹性改变，前囟是否隆起，有无突眼、颅骨缺损等体征。

（三）辅助检查

（1）血糖、血电解质、血渗透压和尿渗透压、血气、肾功能、尿常规等检查，以排除糖尿病、高钙血症、低钾血症、肾小管酸中毒、原发性醛固酮增多症及肾脏疾病等引起的溶质性利尿、尿浓缩功能障碍并除外肾上腺皮质功能减低症。

（2）无检测血浆渗透压条件时可测定血电解质、血糖和血尿素氮，然后用公式计算：血浆总渗透压＝2×（血钠＋血钾）＋血糖＋血尿素氮，单位均为mmol/L。健康人的血浆渗透压保持在280～295mmol/L的狭窄范围。如果基础的血钠和血渗透压非常低提示精神性烦渴；而未治疗的中枢性尿崩症或肾性尿崩症患儿血钠或血浆渗透压偏高。

（3）测定尿的比重和渗透压。

（4）禁水试验：用以鉴别真性尿崩症与精神性烦渴。

（5）加压素试验：用于中枢性尿崩症与肾性尿崩症的鉴别。

服醋酸去氨加压素能纠正多尿、低渗尿者为中枢性尿崩症；用加压素后反应不良，尿量、尿渗透压无明显变化者为肾性尿崩症。

（四）诊断

1.中枢性尿崩症的诊断标准

（1）主要症状：①口渴、多饮；②尿多。

（2）检查所见：①日尿量＞3000ml（小儿＞3000ml/m^2）；②尿渗透浓度＜200mmol/L（或尿比重≤1.005）；③除浓缩功能外，肾功能均正常；④神经垂体功能检查：加压素试验，尿渗透浓度上升到＞300mmol/L（或比重＞1.010）；禁水试验，尿渗透浓度不能上升到＞300mmol/L（或尿比重不能达到＞1.010）。

（3）确诊检查所见：①高渗盐水试验不能使尿渗透浓度＞300mmol/L（或尿比重不能＞1.010）；②ADH浓度减低＜0.5ng/L；肾性尿崩症ADH浓度升高。

（4）除外疾病：高钙血症、低钾血症、慢性肾功能不全、肾小管酸中毒、糖尿病、精神性烦渴。

确诊病例：具备（1）、（2）中各条并排除上述应除外的疾病。

可疑病例：具备（1）、（2）项的①、②、③条，但第（2）项第④条检查结果，尿渗透浓度为300～450mmol/L（或尿比重为1.010～1.015）者。

2.说明

（1）新生儿期、婴儿期患儿在多饮、多尿前，其主要症状为原因不明的发热，常伴有吐乳、吮奶无力、便秘。检查所见：①有高钠血症、高渗血症；②补充足够水分后高钠、高渗血症消失时期的检查结果符合第（2）项的②、③、④的各条。

（2）合并腺垂体功能减低者，当补充肾上腺糖皮质激素后才出现第（1）条主要症状。

（3）合并烦渴、中枢损害者，即使成人也没有第（1）条的主要症状，但出现第（2）条的检查结果。

二、思维程序（图11-5-1）

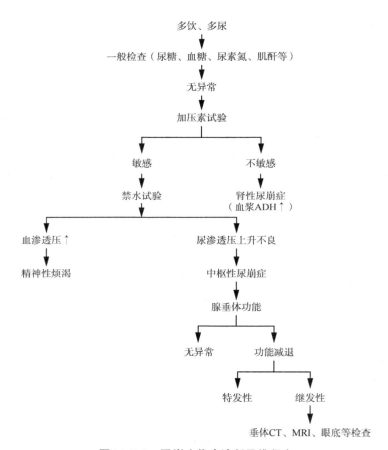

多饮、多尿

一般检查（尿糖、血糖、尿素氮、肌酐等）

无异常

加压素试验

敏感 　　　 不敏感

禁水试验 　　　 肾性尿崩症（血浆ADH↑）

血渗透压↑ 　　 尿渗透压上升不良

精神性烦渴 　　 中枢性尿崩症

腺垂体功能

无异常 　　 功能减退

特发性 　　 继发性

垂体CT、MRI、眼底等检查

图 11-5-1 尿崩症临床诊断思维程序

（一）辨别真、假性尿崩症

（1）禁水试验：禁水6～12h，真性尿崩症患儿不堪禁水之苦，很快出现脱水征、烦躁等表现，但是尿比重仍低，尿量仍多。部分性尿崩症需限水至18h尿比重才略微上升，但是仍不能达到1.015以上。假性尿崩症限水后很快尿量减少，尿比重上升，可于晚上8时限水至次日晨8时，将夜间排尿倒掉，用早晨8时排出之尿测渗透压，并取血查渗透压。如果尿渗透压＜血渗透压，为真性尿崩症。

（2）夜尿＞3次，夜间需喝水者，多为真性尿崩症；假性者入睡后多数不喝不尿。

（二）区别中枢性还是肾性尿崩症

抗利尿激素试验可用于鉴别中枢性尿崩症及肾性尿崩症。该试验应在禁水试验结束后过一段时间再进行，以保证患儿充分水化。方法：皮下垂体后叶素水剂0.10～0.15U/kg（或服醋酸去氨加压素）能纠正多尿、低尿渗者为中枢性尿崩症；用加压素后反应不良，尿量、尿渗透压无明显变化者为肾性尿崩症。

三、经验体会

对于口渴中枢不成熟的早产儿、新生儿、婴幼儿及合并口渴中枢器质性病变者，虽然其肾脏尿浓缩能力低下，大量排尿，但不会多饮。继发性尿崩症者，多有原发病的症状，如由肿瘤引起，除尿崩症外还有颅内压增高症，如头痛、呕吐及视力障碍等。此外可有视神经受损、颅骨缺损、突眼等。还可伴发其他疾病，如侏儒症、巨人症、肥胖症、性早熟等。对诊断为特发性中枢性尿崩症和精神性多饮的患儿，要定期复查，有的在数年后才发现器质性病变。尿崩症如果伴有发热、多型皮疹、突眼、肺浸润甚至骨骼受累，应做皮疹涂片或做头颅CT及病理检查，电镜下找到具有Birbeck颗粒的朗格汉斯细胞，结合临床即可确诊为朗格汉斯细胞组织细胞增生症。精神性烦渴又称精神性多饮，在小儿较为多见，可通过禁水试验鉴别，但由于该类患儿精神性抑制ADH的分泌及长期的水分潴留，肾小管对ADH的敏感性降低，因而对加压素反应不敏感的情况也可出现，故需反复多次检查，才能确诊。各种肾小球疾病、慢性肾小管－间质性疾病，凡影响到肾脏浓缩功能时，常首先出现夜尿，继之发展为肾性多尿，甚至肾性尿崩症。

（谭新睿　张星星）

第六节　原发性生长激素缺乏症

身材矮小是儿科内分泌门诊中最常见的症状之一。随着生长激素（growth hormone，GH）检测手段的进步及普及，临床发现人GH缺乏是引起生长障碍的重要原因之一。

儿童时期生长激素缺乏症（growth hormone deficiency，GHD）又称垂体性侏儒症，是指下丘脑或腺垂体功能障碍，造成GH分泌不足或由于其结构异常、受体缺陷等所致的生长发育障碍性疾病。身高低于同年龄、同性别健康儿童生长曲线第3百分位或低于其平均身高2个标准差。原发性生长激素缺乏症是指未能找出垂体或下丘脑器质性病变，又证实为垂体GH缺乏者。其中多数患儿功能缺陷在下丘脑而不是在垂体。临床表现可为单纯性生长激素缺乏（IGHD）或多种垂体激素缺乏［称为联合垂体激素缺乏症（CPHD）］。

原发性生长激素缺乏症（primary growth hormone deficiency）的临床特征为：出生时身高、体重正常，生后1～3岁生长缓慢，随年龄增长，身高落后比体重减低更为明显。面部呈"娃娃脸"，下颌骨发育不良，牙齿萌出迟，声音高调，手足小，四肢和上下身比例匀称，躯干部皮下脂肪相对丰满，青春发育期延迟，智力正常。每年生长速度＜4cm。骨龄落后于年龄2岁以上，骺部常不能融合。CPHD伴有其他垂体激素缺乏的症状和体征，多数青春期发育延迟，可有其他伴随症状：伴ACTH缺乏者易发生低血糖，伴TSH缺乏者可有纳差、怕冷、智力低下，伴LH及FSH缺乏者性腺发育不良。

原发性GHD发病率各家报告不一，1977年英国6～9岁约5万名儿童中GHD发生率为1/4710；1987年北京市区10万名小学生普查，其发生率为1/8646。天津市经对600例GHD患者统计，特发性者占93.5%。1/3是单纯GH缺乏，2/3是多种垂体生长激素缺乏。男性发病率是女性的2倍。

原发性GHD的患儿如能早期诊断、合理治疗，大多数能达到正常成人的身高。目前多用基因工程合成的hGH进行治疗。如经充分治疗，预后良好。只是对部分遗传性的hGH-N基因缺乏和生长激素不反应的患儿治疗仍困难。

一、诊断步骤

（一）采集病史

（1）出生史：出生时胎龄、分娩方式、有无窒息、出生体重和身长、妊娠情况。

（2）喂养史：食欲及营养情况。

（3）生长发育史：生长障碍出现的时间（开始生长速率减慢的年龄）及发展情况，身高年增长速率（至少观察3个月以上），智力发育情况，第二性征出现的时间。

（4）既往及现在全身疾病情况，有无多饮、多尿等。

（5）家庭生活环境、有无精神刺激等社会因素。

（6）家族身矮史：父母身高及其青春期发育史，家族中矮身材情况及有无畸形患儿史和遗传性、代谢性疾病史。

（二）查体

（1）身高、坐高，上、下部量，指距，头围，体重等。

（2）有无骨骼畸形，身材是否匀称，性征发育（Tanner分期）。

（3）检查颜面、皮下脂肪、肌肉、肌力、肌张力、关节和韧带活动度。

（4）各脏器一般功能检查。

（三）辅助检查

1.常规检查 血、尿常规，肝肾功能；疑诊肾小管酸中毒者宜做血气分析及电解质检查；常规检测甲状腺激素水平排除亚临床甲状腺功能低下。

2.腕骨X线片 以了解骨龄与年龄是否相符。一般该病骨龄落后于实际年龄2岁以上。

3.GH检查 当临床上疑及GHD时，诊断依靠hGH测定。由于正常人血清hGH值很低，且呈脉冲式分泌，每2～3h出现一个峰值。故单次测定血GH水平不能真正反映机体的GH分泌情况，对疑诊GHD患儿必须进行GH刺激试验，以判断其垂体分泌GH的功能。由于任何一种药物刺激试验都存在15%的假阳性率，故必须在两项刺激试验结果都不正常时，方能确诊GHD。目前多数主张选择作用方式不同的两种药物试验：抑制生长抑素的药物（胰岛素、精氨酸、吡啶斯的明）与一种兴奋生长激素释放激素的药物（可乐定、左旋多巴）组合，可分2天进行，也可一次同时给予。

生长激素药物性刺激试验（表11-6-1）：试验方法为清晨空腹，于给药前及给药后30、60、90及120min取血测hGH，如两种药物刺激试验血hGH峰值＜5～10μg/L即可确诊为GHD。峰值＜5μg/L时，为完全性GHD；峰值为5～10μg/L时，为部分性GHD。

表11-6-1　生长激素药物性刺激试验

试验用药	方法	取血时间	备注
胰岛素	0.075U/kg，静脉注射	0、15、30、60、90、120min测血糖、GH、皮质醇	可发生严重的低血糖，应床旁守候
精氨酸	0.5g/kg（不超过30g），用注射用水配成5%～10%溶液，30min静脉滴注完	0、30、60、90、120min测GH	
左旋多巴	10mg/kg（不超过500mg），一次口服	同上	少数人可轻度头晕、恶心，个别呕吐
可乐定	4μg/kg，一次口服	同上	可能出现疲乏、嗜睡，少数有恶心、呕吐
吡啶斯的明	1mg/kg，一次口服	同上	可能引起腹痛，严重者可予阿托品肌内注射

4.胰岛素样生长因子（IGF-1）和胰岛素样生长因子结合蛋白（IGFBP-3）测定 两者无明显脉冲式分泌和昼夜节律，相对稳定，可更好地反映个体内源性GH分泌状态。IGF-1测定对于年龄＞2岁的GHD患儿有确诊价值，对部分患儿仍需要结合GH分泌功能测定以综合判定。两者的血清浓度随年龄增长和发育进程而增高，且与营养等因素相关，各实验室应建立自己的参比数据。

5.生长激素释放激素（GHRH）试验 GHD诊断一旦确立，为进一步明确病变在下丘脑还是垂体，可采用静脉注射GHRH1～2μg/kg，于给药前及给药后30、60、90及120min取血测GH，血GH峰值＞10μg/L时，可诊断为下丘脑性生长激素缺乏。

6.IGF-1生成试验 对疑为GH抵抗（Laron综合征）的患儿，可用本试验检测GH受体功能。方法一：按0.075～0.15U/（kg·d）每晚皮下注射rhGH 1周，于注射前、注射后第5和第8天各采血样一次，测定IGF-1。方法二：按0.3U/（kg·d）每晚皮下注射rhGH，共4天，于注射前和末次注射后各采血样一次，测定IGF-1。正常者的血清IGF-1在注射后会较其基础值增高3倍以上，或达到与其年龄相当的正常值。

7.其他内分泌激素的测定 ①T_3、T_4、TSH测定，垂体TSH不足时，T_4及TSH皆低。②血浆皮质醇浓度及昼夜节律，尿17-酮皮质类固醇和尿17-羟皮质类固醇测定，若有降低说明有ACTH的不足。③促性腺激素测定，LH、FSH、睾酮（T）及雌二醇（E_2）测定，垂体功能降低时，FSH、LH皆低。

8.下丘脑、垂体的影像学检查 矮身材儿童均应进行头颅MRI检查，以排除先天发育异常或肿瘤的可能性。

9.染色体核型分析 女孩均需进行染色体核型分析以排除Turner综合征。

二、思维程序

（一）是否为GHD

诊断依据：①出生时身高、体重正常，1岁以后出现生长缓慢，身高低于同年龄、同性别标准2s或在3个百分位线以下；②年生长速率＜7cm/a（3岁以下），＜5cm/a（3岁至青春期），＜6cm/a（青春期）；③匀称性矮小，面容幼稚；④智力发育正常；⑤骨龄落后于实际年龄；⑥两项药物GH刺激试验GH峰值＜10μg/L；⑦血清IFG-1水平低于正常。

（二）是否为原发性或继发性GHD

GHD可分为原发性及继发性。继发性GHD是由于下丘脑及垂体各种器质性疾病所致，最多见的是肿瘤，常见于颅内肿瘤如颅咽管瘤、视交叉或下丘脑胶质瘤等。其他如感染，如各种脑炎、结核性脑膜炎，以及血管病变、外伤、头部放疗和全身性疾病。临床除有GHD共同表现外，还因原发病发病年龄不同，表现为相应的症状及体征，并可根据头颅影像学、脑脊液检查等鉴别。

（三）需与原发性GHD相鉴别的疾病

1.家族性矮小 与家族遗传有关，父母身高均矮，小儿身高常在第3百分位数左右，但年生长速率＞5cm，骨龄和年龄相称，体型正常，智力正常，性发育正常，内分泌激素测定均正常。

2.体质性生长及青春期发育延迟 男性多见，家庭成员，经常是父和（或）母在儿童时期有身材矮小史。身高接近或低于第3百分位，骨龄落后2～3岁，骨龄与身高相符，生长速度和生长曲线基本在正常值低限以上。检测GH轴功能正常，性发育启动较迟，女孩可在14～16岁以后，男孩可在16～18岁以后，终身高正常。

3.小于胎龄儿 可能与遗传因素及宫内感染、发育不良有关。出身体重和（或）身长低于同胎龄正常参考值第10百分位的新生儿。胎儿期有生长障碍，出生时低体重、小样儿，可伴有某些畸形，如头、眼等异常。骨龄、GH及其他激素测定正常，青春期及第二性征的发育基本正常。多数小于胎龄儿在生后6～12个月出现追赶生长，2～3岁时，90%的小于胎龄儿实现追赶生长。也有部分患儿生长一直落后而致成年时矮身材。

4.Laron侏儒 由于肝脏缺乏GH受体或受体后缺陷，GH虽不缺乏，但不能发挥生理作用，使肝脏不能产生生长介素（SM-C），血中IGF-1水平低，用GH治疗无效。此种患儿初生时体重基本正常，以后生长慢，走路、出牙等均延迟，囟门晚闭，头大颜面小、鞍鼻，有智力低下。青春期很少见到生长加快，最终男性身高120～140cm，女性身高110～130cm。

5.Turner综合征 又称先天性卵巢发育不全综合征，是由于全部或部分体细胞中一条X染色体完全或部分缺失，或X染色体存在其他结构异常所致。女孩身材矮时应注意除外此病。临床可有颈蹼、肘外翻、发际低、乳距宽、智力低下、骨龄正常、性腺发育不全和原发性闭经。染色体检查可确诊。

6.**原发性甲状腺功能低下** 有些晚发（儿童期发病）病例，甲状腺功能低下症状不明显，GH刺激试验反应可低于正常，但原因纠正后，GH水平恢复正常。TSH升高可确诊。

7.**情绪剥夺性侏儒** 由于精神损伤、心理抑郁，情绪长期处于低落状态，这是造成生长落后的原因之一，是可逆的hGH分泌减低。血中GH及SM-C浓度低，GH对刺激反应亦低。患儿表现为贪食、遗尿、痉挛性啼哭、易发脾气等。智力正常低水平，有家庭关系不正常，并有青春期延迟，改变环境后可明显好转和迅速生长。GH及SM-C恢复正常。

8.**其他内分泌代谢疾病引起的生长落后** 库欣综合征、先天性肾上腺皮质增生、性早熟、黏多糖病、糖原贮积病等各有其临床表现，易于鉴别。

9.**骨骼发育障碍** 各种骨、软骨发育不全等，均有特殊的面容和体态，可选择进行骨骼X线片检查以鉴别。

三、经验体会

应定期对儿童进行生长发育评估，对儿童身高偏离正常，低于正常人群平均身高2个标准差（$-2s$）者或低于第3百分位数（$-1.88s$）者，应行相关检查明确身材矮小的病因，以便早期诊断、早期治疗，改善预后。由于生长激素药物激发试验为非生理性体外动态试验，存在年龄、性发育依赖性变化及激发药物等影响，GH定量精确性、重复性有限，所以诊断GHD时应结合临床症状、体征及骨龄等综合判断。由于患儿就诊时年龄偏小，当身高在$-2\sim3s$时，若生长速度正常（3岁以上＞4cm/a），可继续观察，每$3\sim6$个月测定身高一次，不必治疗。重要的是做好家长的解释工作，不应乱用促生长的药物。当身高＜3s或生长速度＜3cm/a或明显低于第3百分位时，应进一步检查。有人统计，当小儿身高＜第3百分位时，其GHD发生率为32%。明确诊断后应及时治疗。当前由于社会及家庭因素导致患儿精神抑郁致身矮还未受到重视，故医务人员须询问有关病史，以便了解病因，采取正确的治疗方案，使患儿早日恢复正常生长速度。

（陈　曦　张星星）

第七节　先天性甲状腺功能减退症

甲状腺功能减退症（hypothyroidism）简称甲减，是因甲状腺激素产生或分泌减少，或由于甲状腺激素受体缺乏而引起的全身各系统代谢率减低的临床综合征，若始于胚胎期或新生儿期，即称为先天性甲状腺功能减退症（congenital hypothyroidism，CH），各国发病率不一，我国新生儿筛查发病率为1/（2050～5000）。

先天性甲减按病变部位可分为原发性甲减、继发性甲减和外周性甲减。

1.**原发性甲减** 分为散发性和地方性两类。散发性者系因先天性甲状腺发育不良或甲状腺激素合成途径中酶缺陷所造成，大多为散发，少数有家族史。由于甲状腺腺体本身病变引起的甲减，其特点是血促甲状腺激素（TSH）升高和游离甲状腺激素（FT_4）降低。甲状腺先天性发育异常是最常见的病因，包括甲状腺缺如、甲状腺发育不良、单叶甲状腺、甲状腺异位等。甲状腺发育异常病因至今尚不十分明确，8%～10%与基因突变有关，目前已证实三个甲状腺转录因子TTF-1、FOXE1和PAX-8基因突变致使甲状腺发育不良或异位。甲状腺激素合成障碍多见于甲状腺激素合成和分泌过程中酶（碘钠泵、甲状腺过氧化物酶、甲状腺球蛋白、碘化酪氨酸脱碘酶、过氧化氢合成酶等）的基因突变造成甲状腺素合成不足，多为常染色体隐性遗传。地方性甲减多见于甲状腺肿流行的地区，系由于该地区水、土和食物中碘缺乏，甲状腺激素合成缺乏原料碘所致，临床表现常有甲状腺肿大。随着我国碘化食盐的广泛应用，其发病率已明显下降。

2.继发性甲减　亦称中枢性甲减，由于下丘脑和垂体病变引起的促甲状腺激素释放激素（TRH）或者TSH产生和分泌减少所致的甲减。特点为FT$_4$降低，TSH正常或者下降。继发性甲减包括：TSH缺乏（β亚单位突变），腺垂体发育相关的转录因子（PROP1、PIT-1、LHX4、HESX1等）缺陷，TRH分泌缺陷（垂体柄中断综合征、下丘脑病变），TRH抵抗（TRH受体突变）。以TRH不足较多见，TSH单一缺乏者少见，常与生长激素、催乳素、黄体生成素等其他垂体激素缺乏并存，临床上称为多种垂体激素缺乏症。

3.外周性甲减　因甲状腺激素受体功能缺陷，甲状腺或靶器官对甲状腺激素反应低下，包括甲状腺素抵抗（甲状腺β突变或信号传递通路缺陷）、甲状腺激素转运缺陷（*MCT8*突变）等，临床较为罕见。

一、诊断步骤

（一）采集病史

（1）出生史：先天性甲减多见于过期产儿、巨大儿。

（2）对婴儿期患者应注意有无黄疸消退延迟、贫血、喂养困难、嗜睡、哭声低、便秘、腹胀。

（3）应详细询问体格与智力发育情况。

（4）家族史：主要了解母亲的妊娠史，有无甲状腺疾病及甲亢药物服用史；同胞中有无类似患儿。

（5）流行病学史：地方性碘缺乏流行病史，同一地区有无较多的类似患儿。

（二）体格检查

除常规体格检查外，应测身高、上（下）部量、头围，注意体型是否匀称；头面部、皮肤和外生殖器有无特殊表现；婴儿期可有反应迟钝、安静少动、体温不升、皮肤花斑纹、肢端发凉、心动过缓（＜100次/分）、面部水肿、前额多毛、前后囟晚闭、舌体肥厚、脐疝、肌张力低下等表现。儿童期表现为特殊面容及体态、眼距宽、鼻根低平、智力低下、表情呆滞、怕冷、少动、反应迟钝、面部及全身臃肿、身材矮小、脊柱侧弯、假性肌肥大、萌牙延迟、黏液性水肿、腹胀、便秘、贫血、毛发疏/脆/无光泽、皮肤粗糙等，还可有甲状腺肿大。

（三）辅助检查

1.新生儿筛查　生后72h的新生儿干血滴纸片检测TSH浓度作为初筛，TSH＞20mU/L时，再采集血清标本检测T$_4$和TSH以确诊。该筛查方法只能检出TSH增高的原发性甲减，无法检测出继发性甲减及TSH延迟升高的患儿。因此，对筛查结果阴性的临床病例，如有可疑症状，仍可采血检测甲状腺功能。

2.**血清FT$_3$、FT$_4$、TSH测定** 任何新生儿筛查结果可疑或临床可疑的小儿均应检测血清FT$_3$、FT$_4$、TSH浓度。如FT$_4$降低、TSH明显增高，则诊断为先天性甲减；若TSH持续增高、FT$_4$正常，可诊断为高TSH血症。若TSH正常或减低、FT$_4$降低，诊断为继发性甲减。

3.**TRH刺激试验** 对疑有TSH或TRH分泌不足的患儿，可按7μg/kg静脉注射TRH，于注射前30、60、120min分别测血TSH，正常者在注射后20～30min出现TSH升高5～40mU/L，90min后回到基础值。不出现反应峰时应考虑垂体病变；相反，TSH反应峰甚高或持续时间延长，则提示下丘脑病变。

4.**甲状腺球蛋白（TG）测定** TG可反映甲状腺组织存在和活性，甲状腺发育不良患儿TG水平明显低于正常对照。甲状腺摄碘缺乏而TG升高者提示甲状腺组织存在，需考虑TSH受体突变，碘转运障碍或存在母源性TRB-Ab，而非甲状腺发育不良。

5.**甲状腺B超** 可评估甲状腺发育情况，但对甲状腺异位判断不如放射性核素显像。甲状腺肿大常提示甲状腺激素合成障碍或缺碘。

6.**放射性核素检查** 可采用静注^{99m}Tc或^{123}I后以单光子发射计算机体层摄影术（SPECT）检查甲状腺的位置、大小、发育情况及摄取功能。

7.**骨龄测定** 可作为辅助诊断和治疗监测。

8.**其他检查** 中枢性甲减应做其他垂体激素检查，如ACTH、皮质醇、促性腺激素等检查，以及下丘脑－垂体部位磁共振。

二、思维程序（图11-7-1）

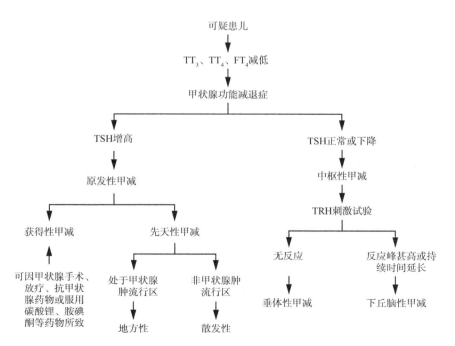

图11-7-1 先天性甲状腺功能减退症临床诊断思维程序

三、经验体会

甲状腺素对人体的生长、成熟，对神经系统与心血管系统的功能状态及某些物质代谢，均有调节和促进作用。甲状腺素不足，可使上述多种生理功能发生障碍，常以某一种功能障碍表现为主，故临床容易误诊。

误诊原因分析：

（1）误诊为贫血：甲减患儿常有贫血。在正常情况下，骨髓造血功能受甲状腺素激化，甲减时骨髓造血受到抑制。同时甲减时胃酸分泌减少、铁及维生素 B_{12} 吸收差，食纳欠佳，可有混合性贫血（缺铁、缺维生素 B_{12}）。严重贫血可掩盖甲减时厌食、畏寒、表情淡漠、虚肿的表现，造成长期误诊。

（2）误诊为佝偻病：甲减患儿身体矮小，运动发育延迟，囟门大、闭合晚，出牙迟，同时合并智力障碍，易误诊为佝偻病，但维生素D、钙剂治疗无效。

（3）误诊为先天性巨结肠：甲状腺素缺乏使肠蠕动减慢，致顽固性便秘、腹胀，特别是年龄较小的患儿，易误诊为先天性巨结肠。

（4）误诊为21-三体综合征：因甲减的特殊面容与21-三体综合征面容相似且均有智力发育落后而误诊，甲状腺功能、染色体检查即可鉴别。

（5）甲减患儿新生儿期生理性黄疸时间延长，对外界反应差，少吃、少哭，体温低，皮肤出现花纹，易误诊为新生儿败血症、病毒性肝炎。若出现黏液性水肿，则又易误诊为新生儿硬肿症。

（陈　曦　张星星）

第八节　甲状腺功能亢进症

甲状腺功能亢进症（hyperthyroidism）简称甲亢，指甲状腺素产生或分泌过多造成的全身各系统代谢率增高的临床综合征，属自身免疫性疾病。儿童甲亢主要见于弥漫性毒性甲状腺肿（diffuse toxic goiter，又称Graves病）。本病可发生于任何年龄，10～15岁为发病高峰年龄，女孩发病率为男孩的5倍。小儿甲亢多为自身免疫性疾病。近年来发现，甲亢有家族发病倾向，与遗传密切相关。儿科常见的诱因为感染、应激、情绪紧张、青春期发育等。甲亢多为缓慢发病，一般从发病到确诊需6～12个月。不同患儿的临床表现和病情轻重差别很大，典型甲亢者表现为基础代谢率高（易激动、食欲亢进而体重不增、多饮、易饥饿、怕热、多汗、心悸、心率＞120次/分、收缩压增高），甲状腺肿（多呈弥漫性轻至中度肿大、表面光滑、质软偏中）和眼病（轻至中度突眼，可单侧或双侧）。本病有一定的自限性，口服抗甲状腺药物治疗的永久缓解率报道不一，50%～66%的甲亢患儿服用药物治疗能使病情缓解。患儿需要抗甲状腺药剂量小，且甲状腺体积显著缩小者预后好，复发少；病程越长疗效越差，停药后复发机会也越大。复发与摄入高碘饮食有关，青春前期、青春期易复发，北京儿童医院报道复发者多为青春期。药物治疗疗程以2～3年为宜，若治疗过程正处于青春期，总疗程可延续到4～5年，以便平稳度过青春期。

一、诊断步骤

（一）采集病史

（1）有无诱因，如上呼吸道感染、猩红热、情绪紧张等。

（2）有无心悸、多汗、怕热、食欲亢进、消瘦无力、易疲劳、烦渴多尿、大便次数增多、舌（手）颤抖。

（3）若以甲状腺肿大或突眼为主诉，应询问患病初期有无记忆力减退、学习成绩下降、情绪异常、敏感等表现。

（4）母亲妊娠期有无疾病史或服药史。

（5）家族中有无类似病史。

（二）体格检查

（1）有无眼球突出，单侧还是双侧。

（2）有无甲状腺肿大，并确定其程度和性质。是否可扪及甲状腺部位震颤或听到血管杂音。

（3）有无收缩压增高、脉压增大，有无心脏扩大、心率增快、心律失常，有无心尖部杂音等体征。

（4）有无舌、手震颤。

（三）辅助检查

1.基础代谢率（BMR）增高　BMR（%）＝脉搏/分＋脉压－111（Gale法），正常值±15，甲亢患儿多为15%～30%，重症者高达60%。5岁以上儿童测定较有意义，应多测几次，如由负值低限升至正值高限亦有诊断价值。

2.血清甲状腺激素水平　血清TT_3、FT_3、TT_4、FT_4水平增高，FT_3、FT_4水平不受甲状腺结合球蛋白（TBG）的影响，较TT_3、TT_4更能准确反映甲状腺的功能状态。但是，在不存在TBG影响因素的情况下，仍然推荐测定TT_3、TT_4，因二者指标稳定，可重复性好。血TT_3、FT_3升高而TT_4、FT_4正常时对甲亢早期诊断更有意义，反映甲状腺功能已经不正常。同时应考虑T_3型甲亢的可能。

3.血TSH浓度　一般甲亢时TSH降低，但垂体性甲亢TSH不降低或者升高。一般试剂盒，只测得＜4～5mU/L的TSH值，超敏感TSH（sTSH）可测到0.02mU/L。对临床症状轻的或亚临床型甲亢诊断更有意义。治疗中若TSH＞10mU/L表示治疗过度。

4.甲状腺自身抗体　甲状腺刺激抗体（TSAb）或TSH受体抗体（TRAb）阳性提示病因是Graves病。TRAb对新生儿甲亢也有预测作用。甲状腺过氧化物酶抗体（TPOAb）和甲状腺球蛋白抗体（TCAb）的阳性率在Graves病患儿升高，有助于确定自身免疫性甲状腺疾病。

5.甲状腺影像学检查　甲状腺彩超可检测甲状腺的大小、有无结节，甲亢患儿可见甲状腺腺体呈弥漫和局灶性回声减低，在低回声处血流明显增高。甲状腺核素静态显像主要用于对可触及的甲状腺结节性质的判定，对多结节性甲状腺肿伴甲亢和自主高功能腺瘤的诊断意义较大。

6.TRH兴奋试验 静脉注射TRH（按7μg/kg），注射前及注射后15、30、90、120min分别测血TSH，正常30minTSH升高5～40μU/L，甲亢时过多 T_4 抑制TSH分泌，TSH不增高或低于正常。

二、思维程序（图11-8-1）

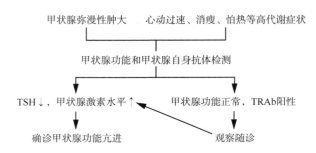

图11-8-1 甲状腺功能亢进症临床诊断思维程序

三、经验体会

因甲亢是影响多系统的疾病，故症状可多种多样。甲亢早期或不典型病例甲状腺不肿大而又无突眼征时更易误诊。典型甲亢有高代谢症状、甲状腺肿大及突眼征等容易识别，但不典型者既无突眼和甲状腺肿大，高代谢症状又不明显，而以某一系统的表现为突出表现者容易误诊，因此在诊治过程中遇有以下情况应怀疑甲亢：①原因不明的持续性心动过速、心脏扩大、心力衰竭而无明显器质性杂音；②近期体重下降明显伴低热多汗者；③反复腹泻伴明显消瘦者；④不明原因出现精神、神经症状；⑤白细胞下降且病因不明者。

常见的误诊疾病有以下几种。

（1）心脏病：甲亢致代谢亢进，组织耗氧增加，致心脏负担过重，另外甲状腺激素对心脏的作用或通过肾上腺能的活性，加强心脏对儿茶酚胺的敏感性或直接兴奋腺苷环化酶系统，影响心脏的收缩力及收缩程度，患儿出现心悸、胸闷、心动过速、心律失常易误诊为心肌炎。心脏增大伴心力衰竭又可诊断为扩张型心肌病而忽视甲亢。

（2）甲亢患儿代谢旺盛，肠蠕动亢进，大便次数增多，易误诊为胃肠功能紊乱。

（3）甲亢患儿以神经过敏、急躁、情绪不稳定、失眠、坐立不安等神经系统为主要症状时易误诊为神经官能症。

（4）以低热、消瘦为主要表现易误诊为结核病。

（5）同时伴有其他疾病，症状体征相互交叉而导致误诊。

（陈 曦 张星星）

第十二章 神经系统疾病

第一节 感染性脑膜炎

感染性脑膜炎（infective meningitis）是指病原体（细菌、病毒、真菌和寄生虫等）感染所致软脑（脊）膜炎症，是常见的中枢神经系统感染性疾病，包括化脓性脑膜炎、病毒性脑膜炎、结核性脑膜炎及真菌性脑膜炎等。

化脓性脑膜炎（purulent meningitis）简称化脑，是由各种化脓性细菌感染引起的脑膜炎症。许多化脓菌都能引起脑膜炎，而不同地区的流行病学不同。在我国，肺炎链球菌、流感嗜血杆菌及脑膜炎双球菌引起的化脑占小儿化脑的65%以上。在欧美各国，流感杆菌脑膜炎所占比例较高。不同年龄小儿感染的致病菌也有很大差异。我国新生儿化脓性脑膜炎以大肠杆菌、变形杆菌、B族溶血性链球菌、金黄色葡萄球菌等多见，欧美国家以无乳链球菌、大肠杆菌、肺炎链球菌、李斯特单胞菌等为主；婴幼儿以肺炎链球菌、流感嗜血杆菌、脑膜炎双球菌多见；年长儿则以脑膜炎双球菌、肺炎链球菌多见。机体的免疫状态也与致病菌密切有关。由于小儿机体免疫力较弱，血脑屏障功能发育未完善，故细菌容易侵入神经系统而发病。原发性免疫缺陷病、长期应用肾上腺皮质激素或免疫抑制剂者易继发本病，并以葡萄球菌、铜绿假单胞菌及变形杆菌多见。任何年龄均可发病，90%以上的病例在出生1个月至5岁发生。本病病情严重，进展迅速，任何不应有的延误治疗或不恰当的用药对预后均有不良影响。故一旦有可疑病例，要尽早行脑脊液等相关检查以明确诊断，选择合理的抗生素并进行彻底的治疗。目前，本病发病率较高，发达国家中总病死率为5%～7%，婴幼儿病死率仍高达20%～30%，欠发达国家更甚。部分幸存者留有后遗症，如视力损害、感音神经性耳聋、智力低下、癫痫及肢体瘫痪等。

病毒性脑膜炎（viral meningitis）又称无菌性脑膜炎或浆液性脑膜炎，系由多种病毒感染引起的脑膜炎症。临床上以柯萨奇病毒和埃可病毒感染最常见。肠道病毒引起的病毒性脑膜炎以夏秋季多见；腮腺炎病毒脑膜炎冬春季节多见；淋巴细胞脉络脑膜炎则以冬季较常见；而单纯疱疹病毒脑膜炎无明显季节性。本病病前常有上呼吸道感染和肠道症状或全身不适、咽痛、恶心、呕吐、嗜睡、怕光、颈背痛、肌痛或寒战、腹泻等前驱症状。起病急骤，以头痛、发热、颈项强直等脑膜刺激征为主要症状，严重者出现抽搐，甚至数小时内昏迷。而且，不同病毒感染可伴发一些特异表现。在埃可病毒感染时颊部黏膜可有灰白斑；在某些柯萨奇病毒和埃可病毒感染时有局部或多处红斑；HIV感染时可有关节痛和淋巴结大；柯萨奇病毒感染可有心肌炎和肌痛。根据急性或亚急性起病、临床表现，以及脑脊液检查结果，如外观清亮，细胞数正常或轻度增高，糖、氯化物正常，脑脊液细菌培养阴性等可做出初步诊断，病毒学检查有确诊价值。治疗主要采取对症处理。病毒性脑膜炎为儿科常见疾病，病情轻重不一，轻者预后一般良好。临床恢复在1～2周内，脑脊液内单核细胞增多可持续数周。但有报道认为，有肌痛、疲乏无力等症状者恢复需1年左右。而且发现婴儿期发病者，智商低、语言表达能力差于同龄人。也有报道腮腺炎病毒感染后脑积水发生率高。危重者呈急进性过程，可导致死亡及后遗症。

结核性脑膜炎（tubercular meningitis）简称结脑，是由于结核杆菌侵犯脑膜引起的非化脓性炎症，是小儿结核病中最严重的一种类型。常在结核杆菌感染后1年内发病，尤其是在初染结核3～6个月最易发生结脑。结脑多见于3岁以下婴幼儿，约占60%，是小儿结核病死亡的主要原因。本病一般亚急性或慢性起病，有头痛、呕吐和脑膜刺激征阳性，以及脑神经麻痹、癫痫、肢体瘫痪等，多伴有发热、盗汗、乏力等结核中毒症状。早期诊断和治疗可提高疗效和降低死亡率。目前，本病的诊断主要依靠病史和脑脊液、胸片、头颅CT等检查。典型的结脑依据临床表现及典型的脑脊液改变可以初步诊断，如脑脊液PCR、抗结核抗体阳性可以确诊。不典型病例应结合结核接触史（约63%的病例有结核接触史，尤其是家庭内开放性肺结核患儿接触史，对小婴儿的诊断尤有意义）、既往结核病史，尤其是1年内发现又未治疗者对诊断有重要意义。近期患麻疹、百日咳等传染病，常为结核病恶化的诱因。结脑患儿绝大多数未接种卡介苗。最可靠的诊断依据为脑脊液中找到结核杆菌。本病成人病死率为15%，儿童死亡率更高。常见的后遗症有脑积水、脑神经瘫痪、惊厥发作、智力障碍、肢体瘫痪及垂体功能不足等。其预后与下列因素有关：①治疗早晚，因抗结核药物能有效杀灭结核杆菌，故强调早期诊断和治疗；②结脑的病期，疾病早期预后好；③年龄，小婴儿起病急、变化快，病死率高；④结核菌耐药性，原发耐药菌株已成为影响预后的重要因素。

真菌性脑膜炎（fungal meningitis）为常见的中枢神经系统真菌病。本病好发于机体抵抗力下降，长期大量使用肾上腺皮质激素、免疫抑制剂及抗生素等药物，或患有淋巴肉瘤、网状细胞肉瘤、白血病、结节病、结核、肝硬化、糖尿病、肾脏疾病、系统性红斑狼疮、获得性免疫缺陷综合征等病患者。常见的侵入中枢神经系统的真菌有隐球菌、白色念珠菌、毛霉菌、曲霉菌、球孢子菌、酵母菌、组织胞浆菌、放线菌等，其中最常见的为隐球菌。本病起病隐袭，进展缓慢，早期多无或有不规则低热或有轻度间歇性头痛，而后逐渐加重，但仍可缓解，经常反复发作。颅内压增高明显时头痛剧烈，可伴有恶心、呕吐，眼底检查约30%的患儿有明显的视盘水肿，可伴有出血和渗出。而1/3左右的患儿入院时已有意识障碍，表现为嗜睡、昏睡及昏迷等，晚期有抽搐。部分患儿有精神症状。约1/3的病例锥体束征阳性，少数有偏瘫（7%）。20%～30%的病例有脑神经损害。以视神经、动眼神经、展神经、面神经及听神经受累为主，其中视神经受损最多见，如视物模糊、视力减退甚至失明。慢性病例脑底蛛网膜粘连，脑脊液循环受阻而致脑积水。本病的病程长短不一，短者病情逐渐加重，在数月内死亡，长者病情反复缓解、复发使病程迁延多年，亦有自发缓解而痊愈的个例报告。本病预后差，如不治疗几乎全部死亡，经适当治疗后，其病死率约25%。幸存者常遗留视神经萎缩、脑积水、性格改变及智力低下等后遗症。

一、诊断步骤

（一）采集病史

（1）起病时情况：起病急缓，发病时间，病前有无上呼吸道感染、皮肤破损、脓疱疖肿，有无耳流脓史，有无麻疹、水痘病史。

（2）中毒症状：有无畏寒、高热、精神委靡等全身感染中毒症状；有无低热、盗汗、乏力、食欲下降等结核中毒症状。

（3）神经系统症状：有无头痛、呕吐、视盘水肿等颅高压症状；病初有无性格改变，有无惊厥、意识障碍、精神异常表现；婴幼儿有无尖叫，嗜睡或烦躁交替出现；有无口唇发绀、呼吸节律改变；有无视力下降、复视及听力减退；四肢肌力、肌张力有无改变；大小便有无失禁。

（4）既往有无结核病史及结核接触史，详细的诊治经过。

（5）家族中有无结核病及反复咯血的患儿。

（二）体格检查

1.头面部检查 注意有无头皮破损，观察头围的大小，前囟有无隆起或饱满，骨缝有无增宽；外耳道有无流脓，双瞳孔的大小、对光反射，有无复视、视盘水肿等。

2.神经系统检查 注意神志变化，有无脑膜刺激征，如颈项强直、克氏征、布氏征；有无脑神经损伤，如面瘫、视力障碍、斜视、肢体瘫痪及感觉障碍等；注意四肢肌张力，腱反射是否存在，有无巴氏征等病理反射。

3.其他 皮肤有无皮疹、瘀点、瘀斑，有无卡痕及局部感染灶。

（三）辅助检查

1.血常规 化脑急性期白细胞数增高，中性粒细胞明显增高；病毒性脑膜炎及结脑早期白细胞数可正常或轻度增高。

2.降钙素原、CRP 相较于病毒性脑膜炎，化脑降钙素原与CRP均明显增高，具有一定的辅助诊断意义。

3.脑脊液检查 见表12-1-1。

4.结核菌素试验 结脑可呈阳性反应，但病情重、免疫力低下、结脑晚期者可呈阴性反应。

5.病原学检测 血清、脑脊液病毒及结核杆菌抗体测定，阳性者有助于脑膜炎的诊断；隐球菌乳胶凝集试验及胶体金免疫层析法诊断隐球菌脑膜炎的敏感性及特异性均较高；细菌、真菌培养及PCR定量测定结核杆菌DNA可用于明确病原体。

6.头颅CT或MRI 对化脑确诊无诊断学意义。但治疗效果不佳、头围增大、有神经系统并发症时行CT或MRI扫描，可见脑室扩大、硬膜下积液、脑脓肿等表现，脑室管膜炎时脑室周围低密度。对结脑患儿可显示结核瘤、脑基底池渗出、脑实质病变及脑室扩大等，后期还可见脑底池多发、散在的不规则钙化。新型隐球菌脑膜炎患儿可发现脑及脊髓的肉芽肿病变。

7.X线检查 胸片、脊椎照片若发现结核病灶有助于结脑的诊断。

二、思维程序

1.确定是否为脑膜炎 判断依据：

（1）感染中毒症状。

表 12-1-1　脑脊液的正常值及某些疾病时的改变

情况	压力（kPa）	外观	细胞数（×10⁶/L）	蛋白质（g/L）	糖（mmol/L）	氯化物（mmol/L）	其他试验	评价
正常	0.69～1.96（新生儿 0.29～0.78）	清亮	0～5（小婴儿 0～20）	0.2～0.4（新生儿 0.2～1.2）	2.8～4.4（为血糖值的 2/3）。抽搐后可增加	婴儿（111～123）儿童（118～128）	CSF IgG/血清 IgG＜0.7，LDH 2～27U/L，潘氏试验阴性	小样儿或早产儿在第一个月内 CSF 蛋白质可达 1700mg/L
急性细菌性脑膜炎	高，可达 1.96～7.35	浑浊到脓样	数百至数万，常数千，偶尔＜100，多核细胞为主	1～5，偶尔＞10	明显减低（＜2.2）甚至测不到	正常或稍低	细菌涂片和培养可发现细菌。潘氏试验阳性或强阳性，LDH＞24U/L	早期葡萄糖可以正常，可作免疫荧光试验
结核性脑膜炎	常升高，阻塞时低	微浑浊，磨玻璃样	数十至数百，淋巴细胞为多数，早期中性粒细胞占多数	增高，阻塞时显著升高	减低	减低	涂片可发现抗酸杆菌。PPD-IgG，IgM 可阳性，CSF 培养结核菌阳性，ADA 增高，潘氏试验阳性或弱阳性	注：常合并细菌性脑膜炎
真菌性脑膜炎	升高	微浑浊	数十至数百，粒细胞较多，以后淋巴细胞占多数	升高（常＞2）	减低	减低	CSF 墨汁染色可找到球菌，抗体及真菌培养阳性，潘氏试验弱阳性	多数发生在衰弱、免疫抑制状态或肿瘤治疗的患儿
病毒性脑膜炎	正常或轻微升高	清亮	0 至数百，多数为淋巴细胞，早期中性粒细胞占多数	正常或稍高（＜1）	正常，流行性腮腺炎引起时，糖较低	正常	CSF、大便、病毒培养可阳性，抗体阳性，潘氏试验阴性或弱阳性	急性期和恢复期抗体滴度。腮腺炎时淋巴细胞可达 1000×10⁶/L，血清淀粉酶升高

（2）中枢神经系统功能改变。

（3）颅内压增高的表现。

（4）脑膜刺激症状。

2. 确定为哪一种类型的脑膜炎　包括病毒性脑膜炎、化脑、结脑或隐球菌脑膜炎，主要根据病史、临床表现、脑脊液检查及头颅CT等进行判断。

（1）病毒性脑膜炎：急性起病，有发热、头痛、呕吐及某些病毒感染的有关症状，有脑膜刺激症状，脑脊液压力正常或稍高，白细胞数、蛋白质正常或轻度增高，糖、氯化物正常，细菌、真菌涂片染色及培养阴性，病毒分离阳性可确诊。

（2）化脑：急性起病，有局灶或全身化脓性感染病史，有畏寒、高热、全身不适等感染中毒症状，脑膜刺激征阳性，伴或不伴神经系统的局灶症状，脑脊液白细胞数增高，以多核细胞为主，糖含量降低，蛋白增高应考虑化脑的诊断，但确诊需血或脑脊液细菌培养阳性。值得注意的是，婴幼儿化脑起病一般较隐匿或不典型，往往因为骨缝、前囟未闭合而缓冲颅内压，使颅高压症状及脑膜刺激征不明显，仅有感染中毒症状，临床需严密观察，详细询问病史并进行神经系统体格检查。

（3）结脑：亚急性或缓慢起病，有头痛、呕吐等颅高压症状，脑膜刺激征阳性，以及脑神经麻痹、癫痫、肢体瘫痪等。往往伴有低热、盗汗、乏力、食欲下降等结核中毒症状，既往有结核病史或密切结核接触史。身体其他部位，如肺部、脊柱找到结核病灶可帮助诊断。脑脊液压力升高，外观多呈磨玻璃样，静置24h后有薄膜形成。白细胞增多，以淋巴细胞为主，糖和氯化物降低，蛋白质含量中度增高，头颅CT或MRI发现结核瘤、颅底增生性脑膜炎、钙化灶等可帮助诊断。脑脊液中PPD-IgM、IgG阳性，培养出抗酸杆菌或脑脊液结核杆菌PCR检测阳性可确诊。

（4）隐球菌脑膜炎：病史中有基础疾病或长期应用大量激素与免疫抑制剂或抗菌药物。起病隐袭，逐渐加重，可以自行缓解，但经常反复发作。颅高压症状明显，有脑膜刺激征，常伴有视力障碍及脑神经受损，脑脊液检查糖较结脑降低更显著。脑脊液墨汁染色或真菌培养找到隐球菌可以确诊。

三、经验体会

发热、头痛、恶心、呕吐，具有脑膜刺激征表现，脑脊液细胞数不同程度增高为各种脑膜炎共有的临床表现，因此对脑膜炎的典型病例诊断并不困难，但临床上往往有许多非典型病例不易诊断。尤其是近年来由于抗生素、免疫抑制剂、抗代谢药物等的广泛应用，对机体和病原体均产生一定的影响，从而改变了脑膜炎的临床表现及实验室检查的特点，造成了本病诊断的延误或漏诊。另外，某些新生儿、婴幼儿、感觉迟钝及精神障碍的患儿，虽患脑膜炎但临床表现与脑膜刺激征可不明显，因而也增加了诊断的困难，加上有些全身性疾病有时也可以有"脑膜炎"的表现，因此对拟诊病例要详细询问病史，综合分析，全面的体格检查，重点是脑脊液的检查应从多方面着手，包括细菌学及免疫学方面的检查，以正确判断病因及临床诊断，指导临床及时正确治疗。

临床症状及脑脊液改变不典型时，化脑、结脑、病毒性脑膜炎、隐球菌脑膜炎等常难以区分。如婴幼儿急性起病的结脑易被误诊为化脑；而治疗不彻底的化脑脑脊液细胞数不甚高时，又易误诊为结脑，应注意鉴别。化脑病变主要在脑顶部，临床少见脑神经瘫痪，但重要鉴别点是脑脊液检查。化脑脑脊液外观浑浊，细胞数多＞$1000×10^6$/L，以中性粒细胞为主，涂片或培养可找到致病菌，鉴别一般不难。但治疗不彻底的化脑脑脊液改变不典型，单凭脑脊液检查有时很难与结脑鉴别，应结合病史、临床表现和其他检查结果分析。如PCR技术测脑脊液中结核菌体DNA既敏感又有特异性，可帮助早期诊断。另外，不规则治疗后的化脑，可有类似病毒性脑膜炎的脑脊液改变，此时脑脊液特殊抗原鉴定及细菌涂片和培养可资鉴别。

（刘利群 李杏芳）

第二节 脑 脓 肿

由于化脓性细菌侵入颅内，引起脑组织化脓性炎症，并形成脓腔者即称为脑脓肿。脑脓肿的原因包括脑膜炎、慢性中耳炎、乳突炎、鼻窦炎、面部软组织感染、牙周炎、眼部蜂窝织炎及右向左分流型先天性心脏病，尤其是法洛四联症，有10%～15%的患儿可明确病因，脑脓肿多见于两大脑半球，约80%位于额叶、顶叶及颞叶，脑脓肿多为单发，约30%为多发且累及一叶以上的脑组织，额叶脓肿多由鼻窦炎、眼部蜂窝织炎扩展引起，而颞叶或小脑脓肿多与慢性中耳炎及乳突炎有关。根据动物实验和观察证实，脑脓肿的形成分为四期：①初期脑炎，致病微生物进入脑内1～3天；②晚期脑炎，4～9天；③10～13天为早期脓肿壁形成；④14天以后为晚期脓肿壁形成。临床所见的脑脓肿，大约需2周时间才能形成完整的脓肿壁。由于CT、MRI的广泛应用，强有力抗生素的使用，以及及时的外科手术，本病的病死率明显下降至5%～10%，住院期间死亡的主要原因是多发性脓肿、昏迷及缺乏CT检查。50%的存活者可有后遗症存在，包括轻度偏瘫、惊厥、脑积水、脑神经损害、行为异常及学习困难等。

一、诊断步骤

（一）采集病史

（1）起病的年龄：儿童脑脓肿好发年龄为4～8岁。
（2）有无化脓性感染病灶或右向左分流型先天性心脏病存在。
（3）在病程中是否曾有全身感染的表现，如发热、畏寒等。
（4）有无颅内占位病变的表现：患儿可出现时轻时重的头痛、呕吐或局限性癫痫。

（二）体格检查

脑脓肿初期的炎症过程中有脑膜受累，故有脑膜刺激征、颈项强直，婴儿可有嗜睡、意识障碍、前囟膨隆，常伴抽搐，不同位置的脑脓肿可出现相应的局限性体征，如偏瘫、失语或运动失调、眼球呈粗大的震颤，第Ⅲ、Ⅳ对脑神经麻痹。颅内压增高可引起生命体征改变，如脉搏缓慢、血压升高、呼吸变慢等，半数患儿有视盘水肿。

（三）辅助检查

1.血常规　急性期有白细胞增多，中性粒细胞可达$10×10^9/L$。

2.脑脊液检查　压力增高，但亦有压力正常者，如有视盘水肿，腰穿应列为禁忌。伴有化脓性脑膜脑炎时，脑脊液细胞数可明显增高，达数百（$×10^6/L$）至数千（$×10^6/L$），以中性粒细胞为主，而在脓肿包膜形成期细胞数仅轻度增加，为$50×10^6/L \sim$ $100×10^6/L$，且以淋巴细胞为主。脑脊液蛋白质含量增加，常达$1 \sim 2g/L$，甚至更多，而糖和氯化物无明显改变。细菌培养阳性率低，以葡萄球菌和链球菌常见，国内外文献报道，近年来厌氧菌所致脑脓肿发生率有所上升，达$17\% \sim 32\%$。

3.CT扫描　对脑脓肿有确诊价值。脑膜脑炎期：CT表现为界限不清、形态不规则、密度不均匀的低密度区，增强后可见斑点状或脑回样增强。化脓期：CT表现为不规则低密度区，密度不均匀，无环状影，病灶周围水肿明显，可引起中线移位，增强后有不规则环形增强影。包膜形成期：CT可见病灶中心为均匀低密度区，周围环形高密度影，增强后环形影明显增强，厚薄较均匀，形态规则完整。破入脑室的脑脓肿，通常在CT上发现脑室旁脓肿壁较薄，以及脑室壁局部强化。

4.MRI检查　脑脓肿在MRI图像中呈占位性病变。脑膜脑炎期：MRI在T_1WI表现为边界不清的低信号区，T_2WI为片状高信号区，与周围水肿区融为一体，注射Gd-DTPA后呈不规则强化。化脓期：MRI在T_1WI为低信号，T_2WI为高信号，增强后呈不规则强化。包膜形成期：MRI显示包膜在T_1WI为等信号或略高信号，T_2WI呈高信号，增强后表现为完整、薄壁、厚度均一的环形强化。

二、思维程序

急性起病者有发热等全身症状，有脑膜炎症样的表现，以后有持续颅内压增高和脑部局灶功能受损的症状、体征，有时出现癫痫发作，脑脊液压力增高，其中有或多或少的白细胞，蛋白质含量增高，脑电图示局灶异常，CT或MRI示明确的占位性病变，增强CT可见环形强化。结合患儿有中耳炎、乳突炎或鼻窦炎、脓毒血症病史，可做出诊断。不典型的慢性多房性脓肿要注意与胶质瘤鉴别。

三、经验体会

典型的脑脓肿具有三类临床表现，即全身中毒症状、颅内压增高症状、局限性定位体征，但脑脓肿的部位和大小，致病菌的毒力，患儿的机体反应决定了本症临床表现呈多样性，从而给诊断带来一定的困难。根据国内肖静等报告，儿童脑脓肿37例中，具有发热、头痛及神经系统定位征者仅占27%，本组病例65%体温始终正常，头痛占49%，神经系统定位体征占30%，故临床应当高度警惕不典型脑脓肿，同时脑脓肿应与原发性癫痫相鉴别，在本组37例患儿中20例首发症状为癫痫样发作，其中13例（占35%）无感染、颅高压及神经系统定位体征。对于儿童尤其是婴幼儿的脑脓肿，由于临床症状及体征不典型，更易误诊，故临床医师对于此病要有高度的警惕性。CT及MRI增强扫描是诊断脑脓肿的最可靠的方法，应正确地采用此方法，对于无热惊厥的小儿也应常规行头颅影像学检查以免延误诊治。

（毛定安　龚潇湘）

第三节　瑞氏综合征

瑞氏综合征（Reye syndrome）亦称急性脑病并内脏脂肪变性综合征，是一种可逆性和自限性疾病，其基本病变是急性脑水肿与弥漫性肝脂肪浸润，1963年由Reye等首次报告，本病患者以小儿为主，但成人亦可发病。近年来本病的发病率有逐年减低的趋势，主要可能与阿司匹林等水杨酸制剂使用减少，以及不少在临床上酷似瑞氏综合征而实际上为遗传代谢病很快得到确诊有关。目前将瑞氏综合征定义为：急性脑病合并以肝脏为主的内脏脂肪变性综合征，血清转氨酶浓度超出正常值3倍以上，或者有典型的肝脂肪浸润病理改变。对于本病的诊断须根据临床、生物化学及组织病理学三方面综合诊断。

一、诊断步骤

（一）采集病史

（1）起病的年龄、起病的缓急，近日有无上呼吸道感染病史或水痘史。

（2）有无前驱病症状已减轻或消退后突然出现频繁呕吐。

（3）有无急性脑病的症状，如发展迅速的意识障碍以至深度昏迷、惊厥、中枢性呼吸衰竭等症状。

（4）既往有无类似病史，家族成员中，特别是兄弟姐妹中有无类似疾病史。

（二）体格检查

瑞氏综合征突出的体征为意识障碍和颅内压增高，轻者表现为对外界反应淡漠、定向力丧失，重者出现昏迷，对疼痛刺激反应迟钝，甚至去皮质强直、角弓反张，或对光反射及腱反射消失，肝脏轻至中度增大，但质地多较韧或硬。无黄疸和脾大是本病的特征之一。

（三）辅助检查

1.血清酶学检查　血清转氨酶明显升高，尤其是谷丙转氨酶，2～7天内多恢复正常，此外，肌酸磷酸激酶、乳酸脱氢酶和胰淀粉酶活性均可增高。

2.血糖和血氨检查　部分患儿血糖＜2.8mmol/L，血糖降低程度与病情严重度有关，但应注意在静脉输注葡萄糖前取血。该病早期血氨即明显增高，可达176μmol/L左右，2～3天后降至正常。

3.凝血酶原时间　本病早期凝血酶原时间延长。

4.脑脊液检查　是诊断本病的重要标准之一。本病脑脊液检查外观透明，脑脊液压力增高，糖随着血糖减少而降低，细胞数与蛋白质正常。

5.血气分析　多有代谢性酸中毒表现，pH降低，HCO_3^-降低。

6.肝组织活检　对本病有确诊价值。整个肝小叶均呈脂肪浸润、变性，而无明显的肝细胞坏死或炎症。

二、思维程序

（一）诊断

目前瑞氏综合征的诊断多采用排他性诊断，即根据下列四项标准：①急性非炎性脑病，脑脊液检查除压力大都增高外，其余均正常；②同时出现一过性肝功能异常，即转氨酶、血氨或凝血酶原大于或等于正常值上限3倍以上；③肝脂肪变性；④不能用其他原因解释者。

（二）瑞氏综合征的诊断程序（图12-3-1）

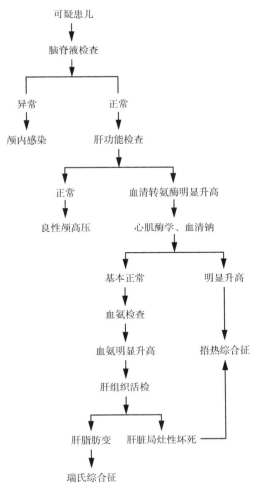

图12-3-1　瑞氏综合征临床诊断思维程序

三、经验体会

确诊本病的唯一特异性诊断标准是肝活检电镜检查，因受条件限制很多医院目前仍不能开展该项检查，除电镜检查外的诊断标准缺乏特异性，与某些遗传代谢性疾病很难区别，给诊断带来很大的困难，因此临床工作中考虑诊断瑞氏综合征要排除瑞氏综合征样表现的疾病。例如，①代谢性疾病，如尿素循环酶系统的缺陷（鸟氨酸氨甲酰基转移酶缺乏等），全身性肉碱缺乏症，一些有机酸尿症，中链和长链脂肪酸酰基辅酶A脱氢酶缺陷等。②神经系统感染与中毒。除上述疾病外，与本病症状最相似的是婴儿捂热综合征，笔者所在科曾将一例婴儿捂热综合征误诊为本病。婴儿捂热综合征的特点：①多见于幼婴，发生于冬春季，起病急骤且多在清晨。②除急性脑病、高热或体温不升及多汗外，常见呼吸循环衰竭，肝大或DIC，可有腹泻，大便隐血可呈阳性。③高钠血症、代谢性酸中毒和转氨酶增高都很突出，也可见高氨血症，肌酸磷酸激酶明显增高是婴儿捂热综合征的特征。④尸检除见脑水肿及内脏广泛性坏死，肝内常见弥漫性脂肪浸润及反应，但多伴局灶性坏死。由于瑞氏综合征时肝内无任何坏死或炎性变，一旦出现，可除外瑞氏综合征。通过详细询问病史、体格检查及实验室检查可区别两者。此外，瑞氏综合征与中枢神经系统感染的鉴别主要通过脑脊液是否有炎症改变；与中毒性脑病的主要鉴别点为中毒性脑病不伴内脏脂肪变性，生化检查无血氨增高等，如治疗及时，一般病程较瑞氏综合征短。

（毛定安　龚潇湘）

第四节　颅内肿瘤

颅内肿瘤包括起源于颅内各种组织的原发性肿瘤和由自体其他部位肿瘤转移到颅内的转移性肿瘤。小儿颅内肿瘤是儿童时期最常见的肿瘤之一，其发病率仅次于白血病，小儿颅内肿瘤占全部颅内肿瘤的比例，国外统计为8%～26.5%，国内统计一般为15%～20%。小儿颅内肿瘤以幕下为多，且多位于中线部位，如鞍区、第三脑室前后、脑干、第四脑室、小脑蚓部。就组织学类型而言，小儿颅内肿瘤中神经胶质细胞瘤占70%～86%，发病率前三位分别为星形细胞瘤、髓母细胞瘤、脑干胶质瘤。小儿颅内肿瘤病程较短，早期即可出现头痛、呕吐等颅高压症状，但由于儿童颅骨发育尚不完全，代偿能力较成人强，故局限性神经系统体征较成人少；加之儿童对症状的主观感觉和客观描述能力差，有时容易被家长和医师忽视。故在临床上要提高对本病的认识，争取做到早期诊断，及时治疗。

一、诊断步骤

（一）采集病史

1.起病的年龄　小儿各年龄期均可发生，但高发年龄组为5～8岁。
2.病程的长短　小儿颅内肿瘤病程短至数十天，长达数年。

3.有无颅内压增高、脑干压迫症状及局限性神经系统定位征　头痛、呕吐、视盘水肿及头围增大是颅内压增高的典型征象，是诊断脑肿瘤的重要依据，上述症状可以同时出现，有时只在晚期出现，有的始终不出现。

（1）呕吐：为儿童颅内肿瘤最早最常见的症状之一，反复发作的呕吐可以是儿童唯一的症状。呕吐常呈喷射性，与饮食无关，与剧烈头痛有关。长期呕吐可导致失水、酸中毒及营养不良。幕下肿瘤出现呕吐要比幕上肿瘤早且多，这是由于延髓中枢、前庭、迷走神经等受刺激所致，第四脑室肿瘤较早出现呕吐症状，延髓肿瘤以呕吐及呃逆为突出症状。

（2）头痛：开始为间歇性，以清晨或晚间头痛多见，头痛程度逐渐加重，部位多在额部、枕后及两颞，一般颅后窝肿瘤常引起枕部疼痛，幕上肿瘤常致前额或眼眶部疼痛，婴儿因颅缝未闭，颅内高压可使颅缝分开，故可没有头痛。婴幼儿不能诉头痛，可表现为阵发性哭闹、摇头、双手抱头或打击头部的动作。

（3）视盘水肿：为颅内压增高最重要的客观体征，幕下及中线肿瘤出现视盘水肿较早，幕上的良性肿瘤则出现较晚，视盘水肿持续存在数月以上，视盘逐渐苍白，导致视神经萎缩，出现视力减退，视野向心性缩小。

4.局部症状　肿瘤生长的部位不同，可有不同的临床症状。

（1）癫痫发作：大脑皮质的肿瘤，可致癫痫发作，如额叶、颞叶肿瘤以癫痫大发作为主，而顶叶肿瘤以局灶性发作为主。无发热的抽搐应想到颅内肿瘤的存在。

（2）精神异常：额叶、颞叶肿瘤可表现为精神紊乱。丘脑肿瘤可见情感淡漠、嗜睡、记忆力下降，甚至痴呆。胼胝体肿瘤的精神症状表现突出，易误诊为精神病，可有情感淡漠、嗜睡、性格改变及烦躁。

（3）多饮、多尿、内分泌失调：鞍区肿瘤早期的典型症状是内分泌失调，如女孩可见泌乳、肥胖，男性则为毛发脱落、皮下脂肪增多，下丘脑受损可致多饮多尿、肥胖、月经失调等症状。第三脑室肿瘤除表现出间歇性颅内压增高外，可出现多饮多尿，肥胖或性早熟。

（4）发热：部分肿瘤患儿可有发热。

（二）体格检查

1.头颅增大　多见于婴幼儿及较小的儿童，因小儿颅缝闭合不全，当颅内压增高时可致颅缝分离，而致头围增大，1岁以内婴儿可见前囟增大及头皮静脉扩张，叩诊时可闻及破壶音。

2.颈部抵抗或强迫头位　颈部抵抗多见于颅后窝肿瘤，系因慢性小脑扁桃体下疝或肿瘤生长伸延至枕骨大孔以下，压迫和刺激上颈神经根所致，有导致枕骨大孔疝的危险。颅后窝肿瘤头可向患侧倾斜，以保护脑脊液循环通畅，而第三脑室颅咽管瘤则可呈膝胸卧位。

3.脑神经及肢体瘫痪　可出现复视、眼球不能上视、肢体无力等。

4.共济运动障碍　发生在小脑或脑干部位的肿瘤患儿可出现走路不稳、醉酒步态，同时手握东西不稳或持物左右摇晃。严重者可站不住、坐不稳。

5.意识障碍　轻者表现为淡漠、乏力、嗜睡，重者出现昏迷。

（三）辅助检查

根据上述临床特点，如果考虑患儿有脑肿瘤的可能，应选用下列实验室检查，进一步印证临床症状的分析。

1.脑脊液检查 主要观察脑脊液压力，细胞数及生化测定，有助于颅内炎性病变、血管性病变及某些肿瘤的诊断。但对于有明显颅内压增高的患儿，不宜做腰穿，以免发生脑疝。

2.头颅X线检查 可发现颅缝裂开、指压迹增多、蝶鞍扩大、颅内钙化斑等。

3.脑电图检查 大脑半球肿瘤可有不同程度和范围的异常，颅后窝肿瘤可有弥散性慢波，以枕叶明显。

4.CT 检查 为目前常用的无损伤脑成像术，颅内肿瘤的发现率几乎100%。可判断颅内肿瘤病灶的大小、形态、边缘和结构，并可显示周围脑水肿、脑积水和骨质变化。对颅内肿瘤的定位诊断具有很大价值，部分肿瘤可定性。

5.MRI检查 颅内肿瘤的发现率几乎100%。对脑尤其是颅后窝、脊髓的检查最理想，可清晰显示脂类、出血及血管结构，对颅内肿瘤能做出定位及定性诊断。

6.放射性核素检查 对位于大脑半球且血管丰富的肿瘤有较大的诊断价值。

二、思维程序

根据颅内压增高症状及肿瘤局部症状，结合头颅CT及MRI检查可以提示颅内肿瘤的存在，但要排除脑脓肿、硬膜下积液及血肿、脑寄生虫、脑结核瘤等疾病。

三、经验体会

（1）对小儿颅内肿瘤缺乏警惕，尤其在早期。如小儿头痛、呕吐的症状呈反复发作的倾向，有时症状暂时可缓解。早期性格改变可能没有引起家长的足够重视，这些在询问病史时要详细了解。

（2）对于小儿神经系统检查不仔细，缺乏耐心。尤其当小儿不合作时，医师容易忽视全面的体格检查，故在体格检查中要重点观察和测量头颅大小，检查眼底改变及肢体活动。

（3）仅凭借某一项检查而否定颅内肿瘤的诊断。CT、MRI检查对于颅内肿瘤具有确诊意义，但也存在假阴性，如CT仅能分辨直径0.5cm以上的肿瘤，而MRI检查对中线及颅后窝肿瘤显示得更清晰，两者可通过加强扫描进一步提高阳性率。

（毛定安　龚潇湘）

第五节　急性弛缓性瘫痪

急性弛缓性瘫痪（acute flaccid paralysis，AFP）是指出生时正常、无外伤等诱发因素，急性起病，以肢体运动障碍为主的并伴有肌肉弛缓性瘫痪（软瘫）的病例。为建立敏感的脊髓灰质炎监测体系，以保证AFP病例的大便标本能够按规范的程序进行病毒分离，WHO全球脊髓灰质炎实验室网络于1999年在其所有六个地区正式启动，旨在建立高质量监测、运转系统。虽然近20年来脊髓灰质炎的发病率下降近99%，但在非洲地区及东地中海地区，每年仍有数百例新发病例，其中野生型脊髓灰质炎（wild polio virus，WPV）病例数量可观。AFP病例的监测是消灭脊髓灰质炎工作的关键措施。虽然脊髓灰质炎病例主要发生在小年龄儿童，但也有10%的病例发病年龄为5～15岁。因此为了不漏掉脊髓灰质炎病例，必须对15岁以下的AFP病例进行报告，尤其在消灭脊髓灰质炎的后期更是如此。我国1998～2013年AFP病例监测数据显示，临床诊断脊髓灰质炎病例数呈逐年递减趋势，2013年仅监测到1例。2011～2014年我国15岁以下排除脊髓灰质炎的AFP病因构成依次是吉兰-巴雷综合征、非脊髓灰质炎肠道病毒感染所致AFP、急性横贯性脊髓炎及创伤性神经炎，临床诊断的脊髓灰质炎及疫苗衍生脊髓灰质炎仅有零星报道。面对每一例AFP患儿时，应根据其流行病学特点、临床特征及实验室检查结果进行综合分析，目的是对脊髓灰质炎做出早期诊断，对非脊髓灰质炎AFP患儿尽早明确病因。注意在诊断时，一定要掌握AFP的定义，避免将非AFP病例当成AFP病例报告。

一、诊断步骤

（一）采集病史

1.流行病史 询问发病的季节，有无类似患儿接触史。周围有无类似患儿。

2.现病史 询问起病的缓急，有无前驱期症状，有无诱因（如饱餐、寒冷、剧烈运动后、精神刺激、外伤、肌内注射等），是否发热，是否有感觉异常，是否伴随纳差、恶心、呕吐、腹痛、腹泻等胃肠道症状，是否伴随流涕、咳嗽等上呼吸道感染症状，是否有烦躁不安、嗜睡、头痛、四肢疼痛、颈背强直等症状，是否有排尿、便功能障碍。

3.个人史 有无外伤史，婴儿注意有无出生时窒息、产伤史，疫苗接种史。

4.既往史、家族史 既往有无类似发作史，家族中是否有类似患儿。

（二）体格检查

1.一般情况 注意有无外伤痕迹（如骨折、血肿等），有无发热，有无精神症状，有无关节肿胀。

2.咽部及腹部检查 注意有无咽充血或腹部轻压痛。

3.神经系统检查

（1）判断瘫痪是弛缓性的还是痉挛性的，以及瘫痪的部位，瘫痪是否对称，腱反射是否消失。了解瘫痪恢复的部位，看瘫痪部位肌肉是否萎缩、畸形。

（2）测试瘫痪部位皮肤感觉。

（3）注意有无下列体征：①颈背强直；②三角架征；③吻膝试验；④头下垂征；⑤感觉过敏体征。

（三）辅助检查

1.必须做的检查 血、尿、便三大常规，肝肾功能，血电解质及心电图，X线胸片。

血清学检查（如脊髓灰质炎病毒补体结合试验和中和试验）、病毒分离（从患儿第1周咽拭子、1个月内取大便均可分离到本病毒，亦可从中枢神经系统组织中分离出本病毒）、肌电图。

2.选做的检查 腰穿脑脊液常规检查、脑脊液病原学监测、脑脊液寡克隆区带、CT、肌肉活组织检查及脊髓磁共振（MRI）等。

二、思维程序

（一）临床方面

对于出生时正常、无外伤等诱发因素，急性起病，以肢体运动障碍为主的、伴有肌肉弛缓性瘫痪的病例临床上即可考虑为AFP。注意排除癔症性麻痹。

（二）实验室检查

根据每例AFP的临床特征，及时进行必要的实验室检查，对AFP病因诊断可提出重要依据。首先强调是大便脊髓灰质炎病毒分离，这是一种特异性强、敏感性高的检测方法。首先要对发病2周以内未再服疫苗的AFP患儿，间隔24～48h，收集两份足量（5g以上）大便，4℃以下冷藏保存和带冰运送至合格实验室尽快分离病毒（包括脊髓灰质炎病毒及非脊髓灰质炎病毒、肠道病毒）。其他实验室检查包括：脑脊液（常规及生化），血清酶（AST、CK、LDH），脑脊液和（或）血液中脊髓灰质炎病毒特异性IgM抗体（明确近期无服疫苗史），肌电图，肌肉活组织检查及脊髓MRI等。

（三）AFP的临床诊断与鉴别诊断

AFP病例的诊断要点：急性起病、肌张力减弱、肌力下降、腱反射减弱或消失。引起AFP的疾病诸多，应做好脊髓灰质炎的排除诊断，主要应与临床具备AFP症状的神经系统和肌肉疾病相鉴别。常见疾病包括吉兰-巴雷综合征，非脊髓灰质炎肠道病毒（NPEV）感染所致瘫痪，急性横贯性脊髓炎，损伤性神经炎（臀肌药物注射所致），重症肌无力（全身型），周期性瘫痪，肉毒中毒等。现将所列疾病诊断要点简述如下。

1.脊髓灰质炎 麻痹型中以脊髓型最多见。因脊髓前角细胞受损的部位及范围不同，病情轻重不等。热退后出现肢体和（或）躯干肌张力低下，肢体［和（或）腹肌］不对称（或双侧）弛缓麻痹，腱反射消失。无感觉障碍。重者可伴呼吸肌麻痹，如治疗不当，可导致死亡。发病早期，脑脊液可有细胞数增多，蛋白质正常或轻度增高，称细胞蛋白分离现象。肌电图示神经源性受损，脊髓灰质炎的确诊病例是依据从大便中分离出脊髓灰质炎的野毒株。

2.吉兰-巴雷综合征（Guillain-Barre syndrome，GBS） 是临床上AFP的常见病因之一。其发病机制不明，目前认为其发病与感染及自身免疫有关。近年国内外学者研究发现，在中国北方可见急性运动轴索神经病（AMAN），是GBS的一种亚型，其流行病学、临床特征及实验室检查等方面均与经典GBS、脊髓灰质炎显著不同（表12-5-1）。脑脊液可有蛋白细胞分离现象。肌电图示神经传导速度减慢。

表 12-5-1　脊髓灰质炎、经典 GBS 与急性运动轴索神经病的鉴别

	脊髓灰质炎	经典 GBS （GBS 脱髓鞘型）	急性运动轴索神经病 （GBS 轴索型）
流行病学			
年龄	青少年	各年龄组	青少年
季节	夏季流行、全年散发	全年	夏季
地区	所在地区	所有地区	农村
成群发病	＋	－	－
临床特征			
前驱病	－	2/3 病毒感染	1/3 病毒感染
起病时发热	＋	－	－
肌肉疼痛	＋	－	－
虚性脑膜炎	＋	－	＋
对称性	－	＋	＋
眼外肌无力	－	±	±
辅助呼吸	＋	＋	＋
软弱无力	＋	＋	＋
感觉丧失	－	＋	－
腱反射消失	＋	＋	＋
腱反射亢进	－	－	恢复期可＋
巴氏征	－	－	－
恢复情况	多变	好	好
实验室检查			
血常规	白细胞↑	正常	正常
脑脊液蛋白质	晚期↑	晚期↑	晚期↑
脑脊液细胞计数	早期↑	正常	正常
电生理诊断学			
感觉动作电位	正常	异常	正常
运动传导			
远端电位	正常	异常	正常
CMAP 振幅	↓	降低或正常	↓
速度	正常	降低或正常	正常
F 波潜伏期	正常	异常	缺如或正常
去神经电位	早	晚	早
病理改变	前角运动神经元破坏	周围神经炎症性脱髓鞘改变	周围神经沃勒样变性

注：GBS 为吉兰－巴雷综合征。

3. 急性横贯性脊髓炎　发病早期由于处于脊髓休克期，表现为肌张力低、腱反射消失，可有感觉障碍平面及括约肌功能障碍。一般经过 3 ～ 4 周随休克期解除后，逐渐变为痉挛性麻痹，表现为肌张力增高、腱反射亢进、病理反射阳性。必要时做脊髓 MRI 检查有助于明确病因。

4. 非脊髓灰质炎肠道病毒感染　非脊髓灰质炎肠道病毒如柯萨奇病毒 A4、7、9 型，B2、3、4、5 型，或埃可病毒 1、2、4、6、7、9、11、16、18、30 型，或肠道病毒（enterovirus，EV）70、71 型，另外，还有一些病毒如腮腺炎病毒、单纯疱疹病毒、圣路易脑炎病毒、西方马脑炎病毒，也可能引起 AFP。一般瘫痪范围小，症状轻，60 天后残留瘫痪较少。但少数病例瘫痪症状可能很严重，根据临床症状难以与脊髓灰质炎鉴别，最后确诊依据为病毒分离。

5. 创伤性神经炎（臀肌内注射药物所致）　多因注射药物刺激坐骨神经分布区域，

患儿可出现坐骨神经分支即腓总神经和（或）胫神经麻痹，以腓总神经受累为主，易出现胫前肌麻痹导致足下垂，胫神经受累为主可出现腓肠肌麻痹导致的仰趾足，鉴别要点是即使麻痹很明显，股四头肌、膝的伸肌、内收肌是正常的，因为这些肌肉受股神经和闭孔神经支配。足背面感觉可缺失，踝反射消失而膝反射正常。结合病史特点不难与脊髓灰质炎鉴别。肌电图示神经源性受损，有助于神经定位。

6.重症肌无力（全身型） 是神经肌肉发生传递障碍，从而导致相应肌群的肌肉易疲劳性及临床上的肌无力。多认为本病是自身免疫性疾病。儿童型重症肌无力属于后天获得性，较常见。与脊髓灰质炎鉴别点是该病为全身型，病变主要累及四肢，轻者四肢肌群轻度受累，致使走路及举手动作不能持久，上楼梯易疲劳，常伴眼外肌受累［眼睑下垂和（或）眼球活动受限］，一般无咀嚼、吞咽、构音困难。重者常需卧床，除伴眼外肌受累外，可有咀嚼、吞咽困难及不同程度的呼吸肌无力。多数患儿腱反射减弱或消失，少数腱反射可正常，感觉正常，诊断依赖于肌内注射甲基硫酸新斯的明药物试验，剂量每次 $0.02 \sim 0.03 mg/kg$，最大剂量不超过 $1.0 mg$，用药后可使肌力一时增强，动作有力。

7.周期性瘫痪 可高钾或低钾，小儿多见低钾，发作性，血钾 $< 3.5 mmol/L$。

8.肉毒中毒 肉毒杆菌为厌氧菌，毒素为嗜神经毒素，中毒多因吃罐头、腊肠、咸肉或其他密封缺氧储存食品，潜伏期长达 $12 \sim 48 h$，甚至几天，不发热，很少有胃肠道症状，但神经系统症状极突出，表现为意识清楚、头痛、头晕、眼睑下垂、复视、瞳孔散大、失声、咽下困难、呼吸困难，最后因呼吸麻痹而死亡。

9.脊髓灰质炎疫苗相关病例（VAPP）和疫苗衍生脊髓灰质炎病毒（VDPV）诊断标准（见脊髓灰质炎章节） VAPP 和 VDPV 诊断必须有充分的科学根据。只有证明 AFP 确是脊髓灰质炎，并在大便标本中分离到疫苗株病毒确实是这一脊髓灰质炎的致病病因时，才能做出诊断。此外尚需查清为什么口服脊髓灰质炎疫苗（OPV）对患儿有致病性，查明有无免疫缺陷或其他诱因。虽然 VAPP 和 VDPV 发病率极低，但仍然不可避免，必须保持较高的 AFP 病例监测系统敏感性，及早发现，及早采取有效措施阻断传播。

（四）AFP病例报告

鉴于我国目前许多地区 AFP 病例监测系统的敏感性还不够高，我们应加强与脊髓灰质炎相似的 AFP 病例报告工作。为此，卫生部于 1994 年专门下发文件，规定了除脊髓灰质炎之外，尚需报告的 13 种属 AFP 病例的病种：

（1）吉兰-巴雷综合征。

（2）横贯性脊髓炎（脊髓炎、脑脊髓炎、急性神经根脊髓炎）。

（3）神经病（药物性多神经病、有毒物质引起多神经病、原因不明性多神经病）。

（4）神经根炎。

（5）外伤性神经炎（包括臀肌药物注射后引发的神经炎）。

（6）单神经炎。

（7）神经丛炎。

（8）周期性瘫痪（包括低钾性、高钾性及正常钾性）。

（9）肌病（全身型重症肌无力、病毒性或原因不明性肌病）。

（10）急性多发性肌炎。

（11）肉毒中毒。

（12）四肢瘫、截瘫或单瘫（原因不明）。

（13）短暂性肢体麻痹。

以上病例最终诊断的先决条件，直接影响消灭脊髓灰质炎工作的进程。

（五）思维程序

在AFP病例诊断过程中，除了要获得详尽可靠的病史，首先要认真排除假性瘫痪（由各种关节炎、骨折和骨髓炎等骨关节疾病所致肢体运动障碍或剧烈疼痛引起，维生素C缺乏症），然后才能确定为真性瘫痪。根据神经定位不同，应进一步区分是上运动神经元瘫痪（痉挛性瘫痪），还是下运动神经元瘫痪（弛缓性瘫痪），值得注意是急性与严重的上运动神经元瘫痪可有休克期，如脊髓受累，称脊髓休克期，是指病变累及上运动神经元，但表现为肌张力低，腱反射消失，无病理反射。一般经数小时或数周，休克期解除，逐渐出现肌张力增高，腱反射亢进，病理反射阳性。脊髓病变患儿可有尿潴留，学龄儿童检查可有异常感觉平面，均有助于定位诊断。

三、经验体会

（一）注意与癔症性瘫痪鉴别

年长儿可发病。癔症性瘫痪可表现为偏瘫或截瘫，瘫痪常为完全性。如双下肢不完全性瘫痪时，步态有显著异常。肌张力显著增强，腱反射正常，无病理反射。感觉障碍较广泛，如为偏瘫感觉障碍，常从躯干分界线分界，很少有大小便障碍，临床表现很突出，但与神经解剖部位不相符。患儿常呈癔症性性格，病前常有精神因素，如父母不和、受恐吓或威胁、精神紧张等，症状的产生、好转与暗示作用有关。诊断需谨慎，须明确排除其他器质性疾病或功能性疾病后才能诊断。心理治疗有效。

（二）AFP病例的大便标本及时采集和按要求送检十分重要

所有AFP病例和周围5名密切接触者必须在AFP发病2周内采集到2份合格大便标本（间隔24～48h，至少5g以上）冷藏，送省防疫站脊髓灰质炎实验室检测，这是诊断和排除脊髓灰质炎的重要依据，也是最后验证消灭脊髓灰质炎的科学依据。

（三）AFP病例漏报问题

15岁以下儿童非脊髓灰质炎AFP病例报告发病率达到1/10万，故进行高质量的AFP病例监测是消灭脊髓灰质炎的主要策略之一。有下列情况，AFP病例可能漏报：①患儿曾就诊但原机构未报，未诊断瘫痪或AFP无记录也未报告；②诊断AFP，但无记录也未报告；③诊断AFP，有记录但未意识到需要报告。分析漏报主要原因是当地医生或许不知需报告所有的AFP病例，或许认为从临床方面就能区分出脊髓灰质炎和其他原因的AFP病例，故没有报告。如发现漏报的AFP病例，应按要求开展调查和报告。接到AFP病例报告后，县级疾控机构应在48h内派专业人员对病例开展个案调查，在临床医生配合下，详细填写"急性弛缓性麻痹病例个案调查表"。总之，AFP主动监测和快速报告，是病例调查、采集标本、控制疫情，以及病例最终诊断的先决条件，直接影响消灭脊髓灰质炎工作的进程。

（刘利群　李杏芳）

第十三章　风湿免疫性疾病

第一节　风　湿　热

风湿热是一种累及多系统的炎症性疾病，对心脏的损害最为重要。初发与再发多与A组乙型溶血性链球菌感染密切相关。临床表现为发热，多数伴有关节炎、心脏炎，较少出现环形红斑和皮下结节或舞蹈症。发病年龄以5～15岁多见。

一、诊断步骤

（一）采集病史

约一半病例发病2周内有上呼吸道感染病史，如咽炎、扁桃体炎、感冒或猩红热。可以一个家庭中数人同患此病，在风湿热患儿家庭中，其发病率较无风湿热史的家庭高。

典型的风湿热起病急并有发热。主要临床表现有关节炎、心脏炎、皮下结节、环形红斑及舞蹈症。这些表现可同时或单独出现。

1.关节炎　特点为大关节游走性炎症，2～3周炎症自行消失，不遗留任何关节畸形及后遗症。轻症患儿仅有关节酸痛而无局部红肿表现，儿童风湿热伴关节痛较关节炎多见。

2.心脏炎　小儿风湿热以心脏炎起病者占40%～50%，年龄越小，心脏受累的机会越多，以心肌炎及心内膜炎多见，亦可发生全心炎。轻者可无明显症状。仅心率增快和轻度心电图变化，严重者可导致心力衰竭。诊断心脏炎主要依据：①以往未出现的器质性杂音；②心脏扩大；③充血性心力衰竭；④心包摩擦音或心包积液体征。活动性风湿热的患儿出现上述任何一个体征，均可诊断为心脏炎。

3.皮下结节　为无痛的圆形硬结，一般为0.5～2cm大小，轻按有滑动感，以肘、踝、腕、膝关节及头皮、脊柱旁多见。此表现见于5%～10%的风湿热患儿，特别是伴发严重心脏炎的患儿。

4.环形红斑　多见于躯干及四肢近端，很少超过膝、肘关节以下部位，红斑呈环形或半圆形，边缘稍隆起，无痛痒感，但具有变形性，见于近5%的风湿热患儿。

5.舞蹈病　发病时可无风湿热诊断标准中的次要症状，该病以十多岁的女童多见，表现为不自主、无目的的舞蹈样动作，在情绪激动时症状加重。可同时伴其他风湿热表现，也可单独出现。

（二）体格检查

常见脉搏频速、呼吸加快、典型的风湿性关节炎，受累关节常表现为红、肿、热、痛；累及心脏者有新近出现的心动过速、心律失常、第一心音减弱，出现新的杂音或肯定的杂音改变。进行性心脏扩大；伴有心功能不全者可有颈静脉怒张、肝大、下肢水肿。

（三）辅助检查

1.近期溶血性链球菌感染的实验室证据

（1）咽拭子培养：有A组乙型溶血性链球菌，较近期的链球菌感染阳性率稍高，如发病时间较长，来诊时已应用抗生素者，结果常为阴性。

（2）抗链球菌抗体滴度试验：ASO＞250U，抗DNA酶B＞1∶240，抗透明质酸酶＞1∶2048，抗链激酶＞1∶40为增高；最好在起病数日内联用3种抗体检测，其阳性率可提高到95%。

2.风湿活跃的化验指征 主要指急性时相反应物，即血沉、CRP、糖蛋白或黏蛋白增高，特别是α_1或α_2糖蛋白增高。对于不典型、轻度或慢性迁延性病例，血清糖蛋白、黏蛋白的测定较血沉、CRP意义更大。

3.免疫学检查 免疫球蛋白增高，以IgG、IgM变化较明显。循环免疫复合物增高，其阳性率可达60%以上，其变化与风湿热的活动性相一致。国外曾报道风湿活动时有C3、C4增高。

4.特异性抗体检查 抗心肌抗体、抗A组溶血性链球菌胞壁多糖体（ASP）、抗A组溶血性链球菌胞壁M蛋白抗体测定。

5.胸部X线检查 风湿性心脏炎者心脏可扩大。

6.超声心动图与多普勒超声检查 风湿性心脏炎时，超声心动图除可发现心脏增大、心包积液外，有时还可显示瓣膜增厚和水肿，以及二尖瓣脱垂的超声心动图改变。多普勒超声心动图可以较准确地检测心脏内血流的变化，尤其对瓣膜关闭不全有较大的意义。

7.心电图检查 约1/3病例有PR间期延长、二度Ⅰ型房室传导阻滞、ST-T改变等，风湿性心脏炎以ST-T改变、房室传导阻滞和（或）房性及室性期前收缩较为常见。心包炎患儿可有相应心电图的变化。

二、思维程序

（一）诊断

风湿热无特异性诊断方法，针对近年国外风湿热流行特点，美国心脏学会于1992年对Jones标准进行了修订。新的修订标准主要针对初发风湿热的诊断（表13-1-1）。

表13-1-1 初发风湿热的诊断标准

主要表现	次要表现	有前驱的链球菌感染证据
心脏炎	关节痛	咽拭子培养或快速链球菌抗原试验阳性
多关节炎	发热	链球菌抗体效价高
舞蹈病	急性反应性（血沉、CRP）增高	
环形红斑	PR间期延长	
皮下结节		

如有前驱链球菌感染证据，有2项主要表现或1项主要表现加2项次要表现，高度提示可能为急性风湿热。

上述最新修订标准还做了如下补充，即有下列3种情况可不必严格执行该诊断标准：①小舞蹈病者；②隐匿发病或缓慢发展的心脏炎；③有风湿热病史或现患风湿性心脏病，当再感染A组乙型溶血性链球菌时，有风湿热复发的高度危险者。

大多数观点认为Jones标准应该作为诊断风湿热的一个指南，而不是临床诊断标准的替代品。近年来有学者根据多年的临床经验提出下列"可能风湿热方案"，在减少漏诊方面收到良好的效果，要点如下。

（1）上呼吸道溶血性链球菌感染后有下列情况之一者：①多发性、游走性关节炎伴心悸、气促并进行性加重。②多发性、游走性关节痛伴发热、心悸、气促、血沉增快、CRP增高，经青霉素治疗2周后无效。③心脏症状进行性加重伴有急性期反应物出现和有意义的免疫指征，或伴有意义的心电图、超声心动图和X线改变。

（2）风湿性心脏病有下列情况之一者：①无其他原因短期内出现进行性心功能减退或顽固性心力衰竭或对洋地黄耐受性差。②进行性心悸、气促加重伴发热、关节痛或鼻出血。③新近出现的心动过速、心律失常、第一心音减弱或肯定的杂音改变或新近出现进行性心脏增大。以上情况伴有意义的免疫指征或急性反应物出现。④新出现心悸、气促伴有意义的心动图、超声心动图或X线表现，或伴有意义的免疫指征或急性反应物出现。⑤新近出现的心脏症状，抗风湿治疗改善。

应指出的是，在应用上述标准时，必须结合临床情况，尤其是患儿的具体病情进行综合分析，并对可疑疾病进行鉴别诊断后才能做出风湿热的诊断。

（二）风湿热的诊断程序

1.是否为风湿热 在风湿热的诊断标准中任何两个主要表现，或一个主要表现加两个次要表现并有近期链球菌感染依据者，均需排除与风湿热类似的其他疾病后方能诊断为风湿热。

2.是否伴有心脏炎 对于估计预后和选择治疗方法具有重要意义。心脏炎的表现：①心脏扩大，其程度应看作风湿性心脏炎严重程度的重要指征。②心功能不全，常伴有第一心音低钝和奔马律。首先为左心衰，继之右心衰或全心衰竭症状。③心脏杂音，二尖瓣是风湿性心瓣膜炎最常侵犯和最基本的损害部位，应特别注意二尖瓣关闭不全的杂音。心尖区舒张期杂音可能是因大量二尖瓣反流血液在舒张期通过相对狭窄的瓣口，也可能与瓣膜、腱索充血水肿有关，常紧随增强的第三心音。上述杂音在心力衰竭纠正后可以增强，而随着风湿活动的控制，心脏缩小、瓣膜水肿减退，多达63.9%的病例心脏杂音可逐步消失，唯一例外的是主动脉瓣膜关闭不全的杂音，一旦出现，即很难消失。④心包炎，超声心动图易检出心包积液，量不多，罕有发生心脏压塞，且不发生缩窄。不伴有瓣膜损害的孤立心包炎则应更多考虑其他原因，如类风湿关节炎的可能性。心电图异常表现为房室传导阻滞，期前收缩，T波低平、倒置，QT间期延长与心肌炎关系较为密切。

3.风湿活动性的判断 凡具有发热、乏力、苍白、脉搏增快等风湿热的临床表现；血沉增快，CRP、黏蛋白增高及进行性贫血等；心电图检查表示PR间期持续延长等均提示风湿活动。

三、经验体会

风湿热的诊断要根据临床表现，并无确诊的实验室方法。诊断确实与否关系到以后心脏病变和长期的链球菌咽炎的预防，其起病的表现不一：有的有发热与关节炎；有的无明显症状，多年后出现二尖瓣病变。一般于咽炎后 1～5 周发病，舞蹈病需 2～6 个月后发病。临床上常见的误诊为：①关节痛误认为关节炎；②生理性杂音儿童很常见，误认为病理性；③PR 间期延长或窦性心动过速即诊断为心脏炎；④生理性体温波动即视为"低热"甚至风湿热；⑤ASO 高，血沉快即决定为风湿热。此外，其他一些临床情况亦可符合 Jone 的诊断标准，如类风湿病、感染性心内膜炎、红斑狼疮、白血病、骨髓炎及因感染而致心力衰竭的先天性心脏病等，这些疾病在病前无链球菌感染的病史，临床医生必须审慎鉴别。最后必须强调，链球菌咽炎可因亚临床感染而症状轻微，却可引起严重的风湿热。但未诊断出链球感染而作一般处理，错失预防的时机，链球菌咽炎继发风湿热的机会为 1%～3%，一旦患过风湿热，如再有链球菌感染复发的机会高达 30%～80%，以后再发的机会越来越少，10 年不变，再发的机会仅 4%～8%。假如按 Jones 标准仅缺一项特征或仅缺链球菌感染的证据，可先作为疑诊病例进行随访，对于有很大可疑的患儿，可进行抗风湿治疗 2 周，如病情改善，对诊断有帮助。

美国心脏学会一直强调避免风湿热的过度诊断，尤其是当多关节炎、发热、血沉增快作为综合征出现时，诊断风湿热失误的机会比较大，应慎重地除外类风湿、系统性红斑狼疮、白血病、结核、败血症等。

风湿热活动的判断对诊断、治疗和估计预后有很重要的意义。要点：①近期上呼吸道链球菌感染；②关节炎或关节痛；③发热；④有心脏炎存在；⑤短期内心功能进行性减退或原因不明的心力衰竭；⑥血沉及 CRP 阴性时，若 α_1 糖蛋白升高或循环免疫复合物持续升高或抗心肌抗体阳性能较正确地提示风湿活动；⑦青霉胺试验对风湿热活动的诊断有较高的特异性。通过上述分析，阳性发现越多，风湿热活动可能性越大，对有很大可疑的患儿，可进行抗风湿治疗 2 周，如病情改善，对诊断有帮助。

（王秀英　吴小川）

第二节　幼年特发性关节炎

幼年特发性关节炎（juvenile idiopathic arthritis，JIA）是儿童时期常见的一种风湿性疾病，以慢性关节炎为特征，伴全身多系统受累，严重者可致关节畸形、失明甚至危及生命。经国际风湿病学会联盟（International League of Associations for Rheumatology，ILAR）儿科专家多次讨论，将 16 岁以下儿童不明原因关节肿胀，持续 6 周以上者，定名为 JIA，取代了原美国的幼年类风湿关节炎和欧洲幼年慢性关节炎的命名。JIA 临床表现与成年类风湿关节炎不同，其特点是除了关节炎症和畸形外，全身症状很明显，如间歇发热、一过性皮疹、肝脾和淋巴结大、胸膜炎和心包炎等。年龄较小的患儿往往先有间歇发热、全身症状较关节症状更为明显，年长儿则多限于关节症状。本病大部分患儿类风湿因子阴性，仅5%～10%多关节型患儿类风湿因子阳性。

一、诊断步骤

（一）采集病史

注意询问发病6个月内发热、皮疹情况、关节痛、关节炎个数及受累部位，并注意询问有无关节的晨僵及持续时间。

1.常见主诉 关节肿痛及活动障碍，年龄较小的患儿全身症状很明显，如间歇发热、一过性皮疹、肝脾和淋巴结大、胸膜炎和心包炎等。往往先有间歇发热、全身症状较关节症状更为明显，年长儿则多限于关节症状。

2.现病史

（1）发病诱因：有无感染史，已有许多关于病毒（风疹病毒、流感病毒）、细菌、支原体、衣原体感染与JIA发病相关的报道。

（2）关节症状：关节红肿热痛，关节炎的部位，关节的活动性、压痛、活动时痛及受限程度，关节变形、肌肉萎缩、肢体长短改变及腰椎活动度。病史中滑膜炎的基本特征是晨起关节僵硬或疼痛，持续至少15min，活动后好转，父母或其他家庭成员可以发现患儿行走、奔跑、爬楼梯或想玩耍的愿望减少，患儿以前能独立完成的活动如吃饭、洗澡和穿衣服等可能需要在别人帮助下才能完成。

（3）伴随症状：有无发热、皮疹、淋巴结大、骨痛、肌肉疼痛等不适。

（4）诊疗经过：药物应用情况，如抗生素、激素、中药等，是否给予静脉激素治疗，疗效如何。

（5）一般情况：近期饮食、大小便情况等。

（6）其他相关病史：有无药物过敏史。

3.既往病史 有无感染史及类似风湿免疫疾病史。

（二）体格检查

多关节型JIA大小关节均可受累，常累及的关节有颈椎关节，致颈部疼痛和活动受限，累及髋关节可致髋关节炎，严重者可发生股骨坏死，导致永久性跛行。少关节型膝关节最常受累，其次是踝关节，再次是手小关节，但几乎任何关节均可受累。银屑病性JIA可表现为少关节型、多关节型或与附着点炎性反应相关的关节炎的临床特点，以远端指（趾）间关节最易受累，大小关节（包括骶髂关节和脊柱）不对称性受累较常见。查体注意全身大小关节有无肿胀、触痛及活动障碍，有无肝脾淋巴结大，注意头皮、四肢伸侧，尤其肘、膝部位皮损情况，注意是否有指（趾）甲板增厚、浑浊、色泽发乌或有白甲，表面高低不平，有横沟及纵嵴，甲下角质增生、匙形甲、顶针状凹陷或甲剥离等现象。

体格检查注意事项：①关节检查，关节压痛、活动时痛、肿胀及活动受限程度，关节变形、肌肉萎缩、肢体长短改变。必要时测握力及15m步行时间。②年长儿应测Schober试验，患儿直立，标记两侧骶髂关节顶端连线与腰椎交界点，以皮尺向上量10cm，并标记。让患儿弯腰记录两标记点长度，正常为延长5cm。若增加少于4cm，提示腰椎活动度减低。

（三）辅助检查

（1）血常规：可有轻中度贫血，白细胞增多，血小板常升高。

（2）血沉、CRP、血清铁蛋白常增高，抗核抗体多阴性、类风湿因子阳性率低，抗环瓜氨酸肽抗体阳性有助于关节炎的诊断，HLA-B27少数阳性。

（3）受损关节X线片、骶髂关节片可出现异常，关节CT及MRI更有利于发现早期关节炎，受损关节B超也可发现关节炎症、积液及骨软骨破坏。

（4）眼部裂隙灯及眼底检查：有助于发现是否合并眼葡萄膜炎及虹膜睫状体炎。

二、思维程序

JIA以慢性关节炎为特征，诊断应符合以下诊断标准，并排除其他疾病所致的关节炎，故鉴别诊断尤为重要。

诊断标准：

（1）起病年龄在16岁以下。

（2）有一个或多个关节炎。关节炎定义：①关节肿胀或关节腔积液；②具备以下2项或更多表现：活动受限；活动时疼痛或关节触痛；关节局部发热。仅有关节痛或触痛不能诊断为关节炎。

（3）关节炎症状至少持续6周以上。

（4）除外其他类型JIA。

受累关节计数注意事项：各肢体大关节、指（趾）关节、小关节和颞颌关节有1个计1个，脊柱关节无论几个只计1个。

JIA病程迁延较久者，关节受累数可能发生变化。但诊断仍以病初6个月内受累关节数为准。确诊JIA时需除外其他结缔组织病、恶性肿瘤及免疫缺陷病等疾病所致的关节炎。

JIA临床表现复杂，除关节症状外尚可累及多个脏器。发病分型依起病表现分为7型。

1.全身型幼年特发性关节炎（systemic JIA） 每日发热（弛张热型），至少2周以上，伴有关节炎，同时伴随以下一项或更多项症状：①短暂的、非固定的红斑样皮疹（发热疹出、热退疹退）；②全身淋巴结大；③肝脾大；④浆膜炎（心包炎、胸膜炎、腹膜炎）。

应除外下列情况：①银屑病患儿；②8岁以上HLA-B27阳性的男性关节炎患儿；③家族史中一级亲属有HLA-B27相关的疾病（强直性脊柱炎、与附着点炎症相关的关节炎、急性前葡萄膜炎或骶髂关节炎）；④两次类风湿因子阳性，两次间隔时间为3个月。

2.少关节型幼年特发性关节炎（oligoarticular JIA） 发病最初6个月内1～4个关节受累。多发生于年龄较小的女孩，可伴慢性虹膜睫状体炎。亚型：①持续性少关节炎型，表现为整个病程中关节受累数≤4个；②扩展型少关节炎型，表现为病程6个月后关节受累数≥5个。

应除外下列情况：①银屑病患儿；②8岁以上HLA-B27阳性的男性关节炎患儿；③家族史中一级亲属有HLA-B27相关的疾病（强直性脊柱炎、与附着点炎症相关的关节炎、急性前葡萄膜炎或骶髂关节炎）；④两次类风湿因子阳性，两次间隔时间为3个月。⑤全身型JIA。

3. 多关节型幼年特发性关节炎（polyarticular JIA）（类风湿因子阴性） 发病最初的6个月，5个以上关节受累，类风湿因子阴性。

应除外下列情况：①银屑病患儿；②8岁以上HLA-B27阳性的男性关节炎患儿；③家族史中一级亲属有HLA-B27相关的疾病（强直性脊柱炎、与附着点相关的关节炎、急性前葡萄膜炎或骶髂关节炎）；④两次类风湿因子阳性，两次间隔为3个月；⑤全身型JIA。

4. 多关节型幼年特发性关节炎（polyarticular JIA）（类风湿因子阳性） 发病最初6个月有5个以上关节受累，伴类风湿因子阳性。

应除外下列情况：①银屑病患儿；②8岁以上HLA-B27阳性的男性关节炎患儿；③家族史中一级亲属有HLA-B27相关的疾病（强直性脊柱炎、与附着点炎症相关的关节炎、急性前葡萄膜炎或骶髂关节炎）；④全身型JIA。

5. 银屑病性幼年特发性关节炎（psoriatic JIA） 1个或更多的关节炎合并银屑病，或关节炎合并以下任何2项：①指（趾）炎；②指甲凹陷或指甲脱离；③家族史中一级亲属有银屑病。

应除外下列情况：①8岁以上HLA-B27阳性的男性关节炎患儿；②家族史中一级亲属有HLA-B27相关的疾病（强直性脊柱炎、与附着点炎症相关的关节炎、急性前葡萄膜炎或骶髂关节炎）；③两次类风湿因子阳性，两次间隔为3个月；④全身型JIA。

6. 与附着点炎症相关的幼年特发性关节炎（enthesitis related JIA，ERA） 关节炎合并附着点炎症，或关节炎、附着点炎症，伴有下列情况中至少2项：①骶髂关节压痛或炎症性腰骶部及脊柱疼痛，而不局限在颈椎；②HLA-B27阳性；③8岁以上发病的男性患儿；④家族史中一级亲属有HLA-B27相关的疾病（强直性脊柱炎、与附着点炎症相关的关节炎、葡萄膜炎或骶髂关节炎）。

应除外下列情况：①银屑病患儿；②两次类风湿因子阳性，两次间隔为3个月；③全身型JIA。

7. 未定类的幼年特发性关节炎（undefined JIA） 不符合上述任何一项或符合上述两项以上类别的关节炎。

三、经验体会

确诊JIA时需除外其他结缔组织病、恶性肿瘤及免疫缺陷病等疾病所致的关节炎。

（1）以高热、皮疹等全身症状为主者应与全身或局部感染（败血症、结核病、感染性心内膜炎、肾周围脓肿及EB病毒感染等）、恶性病（白血病、血管免疫母细胞淋巴结病及恶性组织细胞病等）鉴别。

（2）以关节受累为主者，除与风湿热、化脓性关节炎、结核性关节炎、结核性风湿病、病毒性关节炎、创伤性关节炎等鉴别外，还应与系统性红斑狼疮、混合性结缔组织病、皮肌炎、血管炎综合征（过敏性紫癜、血清病、川崎病）合并关节炎相鉴别。

（3）脊柱关节受累者注意与幼年脊柱关节病包括幼年强直性脊柱炎相鉴别。

（吴小川）

第三节　系统性红斑狼疮

系统性红斑狼疮（systemic lupus erythematosus，SLE）是一种涉及多系统和多脏器的全身结缔组织病，关节、浆膜、皮肤、肾脏及中枢神经系统均可波及，有遗传倾向，其确切病因不详。本病以自身免疫为特点，患儿体内存在多种自身抗体，如抗核抗体（ANA），特别是抗双链DNA（dsDNA）抗体。本病以学龄儿童多见，女性占多数，男女之比为1:4。

一、诊断步骤

（一）采集病史

引发本病的其他诱发因素有日照因素、药物因素，如肼苯达嗪、普鲁卡因胺、异烟肼、对氨基水杨酸、苯妥英钠、保泰松和磺胺类等，以及感染因素，尤其是病毒感染，一些患儿血清中风疹病毒、EB病毒或副流感病毒抗体滴度增高。

SLE患儿临床症状不尽相同，主要与免疫复合物沉积于不同器官有关。

1.全身症状　一般起病缓慢，绝大部分患儿均有发热，但仅部分患儿以发热为首发症状。热型多样化，可为长期低热、弛张热或不规则发热。其他全身症状为纳差、乏力和体重下降。

2.皮肤症状　典型表现为面部鼻梁和双颊之蝶形红斑，可伴有鳞状脱屑。皮疹也可见于四肢暴露部位，对日光敏感，常表现为皮肤潮红、斑丘疹、冻疮样皮疹、溃疡、结痂及紫癜出血斑等，少数患儿可有脱发，口腔及鼻前庭处红斑及溃烂。

3.关节症状　可有关节疼痛、肿胀，急性期可有关节活动受限，但发生畸形者少见。

4.心血管症状　血管症状主要为雷诺现象，系由于血管痉挛致使指（趾）皮肤变为紫色，严重者可出现坏疽。可出现心包炎、心包积液；心肌受累时，可表现为心律失常、传导阻滞、期前收缩，甚至心房颤动；严重者可发生心力衰竭；瓣膜受累时，在相应部位可听到杂音。

5.肾脏症状　可表现为水肿、高血压及肾功能减退，尿检包括蛋白尿、血尿及管型尿等。

6.神经精神症状　最常见的症状为头痛、惊厥、定向力障碍、记忆力减退或丧失，以及精神异常等。此外还可出现知觉异常、偏瘫及舞蹈病等。

7.呼吸系统症状　早期可发生胸膜炎伴胸腔积液。部分患儿可出现肺间质性病变及纤维化，临床表现为发热、咳嗽、气促、胸痛、不同程度的呼吸困难，肺部可闻及干湿啰音。少数有肺出血表现，表现为痰中带血，甚至大量咯血。

8.消化系统症状　表现为纳差、恶心、呕吐、腹痛及腹泻；多数患儿可有肝大和肝功能异常，少数患儿有脾大。

9.血液系统表现　常见贫血。有溶血时网织红细胞增多，Coombs试验阳性，尚可出现白细胞、淋巴细胞及血小板减少。

10.眼部表现 可出现巩膜炎、虹膜炎。眼底检查可见出血、视盘水肿，视网膜有黄白色絮状斑－棉絮状斑。

（二）体格检查

重点检查暴露部位皮肤、黏膜、毛发的受损体征，其中，光敏感和日晒后加重的皮疹，尤其是面部蝶形红斑是SLE的特征性表现；应尽早发现内脏器官受累的体征，如心脏损害、浆膜腔炎等。

（三）辅助检查

（1）血常规常可见轻度贫血，白细胞、血小板减少；血沉增快。尿常规可见蛋白尿、血尿、管型尿。

（2）肝功能、肾功能常有异常。蛋白电泳 α_2-球蛋白及γ-球蛋白升高。

（3）抗核抗体、抗ENA抗体、抗DNA抗体可出现阳性，间接免疫荧光测定抗核抗体绝大多数阳性，滴度常≥1∶80。可呈周边形（M）、斑点型（S）、均质型（H），抗双链DNA抗体对本病诊断有高度特异性。抗Sm抗体为本病标记性抗体。抗SSA、抗SSB抗体对本病诊断也有一定的意义。

（4）补体CH50、C3、C4在疾病活动期下降，循环复合物阳性，免疫球蛋白常增高。T细胞亚类可有异常，类风湿因子可阳性。

（5）狼疮带试验：在前臂外侧正常皮肤以直接免疫荧光技术检测皮肤免疫荧光带。阳性者对诊断有参考价值。循环狼疮抗凝物、抗磷脂抗体、抗神经元抗体检查对临床有一定意义。目前少用。

（6）拍胸片，做心电图、超声心动图、脑电图检查，必要时做脑CT检查。

（7）主张常规做肾活检。

二、思维程序

诊断标准采用美国风湿病学会标准（表13-3-1）。

表13-3-1 美国风湿病学会SLE诊断标准（Hochberg，1997年）

1.颊部皮疹
2.盘状皮疹
3.光敏感
4.口腔溃疡
5.关节炎
6.浆膜炎 胸膜炎或心包炎
7.肾脏受累 持续蛋白尿＞0.5g/24h，或＋＋＋，或有细胞管型
8.神经系统受累
9.血液系统受累 贫血或白细胞＜$4.0×10^9$/L；或淋巴细胞＜$1.5×10^9$/L；或血小板＜$100×10^9$/L
10.免疫功能异常 抗DNA抗体或抗Sm抗体或抗磷脂抗体阳性。血IgG或IgM型抗心磷脂抗体异常；狼疮样抗凝物质阳性；梅毒抗血清假阳性至少6个月
11.抗核抗体阳性

注：上述11项中符合4项可诊断为SLE。

2009年系统性红斑狼疮国际临床协作组织（Systemic Lupus International Collaborating Clinics，SLICC）对1997年诊断标准进行了以下修改。

（1）临床诊断标准：①急性或亚急性皮肤狼疮表现；②慢性皮肤狼疮表现；③口腔或鼻咽部溃疡；④非瘢痕性秃发；⑤炎性滑膜炎，并可观察到2个或更多的外周关节有肿胀或压痛，伴有晨僵；⑥浆膜炎；⑦肾脏病变，24h尿蛋白＞0.5g或出现红细胞管型；⑧神经病变，如癫痫发作或精神病、多发性单神经炎、脊髓炎、外周或脑神经病变、脑炎；⑨溶血性贫血；⑩白细胞减少（至少1次细胞计数＜4×10^9/L）或淋巴细胞减少（至少1次细胞计数＜10^9/L），血小板减少症（至少1次细胞计数＜100×10^9/L）。

（2）免疫学标准：①ANA滴度高于实验室参照标准（LRR）；②抗ds-DNA抗体滴度高于LRR（除外ELISA法测：需2次高于LRR）；③抗Sm抗体阳性；④抗磷脂抗体，狼疮抗凝物阳性、梅毒血清学试验假阳性、抗心磷脂抗体是正常水平的2倍以上或抗β_2-糖蛋白1中度以上滴度升高；⑤补体减低，如C3、C4和CH50；⑥无溶血性贫血但直接Coombs试验阳性。

SLICC标准确诊条件：①肾脏病理证实为狼疮肾炎并伴有ANA或抗ds-DNA抗体阳性；②以上临床及免疫指标中有4条以上标准符合（其中至少包含1个临床指标和1个免疫学指标），SLICC标准敏感性为94%，特异性为92%。

三、经验体会

（1）部分SLE患儿以肾病综合征或肾炎综合征的形式起病，暂不伴或很少有其他系统改变，易误诊为原发性肾病综合征及原发性肾小球肾炎。少数患儿以血小板减少或心脏疾患为首发症状，所以对于学龄儿童，尤其女童，应常规监测抗核抗体、补体C3及狼疮相关抗体，若阳性者需注意SLE的诊断。当出现不明原因发热、贫血、光敏性皮疹、关节痛或关节炎、多浆膜腔炎、多器官系统受累者，也应警惕SLE的可能。

（2）抗核抗体（ANA）诊断的敏感性较高，抗ds-DNA抗体、抗Smith抗体对SLE诊断的特异性较高。

（3）95%SLE患儿抗核抗体阳性，但抗核抗体阳性可见于包括其他结缔组织病在内的疾病：①重叠综合征，同时伴有一种以上结缔组织病的临床和血清学特征的疾病。②混合性结缔组织病，特点为具有硬皮病、SLE、皮肌炎混合表现，较少合并肾脏损害。血清中有高滴度斑点型（S）抗核抗体、抗核糖核蛋白（RNP）抗体阳性。

（何庆南　吴小川）

第四节　过敏性紫癜

过敏性紫癜（Henoch-Schönlein purpura，HSP）是儿童期最常发生的血管炎，是主要以小血管炎为病理改变的全身综合征。HSP临床表现为非血小板减少性可触性皮肤紫癜，伴或不伴腹痛、胃肠出血、关节痛、肾脏损害等症状。多数呈良性自限性病程，但也可出现严重的胃肠道、肾脏及其他器官损伤。2012年国际查帕尔专家共识（International Chapel Hill Consensus Conference，CHCC）血管炎分类标准中建议将HSP

更名为IgA血管炎。

一、诊断步骤

（一）采集病史

1. 常见主诉　皮肤出血性皮疹，以双下肢及臀部多见，也可累及上肢、颜面及躯干皮肤；关节肿痛，以双踝关节及膝关节多见；腹痛及便血；也可出现水肿、血尿等肾损伤表现；其他系统如呼吸系统、神经系统表现可能出现。

2. 现病史

（1）发病诱因：有无感染史、疫苗接种史。

（2）皮疹情况：是否有双下肢对称性出血性高出皮肤的皮疹、皮疹的部位、有无反复发作性。

（3）伴随症状：有无腹痛、呕吐、便血、关节肿痛、血尿、泡沫尿等。

（4）诊疗经过和治疗情况：药物应用情况，如抗生素、激素、中药等，是否给予静脉激素治疗，疗效如何。

（5）一般情况：近期饮食、大小便情况等。

（6）其他相关病史：有无药物过敏史。

3. 既往病史　有无感染及疫苗接种史。

（二）体格检查

（1）皮疹部位，是否为可触性、对称性，有无坏死性皮疹。

（2）有无关节肿胀、触痛及活动障碍。

（3）腹部是否膨隆，有无包块，有无压痛及反跳痛，肠鸣音是否正常。

（4）肺部是否有湿啰音，有无中枢神经系统症状。

（三）辅助检查

HSP目前尚无特异性的辅助检查方法，相关辅助检查仅有助于了解病程和并发症。可根据病情选择下列检查。

1. 外周血检查　白细胞正常或增加，中性粒细胞可增高；血小板计数正常或升高；血沉正常或增快，CRP升高；凝血功能检查通常正常，抗凝血酶原Ⅲ可增高或降低，部分患儿纤维蛋白原含量、D-二聚体含量增高。

2. 尿常规　可有红细胞、蛋白、管型，重症可见肉眼血尿。镜下血尿和蛋白尿为最常见的肾脏表现。

3. 血液生化检查　血肌酐、尿素氮多数正常，极少数急性肾炎和急进性肾炎表现者可升高。血ALT、AST少数可有升高。少数血CK-MB可升高。血白蛋白在合并肾病或蛋白丢失性肠病时可降低。37%的患儿血清IgA升高，部分患儿类风湿因子IgA和抗中性粒细胞抗体IgA可升高。

4. 超声检查　对于HSP消化道损伤的早期诊断和鉴别诊断有重要作用。高频超声检查HSP急性期肠道损害显示病变肠壁水肿增厚，回声均匀减低，肠腔向心性或偏心性狭窄，其黏膜层及浆膜层呈晕环状低回声表现，肠系膜淋巴结肿大及肠间隙积液。临床诊断或排除肠套叠首选腹部超声检查。

5. 腹部X线及CT检查 HSP合并胃肠道受累时，腹部X线检查可表现为黏膜折叠增厚、指纹征、肠袢间增宽，小肠胀气伴有多数气液平面，同时结肠和直肠内无气体；CT表现为多发节段性肠管损害，受累肠壁水肿增厚、肠管狭窄，受累肠管周围常可见少量腹腔积液。在诊断HSP并发症如肠套叠、肠穿孔、肠梗阻时，CT表现较具特征性，肠系膜血管炎CT影像可表现为肠壁、血管壁水肿及增厚圈。对怀疑有肠套叠的HSP患儿，行钡剂或空气灌肠对诊断和治疗意义不大，而且有可能加重炎症，导致肠穿孔。CT检查多在X线片及B超检查有疑问时使用。

6. 内镜检查 仅有消化道症状而临床无皮疹的患儿，消化道内镜虽然能直接观察到患儿胃肠黏膜呈紫癜样改变、糜烂和溃疡，但由于不符合诊断标准，临床诊断时要谨慎，内镜检查常在合并严重腹痛或消化道大出血时采用。

7. 皮肤活检 对于不典型可触性皮疹或疑诊患儿可行皮肤活检协助诊断。典型病理改变为白细胞碎裂性血管炎，血管周围中性粒细胞和嗜酸粒细胞浸润，血管壁可有灶性坏死及血小板血栓形成，严重病例出现坏死性小动脉炎。免疫荧光染色可见IgA、C3、纤维蛋白及IgM沉积。

二、思维程序

非血小板减少性可触性皮肤紫癜符合以下诊断标准可诊断：

HSP的诊断标准（2006EULAR/PReS统一标准）：可触性（必要条件）皮疹伴以下任何一条：

（1）弥漫性腹痛。

（2）任何部位活检示IgA沉积。

（3）关节炎/关节痛。

（4）肾脏受损表现，如血尿和（或）蛋白尿。

部分患儿仅表现为单纯皮疹而无其他症状，2012年中华医学会儿科学分会免疫学组"儿童过敏性紫癜诊治专家座谈会"根据国内组织活检未普遍开展的情况下建议，对于典型皮疹急性发作的患儿排除相关疾病可以临床诊断，对于皮疹不典型或未见急性期发作性皮疹者，仍需严格按标准诊断，必要时行皮肤活检。

三、经验体会

皮疹是HSP诊断的必需条件。典型的紫癜呈红色丘疹，四肢或臀部对称性分布，以伸侧为主。可逐渐扩散至躯干及面部，并可能形成疱疹、坏死及溃疡，也可出现针尖样出血点。另外，皮疹也可见于阴囊、阴茎、龟头、手掌及足底处。不到5%的HSP患儿有皮肤坏死。35%～70%的年幼儿还可出现非凹陷性头皮、面部、手背或足背水肿，急性发作期部分患儿尚有手臂、腓肠肌、足背、眼周、头皮、会阴部等血管性水肿和压痛。胃肠道症状发生率高，包括轻度腹痛和（或）呕吐，有时为剧烈腹痛，偶尔有大量出血、肠梗阻及肠穿孔。肠套叠是少见但很严重的并发症。还可有少见的肠系膜血管炎、胰腺炎、胆囊炎、胆囊积水、蛋白丢失性肠病及肠壁下血肿至肠梗阻。关节受累多以单个关节为主，主要累及双下肢，尤其是踝关节及膝关节，但鲜有侵蚀性关节炎发生。部分患儿以关节痛或腹痛起病，可长达14天无皮疹，极易误诊。肾脏受累常见镜下血尿和（或）蛋白尿，肉眼血尿也常见，高血压可单发或合并肾脏病变，急性肾小球肾炎或肾病综合征，严重者可出现急性肾衰竭。其他系统表现：生殖系统受累以睾丸炎常见，神经系统受累常见头痛，可出现抽搐、瘫痪、舞蹈症、运动失调、失语、失明、昏迷、蛛网膜下腔出血、视神经炎、吉兰-巴雷综合征，也有颅内占位、出血或血管炎报道，但较少见。儿童少见肺部改变，如肺出血、肺泡出血及间质性肺炎。也有患儿出现肌肉内出血、结膜下出血、反复鼻出血、腮腺炎和心肌炎。

鉴别诊断应注意脓毒血症、细菌性心内膜炎、脑膜炎等严重感染，可出现皮肤紫癜，但常伴有血小板减少和凝血时间延长，可根据全身感染中毒症状及紫癜分布、形态与HSP鉴别。其他风湿性疾病包括系统性红斑狼疮、其他类型血管炎、混合型结缔组织疾病（MCTD）及皮肌炎（DM）等均可出现紫癜，临床应注意鉴别。

（吴小川）

第五节　皮肤黏膜淋巴结综合征

皮肤黏膜淋巴结综合征又称川崎病，是一种病因未明的以全身血管炎性病变为主的发热性疾病。幼儿高发，临床特点为急性发热，皮肤黏膜病损和淋巴结大。多数自然康复，但部分患儿侵犯冠状动脉，部分形成冠状动脉瘤，少部分可形成冠状动脉扩张、狭窄或血栓，导致心肌梗死。近年发病率上升，已成为小儿主要后天性心血管疾病之一。50%的患儿2岁内发病，4岁内发病者占80%，男女之比1.6：1。

一、诊断步骤

（一）采集病史

（1）何时发热，观察热型和热程，抗生素治疗是否有效。

（2）主要临床表现：询问发疹时间、皮疹形态和分布、出疹顺序，是否有结膜充血、口唇干裂、手足硬肿和脱皮，询问颈淋巴结肿痛的情况，有无其他系统或组织受累表现。

（3）近期眼花史，与药疹进行鉴别。

（4）有无麻疹、猩红热接触史。

（二）体格检查

（1）皮疹的形态、分布，有无肛周脱皮。在原卡介苗接种处是否见到红斑、疱疹、溃疡或结痂。

（2）有无眼结膜充血及脓性分泌物，有无口唇干红、皲裂、出血和结痂。有无口腔黏膜充血、溃疡及草莓舌。

（3）手足皮肤是否有硬性肿胀，掌跖有无对称性红斑，以及在指（趾）端甲床与皮肤移行处有无膜状脱皮。

（4）浅表淋巴结有无肿大，尤其单侧或双侧颈部淋巴结肿大。

（5）还应注意心脏心音、心率、心律、杂音及心力衰竭的体征，其他组织和器官受累的表现。

（三）辅助检查

（1）血液学检查：血常规中白细胞明显增高，中性粒细胞及血小板增高，血沉增快、CRP增高，肝功能、ASO阴性，T细胞亚群CD4$^+$T细胞增多、CD8$^+$T细胞减少，免疫球蛋白病初IgE增高，恢复期IgA和IgM增高，血补体正常或增高。

（2）尿常规：可见蛋白尿，尿沉渣白细胞增多。

（3）心电图：早期示窦性心动过速，非特异性ST-T变化；心包炎时可有广泛的ST段抬高和低电压。

（4）心脏B超检查：对发现患儿冠状动脉炎、冠状动脉瘤有十分重要的意义。二维超声为诊断冠状动脉瘤最可靠的无创方法，为随访患儿提供了方便。心脏超声检查时除一般常规检查外，要重点观察其冠状动脉情况，测定冠状动脉内径。正常情况下婴儿＜3mm，儿童＜4mm，冠状动脉内径与主动脉内径之比应＜0.3。若两内径比值＞0.3则考虑有冠状动脉扩张，若冠状动脉内径＞8mm则肯定有冠状动脉瘤形成。

二、思维程序

（一）诊断标准

本病尚无特异性诊断方法，可依靠症状特点进行综合诊断。1994年第4次修订的日本厚生省诊断标准如下：

（1）持续发热5天以上，原因不明。

（2）四肢末端改变：初期手足硬性水肿，足跖、指（趾）端发红，后期指端膜样脱皮。

（3）多形性皮疹。

（4）双侧眼结膜充血。

（5）口唇及口腔表现：口唇潮红，杨梅舌，口腔及咽部弥散性发红。

（6）急性非化脓性颈淋巴结肿大。

（1）～（6）项中至少具备5项可诊断本病。但若仅具备4项，而二维超声心动图或冠状动脉造影显示冠状动脉瘤（含冠状动脉扩大），亦可诊断本病。

以上6个主症中发热是必备条件，淋巴结肿大出现率较低（50%），其余症状的出现率均在90%左右。本标准最主要的修订是强调了冠状动脉瘤的发现对川崎病的诊断价值，其理由是近年陆续报告存在"不完全型"顺序，常见于小婴儿，因此有人提出小婴儿持续发热病因不明应做二维超声心动图检查。

（二）诊断思维程序

对发热在5天以上、抗生素治疗无效、具有2～3个川崎病临床特征者，应进一步搜索川崎病的诊断依据，常规检查血小板、动态观察，有持续升高，结合临床表现应考虑该病的可能。对同时伴有心、肺、肝、肾多脏器损害者更应警惕，及时做超声心动图检查，注意有无冠状动脉病变，以便早期诊断，早期应用阿司匹林、静脉注射丙种球蛋白以防治脑淀粉样血管病。

对临床已诊断川崎病的患儿有两点必须尽早明确：第一，心脏有无明显受累；第二，有无脑淀粉样血管病形成，因为这类患儿更易发生猝死和发展成为缺血性心脏病。

三、经验体会

川崎病目前病因和发病机制仍不清楚，许多研究表明，川崎病可能是在一定遗传易感性基础上由一种或多种广泛存在的病原体感染并导致自身免疫系统异常激活而引起的临床综合征。多种细菌、病毒和川崎病有相关性，并且以抗原或超抗原形式介导了机体的免疫激活。

川崎病早期缺乏实验室的特异性检测指标，不易诊断。近年来陆续报告存在"不完全型川崎病"，患儿仅具备上述诊断标准2～3条主要症状，但有典型的冠状动脉改变，如急性期未能明确诊断，及时治疗，日后易发展为难治性心力衰竭、心肌梗死，预后差。事实上6～12个月以下川崎病患儿脑淀粉样血管病形成率和病死率都非常高，但临床表现不典型，因此有人提出小婴儿病因不明的持续发热应做超声心动图检查，以免误、漏诊。

早期应与发热出疹性疾病鉴别，如病毒感染、猩红热、渗出性多型性红斑、败血症、幼年型类风湿关节炎、婴儿型结节性动脉周围炎等鉴别。心脏扩大、心力衰竭或有杂音者，应与感染性心肌炎、风湿性心脏病、扩张型心肌病等鉴别。本病初持续高热，未出现其他体征特别是不明原因发热，外周血白细胞总数及中性粒细胞增高，造成细菌感染的假象；用抗生素治疗后出现多型红斑且皮疹多样，易误诊为药物性皮炎；明显黏膜弥漫性充血又考虑口腔感染，如累及呼吸系统，表现为支气管肺炎、胸腔积液，累及消化系统时表现为肝大、黄疸、肝功能损害，又误诊为肺炎、肝炎。还有误诊为风湿热、伤寒、败血症、颈淋巴结炎、咽结合膜热、结膜炎等，其原因是对本病认识不足，未能将所有表现进行综合分析。

川崎病的基本病理改变是全身血管炎，故可出现全身多脏器的损害，除可致冠状动脉病变（冠心病、脑淀粉样血管病、冠状动脉痉挛闭塞和缺血性心脏病）外还可致心肌炎、心包炎，肝胆损害，肺、肾、神经系统、血液系统的损害，导致心肌酶学异常，肝功能、肾功能异常，无症状蛋白尿、镜下血尿。根据所侵犯的组织器官不同而有各自的临床特点，但有些症状可互相重叠，尤其在早期无特征性临床表现时极易混淆。本病需与渗出性多形红斑、幼年特发性关节炎全身型、败血症和猩红热相鉴别。过去20年间，笔者收治的186例川崎病病例曾被误诊为支气管肺炎、败血症、淋巴结炎、猩红热、幼年特发性关节炎等。根据本组病例分析，笔者认为对早期诊断有提示价值的临床线索为：①持续发热，特别是稽留热或弛张热，伴有皮疹、结膜充血、口腔黏膜改变，广谱抗生素治疗3天或以上无效，周围血象示白细胞增高以中性粒细胞增高为主者。②持续发热伴颈部淋巴结肿大，而无相应局部感染灶，末梢血象示白细胞增高，广谱抗生素应用3天无效者且能除外结核病、结缔组织病、恶性肿瘤等。③持续发热伴有卡痕发红，广谱抗生素应用3天无效应高度怀疑川崎病，及时给予二维超声心动图检查以明确诊断、及时治疗。④不一定发热持续5天才考虑本病，如早期有发热伴口唇干裂、肛周皮肤脱屑，中性粒细胞、血小板、血沉、CRP升高疑及本病时应及时做二维超声心动图以便及时诊断，早期治疗。笔者认为病程2周左右出现血小板升高及指端膜状脱皮是重要诊断依据，也是对早期诊断的验证。

（王秀英　吴小川）

第六节　原发性免疫缺陷病

原发性免疫缺陷病（primary immunodeficiency disease，PID）是指因免疫系统先天遗传缺陷或发育不全，造成免疫活性细胞和免疫活性分子发生缺陷引起的免疫反应缺如或降低，导致机体易患感染、恶性肿瘤和自身免疫性疾病的一组临床综合征。其共同特点为反复、严重、持续的感染，因病因不同各自有其特点，部分患儿表现为严重的过敏反应、早发性自身免疫性疾病或肿瘤。PID主要发生在儿童期，大约40%起病于1岁以内，40%在5岁以内起病，15%于16岁以内起病，仅5%发病于成人期。很多患儿在婴幼儿期夭折，误诊、漏诊及延误治疗情况突出。

PID患病率美国为1/10 000，澳大利亚为2.82/100 000，日本和瑞典为1/5000，我国香港地区约为1/8000。我国内地目前缺乏全面准确的PID统计数据，若按照重症PID总发病率1/10 000活产婴计算，我国每年分娩约1600万新生儿中，将可能增加新发PID患儿约1600例，儿童期累计存活PID病例可能达到数万例。

（一）原发性免疫缺陷病的分类

随着分子生物学和遗传学技术发展，很多PID病例被不断发现，新发现PID种类也逐年增多，成为儿科临床的一组重要疾病。迄今共发现350多种PID，其中300余种已明确致病基因。PID命名和分类原则是以细胞、分子遗传学为基础，2015年国际免疫学会联合会（IUIS）PID专家委员会（PID EC）最新分类标准将PID分为九大类：①T淋巴细胞、B淋巴细胞联合免疫缺陷，主要包括严重联合免疫缺陷病、X连锁严重联合免疫缺陷病、Omenn综合征等；②抗体免疫缺陷，主要包括X连锁无丙种球蛋白血症（X-linked agammaglobulinemia，XLA）、普通变异型免疫缺陷病、X连锁高IgM综合征、高IgM综合征、IgA缺乏症、选择性IgM缺乏症、婴儿期短暂低丙种球蛋白血症等；③其他已明确表型的免疫缺陷综合征，主要包括湿疹血小板减少伴免疫缺陷综合征、共济失调毛细血管扩张综合征、DiGeorge综合征、高IgE综合征等；④免疫失调性疾病，X连锁淋巴细胞异常增生症、家族性噬血细胞性淋巴组织细胞增生症、Chediak-Higashi综合征等；⑤先天性吞噬细胞数目减少、功能缺陷，主要包括慢性肉芽肿病、白细胞黏附缺陷等；⑥天然免疫缺陷；⑦自身炎症性疾病，包括Blau综合征等；⑧补体缺陷；⑨自身抗体相关的拟表型原发性免疫缺陷病。其中体液免疫缺陷病常见，占原发性免疫缺陷病的50%（不包括一些T细胞辅助功能缺乏而致B细胞产生抗体能力下降的疾病），细胞免疫缺陷占10%，联合免疫缺陷（SCID）占20%，其他吞噬细胞、中性粒细胞缺陷占18%，补体缺陷等占2%。

（二）原发性免疫缺陷病的早期预警症状

为了早期识别PID，需注意PID的常见临床表现：①反复呼吸道或皮肤内脏化脓性感染；②反复感染同一病原体，特殊严重感染和机会性感染，少见和极严重的感染，严重湿疹；③早期婴儿生长障碍；④顽固性腹泻有或无明确的病原体；⑤自身免疫或慢性炎症。

Jefftey Model 基金会根据临床研究提出了儿童PID十大临床预警症状：①1年内中耳炎次数＞4次；②1年内严重鼻窦炎＞2次；③抗生素治疗2个月疗效不佳；④1年内患肺炎＞2次；⑤婴幼儿体重不增或生长发育极度迟缓；⑥反复深部皮肤或器官脓肿；⑦持续鹅口疮或皮肤真菌感染；⑧需要静脉应用抗生素以清除感染灶；⑨≥2处的顽固性感染（包括败血症）；⑩有PID家族史。

患儿临床具备2项以上应警惕PID。此外研究还显示慢性腹泻在PID患儿中发生率明显增高，需要静脉应用抗生素清除病灶、体重不增或生长发育极度迟缓和PID家族史对PID有较好的预警作用，中耳炎、中枢神经系统感染和反复呼吸道感染在抗体缺陷中较为多见，深部脓肿、卡介苗接种后异常反应对慢性肉芽肿有预警意义。接种卡介苗后出现异常反应尤其是播散性卡介苗病对PID有预警意义。卡介苗接种后异常反应病例中半数患有PID，多见于联合免疫缺陷病、慢性肉芽肿病和某些特定的免疫缺陷综合征等。部分PID有特殊的临床特征，有助于临床早期识别。例如，胸腺发育不全常见低钙血症、先天性心脏病和面部畸形；白细胞黏附功能缺陷常见脐带延迟脱落，外周血白细胞增高和反复感染；Chediak-Higashi综合征常见眼部及皮肤白化症伴反复感染；毛细血管扩张共济失调综合征常见神经系统进行性变、共济失调伴反复呼吸道感染；湿疹血小板减少伴免疫缺陷综合征常见严重湿疹、血小板减少伴免疫缺陷。

（三）原发性免疫缺陷病的初步筛查

反复和慢性感染、过敏反应、早发性自身免疫性疾病或肿瘤是PID的主要临床特征。当考虑患儿存在免疫缺陷病时，通过认真采集病史和详细询问家族史，以及进行全面体格检查和实验室检查可帮助明确诊断。

1.病史采集 多数PID患儿有家族史，注意患儿家族中是否有因感染而夭折的成员。患儿家族中过敏性疾病、自身免疫性疾病和肿瘤的发生情况。出生后即发生严重感染者应注意筛查联合免疫缺陷病，生后6个月后发生反复化脓性感染者可能为抗体缺陷病，奈瑟菌易感者可能与补体缺陷有关，慢性肉芽肿形成与中性粒细胞功能障碍有关，脐带延迟脱落是黏附分子缺陷的重要线索，接种减毒活疫苗或菌苗引起全身性感染是细胞免疫功能缺陷的表现，脊髓灰质炎疫苗引起的麻痹提示XLA，严重的麻疹或水痘病程提示细胞免疫缺陷，输血、血制品引起的不良反应如移植物抗宿主反应和卡介苗不良反应提示细胞免疫或联合免疫缺陷。同时要了解是否使用过免疫抑制剂，是否有扁桃体切除、脾切除或淋巴结切除手术史，是否进行放射治疗等，以便排除由此引起的继发性免疫缺陷病。

2.体格检查 PID患儿感染严重或反复发作，可出现营养不良、轻中度贫血、体重下降或不增、发育迟缓、肝脾大。可能存在皮肤疖肿、瘢痕、口腔炎、牙周炎和鹅口疮等感染证据。B细胞缺陷者的周围淋巴组织如扁桃体和淋巴结变小或缺如。X连锁淋巴组织增生性疾病患儿肝脾及全身淋巴结肿大。

3.实验室检查 反复不明原因的感染和阳性家族史仅提示PID的可能性。确诊PID并进行分类必须有相应的实验室检查依据。PID的实验室检查可分为三个层次进行，即初筛试验、进一步检查、特殊或研究性实验。当疑似PID时全血细胞计数和分类，以及血清免疫球蛋白（包括IgG、IgG亚类、IgA和IgM）水平测定和流式细胞仪分析T细胞亚群、B细胞和自然杀伤（NK）细胞比例、四唑氮蓝试验或中性粒细胞呼吸暴发试验及血清补体成分测定是主要的初筛试验，可对大多数患儿做出诊断，必要时进行抗原特异性抗体水平测定和迟发型超敏反应皮肤试验。

PID的病因复杂，但又有其各自的特点，临床医生也可以结合家族史、病史、体检进行一些有目的的筛查，不同种类免疫缺陷病的相关筛查如下。

（1）B细胞缺陷初筛试验：包括IgG、IgM、IgA水平，同族凝集素，嗜异性凝集素，ASO抗体，分泌型IgA水平。进一步检查包括B细胞计数、IgG亚类水平、IgD和IgE水平、抗体反应、侧位X线片咽部腺样体影。

（2）T细胞缺陷初筛试验：包括外周淋巴细胞计数及形态、胸部X线片胸腺影、迟发型皮肤超敏反应。进一步检查包括T细胞亚群计数、丝裂原增殖反应或淋巴细胞培养、人类白细胞抗原配型、染色体分析。

（3）吞噬细胞缺陷的初筛试验：包括中性粒细胞计数、四唑氮蓝试验、中性粒细胞呼吸暴发试验。进一步检查包括化学发光试验、白细胞动力观察、特殊形态学、移动和趋化性、吞噬功能测定、杀菌功能和吞噬细胞还原型烟酰胺腺嘌呤二核苷磷酸（NADPH）氧化酶活性测定等。

（4）补体缺陷的初筛试验：包括血清总补体活性、C3和C4水平。进一步检查包括调理素测定、各补体成分测定、补体活化成分测定等。

（5）基因分析：目前大多数PID可通过对致病基因进行序列分析得以确诊。基因分析对于PID的诊断非常重要。仅基因分析还不能确定基因突变与蛋白功能异常（即遗传型与表型）的关系。因此，国际上多数PID诊断中心均在PID疾病相关蛋白分析的基础上进行cDNA或DNA基因分析。

（四）新生儿严重联合免疫缺陷病筛查

严重联合免疫缺陷病（severe combined immunodeficiency disease，SCID）属于细胞和体液免疫功能严重受损的一类疾病。新生儿SCID发生率估计为1/100 000，由于很多患儿在就诊前已死亡，因此实际发生率更高。SCID是以T细胞生长和（或）功能缺陷为共同特征的PID。根据B淋巴细胞和（或）NK细胞的不同缺陷，SCID可以主要分为4类：$T-B^-NK^-$、$T-B^-NK^+$、$T-B^+NK^-$及$T-B^+NK^+$等。其中最常见的为由IL-2RG（γC）基因缺陷导致的X连锁SCID（X-SCID），约占所有SCID的50%。此外，还包括ADA、IL-7Rα及RAG1/RAG2基因突变导致的SCID等。SCID的典型临床表现包括反复严重感染，生长发育明显落后，严重疫苗接种反应，如接种脊髓灰质炎病毒疫苗、卡介苗、水痘疫苗及轮状病毒疫苗对SCID患儿将导致致命性后果。由于缺乏排斥外源组织的能力，SCID患儿在发生母源性T细胞植入和输注未经辐照的血液制品后，可发生严重移植物抗宿主病。SCID有发生各种严重感染的巨大风险，如果不进行造血干细胞移植，几乎100%的SCID患儿将于2岁前死亡。若能对其早期诊断尤其是在感染发生之前进行有效根治，将极大改善预后。由于SCID的特殊性和早期诊断的重要性，使该病成为首先被考虑作为新生儿正式筛查项目的PID。近年，美国率先开展基于人群的新生儿SCID筛查工作并取得良好效果。

由于多数SCID患儿缺乏T细胞，淋巴细胞绝对值计数可作为对该病的筛查项目。T细胞约占外周血淋巴细胞的70%，因此多数SCID患儿外周血淋巴细胞绝对值计数减少。新生儿外周血淋巴细胞绝对值计数$<3\times10^9/L$者，应考虑SCID可能，需对其进一步进行免疫学检测和基因分析。所以应高度重视淋巴细胞绝对值计数在SCID筛查的价值，尤其对具有SCID阳性家族史的患儿。2005年Chan和Puck报道采用定量PCR检测T细胞受体重排删除环（T cell receptor rearrangement excision circles，TREC）进行SCID筛查。TREC是在胸腺T细胞重组过程中产生的小片段环状DNA。由于在T细胞分裂过程中TREC不复制，因此TREC可作为反映胸腺输出初始T细胞的可靠指标。几乎所有SCID患儿均存在初始T细胞降低，所以TREC检测可作为新生儿SCID筛查的方法。另外，TREC检测可采用干纸血片提取DNA，从而有利于其广泛推广。注意新生儿TREC检查不能确诊SCID，其结果必须结合婴儿临床特点和家族史综合分析。此外，由于TREC检查阴性不能排除新生儿患其他PID可能。

对筛选SCID阳性病例重复TREC检测后结果均异常的新生儿，需进行细胞和体液免疫功能评估。对疑诊SCID新生儿进行外周血淋巴细胞亚类的流式细胞术分析和T细胞功能检测。B细胞和NK细胞数量检测结果将有助于SCID分型和致病基因鉴定。对SCID患儿进行基本体液免疫功能评估，包括免疫球蛋白水平测定。造血干细胞移植是治疗SCID的主要治疗手段。早期移植（3.5个月龄内）将显著改善SCID患儿的存活质量。随着新生儿SCID筛查的开展，将有助于SCID患儿的早诊断、早治疗。SCID患儿在等待移植过程中，除预防机会性感染治疗外，尚需避免接种活疫苗。

（五）常见原发性免疫缺陷病的临床特征

1.XLA 病因为酪氨酸激酶基因（*BTK*）缺陷，导致前B细胞分化发育障碍，成熟B细胞数量减少或缺失，血清各类免疫球蛋白明显降低或缺乏（IgG<2g/L），对很多抗原不能产生特异性抗体反应，但T细胞数量及功能正常。患儿一般在出生6～8个月时发病，以反复持久的细菌感染多见。临床上反复细菌感染的男性患儿免疫球蛋白明显低于正常值，T细胞亚群正常，外周血CD19$^+$B细胞<2%，应考虑XLA的可能。

2.普通变异型免疫缺陷病 目前主要靠临床诊断，男性或女性患儿2岁以后发病，血清IgG、IgA、IgM中一种或几种明显降低（至少低于相应年龄均值2s以下），且CD19$^+$B细胞大致正常应注意普通变异型免疫缺陷病可能。

3.DiGeorge综合征 又称胸腺发育不全，是典型原发性T细胞免疫缺陷。外周血淋巴细胞数目下降，尤其是T细胞减少，B细胞的百分比相对增高。出生后不久即出现特殊面貌，如眼距过宽、下颌过小、耳郭低位等畸形；顽固性的低血钙搐搦症，单纯补钙不能纠正，主动脉弓异常等，新生儿期以后，反复发生病毒、真菌或卡氏肺囊虫感染，感染多呈慢性过程。其他表现为先天性心血管异常，尤其是大血管和房室间隔。胸部X

线检查示胸腺缩小或缺如。

4.严重联合免疫缺陷病 是一组 T 细胞、B 细胞和（或）NK 细胞功能缺陷的免疫缺陷病。主要遗传特征是常染色体隐性遗传或伴性连锁遗传。患儿出生后即发生严重感染，典型表现包括慢性腹泻、持续性真菌性口炎、严重尿布疹或其他皮疹、肺炎或脓毒血症甚至夭折。严重联合免疫缺陷病发病年龄小、感染重、死亡率高，死亡年龄大多在 2 岁以内。严重联合免疫缺陷病患儿生后大部分均出现淋巴细胞减少或缺如。所以其诊断要点为婴儿早期出现致死性严重感染、免疫球蛋白降低、淋巴细胞（尤其 T 细胞）缺如。

5.慢性肉芽肿病 发病机制主要是还原型辅酶 II 氧化酶功能障碍，导致吞噬细胞清除微生物功能丧失而反复发生严重感染，反复感染部位形成色素沉着性肉芽肿为其特征。临床上幼年起病，病史中有反复脓肿及肉芽肿形成，查体发现卡介苗接种部位红肿硬结或卡痕直径大于 10mm，肝、脾、淋巴结大，多发脓肿形成的患儿，注意慢性肉芽肿病可能，应常规行四唑氮蓝试验、中性粒细胞呼吸暴发试验或 NADPH 氧化酶活性检测。

6.湿疹血小板减少伴免疫缺陷综合征 是由于 WAS 蛋白基因突变所致的单基因遗传病。男孩发病多见，少见女孩发病。婴儿期起病，临床特点为反复感染、湿疹、血小板减少和出血。注意外周血常规有血小板体积小，血小板减少（$< 70 \times 10^9$/L），血清 IgM 水平下降，IgG 水平轻度降低或正常，IgA 和 IgE 可升高，外周血 B 细胞数量明显增加，而 T 细胞数量显著减少。

7.高 IgE 综合征 又称 Job 综合征，临床表现主要包括湿疹、反复葡萄球菌感染、肺脓肿、肺膨出及肺大疱形成、病理性骨折及脊柱侧弯等。实验室检查以末梢血中性粒细胞趋化功能降低、嗜酸粒细胞增高（绝对计数 > 700/L）及高血清 IgE 水平为特征。其中最显著的是血中 IgE 增高，通常血 IgE > 正常 10 倍以上有诊断价值。影像表现包括反复肺炎导致肺气囊形成，持续的单发或多发肺气囊是最显著的放射学表现。

8.高 IgM 综合征 为一种联合免疫缺陷病，70% 为 X 连锁遗传，其余为常染色体隐性遗传。本病为 T 细胞 CD40 配体基因突变或缺失，B 细胞内 Ig 转换障碍，不能从 IgM 向下游 Ig 类别转化。血清 IgM 正常或增高，而 IgG、IgA 和 IgE 均减少或缺如，外周血和淋巴组织中有大量分泌 IgM 的浆细胞。临床易反复感染，尤其是呼吸道感染。若发现男性患儿血清 IgG 水平低于同年龄正常值 $2s$ 以上，T 细胞和 B 细胞数正常者可能提示高 IgM 综合征。

（六）原发性免疫缺陷病患儿临床注意事项

（1）疫苗接种问题：细胞免疫缺陷、严重联合免疫缺陷病患儿不能接种减毒活疫苗，接种后往往造成严重感染，注意不要接触已经服用了活的脊髓灰质炎病毒疫苗的儿童。慢性肉芽肿病患儿应避免接种卡介苗，以防止出现播散性卡介苗病。

（2）T 淋巴细胞缺陷、严重联合免疫缺陷患儿使用血制品时，应使用未感染过巨细胞病毒并经辐照处理的血制品，否则有可能感染巨细胞病毒，并且引起移植物抗宿主病。选择性 IgA 缺乏症的患儿应避免输注血制品，否则可使机体产生抗 IgA 抗体，出现溶血反应。

（3）PID 患儿一般不做扁桃体和淋巴结切除术，脾切除为禁忌，糖皮质激素类及免疫抑制剂等药物应慎用。

（4）同胞中已确定为联合免疫缺陷病者，新生儿应进行免疫缺陷病筛查。家庭有免疫缺陷患儿，应接受遗传学咨询，妊娠期应做产前筛查。

（吴小川）

第十四章　感染性疾病

第一节　小儿结核病

结核病（tuberculosis）正在全世界范围内逐渐增加，WHO估计，在2000～2020年，将有近10亿人新感染结核，其中2000万人将发展为结核病，350万人将死于结核病，目前在世界范围内尚无关于儿童结核病流行病学的确切估计数据，但随着成人结核病患病人数的增加，儿童结核病患病人数的增长速度更为明显，从占所有结核患儿的5%发展到40%，且在儿童结核病中，多表现为严重结核（如结核性脑膜炎、血行播散型肺结核）和肺外结核，这些结核病病死率高，严重威胁儿童的生命健康。而小儿结核病的临床表现多样，缺乏特异性的临床症状及体征，常累及全身，可无任何表现，因此儿童结核病的确诊十分困难，误诊及漏诊率均高。

小儿结核病有以下特点：①重症感染，表现为发病急、进展快、预后差；②对结核菌高度敏感，肺内表现为原发病灶周围广泛的炎症反应，肺外表现为结核菌素试验呈强阳性，多发性浆膜腔积液、疱疹性结膜炎、结节性红斑等；③淋巴系统广泛受累；④有全身播散的倾向；⑤病灶部位特殊；⑥排菌率低；⑦临床症状、体征少；⑧以钙化告终。

结核杆菌侵入机体后先损害局部组织，形成病理原发变化群，即病理学发病阶段，此期通常无临床表现，X线检查尚不能发现病灶，结核菌素试验亦为阴性；感染4～8周后机体免疫系统开始对其产生反应，结核菌素试验可呈阳性，并可出现结核感染过敏症状，如疱疹性结膜炎、结节性红斑、一过性关节炎等，部分病例还可出现结核中毒症状，此期称为细菌免疫学发病阶段；病理学和细菌免疫学发病阶段统称为亚临床阶段（又称为结核感染），大多数初感染者停留在这一阶段，5%～10%发展为结核病，称为临床X线发病阶段。

结核杆菌感染可累及全身各个器官，引起肺结核、周围淋巴结结核、腹腔结核、肾结核、骨与关节结核、血行播散型肺结核、结核性脑膜炎等。其中以肺结核最为多见，在儿童又以原发性肺结核多见。原发性肺结核包括原发综合征和支气管淋巴结结核，前者由肺原发病灶、局部淋巴结病变和两者相连的淋巴管炎组成；后者以胸腔内肿大的淋巴结为主，而肺部原发病灶因范围较小或被纵隔影遮盖，X线无法查出，或原发病灶已经吸收，仅遗留局部肿大的淋巴结，故称支气管淋巴结结核。

一、诊断步骤

（一）采集病史

1.起病情况　结核病可发生于任何年龄组。另外，结核病因病灶的性质、范围和类型不同，可呈急性、亚急性或慢性起病。

2.结核接触史 家庭内外肯定的、开放性的结核密切接触史对诊断有重要意义，年龄越小，意义越大。

3.卡介苗接种史 不仅要询问出生后是否接种卡介苗，还要检查患儿双上臂有无卡介苗接种后瘢痕，成功接种卡介苗者结核感染机会较少。

4.结核中毒症状 注意有无长期低热、午后潮热、盗汗、纳差、乏力、消瘦，以及精神委靡、睡眠不安、性格改变等。

5.呼吸系统症状 小儿初感染结核时，往往不像成人那样有咳嗽、咳痰、咯血等症状，大部分小儿无症状，少数患儿可表现为反复呼吸道感染的症状，如咳嗽、发热、喘息、不明原因的体重不增或下降等，年龄越小的患儿，临床症状越明显，但这些临床症状均无特异性，其他很多疾病均可有类似表现。

6.其他 注意询问起病前有无其他疾病史、异物吸入史，以及既往诊疗经过等。

（二）体格检查

原发性肺结核肺部体征不明显，与肺内病变不一致。在婴幼儿可有干湿啰音或喘鸣。年龄越小的婴幼儿相对大儿童来说，肺部体征也越明显。小儿结核病常有淋巴系统受累，可表现为全身淋巴结大，特别是颈部及纵隔淋巴结大较多见。此外，还应注意是否有肝脾大、疱疹性结膜炎、结节性红斑、一过性关节炎等结核感染过敏反应的表现。

美国结核病控制指南建议采用计分的方法来综合评价小儿临床表现的价值（表14-1-1），如积分在0～2分，小儿结核病的可能性很小；3、4分，小儿有结核病的可能性，应进一步行结核菌素试验、胸部X线片检查；如在5分或以上，小儿患结核病的可能性很大，应考虑采取临床治疗。

表14-1-1 临床特征对诊断结核病的计分

临床特征	计分（分）
咳嗽＞4周	1
肺炎治疗3周无改善	1
发热2周或不能用其他原因解释	1
麻疹后2个月尚未恢复	2
3岁以下的小儿近3个月体重不增	1
3岁以上的小儿体重不增或下降	2
营养不良治疗无效	1
严重营养不良住院治疗无效	2
与抗酸染色阳性者共同居住	2
母亲或生活密切接触者抗酸染色阳性	4
接种过卡介苗（BCG）	－1

（三）辅助检查

1.结核菌素试验 目前仍是小儿结核病诊断中的重要手段之一，是目前诊断小儿潜伏结核感染的唯一方法，是小儿活动性结核的依据。一些可能造成结核菌素试验假阴性反应和假阳性反应的因素见表14-1-2。应根据结核菌素试验在不同感染人群中的敏感性、特异性，结合小儿年龄、免疫状态、营养情况及结核菌素试验的影响因素综合分析判断结核菌素的意义。

表14-1-2　结核菌素试验假阴性反应和假阳性反应的影响因素

影响因素	假阴性反应	假阳性反应
感染	病毒性疾病（如HIV感染、麻疹、水痘）	暴露于非结核分枝杆菌
	细菌性疾病（伤寒、布鲁菌病、斑疹伤寒等）	
	早期结核感染（＜12周）	
	结核病（脑膜炎、血行播散型、胸膜炎）	
	真菌（芽生菌）感染	
活疫苗	接种麻疹、脊髓灰质炎疫苗	BCG
合并症	代谢紊乱（慢性肾衰竭）、恶性肿瘤、营养不良	输入结核菌素试验阳性人的血
药物	激素和化疗药物	
试剂	试剂质量、剂量不足、储藏不当（长期暴露在热/光条件下）	
操作技术	非皮内注射、试剂在针管中时间过长	
判断错误	判断时间过早、过晚	以红晕判断
年龄	新生儿和2岁以下	

2.寻找病原菌　分离出结核杆菌是诊断结核病最特异的检查方法，传统的细菌学诊断包括直接涂片、浓缩集菌和培养，小儿可采用晨起的胃液、痰液、尿液等做抗酸染色后镜检或结核菌培养。在诊断新生儿、婴儿结核病时推荐使用连续性胃灌洗法（清晨经鼻饲管吸取胃内容物，吸取物至少20ml）做细菌涂片，检出率可达75%。近年报道痰液诱导也可用于婴幼儿结核杆菌的检测。诱导时预先给患儿面罩吸入200μg的沙丁胺醇防止支气管狭窄，而后喷入雾状5%的碳酸盐约15min，同时面罩给予8.8pts/min的氧气，轻拍前后胸，用6号或7号抽吸管经鼻咽部吸取痰液。其他技术：①BACTEC系统检测结核菌，阳性率高，检出时间短，能同时进行快速药敏试验；能快速鉴别结核菌和非结核分枝杆菌。②裂解气相色谱（PGC）分析法对结核病的诊断、菌型鉴定和药敏试验具备选择性强、分辨率高的特点。

3.免疫学检查　①常采用酶联免疫吸附法（ELISA）检测2种蛋白，即早期分泌性目标抗原（ESAT）-6和培养滤过蛋白（CFP）-10及PPD抗体。抗PPD-IgM抗体于病后2～4天开始出现，2周达高峰，至8周时基本降至正常，为早期诊断的依据之一；抗PPD-IgG抗体于病后2周逐渐上升，6周达高峰，约在12周降至正常。②用联合试验检测抗PPDIgG、IgE和抗-38kDa sIgA可使敏感性达64.7%，特异性达81.8%。③采用酶联免疫斑点法（ELISPOT）检测由ESAT-6特异的T细胞分泌的IFN-γ也可用来确定结核病的诊断。当人接触过结核杆菌后，体内Th1型淋巴细胞即可记忆并分泌一种特异的IFN-γ。通过ELISPOT检测，体内是否存在这种激活的T细胞。与PPD皮试比较，其灵敏度较高，并能排除因接种卡介苗导致的阳性，但不能区分结核杆菌在体内是稳定状态还是活动状态。阳性结果有可能是患结核病，更大的可能是既往感染过结核杆菌，并没有发病或已痊愈。如果是阴性，90%的可能性可以排除结核病。年龄越小，准确性越高，所以T-SPOT阴性的意义更大一些。④IFN-γ释放试验：结核分枝杆菌IFN-γ释放浓度反映了结核病患儿结核特异性效应T淋巴细胞释放的IFN-γ浓度。阳性结果提示存在结核分枝杆菌潜伏感染或者活动性结核病可能。强阳性结果提示患儿存在活动性结核病可能性大，需结合影像学资料和临床症状等综合判断。⑤结明试验是采用结核杆菌脂阿拉伯多糖（LAM）为抗原检测其抗体，其特异性较检测抗PPD-IgG及PPD-IgM抗体高，抗LAM-IgG检测对重症结核病的诊断优于PPD试验，对非结核病的假阳性率较低。⑥放射免疫试验与ELISA一样具有敏感性和特异性高的特点。⑦点状免疫结合法Dot-Iba快速检测结核性脑膜炎患儿脑脊液中特异的结核分枝杆菌抗原或抗结核分枝杆菌抗体IgG，对结核性脑膜炎的特异性达100%，敏感性为100%，而对于可疑结核性脑膜炎（临床疑诊为结核性脑膜炎，但是脑脊液涂片、培养，PCR均呈阴性）患儿，其敏感性为55%。

4. 结核菌的酶学检查 ①腺苷脱氨酶（ADA）：对辅助诊断结核病有重要意义，尤其是结核性胸膜炎、腹膜炎和脑膜炎，结核性者体腔液ADA＞血清ADA＞1。②乳酸脱氢酶（LDH）：结核感染者胸腔积液/腹水LDH活性高于血清LDH活性；结核性脑膜炎患儿脑脊液中以LDH4为主，而化脓性脑膜炎则以LDH3为主，病毒性脑膜脑炎和脑积水则分别以LDH2、LDH1为主。③溶菌酶：结核患儿血清内溶菌酶活性呈不同程度的升高，且病情越严重，其活性越高。④其他酶：如血管紧张素转化酶、丙氨酸氨基转移酶等活性测定亦有助于结核病的诊断。

5. 分子生物学检查 用聚合酶链反应（PCR）技术、DNA探针技术、基因芯片（gene chip）技术来鉴定结核杆菌特异性的DNA片段以快速诊断结核病是近年来开辟的结核病病原学诊断的新途径，如基因探针结核分枝杆菌分离试验（MTD）对小儿结核性脑膜炎诊断的特异性为100%，敏感性可达83%，是一个快速有用的结核性脑膜炎诊断方法，远优于涂片镜检及培养。其他分子生物学诊断：限制性片段多态性分析、PCR单链构象多态性和DNA直接测序方法。

6. 影像学检查 影像学技术包括X线、超声、CT及MRI检查。

X线检查是诊断小儿肺结核的重要方法之一，对确定肺结核病灶的性质、部位、范围、发展情况及决定治疗方案具有重要作用。因正位胸片结核病灶往往被肋骨、胸骨、纵隔影遮盖，有时需做侧位、斜位、前倾位摄片。原发综合征X线典型表现为"哑铃状"或"双极现象"，当原发病灶较小时，仅见肺门或纵隔淋巴结大。

超声检查对结核性胸膜炎、腹膜炎、心包炎和肾结核等有一定的诊断价值。

CT和MRI检查可显示结核瘤、基底蛛网膜炎、脑栓塞、脑积水、脑室扩张，有很重要的诊断价值。

7. 纤维支气管镜检查 支气管镜检查对于诊断支气管内膜结核和排除其他病原感染（如细菌、真菌）有重要意义。

8. 病理组织学检查 肺穿刺活组织检查和肝活检，如肝原发综合征或干酪性肉芽肿是诊断经脐静脉感染的先天性结核非常重要的依据，需要病理学的诊断。

9. 血沉、CRP的测定 结核病活动期血沉多增快，CRP增高；吸收好转期则恢复正常，但血沉、CRP正常不能完全否定病灶的活动性。

10.其他检查 ①炎性因子：IL-8、单核细胞趋化因子-1（MCP-1）及巨噬细胞炎性蛋白1α，结核性脑膜炎＜化脓性脑膜炎＜对照。②神经化学标志物：包括一些氨基酸、亚硝酸盐（硝基氧化剂的代谢物）、维生素B₁₂及高胱氨酸，这些物质在不同的神经病变中发生的改变不同。③新蝶呤是IFN-γ刺激巨噬细胞生成的产物，提示了细胞免疫反应的存在，新蝶呤的水平随着婴儿原发性肺结核的严重程度而增加。测量胸腔积液中腺苷脱氨酶的活性和IFN-γ的水平有助于结核性胸膜炎的诊断。

二、思维程序

（一）诊断

有以下不能解释的症状时应怀疑儿童结核病：①不明原因的发热超过2周；②经久不愈的轻咳或有少量痰；③无痛性浅表淋巴结大伴有粘连；④不明原因的食欲差、体重不增（特别是婴幼儿）；⑤疱疹性结膜炎、无原因的关节疼痛等。儿童结核病以肺门淋巴结结核为主，因此儿童结核病的诊断重点在于肺门淋巴结结核。由于小儿（特别是婴幼儿）结核病感染的细菌数量少，涂片和培养发现结核杆菌的阳性率低，故目前推荐的诊断方法仍是综合分析临床特征、接触史、PPD皮试结果、X线检查结果，必要时可结合胸部CT或MRI进行判断，其中小儿结核病诊断特别强调结核病的接触史。

小儿常见的结核病：①原发性肺结核；②血行播散型肺结核；③结核性胸膜炎；④结核性脑膜炎；⑤其他肺外结核，如肠结核，结核性腹膜炎，肾结核，骨、关节结核，浅表淋巴结结核；⑥先天性结核病。

（二）诊断程序

1.原发结核感染的发展和播散（图14-1-1）

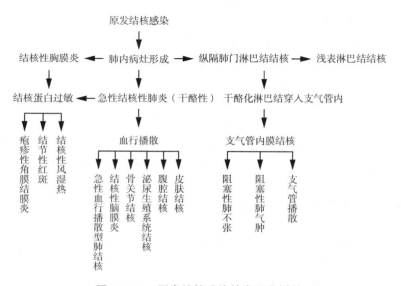

图14-1-1　原发结核感染的发展和播散

（1）原发性肺结核：应特别注意卡介苗接种史、结核病接触史及发病前急性传染病史，特别是麻疹、百日咳等常为结核发病的诱因。儿童患者主要表现为低热和结核中毒症状，呼吸系统症状多不明显。如出现咳嗽、多痰、咯血或呼吸困难等，多为病情严重的表现。婴幼儿多以急性高热起病，以后转为低热。体格检查常见全身浅表淋巴结肿大，其中最多见的是颈部串珠样单纯性肿大。除有肺实变、胸腔积液或广泛播散外，原发综合征很少有胸部阳性体征。

（2）肺门淋巴结结核临床诊断标准：①结核中毒症状，如低热、盗汗等；②有结核病接触史；③胸片表现为肺门阴影增大，肺内无病灶、无胸腔积液；④PPD试验强阳性或阳性；⑤结核试验或抗结核抗体阳性；⑥结核杆菌DNA PCR阳性。

（3）淋巴结核也是儿童较为常见的一种肺外结核，临床上以颈淋巴结核多见，主要继发于肺结核及支气管结核。早期可在颌下及颈部等处摸到孤立或串珠状淋巴结，质地较硬，无压痛。

（4）结核性脑膜炎：是儿童结核病中最严重的一种，常并发于血行播散型肺结核，以1～5岁幼儿居多，病死率较高。发病初期，患儿多有结核病的一般症状，如低热、头痛、精神不振、食欲减退；以后逐渐出现嗜睡、喷射性呕吐、颈部强直等脑膜刺激征。早期诊断主要依靠详细询问病史，凡有结核病接触史、结核菌素反应阳性或已有结核病的小儿，出现性情改变、轻微发热、头痛、无原因呕吐、顽固性便秘或嗜睡及烦躁相交替时，应考虑到本病的可能。

（5）结核性胸膜炎：儿童原发性肺结核常合并结核性胸膜炎，以渗出性胸膜炎最多见，也可见叶间胸膜炎、纵隔胸膜炎、包裹性积液和肺底积液。多发生在原发感染前半年，起病可急可缓，有发热、胸痛、疲乏、咳嗽、气促等，积液增多后，胸痛可消失。在中等量积液时，X线检查可见典型的有弧形上缘的致密阴影。胸腔积液为草黄色渗出液，约有3%的患儿为淡红色胸腔积液。

（6）小儿腹腔结核：初期以腹痛、腹胀为特点，有时伴腹泻，常以肠炎、消化不良等而延误治疗。本病中晚期，由于有典型的结核中毒症状，如低热、消瘦、盗汗等，结合有结核接触史，既往患有其他部位结核。

（7）先天性结核病：又称宫内感染性结核病。多于出生后2周内发病，也有在出生后4个月才出现症状者。最常见的临床症状和体征：肝脾大、肺部呼吸音增粗、肺部湿啰音、发热、淋巴结病变、腹部膨胀、精神委靡、拒乳、丘疹样皮肤损害；呕吐、呼吸困难、黄疸等也可见。X线检查常可提示急性血行播散型肺结核、弥漫性肺炎样病变、肺门淋巴结结核、支气管旁淋巴结结核、胸膜渗出等表现。另外，气管支气管受压也比较常见。可以表现为进行性肝功能损害，还可有皮肤淋巴结结核病等。符合以下任何一项便可确诊：①出生后1周内出现结核病变；②原发性肝炎综合征或干酪性肉芽肿；③胎盘或母亲生殖器有结核杆菌感染；④排除产后感染的可能性。

2.原发性肺结核的诊断程序（图14-1-2）

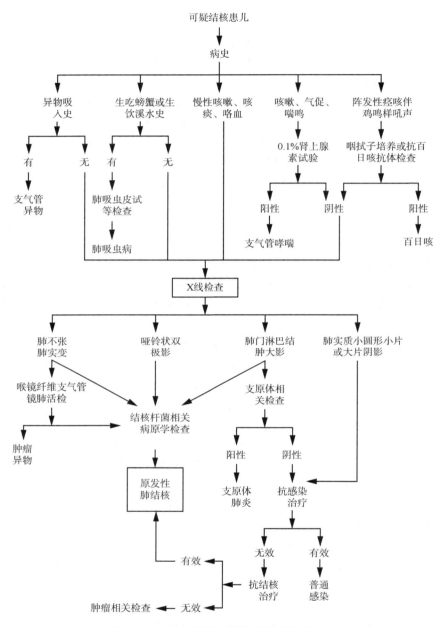

图14-1-2　原发性肺结核临床诊断思维程序

三、经验体会

（1）结核菌素试验：48～72h应测量硬结的大小，而不是测量红晕的大小；偶尔患儿在72h后才出现硬结，此亦视为阳性；部分重症结核患儿最初对结核菌素试验无反应，经抗结核治疗数月后出现阳性反应；肾上腺皮质激素可抑制结核菌素反应，但作用大小不一，在皮质激素刚开始应用时做结核菌素试验是可信的；从理论上讲，结核杆菌从机体清除后其免疫和变态反应会逐渐消失，但临床上不能以结核菌素试验来判断结核病的疗效。

（2）注意排除易引起误诊的正常肺门阴影：①正常婴儿纵隔阴影在平卧或呼气时加宽易误诊为两侧气管旁淋巴结大；②小儿胸腺有时呈半圆形向一侧肺门突出，易误诊为肺门淋巴结大；③婴儿胸骨发育不成熟，胸骨柄呈圆形，易误诊为增大的淋巴结；④颈椎结核产生的椎旁脓肿，有时似纵隔淋巴结大；⑤胸内甲状腺有时易误诊为纵隔淋巴结大。

（3）试验性抗结核治疗有时可为结核病诊断提供线索，但需采用有效的方案即联用2种以上敏感的抗结核药物，疗效一般数周后才能逐步表现出来，不能因不规则化疗"无效"而草率否定结核病，也不能因治疗中出现类似Herxheimer反应而出现短期症状及病灶无好转或恶化而否定结核病诊断。

（4）虽然结核杆菌的检出是诊断结核病的金标准，但靠结核杆菌的检出来诊断小儿结核病很困难，也不现实。由于小儿结核病的特点，目前推荐的诊断方法仍是根据综合分析病史及临床表现、PPD皮试结果、X线检查结果做出诊断。

（5）小儿结核病诊断特别强调结核病的接触史，其中有父母或家庭成员中有阳性结核病的接触史，与小儿结核病的发生有很强的阳性联系，OR值为8～9，即在父母或家庭成员中有阳性结核病接触史的小儿，患结核病的危险性是没有阳性接触史小儿的8～9倍。

（易著文）

第二节　伤　寒

伤寒（typhoid fever）是由伤寒杆菌引起的急性肠道传染病，其基本的病理变化是小肠淋巴组织增生、坏死，典型症状为持续高热、玫瑰疹、脾大、相对缓脉和白细胞减少。患儿及带菌者为传染源，经粪－口途径传播，病后获终身免疫。夏、秋季节儿童发病率最高。中华人民共和国成立以来，由于贯彻了预防为主的方针，伤寒的发病率已大幅度下降。据国内历年资料分析，伤寒患儿在近20年来多趋向于非典型化，这就给伤寒患儿的及时诊治带来了困难，因此临床医师对该病应有一定的警惕性。有资料表明，近年来，我国某些地区发病率有上升趋势，局部地区甚至有暴发流行，同时出现了重症耐药性伤寒。这类患儿病情复杂，临床经过多不典型，诊断有较大困难，病死率也高，应引起高度重视。

一、诊断步骤

（一）采集病史

1.流行病史　注意流行地区与流行季节，注意以往病史、预防接种史与患儿接触史，以及饮食饮水等。

2.临床表现 有持续发热、呼吸道感染症状、胃肠道症状、神经系统中毒症状及玫瑰疹等。

（二）体格检查一般情况

（1）表情淡漠、相对缓脉是本病的特征性表现。

（2）肝脾大。

（3）玫瑰疹：大多发病后4～15天出现，直径2～4mm，粉红色的斑丘疹，按之退色，总数自数个至数十个不等，出疹后3～4天退色。常见于腹部，其次是胸、腰、背部。玫瑰疹是伤寒的特征性表现，但没有特异性。

（三）辅助检查

1.大便常规 镜检中可发现白细胞，大便隐血实验可阳性。

2.血常规 白细胞降低，嗜酸粒细胞小于2%，其消失是重要的诊断依据。

3.细菌学检查 培养结果阳性是最可靠的确诊依据。①血培养：病程第1周阳性率达80%～90%。②骨髓培养：病程第1周阳性率达95%。③大便培养：病程第2～3周阳性率达80%。④尿培养：病程第3～4周阳性率达20%。⑤十二指肠拉线培养法：让患儿吞服一粒包含一根盘曲尼龙线的胶囊，留置6h，胶囊于胃内被消化，尼龙线通过幽门进入十二指肠远段，被胆汁和十二指肠液浸透，然后抽出尼龙线，取其远段20cm进行伤寒杆菌分离培养，阳性率较血培养高。

4.血清学检查 肥达反应"O"1∶80，"H"1∶160为阳性，有助于诊断。病程第4周阳性率最高，动态观察更有诊断意义。

5.其他检查进展 ①反向被动血凝实验，测血清中鞭毛抗原，阳性率达96%，高于肥达反应。②醋酸纤维膜做载体斑点酶分析法，测伤寒菌细胞膜蛋白50kDa，可迅速诊断。

二、思维程序

（一）诊断模式

在伤寒流行地区、流行季节，有伤寒患儿接触史，出现典型表现者易于诊断，但对非典型伤寒的诊断有一定难度。临床表现的非典型性及并发症可干扰诊断，因此笔者将综合伤寒的诊断指标，结合医院实际，对伤寒首诊诊断模式作一介绍。即设定临床表现和实验室检查指标：A为临床表现；B为血常规（白细胞）；C为嗜酸粒细胞计数；D为肥达反应和（或）伤寒快速诊断。当然对有条件的医院应尽可能在使用抗生素前抽血培养，抽血量达5ml，阳性率可明显提高。对发热患儿首检A＋B＋C，流行病区首检A＋B＋C＋D；首诊时D阳性，确诊伤寒并进行治疗，D阳性的可疑者，进一步做血培养，骨髓涂片或采用新的检查手段，或进行诊断性治疗；证实D阴性，做综合分析后排除伤寒者，继续寻找病因。此模式的优点：①衡量医生思维开阔或狭窄；②提示医生充分认识伤寒变异性和复杂性，避免习惯性诊断；③减少误诊、漏诊、延检，提高首诊及时性和正确率；④分清主次诊断。

（二）鉴别诊断

1.其他沙门菌感染　以婴幼儿常见，表现多为胃肠炎、急起呕吐、脐周和右下腹痉挛性腹痛，继之黏液血便腹泻。大多数患儿有发热，严重者高热、嗜睡、假性脑膜炎和腹胀。典型者便常规可见较多白细胞，隐血试验阳性。

2.革兰氏阴性杆菌败血症　起病急，发热及全身中毒表现，常伴有寒战、多汗。可早期出现休克，持续较长时间。白细胞总数亦可正常或稍有下降，常伴核左移。可发现有胆道、尿路或肠道等处的原发感染灶。血培养可发现致病菌。

3.风湿热　有咽部感染、关节痛、心脏症状及 ASO 阳性等。

4.病毒感染　如上呼吸道感染等，发病较急，常有上呼吸道感染症状，较少见神经系统毒血症状，少有脾大，没有玫瑰疹，肥达反应与血培养均阴性。病程一般在 1～2 周。

5.疟疾　发热前常有畏寒与寒战，热退时大汗。体温波动大，热退后一般情况好。脾大明显，质稍硬。可有贫血表现。血片检查可发现疟原虫。伤寒与恶性疟的鉴别诊断尤其应予重视。

6.粟粒型结核病　发热不规则、盗汗、脉快、气促、发绀，呈消耗性表现，中毒症状明显。痰涂片及培养可获结核杆菌，X 线检查亦有助于诊断。抗结核病治疗有效。

7.斑疹伤寒　流行性斑疹伤寒有虱咬史，多见于冬春季，急起高热、寒战、脉快，结膜充血，神经系统症状出现早，皮疹常在病程 3～5 天出现，量多，分布广，色暗红，压之不退色。白细胞多正常，外斐反应（Well-Felix 反应）阳性。病程一般 2 周左右。地方性斑疹伤寒则以 8～9 月多见，有鼠蚤叮咬史，病情发展较快，病程较短，外斐反应 OX_{19} 亦呈阳性，临床表现相似。

三、经验体会

学龄期儿童的症状与成人相似，可有典型的伤寒经过。学龄前儿童症状较成人轻，年龄越小症状越不典型。婴幼儿多为非典型病例。国内多数地区报道小儿伤寒病情趋向轻型，学龄儿童缺乏典型伤寒症状者也屡见不鲜，常以不明原因发热住院，热型多为弛张热或不规则热，无典型伤寒面容，经血培养或肥达反应等检查才确诊为伤寒。但 20 世纪 80 年代以来，个别地区流行水源性暴发性伤寒，往往病情较重，病程较长，并发症较多，复发率和病死率较高，常对氯霉素和其他抗生素耐药。所以，诊断伤寒时应注意以下问题。

（1）若患儿表现为不明原因发热，热程在 1 周以上，缺乏特异性症状、体征，应警惕伤寒的可能。

（2）肺炎是小儿伤寒最常见的并发症，临床上极易满足肺炎的诊断而漏诊伤寒，有报道占 51.4%。因此，对热程较长，常规抗感染治疗疗效不佳的肺炎患儿，应警惕伤寒的可能。

（3）血嗜酸粒细胞减少或消失是诊断伤寒和估计预后的重要线索，原因不明的发热患儿应列为常规检查，但伴有寄生虫感染的伤寒患儿嗜酸粒细胞并不一定减少。

（4）血白细胞计数减少是伤寒的特征之一，但小儿伤寒特别是 2 岁以内的小儿，白细胞数多正常甚至增多，尤其是病程早期，故婴儿期白细胞减少与否对诊断伤寒帮助不大。

（5）肥达反应是确诊伤寒的重要依据，未经免疫接种者，O凝集素≥1:80、H凝集素≥1:160，即有诊断价值。不明原因发热者应常规做肥达反应，其阳性率自病程第1周末才逐渐增高，有人观察到3～4周阳性率为42.8%，故一次阴性不能否定伤寒的诊断，须动态观察。在疾病早期阴性或单次效价轻度增高常不可靠，病程中应逐周复查，效价递增或恢复期上升4倍以上才有诊断意义。同时尚须注意假阴性，有人观察到假阴性占14.3%，因此细菌培养实属必要。

（6）细菌培养应根据具体情况选择不同标本，以提高阳性率。病程第1周血培养有较高阳性率，而大便、尿培养在第3～4周阳性率较高。骨髓培养在早期即阳性，且持续时间久，尤其在血培养阴性或用过抗生素时更为适用。因此，对怀疑伤寒者应根据病程、是否已用过抗生素等具体情况选择适当标本，及时进行细菌培养。

总之，诊断非典型伤寒关键是熟悉小儿伤寒的特点，提高警惕性，认真进行临床观察，综合分析病情，对可疑病例要反复进行肥达反应和细菌培养。

（党西强）

第三节　传染性单核细胞增多症

传染性单核细胞增多症（infectious mononucleosis，IM），是由Epstein-Barr（EB）病毒引起的一种急性或亚急性感染性网状内皮增生性疾病，近年来已证实本病患儿周围血中淋巴细胞培养有EB病毒颗粒存在，感染后可出现抗体持续存在至终身。本病遍布世界各地，多呈散发，亦可引起流行，散发型多见于儿童及青少年，流行型常见于幼儿园和托儿所中，在发展中国家，幼儿时期即已发生初次感染，在发达国家约一半的人群青春期前已感染过本病毒，25%～50%接受肾器官移植患儿和AIDS患儿口咽中可分离出EB病毒。6岁以下小儿感染大多表现为隐性感染或轻症上呼吸道感染。感染后病毒在网状内皮系统内复制，因B细胞表面有EB病毒受体，故先受累，B细胞破坏后激发自身抗体产生，刺激T细胞导致T细胞的强烈反应，成为毒性效应细胞，血中异常的淋巴细胞为被EB病毒感染的B细胞及受刺激的T细胞，这些细胞集结于各脏器的周围，造成本病复杂的临床表现。隐性感染者和患儿是主要传染源，EB病毒有5种抗原成分：早期抗原（EA）由弥散性抗原（EA-D）和局限性抗原（EA-R）组成；病毒衣壳抗原（VCA）、病毒相关核抗原（EBNA）、膜抗原（MA），均能产生各自相应的抗体。

一、诊断步骤

（一）采集病史

（1）可能出现前驱症状：常持续3～5天，不适、疲劳、发热。

（2）常有的表现：疲劳、不适、厌食、发热、咽喉痛、淋巴结大。

（3）年幼儿常见皮疹或腹痛。

（二）体格检查

1.咽扁桃体炎 咽充血，扁桃体肿大，少数有白色渗出物或溃疡，腭部可有小出血点。

2.淋巴结大 颈部最明显，双侧不对称，无化脓或粘连，有或无压痛。

3.肝脾大 半数以上病例发生脾大，2～4周最明显，肝大没有脾大常见，个别患儿有黄疸。

4.皮疹 病初1～2周出现皮疹，多见于躯干，皮疹多样化，可为斑疹、麻疹样、猩红热样、荨麻疹样，也可见出血性皮疹。皮疹1周内消退，不留痕迹。

（三）辅助检查

1.血象 白细胞总数在正常范围内或增多，少数患儿可减低。病程早期中性粒细胞增高，以后单核细胞占优势，异型淋巴细胞＞0.1（10%，为$CD8^+HLA-DR^+$，$CD8^+CD45RO^+$淋巴细胞），绝对计数＞$1×10^9/L$有重要意义。异型淋巴细胞在病程第4～5天出现，第7～10天达高峰，持续1～2个月。年龄越小阳性率越高，异型淋巴细胞形态大小变异很大，可分为三型：Ⅰ型，泡沫型（Downey Ⅰ型），最多见；Ⅱ型，不规则型（Downey Ⅱ型）；Ⅲ型，幼稚型（Downey Ⅲ型）。

2.血清嗜异性凝集试验（Paul-Bunnel-Davidsohn test，P-B-D） 阳性率出现早，有一定的诊断价值，但必须经豚鼠肾吸附后效价仍在1∶60以上者则为阳性，若效价上升4倍以上则意义更大。轻型患儿体内抗体始终阴性。若本试验阳性，滴度＞1∶56时，必须做豚鼠吸附试验和牛红细胞吸附试验与正常人、血清病患儿、结核病、淋巴瘤等鉴别。血清病患儿血中嗜异性抗体可在上述两种试验中任何一种完全吸收，正常人及其他疾病患儿血中抗体可被豚鼠肾完全吸收和被牛红细胞部分吸收，而传染性单核细胞完全吸收和豚鼠肾部分吸收。牛红细胞溶血试验＞1∶40，具有诊断价值。

目前可用简化而敏感的单点吸附试验，此法快速简便，用血量少，可做大规模筛查，而放射免疫法、乳胶凝集法、琼脂双扩法、ELISA等，其敏感性和实用价值并不比P-B-D更好。

3.EB病毒特异性诊断

（1）抗原诊断：患儿口腔分泌物、唾液、鼻咽漱液可分离出本病毒。大部分患儿周围血淋巴细胞或单核细胞亦可见到本病毒颗粒。

EB病毒基因检测：因本病毒感染B细胞，故用淋巴细胞DNA和H标记的病毒DNA杂交，可检出B细胞的基因组内杂合有EB病毒基因，较可靠。

（2）抗EB病毒抗体测定：当EB病毒感染人体后，B细胞被激活转化成浆细胞。产生各种特异性抗病毒抗体：抗壳抗原抗体（抗-VCA）、抗早期抗原抗体（抗EA）、抗膜抗原抗体（抗MA）、抗核心抗原抗体（抗EBNA）。抗VCA≥1∶80为阳性，其中抗VCA-IgM出现及抗EA均表明近期感染或疾病活动，小年龄滴度比大年龄低，抗EBNA及抗MA在恢复期后出现，可持续较长时间。

二、思维程序

（一）诊断

当患儿临床同时出现发热、咽峡炎、淋巴结大及肝脾大时，应考虑本病。确诊依据：①周围血涂片中淋巴细胞＞50%，异型淋巴细胞＞10%。②血清嗜异性凝集试验反应阳性或马红细胞单点吸附试验阳性。③特异血清学改变阳性，如VCA-IgM及IgG抗体效价增高，EBNA-IgG阴性。④目前CD4$^+$/CD8$^+$值下降也被视为本病的重要依据。⑤如能证实外周血中CD8$^+$HLA-DR$^+$，CD8$^+$CD45RO$^+$淋巴细胞增多，则有助于诊断。也可参考以下诊断标准（表14-3-1）。

表14-3-1　小儿传染性单核细胞增多症的诊断标准

临床症状：至少3项以上阳性
　　发热
　　咽炎、扁桃体炎
　　颈淋巴结大（1cm以上）
　　肝大（4岁以下：2cm以上；4岁以上：可触及）
　　脾大（可触及）
血常规检查
　　白细胞分类中淋巴细胞占50%以上或淋巴细胞总数＞$5.0×10^9$/L
　　异型淋巴细胞＞10%或总数＞$1.0×10^9$/L
EB病毒抗体检查：急性期EBNA抗体阴性；以下1项为阳性
　　VCA-IgM抗体初期为阳性，以后转阴
　　双份血清VCA-IgG抗体滴度4倍以上升高
　　EA抗体一过性升高
　　VCA-IgG抗体初期阳性；EBNA抗体后期阳转

本病临床表现多种多样，须与巨细胞病毒感染、甲型肝炎病毒感染、弓形体病、结核病、淋巴细胞白血病、淋巴瘤、病毒性脑炎等相似疾病鉴别。诊断困难仅见于：①发病早期；②轻症及幼儿；③主要症状及体征过多或过少时；④早期出现严重并发症；⑤缺乏血清学证据时。

（二）诊断思维程序

本病的诊断主要依靠临床表现、特殊血象、嗜异性凝集试验及EBV抗体测定，并结合上列诊断标准建议的步骤来诊断。

三、经验体会

传染性单核细胞增多症是由EB病毒引起的一种急性或亚急性疾病，我国5岁以下儿童EB病毒感染率达90%以上。起病可急可缓，病情轻重不一，其临床表现变化多端，极为复杂。这可能与患儿年龄、机体的免疫状态，以及病毒感染的量和病毒变化的特征等因素有关。由于该病的临床表现多种多样，易误诊为上呼吸道感染、化脓性扁桃体炎、白血病、淋巴结炎、肝炎、淋巴瘤等，有报道误诊率为66.7%～75%不等。误诊的原因：①临床表现无特异性，可以多种症状同时出现，也可以某一症状表现突出，它既无症状出现先后的顺序，又无症状出现存在某些侧重规律。因此，易因上呼吸道感染、肺部、心脏、胃肠等系统的某一突出症状所迷惑。或是因某一系统的症状满足于单一诊断，而忽略传染性单核细胞增多症的存在。②缺乏对本病的认识，众多基层医院，尤其低年资医生、检验师缺乏对本病的认识，对传染性单核细胞增多症的临床特征和诊断要点不熟悉，而大量首发病例又正是由这些医生、检验师首次接诊、化验，必将导致该病的误诊率增加，另外当传染性单核细胞增多症以某一突出症状表现时，临床上又不能很好地将病情变化的多种情况综合考虑，就十分容易犯满足于疾病早期的某一诊断的错误。③对末梢血异型淋巴细胞认识不足。传染性单核细胞增多症的异型淋巴细胞常在病后1周明显，存在2～8周，因大部分患儿就诊时间早于异型淋巴细胞出现时间，是造成误诊的原因之一。另外，检验师缺乏对异型淋巴细胞的认识，或检验不够仔细，未能正确报出异型淋巴细胞数目而致误诊屡见不鲜，尤其目前周围血象检测自动化，光靠机器发报告，缺乏人工显微镜检测也是误诊原因。④婴幼儿嗜异性凝集试验不敏感：由于嗜异性凝集抗体是IgM，而婴幼儿的IgM仅为成人的50%～75%，故婴幼儿此试验常常阴性，使婴幼儿的传染性单核细胞增多症易漏、误诊。针对以上原因，应该采取的传染性单核细胞增多症误诊防范措施有：提高对本病的认识；注意外周异型淋巴细胞检测，必要时需多次化验；采用新的诊断技术，提高诊断率，如现在临床已采用间接免疫荧光法测定EB病毒特异性抗体辅助诊断本病。测定的项目为抗壳抗原IgM（VCA-IgM），抗早期抗原IgM（EA-IgM）等，如VCA-IgM早期出现，或VCA-IgM效价大于1∶320或双份血清抗体效价4倍以上增高，或EA-IgM阳性均有诊断意义。

（党西强）

第四节 麻 疹

麻疹（measles）是麻疹病毒引起的儿童常见的急性呼吸道传染病。发热、上呼吸道炎症、麻疹黏膜斑（Koplik斑）及全身斑丘疹为其临床特征。麻疹病毒属副黏病毒科，呈多形性颗粒，1954年它第一次从人体及猴的肾组织培养中分离出来。麻疹的传播主要通过飞沫，患儿是唯一的传染源，从接触后7天至出疹后5天均有传染性，医院被认为是主要的易感区。我国自20世纪60年代广泛应用麻疹减毒活疫苗后，发病率明显下降，1990年达到最低点，约为7.72/10万，阻断了原有隔几年一次周期性大流行的规律，流行的强度和病死率均已明显下降，然而新近报道指出，麻疹流行病学特征发生了改变：①婴幼儿和成人发病率增加。这是由于20世纪70年代以后出生的人群，对麻疹病毒的免疫大多来自疫苗诱导，但疫苗在减毒过程中的抗原性明显减弱，激发的免疫持久性比自然感染者差，体内抗体经过4～6年后滴度明显降低，故青年人易感人数增多。由于青年母亲中易感人数增加，其出生的子女缺乏母传抗体或抗体水平很低，小儿出生后抗体很快阴转，所以又出现了婴幼儿麻疹病例增多。把这种婴幼儿和成人麻疹发病增多的现象称为"双相移位"。②局部地区暴发疫情影响发病的全貌。在疫苗时代，局部地区的暴发疫情往往影响一个地区的发病，暴发疫情可占病例总数的60%以上。麻疹暴发可有两种类型：一是在未免疫人群中的暴发，二是在有高度免疫力的人群中的暴发。其主要原因是未接种疫苗者和初次免疫失败者的积累，一旦麻疹病毒进入，虽具有高免疫接种率，但人群大量集中的环境（如学校、军营等），相对少的易感人群就足以维持麻疹病毒的传播而导致暴发。③外地输入病例的威胁始终存在。在麻疹发病率很低或无麻疹地区，外地输入病例常是引起发病或暴发的主要因素之一。分子流行病学调查表明，42%的病例与国外输入有关。④流行高峰期缩短至当年的1～5个月，且轻型或不典型病例亦增多，给临床诊断带来一定的困难。美国原提出到1995年全国消灭麻疹，但目前尚未实现。我国地广、人口多，经济发展不平衡，城市流动人口多，要实现WHO提出的全球消灭麻疹，还有相当长的路要走。

一、诊断步骤

（一）采集病史

（1）注意前驱期症状询问：表现为发热及上呼吸道感染、全身不适、结膜炎伴怕光及咳嗽严重程度在此期加重。口腔黏膜可有Koplik斑。

（2）发热：持续发热伴咳嗽、流泪、结膜炎、流涕等，发热持续时间与皮疹的关系。

（3）皮疹：出疹的顺序、皮疹的特征，皮疹消退的顺序、持续的时间，皮疹消退后是否有色素沉着及脱屑。

（4）咽炎、颈淋巴结肿大可能在出疹期伴随出现。

（5）询问疫苗接种史、麻疹接触史及流行病史十分重要。询问结核病史及营养史。

（二）体格检查

（1）前驱期：对可疑病例一定要仔细检查口腔黏膜，注意有无Koplik斑。

（2）出疹期：要注意皮疹的特点及分布，检查淋巴结、肝、脾。

（3）恢复期：注意退疹后皮肤改变情况。

（4）查体一定要重视心、肺、脑等全身各器官情况。

（5）注意全身营养状况。

（三）辅助检查

典型麻疹的病程发展会依照一种可预见的模式，所以很少通过实验室检查来确定诊断。在可疑病例开始发病时，有关检查证实该病显得十分重要。

（1）前驱期鼻咽分泌物找到多核巨细胞及尿中检测包涵体细胞对早期诊断有帮助。

（2）鼻咽培养：若在开始发疹24h内，将麻疹病毒接种到组织中培养，病毒得以在鼻咽部繁殖。

（3）单克隆抗体免疫荧光细胞检测：可以对鼻腔分泌物进行麻疹病毒的快速检查，麻疹感染后上皮细胞会发出荧光。然而出疹后3天，这种检测方法难度会增加。

（4）ELISA法测血样麻疹特异性抗体。

（5）拍胸片：了解是否合并肺炎、排除肺结核。

二、思维程序

（一）确定典型麻疹的诊断要点

（1）10～14天前有麻疹接触史。

（2）有发热、咳嗽和鼻卡他等前驱症状。

（3）发疹前后1～2天，口腔黏膜上出现Koplik斑。

（4）发热3天后出疹，出疹顺序：始见于耳后、颈部、发际边缘，24h向下发展，遍及面部、躯干及上肢，第3天累及下肢及足部，手、足掌，持续3～4天后，皮疹依出疹顺序消退。

（5）退疹后皮肤留有糠麸样脱屑及棕色色素沉着，7～10天痊愈。

（二）与发热出疹性疾病鉴别（表14-4-1）

表14-4-1　小儿出疹性疾病的鉴别诊断

	病毒	全身症状及其他特征	皮疹特点	发热与皮疹的关系
麻疹	麻疹病毒	呼吸道卡他性炎症，结膜炎，发热第2～3天出现Koplik斑	红色斑丘疹，自头面部→颈→躯干→四肢，疹退后有色素沉着及细小脱屑	发热3～4天，出疹期热更高
风疹	风疹病毒	全身症状轻，耳后、颈后、枕后淋巴结肿大并触痛	面部→躯干→四肢，斑丘疹，疹间有正常皮肤，疹退后无色素沉着及脱屑	发热后半天至1天出疹
幼儿急疹	人疱疹病毒6型	一般情况好，高热时可有惊厥，耳后、枕后淋巴结亦可肿大	红色斑丘疹，颈及躯干部多见，1天出齐，次日消退	高热3～5天，热退疹出
猩红热	乙型溶血性链球菌	高热，中毒症状重，咽峡炎，杨梅舌，环口苍白圈，扁桃体炎	皮肤弥漫性充血，皮肤上有密集针尖大小丘疹，持续3～5天退疹，1周后全身大片脱皮	发热1～2天出疹，出疹时高热
肠道病毒感染	埃可病毒、柯萨奇病毒	发热，咽痛，流涕，结膜炎，腹泻，全身或颈、枕后淋巴结肿大	斑疹或斑丘疹散在，很少融合，1～3天消退，不脱屑，有时可呈紫癜样或水疱样皮疹	发热时或热退后出疹
药物疹		原发病症状	皮疹痒感，摩擦及受压部位多，与服药有关，斑丘疹、疱疹、猩红热样皮疹、荨麻疹	发热、服药史

（三）非典型麻疹的诊断和鉴别诊断

非典型麻疹常与某些发疹性疾病相混淆，给诊断带来一定困难。

（1）前驱期短，全身症状轻，皮疹淡红、稀疏，无Koplik斑，易误为风疹。此时，应与自动免疫后麻疹鉴别，但后者无耳后、枕后或全身浅表淋巴结肿大。

（2）幼儿急疹：呈玫瑰色斑丘疹，但起病急，突发高热，持续3～4天，热退时出现皮疹，面部及四肢远端皮疹甚少。

（3）药物疹：目前，有人将成人麻疹误为药物疹而诊治于皮肤科。但后者有用药史，皮疹形态不一，有痒感，在摩擦及受压部位较多，更重要的是缺乏麻疹特有的症状和体征。

（4）肠道病毒感染：皮疹形态不一，应与轻型麻疹相鉴别，后者多有麻疹接触史和自动或被动免疫史。

此外，非典型麻疹需与其他发热出疹性疾病如脑膜炎球菌败血症、传染性单核细胞增多症、伤寒等鉴别。在诊断中应重视流行病史，特别是麻疹接触史及免疫史。

三、经验体会

非典型麻疹综合征（atypical measles syndrome，AMS）是指以往接种过灭活麻疹疫苗的婴幼儿，数年后，当抗体水平降到失去保护力时，再感染麻疹病毒，在临床上出现非典型麻疹皮疹和较重的临床综合征。国外报告接种过麻疹死疫苗的患儿，平均经过10年左右，再感染麻疹后，表现为AMS。由于疫苗保存不当而致灭活，在接种后也能发生AMS，国内已有类似报告，故应引起临床医生重视。其临床特点为潜伏期7～14天；前驱期2～9天，有发热、乏力、轻度卡他症状、Koplik斑阴性。皮疹在发病后3～4天出现，首先出现于手掌及脚掌，以后扩展到肢体和躯干，偶尔波及面部。分布呈离心性，四肢多，躯干稀疏。形态为红斑、斑丘疹、荨麻疹，亦可出现水疱、瘀点或紫癜样等不同组合形式的混合性皮疹。中毒症状重，可突发高热达40℃以上，75%以上病例有肺部改善。病程较长，7周左右。诊断应参考麻疹疫苗接种史、临床表现，最后确诊有赖于血清学诊断，补体结合和血凝抑制抗体双份血清有4倍以上升高可确定诊断。

尽管麻疹疫苗时代的麻疹发病率和病死率均有下降，但仍有少数患儿死亡。为此，降低病死率、提高治愈率仍值得临床医生重视。当人体感染麻疹病毒后，T淋巴细胞大量分化、繁殖，形成致敏淋巴细胞，在与感染了麻疹病毒的血管内皮细胞发生免疫反应后，释放淋巴因子，在局部形成纤维样坏死、血管炎。同时，体内形成抗体，病情恢复，病程10～14天。单纯麻疹不会引起死亡，致死原因为各种合并症，如肺炎、喉炎、脑炎等。结核病、细菌性痢疾在麻疹后可复发或加重。故对麻疹患儿在治疗中应采取综合措施，积极防止和治疗并发症，严格隔离，防止院内感染，以减少合并症，从而提高治愈率。

（党西强）

第五节　中毒性细菌性痢疾

中毒性细菌性痢疾（toxic bacillary dysentery）是急性细菌性痢疾的危重类型，病情凶险、起病急骤、发展迅速，临床上以高热、反复惊厥、昏迷或迅速出现休克和（或）呼吸衰竭为特征。病原菌为痢疾杆菌，属于肠杆菌的志贺菌属，我国以福氏志贺菌多见。细菌性痢疾夏秋季节多发，本病多见于2～7岁学龄前儿童，婴儿和学龄儿童相对少见，成人偶发。

本病常以突发高热或超高热起病，全身中毒症状严重，而胃肠道症状出现较晚，惊厥和休克是中毒性细菌性痢疾最常见的症状，临床可分为休克型、脑型和混合型三种类型。其中，休克型以周围循环衰竭为主要表现；而脑型以神志改变、反复惊厥等脑部症状为主，因脑水肿和脑疝形成，易导致呼吸衰竭；中毒性细菌性痢疾兼有休克型和脑型的特点时，病情更为严重，预后更差。

中毒性细菌性痢疾的预后与发病年龄、细菌的类型和毒力、临床类型、治疗早晚和病原菌是否耐药等因素有关，若不及时治疗，病死率很高。

一、诊断步骤

（一）采集病史

本病为一种肠道传染病，常与不洁饮食（受痢疾杆菌污染的食物或饮用水）有关，夏季和秋季多发。如2～7岁儿童夏秋季突发高热、惊厥或休克，虽无消化道症状，均应考虑中毒性细菌性痢疾的可能，及时进行相关检查，并积极治疗。

（二）体格检查

（1）注意有无循环衰竭的表现：面色苍白、指（趾）端湿冷、脉搏细速、血压变化等。

（2）注意有无神志和意识障碍、有无呼吸频率和节律改变。

（3）注意皮肤有无瘀斑、瘀点。

（4）注意是否有脑膜刺激征。

（5）肛门指检应作为中毒性细菌性痢疾的常规体格检查。

（三）辅助检查

1.**血常规**　白细胞总数增高，以中性粒细胞为主，可见核左移现象。

2.**大便常规**　疾病初期大便可正常，没有大便时，应做冷盐水灌肠，常可发现大便中有大量的黏液、红细胞、白细胞、脓细胞和巨噬细胞。

3.**大便细菌培养**　直接肛拭子取大便培养，可培养出痢疾杆菌。

4.**血清学抗原抗体检测**　可采用免疫荧光等方法检测大便中有无痢疾杆菌的特异性抗原或抗体存在。

5.**乙状结肠镜检查**　中毒性细菌性痢疾一般无必要进行此项检查，如必须借此与其他疾病相鉴别，亦应慎重行之，以防止急性期肠道黏膜充血、水肿、糜烂而造成肠穿孔、出血等后果。

二、思维程序（图14-5-1）

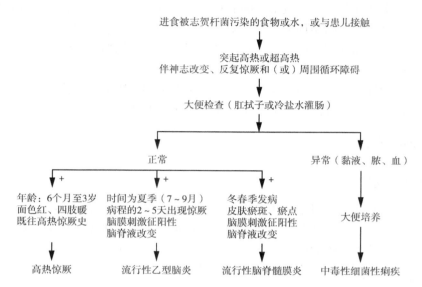

进食被志贺杆菌污染的食物或水，或与患儿接触

↓

突起高热或超高热
伴神志改变、反复惊厥和（或）周围循环障碍

↓

大便检查（肛拭子或冷盐水灌肠）

正常　　　　　　　　　　　　　　　　　异常（黏液、脓、血）

年龄：6个月至3岁　　时间为夏季（7～9月）　　冬春季发病
面色红、四肢暖　　　病程的2～5天出现惊厥　　皮肤瘀斑、瘀点　　　大便培养
既往高热惊厥史　　　脑膜刺激征阳性　　　　　脑膜刺激征阳性
　　　　　　　　　　脑脊液改变　　　　　　　脑脊液改变

↓　　　　　　　　　↓　　　　　　　　　　　↓　　　　　　　　　↓

高热惊厥　　　　　　流行性乙型脑炎　　　　　流行性脑脊髓膜炎　　中毒性细菌性痢疾

图14-5-1　中毒性细菌性痢疾临床诊断思维程序

突发高热或超高热、惊厥和休克是中毒性细菌性痢疾最常见的症状，应立即进行大便检查，暂时无大便者，通过肛门指检或冷盐水灌肠获取大便标本进行检查。大便有黏液、脓、血（大量红细胞、白细胞和脓细胞）或大便培养有痢疾杆菌生长者可确诊为中毒性细菌性痢疾；大便检查正常，发病年龄不同于中毒性细菌性痢疾的好发年龄（2～7岁），为婴幼儿，既往有类似高热惊厥病史，发病时面色红润、四肢温暖，给予降温和抗惊厥治疗有效者，为高热惊厥；发病季节为夏季（7～9月），在病程的2～5天才出现惊厥（中毒性细菌性痢疾多在发病当天），脑膜刺激征阳性，脑脊液检查有异常者，为流行性乙型脑炎；发病季节为冬春季，同时伴有皮肤瘀斑和瘀点，脑膜刺激征阳性，脑脊液检查有相应改变者，为流行性脑脊髓膜炎。

三、经验体会

（1）中毒性细菌性痢疾早期常先突发高热、休克或惊厥，数小时后方有痢疾样大便排出，应及时进行大便检查，必要时进行肛门指检或冷盐水灌肠获取大便标本进行检查。

（2）脑型中毒性细菌性痢疾患儿出现脑水肿时，其眼底检查常不能发现明显的视盘模糊和水肿等表现，不能借此排除脑水肿。

（3）中毒性细菌性痢疾病情的轻重程度与肠道病变的严重程度不一定平行。

（何庆南）

第六节 脊髓灰质炎

脊髓灰质炎（poliomyelitis）又称小儿麻痹症，是由脊髓灰质炎病毒（poliovirus）引起的小儿急性神经系统传染病。本病临床表现多样，隐性感染占90%～95%，临床特征为分布不规则和轻重不等的弛缓性瘫痪。重者可在急性期因呼吸、吞咽麻痹而死亡。多发生在5岁以下小儿，尤其是婴幼儿。曾经严重威胁小儿的健康和生命，自20世纪50年代Salk和Sabin研制脊髓灰质炎疫苗，20世纪60年代我国采用了国产口服脊髓灰质炎糖丸疫苗以来，本病的发病率显著下降，但由于预防措施和环节问题，在边远地区仍有散发病例。WHO 1988年提出在全球范围内消灭本病，目前世界上已有许多国家已消灭本病。据统计，1988年全球本病患儿共35 255人，到1994年已下降至6241人。整个美洲已成为全球第一个无脊髓灰质炎区，目前南亚次大陆和中亚非地区病例仍多，占全球统计数据的75%。1995年世界卫生日主题为"2000年，一个没有脊髓灰质炎的世界"。我国为达到此目标，已经大规模开展了强化免疫活动数次，对全国5岁以下小儿进行口服脊髓灰质炎糖丸，并建立了全国监测网络，取得了空前效果。我国已经连续数年无本土病毒株引起的病例报告，已经达到消灭脊髓灰质炎，但仍需WHO核实。由于东南亚地区2006年尚有几百例确诊的脊髓灰质炎患儿，我国仍要对本病保持高度的警惕性。

脊髓灰质炎病毒是属于小核糖核酸病毒科的肠道病毒。根据抗原不同可分为Ⅰ、Ⅱ、Ⅲ型。Ⅰ型易引起瘫痪，相互之间无交叉免疫，对中枢神经系统有特殊的亲嗜性，常通过血脑屏障到中枢神经组织，感染脑干或脊髓前角细胞运动中枢。另一感染途径是进入周围神经肌肉连接处的神经元。运动神经元特别容易感染并有不同程度的破坏。感染后可获得对同型病毒的持久免疫力，免疫力的大小取决于病毒的毒力、病毒量、免疫原性及人体产生免疫的能力。

人是脊髓灰质炎病毒的唯一自然宿主，主要通过粪-口途径传播，在咽部和回肠部复制，仅少量病毒可致病，隐性感染占99%以上。本病的隐性感染和轻症瘫痪者是其传播的主要传染源，瘫痪型因症状明显而在传播上意义不大。

一、诊断步骤

（一）采集病史

1.流行病史 询问发病的季节，有无接触史。本病多见于夏秋季节，在流行期间有密切接触史，传染源为患儿及无症状的带毒者。

2.症状 因感染脊髓灰质炎病毒后出现瘫痪症状者仅占1/（100～1000），故其症状差别悬殊，且瘫痪的程度和范围也有轻重之分。询问症状时应注意：

（1）发病的时间。

（2）是否发热，发热的程度、持续的时间，是否为双峰热。

（3）伴随症状：是否伴随纳差、恶心、呕吐、腹痛、腹泻等胃肠道症状，是否伴随流涕、咳嗽等上感症状，是否有不适、烦躁不安、嗜睡、头痛、四肢疼痛、感觉过敏、颈背强直等症状。

（4）是否有瘫痪：1%～2%的感染者有瘫痪，如出现瘫痪要注意其部位，是否伴随感觉障碍，有否有呼吸改变。

（二）体格检查

1.注意检查咽部及腹部　本病前驱期可有咽充血或腹部轻压痛。

2.注意有无下列体征　①颈背强直；②三角架征（tripod sign），即患儿坐起需用两手后撑在床上，形如三角架，以支持体位；③吻膝试验（kiss-the-knee test）阳性，即患儿坐起，弯颈时唇不能接触膝部；④头下垂征（head drop sign），即将手置于患儿肩下，抬起其躯干时，不能像正常人，头与躯干平行；⑤另外尚有感觉过敏体征。这些体征在瘫痪前期常见。

3.测试瘫痪部位皮肤感觉　本病感觉正常。

4.判断瘫痪是迟缓性的还是痉挛性的，以及瘫痪的部位　本病瘫痪以脊髓型最常见，为弛缓性、不对称性肢体瘫痪，腱反射消失，肌张力减退，延髓型可出现呼吸障碍，血压波动，甚至危及生命，可有脑神经损害，以面神经及第X对脑神经损伤多见。脑型可有神志改变或有痉挛性瘫痪，混合型同时有上述几型的体征。

5.瘫痪恢复的部位　本病从肢体远端开始恢复。

6.检查瘫痪部位肌肉是否萎缩、畸形　本病后遗症期受累肌肉萎缩，肢体畸形。

（三）辅助检查

1.血象　无明显变化。

2.脑脊液　前驱期无改变，瘫痪前期始出现异常。外观清亮或微浑，细胞数一般为$50×10^6/L～3000×10^6/L$，早期中性粒细胞增多，蛋白质增加不明显，晚期则以淋巴细胞为主，蛋白质逐渐增加，且维持时间较长，常出现蛋白细胞分离现象。

3.血清学检查　可采用补体结合试验和中和试验，前者抗体在体内保持2～3个月，表示近期患过本病；后者阳性持续时间较长，表示曾患过本病。一般在起病时和恢复期各取血一次，如抗体4倍以上，有诊断价值。PCR和ELISA法敏感性高、特异性强，需时短。

4.病毒分离　从患儿第1周咽拭子、1个月内取大便均可分离到本病毒，亦可从中枢神经系统组织中分离出本病毒。如分离出脊髓灰质炎病毒，相应抗体急性期和恢复期有4倍以上升高，则可确诊本病，如病毒分离为阴性，3个型别的血清抗体均未上升，可排除本病。

二、思维程序

（一）诊断标准

我国卫生部1990年制定的脊髓灰炎诊断标准如下。

1.疑似病例　不能立即确定为其他病因的任何急性弛缓性瘫痪的病例。

2.确诊病例　①与确诊为脊髓灰质炎的患儿有接触史，潜伏期为2～35天（一般7～14天）。临床表现：发热、烦躁不安、多汗、颈背强直等，热退后，出现躯体或四肢肌张力减弱，腱反射减弱或消失，并出现不对称性弛缓性瘫痪，无感觉障碍，后期有肌萎缩；②发病60天后仍残留有弛缓性瘫痪；③从大便、脑脊液、咽拭子分离到病毒，并鉴定为脊髓灰质炎病毒；④从脑或脊髓组织中分离到病毒并鉴定为脊髓灰质炎病毒；⑤1个月内未服过脊髓灰质炎疫苗，从脑脊液或血液中查到特异性IgM抗体；⑥恢复期患儿血清中抗体比急性期有4倍以上升高。

临床诊断：疑似病例①或②。

实验室诊断：疑似病例加③加⑤，或加④加⑥。

3.服用疫苗相关病例诊断标准　①当地无脊髓灰质炎野生毒株病例流行；②在非流行区服用相应型别脊髓灰质炎疫苗后6～30天发病，服用疫苗者瘫痪出现在6天以上，接触者2个月以内；③患儿临床表现有明显的下运动神经元瘫痪，无明显的感觉丧失，发病后随访有脊髓灰质炎的后遗症；④患儿大便分离出脊髓灰质炎病毒，患儿急性期与恢复期血清抗体4倍以上升高；⑤所分离的毒株经鉴定为疫苗株，并非野生毒株。

（二）鉴别诊断

1.吉兰－巴雷综合征　发热、头痛、脑膜刺激征不太明显。瘫痪特点是对称性、上行性、有感觉障碍，锥体束征常见而脊髓灰质炎不见锥体束征。脑脊液中细胞数正常，早期即出现蛋白质增高现象。

2.周围神经炎　由于肌内注射、维生素缺乏、瘫痪型脑带状疱疹、白喉后神经病变等均可引起瘫痪，应根据病史、感觉检查及有关临床特征鉴别。

3.家族性周期性瘫痪　瘫痪突然出现，无前驱症状，呈对称性，发展迅速，血钾低，补钾后很快恢复，不难鉴别。

4.假性瘫痪　常见者有肌内注射伤及坐骨神经损伤、外伤（挫伤、扭伤、骨折、骨骺分离）、大量特异性滑膜炎（髋及膝多见，一侧性，跛行）、急性风湿热（有关节局部及全身其他表现）、维生素C缺乏症（摄入维生素C不足史，骨X线特异性表现）、先天性梅毒骨髓炎（出现年龄小、疼痛，母亲梅毒性病史），应予以鉴别。

（三）思维程序

（1）首先要确定为真性瘫痪。

（2）流行病学资料（夏秋季节）加典型临床表现，注意与其他瘫痪性疾病鉴别，结合病原学检查并根据上述诊断标准建议的步骤来诊断。

（3）顿挫型和无瘫痪型的脊髓灰质炎，要依靠病原学检查确诊。

三、经验体会

（1）在流行季节及流行地区要警惕表现为上呼吸道炎症或胃肠炎的脊髓灰质炎患儿。在前驱期，病毒在口咽部或消化道淋巴结局部感染，繁殖后进入血循环，引起病毒血症，1～4天症状消失，症状不再发展形成顿挫型病例；在临床上很容易误诊为上呼吸道炎症或胃肠炎，因此在流行地区或季节，遇有不易解释的汗多、嗜睡或烦躁等症状应疑及此症。

（2）对于疑为轻型和少数特殊类型脊髓灰质炎患儿，要积极采取病原学检查确诊。脊髓灰质炎出现典型的麻痹症状时，诊断并不困难，但要在瘫痪出现前做出诊断是比较困难的，因为一些表现均为非特异性的。对于轻型和少数特殊类型，诊断也应采取慎重态度，要达到消灭脊髓灰质炎目的，不应仅根据临床表现来肯定或否定，应采取病原学诊断方法。发病1周内可从咽分泌物、大便、血液及脑脊液中分离病毒，通过各种手段测定抗原抗体。

（3）注意与假性瘫痪的鉴别：假性瘫痪是指因为肢体疼痛而运动受限，似为瘫痪，如骨髓炎、维生素C缺乏症、臀部肌内注射后，刺激时肢体仍能活动。由于肌内注射后坐骨神经损伤，时久而引起肌肉萎缩，有时难以鉴别。尤其是婴儿期注射后发生者，病史往往叙述不清，只知在开始站立或行走时才发现两下肢不一样，而且同样有肌肉萎缩。疫苗接种情况、既往肌内注射史，可供鉴别诊断参考。

（党西强）

第七节　手足口病

手足口病是由多种肠道病毒感染引起的急性传染病，多发生于学龄前儿童，以婴幼儿为主，以发热和手、足、口腔及臀部等部位的斑丘疹、疱疹为主要特征。一般病情较轻，预后良好。少数病例可出现脑膜炎、脑炎、脑脊髓炎、肺水肿、循环障碍等，多由肠道病毒71型（EV71）感染引起，病情进展迅速而死亡，致死原因主要为脑干脑炎及神经源性肺水肿。

一、诊断步骤

（一）采集病史

1.常见主诉　发热、咽痛、手足皮疹。

2.现病史　根据主诉和相关鉴别诊断询问。

（1）起病情况：如发病季节、起病急缓、有无发热（热峰，口服退热药能否下降，是否持续高热）、皮疹情况。

（2）其他症状：有无咳嗽、流涕、纳差、恶心等症状，有无神经系统、呼吸系统、心血管系统受累。

（3）治疗情况：有无使用抗生素、抗病毒药物，效果如何。

（4）一般情况：近期饮食、大小便情况、精神状况等。

（5）其他相关病史：有无手足口病患儿接触史，是否处于手足口病流行地区。

（二）体格检查

（1）皮疹的部位、形态，是否伴瘙痒，有无结痂。

（2）一般情况，如面色、精神状态、神志。

（3）肺部体征，如呼吸节律，有无呼吸困难，有无湿啰音、痰鸣音。

（4）心血管系统体征，如血压、脉率、毛细血管再充盈时间（CRT）。

（5）神经系统体征，如脑膜刺激征、腱反射、病理征等。

（三）辅助检查

1.血象 白细胞计数正常或降低，重症手足口病患儿早期血常规白细胞升高，多在 15×10^9/L以上，分类以中性粒细胞升高为主，与应激反应、交感神经系统功能亢进引起白细胞成熟池释放有关。

2.血生化检查 部分病例有轻度ALT、AST、CK-MB升高，病情危重者可有cTnI升高。血糖水平与病情严重程度相关，血糖＞8.3mmol/L时需警惕重症手足口病。重症手足口病早期CRP、降钙素原即有明显升高。

3.血清学检查 急性期与恢复期Cox16、EV71中和抗体升高4倍以上。

4.病原学检查 Cox16、EV71等肠道病毒特异性核酸阳性或分离到肠道病毒。咽、气道分泌物，疱疹液，大便阳性率高。

5.脑脊液检查 神经系统受累，脑脊液表现为外观清亮，压力增高，白细胞计数增多，以单核细胞为主，蛋白质正常或轻度升高，糖和氯化物正常。

6.影像学检查 胸部X线检查，可表现为双肺纹理增多，网格状、斑片状阴影；神经系统受累者MRI提示脑干、脊髓灰质损害，脑电图可表现为弥漫性慢波，少数可出现棘慢波。

7.心电图 无特异性改变，可出现窦性心动过速或过缓，QT间期延长，ST-T改变。

二、思维程序

（一）诊断模式

1.临床诊断
（1）流行季节发病，常见于学龄前儿童，婴幼儿多见。
（2）手、足、口等部位典型皮疹，伴或不伴发热。无皮疹病例，不宜诊断为手足口病（诊断手足口病需慎重）。

2.确诊 患儿具有下列情况之一。
（1）肠道病毒（CoxA16、EV71等）特异性核酸检测阳性。
（2）分离鉴定出CoxA16、EV71或其他可引起手足口病的肠道病毒。
（3）急性期与恢复期血清CoxA16、EV71或其他引起手足口病的肠道病毒中和抗体增高4倍以上。

3.临床分类
（1）普通病例：手、足、口、臀部皮疹，伴或不伴发热。
（2）重症病例：①重型，出现神经系统受累表现。②危重型，出现下列情况之一者，频繁抽搐、昏迷、脑疝；呼吸困难、发绀、血性泡沫痰、肺部啰音；休克等循环功能不全表现。

（二）鉴别诊断

1.其他出疹性疾病 普通病例需与丘疹性荨麻疹、水痘、不典型麻疹、幼儿急疹、带状疱疹及风疹鉴别。根据流行病学特点、皮疹形态和部位、出疹时间、血清学和病原学检查结果鉴别。

2.其他病毒感染所致的脑炎或脑膜炎 合并中枢神经系统损害时需与单纯疱疹病

毒、巨细胞病毒、EB病毒、呼吸道病毒等所致的脑炎、脑膜炎鉴别。尽快留取标本进行肠道病毒检查，结合病原学和血清学结果诊断。

3.肺炎 重型手足口病合并神经源性水肿应与肺炎鉴别。肺炎主要表现为发热、咳嗽、呼吸困难，但无皮疹，胸片示肺实变病灶、肺不张及胸腔积液。

4.暴发性心肌炎 表现为循环障碍的重症手足口病应与暴发性心肌炎鉴别。暴发性心肌炎无皮疹，有严重心律失常、心源性休克、阿斯综合征，心肌酶升高，胸片或心脏彩超示心脏扩大。

三、经验体会

手足口病出疹主要位于手、足、口、臀部四个部位，斑丘疹和疱疹主要位于手、足掌侧面，不痛、不痒、不结痂、不留瘢（"四不特征"）。各个出疹部位与各种形态皮疹在同一患儿不一定全部出现。

具有以下特征，尤其3岁以下患儿，有可能在短期内发展为危重病例：持续高热不退；精神差、呕吐、易惊、肢体抖动、无力；呼吸、心率增快；出冷汗、末梢循环不良；高血压；外周血白细胞计数明显增高；高血糖。

手足口病一般病例预后良好，多在1周内痊愈；重症病例可出现心肌炎、脑膜炎、脑脊髓炎、脑炎、脑干脑炎、神经源性肺水肿、肺出血、循环障碍，病情凶险，可致死亡。存活病例可留后遗症。

应加强监测，做好疫情报告。托幼单位应做好晨检，及时发现患儿，采集标本，明确病原学诊断。患儿大便及用具及时消毒处理，预防疾病扩散蔓延。流行期间减少儿童到拥挤公共场所的机会，减少感染。密切接触患儿的体弱婴幼儿可注射丙种球蛋白。

（文　川　邹润梅）

第八节　流行性感冒

流行性感冒（简称流感）是由流感病毒引起的急性呼吸道传染性疾病。流感病毒分为甲（A）、乙（B）、丙（C）三型，甲型病毒经常发生抗原变异，传染性大、传播迅速，极易发生大范围流行。流感主要通过空气飞沫、人与人之间的接触或与被污染物品的接触传播。典型的临床症状包括急起高热、全身疼痛、乏力及呼吸道症状。流感具有季节性，发病率高但病死率低（除人感染高致病性禽流感），大多为自限性。但是在重症感染或引起并发症时则需要住院治疗，年幼儿童作为重症病例的高危人群，少数重症病例可因呼吸或多脏器衰竭而死亡。

一、诊断步骤

（一）采集病史

1.流行病史 注意流行地区与流行季节，注意有无流感患儿接触史、当年有无预防接种流感疫苗。

2.全身症状　突然起病，高热，体温可达39～40℃，可有畏寒、寒战，多伴头痛、全身肌肉关节酸痛、极度乏力、食欲减退等全身症状，胃肠型流感除发热外，以呕吐、腹泻为显著特点。

3.呼吸道症状　咽喉痛、干咳，可有鼻塞、流涕、胸骨后不适等。

4.其他　婴幼儿流感的临床症状往往不典型，可出现高热惊厥。新生儿流感少见，但易合并肺炎，常有败血症表现，如嗜睡、拒奶、呼吸暂停等。

（二）体格检查

常表现为上呼吸道感染的卡他症状，颜面潮红，眼结膜、外眦轻度充血。流感病毒引起的喉炎、气管炎、支气管炎、毛细支气管炎、肺炎儿童较成人常见，表现出相应体征。中毒型流感可表现出休克及DIC。

（三）辅助检查

1.影像学表现　多数患儿无肺内受累。发生肺炎者影像学检查可见肺内斑片状、多叶段渗出性病灶；进展迅速者，可发展为双肺弥漫的渗出性病变或实变，个别病例可见胸腔积液。

2.外周血常规　白细胞总数一般不高或降低。

3.血生化　部分病例出现低钾血症，少数病例肌酸激酶、天门冬氨酸氨基转移酶、丙氨酸氨基转移酶、乳酸脱氢酶、肌酐等升高。

4.病原学相关检查　主要包括病毒分离、病毒抗原、核酸和抗体检测。病毒分离为实验室检测的"金标准"；病毒的抗原和核酸检测可用于早期诊断；抗体检测可用于回顾性调查，但对病例的早期诊断意义不大。

二、思维程序

（一）诊断

1.流感样病例　发热（腋下体温≥38℃），伴咳嗽或咽痛之一，缺乏实验室确定诊断的依据。

2.疑似流感病例

（1）在流感流行时期，出现下列情况之一，需要考虑是否为流感：①发热伴急性呼吸道症状和（或）体征（婴幼儿和儿童可只出现发热，不伴其他症状和体征）；②发热伴基础肺疾病加重；③住院患儿在疾病恢复期间又出现发热，伴或不伴呼吸道症状；④重症患儿出现发热或低体温。

（2）在全年任何时候，出现发热伴呼吸道症状，并且发病前7天与流感确诊病例有密切接触者，应高度怀疑为流感患儿，需及时安排流感病原学检查。

在流感流行季节，符合下列情况之一者，考虑疑似流感病例。

3.需要安排病原学检查的病例　若有条件，对出现以上情况的病例，可安排病原学检查以明确诊断。对于明确诊断与否会对临床处理产生影响的病例，宜积极安排病原学检查。这些病例一般包括：需决定是否应及时启动抗病毒治疗的高危病例；是否确诊对安排其他诊断检查有影响的病例；需决策是否应用抗生素治疗的病例；等待诊断结果以安排相应感染控制措施的病例；进行流行病学采样调查的病例等。

4.确诊标准　具有临床表现，以下1种或1种以上的病原学检测结果呈阳性者，可确诊为流感：

（1）流感病毒核酸检测阳性（可采用实时RT-PCR和RT-PCR方法）。

（2）流感病毒快速抗原检测阳性（可采用免疫荧光法和胶体金法），需结合流行病史作综合判断。

（3）流感病毒分离培养阳性。

（4）急性期和恢复期双份血清的流感病毒特异性IgG抗体水平呈4倍或4倍以上升高。

5.重症流感判断标准　出现下列1项或1项以上情况者为重症流感病例。

（1）神志改变：反应迟钝、嗜睡、躁动、惊厥等。

（2）呼吸困难和（或）呼吸频率加快：5岁以上儿童＞30次/分；1～5岁＞40次/分；2～12月龄＞50次/分；新生儿至2月龄＞60次/分。

（3）严重呕吐、腹泻，出现脱水表现。

（4）少尿：小儿尿量＜0.8ml/（kg·h），或每日尿量婴幼儿＜200ml/m²，学龄前儿＜300ml/m²，学龄儿＜400ml/m²，14岁以上儿童＜17ml/h；或出现急性肾衰竭。

（5）动脉血压＜90/60mmHg。

（6）动脉血氧分压（PaO₂）＜60mmHg或氧合指数（PaO₂/FiO₂）＜300。

（7）胸片显示双侧或多肺叶浸润影，或入院48h内肺部浸润影扩大≥50%。

（8）肌酸激酶、肌酸激酶同工酶等酶水平迅速增高。

（9）原有基础疾病明显加重，出现脏器功能不全或衰竭。

（二）诊断思维程序

对于在流感流行季节，有或可疑有流感接触史的患儿，出现呼吸系统症状，同时伴有明显的全身症状时，应高度警惕流感，及时行病原学检测，以明确诊断。在确定流感后，应注意多器官损害，确定是否属于重症流感。同时注意儿童流感并发症的发生，包括急性支气管炎、肺炎、心肌炎、脑病、脑炎和肌炎等。

流感需要和其他呼吸道感染相鉴别，包括普通感冒（表14-8-1），其他类型呼吸道感染，包括急性咽炎、扁桃体炎、鼻炎、鼻窦炎、急性气管-支气管炎；合并肺炎时需要与其他肺炎，包括细菌性肺炎、衣原体肺炎、支原体肺炎、病毒性肺炎、真菌性肺炎、肺结核相鉴别。局部分泌物流感病原学检查阴性。

三、经验体会

流感流行作为重大公共卫生事件近年越来越得到重视，及早识别，及时隔离，及时进行疫情上报，对控制疫情扩散有重要意义。对疑似流感病例要高度引起重视，积极进行病原学诊断。

流感危重和死亡病例多发生于有慢性基础疾病患儿，特别是＜5岁的儿童，尤其是＜1岁的婴儿。重症患儿可出现多脏器衰竭、DIC，甚至死亡。流感患儿发生并发症的

表14-8-1　流感和普通感冒的主要区别与特点

	流感	普通感冒
致病原	流感病毒	鼻病毒、冠状病毒等
流感病原学检测	阳性	阴性
传染性	强	弱
发病的季节性	有明显季节性（我国北方为11月至次年3月多发）	季节性不明显
发热程度	多高热（39～40℃），可伴寒战	不发热或轻中度热，无寒战
发热持续时间	3～5天	1～2天
全身症状	症状重，头痛、全身肌肉酸痛、乏力	轻或无
病程	5～10天	5～7天
并发症	可合并中耳炎、肺炎、心肌炎、脑膜炎或脑炎	少见

高危因素包括：年龄＜2岁、长期接受阿司匹林治疗、病态肥胖（即BMI ≥ 40kg/m²），以及患慢性呼吸系统、心脏、肾脏、肝脏、血液系统、内分泌系统、神经系统疾病和免疫缺陷病患儿。对存在高危因素的流感患儿应高度警惕重症病例及相关并发症的发生，及早开始抗流感病毒治疗，以减少死亡病例。

（薄　涛）

第九节　脓　毒　症

　　脓毒症（sepsis）是临床实践中的常见急危重症，脓毒症发生率高，全球每年有超过1800万严重脓毒症病例，美国每年有75万例脓毒症患儿，脓毒性休克的死亡率为14.7%～29.9%，与诊断及时和恰当治疗密切相关。1991年美国胸科医师协会/重症医学协会（American College of Chest Physicians/Society of Critical Care Medicine，ACCP/SCCM）将脓毒症定义为感染的全身表现，虽然脓毒症是由感染引起，但是一旦发生后，其发生发展遵循其自身的病理过程和规律，故从本质上讲脓毒症是机体对感染性因素的反应。现今广泛接受的定义为脓毒症是指感染（可疑或证实）引起的全身炎症反应综合征（systemic inflammatory response syndrome，SIRS）；严重脓毒症（severe sepsis）是指脓毒症导致的器官功能障碍或组织低灌注；脓毒性休克（septic shock）是指脓毒症诱导的组织低灌注和心血管功能障碍。

　　2004年由欧洲重症学会、美国重症学会和国际脓毒症论坛发起的"拯救脓毒症战役"（surviving sepsis campaign，SSC）发布了脓毒症治疗指南，即SSC指南，并于2008年和2012年修订SSC指南，努力改进脓毒症的治疗措施，降低脓毒症的死亡率。

一、诊断步骤

（一）采集病史

1.原发感染灶的症状　比较常见的感染包括肺炎、腹膜炎、胆管炎、泌尿系统感染、蜂窝织炎、脑膜炎、脓肿等相关症状。

2.发热或低体温

3.器官功能障碍的症状 如意识障碍、尿量减少等。

(二)体格检查

1.SIRS的表现 发热(肛温>38.5℃)或低体温(肛温<35℃);心动过速,低体温者可无心动过速,呼吸急促。

2.血流动力学异常和组织低灌注的表现 低血压,脉搏细数,面色苍白或苍灰,湿冷,大理石样花纹。如暖休克可表现为四肢温暖、皮肤干燥,毛细血管再充盈时间(CRT)延长(≥3s)。

3.器官功能障碍的表现 包括意识改变、水肿、黄疸、出血倾向、肠梗阻、肠鸣音消失等。

4.原发感染灶的表现

(三)辅助检查

1.血常规 白细胞增多(>12×10⁹/L)或减少(<4×10⁹/L),未成熟白细胞>10%,血小板降低。

2.急性时相蛋白升高 血浆CRP及前降钙素水平升高。

3.血气分析 低氧血症,氧合指数(PaO₂/FiO₂)<300,高乳酸血症所致的代谢性酸中毒,如果合并高碳酸血症,除外原发肺部病变外,警惕急性呼吸窘迫综合征。

4.肾功能 血肌酐升高,警惕急性肾损伤或急性肾衰竭。

5.凝血功能异常 INR>1.5或APTT>60s,注意DIC。

6.病原学检查 血、体液及感染病灶分泌物细菌培养可为阳性,也可行血清病原体抗原、抗体及核酸检测。

二、思维程序

(一)诊断

当患儿在局部感染的基础上出现SIRS表现时,即应考虑脓毒症;如果器官功能障碍或组织低灌注,为严重脓毒症;脓毒症患儿出现组织低灌注和心血管功能障碍,即可诊断脓毒性休克,与脓毒症、严重脓毒症诊断相关的指标见表14-9-1。脓毒性休克诊断标准如下。

(1)低血压:血压<该年龄组第5百分位,或收缩压<该年龄组正常值2s以下,见表14-9-2。

(2)需用血管活性药物才能将血压维持在正常范围,如多巴胺>5μg/(kg·min),或任何剂量的多巴酚丁胺、去甲肾上腺素、肾上腺素。

(3)具备下列组织低灌注表现中的3条:①心率、脉搏变化,外周动脉搏动细弱,心率、脉搏增快,见表14-9-3;②皮肤改变,面色苍白或苍灰,湿冷,大理石样花纹,如暖休克可表现为四肢温暖、皮肤干燥;③CRT延长(>3s)(需除外环境温度影响),

表14-9-1　与脓毒症、严重脓毒症诊断相关的指标

感染（可疑或已证实）伴以下情况考虑脓毒症或严重脓毒症

　一般指标

　　体温变化：发热（肛温＞38.5℃）或低体温（肛温＜35℃）

　　心动过速：超过正常年龄相关值2s，低体温者可以无心动过速

　　伴以下至少一项改变：意识改变、低氧血症、血清乳酸增高或洪脉

　炎性指标

　　白细胞增多（＞12×10⁹/L），白细胞减少（＜4×10⁹/L），白细胞计数正常，未成熟白细胞＞10%

　　血浆CRP水平超过正常值2s

　　血浆前降钙素水平超过正常值2s

　血流动力学指标

　　低血压：低于正常年龄相关值2s

　器官功能障碍指标

　　低氧血症：PaO_2/FiO_2＜300mmHg

　　急性少尿：足量液体复苏后尿量仍＜0.5ml/（kg·h），持续至少2h

　　血肌酐＞44.2μmol/L（0.5mg/dl）

　　凝血功能异常：INR＞1.5或APTT＞60s

　　肠梗阻：肠鸣音消失

　　血小板减少：血小板＜100×10⁹/L

　　高胆红素血症：血浆总胆红素＞70μmol/L（4mg/dl）

　组织低灌注表现

　　高乳酸血症（乳酸＞1mmol/L）

　　CRT延长（≥3s）或花斑

脓毒症诊断：发热（肛温＞38.5℃）或低体温（肛温＜35℃）、心动过速（低体温者可以无心动过速），伴以下至少一个脏器功能异常：意识改变、低氧血症、血清乳酸增高或洪脉

严重脓毒症诊断：脓毒症诱导的组织低灌注或器官功能障碍

注：各年龄低血压标准参考表14-9-2；各年龄组儿童心率变量参考表14-9-3；PaO_2/FiO_2.动脉氧分压/吸入氧浓度；INR.国际标准化比值；APTT.活化部分凝血活酶时间；CRT.毛细血管再充盈时间。

表14-9-2　各年龄儿童低血压标准

年龄	收缩压（mmHg）
≤1个月	＜60
1个月至1岁	＜70
1～9岁	＜（70＋2×岁）
≥10岁	＜90

注：取第5百分位。

表14-9-3　各年龄组儿童心率变量

年龄组	心率（次/分）	
	心动过速	心动过缓
≤1周	＞180	＜100
1周至1个月	＞180	＜100
1个月至1岁	＞180	＜90
1～6岁	＞140	＜60
6～12岁	＞130	＜60
12～18岁	＞110	＜60

注：低值取第5百分位，高值取第95百分位。

暖休克时CRT可以正常；④意识改变，早期烦躁不安或委靡，表情淡漠，晚期意识模糊，甚至昏迷、惊厥；⑤液体复苏后尿量仍＜0.5ml/（kg·h），持续至少2h；⑥乳酸性酸中毒（除外其他缺血缺氧及代谢因素等），动脉血乳酸＞2mmol/L。

　　脓毒性休克分为代偿期和失代偿期。儿童脓毒性休克的诊断与成人不同之处在于不一定具备低血压。当患儿感染后出现上述3条或以上组织低灌注表现时，如果血压正常

则诊断脓毒性休克代偿期。代偿期灌注不足表现加重伴血压下降，则进展为失代偿期。

根据周围组织灌注情况，脓毒性休克又分为冷休克和暖休克。冷休克为低排高阻或低排低阻型休克，除意识改变、尿量减少外，表现为皮肤苍白或花斑纹，四肢凉，外周脉搏快、细弱，CRT延长。休克代偿期血压可正常，失代偿期血压降低。暖休克为高排低阻型休克，可有意识改变、尿量减少或代谢性酸中毒等，但四肢温暖，外周脉搏有力，CRT正常，心率快，血压降低。

（二）诊断思维程序

本病的诊断应结合患儿临床症状、体征及实验室检查，依据上述临床诊断标准，首先确定在局部感染的基础上是否存在脓毒症，然后判断是否有器官功能障碍或组织低灌注发生重症脓毒症，最后结合组织低灌注和心血管功能障碍判断是否存在脓毒症休克。

三、经验体会

脓毒症在儿童中属于常见的急危重症，发病率和死亡率高，早期识别、及时诊断、积极治疗对提高抢救成功率、改善预后具有重要意义。对于任何一例有感染的患儿，尤其是有明显全身症状者，应高度警惕脓毒症的发生。在确定存在脓毒症后，必须寻找是否有器官功能障碍和组织低灌注的证据，做好监测，及时诊断脓毒性休克，在休克早期即应开始治疗，避免到休克晚期难以治疗。

（薄　涛）

下篇
临床病例讨论

病例1 发热、肝脾大、血细胞减少

一、病例摘要

患儿女，1岁，江西宜春人，因发热20天于1996年7月16日入院。患儿1996年6月27日出现发热，热型不规则，体温最高39.6℃，伴轻咳、无痰，无畏寒、抽搐，无皮疹，无呕吐、腹泻。在当地医院住院，查血常规示三系降低，肥达反应阴性，心电图示窦性心动过速、QRS波低电压，胸片示支气管肺炎，骨髓检查示红系增生活跃，有核红细胞增多，铁染色阴性，拟诊为：①支气管肺炎；②缺铁性贫血；③白血病待排。先后予新青霉素Ⅱ号、氨苄西林、头孢哌酮钠及小诺新抗炎治疗8天，并用地塞米松（2mg/次，每日2次，共用7天）治疗，患儿病情无缓解，仍发热，体温波动在37～39℃，且出现面色苍白，为进一步治疗，转入笔者所在医院。起病以来，患儿精神、食欲较差，睡眠差，大便可，小便较黄。既往体健，家族中无结核病史，已接种过卡介苗及乙肝疫苗。第一胎第一产，足月产，出生时无窒息史，单纯母乳喂养，未添加辅食，生长发育较同龄儿无明显异常，家中母亲有轻度贫血，母亲妊娠期无放射线及毒物接触史。入院查体：T 38.3℃，P 120次/分，R 26次/分，体重8.5kg。营养较差，神志清楚，面色苍白，全身皮肤、巩膜无黄染，左大腿前侧可见约3cm×4cm瘀斑，其余部位未见出血点、皮疹，双颈部、腋窝、腹股沟处可扪及数个黄豆大小淋巴结，活动可，头颅五官正常，颈软，咽充血，双肺可闻及少许干、湿啰音及痰鸣音，心率120次/分，律齐，心音尚可，无杂音，腹软，肝右肋下约2cm，质软，脾左肋下约2cm，质中，脊柱、四肢无畸形，双膝反射存在，克氏征、巴宾斯基征、布氏征阴性。

辅助检查：血常规示Hb 91g/L、RBC 3.63×10^{12}/L、MCV 76fl、MCHC 30%、MCH 26pg、WBC 1.51×10^9/L、N 60%、L 40%、PLT 33×10^9/L、E 4.20%；尿常规示蛋白2＋；便常规示大便黄稀，WBC 0～1个/HP，少量脂肪球；肝功能示谷丙转氨酶45.6U/L，总蛋白41.9g/L，白蛋白24.9g/L，球蛋白17.0g/L，总胆红素54.9μmol/L，结合胆红素38.1μmol/L，总胆酸88.3μmol/L；肾功能正常；电解质示钾2.88mmol/L，其余项正常；心肌酶学示AST 288.9U/L，LDH 1258.6U/L，α-HBDH 1047.0U/L，CK 102.2U/L，CK-MB 73.8U/L，三酰甘油、血清铁蛋白、凝血功能正常；免疫球蛋白示IgG 3.56g/L、IgA 0.18g/L、IgM 0.20g/L，血沉12mm/h，肥达反应阴性，CMV-PCR、EB-PCR、PPD-IgG、IgM阴性，乙肝全套正常、支原体抗体阴性、中段尿培养阴性，血培养示微球菌生长，对氨苄西林/头孢曲松钠敏感。骨髓检查示骨髓增生活跃，有核左移现象。ECG示ST段下移，胸片支持支气管肺炎。入院初诊为支气管肺炎，败血症，缺铁性贫血，伤寒待排。先后予氨苄西林、青霉素、头孢曲松钠及诺氟沙星抗感染，肌苷及门冬氨酸钾镁护肝、护心，患儿病情无好转，一直发热，体温38～40℃，入院后第3天出现腹泻，排黄色稀水样便，无脓血、黏液，每日2～5次，每次量不多，两次大便培养阴性。且巩膜出现黄染，肝脏进行性增大，入院第3天肝脏增大至右肋下约4.5cm、质中，入院第9天患儿仍发热，下午4时喂水后突然双眼上翻，四肢强直，口鼻流出黄色液体，经积极抢救无效死亡。

二、诊断分析

本病例特点：女性，1岁，长程发热达20余天，病程中伴有腹泻。临床上长程发热常见于两大类疾病：感染性疾病和非感染性疾病。感染性疾病临床上常见的有败血症、传染性单核细胞增多症、结核、伤寒等。非感染性疾病常见的有血液系统疾病、结缔组织疾病、肿瘤、遗传代谢性疾病等。该患儿除长程发热外，还伴有腹泻、贫血、肝脾大。临床上首先应考虑：①严重感染，如败血症、伤寒、血行播散型肺结核等。②血液系统疾病，如白血病，患儿有发热、贫血、肝脾大，要考虑白血病，但外周血中未见幼稚细胞、当地及本院骨髓象均未发现白血病细胞，不支持。③恶性组织细胞病，可有发热、三系减低、肝脾大等表现，但本病起病急、进展快，有明显的贫血、出血症状，血涂片、骨髓片可找到特异性恶性组织细胞和（或）多核巨细胞，抗生素治疗无效。该患儿不支持此诊断。④雅克什综合征，表现为反复发作的感染，如呼吸道感染、消化系统感染等。另外此病贫血明显，肝脾大显著，质地较硬。血常规中白细胞增高，并有核左移现象。⑤噬血细胞综合征，以发热、肝脾大、血常规两系或三系减少，伴有高脂血症、低纤维蛋白原血症和血清铁蛋白显著增高等，骨髓、脾、淋巴结中有噬血细胞，但无恶性表现。该患儿虽有长程发热、贫血、粒细胞减少、肝脾大等表现，但血液生化指标及骨髓细胞学检查等不支持。⑥恶性淋巴瘤，以进行性、无痛性淋巴结大为特征。临床上有低热或持续性高热，伴有肝脾大，出现黄疸、皮肤瘙痒，晚期恶性贫血，肿瘤细胞浸润局部组织器官症状，周围血中以淋巴细胞为主，骨髓象中可见Sternberg-Reed细胞，淋巴结活检进一步明确诊断。此患儿不支持该诊断。

该患儿发热、腹泻、肝脾大、心肌酶学增高、心电图改变等提示多器官功能损害，根据以上分析，临床上首先应考虑严重感染，如败血症、血行播散型肺结核、伤寒。

败血症：部分革兰氏阴性杆菌感染可出现上述症状，但此症可有胆道、尿路、肠道等原发感染灶。发热常伴有寒战、多汗，有出血倾向，不少患者早期可发生休克且持续时间较长，白细胞可正常或稍低，常伴有核左移，细菌培养阳性可确诊。该患儿血培养为微球菌生长，不支持革兰氏阴性杆菌败血症。

血行播散型肺结核：急性起病，持续发热，多器官损害，支持此诊断。但患儿无结核接触史，无结核中毒症状，PPD皮试及PPD-IgM、IgG阴性，胸片无粟粒型病灶改变，不支持诊断。

伤寒：患儿无玫瑰疹，无相对缓脉，肥达反应阴性，嗜酸粒细胞不减少，血培养未见伤寒杆菌生长，似不支持伤寒的诊断，但该患儿有持续高热、腹泻、贫血、肝脾大、心肌炎等多器官功能损害的表现，临床上要警惕伤寒。此病早期诊断困难，常被误诊为上呼吸道感染、肺炎、腹泻等。伤寒中晚期，由于抗生素的不规则应用，致病菌的耐药，临床症状极不典型，又常需要与革兰氏阴性杆菌败血症、血行播散型肺结核、恶性组织细胞病等鉴别。如能早期连续多次血培养和（或）骨髓培养，行胸片检查、骨髓检查等有助于此类疾病的鉴别诊断。

三、病理结果

尸解：小肠尤其是回肠末端肠壁可见散在、出血性浅溃疡，直径0.5～1.8cm不等，边缘隆起，肠系膜淋巴结、纵隔淋巴结及肝、脾均增大。肠壁出血、坏死，偶见个别伤寒肉芽肿。肝脏显著肿胀，间变灶性坏死，胆囊黏膜少数组织细胞浸润，脾充血肿大，骨髓局灶性坏死，间质性肺炎，肺间质充血肿胀，较多炎性细胞浸润，心脏、胸腺、甲状腺、胰腺、肾脏等器官可见瘀斑，缺氧性表现。镜下可见肠壁溃疡，底部及周边肠壁淋巴滤泡被增生的吞噬细胞代替，肠壁淋巴细胞浸润，偶见个别吞噬细胞团，少数吞噬细胞有吞噬现象，并可见出血、坏死。少数淋巴细胞、组织细胞浸润，脾充血肿大，红髓高度充血，网状内皮细胞增生，骨髓局灶性坏死，单核细胞增生。病理诊断：伤寒。

四、讨论

该患儿以发热、咳嗽起病，症状不典型，生前虽考虑过伤寒的诊断，但未确诊，生后尸解才证实为伤寒。分析原因如下：①对小儿伤寒特点认识不足和警惕性不高。近年来，随着大便无害化处理，以及人群卫生习惯和卫生条件的改善，儿童伤寒在我国已非常少见，且小儿伤寒趋向轻症化、不典型化，玫瑰疹、相对缓脉少见，白细胞计数常无明显减少甚至增多，如不熟悉这些特点，容易误诊。另外，伤寒早期症状无特异性，因部分伤寒杆菌进入口腔后经咽部淋巴组织和扁桃体而侵入血循环，故部分小儿伴咽痛、咽部充血、扁桃体肿大，易误诊为上呼吸道感染。②对患者的临床表现缺乏整体分析，仅依靠个别症状及体征做出诊断。该患儿起病初因发热、咳嗽及肺部啰音而诊断为支气管肺炎。③病初不规则应用抗生素、解热镇痛药，尤其是激素的滥用，影响疾病的发病规律，使得伤寒的典型临床症状不突出，病情复杂化，造成误诊。④对本病的多器官损害认识不足，误将并发症当作原发病。⑤过分依赖实验室检查，由于早期肥达反应阴性或白细胞不降低而放弃伤寒的诊断。近年来，由于伤寒杆菌的变异和抗生素的广泛应用，使伤寒在临床特点、对药物治疗的敏感性等方面发生了很大的变化，给疾病的诊断与治疗带来困难。小儿伤寒的临床表现不典型：①年龄越小，症状越不典型。发热可为不规则高热、弛张热。②相对缓脉和玫瑰疹少见。③病程长，文献报道最长达85天，平均20～40天，中毒症状重。④肝增大率高于脾，可出现黄疸。⑤消化道症状重，多有呼吸道症状。⑥中毒性心肌炎多见。⑦神经系统症状多样化。⑧肾损害多见。⑨血液系统改变，血小板减少、溶血性贫血，甚至出现噬血现象。⑩病死率高。尽管伤寒临床特点发生变异，典型症状减少，但临床表现在诊断上始终是最重要的。如发热超过1周，不论临床表现如何，都要考虑伤寒的可能性；在体征上，尤其要注意对肝脾的动态观察；在实验室中，尽可能在抗生素使用前做血培养、大便培养，以增加阳性率，肥达反应仍为有意义的检查手段。近年来有学者发现伤寒早期血清腺苷脱氨酶明显增高，对伤寒的早期诊断有辅助意义。国外文献报道用ELISA-Ty测定伤寒患者体内的抗体也有明显增高，用巢式PCR检测患者血液、尿液中伤寒杆菌的基因序列，敏感性、特异性皆高于肥达反应；伤寒杆菌H抗原检测对伤寒患者的诊断价值亦显著优于肥达反应；临床上可以借鉴。

此患儿病理诊断为伤寒，为什么肥达反应阴性呢？可能原因：①患者免疫应答能力低下。②早期应用抗生素能防止人体对感染进一步产生免疫反应，机体不能形成足够的抗体，使肥达反应阳性时间后移，抗体滴度低甚至阴性。③文献报道有10%～30%的伤寒患者肥达反应始终阴性，可能该患儿属于这部分患者之列。该患儿入院后血培养始终阴性，可能与病程长、广泛应用抗生素等多方面因素有关。根据WS280-2008《伤寒/副伤寒诊断标准》，血培养是伤寒诊断的金标准。但其阳性率在病程的第1周最高（80%～90%），第2周后逐步下降，第3周末50%左右，以后迅速降低，使用抗生素治疗者显著降低。因此，在临床上，对于高度怀疑伤寒的患者，应在病初及使用抗生素之前尽早进行血培养，必要时进行多次血培养甚至骨髓培养，以提高伤寒的早期诊断率。

治疗：多数采用第三代头孢菌素和第三代喹诺酮类药物治疗取得了良好的效果。第三代头孢菌素的共同特点：分子中有β-内酰胺环，在组织液（尤其是胆汁）中浓度高，抗菌范围广，抗菌活性高，特别是对革兰氏阴性菌。目前更倾向于选择第三代喹诺酮类药物，因其抗菌谱广、抗菌活性强、口服吸收迅速、体内分布广、组织渗透性强，与其他抗生素无交叉耐药性，已成为伤寒治疗的常用药物，但考虑其对小儿骨骼发育的影响，儿童可用，但不作为首选，用药时注意剂量和疗程。

预后：自氯霉素应用以来，本病的预后大为改观，死亡率由以往的20%下降为1%～5%，但近年来，由于耐药株的产生，病死率有所回升。影响预后的因素：①婴幼儿预后差；②明显贫血者预后差；③营养不良者预后差；④并发肠穿孔、肠出血、中毒性心肌炎者预后差；⑤严重毒血症者病死率高，预后差；⑥曾接受预防接种，病情较轻者，预后较好。

（刘利群）

病例2　发热、咳嗽、心力衰竭

一、病例摘要

患儿女，第1胎，足月顺产，出生第3天用划痕法接种卡介苗。出生第17天因发热、咳嗽即入当地县医院住院。予青霉素、地塞米松（用量不详）治疗6天，病情无好转而入笔者所在医院。入院查体：T 38.5℃，HR 176次/分，P 76次/分，轻度鼻翼扇动，全身浅表淋巴结不大，无皮疹，两肺呼吸音粗糙，未闻及啰音，心音低钝，无杂音。腹软，肝肋下1.5cm，脾未触及。外周血RBC $4.3×10^{12}$/L，WBC $13.6×10^9$/L，N 87%，L 13%，M 2%，胸部X线片示两肺布满小点状、片状模糊阴影，入院诊断为新生儿肺炎，用氨苄西林、白霉素治疗3天后改用头孢哌酮抗菌，地塞米松（1mg/d）及α-糜蛋白酶雾化吸入治疗，体温仍波动在38.2～39.3℃，咳嗽、呼吸困难加重，青紫，肺部湿啰音逐渐明显，多次出现心力衰竭，住院第6天（即出生第29天）死亡。

二、诊断分析

本病例特点：女婴，新生儿期（生后17天）起病，症状是发热、咳嗽；体征系呼吸急促、肺呼吸音粗糙，心音低钝；X线检查显示两肺布满小点、片状模糊阴影，按"新生儿肺炎"先后给予多种抗生素及雾化吸入治疗，病情渐加重。体温波动在38.2～39.3℃，咳嗽、呼吸困难、发绀明显，肺部啰音增多后合并心力衰竭，入笔者所在医院后6天死亡。

根据上述临床特点，首先考虑新生儿重症支气管肺炎合并心力衰竭是合理的，治疗措施是对的，但先后用多种抗生素治疗，患儿病情却进行性加重，一般新生儿肺炎无法解释。可能因患儿先后使用多种抗生素致体内菌群失调，加上该患儿系新生儿，机体免疫力低下，又出现心力衰竭，最终出现死亡，似乎也可解释。

三、病理结果

女婴，主要病变在肺，各叶有大量均匀散在粟粒至黄豆大小的圆形及椭圆形灰黄色结节，部分融合。肺门淋巴结大，有与肺内结节相似的病灶。肝、胃、肠、脾、肾、脑等脏器外观均未见异常。镜检：各肺叶均有密集散在的坏死灶。部分坏死灶融合呈小脓肿样改变。各坏死灶周围无上皮样细胞及朗格汉斯多核巨细胞，仅见少数淋巴细胞，抗酸染色示坏死灶内有大量抗酸杆菌。肺门淋巴结、肝、脾内亦有坏死灶，周围亦无结核性细胞反应，但坏死灶内均有抗酸杆菌。脾、小肠、结肠黏膜固有层内无淋巴小结及浆细胞，淋巴细胞减少，胸腺重3g，其内淋巴细胞减少，皮髓质分界不清，髓质内胸腺小体数目相对增多。病理诊断：新生儿无反应性结核病，包括肺、肺门淋巴结、肝、脾结核；继发性免疫缺陷。

四、讨论

本病例尸检后才明确诊断，导致生前误诊原因是开始往往从常见病、多发病考虑，而胸片亦支持新生儿肺炎，未警惕有结核病的可能，而先后使用了肾上腺皮质激素，导致疾病进一步恶化。另外，无反应性结核病是少见病，临床医生缺乏认识，其症状与体征也无特异性，极易误诊。待尸检结果出来后再仔细追问病史，患儿母亲妊娠后期有干咳、手足心发热，立即为其母做胸片检查，报告为"浸润型结核"。

无反应性结核病（NRT）是血行播散型肺结核的一种特殊类型，临床表现和病理改变均与普通结核不同，临床极易误诊误治，终致患儿死亡。迄今为止，本病生前能得到正确诊断和治疗的病例报道甚少。复习国内文献，共报道本病30例，均由病理证实，其中尸检诊断25例，病理活检诊断5例。近年来多数实验证明本病的发病与病原菌的类型、毒性、数量和感染途径都无决定性关系，而机体免疫力降低则是发病的关键。现已认识到结核病的变态反应和免疫反应都与T淋巴细胞有关。机体在初次感染的过程中产生了一定的免疫力，但同时也产生了变态反应。当变态反应过强时，可加剧炎症反应，甚至干酪样坏死，造成组织严重损伤或结核菌播散。一般认为典型结核结节的形成有赖于免疫反应，而组织的坏死与变态反应有密切关系。无反应性结核病表现为无典型结核结节形成，而有广泛坏死，故可把此病假设为是由于机体对结核杆菌起免疫反应的T淋巴细胞亚群的功能先天性缺陷或后天被抑制，而对结核杆菌起变态反应的T淋巴细胞亚群的功能尚正常或过强时的一种特殊免疫病理过程。该患儿周围血常规检查示淋巴细胞相对数量和绝对数量均减少，以及尸解时发现脾、小肠、结肠黏膜固有层内无淋巴小结，浆细胞、淋巴细胞也减少，胸腺重3g，其内淋巴细胞减少，皮髓质分界不清，髓质内胸腺小体数目相对增多，均表明本病与T淋巴细胞减少有关，但其确切发病机制有待进一步研究。尸检病理结果提示：患儿多器官的病灶几乎是干酪样坏死组织，而没有上皮细胞及朗格汉斯多核巨细胞，坏死灶内有大量结核杆菌。这些特点在普通结核的干酪样坏死灶内是见不到的。

1954年O'Brien首次为无反应性结核病所下定义为致命性结核病，其临床经过是急性暴发性感染，故小婴儿以呼吸系统症状为主者，特别是在一般炎症治疗无效时，不能停留在普通肺炎的诊断上，可抽吸胃内容物行抗酸染色找结核杆菌，用细针头对肝或肺做穿刺活检及培养是有价值的诊断方法。在妊娠期或分娩后早期发现母婴的结核病并进行治疗，是保护孕产妇和预防先天性无反应性结核病的重要环节。Barhes等认为，在妊娠期确定孕妇为活动性结核病时，应用异烟肼、利福平、乙胺丁醇治疗是安全的。即使是非活动性结核病，亦应口服异烟肼6～9个月，可保护孕妇，也可对胎儿兼做预防性治疗，并认为异烟肼除偶尔可引起孕妇肝炎外，对胎儿并无不利影响。从优生角度看，早期中止妊娠并进行治疗是最佳的选择。

无反应性结核病的治疗，应遵循结核病化疗五项原则，凡有免疫缺陷者伴长期不明原因的发热，即使无细胞学诊断依据，亦应尽早抗结核治疗。本病治疗效果差，有的病例联合应用三联抗结核药物1个月无效，甚至抗结核治疗10个月仍不能控制体温。因本病患儿细胞免疫力低下，在治疗中应加用细胞免疫促进剂，对病情缓解大有帮助。

（王秀英）

病例3　皮肤色素沉着、喂养困难

一、病例摘要

患儿男，37天，湖南省双峰籍。因进行性皮肤色素沉着伴体重增长缓慢1个月余于2017年3月10日入院。患儿自生后肤色即偏黑，家属未重视，色素沉着进行性加重，且伴随体重增长缓慢，进食少，每次奶量20～30ml，2h一次，进奶后偶有吐奶。生后体重增长不理想，出生体重3.05kg，就诊时（37天）仅3.2kg。既往史：新生儿期因"病理性黄疸"在当地新生儿科行蓝光治疗后好转。已接种乙肝疫苗及卡介苗。个人史：G2P2，出生体重3.05kg，足月顺产，无产伤及窒息史，混合喂养。家族史：母亲轻度智力低下，父体健，非近亲结婚，曾有一哥哥，生后40天突然死亡，死因不详；外婆智力低下；无其他遗传病史。

入院查体：T 36.2℃，P 156次/分，R 50次/分，BP 80/46mmHg，身高50cm，体重3.2kg。营养一般，神志清，精神稍差，全身皮肤较黑，唇、乳晕、阴囊及阴茎色素沉着，皮肤较干燥，弹性稍差，前囟平软，约1.5cm×1.5cm。唇稍干燥，咽不红，心肺（－）。腹稍隆、尚软，肝右肋缘下1.5cm可触及、质软，脾未触及。四肢肌力、肌张力正常。神经系统病理征阴性。

实验室检查：血常规示 WBC 12.23×10^9/L，RBC 4.27×10^{12}/L，PLT 750×10^9/L，Hb 136g/L，N 20.2%，L 72.4%。肝功能示 TBIL 18.8μmol/L，DBIL 6.5μmol/L，AST 477.4IU/L，

ALT 181.3U/L，TBA 141.0μmol/L。 肌 酶 示CK 28585.0U/L，CK-MB 723.9U/L，Mb 279.6μg/L，LDH 995.7U/L。肾功能正常。电解质示 K^+ 6.14mmol/L，Na^+ 128.8mmol/L，CO_2CP 13.5mmol/L，Glu 3.88mmol/L。血脂示 TG 1.77mmol/L，CHOL 3.27mmol/L（治疗1周后）。血氨39.6μmol/L，血乳酸3.45mmol/L。硫酸脱氢表雄酮0.2mg/L，雄烯二酮0.895ng/ml。血浆中肾素活性（PRA）卧位1304ng/L，血管紧张素Ⅰ（AⅠ）卧位2671ng/L，血管紧张素Ⅱ（AⅡ）卧位＞1000ng/L，醛固酮（ALD）卧位211ng/L。皮质醇185.7nmol/L（予糖皮质激素治疗后）。ACTH 245.0ng/L，17α-羟孕酮（17α-OHP）1.67ng/ml。尿有机酸气相质谱检测：甘油及2-甲基-3羟基戊酸明显增高。

入院后予氢化可的松、氟氢可的松替代治疗，予还原型谷胱甘肽、ATP、辅酶A保护脏器，予补液、纠酸、维持水和电解质平衡及对症支持处理。

二、诊断分析

本病例特点：①男性，生后即起病。②主要表现为皮肤色素沉着及体重增长缓慢。③查体仅发现全身皮肤较黑，唇、乳晕、阴囊及阴茎色素沉着。④辅助检查提示肝功能损害，肌酶增高，低钠血症，高钾血症。⑤家族史中母亲与外婆均有智力低下表现，曾有一哥哥，40天时不明原因死亡。

结合患儿皮肤色素沉着、体重增长慢、喂养困难、吐奶及ACTH升高、高钾血症和低钠血症，首先考虑的是较为常见的先天性肾上腺皮质增生症（失盐型）。但患儿17α-羟孕酮正常，硫酸脱氢表雄酮及雄烯二酮等雄性激素水平正常，不支持先天性肾上腺皮质增生症，只是表现为原发性肾上腺皮质功能低下。再者，患儿血生化显示ALT、AST增高，CK、CK-MB及肌红蛋白明显增高，提示患儿可能存在肌营养不良。患儿的尿有机酸气相质谱检测结果发现，尿中甘油及2-甲基-3羟基戊酸明显增高，同时血液检查存在高甘油血症。由上可知，患儿目前最突出的三个特点为原发性肾上腺皮质功能低下，肌营养不良，高甘油血症、尿症。结合患儿母亲及外婆均存在智力低下，曾有一个哥哥，生后40天不明原因夭折，高度怀疑患儿为复合型甘油激酶缺乏症，为进一步确诊行染色体基因组芯片分析。

三、染色体基因组芯片结果

染色体基因组芯片结果显示Loss（Xp21.1—p21.3），包含了 *IL1RAPL1* 基因、*GK*基因、*DMD*基因、*NROB1*基因共4个基因缺失。*IL1RAPL1* 基因变异与X连锁智力低下21型有明确的关系；*GK*基因，即甘油激酶基因，该基因变异可导致高甘油血症；*DMD*基因变异导致假性肥大型肌营养不良；*NROB1*基因变异可导致先天性肾上腺发育不良。这4个缺失的基因位于X染色体短臂2区1带的相邻位置，查阅文献，这样一组复合突变导致的临床综合征称为Xp21邻近基因缺失综合征（MIM300679），也称为复合型甘油激酶缺乏症。

四、讨论

复合型甘油激酶缺乏症是一种X染色体隐性遗传病，属于甘油代谢缺陷病。甘油激酶缺乏症分单纯型和复合型。1977年McCabe等报道第一例，目前全世界仅报道百余例。

2002年国内报道首例，CNKI检索仅10余例。笔者所在医学中心近2年确诊了2例。

发病机制：Xp21区域包含先天性肾上腺发育不良（AHC）、甘油激酶缺乏症（GKD）、杜氏肌营养不良（DMD）、慢性肉芽肿（CGD）、鸟氨酸氨甲酰基转移酶缺乏（OTC）、视网膜色素变性（RP）等基因位点，其中以AHC和DMD基因位点与甘油激酶缺乏症基因位点距离最近，因而以复合型AHC-GKD-DMD最为常见，但临床上常被误诊为其中一种疾病。先天性肾上腺发育不良是一种罕见的X连锁隐性遗传病，由 *NROB1/DAX1* 基因突变所致。生后数周至数月起病。表现为喂养困难、生长迟缓、低钠血症、高钾血症、进行性皮肤色素沉着；应激状态易发生肾上腺皮质功能危象，导致低血糖抽搐；低促性腺激素性性腺发育不良。肾上腺皮质功能低下常常是复合型甘油激酶缺乏症患者的首发症状。甘油激酶缺乏症主要表现为高甘油血症、高甘油尿症、低血糖、类瑞氏综合征。正常情况下，膳食中的脂肪在肠黏膜细胞内脂肪酶的作用下水解为脂肪酸及甘油，甘油通过门静脉进入血液循环，输送至肝、肾、肠等组织，主要是在肝甘油激酶的作用下，转变为3-磷酸甘油，然后70%～90%的3-磷酸甘油脱氢生成磷酸二羟丙酮，循糖代谢途径进行分解或转变为糖。当编码肝脏甘油激酶的基因发生突变时，甘油激酶活性降低，甘油不能转变为糖，则在体内异常堆积，引起高甘油血症、低血糖、类瑞氏综合征表现等。DMD基因位点突变的患者，和经典的杜氏肌营养不良症一样，由于抗肌营养不良蛋白合成障碍，致使肌纤维细胞膜的结构和功能发生改变，膜通透性增加，酶从肌肉组织逸出，使血清中出现大量原存在于肌肉组织中的酶，如肌酸磷酸激酶等，肌肉组织蛋白变性萎缩，出现进行性肌无力。X连锁智力低下21型（*IL1RAPL1* 缺失）：临床常表现为张口容貌、下颌前凸、眼间距过远、睑裂上斜、连眉、牙列拥挤、自闭症、过度活跃行为、痫性发作、关节活动过度、中度智力低下、短鼻、隆起的耳垂、帐篷形上唇红。本例患儿母亲及外婆均有智力低下，且哥哥40天时不明原因死亡，可以猜测患儿母亲及其外婆均携带杂合致病突变，因女性有两条染色体故症状较轻，可生存至成年，仅表现为智力低下。而患儿及其哥哥均从母系获得致病突变，男性仅一条X染色体，故临床症状重，甚至早夭。遗憾的是家属并没有同意其母亲进行全基因组芯片检测。

治疗与预后：主要是对症治疗，尚无有效根治方法。限制脂肪的摄入量，主张脂肪供能不应超过总热能的30%；伴有肾上腺皮质功能低下者需及早进行肾上腺皮质激素的替代治疗以预防肾上腺皮质危象的发生。复合型甘油激酶缺乏症患儿多数预后不良，约20%的患儿于新生儿期死亡，存活者遗留智力低下、生活不能自理。

总结与体会：①临床上对有肾上腺皮质功能低下表现者，尤其伴肌酶升高、血脂异常的患儿要警惕复合型甘油激酶缺乏症的可能，应在积极补充激素的同时尽早完成尿GC-MS有机酸分析，以及遗传学检查以早期明确诊断，减少误诊漏诊。②对于肌酶升高患儿应注意追问是否存在喂养困难、易呕吐、体重不增等肾上腺皮质功能低下表现，同时应注意是否存在皮肤色素沉着及生长发育迟缓等临床体征。③对不明原因高脂血症患儿应注意甘油激酶缺乏症可能。④对于有家族遗传性智力低下及家族中有不明原因夭折婴儿的患儿应积极完善基因检测及血尿代谢筛查，高度重视遗传代谢病可能。⑤临床中应重视每一项检查结果，把"一元论"作为诊断思维的基本原则，借助查阅文献或其他有效的检测手段获取进一步的诊断依据。⑥重视遗传咨询及产前诊断，优生优育，对于有高危因素的孕妇可行无创产前筛查或胚胎植入前遗传学诊断。

（陈　曦　张星星）

病例4　长期发热、皮疹、骨髓衰竭

一、病例摘要

患儿男，1岁，因持续高热12天、皮疹4天于1991年7月2日入院。患儿于1991年6月20日无明显诱因开始发热，体温高达39.5℃，流涕，不咳，不吐泻，在单位医务室看病，诊断为"上感"。血常规示WBC 23.9×10⁹/L，给予"庆大霉素抗炎，复方乙酰水杨酸退热"等处理，仍发热不退，体温为稽留热型，波动于39～40℃，不伴寒战。6月25日遂至当地地区医院看病，血常规示WBC 37.2×10⁹/L，N 0.20，L 0.80，PLT 80×10⁹/L，B超检查示肝脾稍大（肋下3cm），诊断为"化脓性扁桃体炎"，给予青霉素抗炎治疗，病情仍无好转。6月28日，患儿两侧手臂均出现散在粟粒大小的红色皮疹，按之退色，并逐渐蔓延至躯干、双下肢。因病情加重转至笔者所在医院，门诊以"发热原因待查"收住院。起病以来，患儿精神差、纳差，无出血，大小便正常。既往体健。已接种过结核、百白破、麻疹、乙脑等疫苗。无结核、麻疹等传染病接触史。入院查体：T 39.1℃，P 120次/分，R 32次/分，急性重病容，精神委靡，全身皮肤散在红色斑丘疹，按之退色，无黄染。颈部、腋下及腹股沟区均可扪及多个蚕豆大小淋巴。咽红，双扁桃体Ⅱ度肿大，附脓性分泌物。心脏查体正常，双肺呼吸音粗。腹部稍胀，肝右肋下3cm，脾左肋下4cm，均质地中等。入院后5次血常规示全血常规进行性下降：Hb 105g/L→78g/L，WBC 37.2×10⁹/L→4.9×10⁹/L，N 0.02→0.09，L 0.64→0.67，异型淋巴细胞0.12→0.31，PLT 103×10⁹/L→21×10⁹/L。嗜异性凝集试验1:448，ALT 77～220U/L。表面抗原阴性，肥达试验、外斐反应、血培养三次均阴性（包括一次L菌培养）。骨髓穿刺结果：骨髓增生极度低下，大部分为成熟淋巴细胞，未见有核红细胞及巨核细胞，罕见血小板，考虑骨髓衰竭。胸片（-）。入院后给予抗炎治疗，输血4次共400ml，对症治疗，病情不断恶化。第2天出现腹胀、腹泻，为水样便，含黏液，每日10余次，大便培养为奇异变形杆菌。第3天肝大、肋下7cm，脾大、肋下5cm，并出现腹水。第6天死于呼吸衰竭。

二、诊断分析

本病例特点：1岁小儿；长期发热（18天），稽留热型，抗生素治疗无效；皮疹；全身淋巴结大；肝脾大；胃肠道表现为纳差、腹胀、腹泻；腹水；全血常规进行性下降突出，血常规中淋巴细胞为主，异型淋巴细胞均>10%，最高达31%；骨髓象示骨髓衰竭；肝功能受损，ALT 77～220U/L；多次血培养均阴性；嗜异性凝集试验1:448。根据本例特点，患儿长期发热可考虑如下疾病：

1.非感染性疾病

（1）全身性类风湿关节病：该患儿长期高热，皮疹，肝、脾、淋巴结大，均支持该病，但血常规中出现如此高的异型淋巴细胞不支持。

（2）白血病：该患儿骨髓检查未发现白血病细胞，故可排除之。

（3）恶性组织细胞病：突出的高热，肝、脾进行性增大，病情不断恶化，伴血常规进行性下降，均提示该病可能，但未在骨髓中找到恶性组织细胞。

（4）川崎病：持续发热、皮疹，符合该病改变，但病程中无手足硬肿、脱皮，也无口腔黏膜改变，不支持该病，加上血小板不高，周围血常规有异型淋巴细胞等可排除。

2.感染性疾病

（1）伤寒：由于患儿高热，血象较低，肝、脾、淋巴结大，有胃肠道症状、肝损害，应注意排除，本例肥达试验正常，血培养多次均阴性，故本病可能性极小。

（2）败血症：患儿病初数次血常规示 WBC 20×10^9/L 以上，全身症状明显，尽管多次血培养阴性也不能完全排除之，但嗜异性凝集试验高达 1：448，周围血常规中异型淋巴细胞均 > 10% 不好解释。

（3）传染性单核细胞增多症：该患儿的特点大多符合，但嗜异性凝集试验 1：448，缺乏特异性，也可见于白血病、恶性组织细胞增多症、肿瘤等疾病。传染性单核细胞增多症引起骨髓衰竭不好解释。

经分析，本例患儿发热原因考虑败血症、传染性单核细胞增多症（重型）可能性大，而传染性单核细胞增多症引起骨髓衰竭的现象不好解释。

三、病理结果

心血培养、腹水培养及胸水培养均无细菌生长。

肝脾明显肿大，肠系膜淋巴结、纵隔及肺门等淋巴结肿大，约数十个，黄豆至蚕豆大小不等，扁桃体稍肿大，肺、肝、胰、肾、肠等淡红色。脑回变宽，脑沟变浅，镜下见脾脏、淋巴结主要表现为淋巴组织增生及灶性出血，肝脏以明显坏死和门管区、小叶周围较多淋巴细胞浸润为主，伴有肝细胞变性，肝坏死以小叶周边明显。心脏可见心肌细胞变性、坏死。散在淋巴细胞浸润。肺主要表现为肺泡隔淋巴细胞浸润，血管扩张、出血及渗出。肾也表现为肾间质淋巴细胞浸润及小灶出血。肾上腺表现为灶性或弥漫性淋巴细胞浸润，以髓质更明显。胃、肠、胰等脏器也可见大量淋巴细胞浸润，中枢神经系统见蛛网膜血管扩张、渗出，散在淋巴细胞浸润，大脑实质部分血管周围可见较多的淋巴细胞浸润，部分脑细胞变性，轻至中度脑水肿改变，皮肤有少量皮疹。浸润各脏器的淋巴细胞均表现为正常淋巴细胞为主，少数异型淋巴细胞（主要表现为细胞多核、增大，核增大等）浸润。病理诊断：传染性单核细胞增多症。

四、讨论

本例符合传染性单核细胞增多症诊断标准。传染性单核细胞增多症一般骨髓改变不明显，罕见并发骨髓衰竭。本例未用易引起骨髓抑制有关药物，全血象进行性下降，结合上述骨髓改变，故传染性单核细胞增多症并骨髓衰竭诊断无疑。探讨其致骨髓衰竭发病机制，可能为EB病毒相关性骨髓衰竭，是由EB病毒对骨髓造血细胞的直接破坏和免疫介导的造血抑制联合引起的，而以后者更为重要。有体外造血细胞培养研究证实，在正常骨髓培养中加入嗜异性抗体阳性的传染性单核细胞增多症患者的T淋巴细胞，能减少骨髓细胞集落形成，而将患者的骨髓与正常人的骨髓细胞混合培养也会明显地抑制骨髓干细胞集落的形成。从患者对免疫抑制治疗的反应，表明存在骨髓抑制的免疫介导机制。

（党西强）

病例5　高热、腹痛、肝脾大

一、病例摘要

患儿男，12岁，间歇性发热5个月余，于1999年12月26日入院。患儿于1999年7月中旬开始畏寒、高热，体温波动在38～41℃，在当地先按"肺炎"治疗，仍间断性高热，且出现腹痛、食欲减退，进行性消瘦，体重减轻5kg，但腹部逐渐膨隆，10月25日发现双颌下淋巴结大，抗生素治疗无效，行颌下淋巴结穿刺涂片，示"淋巴结反应性增生"，先后给予青霉素、小诺霉素、优力新、头孢噻肟钠、白霉素、短暂三联抗结核及免疫增强剂治疗，未见明显好转，11月21日患儿腹胀、腹痛加重，腹部出现大小不等肿块，腹股沟淋巴结大，于12月26日转至笔者所在医院。入院查体：体重22kg，身高125cm，精神差，中度贫血，左右颌下、腹股沟淋巴结分别为3.5cm×3.5cm、2cm×2cm、1cm×1cm大小，表面光滑，活动度可，触痛不明显，右肺底部叩诊音浊，双肺未闻及干湿啰音，心脏查体无异常，腹部膨隆，腹壁静脉显露，脐周压痛，可触及数个大小不等的腹部包块，有结节感、质硬、活动度可，肝肋下3cm，脾肋下3cm，腹水征（＋），双下肢轻度凹陷性水肿，关节活动可，无脑膜刺激征。

辅助检查：血常规示Hb 126g/L→66g/L，WBC最高55.3×10^9/L、最低1.7×10^9/L，N 86%→34%、L 8%→14%、E 25%（最高）、PLT 213×10^9/L→30×10^9/L。嗜酸粒细胞计数4.25×10^9/L。尿常规：蛋白（＋）→（－）、RBC 0～3个/HP、WBC 0～3个/HP、上皮细胞0～2个/HP。便常规：正常。血沉51mm/h，CRP 12.3g/L。肝功能：ALT 56.3U/L，AST 152U/L，TP 69g/L，ALB 27.3g/L，TBIL 17.6μmol/L，DBIL 11.6μmol/L。肾功能：BUN 4.85mmol/L，CRE 56.9mmol/L。心肌酶：CK-MB 65.9U/L，LDH 996.5U/L。结明试验（－），PPD-IgG、IgM均（－），PPD皮试（－）。胸片：右侧胸腔积液。胸腔积液常规：淡绿色，浑浊，李凡他试验阳性，比重1.030，细胞730×10^6/L。生化：GS 5.33mmol/L，Pro 21.7g/L，Cl^- 112mmol/L。免疫全套：IgG 17.7g/L，IgM 3.48g/L，IgA 3.45g/L。腹部B超：肝大，腹膜后和腹腔内多个淋巴结肿大，中量腹水。腹部CT：后腹膜腔及腹腔多个肿块，腹主动脉旁淋巴结肿大，肝脏弥漫性低密度影伴肿大，腹水。腹水常规：红色，浑浊，李凡他试验（＋），比重1.027，细胞64 000×10^6/L、WBC 1360×10^6/L、多核细胞0.87，单核细胞0.13，细菌培养（－）。骨髓检查：骨髓增生明显活跃，粒系增生，嗜酸粒细胞比例6%，红系受抑，巨核细胞增生，比例大致正常，未见特殊细胞。

入院诊断：不明原因发热，恶性淋巴瘤？肺炎合并胸腔积液，给予静脉滴注头孢哌酮钠舒巴坦钠、头孢呋辛酯等抗生素及支持疗法和对症治疗。因高度怀疑恶性淋巴瘤，于12月9日在全麻下行剖腹探查，放出淡黄色混悬液1000ml，发现肠系膜淋巴结肿大，直径3～5cm不等，遂做肠系膜淋巴结活检、肝活检。术后10天患儿高热，且第一次活检结果亦不能确诊，于12月22日再次全麻下行腹腔引流、阑尾切除术并做肠系膜淋巴结活检。

二、诊断分析

本病例特点：间歇性发热5个月余，伴腹胀、腹痛，体重减轻，查体腹部可扪及多个包块，右侧胸腔积液，腹水征阳性，实验室检查提示肝功能、心肌酶学异常，腹部B超、CT均提示腹腔内多个肿大淋巴结，骨髓象未见特殊细胞，故需考虑如下疾病：

1.结核性多发性浆膜腔炎 结核病为常见病、多发病，且多发性浆膜腔积液第一位原因就是结核，且患儿胸腔积液、腹水常规化验均为渗出液，白细胞分类以单核细胞增高为主，但发病后有关结核病的特殊检查，如PPD皮试，血清、胸腔积液、腹水的PPD-IgG、IgM均为阴性，似不支持结核的诊断。当然患儿因营养不良、免疫功能低下，也可造成结核检查的假阴性。

2.恶性淋巴瘤 患儿间歇性长期高热、肝脾大、腹痛、腹胀、腹内多个肿大淋巴结、贫血等皆支持恶性淋巴瘤，且该病与腹腔内癌或其他恶性肿瘤的鉴别，均须经淋巴结活检或剖腹探查才能确诊。

三、病理结果

肠系膜淋巴结、肝活组织、阑尾病理均见灶性坏死结节为主，周围有大量炎性细胞浸润，以嗜酸粒细胞浸润为主，抗酸染色阴性，免疫组化染色见CD20阳性的B淋巴细胞和CD3阳性的组织细胞。经有关专家会诊，最后确诊为播散性嗜酸粒细胞结缔组织病。

四、讨论

播散性嗜酸粒细胞结缔组织病（disseminated eosinophilic collagen disease，DECD）即播散性嗜酸粒细胞胶原病，是一种以成熟嗜酸粒细胞增多为主并伴内脏受损的综合征。首先由Engfeldt于1956年报道，认为该病是一种有明显嗜酸粒细胞浸润和胶原样病理改变的独立性疾病。病因仍不明确，初步认为是一种自身免疫性疾病，中年似略多发。临床少见，儿童更罕见。至1993年国内仅见十余例报道，均为成人。慢性发病多见，进行性发展，易侵犯心脏、肝、脾、淋巴结、皮肤、肌肉及关节等组织器官。全身表现多有发热、乏力、关节肿痛、肌肉酸痛、水肿、多形皮疹等。心脏受累出现心脏杂音、心力衰竭、各种心律不齐及心电图异常改变；呼吸系统受累表现为咳嗽、哮喘、呼吸困难、咯血，肺部啰音及肺部浸润性阴影、胸腔积液；消化道受累可出现嗜酸粒细胞胃肠炎、肝脾大；泌尿系统有肾炎性改变；神经系统可有弥漫性或局灶性神经系统异常。实验室末梢血白细胞、嗜酸粒细胞增高，据国内8例病例统计分析，WBC为$17.4×10^9/L～57.0×10^9/L$，本例血常规结果与上述报道相似。骨髓嗜酸粒细胞亦明显增高，但形态正常。血沉增快，γ球蛋白增高，血免疫球蛋白增高，本例亦符合。

DECD是一种排除性诊断，通过实验室检查除外系统性红斑狼疮等结缔组织病。通过两次骨髓及多次血常规检查，未见幼稚嗜酸粒细胞，可排除嗜酸粒细胞性白血病。虽然一度考虑恶性淋巴瘤，但腹腔内多处淋巴结活检病理及免疫组化排除了淋巴瘤，最终确诊DECD。

本病应与其他嗜酸粒细胞增多的疾病相区分，尤其是高嗜酸粒细胞综合征，其临床表现与本病十分相似，亦可累及心脏、呼吸系统、皮肤、骨、关节等多部位，末梢血及骨髓嗜酸粒细胞明显增高，亦可伴有高IgG血症，应注意鉴别，其差异在于多种疾病均无结缔组织病的病理改变。本病病理检查除嗜酸粒细胞浸润外还有明显的结缔组织病病理改变，可与高嗜酸粒细胞综合征鉴别。

本病用糖皮质激素治疗有效，但不巩固，停药后容易复发。

DECD诊断过程比较复杂，多于全身衰竭或死亡后病理确诊，故其预后极差。

（王秀英）

病例6　腹胀、多浆膜腔积液、昏迷

一、病例摘要

患儿男，13岁，湖南永州人。因腹胀1个月余，昏迷10min于1999年6月10日入院。患儿于1999年4月25日出现腹胀，短阵脐周疼痛，精神、食欲差。大便次数增多，2～3次/日，呈糊状，无脓血便，20余天后无缓解，到当地医院就诊，考虑为"结核病"，遂予"利福平、异烟肼、吡嗪酰胺和乙胺丁醇"抗结核治疗及对症支持治疗（具体不详），半个月后，患儿仍感腹胀，病程中出现双下肢凹陷性水肿、肝大，6月10日上午突然神志不清，四肢冰凉，无发热及抽搐，测血压90/30mmHg（12/4kPa），血糖1.93mmol/L，考虑为"低血糖"，予吸氧、输注葡萄糖，约10min后，患儿清醒，血压升至110/70mmHg（14.7/9.3kPa），转至笔者所在医院。起病以来，患儿无发热、咳嗽、胸痛、盗汗。患儿3年前查胸片示"血行播散型肺结核"，经"异烟肼、利福平、吡嗪酰胺和链霉素"四联抗结核治疗，1年后复查胸片痊愈。入院查体：T 36.8℃，P 110次/分，R 24次/分，BP 105/80mmHg（14/10.7kPa），体重29.5kg，消瘦，神志清，全身皮肤、巩膜轻度黄染，无皮疹及出血点，全身浅表淋巴结无肿大。双眼虹膜面出现数个灰白色小结节，表面不平，而且有新生血管，在裂隙灯检查下可见羊脂状角膜后壁沉着物，瞳孔不等大，对光反射尚可，未闻及干湿啰音及胸膜摩擦音。心脏正常。腹部膨隆，触诊呈揉面感，未扪及包块，无压痛及反跳痛，肝脏于右肋缘下2cm触及，质中，表面光滑，有轻压痛，脾未扪及，移动性浊音（±），肠鸣音正常。双下肢凹陷性水肿。神经系统检查未见异常。

辅助检查：Hb 122g/L，WBC $6.7×10^9$/L，N 0.71，L 0.29，PLT $276×10^9$/L，大便及小便常规正常，结核菌素皮试（PPD）5U、血PPD-IgG和IgM均阴性，血清总蛋白33.9g/L，白蛋白24.5g/L，球蛋白9.4g/L，IgG 1.57g/L，IgA 0.42g/L，IgM 0.26g/L，血沉10mm/h，肾功能正常，胸腔积液化验示黄色、浑浊，有大凝块，李凡他试验（＋），镜检RBC 1～8个/HP，WBC 2^+个/HP，血葡萄糖3.67mmol/L，氯化物93.3mmol/L，蛋白质12.3g/L，PPD-IgG、IgM均阴性，ADA 4.8U/L（正常值5～25U/L），肝炎全套正常，

胸片示右上纵隔一弧形凸入肺野的致密影，长径为3cm，边缘较清楚，侧位位于气管旁偏右方，肺门结构清晰，印象：气管旁淋巴结结核肿大所致。腹部彩超示结肠肝曲位置部分肠壁增厚呈假肾征，有少量腹水，腹腔大血管及淋巴结未见异常声像，肝大，胆、脾、胰、双肾未见异常声像，考虑肠结核可能性大。全程消化道钡餐示广泛的肠粘连，考虑结核可能性大，头颅CT示梗阻性脑积水。

入院后初诊：结核性多浆膜腔炎，予异烟肼、利福平、吡嗪酰胺和链霉素四联抗结核及对症支持治疗，入院当日患儿即开始解黑色稀便，5～10次/日，大便隐血均强阳性，血Na^+114.6mmol/L，Cl^-81.4mmol/L，K^+6.4mmol/L，CO_2CP11.9mmol/L，AST 343.2U/L，LDH 1894.1U/L，ALT 153.4U/L，TBIL 71.5μmol/L，DBIL 42.5μmol/L，BUN 9.04mmol/L，考虑腹膜结核。6月14日凌晨患儿出现呼吸、心搏骤停，家属拒绝抢救，患儿死亡。

二、诊断分析

本病例特点：男性，13岁，腹胀长达1个月余，腹水患者常以腹胀为主诉前来就诊，故首先应将其他原因所致腹胀与腹水区别开来。由于B超技术广泛应用于临床，腹水的诊断很少有漏诊者。该患儿腹部B超提示有少量腹水，那么在确定腹水之后还须进一步分析腹水的病因。首先要区别腹水是单独存在还是合并全身其他部位的水肿。若腹水单独存在应考虑各种腹膜炎、腹膜肿瘤、肝硬化等，该患儿除少量腹水外尚有双侧胸腔积液、双下肢水肿则应考虑：①心源性水肿，如为心脏病引起的，患儿往往有劳力性呼吸困难、心悸，查体有颈静脉充盈；既往就医史常能帮助诊断，且目前心脏检查正常，似不支持。②肾源性水肿，凡有慢性肾病史和（或）尿常规、24h尿蛋白定量发现大量蛋白尿者可确诊为肾源性水肿，患儿没有肾脏病史，尿常规正常亦不支持，至于营养不良、内分泌疾病所致者根据病史可排除。

该患儿肠、腹膜均有积液，即可做出多发性浆膜腔积液的诊断，根据上述分析，临床上其病因首先考虑结核所致，其次要排除恶性肿瘤。

1.结核性多浆膜腔炎 该患儿系青少年，3年前曾患血行播散型肺结核，临床上有倦怠、腹胀、腹痛、腹泻等症状，腹部查体膨隆、触诊有揉面感，胸腔积液化验为渗出液，多项影像学检查（X线、B超、全消化道钡餐）均支持结核病，同时结核病为常见病、多发病，且多发性浆膜腔积液，第一位原因就是结核，但发病后有关结核病的特殊检查如PPD皮试、血清与胸腔积液的PPD-IgG和IgM均为阴性且抗结核治疗效果不佳，似不支持结核的诊断。当然患儿因营养不良、免疫功能低下，也可造成上述结核检查结果假阴性。另外，耐药菌株感染也可能造成抗结核治疗效果不好。但能否用无反应性结核病来鉴别呢？无反应性结核病是血行播散型肺结核的一种特殊类型，病原菌为人型或牛型结核杆菌，其发病与病原菌类型、毒型、数量、感染途径均无决定性关系，而机体免疫缺陷是发病的关键，且与T淋巴细胞减少有关。无反应性结核病临床表现多样，常呈急性暴发感染经过，中毒症状明显，多数患者有中度发热或持续高热，呈稽留热型，无呼吸系统症状或症状较轻，但肝、脾、淋巴结大，常伴有血液学改变，如WBC下降、PT下降或全血常规表现为降低，有时呈类白血病反应，部分患者有消化道症状、关节痛、皮肤结节及红斑，要确诊必须做活组织检查。本例患儿一直不发热，肝、淋巴结不大，亦无血液学改变，胸片也不支持无反应性结核病，故结核这一病因诊断的依据似不充分。

2.恶性淋巴瘤 患儿无全身浅表淋巴结大，无发热、贫血，血沉未增快，似不支持恶性淋巴瘤的诊断，但患儿病情进展快，抗结核治疗无效，AST、LDH均显著增高，低丙种球蛋白血症，右上纵隔有一弧形凸入肺野的致密影，且多系统受累，要警惕恶性肿瘤的可能，其中最值得重视的是恶性淋巴瘤。该病临床诊断困难，误诊率高，常被误诊为结核性腹膜炎，如能做肠道内镜检查，对病变的肠道进行活组织检查，将十分有助于鉴别结核和淋巴瘤的诊断。值得一提的是，患儿腹部B超显示结肠肝曲位置部分肠壁增厚呈假肾征。假肾征指腹部B超检查时病变增厚肠壁呈低回声，包绕肠腔含气内容，横断面扫查呈"靶环征"，斜断面扫查呈"假肾征"。结肠部位的假肾征除见于上述结核病和恶性淋巴瘤外，还可见于：①结肠癌和结肠平滑肌肉瘤，患者年龄小，起病时无脓血便，无梗阻症状，腹部未扪及包块，消化道钡餐无充盈缺损等特征性改变，该病可排除；②肠套叠，患儿无剧烈腹痛，无果酱样大便及肠梗阻症状，肠套叠可排除；③非特异性溃疡性结肠炎，患儿病程短，起病无脓血便、剧烈腹痛及贫血等，钡餐未见肠管壁边缘呈锯齿状或毛刺样等特征性改变，故此病可排除；④克罗恩病，患儿无肠梗阻、瘘管、肠穿孔等临床表现，钡餐未见鹅卵石征及裂隙状溃疡等改变，故此病也可排除。

三、病理结果

病理解剖中脏器的病理改变如下：①肠系膜、大网膜淋巴结大，镜下见淋巴结结构破坏，淋巴滤泡消失，弥漫分布淋巴瘤细胞，浸润淋巴结周围脂肪组织，肿瘤细胞大小一致，胞质少，呈死后改变，有多灶性坏死。印象：大网膜、肠系膜淋巴结弥漫性大B细胞恶性淋巴瘤（高度恶性）。②双肺肺门淋巴结肿大，肺泡腔扩张，间质有肿瘤细胞灶性浸润，有含铁血黄素沉着。③肝细胞显著浑浊、肿胀，脂变、呈淡黄色，灶性淋巴细胞浸润。④双眼角膜浑浊，有淡黄色分泌物，虹膜有灶性肿瘤细胞浸润。⑤恶病质腹水，淡黄色、无异味腹水200ml。病理诊断：弥漫性大B细胞恶性淋巴瘤（高度恶性）。

四、讨论

本病例尸检后才明确诊断，导致生前误诊原因：①开始即从常见病、多发病考虑，笔者所在科近30年来收治多浆膜腔积液患者1000余例，其中恶性肿瘤仅数十例。②受该患儿3年前曾患过结核病及影像学检查提示的"结核病"误导。③患儿无发热、贫血，全身浅表淋巴结无肿大，血沉正常，因此未警惕恶性淋巴瘤。④患儿有低球蛋白血症，未引起注意。⑤患儿PPD皮试及血、胸水PPD-IgG、IgM阴性，想当然地认为阴性就是营养不良、免疫功能低下等造成的假阴性。⑥入笔者所在医院时间短，加上经济困难，失去了进一步检查的机会，如纵隔CT、腹膜后CT、纤维结肠镜活检、眼部穿刺活检。恶性淋巴瘤是一种起源于淋巴网状系统的恶性肿瘤，目前国际上统一将恶性淋巴瘤分为霍奇金病（HD）和非霍奇金淋巴瘤（NHL）两类，NHL是小儿常见的恶性肿瘤之一，其发病率约为1.5/10万人口，占小儿恶性肿瘤的5%～7%，男性与女性之比为3：1，有30%～40%发生于腹部，其中50%原发部位在胃肠道。原发于腹腔者多为B细胞型，腹腔内肿大淋巴结可造成腹痛、恶心呕吐、便血甚至发生肠梗阻或肠套叠。此外，患者多有全身症状，如发热、乏力、厌食、体重减轻、肝脾大者占90%左右。骨髓受累可有贫血、出血、骨痛等，中枢神经系统浸润发生恶心、呕吐、头痛、颅内压增高，如侵犯面神经及其他颅内神经可出现相应症状。遇到该类患者应拍胸片，了解纵隔及肺门区域有无肿大淋巴结，做腹部B超或CT了解腹内各脏器及淋巴结受累程度。骨髓片注意有无骨浸润。最重要的确诊手段是做病变的淋巴结活组织检查，除光镜下阅片外，应做病理免疫组化及分子生物学检查，如T细胞受体免疫球蛋白基因组和遗传学检查，后者对预后判断有帮助。

该患者病理解剖为NHL［弥漫性大B细胞恶性淋巴瘤（高度恶性）］，患儿血沉为什么不增高呢？从红细胞沉降形成的机制可以找到答案，主要与该患儿免疫球蛋白下降有关。笔者所在医院眼科会诊考虑该患者有肉芽肿性虹膜结节，该结节可见于下列全身性疾病：①血行播散型肺结核；②麻风；③梅毒；④结节病；⑤恶性淋巴瘤。前四种疾病临床不予考虑，则此结节可能是恶性淋巴瘤发生眼部转移，在虹膜上种植、形成的结节。另外，肿瘤坏死细胞强烈的细胞毒素或反复出血可致肉芽肿性虹膜炎。还有一个需要解释的问题是患儿在当地医院一直输葡萄糖，为什么还会发生低血糖昏迷？主要因患者食欲差，摄入少，加上一般情况差，体内糖原及其他营养物质不足，肝功能差，糖原异生障碍；恶性淋巴瘤消耗大量糖类并能分泌大量具有胰岛素活性的物质可致严重低血糖。原发性中枢神经系统淋巴瘤几乎均发生于脑，发生于脊髓者仅占1%左右。继发于全身病变的中枢神经系统淋巴瘤约占20%，可见于HD和NHL，经血行转移到硬膜、颅内，再到硬膜下及脑膜。因该患儿家属要求尸解时保持头颅的完整，拒绝脑的解剖，因此不能了解本病例脑的病理改变。

治疗：手术、化疗、放疗、化疗＋放疗。B细胞型者多以COMP和COAP交替化疗，值得注意的是小儿NHL常易复发，主要原因有：中枢神经系统受累，演变成白血病淋巴系统多发。可单独或几种形式同时发生，最危险的复发时期是诊断治疗后1年内，最常见的复发部位是骨髓和中枢神经系统。

预后：迄今本病仍被视为高度恶性的疾病，小儿预后较成人更差，5年生存率为5%～12%。影响预后的因素：①年龄，2岁以下和10岁以上预后最差；②性别，男性较女性生存期短；③受累部位，内脏型最差；④全身症状，有全身症状者预后较差；⑤治疗方法，单纯化疗预后差；⑥病理分类，系统型和分化不良型预后差；⑦血沉升高预后差；⑧贫血预后差。

（王秀英）

病例7　贫血、肝脾大

一、病例摘要

患儿男，8个月，因面色苍白1个月、咳嗽10天于2000年12月3日入院。患儿从2000年11月开始脸色渐苍白，逐渐加重，入院前10天开始咳嗽，为单声咳，伴有流涕，不发热，无气促，无皮肤出血点和紫癜。病前曾腹泻半个月。母亲妊娠期2个月时，因腹痛口服过保胎药（具体药物不详），妊娠 4 个月时，因尿频服用过汇仁肾宝 2 瓶，并一直从事染发工作。足月顺产，出生体重 3.1kg，母乳喂养至今，及时添加辅食。目前已能独坐和翻身，能无意识叫"妈妈"。家族中无特殊病史。入院查体：T 37.6℃，P 150 次 / 分，R 38 次 / 分，体重 6kg，发育正常，营养中等，急性重病容，烦躁不安，神志清楚，自动体位，贫血貌，全身皮肤、巩膜无黄染及出血点，颈部、腋窝、腹股沟淋巴结肿大，直径 0.8 ～ 1.5cm，质地中等，活动度较差，明显压痛。头颅五官大小、形态无异常，头围 45cm，前囟 1.5cm×1.5cm 大小，张力不高，后囟已闭，无枕秃，睑结膜苍白，双瞳孔等大等圆、对光反射灵敏，双侧外耳道无流脓，无鼻翼扇动，口唇苍白，咽部充血，颈软，气管居中，胸廓对称、无畸形，呼吸运动自如，双侧语颤正常，叩诊清音，双肺呼吸音粗，双下肺可闻及少许细湿啰音，心前区无隆起，心率 150 次 / 分，心音强，心律齐，心前区 Ⅱ / Ⅵ级收缩期杂音，腹部稍膨隆、软，未见肠型及蠕动波，无压痛，肝右肋下 5cm、剑突下 7cm，质中等，表面无结节，无压痛，脾脏左肋下 6cm、质中等、无压痛、表面光滑，腹部未扪及其他包块，移动性浊音阴性，肠鸣音正常，脊柱四肢无畸形，肛门、外生殖器无畸形，双膝反射灵敏，克氏征、布氏征、双侧巴宾斯基征阴性。

辅助检查：血常规示 Hb 61g/L，HCT 17.9%，MCV 71fl，MCH 24.2pg，MCHC 3410g/L，RDW 16.9%，WBC 86.3×10⁹/L，N 10.17%，L 89.83%，PLT 32×10⁹/L，网织红细胞 0.008。

入院后初步诊断：①贫血查因——急性白血病？婴儿慢性营养性感染性贫血？珠蛋白生成障碍性贫血？②急性支气管肺炎。入院后予阿莫西林抗感染，进一步做相关检查，血涂片示中性粒细胞 7%，淋巴细胞 60%，未成熟细胞 33%；尿常规正常；便常规正常；生化检查示 ALT 11.3U/L，AST 32.9U/L，TP 62.2g/L，ALB 40.2g/L，GLO 22.0g/L，TBIL 12.1μmol/L，DBIL 6μmol/L，LDH 770U/L，HBDH 720U/L，CK 43.4U/L，肾功能正常。血红蛋白电泳：未发现异常区带，HbA₂ 3.2%，HbF 62.8%。X 线胸片显示双肺纹理稍增多，双下肺内心缘旁可见小斑片状阴影。心膈正常。

二、诊断分析

本病例特点：男婴，8 个月，面色苍白 1 个月，伴有咳嗽，肝脾淋巴结大，肺部细湿啰音，胸部 X 线片呈肺炎样表现，血常规显示血红蛋白下降、血小板减少，外周血白细胞增多，可见未成熟细胞，HbF 增高，LDH 增高。对于以面色苍白为主诉者，首先应明确有无贫血及贫血的程度，本例患者血红蛋白 61g/L，为中度贫血。其次根据红细胞的形态学进行分类，属于何种贫血。本例患者 MCV、MCH 均降低，属小细胞性贫血，低色素性贫血不明显。但事实上临床上血常规能查出 MCHC 低于正常者较少，只要有 MCV 和 MCH 降低者，即要考虑小细胞低色素性贫血的可能。而小细胞低色素性贫血则提示有血红蛋白合成障碍，在儿童常见于营养性缺铁性贫血、珠蛋白生成障碍性贫血和慢性感染性贫血。较少见的有铁粒幼红细胞性贫血。此患儿 8 个月，是营养性缺铁性贫血的高发期，肝脾淋巴结大可认为是骨髓外造血的表现，似乎支持此诊断，但患者无引起缺铁的明显原因，病程中又有明显血小板降低和白细胞增高，不能用缺铁性贫血来解释。珠蛋白生成障碍性贫血也表现为小细胞低色素性贫血，同样有肝脾淋巴结大，尽管此病例无非结合胆红素增高和网织红细胞增高，但不能据此排除此病。最支持β珠蛋白生成障碍性贫血的是HbF明显增高。在婴儿，判断HbF是否正常，要根据不同月龄的正常值。8个月龄的婴儿，正常HbF值为3.39%±0.29%（1.37%～7.8%），此儿HbF 62.8%，明显增高，支持β珠蛋白生成障碍性贫血。但外周血白细胞明显增高和血小板减少同时出现，用珠蛋白生成障碍性贫血无法解释。婴儿营养感染性贫血可由造血营养成分缺乏、长期或反复慢性感染引起，表现为严重贫血（可为缺铁性贫血）、肝脾大，外周血白细胞增高并有幼稚细胞，可有血小板降低，常发生于6个月至2岁患儿。此病例表面上看很符合，但患儿并无慢性感染或反复感染的病史，HbF明显增高，不支持该诊断。

根据贫血、外周血白细胞明显增高和外周血出现未成熟细胞，除营养性感染性贫血外，主要考虑以下疾病：①传染性单核细胞增多症，可有发热、肝脾淋巴结大，外周血白细胞增高，可有异常淋巴细胞，不支持此病的是传染性单核细胞增多症除少数有骨髓抑制导致的贫血和血小板减少以外，一般无贫血和血小板减少，而骨髓检查是正常的，据此与白血病鉴别。②急性白血病，贫血、血小板减少、白细胞增多和未成熟细胞增多均可用急性淋巴细胞白血病来解释，但不支持点是白血病应为正细胞正色素性贫血，HbF多为轻中度增高。③幼年型慢性粒细胞白血病，可有白细胞增高，肝脾淋巴结大，但与成人型慢性粒细胞白血病不同的是发病年龄小，病情进展快，常伴贫血和血小板减少，特别是可有HbF的明显增高，与急性白血病鉴别须依据骨髓细胞学检查。④类白血病反应，在此病例，无产生类白血病反应的明确的原发病，可能性小。综上所述，可能性最大的是急性白血病、幼年型慢性粒细胞白血病或婴儿营养性感染性贫血或合并β珠蛋白生成障碍性贫血。因此，必须做骨髓细胞学检查来确诊。

三、病理结果

入院后第2天复查血常规，显示Hb 58g/L，HCT 15.9%，MCV 73fl，MCH 26.9pg，MCHC 369g/L，RDW 18.2%，WBC 82.8×10^9/L，N 10%，L 40%，异常细胞50%，PLT 30×10^9/L，网织红细胞0.01。与首次结果无明显差别。骨髓细胞学检查显示：骨髓增生明显活跃，原始淋巴细胞和幼稚淋巴细胞占91.5%，可见胞体大小不一，胞核染色质疏松，部分可见1～2个核仁，胞质蓝色，部分胞质内可见小空泡。粒系、红系增生受抑，全片未见巨核细胞，血小板少见；血片见原始淋巴细胞和幼稚淋巴细胞占57%，淋巴细胞33%，杆状核粒细胞6%，分叶核粒细胞4%，成熟红细胞可见大小不一，中央淡染区无扩大。骨髓诊断：急性淋巴细胞白血病（L2型）。

四、讨论

贫血是儿科的常见病，婴幼儿贫血常伴有肝、脾、淋巴结大，常是营养性贫血或先天性遗传性溶血性贫血，亦有再生障碍性贫血和急性白血病。本病例之所以考虑有婴儿营养性贫血，主要是外周血常规并未说明异常细胞是粒系幼稚细胞或淋巴系幼稚细胞，因为婴儿营养性贫血外周血的幼稚细胞常为粒系细胞，可伴有幼稚红细胞。骨髓细胞学检查已经确定急性淋巴细胞性白血病的诊断，但仍有两点不易解释：其一是此患儿两次血常规均示MCV和MCH较低；其二是HbF高达62.8%。在此情况下，应考虑有无急性淋巴细胞白血病合并β珠蛋白生成障碍性贫血的可能性，仔细查阅有关小儿血常规检查正常值，发现婴儿期是一生中红细胞MCV数值最小的时期，尤其是在6个月至1岁，如美国Buffalo儿童医院红细胞参数为1～23个月MCV为72～88fl，MCH为24～30pg；Mckenzie（1988）的结果显示6月龄时，MCV平均为78fl，1岁为77fl。由此可见，此病例的红细胞MCV和MCH检查结果相对于患者的年龄来说是基本正常的。而对于HbF过高的问题，查询有关白血病引起HbF增高的病例，发现有人报道急性白血病HbF可以达到30%～60%，但是据此不能完全排除β珠蛋白生成障碍性贫血，所以进一步做了患儿父母的HbF检查，结果完全正常。而进一步做患儿和患儿父母的β珠蛋白基因检查也未见异常，可以排除此病。故此病可确诊为：①婴儿急性淋巴细胞白血病（L_2型）；②急性支气管肺炎。

婴儿急性白血病常指发病年龄＜18个月的急性白血病，发病率较低，其中急性淋巴细胞白血病者常见t（4；11）、t（11；19）。近年的研究表明，婴儿白血病常与位于11q23的*HRX*基因有关，可能是在胎儿期或娩出时接触过能够改变拓扑异构酶Ⅱ活性的某些外源性因子，导致基因突变。此患儿的母亲妊娠期一直从事染发工作，患儿发病是否与染发液有关？有*HRX*重排的婴儿白血病常有下述特点：发病急，临床症状不典型，高白细胞血症（平均62×10⁹/L），肿瘤负荷较大，脏器浸润明显，常有重度的肝脾大和其他器官组织受浸润表现，可表现为低球蛋白血症。＜12个月的婴儿急性淋巴细胞白血病属高危急性淋巴细胞白血病，化疗缓解率低，复发率高，预后较差。

（万伍卿）

病例8 皮疹、肝脾大

一、病例摘要

患儿男，30天，因皮肤红斑27天，伴红肿、脱皮半个月，发热5天入院。患儿生后第3天开始出现双下肢片状红斑，并逐渐蔓延至大腿内侧、臀部、会阴部、胸腹部、颈面部。半个月前出现皮肤红肿、脱皮，皮肤潮湿，表皮离体呈膜样，有皱褶，有些部位皮肤呈烫伤样表现，近5天来发热，伴腹部肿大，病程中无惊厥、昏迷，无咳嗽、呕吐。既往体健，否认毒物接触史，否认肝炎、结核等传染病史，系第二胎，患儿足月顺产，其母第一胎自然流产，其父有冶游史。查体：T 38℃，呼吸平稳，发育正常，营养中等，神志清，精神尚可，全身皮肤片状红斑，部分脱皮，皮肤皱褶处较湿润，腹股沟处及大腿内侧皮肤有少许疱疹，四肢末端呈烫伤样改变。全身浅表淋巴结不大，头颅五官无畸形，前囟平软，颈软，双肺、心脏无异常，腹软，肝右肋下5cm，脾大、入盆腔，质地中等，边缘钝，无触痛，表面光滑。

辅助检查：血常规示WBC 13.5×10⁹/L，N 0.62，L 0.38，Hb 95g/L，PLT 128×10⁹/L。血电解质及CO_2CP正常。肝功能、TORCH全套、肝炎全套、血培养、皮屑找真菌等未见异常。腹部B超示肝脾大，胆、胰、双肾未见明显异常声像。骨骼X线片结果：双侧尺桡骨、肱骨、胫腓骨及股骨广泛骨皮质密度增高，且以干骺端明显，骨皮质增厚，部分骨髓腔稍变窄，右侧尺桡骨近端见小骨质破坏，密度亦增高，颅骨未见骨质破坏区。

二、诊断分析

典型皮疹，有肝脾大，为主要表现，有贫血，血小板逐渐降低，骨髓象显示增生低下，结合骨骼 X 线片结果，应考虑败血症、白血病、大疱性表皮松解症、莱特勒-西韦病、药物疹等。但患儿血培养阴性，骨髓象显示骨髓增生低下，骨骼 X 线片结果示双侧尺桡骨、肱骨、胫腓骨及股骨均见广泛骨皮质密度增高，且以两干骺端明显，骨皮质增厚，部分骨髓腔稍变窄，左侧尺桡骨近端见小骨质破坏区，密度亦增高。颅骨未见骨质破坏区。经追问病史，患儿父亲有冶游史，拟诊为先天性梅毒，父母及患儿做梅毒 RPR试验及 TPPA，均为阳性，故诊断为先天性梅毒，给予青霉素肌内注射［首剂 5 万 U，以后按 5 万 U/（kg·d）］，1 周后皮疹全部消退，嘱出院后继续治疗并随诊。

三、讨论

梅毒是由于苍白螺旋体所致的全身性慢性感染。传染途径有接触、胎传、产道感染及哺乳、接触患者污物、输血等。梅毒在世界范围内广泛流行，我国疾病预防控制中心曾公布，先天性梅毒的病例数在 2002 年为 971 例，2003 年增加了 18.95%，达 1155 例。2004 年比 2003 年增加了 52.63%，到 2005 年感染人数达 126 445 例。梅毒螺旋体从完整的黏膜和擦伤的皮肤进入人体后，数小时即侵入附近淋巴结，2~3 天经血液循环播散至全身，故潜伏期的患者或早期梅毒血液都具有传染性。梅毒的基本病变主要是：①血管内膜炎，内皮细胞肿胀与增生；②血管周围炎，有大量淋巴细胞与浆细胞浸润。晚期梅毒除有上述变化外，尚有上皮样细胞和巨细胞肉芽肿性浸润，有时有坏死。梅毒根据传播途径分为后天性梅毒和先天性梅毒。

先天性梅毒又称为胎传梅毒。经母体胎盘传染，可分为早期（年龄＜2 岁）与晚期（年龄＞2 岁），具有传染性。父亲的梅毒螺旋体不能随精液传给胎儿，病程在两年内的一期和早期潜伏期梅毒的高危孕妇，血中有大量梅毒螺旋体，妊娠 16 周前，胎盘绒毛膜朗格汉斯细胞层可阻挡母体血中的病原入侵，经 16 周后朗格汉斯细胞层逐渐萎缩，螺旋体可经胎盘进入胎儿，引起先天性感染，刚出生的患儿先天性梅毒症状多不明显，于 3~4 周后症状逐渐出现。临床表现：①全身症状，发热、易激惹、烦躁、消瘦、皮肤松弛多皱纹。②黏膜损害，鼻炎改变，最为常见，约占患儿的 25%，如鼻黏膜红肿所致的鼻塞、呼吸困难，脓血或鲜血样分泌物，鼻中隔溃疡，鼻梁塌陷，形成马鞍鼻。③皮疹，呈淡红色或暗红色斑丘疹、丘疹、斑疹。常见于头面部、肢端、臀部和掌跖、口周围及鼻的两侧、躯干，皮肤及黏膜病损可使口角、口周围、鼻翼凹或肛门周围出现永久性皲裂瘢痕，向四周放射，周身或局部水肿。由于梅毒性肾炎或肝脏受梅毒损害，缺乏生成血清白蛋白的功能，有时有头发、眉毛和睫毛的脱落。④指甲炎，常为一个或数个指甲发生亚急性炎症，指甲浑浊不透明，可萎缩脱落。有时有甲床炎或甲床周围炎。⑤骨损害，约占 90%，但外表往往无明显症状，须摄 X 线片诊察，股骨、胫骨最易受侵，出生后数周肘或膝关节有骨软骨炎，以后发生脂肪变性坏死，骨骺脱离，偶见一肢或数肢假性瘫痪，由于梅毒性骨骺炎所致。手指或足趾可发生梭形肿胀。⑥ 其他损害，如肝脾大、黄疸（梅毒性肝炎）、全身淋巴结大，或有呼吸系统症状（梅毒性肺炎）或神经系统症状（神经梅毒，包括前囟凸起、颈项强直、角弓反张、脑积水、惊厥、昏迷等）。实验室检查：①组织及体液中梅毒螺旋体检查。②梅毒血清学检查。非密螺旋体抗体试验，包括性病研究实验室试验（VDRL）及快速血浆反应素试验（RPR），可测定非特异性抗体，用于梅毒筛查；密螺旋体抗体试验（ELISA，为首选的确诊方法），梅毒螺旋体荧光抗体双吸收试验（FTA-ABS-DS），梅毒螺旋体血凝试验（TPHA，TPPA）。③聚合酶链反应（PCR），检测梅毒螺旋体DNA，对先天性梅毒的检测极敏感。④脑脊液检查，白细胞增加，蛋白质升高，脑脊液的VDRL阳性，常为神经性梅毒。⑤长骨X线检查，可见长骨干骺端发炎、增厚、模糊，骨骺端线增宽，呈不规则锯齿状，并有长骨骨膜炎。

此患儿生后1个月内有典型皮损，有肝脾大，其母有自然流产史，其父有治游史，患儿有贫血及血小板减少，血清白蛋白降低，骨髓象显示增生低下，其父母及患儿梅毒RPR及TPPA均为阳性，可确诊为先天性梅毒（早期），并与败血症、巨细胞包涵体、播散型单纯疱疹、先天性弓形体病、先天性佝偻病鉴别。此患儿经小剂量青霉素（首剂）5万U肌内注射，以后5万U/（kg·d）治疗后皮疹明显好转，一般疗程10～15天，疗程完毕后，嘱其2、4、6、9、12、24个月后重复检查血清反应。因此患儿疾病发现早、治疗及时，骨骼病变可以自愈，如延至3个月以后才治疗，则对骨骼病变的疗效不显著。患儿在开始青霉素治疗后，应继续严格隔离24h，此后不会找到梅毒螺旋体，也无须隔离。先天性梅毒严重威胁孕妇及围生儿健康，故预防亦很重要，对产前可疑者可做血清学检查，对有二期梅毒的母亲的妊娠末一个月给以恰当驱梅治疗，可使先天性梅毒的发生率从90%降至2%以下。

（刘晓艳）

病例9 腹痛、发热、贫血

一、病例摘要

患儿女，8岁，因腹痛、发热2.5个月，进行性面色苍白2个月，于1996年12月13日入院。患儿1996年9月29日起无明显诱因出现间歇性右上腹部隐痛，每次数分钟则自行缓解，晚上发作较频繁，同时伴发热。给予"青霉素"补液等治疗无效，半个月后发现患儿面色苍白且逐渐加重，10月17日到县医院检查。血常规示Hb 58g/L，WBC 10.3×10⁹/L，N 0.67，PLT 133×10⁹/L；B超示巨脾、肝大、肝内胆管扩张、胆囊肿大、肝门区淋巴结大。后在自治州医院检查，B超示腹腔及肝门区淋巴结大，淋巴瘤可能性大；骨髓细胞学检查示"增生性骨髓象"。回当地县医院住院，按"伤寒"处理，给予"诺氟沙星"治疗，仍发热，体温波动在39℃左右，最高达41℃。出院在家服中药亦无效，患儿下肢出现凹陷性水肿，伴干咳，近半个月感气促、乏力，为进一步诊治而来笔者所在医院门诊，以"贫血、肝大查因"收住院。起病以来患儿无头痛、呕吐、皮肤黄染，无皮疹，无抽搐及意识障碍，精神、食欲、睡眠差，明显消瘦，近1个月小便减少，尿色深，大便干结。既往体弱，体格及智力发育较同龄儿差，无肝炎、结核病史及接触史，无血吸虫疫水接触史及药物过敏史，按计划行免疫接种。

查体：极度消瘦，重度贫血儿，精神委靡，全身皮肤、巩膜黄染，双下肢可见多个陈旧性出血点，双下颌可扪及数个1cm×1cm大小的淋巴结，质中、活动，眼睑水肿。右肺呼吸音低，双肺可闻及少许湿啰音，心脏无异常，腹膨隆，腹壁静脉可见，肝肋下5cm、剑突下4cm，质硬，光滑，无结节、触痛，脾未及，腹水征（＋），双下肢重度凹陷性水肿，无脑膜刺激征。

实验室检查：Hb 55g/L，WBC 11.2×10^9/L，N 0.65，L 0.30，PLT 120×10^9/L，ALT 20.8U/L，TP 60g/L，ALB 24.3g/L，GLD 35.7g/L，A/G 0.7，TBA 36.6μmol/L，TBIL 9.37μmol/L，DBIL 7.0μmol/L。Na^+128.8mmol/L，K^+2.24mmol/L，Cl^-96.6mmol/L，Ca^{2+}1.88mmol/L，Mg^{2+}0.77mmol/L，P 1.68mmol/L，血 PPD-IgG、IgM（－），血糖1.18mmol/L。AFP＜30μg/L，AFU 520U/L（正常＜450U/L），血沉62mm/h，CRP 198mg/L，BUN 13.48mmol/L，Cr 51.5μmol/L，UA 486.5μmol/L，乙肝抗体（－），ALP 554.1U/L，GGT 126.3U/L（正常＜50U/L），血培养见表皮葡萄球菌。心肌酶：LDH 205.4U/L，AST 44.4U/L，α-HBD 211.7U/L，CK 29.5U/L，CK-MB 14.2U/L。腹水：细胞总数270×10^6/L，WBC 130×10^6/L，多核细胞0.2，单核细胞0.8，蛋白定性试验弱阳性，糖4.88mmol/L，氯化物112.6mmol/L，蛋白质25.9g/L，PPD-IgG、IgM均阴性，腹水沉渣抗酸染色未见抗酸杆菌。

胸片：右下肺渗出性病变。B超：肝大、肝内胆管囊状扩张，胆总管轻度扩张，多为硬化性胆管炎、胆汁淤积性肝病，腹水（中至大量）；双肾弥漫性实质性改变，双肾集合系统及膀胱强光团，考虑为尿酸盐结晶可能性大；脾大。骨髓象：增生活跃、粒系有核左移，未见异常病理细胞。

入院后先后用头孢呋辛酯、头孢曲松钠抗感染，输注白蛋白，给予护心、护肝药物，纠正电解质紊乱，无效，高热仍不退，日渐衰竭，于住院第8天死亡。

二、诊断分析

该患儿以腹痛为主诉，根据病史可排除发病急、变化快和病情重的急性腹痛，而符合起病缓慢、病程长或急性发病后时发时愈的慢性腹痛。慢性腹痛患者就诊时，通常能明确指出腹痛的部位，这对思考腹痛的病因具有重要意义。随着相关检测手段的增多与普及，绝大多数病变在较短时间内得以明确。该患儿腹痛位于右上腹，且笔者所在医院B超检查为肝大、肝内胆管囊状扩张、胆总管轻度扩张等，这些结果有利于肝胆疾病的诊断。

原发性肝癌：患儿乏力、消瘦，肝区痛、肝大且质硬，伴有发热，中至大量腹水，肝功能正常，血清ALP明显增高，GGT轻度增高，似支持原发性肝癌的诊断。

慢性胆管性肝炎或胆源性细菌性肝炎：主要表现为慢性胆道感染的征象，如长期或间歇性发热、疲乏、消瘦等，肝轻度或中度肿大，质多较硬，并有压痛，胆囊区压痛常存在；常规肝功能试验多正常；十二指肠引流胆汁白细胞数明显增多有诊断价值。胆汁培养多为阳性。遗憾的是该患儿未做十二指肠引流。

肝硬化：早期肝硬化的肝脏常肿大，但引起肝硬化的原因各异，因此临床表现亦各有不同。但各种原因引起的肝硬化具有共同的临床特征：门静脉高压症状，如腹水征、脾大、脾功能亢进与侧支循环建立（腹壁静脉怒张、食管与胃底静脉曲张、痔核形成等）；肝功能减退症状，如血浆白蛋白减少、黄疸、出血倾向与其他功能异常等。据上述两组症状，该患儿肝硬化的诊断并不困难，主要是寻找肝硬化的病因。

患儿近2个月发热后出现干咳，入院前半个月气促，右肺呼吸音低，双肺可闻及少许湿啰音，胸片示右下肺野渗出性病变，支气管肺炎诊断成立。血培养示表皮葡萄球菌阳性，故该患儿发热除胆道本身感染引起外考虑与肺部感染、败血症有关。患儿骨髓象增生活跃、粒系有核左移，未见异常病理细胞，故白血病、朗格汉斯细胞组织细胞增生症及恶性组织细胞病、溶血性贫血均可除外。

患儿B超示肝内胆管囊状扩张，不排除先天性肝内胆管囊状扩张（Caroli病），此病目前分类较多，其中有一型为肝内胆管扩张伴肝纤维化临床表现，可有肝脾大及门静脉高压症，但患儿出现症状2个月余似不好解释。

三、病理结果

肝脏显著增大，部分肝细胞坏死，肝内胆管呈不同程度的扩张，部分呈囊状扩张，管壁及其周围呈慢性炎症改变，汇管区、小叶间以淋巴细胞为主的炎性细胞浸润，肝胆管胆汁淤积明显。败血症感染性心内膜炎，右心房、右心室及左心室均有附壁血栓形成；间质性肺炎，肺泡隔增宽，明显充血水肿，较多炎性细胞浸润；脑实质充血水肿，散在小灶淋巴细胞浸润，蛛网膜下腔充血水肿，散在炎细胞浸润，部分蛛网膜与硬膜粘连；肾充血水肿，散在细胞浸润；胃肠道、胰腺、肾上腺等脏器均有炎细胞浸润；胸腔、腹腔淋巴结肿大，镜下呈淋巴结反应性增生改变；脾脏呈淤血性改变。病理诊断：①先天性肝内胆管扩张；②继发感染。

四、讨论

患儿尸解证实为先天性肝内胆管扩张（Caroli病）继发感染、败血症、感染性心内膜炎、间质性肺炎。

Caroli病是一种少见的胆道疾病，国内报道不多，1938年Caroli首次报道，其病因不明，推测属常染色体隐性遗传，一般认为系胚胎胆管上皮增生不均衡，管壁结构薄弱，交感神经缺如。Crenn认为是胆小管发育不良和胆道内压升高综合作用的结果。Babbitt等认为胰胆管畸形致使胰液反流入胆道系造成胆管炎反复发作，导致管壁黏膜破坏和纤维化，胆管内压增高，最终引起胆管囊性扩张而形成囊肿。

根据Caroli病的临床特点，可分为：①新生儿型，以多囊肾为主，患儿大多在幼年期肝病症状出现前死于肾衰竭。②青少年型，以肝纤维化造成门静脉高压及其并发症为主要表现，而肾脏病变轻或缺如。大多数在10岁以前发生症状，常有肝脾大，门静脉高压所致呕血、腹水等，伴有非梗阻性肝内胆管扩张及反复发作性胆管炎、胆结石和多发性肝脓肿。本病例符合青少年型。

由于本病为罕见病，对其实质及临床认识不够，加上开始无症状，直到有并发症时才出现症状常常误诊。过去很难在术前诊断Caroli病；往往在术中行胆道造影或胰胆管逆行造影才确诊，但操作复杂，为创伤性检查。目前B超即可做出诊断。此外，CT、肝扫描、经皮肝脏穿刺肝内胆管造影术（PTC）也是诊断方法，且创伤小。建议：凡是患儿有反复胆道感染、肝脾大、门静脉高压及其并发症时，就应想到此病，进行B超或

CT检查，或经皮肝脏穿刺胆道造影明确诊断。

本病预后视病变范围而定。明确诊断后如病变局限于一叶、全身情况良好、无合并症时可行肝叶切除，则预后较好。如病变累及左右肝叶、全身情况差，不能行肝叶切除，仅用内科治疗死亡率高。由于Caroli病一般临床诊断较晚，且多发生于肝左、右叶，常有肝纤维化、门静脉高压或肾脏多发性畸形，故疗效不佳。本病是一种恶性病的前期疾病状态，囊肿癌变率高，预后差。该患儿起病共2个月余，入笔者所在医院仅8天即死亡，亦表明预后差。

（王秀英）

病例10　肌无力、发热、咳嗽、呼吸困难

一、病例摘要

患儿男，3岁，因全身乏力1年余，咳嗽、发热、喘息3天入院。1年余前患儿无明显诱因下出现双下肢乏力，下蹲后需搀扶站起，先后在外院多家三级甲等医院就诊，查乳酸脱氢酶534.1U/L，肌酸激酶1819U/L，肌酸激酶同工酶83.3U/L，肌电/诱发电位、血尿代谢筛查、神经肌肉基因筛查均未见明显异常。3个月前患儿肢体乏力明显加重，双下肢几乎近瘫软状态，并迅速进展为全身乏力，3天前开始出现咳嗽、发热、喘息，当地医院治疗后不见明显好转，以"全身乏力查因"收住院。既往史、个人史无特殊。父母体健，非近亲结婚，哥哥在4岁时因全身乏力去世，否认其他家族性遗传病史。

入院查体：T 38.8℃，P 196次/分，R 50次/分，BP 118/78mmHg，体重14kg。神志清楚，精神差，被动体位，双肺呼吸音粗，可闻及明显干湿啰音，以右肺为甚，心腹查体无异常。四肢肌力2级、肌张力减弱，腹壁反射未引出，膝反射、跟腱反射消失，病理征未引出。

辅助检查：①外院左肱二头肌活检病理示肌纤维散在变性，可见再生肌纤维，未见坏死纤维，许多肌纤维胞质中可见形态不规则的小空泡，可见大量破碎红纤维，COX染色示大量肌纤维酶活性重度缺失，空泡区域糖原成分流失，脂肪成分中度增加。病理诊断：肌病，符合线粒体病的病理改变。②外院线粒体基因组及线粒体病相关核基因检测（送第三方检测机构），未见点突变、大片段缺失和重复。③心肌酶检查示α-羟丁酸脱氢酶460.6U/L，乳酸脱氢酶557.7U/L，肌酸激酶1356.0U/L，肌酸激酶同工酶61.1U/L。④超敏CRP 10.39mg/L，降钙素原3.77μg/L，血沉38mm/h。⑤血常规，肝、肾功能，电解质，血糖，血氨，血乳酸基本正常。⑥尿常规检查示尿酮体30mmol/L。⑦血清酰基肉碱未见异常；尿有机酸检测为3-羟基丁酸及乙酰乙酸增高，提示酮尿；3-羟基-异戊酸增高，建议复查。

入院后立即予呼吸机辅助通气，抗感染、止咳、营养心肌、改善代谢等对症、支持治疗，患儿撤机困难，家属放弃治疗。出院后随访，肌无力表现同前，6个月后因反复肺部感染，最终医治无效死亡。

二、诊断分析

本病例特点：男性，3岁，起病年龄在2岁以前，以双下肢无力（站立困难）为首发症状，呈进行性加重，1年内逐渐出现双上肢无力，进而双下肢几乎近瘫软状态，此次因肺部感染及呼吸肌无力出现呼吸困难需要呼吸机辅助通气。查体发现四肢肌力及肌张力明显减弱，外院检测发现肌酸激酶明显增高，肌电图未见异常；左肱二头肌活检病理诊断：肌病，符合线粒体病的病理改变；但行线粒体基因组及线粒体病相关核基因（送外院）检测未见点突变、大片段缺失和重复。根据患儿有肌无力表现，肌组织病理学改变发现大量破碎红纤维，病理诊断：肌病，符合线粒体病，故高度考虑诊断"线粒体肌病"，虽然外院送检线粒体基因组及线粒体病相关核基因检测未见阳性发现，但是由于其为靶向目标测序，并非100%覆盖度，无法检测目标序列之外的变异，所以对其进行了全外显子组二代测序，加大了基因覆盖范围。

三、基因检测结果

全外显子组二代测序：患儿线粒体胸苷激酶2（thymidine kinase 2，TK2）基因中Exon9 c.659T＞C（p.L220P）杂合变异和Exon3 c.161G＞A（p.C54Y）杂合变异，行家系验证，发现患儿父亲为Exon9 c.659T＞C（p.L220P）杂合变异，患儿母亲为Exon3 c.161G＞A（p.C54Y）杂合变异。这两个变异位点发生在编码区，改变了氨基酸的构成，预测其蛋白质结构异常，关联的疾病为线粒体DNA耗竭综合征2型（肌病型）（mitochondrial DNA depletion syndrome-2，MTDPS2）。

四、讨论

线粒体肌病指因遗传基因的缺陷导致线粒体的结构和功能异常［如底物转运障碍、底物利用障碍、呼吸链中电子传递障碍、能量的保存和利用，以及线粒体内DNA（mtDNA）位点突变］，导致细胞呼吸链及能量代谢障碍的一组临床综合征。线粒体肌病以骨骼肌受累为主，主要表现为以四肢近端为主的肌无力伴运动耐受不能。任何年龄均可发病，儿童和青年多见。若患者又伴有脑组织受损及血清酶学的变化便可确诊为线粒体脑肌病，主要包括：Keans-Sayre综合征（KSS）、慢性进行性眼外肌麻痹（CPEO）、线粒体脑肌病伴乳酸中毒及卒中样发作（MELAS）和肌阵挛癫痫伴破碎红纤维综合征（MERRF）。其临床表现多样，呈母性遗传，80%以上的患者20岁以前发病。本患儿未出现中枢神经系统症状，故暂不考虑线粒体脑肌病。

线粒体DNA耗竭综合征（MDS）是一组罕见的常染色体隐性遗传性线粒体病，首次报道于1991年。其特征是由于核基因变异导致受累组织内（如骨骼肌、肝、脑等）线粒体DNA拷贝数减少，最终导致组织器官能量产生障碍。MDS临床表型与基因型有一定的相关性，目前已发现10种与MDS相关的致病核基因，其中胸苷激酶2基因（TK2）突变主要与肌病型MDS相关，脑肌病型多为SUCLA2、SUCLG1或RRM2B基因突变所致，神经胃肠道脑病型患者多存在TYMP基因突变，而DGUOK、POLG1、C10orf2或MPV17基因突变多表现为肝性脑病型，MGME1突变可导致多系统发病的MDS。

TK2 基因变异导致胸苷激酶2活性减低，影响线粒体脱氧核苷三磷酸的合成，mtDNA合成数量减少，最终导致线粒体内部由线粒体DNA编码的各类蛋白表达缺陷而发病。研究发现，与肝脏和大脑等组织相比，人类肌肉组织有更高的能量需求，需要更多线粒体DNA编码蛋白。因此，TK2相关MDS患者中最先出现骨骼肌受累，最常见的临床表现为婴幼儿期起病的严重进展性肌病。

线粒体DNA耗竭综合征2型（肌病型，MTDPS2）又称为TK2相关线粒体DNA耗竭综合征或者TK2相关线粒体DNA耗竭性肌病。大多数MTDPS2患者在2岁以前起病，最典型的临床表现是全身肌张力低下，近端肌无力（表现为站立或行走困难），先前获得的运动能力丧失，喂养困难等，少数有进行性眼外肌麻痹，病程迅速进展，通常由于肺功能不全和感染，在婴儿期或儿童期即死亡，但也有患者病程进展慢，已经活到十几岁。MTDPS2患者除最常表现为肌张力低下和近端肌无力外，在婴儿期可表现为进行性肝损害、癫痫、心肌病、肾病、呼吸窘迫和脑脊髓炎等，还可表现为眼睑下垂和运动不耐受，伴有神经性耳聋、慢性眼外肌麻痹、早发性脑病、脊髓性肌萎缩-3样表现等。因此诊断时需要与脊髓性肌萎缩、骨骼肌损害为主的糖原贮积病和脂肪代谢障碍性肌病等常见的代谢性肌病进行鉴别。

MTDPS2患者往往有血清肌酸激酶（CK）水平升高至正常的2～30倍不等，但不具特异性；血清乳酸和转氨酶通常正常或者轻度升高；肌电图提示肌病性改变；肌组织病理学检查可见骨骼肌纤维大小存在显著差异，肌纤维胞质可见空泡，肌纤维COX活性缺失和破碎红色纤维等。结合其特征性临床、病理表现和基因检测诊断明确。

MTDPS2目前尚无有效的治疗方法，以对症治疗为主，临床多使用维生素、呼吸底物和辅酶等改善代谢的方法治疗本病，但疗效甚微。

（伍　艳　张星星）

病例11　干咳、声嘶、吸气性喉鸣

一、病例摘要

患儿女，1.5岁，因干咳伴声音嘶哑8个月、吸气性喉鸣6个月于1999年6月12日住院。患儿8个月前出现干咳伴声音嘶哑，曾以"急性喉炎、气管炎、支气管炎"住院，予抗炎、抗病毒等治疗，咳嗽减轻，声嘶无好转。近半年声嘶加重，出现吸气性喉鸣，近2个月饮水有呛咳，2天来喉鸣加重并出现吸气性呼吸困难。患儿半岁后常"感冒"，以"吗啡呱"、干扰素等治疗可治愈，否认异物吸入史及结核接触史。第一胎第一产，顺产，未接种过卡介苗。入院查体：T 37.8℃、R 36次/分、P 118次/分、体重9kg，急性病容，声音低弱、嘶哑，有吸气性喉鸣，皮肤未见异常，全身浅表淋巴结不大，气促、鼻翼扇动，唇周轻度发绀，咽后壁有增生性淋巴滤泡，气管居中，甲状腺不大，三凹征明显，两肺呼吸音低，呼气相延长，心腹（－）。血常规：WBC 6.8×10^9/L，N 0.24，L 0.76，Hb 125g/L。入院后一方面积极行抗炎治疗，一方面积极做辅助检查。

血沉18mm/h；胸片：上颈部、颈胸部气管受压，管腔变窄，两肺透光性增强；甲状腺扫描（－）；食管吞钡：食管开口到食管下段多个息肉状充盈缺损，于开口处左后方有软组织与喉室软组织相连，左侧梨状窝变浅；食管CT：食管入口上段前壁、内外喉室、声带及气管左后方占位性病变，增强后无强化，梨状窝变浅。之后行直接喉镜检查。

二、诊断分析

本病例特点：女性，1.5岁，干咳伴声音嘶哑8个月、吸气性喉鸣6个月。曾按"急性喉炎、气管炎、支气管炎"住院给予抗炎、抗病毒治疗，声嘶无好转，且逐渐加重，出现吸气性喉鸣、呛咳。根据患儿系吸气性呼吸困难，吸气时带有喘鸣音，常伴有声嘶与失声，呼吸深大但不快，吸气时呼吸肌运动加强，并出现胸骨上窝、锁骨上窝与肋间凹陷等特点，喉与气管病变所致的呼吸困难可能性大。须与下列疾病鉴别：

1.咽后壁脓肿　咽后壁脓肿多见于小儿，年龄越小或脓肿越接近喉部，则呼吸困难越明显，并有喘鸣音，但该患儿起病时间较长，颈椎侧位X线片未显示咽后壁隆起的软组织肿胀，且患儿无吞咽痛，故不支持咽后壁脓肿。

2.喉及气管内异物　异物进入气管内则引起刺激性咳嗽，以后停留在恰能容下其大小的部位，可引起阻塞性肺气肿、肺不张和局灶性感染，胸部X线检查可发现不透X线的异物影，局限性肺气肿，肺不张或局灶性肺炎。喉镜、纤维支气管镜检查有助于观察异物的大小、性状、所在位置，并可在直视下取出异物。尽管该患儿无明显异物吸入史，但有做喉镜、支气管镜检查的适应证。

3.喉水肿、咽喉白喉　根据病史本例可排除。

三、病理结果

直接喉镜检查：右侧硬腭和软腭交界、腭垂处各有一粒乳头状米粒大小赘生物，喉声门及声门裂会厌被大团粉红色乳头状赘生物遮盖。摘取赘生物送病理检查：镜下病理组织形态学改变与常见的外阴部的尖锐湿疣改变相同，人乳头状瘤病毒抗核抗原（HPV-Ag）免疫组化检测结果阳性，病理诊断为咽、喉、食管尖锐湿疣。

追问病史，其母妊娠6个月时患外阴湿疣，未予治疗。

四、讨论

本例通过直接喉镜检查及摘取赘生物送病理检查确诊为咽、喉、食管尖锐湿疣。这确实是一种罕见病，临床医生仅根据病史很难正确诊断。而既往众多的症状鉴别诊断学论著中有关肺源性呼吸困难的鉴别分析从未提到过该疾病。这给儿科临床医生一个警示：一些成人的性传播疾病也会波及小儿。尖锐湿疣亦称性病疣，是一种由人乳头状瘤病毒（HPV）6型、11型、24型及18型引起的一种上皮乳头瘤样增生，通常本病通过性接触感染。患者多细胞免疫功能较低，其外周血淋巴细胞形成E花环的T细胞显著减少，提示淋巴细胞功能缺陷与本病发生及病程有关。婴幼儿及儿童的喉乳头状瘤可能是胎儿在分娩过程中由患病的母亲感染。妊娠期由于孕妇免疫功能低下及孕期激素特别是雌激素的影响，可使病灶生长迅速，分娩后缩小或自动消退。机体免疫状态与HPV感染密切相关，尖锐湿疣于妊娠期发病率高，生长明显加快，胎儿通过产道感染，出生后可引起喉乳头状瘤，若不及时治疗则可逐渐向下蔓延增大，以致产生声嘶、干咳、吸气性喉鸣、呼吸困难和发绀，甚至窒息死亡。

治疗：可局部和全身用抗病毒的中西药。哈尔滨医科大学报道的局部用"抗疣灵"（主要成分为环胞苷），是一种阻止DNA合成、杀伤S期细胞的药物。全身用药可选择静脉滴注双黄连。

（王秀英）

病例12　颈部包块、纳差、盗汗

一、病例摘要

患儿男，5岁，因发现右颈部包块1个月余，于2004年9月27日入院。患儿家长诉1个月前给小儿洗澡时，发现右侧颈部有一包块，约蚕豆大小，局部皮肤不红，皮温不高，无明显疼痛，按"淋巴结炎"在当地予以抗生素治疗（具体不详），包块无明显缩小。入院前1天，患儿受凉后，包块有所增大，为进一步诊治入笔者所在医院。起病以来，患儿无明显发热，不咳嗽，精神差、纳差，夜间出汗多，大小便正常。

既往体健，无结核病史，其婶婶患"肺结核"，接触不多，已接种卡介苗。家族中无类似疾病患者。

入院查体：T 36.5℃，P 105次/分，R 20次/分，面色稍苍白，发育、营养中等，皮肤、巩膜无黄染，无气促，不发绀，颈部、腋窝、腹股沟可扪及数个花生米至蚕豆大小淋巴结，质中，活动少，无压痛，其中右颈部可扪及一较大淋巴结，约2cm×2.5cm×3cm，质中，活动欠佳，边缘欠清晰，表面不红，皮温不高，无明显触痛。咽稍红，双肺呼吸音清，心音有力，无杂音，心律齐。腹平软，肝脾不大，无脑膜刺激征。

辅助检查：①血常规示 WBC $6.7×10^9$/L，N 0.51，L 0.35，Hb 107g/L，PLT $215×10^9$/L；②尿、便常规正常；③ESR、ASO、RF、CRP、肝肾功能均正常；④EB、CP、MP、PPD抗体均阴性；⑤PPD皮试（-）；⑥胸片示左上肺门影增大增浓，双肺纹理增多，心、膈正常；⑦B超示双侧颌下及颈部多个淋巴结增大声像，肝胆胰正常，腹膜后未见肿大淋巴结；⑧ECG正常。

入院后予注射用阿莫西林钠舒巴坦钠、炎琥宁抗感染治疗，效果不佳。

二、诊断分析

本病例特点：男性，5岁，以右颈部包块为突出表现，除精神差、纳差外无其他伴随症状。查体发现浅表淋巴结呈花生、蚕豆大小，右颈部淋巴结约2cm×2.5cm×3cm，质中，活动欠佳，边缘清晰，表面不红，无明显触痛。院内外按"淋巴结炎"用多种抗生素治疗，效果不佳。故需考虑如下疾病：

（1）淋巴结核：患儿有结核接触史，纳差、盗汗，浅表淋巴结肿大，左上肺门影增大增浓，但有关结核病的特殊检查PPD皮试阴性，PPD抗体亦阴性，且患儿已接种卡介苗，该病有待淋巴结活检排除。

（2）淋巴瘤：小儿患病以来一直无发热，发育、营养可，肝脾不大，腹腔B超未见肿大淋巴结，血沉正常，血常规白细胞分类以中性粒细胞为主，似不支持此病。

三、淋巴结活检结果

（1）抗酸染色阴性、糖原染色（PAS）阴性。

（2）淋巴结系小灶性坏死，炎细胞浸润，纤维组织增生，浆细胞浸润。

（3）活检组织3cm×2.5cm×2cm大小，淋巴结系小灶性坏死，中性粒细胞浸润，微小脓肿形成，灶性上皮样细胞增生，无典型结节，纤维组织增生，浆细胞、组织细胞浸润，切片未见R-S细胞，PA查霉菌阴性，抗酸杆菌阴性。用Warethin-Starry银浸渗染色，其淋巴窦内和微脓肿周围巨噬细胞胞质内含吞噬细胞，呈黑色颗粒状，证实猫抓病诊断。经追问病史，患儿平素喜玩猫，2周前被猫抓伤过手臂。

四、讨论

猫抓病（cat-scratch disease，CSD）又名良性淋巴网织细胞增多症，主要发生于5～14岁小儿，多有被猫抓或咬伤史，由汉赛巴尔通体（简称巴尔通体）感染引起，是一种较轻的传染病，以伤口局部附属淋巴结炎为特征。

早在1889年，Parinaud首先将猫抓病描述为眼淋巴腺综合征（Parinaud综合征）；1931年法国医生Debre发现Parinaud综合征与猫相关，并于1950年公布于众，但病原一直未确定。

1983年以来，从患者血液、淋巴结中和30%～40%的健康猫血液中均证实有一种纤细多形的革兰氏阴性杆菌存在，大小为（0.3～1.0）μm×（2.6～3.0）μm；1992年通过PCR技术才确认猫抓病的真正病原体是汉赛巴尔通体（*B. henselae*）。其他病原如猫科Afpia病原，龋牙Rothia菌，一些革兰氏阳性杆菌与汉赛巴尔通体在引发猫抓病上起重要作用。

猫抓病国内报告日渐增多，是一种值得重视的疾病。在发病前数周，约2/3的患者有被猫（尤其是小猫）抓、咬史，95%的患者有与猫较密切接触史，即使未被猫抓，也可通过与猫的排泄物或唾液接触而患病。好发于30岁以下青少年，女性略多，约占54%，10岁以下儿童占总发病数1/3；90%以上有猫接触或抓伤史。此外，被猴、犬抓伤或养野兔者也有罹患猫抓病的报道。猫抓病一般为一次性感染，重复感染者罕见。近年发现猫抓病的病程可长达1～64年。该病的发病机制尚不清楚，可能与巴尔通体的某些成分与受损组织器官血管壁存在的组织相容性抗原相关，诱导机体产生免疫识别功能障碍，造成局部血管壁炎症损伤及血栓形成；同时淋巴结内形成增生小体，导致机体抵抗力降低，免疫失调甚至缺陷，可发生中枢神经系统受累、骨损伤、血小板减少、血管瘤、肝炎、心内膜炎等全身多部位病变。初期感染的病理特点是在血管壁及巨噬细胞内可见多形性革兰氏阴性杆菌，呈单个小体或成链状排列或聚集成簇；细菌的数量随损伤程度的发展而增多，随损伤的修复而减少，在病变的淋巴结内可见星状坏死性肉芽肿，表现为淋巴滤泡样增生，伴正常结构的轻微破坏，淋巴结内可见微脓肿形成、融合，脓肿边缘可见上皮样细胞，偶见多核巨细胞。

自抓伤至发病，潜伏期为3～14天。常见的症状为皮肤损伤处产生丘疹、疱疹或脓疱，持续1～2周后消退，不留瘢痕。局部淋巴结肿大，多为颈部淋巴结，其次为腋下和腹股沟淋巴结，多有疼痛，10%～25%有化脓。全身症状表现为发热，多见不规则热，体温38～40℃，周身不适，纳差、呕吐及体重减轻，少数表现为脾大、咽炎、耳旁脓肿、肺炎，皮肤损害可见斑丘疹、结节性红斑、水疱性丘疹、瘀点（斑）、荨麻疹和环形红斑或脓疱形成，持续1～3周，个别患者在1～2个月后愈合，另有5%～20%的病例出现全身多系统病变。Parlnaud综合征表现：急性脑病，亦可有周围神经损害及癫痫（脑电图异常）；还可见骨损伤、血小板减少性紫癜、血管瘤、心内膜炎等。多数急性病例可康复，少部分可成为慢性猫抓病。并发症不多见，包括：①脑病、脑炎、脑膜炎、脑脊髓炎、神经根炎或脑神经炎，发生于严重患者，淋巴结肿大1～6周后，出现昏迷与惊厥并不少见，脑脊液变化与一般脑炎相仿。②结节性红斑、多形性红斑。③血小板减少性或非减少性紫癜。④溶骨性病变，多与淋巴结炎同时发生，可由淋巴结直接延伸至骨骼。⑤肠系膜淋巴结肿大。⑥屡发腮腺炎。⑦偶见肝脾大及非免疫性贫血。尚可见视网膜胸膜炎、纵隔脓肿、骨髓炎或滑膜炎等。外周血白细胞计数正常，嗜酸粒细胞增高，偶可达10%～15%，血沉增快。可用患者淋巴结的脓液制备抗原做皮肤试验，以0.1ml做皮内注射，48～72h后观察局部反应，如红斑范围（不硬）≥10mm，或硬的范围（红或不红）≥5mm者为阳性。有人报告患者的皮肤反应可长期维持，达10～28年，阳性反应只能说明最近或过去与此感染物接触过，必须结合临床表现进行分析，如相隔4周的两次皮肤试验均为阴性，则基本除外本病。病原学诊断：淋巴结活检培养或抽取物涂片可见革兰氏阴性多形性小杆菌。淋巴结不同阶段活检有不同的表现，早期皮质内有多发性肉芽肿形成，肉芽肿内有多少不等的中性粒细胞散布。以后出现多发生微脓肿，脓肿周围的巨噬细胞呈栅栏状排列，数周至数月有明显的脓肿形成。镜检：特征性病变是微脓肿性肉芽肿形成，主要分布在淋巴结的皮质区、副皮质区。微脓肿由中性粒细胞和坏死的细胞碎片组成，脓肿形态常不规则，可呈三角形或四边形，即具有一定形态的星形脓肿，其周围有增生的组织细胞和淋巴细胞。随着病变的发展，微脓肿周围的组织细胞转化为类上皮细胞，呈放射状排列，形成微脓肿肉芽肿的特征性病变，最外围有淋巴细胞、免疫母细胞和成纤维细胞包绕。

组织化学染色：用Warthin-Starry银浸渗染色，可证实猫抓病诊断；在病变淋巴结，其淋巴窦内和微脓肿周围巨噬细胞胞质内具吞噬细菌，呈黑色颗粒状。

猫抓病有下列其中三点即可确诊：①有猫、犬抓咬史或密切接触史；②皮肤抓咬处的原发灶；③引流部位的淋巴结炎；④阳性皮肤试验，但病程短于3～4周时，往往呈阴性反应；⑤淋巴结活检呈特征性病理改变；⑥阳性病原学检测结果。有人提出按积分法来诊断猫抓病，Crithers提出淋巴结肿胀为1分、猫接触史为2分、确认有猫抓或咬伤部位者为2分、皮肤试验阳性为2分。7分可确诊为猫抓病，5分为高度疑似病例。近年来可用PCR测序检测猫抓病病原体。间接免疫荧光抗体检测（IFA）：用标记荧光素的抗原，测定患者血清中的巴尔通体特异性抗体，是简便、快速、灵敏、特异的确诊该病的最易推广应用的方法。该患儿平素与猫密切接触，确认有被猫抓伤史，淋巴结活检可见多个放射状排列的小脓肿，猫抓病的诊断成立。

本病应与化脓性淋巴结炎、结核性淋巴结炎，以及其他疾病引起的淋巴结炎如兔热病、弓形体病、球孢子病、传染性单核细胞增多症、霍奇金病、淋巴肉瘤及AIDS鉴别。

本病为自限性疾病，如4～6周内淋巴结不化脓则逐渐回缩，化脓的淋巴结亦很少自行破溃，常经排脓后逐渐消肿，病程为1～3个月，偶可达2年或2年以上，或因淋巴结纤维化而在较长时间内呈硬性肿大，一次感染后可终身免疫。尚未见因本病致死的报告。

五、预防

最好不饲养、玩弄猫、犬宠物；应避免与小猫玩耍；被抓伤后立即用碘酊消毒处理。不需隔离患者，因此病不会在人与人之间传播。应消毒病变组织或淋巴结的排出物，如有开放性病灶应做终末消毒，目前对此病尚无自动或被动免疫方法。

六、治疗

猫抓病为自限性疾病，预后良好。用头孢西丁、头孢噻肟、庆大霉素、阿米卡星、妥布霉素、奈替米星、美洛西林抗感染治疗有效。口服效果最好的是利福平、环丙沙星、复方新诺明。近来，有资料显示阿奇霉素有一定效果。对症治疗：淋巴结炎可热敷或用镇痛药，如淋巴结已化脓，可多次抽取脓液，切开引流易形成窦道炎症。

（王秀英）

病例13　低钾血症

一、病例摘要

患儿男，2岁，因发现血钾低1年余就诊。患儿1岁时因"感冒"在当地医院就诊，发现血钾低，约2.3mmol/L，予以口服及静脉补钾治疗，家长多次自行停药，多次复查仍有低血钾，最低为2mmol/L。有多饮、多尿，间断性肢体软，偶有咳嗽，无咳痰，无发热、呕吐，无软瘫、抽搐等不适，易感冒。2014年10月9日因消瘦来笔者所在医院门诊就诊，以"低钾血症查因"收住院。患儿自起病以来，精神、胃纳、睡眠可，小便正常，偶有腹泻。既往体质一般，无肝炎、结核病史及接触史，无食物、药物过敏史，预防接种按计划进行。第2胎第1产，母亲妊娠期无羊水过多，足月出生，出生体重3.1kg，无产伤、窒息史，母乳喂养至1岁，按时添加辅食，3个月大时仍不能抬头，肢体较软，其余生长发育情况正常，无疫水接触史。入院查体：T 36.5℃，P 90次/分，R 22次/分，BP 96/56mmHg；身高80cm，体重8kg，发育正常，营养一般，正常面容；神志清楚，精神尚可；自动体位，查体合作；全身皮肤、黏膜未见黄染；全身浅表淋巴结未触及肿大；头颅五官正常，咽部有充血，扁桃体Ⅱ度肿大，无脓性分泌物；颈软、无抵抗，甲状腺无肿大；双肺呼吸音清晰，未闻及干湿啰音及胸膜摩擦音；心率90次/分，律齐，各瓣膜听诊区未闻及病理性杂音；腹软，肝脾肋缘下未触及，肝及双肾区无叩击痛；脊柱、四肢无畸形，四肢肌力、肌张力正常；双膝反射存在，克氏征、巴宾斯基征、布氏征阴性。

家族史：父母非近亲结婚，家族中无遗传病史及类似病史。

家族系谱见图13-1：

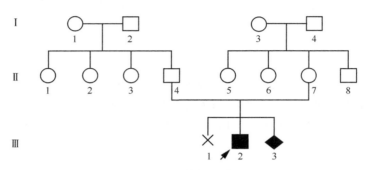

图13-1　家族系谱图

辅助检查：血常规示WBC $12.31×10^9$/L、Hb 143g/L、RBC $5.05×10^{12}$/L、PLT $503×10^9$/L、N 40.20%、L 47.20%。尿常规示尿pH 7.50、尿比重1.006，便常规正常。肝功能正常。肾功能示肌酐19.8μmol/L、尿素氮3.52μmol/L、尿酸123.4μmol/L。血电解质示钠135.5mmol/L、钾2.46mmol/L、氯化物92.9mmol/L、镁1.07mmol/L、二氧化碳结合力18.8mmol/L。肝炎全套阴性。免疫全套示IgG 5.34g/L、IgA 0.29g/L，其余阴性。醛固酮全套示AⅠ0℃立位18 941ng/L、PRA立位7514ng/（L·h）、AⅡ立位471ng/L、ALD立位862ng/L、25-羟维生素D 71.60mmol/L。24h尿电解质示尿钠8400mol/d、尿钾23.10mmol/d、尿钙1.31mmol/d、尿氯78.00mmol/d、尿镁1.47mmol/d、尿磷6.45mmol/d。甲状旁腺素18.50pmol/L。泌尿系彩超示双肾形态规则，大小约70mm×30mm（L）、65mm×28mm（R），实质回声均匀，左肾集合系统探及深约7mm分离暗区，右肾集合系统未见明显积液暗区及强光团声像。

入院初诊为低钾血症查因：肾小管酸中毒？周期性瘫痪？

2014年10月9日至12日予静脉补氯化钾、12日至19日予口服枸橼酸合剂补钾，10月19日复查电解质：钠128.1mmol/L、钾2.48mol/L、氯化物80.8mmol/L、二氧化碳结合力26.2mmol/L。患儿低氯，改用氯化钾缓释片口服补钾。10月21日复查电解质：钠131.0mmol/L、钾2.70mmol/L、氯化物89.0mmol/L、二氧化碳结合力26.2mmol/L。病情好转出院。

二、诊断分析

本病例特点：男性，2岁，反复低血钾1年余，有多饮、多尿，间断性肢体软，偶有腹泻。临床上低血钾查因须考虑以下几种疾病：①胃肠道丢失钾，如慢性腹泻、大量分泌钾的结肠绒毛状腺瘤（罕见）等；②钾细胞内转移，如完全性肠外营养、使用胰岛素、低钾性甲状腺毒性周期性瘫痪、家族性周期性瘫痪等；③肾电解质丢失，如库欣综合征、原发性醛固酮增多症、罕见的肾素分泌性肿瘤、糖皮质激素可治疗的先天性肾上腺增生、甘草酸摄入、Bartter综合征、Gitelman综合征、Liddle综合征、肾小管酸中毒、范科尼综合征、低镁血症等；④药物，如噻嗪类利尿剂、袢利尿剂、渗透性利尿剂、泻药、两性霉素B、高剂量青霉素、茶碱等。低血钾分级：轻度，3.0～3.4mmol/L；中度，2.5～2.9mmol/L；重度，＜2.5mmol/L。低血钾的症状：轻至中度低血钾可无症状或仅有轻微症状；重度低血钾表现为代谢性酸中毒、横纹肌溶解、低钾性肾病（间质性肾炎、肾性尿崩症）等，神经系统出现下肢肌肉抽搐、肌无力或轻瘫、上行性麻痹，消化系统出现便秘或肠道麻痹，呼吸系统出现呼吸衰竭，心血管系统出现心电图异常、心律失常、心力衰竭。低血钾的诊断流程见图13-2。

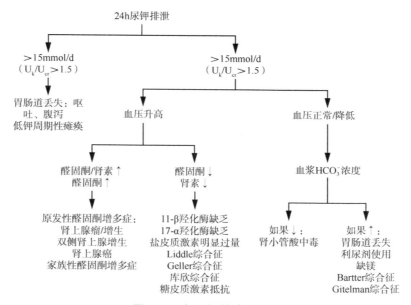

图13-2 低血钾的诊断流程

该患儿反复低血钾、低钠、低氯、代谢性酸中毒、继发性醛固酮增多，尿钾排泄增多，血压正常，诊断应高度考虑：肾小管酸中毒、Bartter综合征、Gitelman综合征。

肾小管酸中毒（renal tubular acidosis，RTA）：是一系列肾脏酸碱调节缺陷性疾病。RTA可分为3种类型：远端肾小管酸中毒、近端肾小管酸中毒和高钾性肾小管酸中毒。共同的特征是产生持续性的高氯性代谢性酸中毒及反常的碱性尿。目前已知的导致原发性RTA的基因主要有*SLC4A4*（OMIM 603345）、*SLC4A1*（OMIM 109270）、*ATP6V0A4*（OMIM 605239）及*ATP6V1B1*（OMIM 192132），遗传模式有常染色体隐性遗传及常染色体显性遗传。

Bartter综合征（Bartter syndrome，BS）：是一组以肾电解质丢失、低钾血症、代谢性碱中毒、继发性醛固酮增多但血压正常、肾小球旁器增生和肥大为特征的遗传性离子通道病。临床上BS分为产前型BS（antenatal Bartter syndrome，aBS）和经典型BS（classic

Bartter syndrome，cBS）。aBS发病早，症状重，妊娠期即伴有羊水过多、早产，出生后伴严重脱水、反复呕吐、生长迟缓等表现，几乎所有aBS患者均有高尿钙和肾髓质钙化，少数伴有耳聋，难以存活；cBS多于婴幼儿至成年期发病，症状较轻，多尿和高尿钙相对较少，与aBS相比，cBS患者预后较好，但亦可因低氯血症和严重的低钾血症而死亡。目前已知的BS致病基因有*SLC12A1*（OMIM 600839）、*KCNJ1*（OMIM 600359）、*CLCNKB*（OMIM 602023）、*CLCNKA*（OMIM 602024）、*BSND*（OMIM 606412）、*CASR*（OMIM 601199）及*MAGED2*（OMIM 300470）。遗传模式有常染色体隐性遗传、常染色体显性遗传、双基因隐性遗传和X连锁遗传等多种模式。大部分aBS为Ⅰ、Ⅱ及Ⅳ型BS，cBS则多为*CLCNKB*致病变异所致Ⅲ型BS。但是，*CLCNKB*致病变异亦可导致aBS的发生。

Gitelman综合征（Gitelman syndrome，GS）：也称家族性低钾－低镁血症，是以低钾性代谢性碱中毒、低镁血症、低尿钙为特点的电解质丢失性肾小管疾病，发病率约为1/4000。Gitelman综合征目前已知的致病基因是*SLC12A3*（OMIM 600968），遗传模式为常染色体隐性遗传。该病表型异质性大，通常在青春期或成年期发病。

三、基因检测结果

采用二代测序的方法，在患儿检测到*CLCNKB*（NM_000085）c.1309G＞A（p.G437R）纯合变异，经Sanger测序验证其双亲均为该变异的杂合个体（基因检测结果见图13-3）。对该变异的致病性判读如下：在先证者检测到c.1309G＞A（p.G437R）纯合错义变异，该变异已被报道，并被人类基因变异数据库收录；该变异经功能实验证实可影响基因功能；该变异在ExAC和千人基因组数据库中均为低频变异（＜1%）；该变异经过生物信

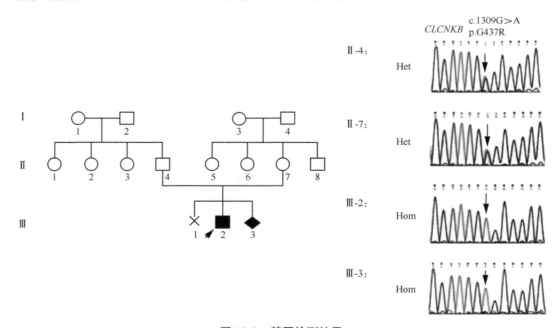

图13-3 基因检测结果

系谱图（左图）及变异检测结果（右图）。该家系Sanger测序结果：患儿父母（Ⅱ-4和Ⅱ-7）
均为该变异的携带者，而母亲腹中的胎儿Ⅲ-3与先证者Ⅲ-2一样为纯合变异个体

息学软件预测为致病变异。因此，根据《美国医学遗传学与基因组学学会遗传变异分类标准与指南》（简称ACMG指南）可将该变异判读为可能致病性变异（致病的可能性为90%）。经验证，患儿父母均为该变异的携带者，而患儿母亲腹中的胎儿亦为纯合变异个体。

四、讨论

该患儿反复低血钾、代谢性酸中毒，开始考虑诊断为肾小管性酸中毒，予以静脉补钾及口服枸橼酸钾补钾治疗，后续发现存在低血钠、低血氯、继发性醛固酮增多，尿钾排泄增多，血压正常等特点，诊断高度怀疑Bartter综合征，最终通过基因检测明确Bartter综合征诊断。实际上2015年相关文献检索未见该患儿所检测变异的功能研究，根据ACMG指南仅可判读为意义不明变异，在遗传咨询时只能告知家属，先证者及胎儿仅能疑诊Bartter综合征，这也给家属决定是否继续妊娠带来巨大的困扰，家属很艰难地选择了终止妊娠。直到2017年8月，Cheng等对该变异相同位点不同氨基酸变异体的功能研究提示，该变异的等级可以上调为可能致病性变异，为该家系后续的遗传咨询提供了更可靠的证据。因此在准确的基因变异检测基础上，进一步开展功能实验，对于明确变异的致病性及Bartter综合征诊断分型，有非常重要的作用。随着基因检测，特别是高通量测序在临床中的广泛应用，大量的可能致病和意义不明性变异被报道，这给临床医生及遗传学咨询医生解读变异带来了挑战。为了更加精准地判读变异，2015年美国医学遗传学与基因组学学会制定了序列变异解读指南（ACMG指南），将变异分为五级。ACMG指南对致病/可能致病变异的判读标准更为严格规范，功能研究则是其判断变异致病性的证据之一。因此，对变异体进行功能研究有助于提高变异判读的精准性和基因诊断水平。

（黄　惠　施小六）

病例14　红斑肢痛症

一、病例摘要

患儿女，14岁，因反复肢端红、肿、热、痛10年，加重伴皮肤溃烂1年入院。患者4岁左右出现双足、双手掌灼热，双足为甚，浸泡冷水等降温处理可缓解，走路、劳累、感冒、发热、天气变化等可诱发或加重，可正常生活和上学。13岁开始双足出现红肿、水疱、溃疡，并逐渐蔓延至小腿甚至大腿，疼痛剧烈，严重影响生活、学习和睡眠。先后尝试一系列治疗（包括阿司匹林、泼尼松、无菌敷料外敷、非甾体抗炎药、中枢类镇痛药、钠离子拮抗剂、神经阻滞、抗生素等），虽可在一定程度上缓解疼痛，但溃疡持续加重。

先证者父亲及爷爷均在5岁开始出现双足灼热，浸泡冷水后稍缓解，基本不影响正常生活工作，无水疱、溃疡，均在30岁左右发作次数逐渐减少，现基本不发作。

入院查体：强迫体位，急性面容，意识清楚，查体欠合作。思维力、理解力、定向力、记忆力及计算力均未见异常。全身皮肤无黄染，双手充血呈鲜红色，皮温稍高，双下肢明显红肿，可见散在疱疹，大小不一，最大约8cm×6cm，疱液浑浊，部分水疱破溃糜烂，部分表现为溃疡渗出并出血，部分干燥结痂。

辅助检查：血常规、尿常规、肝功能、肾功能、血糖、凝血功能、CRP、血沉、类风湿因子、自身免疫性抗体、C3、C4、维生素B$_{12}$等均在正常范围内。小腿皮肤活检示血管周围淋巴结炎。

二、诊断分析

本病例特点：女性，14岁，病程达10年，主要表现为反复发作的肢端红、肿、热、痛，受热后疼痛加剧，遇冷后疼痛减轻，临床诊断符合红斑肢痛症。

红斑肢痛症分为原发性和继发性两大类。继发性红斑肢痛症可见于多种疾病，如原发性血小板增多症、真性红细胞增多症、血栓性血小板减少性紫癜、自身免疫性疾病、药物、毒素等也可引起。原发性红斑肢痛症是一种罕见的常染色体显性单基因遗传病，由SCN9A基因功能获得性变异所致，该基因编码蛋白为电压门控钠离子通道蛋白Nav1.7亚单位，在伤害感受信号中起重要作用。该患者诊断为原发性红斑肢痛症，依据：①没有继发性红斑肢痛症的依据，患者血细胞计数、免疫相关检查等实验室检查均正常，无毒物和特殊药物接触史；②患者父亲及爷爷都有红斑肢痛症表现，遗传模式符合常染色体显性遗传。需完善SCN9A基因检测进一步明确原发性红斑肢痛症诊断。该患者同时继发严重的下肢溃疡，红斑肢痛症的患者可因长期浸泡在冰水中或营养障碍等因素而引起一系列继发性并发症，包括皮肤溃疡、感染和坏疽。该病例患儿由于双下肢剧烈疼痛，需持续空调扇降温，无法配合抬高下肢、湿敷、局部清创包扎及植皮等处理，导致双下肢反复难治性溃疡。

三、基因检测分析

原发性红斑肢痛症的致病基因为SCN9A，根据SCN9A（RefSeq：NM_002977）序列，设计PCR引物并行扩增反应，采用Sanger测序法检测变异。检测发现先证者（Ⅲ-9）及其父亲（Ⅱ-9）、爷爷（Ⅰ-2）三人均有SCN9A p.F826Y（c.2477T＞A，g.97847T＞A）杂合变异，而家系内11个无红斑肢痛症表型的家庭成员未发现该变异（图14-1）。

在本家系内检测的SCN9A p.F826Y变异，未见文献报道，在1000G/ExAC等人群数据库中未收录该变异、生物信息学软件预测该变异为致病变异，该基因位点变异和表型在家系内符合共分离。综上，依据ACMG指南，该变异与红斑肢痛症的关系为意义不明，仍需进一步功能试验来证实其致病性。

为了解SCN9A p.F826Y变异对钠离子通道蛋白Nav1.7功能的影响，接下来对该变异进行了膜片钳电生理检测，并比较了野生型Nav1.7、已报道的SCN9A p.L823R变异体及SCN9A p.F826Y变异体的电生理差异，结果显示F826Y变异体与已报道的L823R变异体一样为功能获得性变异，能增加神经元的兴奋性（图14-2）。

综上，结合临床、基因检测及功能分析判定SCN9A p.F826Y是原发性红斑肢痛症的致病性变异，患者原发性红斑肢痛症诊断明确。

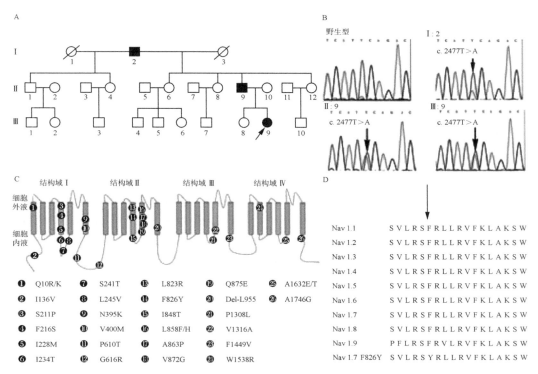

图 14-1 家族系谱图，变异检测及变异位置和保守性分析

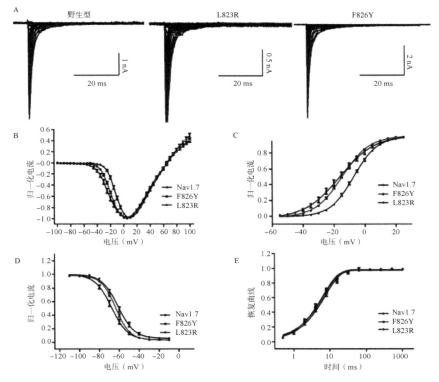

图 14-2 Nav1.7 F826Y 变异通道蛋白在 CHO-K1 细胞中的电生理特性

四、随访

该例患儿在随访过程中，其双下肢溃疡经久不愈，并且曾多次因为严重感染而入住重症监护室，患儿因该病2年来持续住院，对身体和心理造成了极大的影响，也对患儿家庭造成了极大的经济负担，患儿及其家属在患儿15岁时选择了双下肢小腿截肢术。

五、讨论

原发性红斑肢痛症以双侧对称的反复发作的肢端红、肿、阵发性剧烈灼烧样疼痛为主要特征，通常在儿童期或青春期发病，以双足最常见，可因受热、运动、穿袜子、酒精、辛辣食物和其他血管扩张剂等诱发或加重，降温或抬高患肢可缓解病情。有的可出现皮肤感染、溃疡、坏疽，从而引起相应症状。患者表型差异大，同一家庭内的成员表现亦可有所不同。轻者可不影响正常生活，重者正常活动严重受限。

治疗：原发性红斑肢痛症疼痛的治疗效果差，以下几种方法被报道可能有效。①物理降温患肢；②药物，包括阿司匹林、米索前列醇、色拉托宁－去甲肾上腺素再摄取抑制剂（SNRIs）/选择性5-羟色胺再摄取抑制剂（SSRIs）、加巴喷丁、钠通道阻滞剂、卡马西平、三环类抗抑郁药、钙拮抗药、镁、硝普酸钠、环孢素等；③交感神经阻滞、交感神经切除术、硬膜外输注等。个体对治疗的反应性不同，应根据个体情况尝试不同的治疗。同时应避免诱发因素，如热、长时间站立、酒精和辛辣食物等，可以减少发作的次数或严重程度。预防继发性并发症：长期浸泡在冰水中可引起一系列继发性并发症，包括皮肤溃疡、感染和坏疽，用风扇冷却通常比浸入水中更安全。

遗传咨询：原发性红斑肢痛症是常染色体显性遗传病，患者的每个小孩都有50%的概率遗传该病。患者同胞的遗传概率取决于患者父母的遗传状态，如果患者父母也存在与患者同样的SCN9A基因致病性变异时，患者同胞的患病概率为50%。若患者父母未检测到SCN9A致病性变异，患者为新发变异的可能性大，患者同胞患病概率低，但比一般人群高，因不能排除父母生殖系嵌合可能。对于已明确SCN9A致病性变异的患者及其家庭，生育时可行产前诊断。

（吴博达　汤建光　施小六）

参考文献

白人驹，徐克，2016.医学影像学.第3版.北京：人民卫生出版社

鲍家启，2007.儿科急症影像诊断学.合肥：安徽科学技术出版社

蔡嘉琳，吴洁，鲍克容，2007.儿童脑脓肿43例临床分析.中国实用儿科杂志，22（7）：540-542

曹兰芳，何珂骏，2009.幼年型特发性关节炎的病因及发病机制研究进展.实用儿科临床杂志，24（21）：1625-1628

常杏芝，李若瑜，王欲琪，等，2011.脑脊液乳胶凝集试验在儿童新型隐球菌性脑膜炎诊断和治疗中的应用.中国当代儿科杂志，13（2）：115-118

陈凤，刘文莉，耿岚岚，等，2015.儿童消化性溃疡病140例临床分析.中国实用儿科杂志，30（2）：124-127

陈福国，2017.实用认知心理治疗学.第2版.上海：上海人民出版社

陈国伟，2006.感染性心内膜炎的变迁.新医学，37（4）：264-231

陈静，2017.可治性罕见病.上海：上海交通大学出版社

陈南山，化希勇，刘琳，等，2005.猫抓病性淋巴结炎22例临床分析.中华内科杂志，44（8）：620

陈荣华，陈树宝，朱启镕，等，2004.儿科查房手册.第2版.南京：江苏科学技术出版社

陈荣华，赵正言，刘湘云，2017.儿童保健学.第5版.南京：江苏凤凰科学技术出版社

陈世耀，2012.内科临床思维.第3版.北京：科学出版社

陈文彬，潘详林，2016.诊断学.第8版.北京：人民卫生出版社

陈新民，余自华，2011.小儿心源性休克.实用儿科临床杂志，26（18）：1393，1394

陈竺，陈赛娟，2011.威廉姆斯血液学.第8版.北京：人民卫生出版社

程其蕊，沈惠娟，屠文娟，等，2016.7～12岁注意缺陷多动障碍儿童和正常儿童认知脑电功率的比较.中华儿科杂志，54（12）：913-916

丁洁，刘晓宇，2009.儿童泌尿系感染的诊断、治疗和管理.实用儿科临床杂志，24（5）：395-397

丁淑芬，吴丛霞，2004.猫抓病30例临床分析.南通大学学报（医学版），24（4）：467

董蒨，2005.小儿肝胆外科学.北京：人民卫生出版社

董治亚，2006.小阴茎、小睾丸的诊断与治疗.实用儿科临床杂志，27（8）：561-563

杜传书，2014.医学遗传学.第3版.北京：人民卫生出版社

杜红梅，崔智多，张颜玲，等，2007.控制与消除麻疹的策略和主要障碍.中国社区医师，9（157）：29，30

杜敏联，2006.青春期内分泌学.北京：人民卫生出版社

杜忠东，2006.川崎病病因和发病机制研究进展.中国实用儿科杂志，21（10）：724-726

段恕诚，董永绥，朱启镕，2002.小儿肝胆系统疾病.北京：人民卫生出版社

樊春祥，温宁，苏琪茹，等，2015.中国2013年急性弛缓性麻痹病例监测信息报告管理系统数据分析.中国疫苗和免疫，21（2）：181-184

高玉兴，孙若鹏，温兆春，等，2006.早期诊断与不同治疗方法对瑞氏综合征预后的影响.临床儿科杂志，24（8）：650，651

顾龙君，2017.儿童白血病.北京：人民卫生出版社

顾学范，2014.加强高苯丙氨酸血症的诊治规范及预后研究.中华儿科杂志，52（6）：401，402

顾学范，2015.临床遗传代谢病.北京：人民卫生出版社

桂永浩，薛辛，2015.儿科学.第3版.北京：人民卫生出版社

桂永浩，2009.实用小儿心脏病学.第5版.北京：人民军医出版社

郭桂梅，何威逊，2005.儿童慢性肾衰竭的早期临床表现及诊断.小儿急救医学，12（4）：247-249

何念海，2012.婴儿肝炎综合征.实用肝脏病杂志，15（6）：484-486

何晓琥，2002. 幼年型特发性关节炎——国际风湿病学会联盟新分类标准讨论稿.中华儿科杂志，40（4）：254，255

何晓青，2000.新中国在预防和控制伤寒方面的成就（综述）.中华流行病学杂志，21（1）：61-63

何颜霞，杨卫国，2011. 瑞氏综合征诊治进展.实用儿科临床杂志，26（18）：1395，1396

洪冬玲，李强，贾苍松，2003.儿童传染性单核细胞增多症332例临床分析.中国实用儿科学杂志，18（12）：723-726

胡静，2007. 川崎病病因的研究进展. 国际儿科学杂志，34（3）：193-195

黄绍良，陈纯，周敦华，2014.实用小儿血液病学.北京：人民卫生出版社

黄选兆，汪吉宝，孔维佳，2007.实用耳鼻咽喉头颈外科学.第2版.北京：人民卫生出版社

吉澤信行，2007. 急性肾炎综合征. 日本医学介绍，28（7）：295-299

江逊，2013. 先天性巨结肠的诊断与治疗现状.中华实用儿科杂志，28（7）：559，560

江载芳，易著文，2006.实用小儿结核病学.北京：人民卫生出版社

蒋玉麟，潘家华，吴圣媚，2007. 现代实用儿科诊疗指南. 合肥：安徽科学技术出版社

金嘉郦，刘璐，李海梅，等，2016. CLOCK基因与睡眠对男性注意缺陷多动障碍患儿注意抑制的影响.中国神经精神疾病杂志，42（04）：193-198

金星明，2017. 发育行为学分册.北京：人民卫生出版社

静进，2006.儿童学习障碍及其治疗.实用儿科临床杂志，21（23）：1673-1677

静进，2012.儿童沟通与学习障碍的应对策略.中国儿童保健杂志，20（10）：865，866

孔维佳，周梁，2015. 耳鼻咽喉头颈外科学.第3版.北京：人民卫生出版社

黎海芪，2016.实用儿童保健学.北京：人民卫生出版社

李彩凤，何晓琥，2016. 风湿性疾病的一种严重并发症——巨噬细胞活化综合征.中华儿科杂志，11：824-827

李辉，宗心南，季成叶，等，2010.中国2～18岁儿童青少年超重和肥胖筛查体重指数界值点的研究.中华流行病学杂志，31（6）：616-620

李媛，吴莹，戴启刚，等，2014. 江苏省痢疾和伤寒/副伤寒实验室诊断符合率分析. 现代预防医学，41（4）：727-731

廖清奎，2016.小儿症状鉴别诊断学.第3版.北京：人民卫生出版社

林北谦，2005. 发热疾病的诊断学病例分析.第2版.北京：人民卫生出版社

林元珠，马琳，高顺强，等，2017.实用儿童皮肤病学.北京：科学出版社

刘佩意，让蔚清，明心海，等，2014国内儿童注意缺陷多动障碍与血铅水平关系的Meta分析.中华疾病控制杂志，18（11）：1073-1078

刘小荣，2017.中国儿童非典型溶血尿毒综合征诊治规范专家共识.中国实用儿科杂志，32（6）：401-404

卢嘉铭，刘光明，聂述山，等，2016. 975例儿科急诊惊厥病因分析.中国小儿急救医学，23（3）：178-181

陆权，2014.中国儿童慢性咳嗽诊断与治疗指南.中华儿科杂志，52（3）：184-188

罗双红，舒敏，温杨，等，2016.中国0～5岁儿童病因不明急性发热诊断和处理若干问题循证指南（标准版）.中国循证儿科杂志，11（2）：81-96

罗小平，2016.儿科内分泌与代谢性疾病诊疗规范.北京：人民卫生出版社

马慧娟，2017.儿科急诊166例因呼吸困难就诊的非呼吸系统疾病病因分析.中国社区医师，33（14）：37-39

马勇德，王君霞，2010.小儿脑脓肿临床特征分析.中国综合临床，26（11）：1215-1217

毛定安，易著文，2015.儿科诊疗精粹.第2版.北京：人民卫生出版社

美国精神医学学会，2014. 精神障碍诊断与统计手册.第5版.张道龙等译.北京：北京大学出版社

苗士建，黄瑛，2015. 2014欧洲克罗恩病和结肠炎组织/欧洲儿科胃肠病学、肝病学和营养协会“儿童克罗恩病治疗共识”解读.中华儿科杂志，53（7）：544-548

欧阳钦，2010. 临床诊断学.第2版.北京：人民卫生出版社

彭炳蔚，杜志宏，李小晶，等，2012. 从临床和磁共振成像看非脊髓灰质炎肠道病毒71型相关性急性弛缓性瘫痪的演变和预后.中华儿科杂志，50（4）：255-260

钱娟，李璧如，王莹，2011.儿童蛋白丢失性肠病急诊鉴别及处理.中国小儿急救医学，18（1）：85，86

乔淑凯，徐世荣，郭晓楠，等，2008.骨髓衰竭综合征的研究进展.中国实用内科杂志，28（2）：138-140

秦玉明，贲晓明，2009.儿科症状鉴别诊断学.北京：科学技术文献出版社

瞿幸，张建中，2005.发热伴皮疹的诊断思路.中国全科医学，8（6）：471，472

任磊，周启立，刘霞，等，2016.血降钙素原在儿童化脓性脑膜炎与病毒性脑膜炎中的鉴别诊断价值.中华神经医学杂志，15（5岁）：497-499

邵肖梅，叶鸿瑁，丘小汕，2011.实用新生儿学.第4版.北京：人民卫生出版社

申昆玲，易著文，2010.儿科临床技能.北京：人民军医出版社

史玉泉，周孝达，2004.实用神经病学.第3版.上海：上海科学技术出版社

噬血细胞综合征中国专家联盟，2018.噬血细胞综合征诊治中国专家共识.中华医学杂志，98（2）：91-95

司飞飞，孙黎，安莉，等，2016.注意缺陷多动障碍及共患学习困难儿童大脑灰质、白质和全脑体积磁共振成像研究.中国心理卫生杂志，30（03）：179-184

孙广超，曾华松，2012.生物制剂治疗幼年型特发性关节炎新进展.中国实用儿科杂志，27（8）：627-632

孙景辉，翟涉波，2007.川崎病发病机制研究进展.实用儿科临床杂志，22（13）：1037-1040

汤静燕，李志光，2011.儿童肿瘤诊断治疗学.北京：人民军医出版社

童连，史慧静，臧嘉捷，2013.中国儿童ADHD流行状况Meta分析.中国公共卫生，29（9）：1279-1283

头面痛学组，2011.中国偏头痛诊断治疗指南.中国疼痛医学杂志，17（2）：65-86

万朝敏，2007.结核病诊断与治疗.实用儿科临床杂志，22（10）：725-728

王碧玉，袁艺，2016.儿童呼吸困难的诊断思路.中国医刊，51（11）：15-18

王成，2002.小儿心血管病手册.北京：人民军医出版社

王成，杜军保，2017.儿童晕厥180问.北京：人民卫生出版社

王成，谢振武，刘利群，等，2005.氢氯噻嗪、依那普利、美托洛尔、螺内酯联合治疗小儿扩张型心肌病临床疗效评估.实用儿科临床杂志，20（10）：992-994

王成，郑慧芬，2006.小儿血管迷走性晕厥诊治现状.实用儿科临床杂志，21（1）：8-11

王成，2006.体位性心动过速综合征.实用临床儿科杂志，21（13）：879-880

王鸿利，2006.实验诊断学.北京：人民卫生出版社

王华，2005.小儿昏迷的鉴别诊断（一）.小儿急救医学，12（3）：170-172

王纪文，2005.小儿昏迷的鉴别诊断（二）.小儿急救医学，12（3）：172，173

王俊萍，刘俊英，刘冬青，2007.中枢神经系统感染患儿脑脊液和血清补体C3、C4变化.实用儿科临床杂志，22（12）：910，911

王淑兰，安东，杨志亮，等，2005.幼年型特发性关节炎诊断分析和治疗新进展.中国实用儿科杂志，20（10）：579-582

王卫平，2013.儿科学.第8版.北京：人民卫生出版社

王艺，李海梅，刘璐，等，2015.中国汉族人群LPHN3基因与注意缺陷多动障碍的关联研究.中国心理卫生杂志，29（09）：685-691

王浙东，2006.儿科临床鉴别诊断.第2版.南京：江苏科学技术出版社

王芝，万朝敏，2008.中国0～5岁儿童因不明的急性发热诊断处理指南.中国循证儿科杂志，3（6）：449-457

卫生部流行性感冒诊断与治疗指南编撰专家组，2011.流行性感冒诊断与治疗指南（2011年版）.中华结核和呼吸杂志，34（10）：725-734

魏克伦，孙梅，2004.儿科疾病鉴别诊断学.北京：军事医学科学出版社

温宁，樊春祥，严冬梅，等，2014.中国2001～2013年疫苗衍生脊髓灰质炎病毒及病例流行病学特征

分析.中国疫苗和免疫，（3）：210-215

温智新，何颜霞，付丹，2016.儿童伤寒并发噬血细胞综合征 1 例临床分析.临床儿科杂志，34（10）：727-739

翁泽林，江文文，郑燕霞，等，2017.儿童慢性咳嗽279例常见病因与危险因素分析.疑难病杂志，16（2）：172-176

邬伶仟，张学，2016. 医学遗传学.北京：人民卫生出版社

巫向前，2009.临床检验结果的评价.第2版.北京：人民卫生出版社

吴孟超，李梦东，2011.实用肝病学.北京：人民卫生出版社

吴升华，2012.儿科治疗指南.南京：江苏科学技术出版社

吴晓娟.冯杰雄，2011. 先天性巨结肠的诊断和治疗.实用儿科临床杂志，26（11）：894-896

夏稻子，2008. 超声诊断学.北京：人民卫生出版社

夏经，叶露梅，匡培根，等，2001.小儿头痛的诊断和治疗.中国实用儿科杂志，16（2）：67-82

谢娜，孙龙伟，徐守军，等，2016. 注意缺陷多动障碍患儿脑结构和功能磁共振成像研究. 磁共振成像，7（08）：582-586.

辛颖，2013.儿童尿崩症诊治进展.中华实用儿科临床，4（28）：638-640

熊晖，吴希如，2014.新生儿惊厥诊治进展.中华围产医学杂志，17（5）：298-301

熊倩倩，漆学良，2017. 糖原累积病的诊疗进展.中风与神经疾病杂志，34（10）：957-960

徐红，丁洁，易著文，2018.儿童肾脏病学.北京：人民卫生出版社

徐建中，张沛枫，孙伟，等，2007.儿童麻疹163例临床分析.中华实验和临床病毒学杂志，21（1）：87，88

徐美华，贺帼英，张桂英，2010. 以低蛋白血症为主要表现的蛋白丢失性胃肠病病因和误诊分析.中国现代医学杂志，20（3）：422-425

徐书珍，初建芳，于永锋，2012.儿科疾病症状鉴别诊断学.北京：军事医学科学出版社

许春娣，王歆琼，2011.关注儿童炎症性肠病的诊断策略.中华儿科杂志，49（4）：241-244

颜纯.王慕逊，2006.小儿内分泌学.第2版.北京：人民卫生出版社

杨光，邹丽萍，2011.儿童头痛的诊断与急救处理.中国小儿急救医学，18（5）：385-387

杨思源，陈树宝，2012.小儿心脏病学.第4版.北京：人民卫生出版社

杨锡强，易著文，2003.儿科学.第6版.北京：人民卫生出版社

杨锡强，赵晓东，2015. 防治原发性免疫缺陷病——全社会的责任.中华实用儿科临床杂志，30（9）：641-643

姚裕家，2009.新生儿和婴儿肝炎综合征的诊断与处理.实用医院临床杂志，6（6）：28-30

易著文，2005.儿科疾病诊疗常规.长沙：中南大学出版社

易著文，2005.实用小儿肾脏病手册.北京：人民卫生出版社

易著文，何庆南，2016.小儿临床肾脏病学.第2版.北京：人民卫生出版社

易著文，2008.小儿内科特色诊疗技术.北京：科学技术文献出版社

余荣华，梁洁，许红梅，2010.儿童伤寒125例临床分析.中国实用儿科杂志，25（7）：539-542

俞森洋，2006. 现代呼吸治疗学.北京：科学技术文献出版社

曾畿生，王德芬，2001. 现代儿科内分泌学——基础与临床.上海：上海科学技术文献出版社

曾永梅，龚四堂，2014.儿童克罗恩病的治疗.中华儿科杂志，52（5）：345-348

张春花，2014. 急诊患者遗传代谢病的快速识别和急救.中国小儿急救医学，21（6）：340-345

张清友，杜军保，2006.不完全川崎病的诊治现状.中华儿科杂志，44（5）：339-341

张廷熹，吕婕，2009.儿童胸部疾病影像诊断.北京：科学技术文献出版社

张伟，李秋，赵晓东，等，2006.942例川崎病的临床分析.中华儿科杂志，44（5）：324-328

张咸宁，刘雯，吴白燕，2016. Thompson & Thompson医学遗传学.第8版.中英文改编版.北京：北京大学医学出版社

赵晓东，张志勇，2014. 关注新生儿原发性免疫缺陷病筛查及早期诊断.中华妇幼临床医学杂志（电子

版），10（4）：434-436

郑慧芬，王成，薛小红，2007.不明原因晕厥相关性躯体意外伤害.中国急救医学，27（2）：97-99

郑佳佳，许红梅，2012.婴儿肝炎综合征感染病因学研究进展.中华肝脏病杂志，20（7）：558-560

郑杰梅，刘之英，夏培，等，2016.1372例智力低下患儿的细胞遗传学分析.中华医学遗传学杂志，33
　　（4）：584，585

郑毅，刘靖，2015.中国注意缺陷多动障碍防治指南.第2版.北京：中华医学电子音像出版社

中国儿童遗尿疾病管理协作组，2014.中国儿童单症状性夜遗尿疾病管理专家共识.临床儿科杂志，32
　　（10）：970-974

中国肥胖问题工作组，2004.中国学龄儿童青少年超重、肥胖筛查体重指数值分类标准.中华流行病学
　　杂志，25（2）：97-102.

中国医师协会医学遗传学分会，中国医师协会医学青春期医学专业委员会临床遗传学组，中华医学会
　　儿科分会内分泌遗传代谢学组，2016.染色体基因组芯片在儿科遗传病的临床应用专家共识.中华儿
　　科杂志，54（6）：410-413

中华传染病杂志编辑委员会，2017.发热待查诊治专家共识.中华传染病杂志，35（11）：641-655

中华耳鼻咽喉头颈外科杂志编辑委员会，中华医学会耳鼻咽喉头颈外科学分会，2015.突发性聋诊断
　　和治疗指南（2015）.中华耳鼻咽喉头颈外科杂志，50（6）：443-447

中华人民共和国卫生部疾病预防控制局，2008.中国学龄儿童少年超重和肥胖预防控制指南（试
　　用）.北京：人民卫生出版社

中华消化杂志编委会，2016.消化性溃疡诊断与治疗规范（2016年，西安）.中华消化杂志，36
　　（8）：508-513

中华医学会，2005.临床诊疗指南·小儿内科分册.北京：人民卫生出版社

中华医学会儿科分会内分泌遗传代谢学组，2008.矮身材儿童诊治指南.中华儿科杂志，46（6）：428-430

中华医学会儿科学分会呼吸学组，《中华实用儿科临床杂志》编辑委员会，2015.儿童流感诊断与治
　　疗专家共识（2015年版）.中华实用儿科临床杂志，30（17）：1296-1303

中华医学会儿科学分会呼吸学组，2016.儿童咯血诊断与治疗专家共识.中华实用儿科临床杂志，31
　　（20）：1525-1530

中华医学会儿科学分会急救学组，2015.儿童脓毒性休克（感染性休克）诊治专家共识（2015年
　　版）.中华儿科杂志，53（8）：576-580

中华医学会儿科学分会急救学组，中华医学会急诊医学分会儿科学组，中国医师协会儿童重症医师分
　　会，2015.儿童脓毒性休克（感染性休克）诊治专家共识（2015版）.中华儿科杂志，53（8）：576-580

中华医学会儿科学分会免疫学组，2013.儿童过敏性紫癜诊治循证建议.中华儿科杂志，51（7）：502-
　　507

中华医学会儿科学分会内分泌遗传代谢学组，2007.中枢性（真性）性早熟诊治指南.中华儿科杂志，
　　45（6）：426，427

中华医学会儿科学分会内分泌遗传代谢学组，中华预防医学会出生缺陷预防与控制专业委员会新生儿
　　筛查学组，2014.高苯丙氨酸血症的诊治共识.中华儿科杂志，52（6）：420-425

中华医学会儿科学分会神经学组，2017.儿童抽动障碍诊断与治疗专家共识（2017实用版）.中华实用
　　儿科临床杂志，32（15）：1137-1140

中华医学会儿科学分会肾脏病学组，2010.儿童常见肾脏疾病诊治循证指南（试行）（七）：泌尿系
　　感染诊断治疗指南.中华儿科杂志，48（11）：814-816

中华医学会儿科学分会肾脏病学组，2017.儿童激素敏感、复发/依赖肾病综合征诊治循证指南（2016）.
　　中华儿科杂志，55（10）：729-734

中华医学会儿科学分会心血管学组，《中华儿科杂志》编辑委员会，2006.小儿心力衰竭诊断与治疗
　　建议.中华儿科杂志，44（10）：753-757

中华医学会儿科学分会心血管学组，2010.儿童感染性心内膜炎的诊断标准建议.中华儿科杂志，48
　　（12）：913-915

中华医学会儿科学分会心血管学组，2015.儿童肺高血压诊断与治疗专家共识.中华儿科杂志，53（1）：6-16

中华医学会儿科学分会心血管学组，2016.儿童晕厥诊断指南（2016年修订版）.中华儿科杂志，54（4）：246-251

中华医学会儿科学分会血液学组，《中华儿科杂志》编辑委员会，2013.儿童原发性免疫性血小板减少症诊疗建议.中华儿科杂志，51（5）：382-384

中华医学会儿科学分会血液学组，《中华儿科杂志》编辑委员会，2014.儿童获得性再生障碍性贫血诊疗建议.中华儿科杂志，52（2）：103-105

中华医学会儿科学分会血液学组，中华儿科杂志编辑委员会，2014.小儿急性淋巴细胞白血病诊疗建议（第四次修订草案）.中华儿科杂志，52（9）641-644

中华医学会神经病学分会帕金森病及运动障碍学组，中华医学会神经病学分会神经遗传病学组，2008.肝豆状核变性的诊断与治疗指南.中华神经科杂志，41（8）：566-569

中华医学会糖尿病学分会，2014.中国1型糖尿病诊治指南.北京：人民卫生出版社

中华医学会小儿外科学分会肛肠学组，新生儿学组，2017.先天性巨结肠的诊断及治疗专家共识.中华小儿外科杂志，38（11）：805-815

中华医学会心血管病学分会，2007.心肌病诊断与治疗建议.中华心血管病杂志，35（1）：5-16

周志平，杨硕，李文刚，2012.感染性皮疹的诊断思路.传染病信息，25（1）：53-55

朱春梅，2015.儿童原发性免疫缺陷病的初步筛查.中国医刊，50（7）：10-13

朱涛，余云湖，张大建，等，2012.468例儿童中枢神经系统肿瘤临床分析.中华神经外科杂志，28（1）：8-12

左启华，2005.小儿神经系统疾病.第2版.北京：人民卫生出版社

Abman SH，2016. New guidelines for managing pulmonary hypertension：What the pediatrician needs to know. Curr Opin Pediatr，28（5）：597-606

Ambati SR，Nath G，Das BK，2007. Diagnosis of typhoid fever by polymerase chain reaction. Indian J Pediatr，74（10）：909-913

Ashcroft FM，Rorsman P，2012. Diabetes mellitus and the β cell：The last ten years.Cell，148（6）：1160-1171

Association AP，2013. Diagnostic and Statistical Manual of mental Disorders. 5th ed. Washington DC：American Psychiatric Association

Avner ED，Harmon WE，Niaudet P，et al，2015. Pediatic Nephrology，7th ed. New York：Springer.

Ayusawa M，Sonobe T，Uemura S，et al，2005. Revision of diagnostic guidelines for Kawasaki disease. Pediatr int，47（2）：232-235

Blau N，van Spronsen FJ，Levy HL，2010. Phenylketonuria. The Lancet，376（9750）：1417-1427

Blumstein MD，Friedman MJ，2007. Childhood seizures. Emerg Med Clin North Am，25（4）：1061-1086

Boonstra N，Limburg H，Tijmes N，et al，2012. Changes in causes of low vision between 1988 and 2009 in a Dutch population of children. Acta Ophthalmologica，90（3）：277-286

Chau V，Taylor MJ，Miller SP，2013. Visual function in preterm infants：Visualizing the brain to improve prognosis. Documenta Ophthalmologica Advances in Ophthalmology，127（1）：41-55

Chavda S，Hodge W，Si F，et al，2014. Low-vision rehabilitation methods in children：a systematic review. Canadian Journal of Ophthalmology，49（3）：e71-73

Chen YY，Kang XL，2013. Integrated therapy of congenital cataract to prevent blindness and low vision. Chinese Journal of Ophthalmology，49（5）：472-476

De Cauwer HG，Eykens L，Hellinckx J，et al，2007. Differential diagnosis between viral and bacterial meningitis in children. Eur J Emerg Med，14（6）：343-347

El-Hattab AW，Scaglia F，2013. Mitochondrial DNA depletion syndromes：Review and updates of genetic basis, manifestations, and therapeutic options. Neurotherapeutics, 10（2）: 186-198

Feng PH, 2007. Systemic lupus erythematosus: the face of Asia. Ann N Y Acad Sci, 1108: 114-120

Finsterer J, Ahting U, 2013. Mitochondrial depletion syndromes in children and adults. Canadian Journal of Neurological Sciences, 40（5）: 635-644

Foerster BR, Thumber MM, Malani PN, et al, 2007. Intracranial infections: Clinical and imaging characteristics. Acta Radiol, 48（8）: 875-893

García E, Martínez OAJ, Fernández GR, et al, 2013. Congenital adrenal hypoplasia as the first manifestation of a contiguous deletion of genes in Xp21. Med Clin（Barc）, 140（12）: 564, 565

Goldstein SL, Gerson AC, Furth S, 2007. Health-related quality of life for children with chronic kidney disease. Adv Chronic Kidney Dis, 14（4）: 364-369

Gowers SG, Clark A, Roberts C, et al. 2007. Clinical effectiveness of treatments for anorexia nervosa in adolescents: Randomized controlled trial. The British Journal of Psychiatry,（191）5: 427-435

Henter JI, Horne A, Aricó M, et al, 2007. HLH-2004: Diagnostic and therapeutic guidelines for hemophagocytic lymphohistiocytosis. Pediatr Blood Cancer, 48（2）: 124-131

Ishikura K, Matsumoto S, Sako M, et al, 2015. Clinical practice guideline for pediatric idiopathic nephrotic syndrome 2013: Medical therapy. Clin Exp Nephrol, 19（1）: 6-33

Jamroz E, Paprocka J, Popowska E, et al, 2010. Xp21. 2 contiguous gene syndrome due to deletion involving glycerol kinase and Duchenne muscular dystrophy loci. Neurol India, 58（4）: 670, 671

Janka GE, Lehmberg K, 2013. Hemophagocytic lymphohistiocytosis: Pathogenesis and treatment. Hematology Am Soc Hematol Educ Program, 605-611

Jones AE, Puskarich MA, 2014. The surviving sepsis campaign guidelines 2012: Update for emergency physicians. Ann Emerg Med, 63（1）: 35-47

Kim J, Sung IY, Ko EJ, et al, 2018. Visual evoked potential in children with developmental disorders: Correlation with neurodevelopmental outcomes. Annals of Rehabilitation Medicine, 42（2）: 305-312

Kliegman R, Stanton B, Geme J, et al, 2016. Nelson Textbook of Pediatrics. 20th ed.Philadelphia: Elsevier

Kornblum C, Nicholls TJ, Haack TB, et al, 2013. Loss-of-function mutations in MGME1 impair mtDNA replication and cause multi-systemic mitochondrial disease. Nature Genetics, 45（2）: 214-219

Laing CM, Unwin RJ, 2006. Renal tubular acidosis. J Nephrol, 19（Suppl 9）: S46-52

Lampert A, Dib-Hajj SD, Eastman EM, et al, 2009. Erythromelalgia mutation L823R shifts activation and inactivation of threshold sodium channel Nav1. 7 to hyperpolarized potentials. Biochem Biophys Res Commun, 390: 319-324

Léger J, Olivieri A, Donaldson M, et al, 2014. European society for paediatric endocrinology consensus guidelines on screening, diagnosis, and management of congenital hypothyroidism. The Journal of Clinical Endocrinology and Metabolism, 99（2）: 363, 384

Lehman KD, Thiessen K, 2015. Sepsis guidelines: Clinical practice implications. Nurse Pract, 40（6）: 1-6

Lehman SS, 2012. Cortical visual impairment in children: Identification, evaluation and diagnosis. Current Opinion in Ophthalmology, 23（5）: 384-387

Lesko N, Naess K, Wibom R, et al, 2010. Two novel mutations in thymidine kinase-2 cause early onset fatal encephalomyopathy and severe mtDNA depletion. Neuromuscul Disord, 20（3）: 198-203

Mackillop LH, Germain SJ, Nelson-Piercy C, 2007. Systemic lupus erythematosus. BMJ, 335（7626）: 933-936

Major P, Thiele EA, 2007. Seizures in children: Laboratory diagnosis and management. Pediatr Rev, 28（11）: 405-414

Marcello B, Ahmad K, Renato C, et al, 2017. Analysis of the literature on chronic cough in children. Open Respir Med J, 11（4）: 1-9

Martel M, Nikolas M, Nigg JT, 2007. Executive function in adolescents with ADHD. J Am Acad Child Adolesc Psychiatry, 46（11）: 1437-1444

McCartan C, Mason R, Jayasinghe SR, et al, 2012. Cardiomyopathy classification: Ongoing debate in the genomics era. Biochem Res Int,（2）: 796-926

McCarthy HJ, Tizard EJ, 2010. Clinical practice: Diagnosis and management of Henoch–Schönlein purpura. Eur J Pediatr, 169（6）: 643-650

Miao D, Young SL, Golden CD, 2015. A meta-analysis of pica and micronutrient status. Am J Hum Biol, 27: 84-93

Michelle P, 2009. SLICC revision of the ACR classification criteria for SLE. Arthritis Rheum, 60（10）: 895

Moisset X, Mawet J, Guegan-Massardier E, et al, 2016. French guidelines for the emergency management of headaches. Rev Neurol（Paris）, 172（6-7）: 350-360

Moreno JA, Yuste C, Gutierrez E, et al, 2016. Haematuria as a risk factor for chronic kidney disease progression in glomerular diseases: a review. Pediatr Nephrol, 31: 523-533

Mori R, Lakhanpaul M, Verrier-Jones K, 2007. Diagnosis and management of urinary tract infection in children: Summary of NICE guidance. BMJ, 335（7616）: 395-397

Morozova OL, Morozov DA, Lakomova DY, et al, 2017. Reflux nephropathy in children: Early diagnosis and monitoring. Urologia, 4: 107-112

Nicholls DE, Lynn R, Viner RM, 2011. Childhood eating disorders: British national surveillance study. The British Journal of Psychiatry, 198（4）: 295-301

Ozen S, Ruperto N, Dillon M J, et al, 2006. EULAR/PReS endorsed consensus criteria for the classification of childhood vasculitides. Ann Rheum Dis, 65（7）: 936-941

Passadakis PS, Oreopoulos DG, 2007. Peritoneal dialysis in patients with acute renal failure. Adv Perit Dial, 23: 7-16

Pérez-Casares A, Cesar S, Brunet-Garcia L, et al, 2017. Echocardiographic evaluation of pericardial effusion and cardiac tamponade. Frontiers in Pediatrics, 5: 79

Richards S, Aziz N, Bale S, et al, 2015. Standards and guidelines for the interpretation of sequence variants: a joint consensus recommendation of the American College of Medical Genetics and Genomics and the Association for Molecular Pathology. Genet Med, 17（5）: 405-424

Roberts EA, Schilsky ML, 2008. Diagnosis and treatment of Wilson disease: an update. Hepatology, 47（6）: 2089-2111

Rosenthal LB, Feja KN, Levasseur SM, et al, 2010. The changing epidemiology of pediatric endocarditis at a children's hospital over seven decades. Pediatr Cardiol, 31（6）: 813-820

Rossano JW, Jang GY, 2016. Pediatric heart failure: Current state and future possibilities. Korean Circ J, 5（1）: 1-8

Rusconi PG, Ludwig DA, Ratnasamy C, et al, 2011. Serial measurements of serum NT-proBNP as markers of left ventricular systolic function and remodeling in children with heart failure. Am Heart J, 160（4）: 776-783

Sagristà-Sauleda J, Sarrias Mercé A, Soler-Soler J, 2011. Diagnosis and management of pericardial effusion. World J Cardiol, 3（5）: 135-143

Savage MO, Storr HL, Chan LF, et al, 2007. Diagnosis and treatment of pediatric Cushing's disease. Pituitary, 10（4）: 365-371

Schachat AP, Wilkinson CP, Hinton DR, et al, 2017. Ryan's Retina.Philadelphia: Elsevier Health Sciences

Shakur MS, Arzuman SA, Hossain J, 2007. Cefpodoxime proxetil compared with cefixime for treatment of typhoid fever in children. Indian Pediatr, 44（11）: 838-841

Sharma A, Couture J, 2014. A review of the pathophysiology, etiology, and treatment of attention-deficit hyperactivitydisorder (ADHD). Ann Pharmacother, 48 (2): 205-209

Sharma AP, Sharma RK, Kapoor R, et al, 2007. Incomplete distal renal tubular acidosis affects growth in children. Nephrol Dial Transplant, 22 (10): 2879-2885

Sheikh S, Sisson B, Senier SO, et al, 1999. Moderate hemoptysis of unknown etiology. Pediatr Pul, 27 (5): 351-355

Slipczuk L, Codolosa JN, Davila CD, et al, 2013. Infective endocarditis epidemiology over five decades: a systematic review. PLoS One, 8 (12): e82665

Spinazzola A, Invernizzi F, Carrara F, et al, 2009. Clinical and molecular features of mitochondrial DNA depletion syndromes. J Inherit Metab Dis, 32 (2): 143-158

Stein R, Dogan HS, Hoebeke P, et al, 2014. Urinary tract infections in children: EAU/ESPU guidelines. Eur Urol, pii: S0302-2838 (14): 01181-01186

Storr HL, Chan LF, Grossman AB, et al, 2007. Paediatric Cushing's syndrome: Epidemiology, investigation and therapeutic advances. Trends Endocrinol Metab, 18 (4): 167-174

Straub J, Apfelbeck M, Karl A, et al, 2016. Vesico-ureteral reflux: Diagnosis and treatment recommendations. Urologe A, 55 (1): 27-34

Suomalainen A, Isohanni P, 2010. Mitochondrial DNA depletion syndromes: Many genes, common mechanisms. Neuromuscul Disord, 20 (7): 429-437

Topeu M, Yalnizoglu D, 2013. Developmental abnormalities and mental retardation: Diagnostic strategy. Handb Clin Neurol, 111: 211-217

Tran GN, Bodapati AV, Routh JC, et al, 2017. Parental preference assessment for vesicoureteral reflux management in children. J Urol, 197 (3Pt 2): 957-962

Trapani S, Micheli A, Grisolia F, et al, 2005. Henoch-Schönlein purpura in childhood: Epidemiological and clinical analysis of 150 cases over a 5 year period and review of literature. Semin Arthritis Rheum, 35: 143-153

van de Beek D, Cabellos C, Dzupova O, et al, 2016. ESCMID guideline: Diagnosis and treatment of acute bacterial meningitis. Clin Microbiol Infect, 22 (Suppl3): S37-62

Vande Walle J, Rittig S, Bauer S, et al, 2012. Practical consensus guideline for the management of enuresis. Eur J Pediat, 171 (6): 971-983

von Seidlein L, Kim DR, Ali M, et al, 2006. A multicentre study of Shigella diarrhoea in six Asian countries: Disease burden, clinical manifestations, and microbiology. PLoS Med, 3 (9): e353

Walsh PR, Johnson S, 2017. Treatment and management of children with haemolytic uraemic syndrome. Arch Dis Child, 0: 1-6

Watkins CE, Litchfield J, Song E, et al, 2011. Chronic granulomatous disease, the McLeod phenotype and the contiguous gene deletion syndrome-a review. Clin Mol Allergy, 23 (13): 1-6

WHO, 2006. Performance of acute flaccid paralysis (AFP) surveillance and incidence of poliomyelitis, 2006. WER, 81 (46): 440-444

Wikiera B, Jakubiak A, Zimowski J, et al, 2012. Complex glycerol kinase deficiency-X-linked conwtiguous gene syndrome involving congenital adrenal hypoplasia, glycerol kinase deficiency, muscular Duchenne dystrophy and intellectual disability (IL1RAPL gene deletion). Pedictr Endocrinol Diabetes Metab, 18 (4): 153-157

Wong W, Lennon DR, Crone S, et al, 2013. Prospective population-based study on the burden of disease from post-streptococcal glomerulonephritis of hospitalised children in New Zealand: Epidemiology, clinical features and complications. J Paediatr Child Health, 49: 850-855

Wu B, Zhang Y, Tang H, et al, 2017. A novel SCN9A mutation (F826Y) in primary erythromelalgia alters the excitability of Nav1.7. Curr Mol Med, 17 (6): 450-457